솔뫼선생과 함께
모양으로 바로 아는 몸에 좋은 식물 148

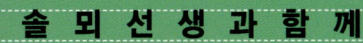

솔뫼선생과 함께

모양으로 바로 아는 몸에 좋은 식물 148

『산세로 알아보는 몸에 좋은 식물 148』 改題

글·사진 **솔 뫼**

Green Home

CONTENTS

모양으로 바로 아는 몸에 좋은 식물 148

● 솔뫼노트 – 산 속에서 얻은 지혜   9

PART 1 뿌리를 이용하는 산 속 식물

번호	이름	페이지
001	황기 약식	26
002	고삼 약독	30
003	멸가치 약식	34
004	뚱딴지 약식	38
005	호장근 약식	41
006	범꼬리 약식	45
007	소리쟁이 약식독	49
008	큰개현삼 약	51
009	지치 약	55
010	층층둥굴레 약식	58
011	산마늘 약식	61
012	두메부추 약식	64
013	밀나물 약식	67
014	선밀나물 약식	70
015	중국패모 약	73
016	산자고 약식독	76
017	얼레지 약식독	79
018	시호 약	82
019	고본 약	85
020	기름나물 약식	88
021	큰참나물 약식	91
022	가는참나물 약	94
023	솜아마존 약	96
024	꿩의다리아재비 약식	98
025	관중(희초미) 약식독	101
026	개별꽃 약식	104
027	대나물 약식	107
028	자주꽃방망이 약식	110
029	영아자(염아자) 약식	112
030	범부채 약식독	115
031	천남성 약식독	119
032	승마 약식	122
033	할미꽃 약독	126
034	꿩의바람꽃 약독	129
035	세잎돌쩌귀 약독	131
036	흰진범 약독	134
037	모란 약	137
038	양하 약	140
039	백선 약	143
040	새박 약	147

이 책은 몸에 좋은 식물을 사용 부위에 따라 〈뿌리〉〈전체〉〈잎줄기〉〈꽃과 열매〉로 분류하고, 사용 부위별로 활용도가 높은 과명과 식물명 순서로 정리하였다. 또한 식물학적 유사종으로 소개한 식물은 비교와 이해가 쉽게 바로 다음 항목으로 이어서 배치하였다.

PART 2 전체를 이용하는 산 속 식물

041 인삼 약식	150	
042 멍석딸기 약식	154	
043 뱀무 약식	157	
044 터리풀 약식	160	
045 거지덩굴 약	163	
046 새모래덩굴 약	166	
047 여주 약식	169	
048 풍선덩굴 약	172	
049 은방울꽃 약독	174	
050 숫잔대 약독	177	
051 수염가래꽃 약독	180	
052 가래 약	182	
053 석잠풀 약식	185	
054 산골무꽃 약식	188	
055 향유 약식	190	
056 꽃향유 약	193	
057 자란초 약	195	
058 금창초(금란초) 약식	198	
059 배암차즈기 약식	201	
060 나비나물 약식	204	
061 벌노랑이 약	207	
062 도둑놈의갈고리 약	210	
063 다릅나무 약독	213	
064 봄맞이 약식	216	
065 좀가지풀 약식	218	
066 애기메꽃 약식	220	
067 고사리삼 약	224	
068 이삭여뀌 약식독	226	
069 각시붓꽃 약독	229	
070 누린내풀 약	232	
071 누리장나무 약식	235	
072 뚝갈 약식	239	
073 노루오줌 약식	242	
074 장구채 약식	245	
075 점나도나물 약식	249	
076 할미밀망 약독	252	
077 아욱 약식	255	
078 조뱅이 약식	258	
079 두메담배풀 약식독	261	
080 솜방망이 약식독	264	
081 쑥부쟁이 약식	266	
082 까실쑥부쟁이 약식	269	

083 개쑥부쟁이 약식	271
084 금불초 약식	273
085 고려엉겅퀴 약식	276
086 고들빼기 약식	280
087 까치고들빼기 약식	283
088 이고들빼기 약식	285
089 벋은씀바귀 약식	287
090 쇠서나물 약식	290
091 분취 약식	293
092 버들분취 약	295
093 장대나물 약식	298
094 노란장대 약	301
095 말냉이 약식	303

096 가는잎쐐기풀 약독	305
097 잔털제비꽃 약식	308
098 졸방제비꽃 약식	311
099 송이풀 약식	314
100 파드득나물 약식	317
101 타래난초 약	320
102 좀깨잎나무 약식	322
103 소태나무 약	325
104 가죽나무 약독	329
105 예덕나무 약식독	332
106 함박꽃나무 약독	336
107 회양목 약독	340

PART 3 잎줄기를 이용하는 산 속 식물

108 자작나무 약	344
109 귀룽나무 약식	347
110 주목 약독	350
111 마삭줄 약	354
112 솔나물 약식	358
113 박하 약식	361
114 산박하 약식	364
115 방아풀 약식	367
116 송장풀 약독	370
117 물레나물 약식독	373
118 고추나물 약식	376

119 긴산꼬리풀 약식	379
120 참반디 약식	381
121 왜우산풀 약식독	384
122 갈퀴나물 약식	387
123 활나물 약식독	390
124 물매화 약	393
125 봉의꼬리 약	396
126 속새 약독	399
127 마디풀 약식	402
128 털진득찰 약식	405
129 방가지똥 약식	408

130	제비쑥 약식	411	135	산괭이눈 약식	427
131	그늘쑥 약식	414	136	괭이밥 약식	429
132	노루발 약	418	137	부처꽃 약	432
133	꿩의비름 약식	421	138	이질풀 약식	435
134	바위떡풀 약식	424			

PART 4 꽃과 열매를 이용하는 산 속 식물

139	산국 약독	440	144	긴강남차(결명차) 약식	460
140	쉬나무 약독	444	145	활량나물 약식	464
141	개비자나무 약식독	448	146	마름 약식	468
142	개다래 약독	452	147	꽃다지 약식	472
143	쥐방울덩굴 약독	456	148	회향 약식	475

일 러 두 기

1. 개화기, 결실기, 채취기 _ 직접 현장에서 체득한 정보입니다.

2. 기호 설명
   약 약으로 쓰이는 식물   식 먹을 수 있는 식물   독 독성이 있는 식물

3. 생태에서 설명한 유사종은 식물학적인 유사종입니다.

index

가는잎쇄기풀 305	누린내풀 232	산꼬리풀 379	자란초 195
가는참나물 94	다릅나무 213	산마늘 61	자작나무 344
가래 182	대나물 107	산박하 364	자주꽃방망이 110
가죽나무 329	도둑놈의갈고리 210	산자고 76	잔털제비꽃 308
각시붓꽃 229	두메담배풀 261	새모래덩굴 166	장구채 245
갈퀴나물 387	두메부추 64	새박 147	장대나물 298
개다래 452	뚝갈 239	석잠풀 185	점나도나물 249
개별꽃 104	뚱딴지 38	선밀나물 70	제비쑥 411
개비자나무 448	마디풀 402	세잎돌쩌귀 131	조뱅이 258
개쑥부쟁이 271	마름 468	소리쟁이 49	졸방제비꽃 311
거지덩굴 163	마삭줄 354	소태나무 325	좀가지풀 218
고들빼기 280	말냉이 303	속새 399	좀깨잎나무 322
고려엉겅퀴 276	멍석딸기 154	솔나물 358	주목 350
고본 85	멸가치 34	솜방망이 264	중국패모 73
고사리삼 224	모란 137	솜아마존 96	쥐방울덩굴 456
고삼 30	물레나물 373	송이풀 314	지치 55
고추나물 376	물매화 393	송장풀 370	참반디 381
관중 101	밀나물 67	쇠서나물 290	천남성 119
괭이밥 429	바위떡풀 424	수염가래꽃 180	층층둥굴레 58
귀룽나무 347	박하 361	숫잔대 177	큰개현삼 51
그늘쑥 414	방가지똥 408	쉬나무 444	큰참나물 91
금불초 273	방아풀 367	승마 122	타래난초 320
금창초 198	배암차즈기 201	시호 82	터리풀 160
기름나물 88	백선 143	쑥부쟁이 266	털진득찰 405
긴강남차 460	뱀무 157	아욱 255	파드득나물 317
까실쑥부쟁이 269	버들분취 295	애기메꽃 220	풍선덩굴 172
까치고들빼기 283	벋은씀바귀 287	양하 140	할미꽃 126
꽃다지 472	벌노랑이 207	얼레지 79	할미밀망 252
꽃향유 193	범꼬리 45	여주 169	함박꽃나무 336
꿩의다리아재비 98	범부채 115	영아자 112	향유 190
꿩의바람꽃 129	봄맞이 216	예덕나무 332	호장근 41
꿩의비름 421	봉의꼬리 396	왜우산풀 384	활나물 390
나비나물 204	부처꽃 432	은방울꽃 174	활량나물 464
노란장대 301	분취 293	이고들빼기 285	황기 26
노루발 418	산골무꽃 188	이삭여뀌 226	회양목 340
노루오줌 242	산괭이눈 427	이질풀 435	회향 475
누리장나무 235	산국 440	인삼 150	흰진범 134

산 속에서 얻은 지혜

저자 솔뫼 선생이 25년간 산 속 생활을 하면서
체득한 살아있는 정보를 정리하였다.

- 산세로 약초 자생지를 아는 방법
- 약초 채취 요령
- 약용 및 식용 요령
- 산 속 식물의 생태
- 약초 관리 요령

산세를 읽으면
약초 자생지가 한눈에 보인다

대자연의 조화를 이해하면 약초는 저절로 눈에 들어온다. 필자는 지금도 사람들과 약초 산행을 할 때 약초 자체보다는 자연의 이치를 이해하도록 하는 데 중점을 둔다. 또한 약초도 꼭 필요한 경우에만 최소량으로 채취하고, 그렇지 않은 경우에는 눈으로만 관찰하자고 당부하고 싶다. 이렇게 해야 하는 이유는 약초는 내 것이 아니라 자연의 것이자 우리 모두의 것이며, 후손들의 건강을 지켜줄 보물이기 때문이다.

이 책 〈모양으로 바로 아는 몸에 좋은 식물 148〉을 포함한 〈몸에 좋은 식물〉 시리즈 3권의 활용 방법은 다음과 같다.

시리즈 1권 〈산 속에서 만나는 몸에 좋은 식물 148〉은 주로 깊은 산 속에서 볼 수 있는 중요 약재와 버섯의 생태, 약효, 사용법 등을 알기 쉽게 정리하였으며, 식물학적 유사종이 아닌 외형상 혼동하기 쉬운 유사종도 함께 수록하였다. 또한 〈솔뫼노트〉에 필자가 25년간 산 속 생활을 하면서 오랜 시간 자연을 관찰하여 얻은 자연 생태 정보를 수록하여 독자들이 보다 쉽게 약초가 자라는 산 속 생태를 이해할 수 있도록 하였다.

시리즈 2권 〈산 속에서 배우는 몸에 좋은 식물 150〉에서는 약초들을 과명별로 분류하여 생태, 약효, 사용법 등을 수록하였다. 필자가 오랜 세월 약초를 공부한 결과 같은 과명을 가진 식물들은 공통적인 특징을 가지는데, 그 특징을 알고 있으면 처음 보는 식물이라도 대략 약초 이름과 약효를 예측할 수 있기 때문이다. 1권에 이어 오랜 시간 자연을 관찰하여 얻어낸 자연 생태 정보를 소개한 〈솔뫼노트〉도 유익하다.

시리즈 3권 〈모양으로 바로 아는 몸에 좋은 식물 148〉에서는 사람들이 가장 많이 사용하는 약초들을 사용 부위(뿌리 / 전체 / 잎줄기 / 꽃과 열매)로 분류하고, 같은 과명과 같은 부위를 사용하는 약초별로 묶어서 생태, 약효, 사용법 등을 알기 쉽게 정리하였다. 특히 산세만 보고도 산 속 어디에 어떤 약초가 있는지 한눈에 파악할 수 있는 정보를 소개한 〈솔뫼노트〉가 가장 큰 특징이다.

〈몸에 좋은 식물〉 시리즈는 일반 약초도감과는 달리 실제 자연에서 일어나는 온갖 현상과 특징들을 상세히 알려주고 있어 약초와 자연을 함께 공부할 수 있다는 특징이 있다. 독자들이 1권, 2권, 3권을 연계시켜 함께 공부한다면 실제 자연에 나갔을 때 많은 도움이 될 것이다. 자연이 건강하면 나도 건강해지고 나의 삶 또한 풍요로워진다. 책 속 정보가 독자들에게 도움이 되어 자연과 상생하는 삶으로 이어지기를 진심으로 바란다.

산세로 약초 자생지를 아는 방법

01 멀리서 산세를 보고 그 지형을 파악하면 그곳에 자생하는 약초를 알 수 있다. 산생활을 오래 해보면 지형만 보고도 감으로 그곳에 어떤 식물이 분포하는지 알 수 있기 때문이다. 예를 들어 엄나무를 찾을 때는 산 속을 헤매지 말고, 먼저 큰 바위를 찾은 다음 그 주변을 찾는다.

02 약초를 캐러 산에 오를 때는 먼저 산을 상중하로 3등분한 다음 음지와 양지로 구분하는 것이 좋다. 산 높이에 따라 기후조건이 다르고, 식물의 분포도 달라지기 때문이다. 그러므로 상단, 중간, 하단에서 자라는 식물은 물론 음지와 양지에서 자라는 식물에 대해서도 각각 숙지해두는 것이 좋다.

03 식물은 특정 지역에서 잘 자라는 성질이 있으므로 한 번 약초가 발견된 곳은 토질이나 지형을 잘 알아두는 것이 좋다. 그러면 다른 곳에서도 이 정보를 이용하여 같은 약초를 찾아낼 수 있다.

04 약초를 채취할 때 멀리서 보아 일자형 계곡은 피하는 것이 좋다. 계곡이 좁아서 약초로 쓸 만한 식물이 없다.

05 멀리서 보아 길쭉한 원반형 계곡에는 Y자형 계곡보다 약초가 더 많이 자생한다.

06 멀리서 보았을 때 Y자형 계곡 중 V자 안에 약초가 많다. 그곳에는 고로쇠나무, 말채나무, 두릅나무, 느릅나무, 다래나무 등 약초의 40~50%가 자란다.

07 약초를 캘 때 멀리서 산세를 보고 산에 들어가도 음지와 양지를 구분하기 힘들기 때문에 실제로 가보면 자생하는 식물군이 다른 경우가 있다. 이 때는 식물군을 보고 음지와 양지를 파악한다. 예를 들어 사람주나무가 자라는 곳은 땅이 메마르고 자갈이 많은 양지이다. 반면, 들메나무나 이끼가 많으면 음지로 보면 된다. 참고로 들메나무 밑에는 큰 바위가 많다.

08 참나무 종류(떡갈나무, 신갈나무, 졸참나무, 상수리나무)와 참꽃나무는 멀리서 보았을 때 땅에 낙엽이 두툼하게 많이 쌓여 있고, 버섯이 많이 자란다. 또한 이런 곳에는 약이 되는 나무 종류가 잘 자라지 않고 약초도 없다.

09 하수오가 자라는 곳 가까이에는 작은 계곡 등 물이 있다. 하수오는 주로 바닷가 언덕바지에 집단적 서식하는데, 내륙인 경우에는 산 아래쪽 해발 200~300m 지역에 멀찍멀찍이 하나씩 흩어져서 난다. 하수오는 뿌리를 곧게 내리며, 생명력이 매우 강해서 순이 올라온 뿌리 덩어리 하나만 묻어놓아도 잘 산다.

10 오갈피나무는 산비탈 계곡이나 물이 졸졸 흐르고 일년 내내 마르지 않는 곳에서 찾을 수 있다.

11 미나리과의 당귀는 깊은 산 물 흐르는 계곡의 큰 바위 주변이나 축축한 절벽가 낙엽이 쌓여 썩은 곳에서 많이 볼 수 있다. 이런 곳은 늘 축축하여 미끄러지기 쉽고, 추락사고가 나기 쉬우므로 조심한다.

12 천마는 6월 중순에서 7월까지 꽃을 볼 수 있고 그 후에는 땅 윗부분이 소멸되어 찾기 어렵다. 그러나 꽃을 발견한 후 바로 캐지 말고 막대기 등으로 표식을 해두었다가 1~2년 후에 가보면 개체수가 늘어나 있다. 특히, 표식을 해두면 꽃이 진 후에도 뿌리를 캘 수 있다.

13 더덕을 많이 캐려면 깊은 산 중턱의 잡목이 많고 자갈이 있는 곳을 찾는다. 단, 이런 곳에 나는 더덕은 뿌리가 굵지 않다. 더덕은 토질이 좋은 곳에서 잘 자라기 때문에 척박한 높은 산보다는 낮으면서도 깊은 산 잡목이 우거진 곳을 찾는다. 이 점은 대부분의 식물들도 마찬가지이다.

14 잔대는 낮은 언덕에서 자라는 것과 높은 평원에서 자라는 것이 있으며, 산 중턱에서는 잘 볼 수 없다.

15 야산에서 난을 캐려면 멀리서 보았을 때 10~25년생 소나무가 자라고, 해가 뜨면 서쪽에서 남쪽 방향으로 햇살이 비치는 곳에 가는 것이 좋다. 이런 곳에서 난을 많이 볼 수 있다.

16 분재용 나무를 캐려면 멀리서 보았을 때 나무가 작고 바위가 있으며 마사토인 곳이 좋다. 마사토는 영양분이 적어 나무가 크게 자라지 못하기 때문이다.

17 가을철 버섯이 많이 나는 곳에는 약초가 자라지 않는다.

18 인공적으로 조림한 곳, 예를 들면 잣나무, 해송, 낙엽송이 조림된 곳에는 약초가 없다. 조림은 보통 산불이 난 곳에 하기 때문에 아직 나무가 어릴 때는 산불이 난 자리에서 잘 자라는 나물이나 약초가 많지만, 조림목이 클수록 햇빛이 잘 들지 않고 낙엽이 너무 두툼하게 깔려 약초를 전혀 볼 수 없다.

19 나무가 우거진 곳은 땅에 햇빛이 잘 들지 않아 산소동화작용을 못 하기 때문에 나물이 자라지 못하며, 자라더라도 잘 녹아버린다. 반면, 나무가 우거진 곳도 나무를 많이 베어낸 곳은 나물이 많다.

약초 채취 요령

20 약초를 캐러 산에 갈 때 마사토가 있는 곳은 피하는 것이 좋다. 마사토에는 약초가 잘 서식하지 않는다.

21 약초를 채취하러 산에 갈 경우 숲이 우거진 곳에서 찾아 헤매는 일이 많은데 흐린 날은 되도록 피하는 것이 좋다. 흐리고 비 오는 날에는 산 속 우거진 숲에 모기가 기승을 부리므로 맑은 날 가는 것이 좋다.

22 도끼나 괭이 등 연장에 쓸 자루는 잘 부러지지 않고 단단한 물푸레나무나 곧은 탱자나무 줄기를 쓴다. 이 때 생나무를 베어 바로 연장 자루로 사용하면 나무가 마르면서 틈이 생겨 흔들거리므로 며칠 바짝 말린 후에 사용한다. 연한 나무를 사용하면 연장을 휘두를 때 부러질 위험이 크므로 자루로 사용하지 않는다.

23 산 속에서 큰 나무를 베어낼 때는 쓰러뜨릴 방향 쪽으로 줄기를 일부 베어낸 다음 반대쪽을 베어 들어가야 톱도 끼지 않고 원하는 방향으로 쉽게 쓰러트린다. 나뭇가지가 많으면 줄기가 비틀려 나무가 엉뚱한 방향으로 쓰러질 수 있으므로 주의한다. 그리고 기계톱 또는 엔진톱을 사용하는 경우 줄기에 톱이 끼면 바로 전원을 끄고 빼내야 안전하다.

24 나물을 채취할 때는 되도록 환경이 청정한 산 속에서 하는 것이 좋다. 들에 나는 나물은 공해, 제초제, 쓰레기 등으로 오염되어 있을 가능성이 크기 때문이다. 특히 들에서 나물을 채취할 때는 제초제가 뿌려졌는지 확인해야 한다. 제초제는 쉽게 분해되지 않고 식물을 서서히 말려 죽이는데, 만일 잎이 누렇게 떴다면 제초제를 뿌린 것이다. 제초제는 주로 여름에 많이 치는데, 살포하고 나서 술을 마시면 피부에 묻은 제초제가 흡수되어 건강에 좋지 않으므로 주의한다.

25 산에 갔을 때 안개가 끼면 방향 감각을 잃기 쉬운데, 이 때 동서남북을 구분하는 것이 중요하다. 먼저 나무의 줄기껍질이나 바위에 이끼가 낀 쪽은 햇빛이 잘 안 드는 북서쪽이므로, 그곳을 기준으로 방향을 판단하는 것이 좋다.

26 약초를 캐다보면 산 중턱의 능선과 능선 사이, 계곡과 계곡 사이를 옆으로 넘는 경우가 있는데, 대부분은 길이 없어 지나가기가 힘들다. 이렇게 옆으로 넘어갈 때는 짐승이 다니는 길을 따라 가는 것이 좋다. 또한 이렇게 옆으로 넘다보면 비탈진 곳이 많아 나뭇가지를 잡고 체중을 싣는 사람이 있는데, 나뭇가지가 썩은 경우도 많으므로 주의한다.

27 산 속 습기 있는 곳이나 차가운 곳에서 아무것도 깔지 않고 그냥 자면 간이 손상되고 피부병에 걸린다. 간은 따뜻한 곳에서 자야만 손상되지 않는다. 또한 바위에 오래 앉아 있으면 치질이 잘 생기며, 여름철에 덥다고 바위 위에 그냥 누워 자면 입이 돌아가므로 주의한다.

28 겨울철에 동굴 속에서 잠을 자면 갑자기 쾅쾅 소리가 나는데, 돌이 떨어져서 나는 소리가 아니라 밤에 바위가 얼어붙으면서 수축되어 나는 소리이므로 놀라지 않도록 한다. 또한 장마철에 큰산에서 웅~ 하며 우는 소리가 날 때가 있는데, 곧 산사태가 날 조짐이므로 그곳에서 빨리 벗어난다.

29 2~3일 약초를 캐러 갈 때는 여름철이라도 반드시 두꺼운 옷을 챙겨야 한다. 여름철에도 새날씨라 하여 갑자기 비가 오고 기온이 내려갈 수 있는데, 잘못하면 저체온증이 되어 몸이 마비되거나 자칫 생명을 잃을 수도 있기 때문이다. 일단 저체온증이 되면 즉시 산행을 중지하고 몸을 비벼 열을 내거나 뜨거운 차를 마시면서 주변에 도움을 요청한다.

30 산 속을 다니다 보면 봄과 여름에 땀냄새를 맡은 날파리떼가 기승을 부린다. 특히 눈쪽을 주로 파고들어 눈이 충혈되는데, 끈질기게 달라붙어 괴롭히므로 미리 안경을 준비하여 끼고 다니는 것이 좋다. 준비가 안 됐을 때는 잎이 많이 달린 나뭇가지를 꺾어 좌우로 크게 흔들어서 날파리를 쫓으면 도움이 된다. 또한 산 속에는 거미줄도 많아 얼굴이나 옷에 달라붙으면 잘 떨어지지 않고 시야를 가리는데, 이 때도 나뭇가지를 꺾어 거미줄을 걷으면서 가면 좋다.

31 여름철 우기가 되면 나무가 모두 젖어 깊은 산에서 불을 피울 경우 애를 먹는다. 이 때 참꽃나무, 싸리, 자작나무 등 서 있는 나무 죽은 것 중에서 윗가지나 잔가지를 골라 층층이 쌓아 불을 놓으면 잘 붙는다. 죽은 나무 위쪽의 잔가지는 말라 있기 때문이다. 그리고 일단 잔가지에 불이 붙으면 위에 죽은 나무의 굵은 가지를 올려놓아도 불이 잘 산다.

32 장마철에 비가 많이 와서 물이 불어나면 계곡의 넓은 곳으로 건너야 한다. 계곡의 좁은 곳은 물살이 매우 세고 갑자기 물이 불기 때문에 잘못하면 휩쓸려갈 수 있다. 또한 계곡의 넓은 곳도 수위가 배꼽까지 오면 매우 위험하므로 절대 건너지 말고 119에 연락하는 것이 좋다.

약용 및 식용 요령

33 줄기 속에 짙은 심이 있는 나무 종류는 주로 약재로 쓴다. 옻나무나 소태나무 같은 경우는 심이 노랗다. 또한 때죽나무처럼 나무껍질이 얇고 검은 종류는 주로 독성이 있다.

34 나무에 가시가 있는 종류, 덩굴식물은 대부분 약재로 쓴다. 덩굴식물은 덩굴이 타고 올라갈 수 있는 언덕에 많다.

35 쓰려는 약재가 없을 때 같은 과의 대용 식물을 사용하면 약효가 같지는 않지만 비슷한 효과가 있다. 예를 들어, 오갈피나무(오가피)가 없을 때는 같은 두릅나무과인 엄나무(해동피)나 두릅나무(목두채) 등을 대신 사용하고, 쑥(애호)이 없을 때는 같은 국화과인 뺑쑥(위호) 등을 사용하며, 복분자가 없을 때는 같은 장미과인 멍석딸기를 쓴다.

36 꿀풀과 종류는 산과 들에서 자라는데 대부분 독이 없어서 나물로 먹거나 약용한다.

37 뿌리나 줄기에 마디가 있는 식물들은 주로 신경통과 관절염에 사용한다. 예를 들면 돌미나리, 대나무, 쇠무릎, 대나물 등이 있다.

38 암을 억제하는 약초로는 상황버섯(각종 암), 겨우살이, 꾸지뽕나무(위암·간암·폐암·피부암), 느릅나무(위암·폐암), 바위솔(폐암), 꿀풀(=하고초) 등이 있다.

39 수분이 많은 약초는 대개 열을 내리는 데 사용하며, 향기가 강한 약초는 대개 살균력이 뛰어나다.

40 국화과 식물은 다른 식물들보다 어릴 때와 자랄 때, 꽃필 무렵의 잎모양이 다른 경우가 많다. 또한 국화과 식물은 독성이 없고 약용이나 화훼용으로 많이 쓰인다.

41 약간 독성이 있는 식물들은 대개 설사를 유발하기 때문에 변비가 심할 때 적당량을 복용하면 효과가 있다. 예를 들어 원추리, 자리공, 얼레지 등이 있다.

42 산에서 풀이나 낫에 베였는데 비상약이 없을 때는 쑥을 찧어 바르거나 보드라운 황토흙 가루를 바르면 지혈 효과가 있고 상처도 잘 아문다.

43 식물성 약재는 아무 때나 먹어도 괜찮지만, 동물성 약재는 날씨가 흐리면 비린 맛이 더 강해진다. 특히 식으면 비린 맛이 더 심해서 비위가 약한 사람은 먹기 힘들므로 반드시 데워 먹는다.

44 약재를 잘 건조하면 오래 보관할 수 있지만, 너무 장기간 보관하면 약효가 날아가므로 좋지 않다. 그러므로 가공하지 않은 건조 약재는 장기간 보관하지 말고 6개월 이내에 사용하는 것이 좋다. 또한, 건조한 약재도 잘못 보관하여 곰팡이가 슨 것은 몸에 해로우므로 버린다.

45 나무 줄기나 뿌리를 약재로 쓸 때는 잘게 잘라서 말려야 하는데 45° 각도로 비스듬히 잘라야 단면이 넓고 얇은 쪽부터 빨리 마르기 때문에 건조하기 쉽다. 또한 이렇게 잘라 말려야 변질도 잘 안 되고 상품 가치도 높다. 산에서 나무 줄기나 잡목을 벨 때도 줄기를 잡고 옆으로 휘어 낫을 45° 각도로 비스듬히 당겨 올려야 잘 잘라진다.

46 아토피나 피부질환이 있을 때는 흙집 방바닥에 쑥을 두툼하게 깔고 아궁이에 불을 지펴 따듯하게 자면 증세가 호전된다. 깨끗한 산 속 황토흙을 물에 풀어서 목욕하는 것도 도움이 된다.

47 꽃을 따서 차를 만들 때는 약간 꽃이 피려고 하는 꽃봉오리 상태에서 따야 향이 좋다. 꽃술도 약간만 핀 것이 좋다. 꽃이 완전히 핀 것은 향이 많이 날아가고 약효도 떨어지며, 말리면 벌레가 많이 나온다. 꽃차를 만들 수 있는 것으로는 국화, 칡꽃 등이 있다.

48 예부터 잎 뒷면이 흰빛을 띠는 식물들은 대개 떡을 해서 먹었는데, 색도 향도 뛰어나고 잘 상하지 않아 오래 보존할 수 있을 뿐 아니라 몸에 좋은 약 성분도 들어있어 건강식으로 좋다. 예를 들어 떡을 해 먹는 쑥, 떡쑥, 수리취, 모시풀 등이 있다.

49 가을에는 참나무들 밑에 도토리가 떨어지는데, 특히 떡갈나무에서 떨어지는 도토리로 묵을 쑤면 다른 도토리로 쑨 묵보다 색깔이 거무스름하여 독특한 색감을 즐길 수 있다. 단, 묵맛은 같다.

50 대극과 식물은 대부분 약용하지만 독성이 강하므로 주의해서 사용해야 한다. 또한 대극과 식물은 잎을 뜯으면 흰 유액이 나온다.

51 산에는 유독성 식물도 있기 때문에 꽃이나 잎, 열매를 함부로 따서 먹거나, 그것을 만진 손으로 눈을 비비거나, 아무 나뭇가지(예를 들면 협죽도)나 꺾어서 젓가락으로 사용하면 안 된다. 유독성 식물에 중독되면 어지럽거나 속이 메슥거리며, 심하면 설사를 한다.

52 들깨가 익을 무렵에는 식물 자체의 면역력이 떨어져 깻잎 뒷면에 노란 분가루 같은 것이 생기는데, 이것을 그냥 먹으면 건강을 해친다. 다른 식물도 마찬가지인데, 예를 들어 감나무도 열매가 익을 무렵 잎 안쪽에 병이 들어 노란 점 같은 것이 생긴다.

산 속 식물의 생태

53 여러해살이풀과 한해살이풀은 구분하기 힘든데, 이럴 때는 뿌리모양을 살펴본다. 여러해살이풀은 뿌리가 굵고 짙은 갈색이며, 뿌리에 다음해에 나올 촉눈이 있는 경우가 많다. 한해살이풀은 대개 잔뿌리가 많은데, 산에 나는 것은 뿌리가 가늘고 밭에 나는 것은 간혹 굵은 경우도 있다. 또한 한해살이풀은 여러해살이풀과 달리 뿌리가 허연 빛이고 촉눈이 없으며, 겨울이 되면 뿌리가 모두 죽는다.

54 야생 식물의 경우 자랄 때 사람이 지나가면 땅이 다져져서 잘 자란다. 반면, 땅 위에서 자라는 버섯은 자랄 때 사람이 쳐다보거나 바로 옆을 지나가면 땅이 쿵쿵 울려서 포자 번식이 잘 안 되고, 사람의 열기가 가까이 닿아 열에 민감한 버섯이 잘 자라지 않기 때문에 며칠 후 다시 가보면 성장속도가 매우 느려졌다. 오히려 그 근처에서 사람이 지나가지 않은 땅 위에 새로 같은 종류의 버섯이 올라와 훨씬 더 빨리 자라는 것을 볼 수 있다. 그러므로 버섯을 딸 때는 자라는 것을 미리 가서 보지 말고 채취시기에 간다.

55 콩과 식물들은 대개 열매를 먹을 수 있으며, 벌레가 잘 붙지 않고, 뿌리에 박테리아가 서식하기 때문에 척박한 땅에서도 잘 자란다.

56 식물마다 서식하는 벌레가 다른데, 이는 벌레마다 선호하는 식물이 있기 때문이다. 예를 들어 배추에는 배추벌레가 붙고, 참나리에는 진드기가 많이 붙는데 특히 꽃이 질 무렵에는 진드기의 산란처가 된다. 도토리가 열리는 참나무에도 벌레가 있는데, 늦여름 풋열매에 알을 낳은 후 부화를 돕기 위해 열매 달린 가지를 갉아 먹어 열매를 떨어뜨린다.

57 나무는 햇빛이 잘 드는 동쪽으로 가지를 많이 뻗는데, 땅속뿌리도 가지가 많은 쪽으로 많이 뻗는다. 또한 산비탈로도 뿌리를 많이 뻗는데, 이는 경사진 곳이 토질이 좋기 때문이다. 태풍이 불면 나무가 비탈진 곳으로 쓰러지는 것도 뿌리가 적은 쪽에서 많은 쪽으로 쓰러지기 때문이다.

58 가을 단풍이 드는 시기에 낙엽이 많이 지는데, 대개는 갈잎이 바람에 떨어진다기보다 밤에 서리가 많이 내리거나 얼음이 언 날 아침햇살이 비칠 때 비 오듯이 한꺼번에 떨어진다. 늦가을이면 건조한 겨울에 대비하여 나무가 잎으로 가는 수분을 막는 떨켜를 만드는데, 떨켜가 밤새 얼었다 녹으면서 마른 잎줄기와 수분이 있는 가지 사이에 무게 균형이 맞지 않아 갈잎이 갑자기 우수수 떨어지는 것이다. 예를 들면 은행나무, 감나무 잎은 바람이 없고 서리가 내린 날 아침에 한꺼번에 떨어진다. 반면, 밤나무처럼 남쪽에서 유래한 나무들은 떨켜가 없기 때문에 가랑잎이 한꺼번에 지지 않으며 한겨울에도 가랑잎이 조금씩 붙어 있다.

59 원시림에서는 나무가 1년에 1마디만 자라는데, 화학비료를 사용하여 토질이 산성화된 땅에서는 1년에 1마디가 자란 후 성장이 멈추었다가 일조량이 많을 경우 다시 2번째 마디가 자라난다.

60 외국에서 들어온 수입목들의 껍질을 피죽이라 하는데, 이것으로 아궁이에 불을 때면 그을음과 냄새가 많이 난다. 반면, 우리나라에서 자생하는 나무들은 삭정이로 불을 때도 그을음이 별로 없다.

61 산 속에 서식하는 키가 큰 나무들은 보통 꽃이 피더라도 열매를 맺는 시기가 늦기 때문에 수령 10~15년이 되어야 열매를 맺는다. 예를 들어, 돌배나무나 상수리나무는 수령이 10년 정도 돼도 꽃은 피나 열매는 잘 맺지 못한다. 그에 비해 사람이 가꾸는 나무들은 키와 상관없이 수령 4~5년이면 열매를 맺기 시작한다. 주로 과실이 달리는 장미과 나무들이 그렇다. 그리고 나무가 어리면 열매가 달고 구수하며, 나무가 늙을수록 열매의 당도가 떨어진다. 예를 들어, 단감이나 밤나무는 어린 나무에 달리는 열매가 훨씬 맛있으며, 늙은 나무에 달리는 열매는 밍밍하다.

62 머루는 큰 나무 꼭대기까지 덩굴이 길게 올라가는데, 이것은 햇빛을 받아 살기 위해서이다. 그런데 덩굴이 크면 영양분이 자라는 데만 쓰이고 위쪽까지 원활히 공급되지 않기 때문에 열매를 잘 맺지 못하고 비바람에도 잘 떨어져 수확량이 적어진다. 반면 높이가 1.5~2.5m인 덩굴은 열매를 잘 맺는다. 또한 머루는 사람이 손을 대지 않고 저절로 떨어지는 경우 다음해에 열매를 잘 맺지 않으며, 사람이 열매를 많이 따면 머루가 위기를 느껴 다음해에 오히려 열매를 더 많이 맺는다. 한편 산 속 열매는 해걸이를 하는데, 사람이 열매를 따면 해걸이 기간이 짧아진다.

63 모든 과일은 가지 위쪽에서부터 익어 내려오기 때문에 윗가지의 열매가 굵고 당도도 높다. 이것은 나무뿌리에서 올라온 영양분이 줄기 위쪽부터 공급되기 때문이다.

64 여름부터 가을까지 비가 많이 오는 해에는 도토리나 밤 같은 열매가 땅에 떨어지는데, 이 때 사람이 빨리 수확하지 않으면 열매에서 싹이 나고 벌레가 먹으며 빨리 썩는다. 땅에 떨어진 열매는 나무에 달려 있을 때보다 벌레가 빨리 먹는데, 이런 열매를 먹어보면 쓴맛이 난다. 반면, 땅에 떨어져서 땅 밑에 저절로 묻힌 도토리나 밤은 잘 썩지 않고 이듬해 봄에 싹이 돋아난다. 새가 쪼아 먹은 감이나 배, 사과 등은 당도가 높고 매우 달다.

65 한해살이풀은 씨앗을 뿌리면 그해에 꽃이 피고 열매를 맺지만, 여러해살이풀은 국화 종류를 제외하고는 씨앗에서 뿌리를 내리고 겨울을 한 번 지난 다음에 꽃이 피는 경우가 많다. 여러해살이풀의 경우 햇뿌리가 겨울을 나면 묵은 뿌리가 되는데, 다음해에 꽃피고 열매를 맺는 데 필요한 양분이 뿌리에 저장된다.

66 식물의 변종은 내륙지방보다 바닷가에 더 많은데, 예를 들어 난 종류도 짠 바닷바람을 직접 맞는 바닷가에 변종이 많다.

67 바닷가 식물들은 거친 해풍과 염분을 극복하기 위해 잎이 두툼하고 거칠다. 예를 들어, 바닷가에 서식하는 해송은 잎이 거칠고 단단하여 찔리면 아프다. 반면, 내륙 식물들은 잎이 연하여 내륙에 사는 육송은 해송보다 잎이 연하다. 또한 바닷가 식물들은 내륙 식물보다 향기가 강하고 독성이 있는 경우가 많다.

68 우리나라 기후는 온대에서 아열대로 바뀌고 있는데, 아열대기후가 되면 식물이 게을러져 열매를 잘 맺지 않고 잎만 무성해진다. 또한 우기가 길어져서 식물이 가늘고 길게 자라며, 벌레도 많아져 농산물에 농약을 많이 칠 수밖에 없다. 더욱이 우기가 길어지고 산에 안개가 자주 끼면 열매를 잘 맺지 못하고, 맺힌 열매도 햇빛을 못 받아 잘 떨어진다. 앞으로 지구온난화가 가속되면 우박이 자주 올 수 있으므로 과실나무에 그물을 치는 등 미리 대비한다.

69 송이가 나는 자리에 막걸리를 부어두면 며칠 후 송이가 많이 퍼지고 빨리 자라는 것을 볼 수 있다. 막걸리에도 종균이 들어 있어 송이의 번식을 돕기 때문이다. 이 점은 모든 식용버섯들에게도 적용된다.

70 버섯은 가을에 벼가 익을 무렵에 나기 시작하는데 국수버섯, 싸리버섯, 노루궁뎅이, 흑자색그물버섯, 초록구멍장이버섯(소캐버섯) 등의 순서로 난다. 버섯이 나는 시기 중간에는 노란싸리버섯이 발견된다. 그리고 능이가 난 후 1주일이 지나면 추석 전후, 즉 벼를 벨 무렵에 연기색만가닥버섯(땅디버섯)이 나는데 이것이 식용버섯 끝물이라고 보면 된다.

71 보통 버섯은 많이 나오는 가을철에 수확하여 소금에 절이거나 냉동하여 오래 두고 먹는데, 버섯 중에서도 송이, 표고버섯, 능이는 햇볕에 말려두었다가 식용 및 약용으로도 사용한다. 특히 말린 버섯은 감기에 걸렸을 때 물에 달여 먹으면 효과가 있다.

72 나무 밑동이나 썩은 나무에서 자라는 약용버섯은 대부분 같은 자리에서 자라지만, 땅 위에서 자라는 식용버섯은 다음해에 같은 자리에서 발견되지 않고 주변의 다른 자리로 옮겨 자란다. 특히 식용버섯은 일렬로 줄을 지어 자라므로 버섯을 발견한 자리에서 일직선으로 주변을 살펴보면 더 많은 버섯을 찾아낼 수 있다.

7 3

가을철에 산에 가면 광대버섯 종류를 쉽게 볼 수 있는데, 뿌리쪽이 둥글고 갓 위쪽에 파편 같은 것이 붙어 있으며, 갓 주변이 V자로 찢어져 있는 것은 대부분 광대버섯이다. 광대버섯들은 거의가 맹독성이어서 간과 신장을 심하게 손상시키고 죽음에까지 이르게 되므로 식용으로 알려진 것도 만일을 위해 채취하더라도 먹을 생각조차 말아야 한다. 광대버섯을 먹으면 30분 후 목이 텁텁해지면서 어지럽고 침이 많이 나오며, 2시간 이내에 구토를 하는 경우도 있다. 4시간이 경과하면 눈이 충혈되고 콧물이 많이 나오며 몸이 비틀리는 듯한 증상이 나타난다. 일단 이러한 증상이 나타나면 독버섯에 중독된 것이므로 곧바로 큰 병원에 가야 하는데, 응급조치로 구토를 하는 것이 좋다. 구토가 안 될 때는 굵은 소금 한두 주먹을 볶아 물과 참기름을 섞어 마시거나, 조선간장에 참기름을 섞어 마시면 5분 이내에 설사를 한다.

약초 관리 요령

74 나무의 경우 줄기와 가지 모양만 봐도 뿌리 상태와 번식력을 알 수 있다. 예를 들어 두릅나무는 몸체에 가시가 촘촘히 붙은 것과 적게 붙은 것이 있는데, 가시가 많이 붙은 것은 잔뿌리 많고 뿌리가 땅속 깊이 들어가지 않고 옆으로 뻗어 있어 뿌리를 캐내기가 쉽다. 또한 이런 나무는 옮겨 심어도 번식력이 강하다. 반면 가시가 드문드문하고 줄기가 미끈한 것은 잔뿌리가 없고 굵은 뿌리 한두 개만 땅속 깊이 내리뻗어 캐내기가 어렵다. 또한 옮겨 심었을 때도 잔뿌리가 많은 나무보다 번식력이 떨어진다.

75 대체로 굵고 늙은 나무는 밑둥치를 자르면 잘 죽으며, 육송은 수령과 상관없이 밑둥치를 자르면 모두 죽는다. 반면 수령 10년 이하의 헛개나무나 줄기가 가는 잡목들은 밑둥치를 잘라도 뿌리가 살아 있어 다시 살아나며, 오갈피나무는 밑둥치를 자를수록 굵어지고 새 가지가 많이 나온다. 참고로, 모든 나무는 겨울에 자르면 줄기에 수분이 올라오지 않기 때문에 말라 죽는다.

76 대추나무에 열매가 많이 달리게 하려면 생존 위기를 느끼도록 스트레스를 주는데 방법은 다음과 같다. 나무에 물이 오르는 시기인 6월 10일부터 7월 10일 사이에 10일간 땅에서 50㎝ 높이의 줄기에 속살이 나올 때까지 칼로 둥글게 도려내는데, 시간이 흐르면 상처가 아문다. 그리고 커다란 대추나무는 뿌리가 땅속으로 퍼져나가 번식하기 때문에 큰 대추나무 밑에 어린 나무들이 많다.

77 오갈피나무, 골담초, 사철나무, 딸기나무 등 작은키나무들은 뿌리에서 싹이 나와 줄기가 여러 개 나오는 경우가 많은데, 뿌리를 잘라 심거나 꺾꽂이하여 번식시켜도 잘 산다. 왜냐하면 키가 작은 나무들은 큰 나무 그늘에 가려서 자라야 하기 때문에 생존전략상 씨앗과 뿌리 모두 번식력이 강하게 적응해왔기 때문이다. 반면 소나무, 상수리나무처럼 줄기가 곧고 키가 큰 나무들은 뿌리에서 굵은 줄기 하나만 올라오는데, 이런 것들은 뿌리를 잘라 심거나 꺾꽂이를 해도 번식이 잘 안 되므로 씨앗을 뿌려서 발아시켜야 한다. 키가 큰 나무들은 경쟁상대가 없어서 씨앗만 퍼트려도 충분하기 때문에 주로 씨앗으로 번식한다.

78 꽃이 필 무렵에 식물을 옮겨 심으면 식물이 위기를 느껴서 정상적인 경우보다 꽃이 빨리 피고 빨리 진다. 또한 한낮에는 잎에서 증산작용이 활발히 일어나는데, 이 때 식물을 옮겨 심으면 줄기와 잎에 수분이 부족해 말라버릴 수 있으므로 해지고 난 저녁에 옮겨 심는 것이 좋다.

79 산에 있는 식물을 뿌리째 캐어 와 집에 심는 경우가 많은데, 그러면 개체수가 줄어들어 자연이 훼손된다. 그보다는 씨앗을 받아 와 번식시키는 것이 바람직하다.

80 여름철, 특히 한낮에 식물을 옮겨 심으면 말라죽기 쉬우므로 되도록 이 시기는 피하는 것이 좋다. 식물을 꼭 여름에 옮겨 심어야 할 경우에는 해 저물 무렵이나 비가 올 때, 장마철에 옮겨 심으면 뿌리가 마르지 않는다.

81 잎을 먹는 식물은 물을 자주 줘도 되지만 더덕, 도라지, 하수오, 황기 등 뿌리를 먹거나 약으로 쓰는 식물은 물을 많이 주면 뿌리가 녹아 없어지고 맛도 없다. 뿌리 식물을 재배할 때는 물빠짐이 좋도록 흙을 봉분처럼 돋우어 심어야 하며, 야생화와 섞어 키우면 안 된다.

82 식물의 뿌리를 캐보면 둥굴레, 백작약, 더덕류처럼 벌레가 뿌리를 갉아먹은 흔적이 있는 것들이 있다. 이것은 봄에 새순이 올라올 때 짐승이 따먹었거나, 사람이 인위적으로 옮겨 심었기 때문이다. 이 경우 그해에는 뿌리가 휴면에 들어가고 그 다음해에 새순이 올라오는데, 이 때 뿌리가 1년 동안 새순을 틔우지 못하여 동화작용을 못 하기 때문에 면역력이 약해져 뿌리가 녹고 벌레가 침범하는 것이다. 그러므로 새순이 올라오는 봄에는 되도록 뿌리가 큰 식물을 옮겨 심지 않으며, 옮겨 심더라도 줄기가 실하고 잎이 단단할 때 옮겨 심는 것이 좋다.

83 산 속 식물은 생명력이 강하기 때문에 씨앗을 받아 산 아래에서 파종하면 발아율이 높다. 반면, 산 아래 식물들은 씨앗을 받아 산 속에 뿌리면 발아율이 떨어진다. 예를 들어 산 속에서 자라는 야생 참당귀의 경우 씨앗을 받아 밭에 뿌리면 싹이 잘 나지만, 밭에서 키우던 당귀 씨앗을 산 속에 뿌리면 싹이 잘 안 나온다.

84 열매 속 씨앗의 겉껍질(외포)은 씨앗 속이 잘 썩지 않게 하는 방어막 역할을 한다. 그래서 인삼이나 옻나무 씨앗을 파종할 때는 다 익은 씨앗을 채취하여 겉껍질을 벗겨내야 발아율이 높다. 이 때 일일이 껍질을 벗기려면 힘들므로 1~2시간 물에 담갔다가 겉껍질이 불면 체에 비벼서 벗기며, 이것을 잘 말려 보관하였다가 적절한 시기에 파종한다.

85 엄나무를 번식시키려는 경우 가을에 뿌리를 15~20cm 잘라 땅에 심으면 대부분 싹이 올라와 잘 자란다. 봄에 뿌리를 잘라 심으면 싹은 나오지만 올라오다가 죽는데, 봄에는 나무가 물을 많이 빨아올려서 뿌리에도 물기가 많아 쉽게 썩기 때문이다. 반대로 가을철 낙엽이 떨어질 무렵에는 나무에 물이 적으므로 뿌리를 잘라도 잘 썩지 않는다. 뿌리를 잘라 번식시키는 오갈피나무, 가죽나무 역시 가을에 뿌리를 잘라 심는 것이 좋다.

86 소나무는 옮겨 심기 까다로운 나무로서 반드시 뿌리를 흙덩어리째 캐어 새끼줄로 잘 감은 후 원하는 곳에 심어야 한다. 특히 바위틈에 있어서 흙째 캐기 어려울 때는 1~2년 전에 미리 준비작업을 해두어야 한다. 먼저 옮길 나무 뿌리를 빙 둘러 파내어 원뿌리는 놓아두고 원둘레 밖의 굵은 뿌리는 미리 잘라낸 뒤 다시 흙으로 묻어준다. 그리고 1~2년 후 줄기에 물기가 없는 이른 봄이나 이른 가을에 원뿌리를 다시 캐보면 뿌리를 자른 자리에 잔뿌리가 새로 돋아나 있는 것을 볼 수 있는데, 이 때 소나무를 캐서 옮기면 죽지 않고 잘 산다. 소나무와 달리 자연산 잡목들은 면역력이 강해서 옮겨 심어도 잘 사는 편인데, 특히 일단 한 번 옮겨서 살아남은 나무들은 다른 곳으로 다시 이사를 시켜도 잘 산다. 그러나 과일나무 등 재배종 나무들은 면역력이 약한 편이다.

87 커다란 나무의 경우 보통 10~12년이면 열매를 맺는데 이 때 같은 나무라도 거름을 많이 주면 나무가 2배 이상 빨리 굵어지고 열매도 빨리 맺어 수확기를 앞당길 수 있다. 예를 들어, 헛개나무 묘목은 보통 심은 지 12년이면 열매를 맺는데 이 때 거름을 많이 주면 빨리 크고 껍질이 매끄러워지며 열매가 빨리 굵게 맺히고, 거름을 주지 않은 헛개나무는 껍질이 거칠고 열매도 작게 맺힌다. 또한 엄나무(응개나무) 묘목의 경우에는 거름을 많이 주면 줄기가 매끄러워져 가시가 적게 붙는다.

88 덩굴을 뻗는 식물 중 맨 윗줄기가 혹처럼 굵게 뭉치고 그곳에서 순이 나오는 종류인 경우, 어린 것은 뿌리를 캐먹고 혹처럼 생긴 윗줄기만 묻어도 새 뿌리를 잘 내리고 다시 살아난다. 예를 들어 칡, 찔레나무, 머루, 마 같은 종류는 뿌리가 없이 혹줄기만 묻어도 잘 사는데, 늙은 것은 그렇지 않다. 반면, 하수오 같은 식물은 나무와 달리 뿌리를 캐내고 혹줄기만 묻어도 나이와 상관 없이 뿌리를 잘 내린다.

89 햇빛이 잘 드는 곳은 식물이 굵고 튼튼하게 자라지만, 햇빛이 들지 않는 나무 그늘은 풀들이 가늘고 길게 쑥쑥 자라 힘이 없어 잘 쓰러진다. 약초를 재배하거나 고추 등 모종을 심을 때도 이 원리를 응용하여 주변에 까만 비닐을 깔면 햇빛이 들지 않아 잡초가 올라오지 않으며, 수분 증발을 막아 식물이 잘 자란다.

90 약초를 심을 때 밭을 갈아 엎어 씨앗을 뿌린 후에는 물을 주지 않는 것이 좋다. 땅이 포실포실한 상태에서 씨앗을 뿌리면 싹이 바로 올라오는데, 씨앗을 뿌리고 바로 물을 주면 땅이 가라앉아 발아가 잘 안 되기 때문이다.

91 산나물의 경우 깊은 산에서 자라는 것은 연하고 씹는 맛과 향이 좋지만, 야산에서 자라는 것은 빨리 억세지고 맛도 씁쓸하다. 양지에서 자라는 나물은 금세 자라고 빨리 억세지는 반면, 숲 그늘에서 자라는 나물은 햇빛을 적게 받아 나물이 보들보들하고 연하기 때문이다. 나물을 재배할 때도 이런 원리를 응용하면 좋은데, 되도록 햇빛이 적게 드는 나무 밑 반그늘에서 키우면 상품성이 높아진다.

92 야생화를 키울 때는 되도록 외래종과 함께 심지 않는 것이 좋다. 산 속에는 천연림이 형성되어 있기 때문에 외래종 씨앗이 들어가도 세력을 뻗지 못하지만, 인공적으로 땅을 개간하거나 토심이 좋은 곳, 빈터, 길가 등에서는 외래종 식물이 세력을 빨리 뻗어 흙 속의 영양분을 흡수하기 때문이다. 예를 들어 외래종 여러해살이꽃인 도깨비가지는 한 번 심으면 아무리 뽑아내도 대나무처럼 뿌리가 사방으로 뻗어 해마다 다시 올라오며, 외래종 한해살이들도 씨앗을 많이 퍼트려 다른 식물들을 위협하므로 주의한다. 그리고 야생화 중에는 키우기 힘든 종류와 보호종이 있는데, 이런 것은 캐와서 옮겨 심어도 결국 죽게 되므로 산 속 식물들은 되도록 손대지 말고 자연 그대로 두고 보는 것이 바람직하다.

뿌리를 이용하는 산 속 식물

PART 1

황기 / 고삼 / 멸가치 / 뚱딴지 / 호장근 / 범꼬리 / 소리쟁이 / 큰개현삼 / 지치 / 층층둥 굴레 / 산마늘 / 두메부추 / 밀나물 / 선밀나물 / 중국패모 / 산자고 / 얼레지 / 시호 / 고본 / 기름나물 / 큰참나물 / 가는참나물 / 숨아마존 / 꿩의다리아재비 / 관중 / 개별꽃 / 대나물 / 자주꽃방망이 / 영아자 / 범부채 / 천남성 / 승마 / 할미꽃 / 꿩의바람꽃 / 세잎돌쩌귀 / 흰진범 / 모란 / 양하 / 백선 / 새박

001

황기

약 식

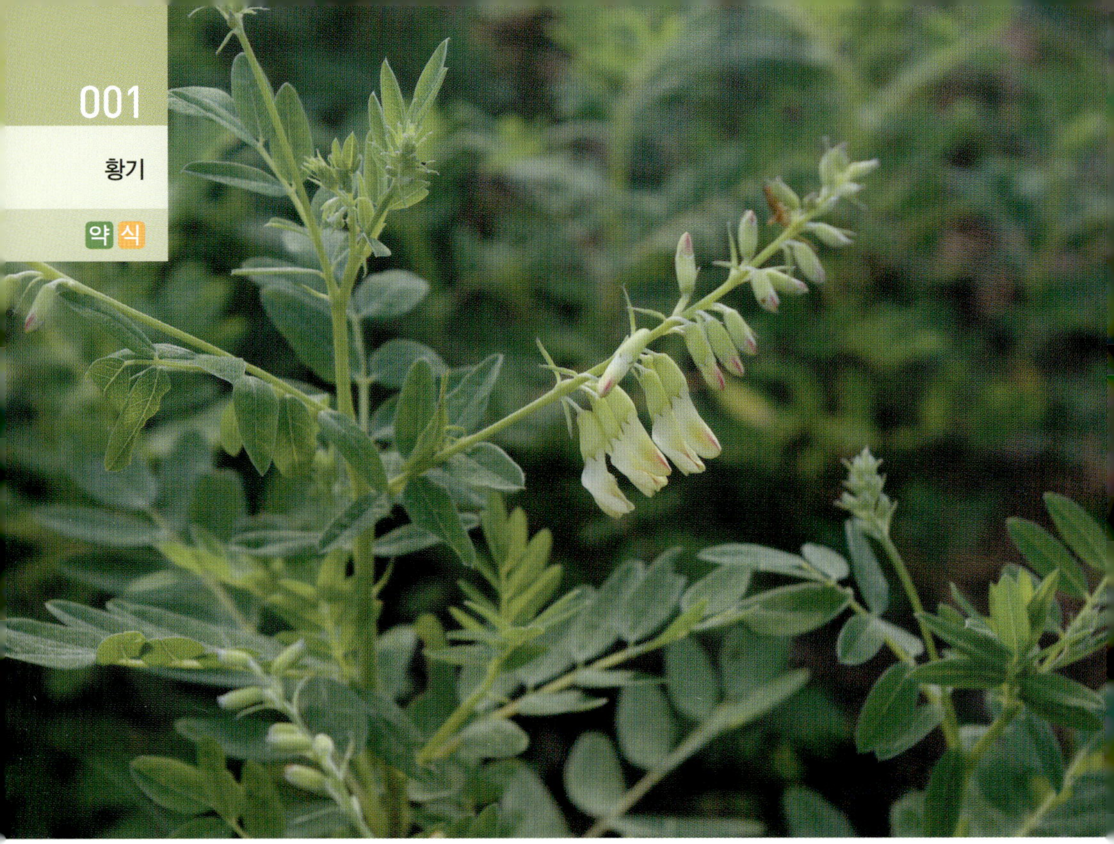

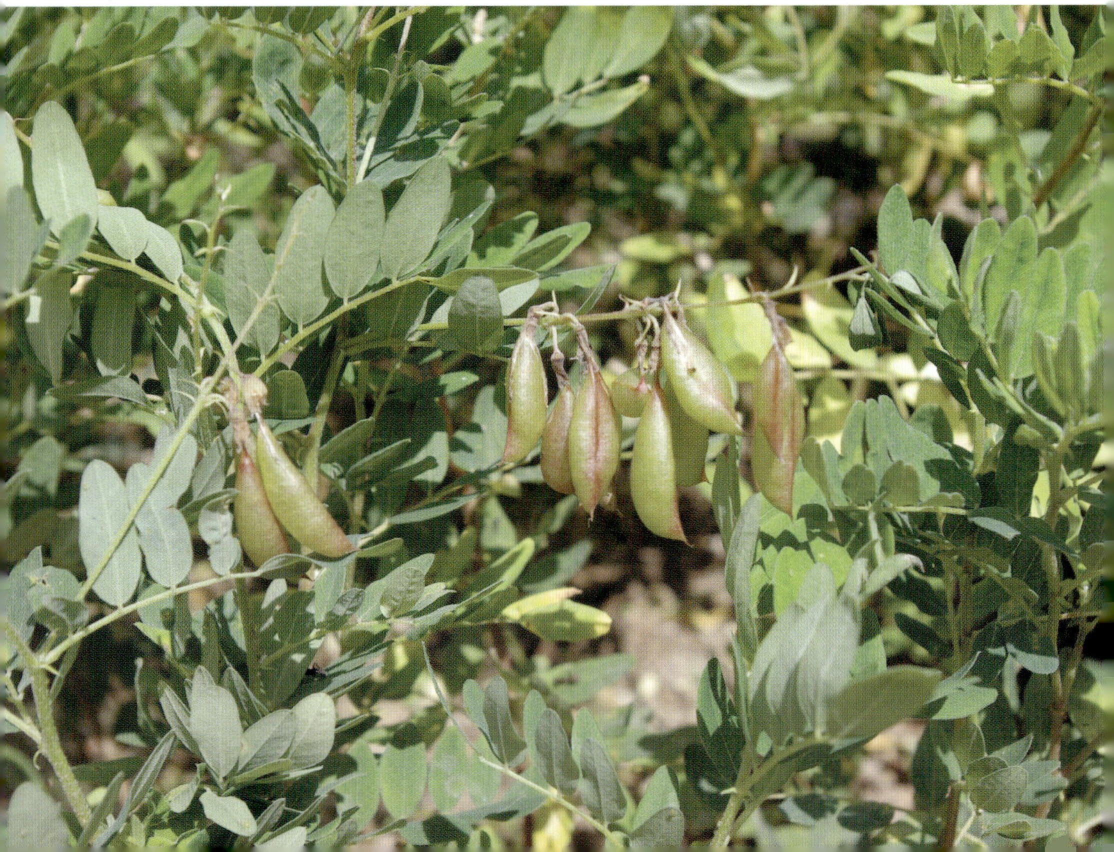

황기

Astragalus membranaceus Bunge var. *membranaceus*

약 식

- ■ 콩과 여러해살이풀
- ■ 분포지 : 산 속 바위틈이나 모래땅
- 개화기 : 7~8월
- 결실기 : 10월
- 채취기 : 봄과 가을(뿌리)

- 별 명 : 황기(黃耆), 단너삼, 노랑황기, 도미황기, 백본(百本), 대분(戴粉), 대삼(戴蔘), 대심(戴椹), 독심(獨椹), 독근(獨根), 왕손(王孫), 전기(箭芪), 촉태(蜀胎)
- 생약명 : 황기(黃芪)
- 유 래 : 산 속에서 잎이 아카시아처럼 생기고 온몸에 하얀 잔털이 있는 풀을 볼 수 있는데 황기이다. 뿌리가 누렇고(黃) 노인(耆)의 기운을 돋우는 약재라 하여 황기라 한다. 자양강장 효과가 있는 삼과 약효가 비슷하다 하여 너도 삼이라는 뜻으로 너삼이라고도 부른다.

생태

높이 40~70㎝. 뿌리가 곧고 질기며, 뿌리껍질이 옅은 갈색이다. 봄에는 잔뿌리가 많이 나오고, 가을 무렵 땅속 깊이 뿌리를 굵게 내린다. 줄기는 곧게 올라오는데, 위쪽으로 갈수록 가지가 많이 벌어진다. 줄기, 가지, 잎에 하얀 잔털이 많다. 잎은 작은 타원형인데, 긴 잎자루에 10여 개의 잎들이 나란히 붙는다. 잎 가장자리는 밋밋하다. 꽃은 7~8월에 노란빛이 도는 하얀 버선모양으로 피는데, 길고 비스듬히 누운 꽃대에 여러 송이가 땅을 향해 한 줄로 달린다. 열매는 9월에 여무는데, 짤막한 꼬투리에 10여 개의 검은 씨앗이 들어 있다.

＊유사종 _ 자주황기

꽃
—
열매

전체 모습

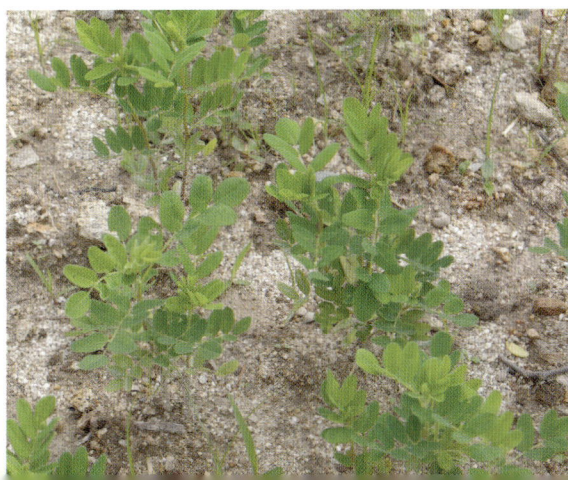

약용 한방에서 뿌리를 황기(黃芪)라 한다. 기력을 돋우고, 몸이 튼튼해지며, 면역력을 높이고, 혈액순환이 잘 되며, 혈압을 내리고, 심장을 튼튼하게 하며, 간을 보호하고, 독을 풀어주며, 염증과 통증을 가라앉히고, 새살이 돋아나며, 땀이 멎고, 소변을 잘 나오게 하는 효능이 있다. 〈동의보감〉에서는 "황기는 기를 돕고, 살찌게 하며, 신장의 기운이 약해져서 귀가 먹는 것을 막고, 오래된 상처의 고름을 뽑아내 아픔을 멎게 하며, 얼굴빛이 초췌하고 여위는 데 쓴다"고 하였다.

몸이 허하여 땀이 많이 날 때, 피로하고 기운이 없을 때, 얼굴빛이 창백하고 기력이 없을 때, 심장이 안 좋을 때, 중풍, 기침, 천식, 간염이나 신장염, 춥고 열이 날 때, 설사를 자주 할 때, 치질, 자궁이 내려앉았을 때, 혈액순환이 안 될 때, 늙어 쇠약할 때, 종기, 강장제로 처방한다. 뿌리는 귀두와 잔뿌리를 떼고 햇빛에 말려 사용한다.

민간요법

몸이 허하여 땀을 비오듯 흘릴 때, 산후 식은땀, 심한 피로감, 기운이 없고 몸이 부을 때, 가슴이 두근거리고 잠이 잘 안 올 때, 심한 기침, 천식, 신장염, 당뇨, 풍으로 인한 손발 마비, 치통, 찬 것을 먹고 설사할 때, 갈증이 심할 때, 치질, 화상, 종기가 오랫동안 잘 낫지 않을 때	뿌리 12g에 물 200㎖를 붓고 달여 마신다.
위궤양	뿌리 20g에 물 200㎖를 붓고 진하게 졸여서 마신다.
저혈압	말린 뿌리 4g을 가루를 내어 먹는다.
고혈압, 심장이 약할 때, 양기 저하, 피부가 거칠고 누렇게 뜰 때	뿌리 200g에 소주 1.8ℓ를 붓고 2개월간 숙성시켜 마신다.

식용 사포닌, 아미노산, 이소플라본, 마그네슘, 철, 셀레늄, 과당, 단백질, 비타민 P를 함유한다.

봄에 어린잎을 살짝 데쳐 나물로 먹거나 쌈을 싸서 먹는다. 뿌리는 찜, 탕, 죽 등에 넣어 먹는다. 약간 단맛이 있다.

주의사항
- 장기간 복용해도 좋으며, 다른 약재와 함께 달여도 해가 없다.
- 뿌리가 굵고, 껍질이 붙어 있으며, 주름이 적고, 단맛이 나며, 속살이 연노란 빛을 띠는 것이 좋다.
- 원래 땀이 많은 사람, 고기와 술을 좋아하고 배가 나온 사람, 몸에 열이 많은 소양인이나 태양인이 먹으면 머리가 아프고 가슴이 답답해지거나 잠이 오지 않을 수 있다.
- 보약이나 위장, 폐질환에 쓸 때는 꿀물에 담갔다가 볶아서 쓰고, 피부질환에 쓸 때는 술에 담갔다가 볶아서 쓰며, 신장질환에 쓸 때는 소금물에 담갔다가 볶아서 쓴다.
- 국산은 단맛이 나고 향이 좋으나, 중국산은 껍질이 진하고 질기며 향이 덜하다.

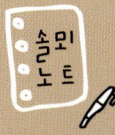
잎을 먹는 식물은 물을 자주 줘도 되지만 더덕, 도라지, 하수오, 황기 등 뿌리를 먹거나 약으로 쓰는 식물은 물을 많이 주면 뿌리가 녹아 없어지고 맛도 없다. 뿌리식물을 재배할 때는 물빠짐이 좋도록 흙을 봉분처럼 돋우어 심어야 하며, 야생화와 함께 키우면 안 된다.

뿌리 | 잎 앞뒤

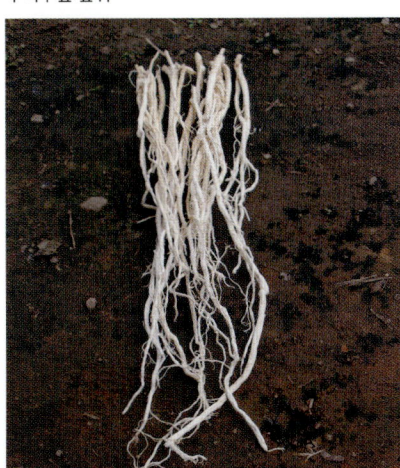
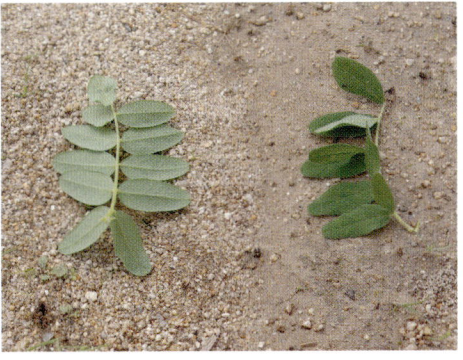

002
고삼
약 독

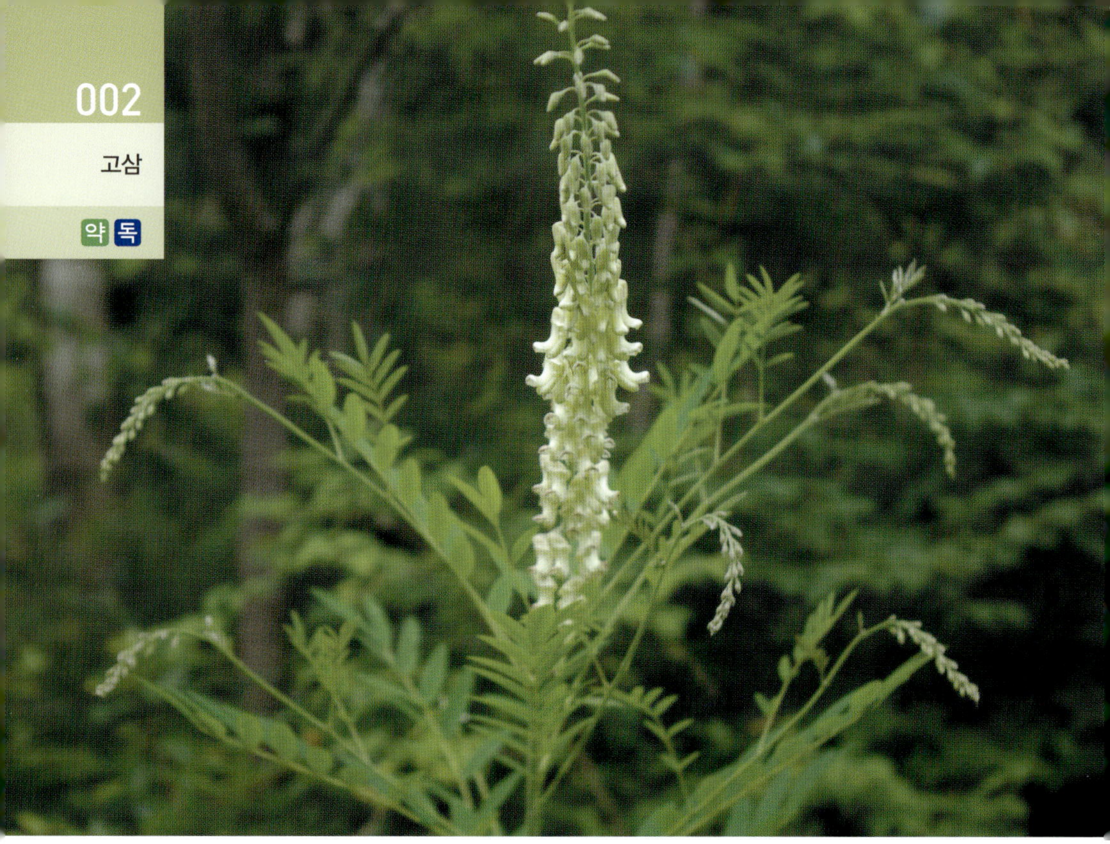

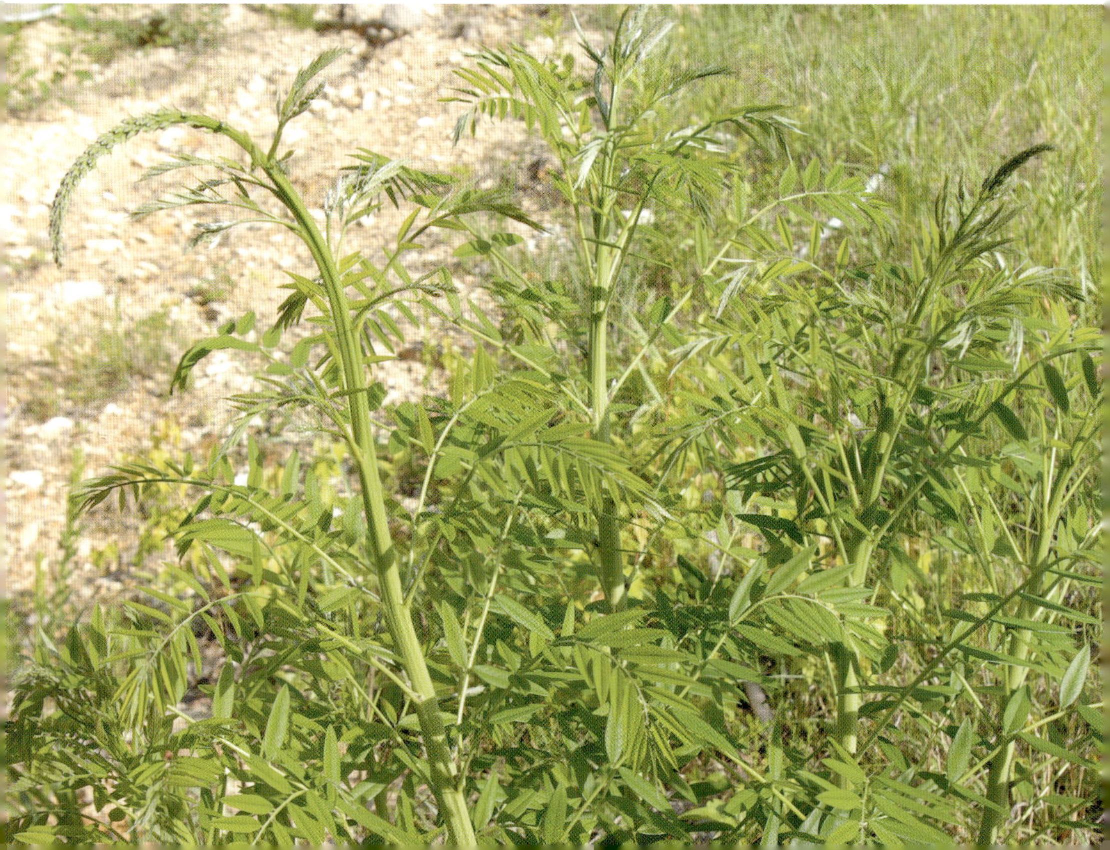

고삼 *Sophora flavescens* Ait.
약 독

- ■ 콩과 여러해살이풀
- ■ 분포지 : 산 속 양지바른 풀밭
- 개화기 : 6~8월
- 결실기 : 9~10월
- 채취기 : 봄과 가을(뿌리)

- **별 명** : 도둑놈의지팡이, 갠삼, 너삼, 쓴너삼, 너삼대, 뱀의정자나무, 고골(苦骨), 교괴(驕槐), 수괴(水槐), 지괴(地槐), 야괴(野槐), 금경(芩莖), 백경(白莖), 능낭(陵郎), 녹백(祿白), 호마(虎麻)
- **생약명** : 고삼(苦蔘)
- **유 래** : 가을에 산에서 잎이 아카시아처럼 생기고, 매우 가늘고 긴 콩깍지가 고드름처럼 주렁주렁 달리는 풀을 볼 수 있는데 고삼이다. 뿌리를 먹어보면 맛이 매우 쓰지만(苦) 삼(蔘)처럼 몸에 좋다 하여 고삼이라 부른다. 뿌리모양이 도둑놈처럼 우락부락하고 지팡이처럼 구부러졌다 하여 도둑놈의지팡이라고도 한다.

생태

높이 80~100cm. 뿌리는 굵고 길쭉하며, 옆으로 뻗는다. 뿌리껍질은 누런색이다. 줄기는 곧게 자라며 속이 비어 있다. 가지는 여러 개 갈라져 나오는데, 어린 가지는 조금 검붉다. 잎은 길쭉하거나 약간 둥근 타원형인데, 긴 잎자루에 15장 이상이 깃털처럼 달린다. 잎 뒷면은 조금 희고, 잎 가장자리는 밋밋하다. 꽃은 6~8월에 연노란색으로 피는데, 긴 꽃대에 버선처럼 생긴 작은 꽃들이 수십 개씩 사방으로 달린다. 열매는 9~10월에 여무는데, 기다란 깍지 속에 둥근 씨앗이 들어 있다.

*유사종 _ 넓은잎너삼, 산두근

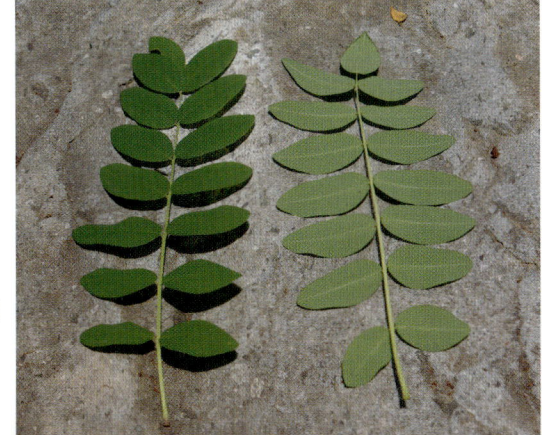

꽃
전체 모습과 꽃봉오리   잎 앞뒤

약용 한방에서 뿌리를 고삼(苦蔘), 열매를 고삼실이라 한다. 열을 내리고, 몸 속의 수분을 조정하며, 위와 심장이 튼튼해지고, 피가 잘 돌며, 풍을 내보내고, 균을 없애며, 면역력을 높이는 효능이 있다. 〈동의보감〉에서는 "고삼은 심한 열을 내리고, 눈을 밝게 하며, 간과 담의 기운을 보하고, 오줌이 붉고 노란 것을 낫게 한다"고 하였다.

한방에서 심장이 약할 때, 위에 열이 많고 소화가 안 될 때, 간염, 황달, 편도선염, 장염에 걸려 하혈을 할 때, 변비나 치질, 습진, 화상, 신경통에 약으로 처방한다. 뿌리는 껍질을 벗겨 술에 볶은 후 햇빛에 말려 사용한다.

민간요법	
심장이 안 좋을 때, 간염으로 인한 황달, 갑자기 목이 붓고 아플 때, 폐결핵, 비염, 변비, 습진, 신경통	뿌리 2g에 물 400㎖를 붓고 달여 마신다.
장염에 걸려 설사를 할 때, 입맛이 없고 소화가 안 될 때, 눈이 침침할 때	뿌리 0.5g을 가루를 내서 먹는다.
치질	말린 뿌리를 가루를 내서 바른다.
심한 습진이나 아토피, 화상	뿌리를 달인 물로 씻어낸다.

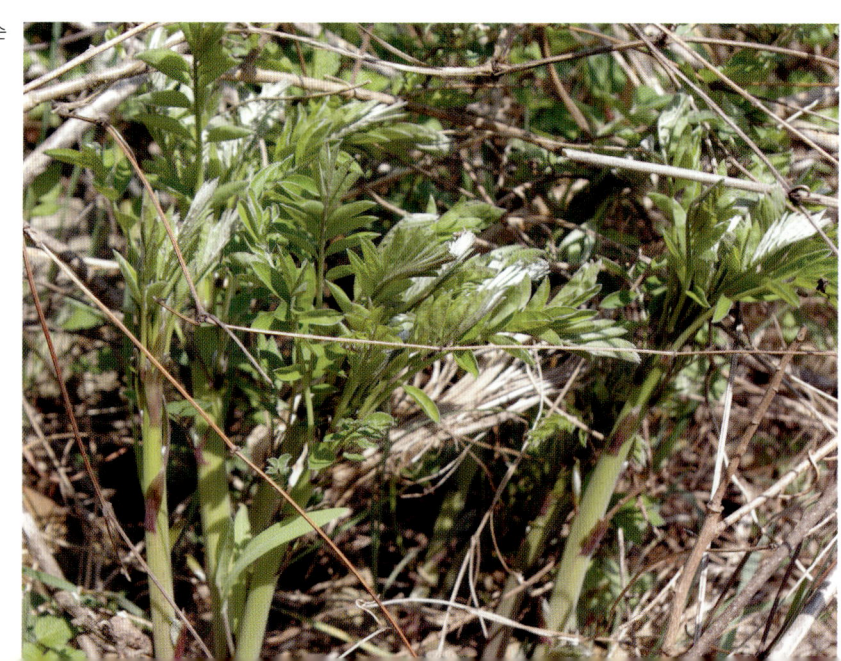

새순

주의사항
- 삼(蔘)처럼 약효를 보려면 매우 많은 양을 복용해야 하나, 옛날에는 잎을 찧어 물고기를 잡고 화장실 살충제로도 사용할 만큼 독성이 있으므로 반드시 소량만 쓴다. 특히 위가 약한 사람, 배가 찬 사람, 임산부는 먹지 않는다.
- 패모, 새삼, 박새 뿌리, 자황, 가회톱(염초)과는 함께 먹지 않는다.

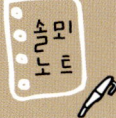
콩과 식물들은 대개 열매를 먹을 수 있으며, 벌레가 잘 붙지 않고, 뿌리에 박테리아가 서식하기 때문에 척박한 땅에서도 잘 자란다.

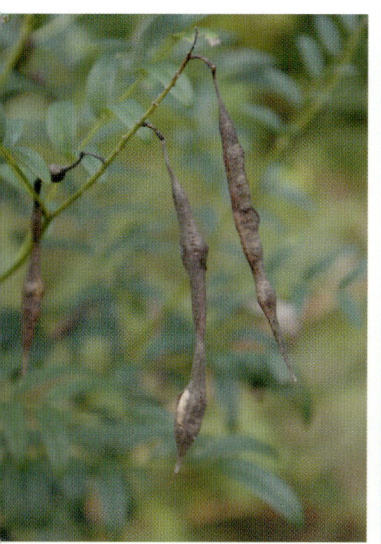
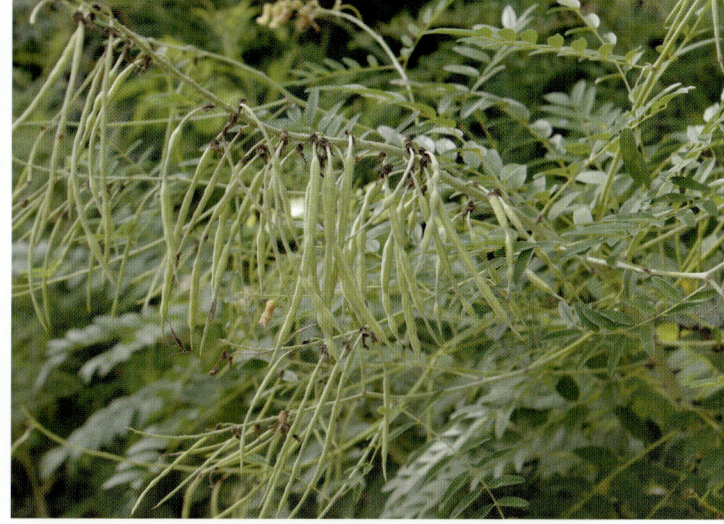

열매
뿌리

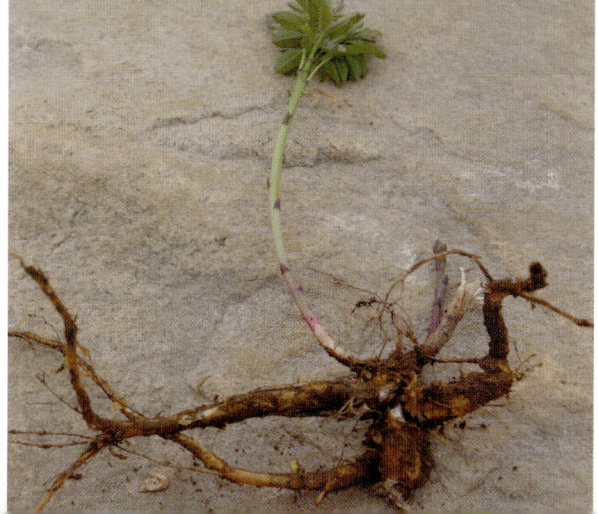

003

멸가치

약 식

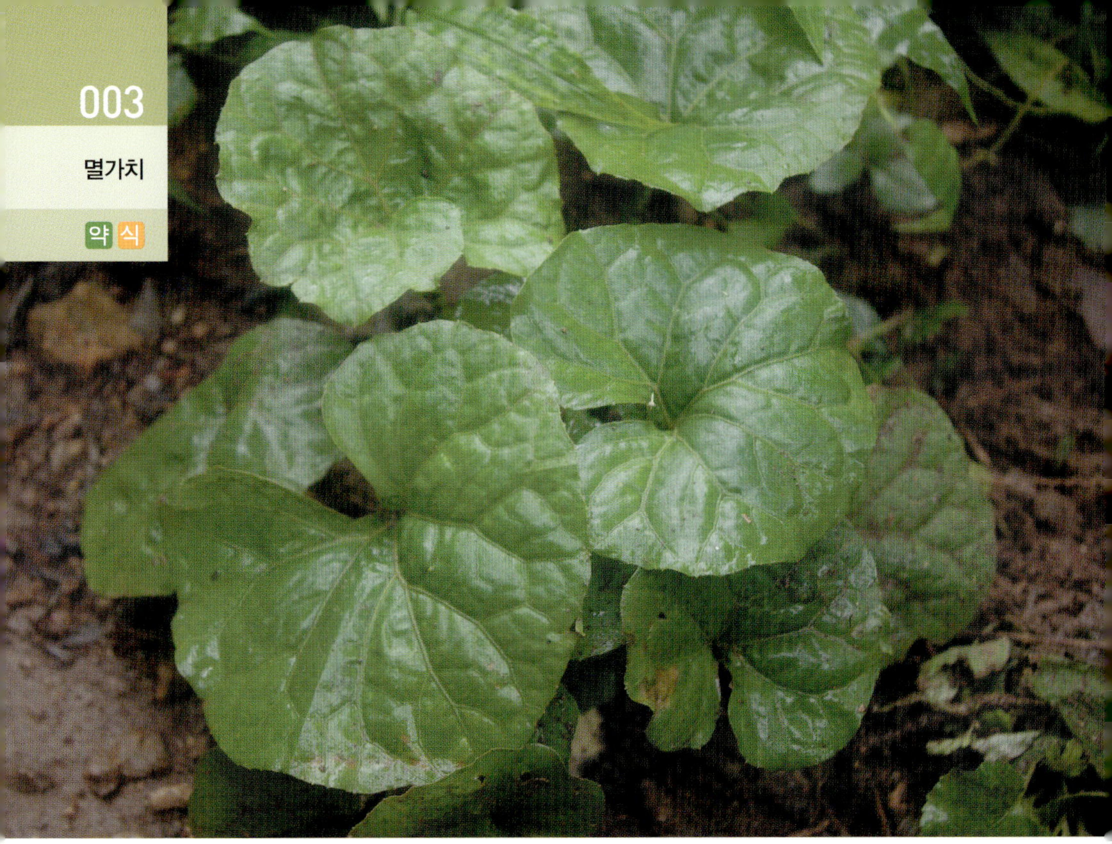

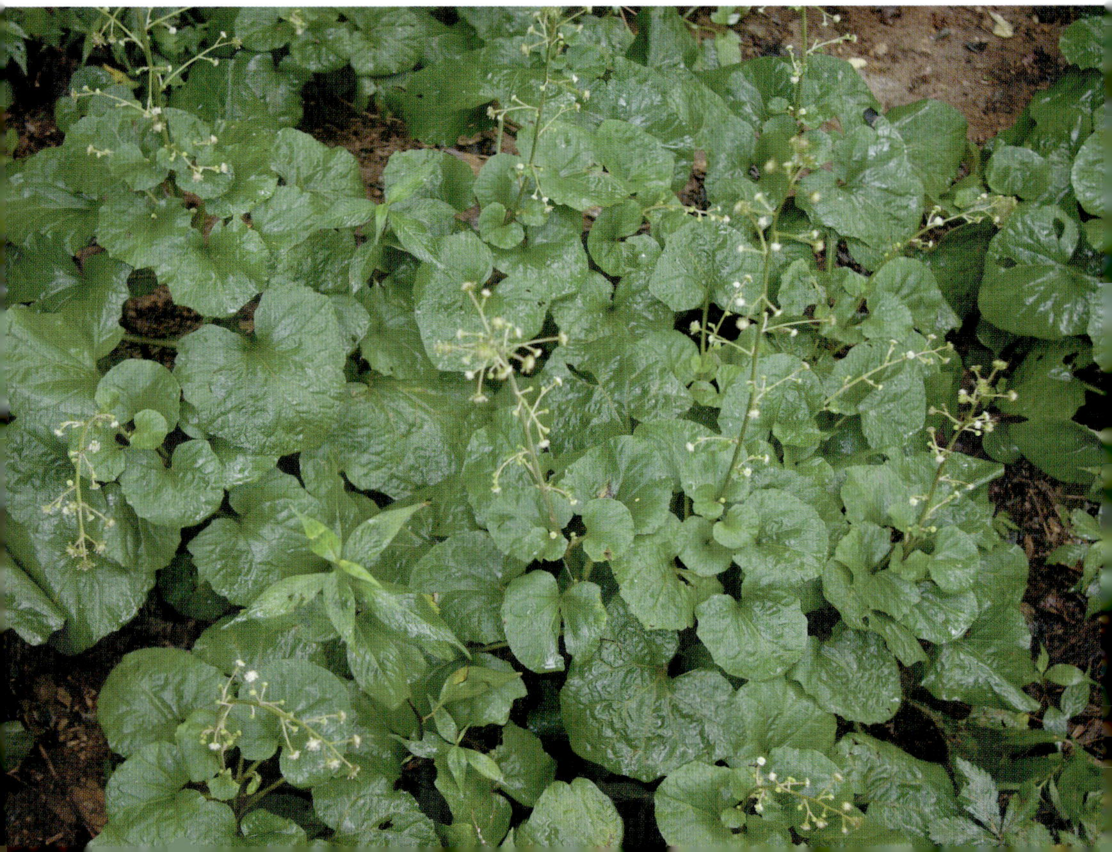

멸가치 *Adenocaulon himalaicum* Edgew.
약 식

- 국화과 여러해살이풀
- 분포지 : 깊은 산 그늘진 습지
- 개화기 : 8~9월
- 결실기 : 10월
- 채취기 : 봄~가을(뿌리)

- **별   명** : 멸키치, 명가치, 명가지, 개머위, 선경채(腺梗菜), 야로채(野蕗菜), 음취나물, 옹취, 홍취, 호로취, 호로채, 화상채
- **생약명** : 호로채(胡蘆菜)
- **유   래** : 산에 머위와 비슷하나 잎 가장자리가 비교적 밋밋한 작은 풀이 있는데 멸가치이다. 머휘(머위의 옛말)같이 생겼으나 맛이 떨어지는(개) 취나물이라 하여 머휘개취라고 하다가 멸가치가 되었다. 머위와 비슷하나 맛은 그만 못하다 하여 개머위라고도 하고, 그늘에서 자라는 취나물이라 하여 음취나물이라고도 부른다.

생태

높이 50~100㎝. 뿌리가 가늘고, 수염처럼 여러 개가 뭉쳐 있다. 뿌리 껍질은 연한 갈색이다. 줄기는 곧게 자란다. 잎은 어긋나는데, 잎자루가 길고, 잎모양은 둥글면서 신장모양으로 갈라진다. 잎 뒷면은 하얀 솜털이 있으며, 잎 가장자리에 물결모양의 톱니가 있다. 꽃은 8~9월에 하얗게 피는데, 꽃대가 매우 길게 올라와 어긋나게 가지를 치고 끝에 작은 꽃들이 달린다. 열매는 10월에 여무는데, 아주 작고 길쭉한 열매들이 우산살처럼 펼쳐져 달리며, 익으면 짙은 갈색이다. 열매에 끈적한 점액이 있어 동물의 털에 붙어서 이동하여 번식한다.

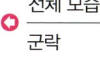
전체 모습
군락

새순

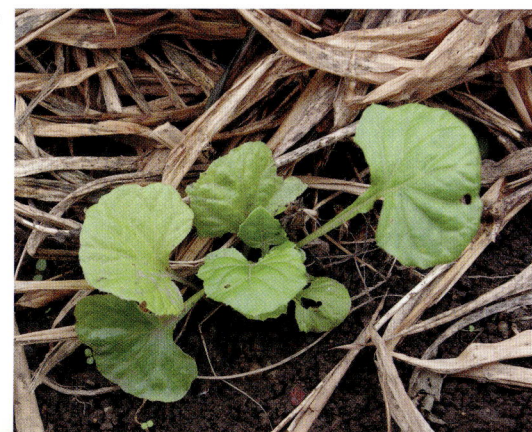

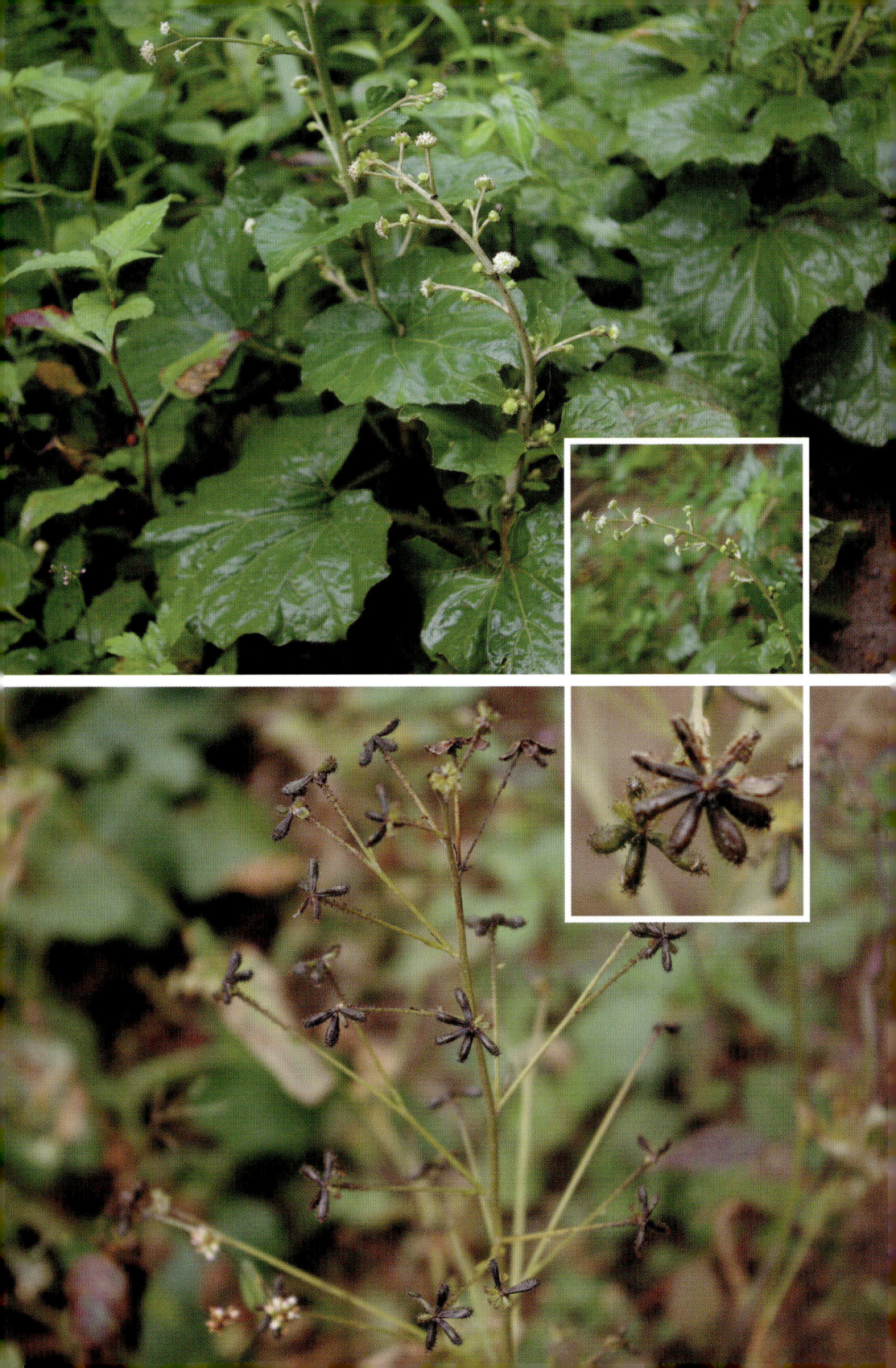

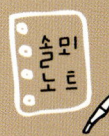 **약용** 한방에서 뿌리를 호로채(葫蘆菜)라 한다. 기침이 가라앉고, 어혈을 풀어주며, 소변을 잘 나오게 하는 효능이 있다.

심한 기침, 천식, 출산 후 몸이 붓고 아랫배가 아플 때, 소변이 잘 안 나올 때 약으로 처방한다. 뿌리는 햇빛에 말려 사용한다.

민간요법	
천식, 심한 기침, 출산 후 아랫배가 아플 때, 몸이 부었을 때	뿌리 20g에 물 700㎖를 붓고 달여 마신다.
골절로 부었을 때	줄기와 잎을 생으로 찧어 바른다.
피부가 거칠 때	줄기와 잎 달인 물을 바른다.

 식용 비타민, 무기질, 지방을 함유한다. 봄과 여름에 연한 잎을 데쳐 나물로 먹거나 국을 끓여 먹는다. 데친 것을 말려두었다가 묵나물로 먹기도 한다. 맛은 담백하다.

> **솔모노트** 인공적으로 조림한 곳, 예를 들면 잣나무, 해송, 낙엽송이 조림된 곳에는 약초가 없다. 조림은 보통 산불이 난 곳에 하기 때문에 아직 나무가 어릴 때는 산불이 난 자리에서 잘 자라는 나물이나 약초가 많지만, 조림목이 클수록 햇빛이 잘 들지 않고 낙엽이 너무 두툼하게 깔려 약초를 전혀 볼 수 없다.

🌸 꽃 — 열매 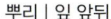 뿌리 | 잎 앞뒤

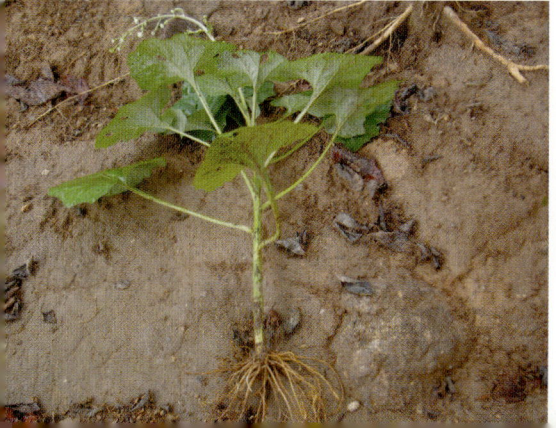
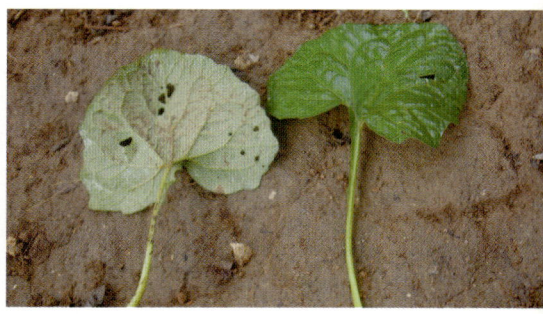

004 뚱딴지

뚱딴지 *Helianthus tuberosus* L. 약 식

- ■ 국화과 여러해살이풀
- ■ 분포지 : 야산이나 들판의 풀밭, 밭둑
- 개화기 : 8~10월
- 결실기 : 10월
- 채취기 : 가을(뿌리)

- 별 명 : 돼지감자, 뚝감자, 국화고구마, 미국감자, 양생강(洋生姜), 양채(洋菜)
- 생약명 : 국우(菊芋), 우내(芋乃)
- 유 래 : 들판에서 굵은 줄기에 뻣뻣한 털이 가득하고, 뿌리를 캐보면 감자처럼 몽글몽글한 풀을 볼 수 있는데 뚱딴지이다. 뿌리가 똥단지처럼 생겼다고 똥단지라 하다가 뚱딴지가 되었다. 돼지 먹이로 쓰는 감자라고 돼지감자, 꽃이 국화(菊) 같고 뿌리는 우엉(芋) 같다 하여 국우라고도 부른다.

생태

높이 1.5~3m. 뿌리가 굵고 길며, 뿌리 끝에 둥근 덩어리가 여러 개 있다. 뿌리껍질은 매우 얇으며, 노란빛과 붉은빛이 도는 밝은 갈색이다. 줄기는 곧게 올라오고, 세로로 여러 개의 홈이 있으며, 억센 잔털이 있다. 잎은 길쭉한 타원형으로 마주나는데, 좌우 모양이 같지 않고, 잎 가장자리에 뾰족한 톱니가 드문드문 있다. 잎자루는 조금 길다. 꽃은 8~10월에 노란색으로 피는데, 꽃잎처럼 보이는 꽃들(설상화)과 꽃술처럼 보이는 꽃들(두상화)이 1송이처럼 모여 달린다. 열매는 10월에 여문다.

잎 앞뒤 | 꽃

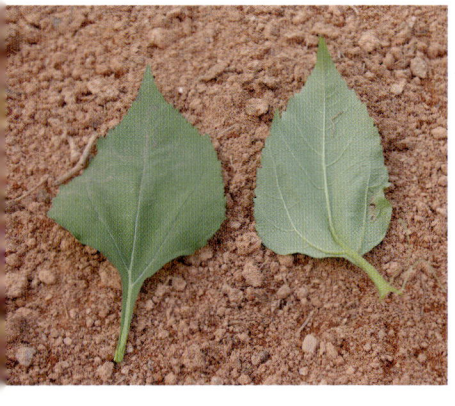
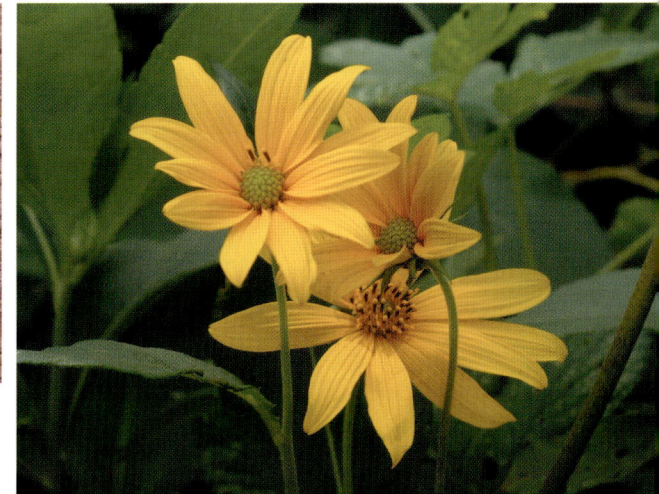

약용 한방에서 뿌리를 국우(菊芋)라 한다. 몸에 영양을 주고, 열을 내리며, 피를 멎게 하고, 어혈과 통증을 없애며, 췌장을 튼튼하게 하는 효능이 있다.

열병, 골절상으로 출혈이 심할 때, 당뇨에 약으로 처방한다. 뿌리는 햇빛에 말려 사용한다.

민간요법		
	열병, 당뇨, 신경통	뿌리 10g에 물 700㎖를 붓고 달여 마신다.
	타박상, 골절상으로 출혈이 심할 때	줄기와 잎을 생으로 찧어 바른다.
	입맛이 없을 때, 심한 피로, 변비	뿌리 200g에 소주 1.8ℓ를 붓고 3개월간 숙성시켜 마신다.

뿌리

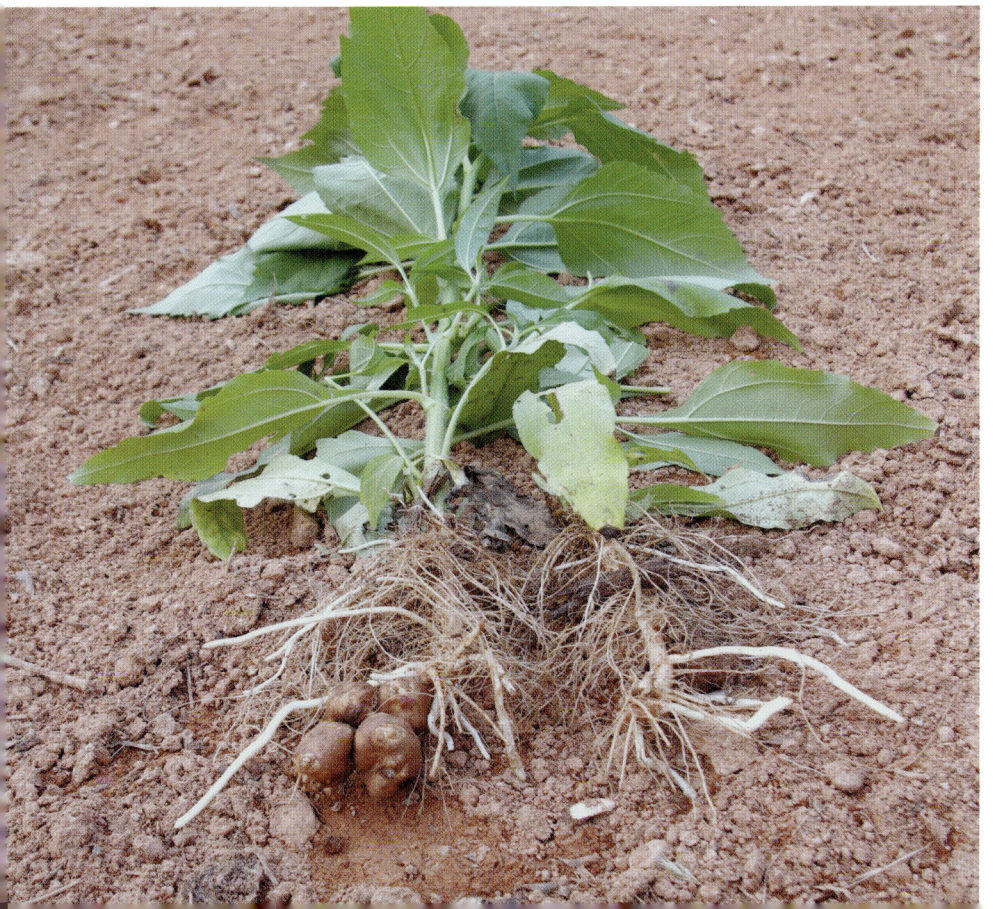

식용 단백질, 전분, 당분, 비타민 B·C, 나트륨, 칼륨, 이눌린을 함유한다. 뿌리를 생으로 먹거나 국, 찜, 조림으로 먹는다. 어린잎이나 꽃봉오리로 튀김을 해 먹기도 한다. 조금 달면서 씹는 맛이 있다.

> **솔모노트** 국화과 식물은 다른 식물들보다 어릴 때와 자랄 때, 꽃필 무렵의 잎모양이 다른 경우가 많다. 또한 국화과 식물은 독성이 없고 약용이나 화훼용으로 많이 쓰인다.

군락

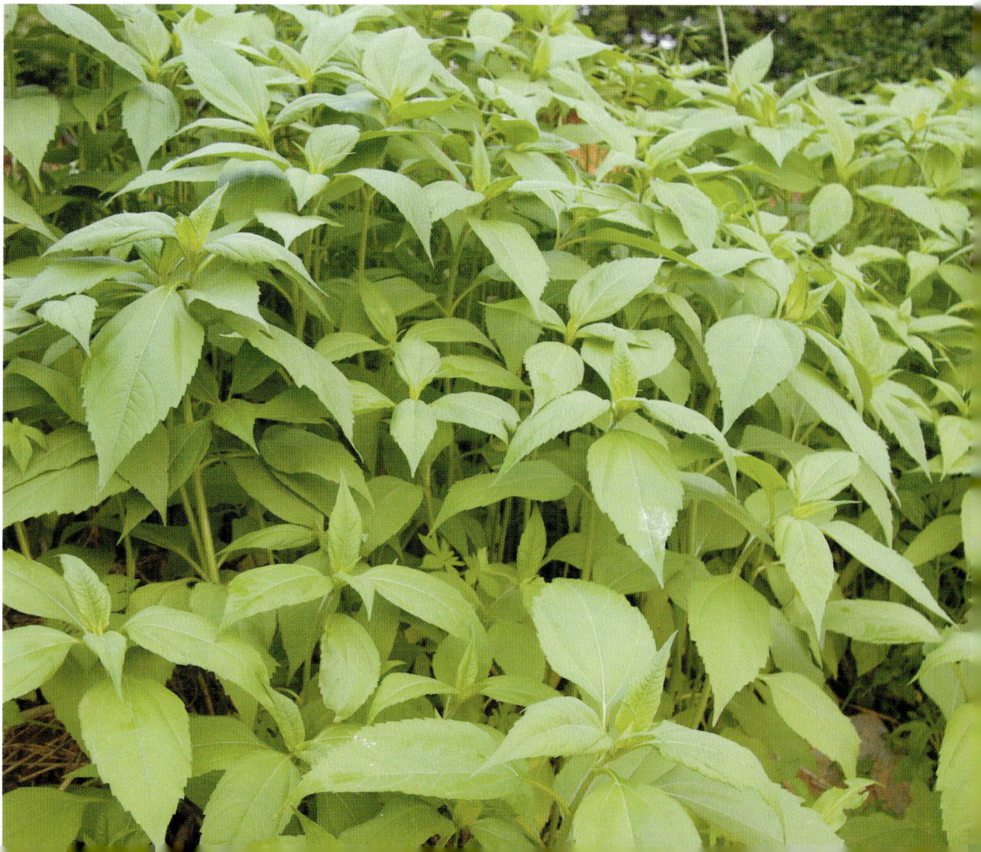

호장근 약 식

Reynoutria elliptica (Koidz.) Migo

005 호장근 약 식

- ■ 마디풀과 여러해살이풀
- ■ 분포지 : 산과 들 수풀가
- 개화기 : 6~8월
- 결실기 : 10월
- 채취기 : 봄과 가을(뿌리)

- 별　　명 : 고장(苦杖), 대충장(大蟲杖), 반장(斑杖), 산장(酸杖)
- 생약명 : 호장(虎杖), 호장근(虎杖根)
- 유　　래 : 산과 들에서 굵은 줄기에 호랑이 가죽처럼 붉은 얼룩무늬가 있는 풀이 무리지어 자라는 것을 볼 수 있는데 호장근이다. 줄기의 얼룩이 호랑이(虎) 같고 모양은 지팡이(杖) 같으며 뿌리(根)를 약으로 쓰는 풀이라 하여 호장근이라 부른다.

생태 높이 1~1.5m. 뿌리가 나무처럼 단단하며, 굵고 길게 뻗는다. 잔뿌리는 위쪽에 많으며, 뿌리껍질은 붉은 갈색이다. 줄기는 약간 비스듬히 올라오고, 붉은 얼룩점들이 있으며, 턱잎이 난 자리가 마디처럼 되어 있다. 줄기 속은 비어 있으며, 위쪽으로 붉고 가느다란 가지가 갈라져 나온다. 잎은 어긋나는데, 짧고 붉은 잎자루에 끝이 뾰족하고 넓은 타원형 잎이 달린다. 잎 가장자리는 완만한 물결모양이다. 꽃은 6~8월에 흰색으로 피는데, 붉고 긴 꽃대에 작고 길쭉한 꽃들이 수없이 많이 모여 달린다. 열매는 10월에 세모진 타원형으로 여문다. 열매가 다 익으면 윤기 나는 검은 갈색이다.

*유사종 _ 왕호장근(붉은호장근)

새순 | 잎 앞뒤

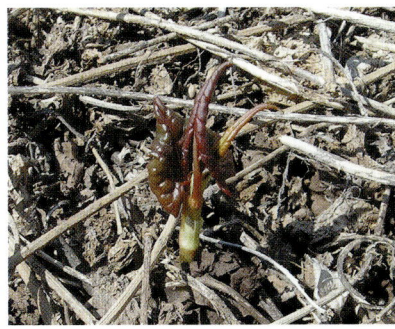
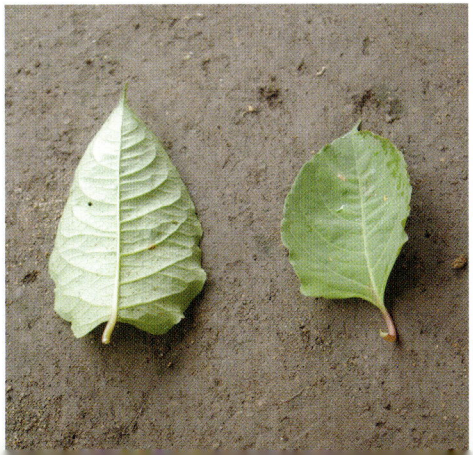

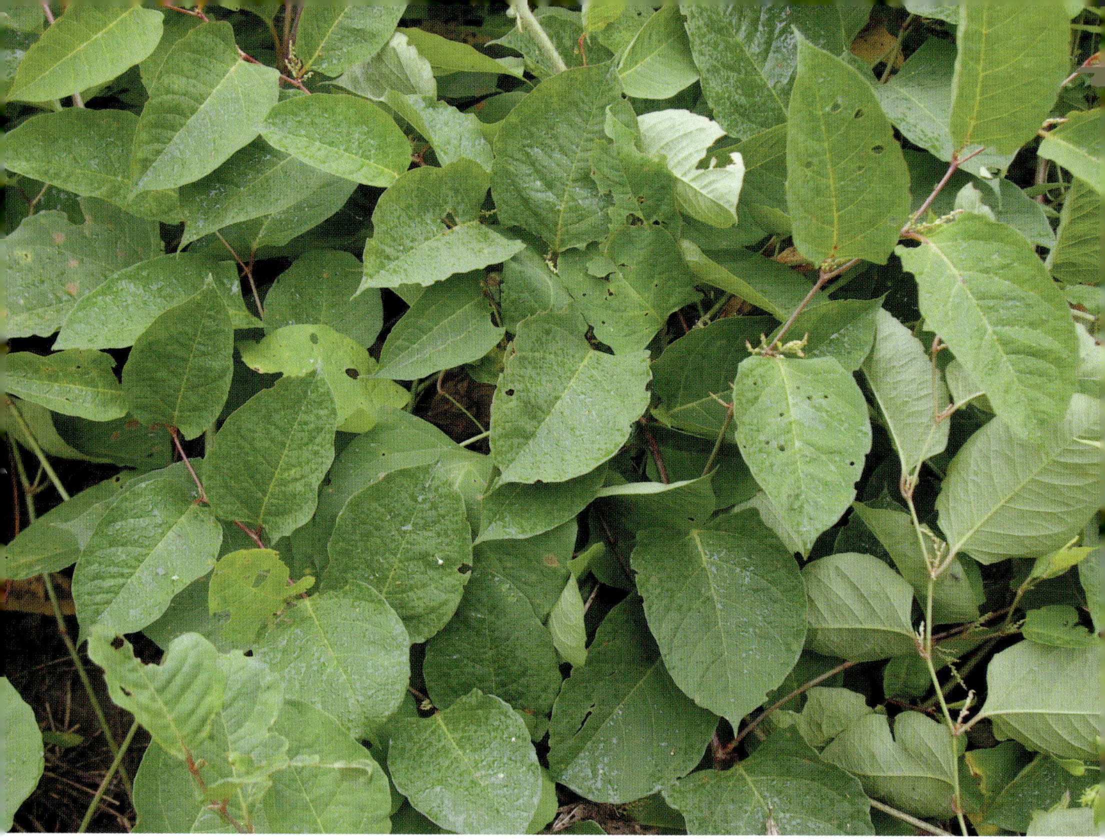

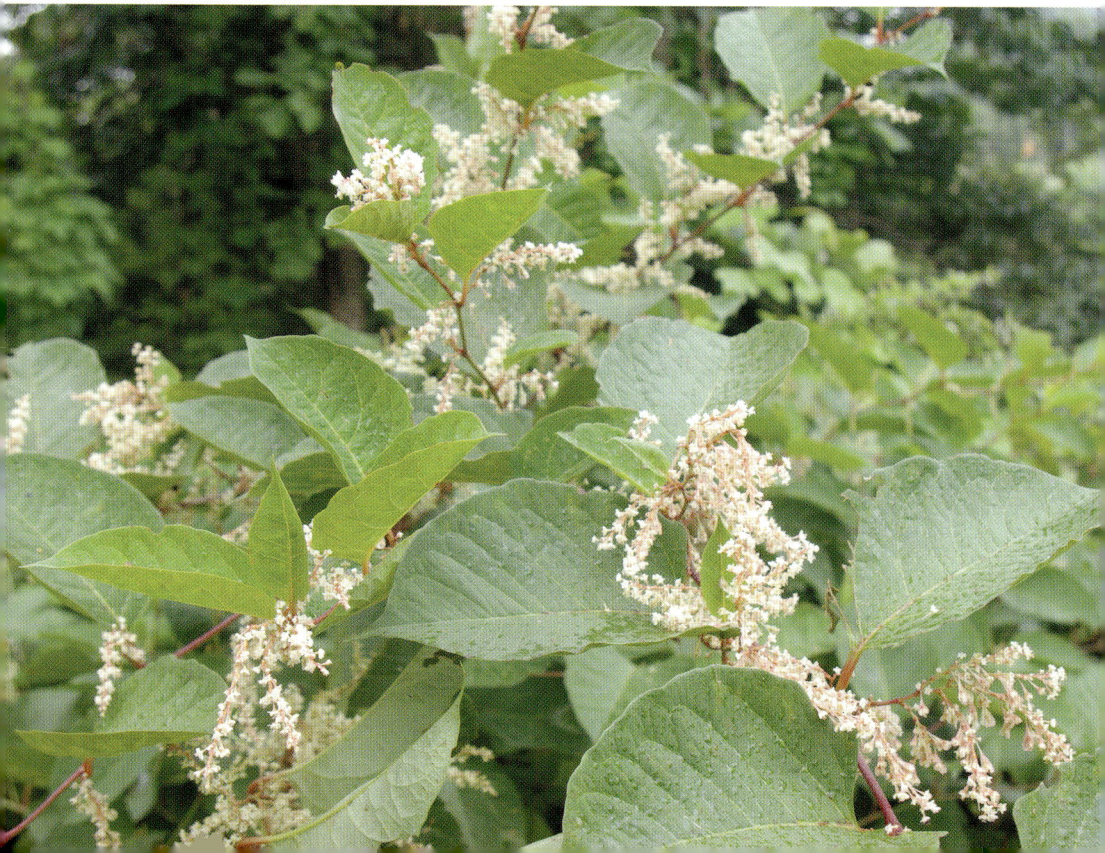

약용

한방에서 뿌리를 호장근(虎杖根)이라 한다. 피를 잘 돌게 하고, 뭉친 것을 풀어주며, 어혈을 풀어주고, 통증을 가라앉히며, 기침을 가라앉히고, 염증을 없애며, 소변을 잘 나가게 하는 효능이 있다.

출산 후 어혈이 고여 있을 때, 생리불순, 심한 기침과 가래, 대장에 열이 있어 변비가 왔을 때, 어린이 야뇨증, 소화가 안 될 때 약으로 처방한다. 뿌리는 햇빛에 말려 사용한다.

민간요법	
출산 후 어혈이 고여 있을 때, 심한 생리통, 생리혈이 검고 덩어리질 때, 심한 기침과 가래, 간염으로 얼굴이 누렇게 뜰 때, 소변이 붉고 통증이 있을 때, 오래된 변비, 어린이 야뇨증, 담석증이나 요로결석, 방광염, 소화가 안 될 때, 고지혈증	뿌리 5g에 물 400㎖를 붓고 달여 마신다.
신경통, 손발 저림	뿌리 200g에 소주 1.8ℓ를 붓고 3개월간 숙성시켜 마신다.
화상, 타박상, 종기	생뿌리를 찧어 바른다.
아토피	뿌리 달인 물을 바른다.

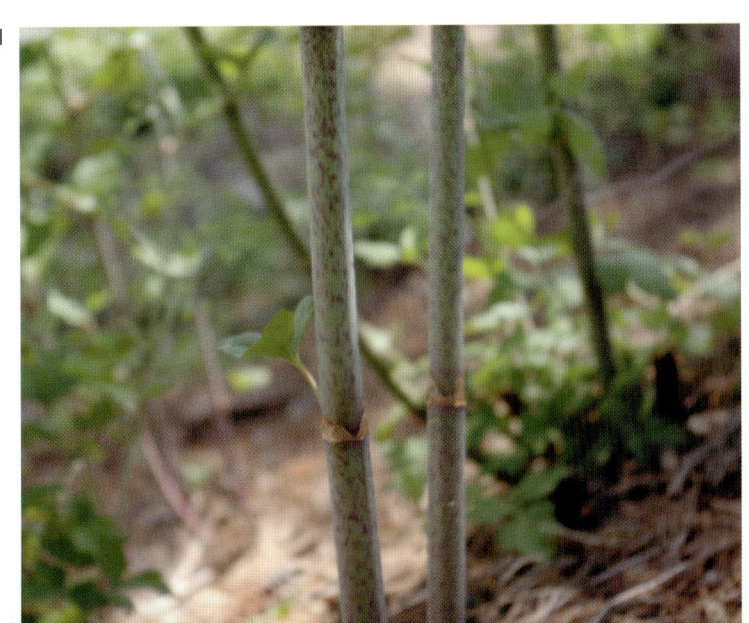

줄기

● 전체 모습
꽃

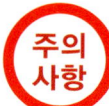 비타민 C, 타닌, 카페산, 이모딘, 당분을 함유한다.
봄에 어린 순을 데치거나 볶아서 나물로 먹는다. 맛은 약간 쌉쌀하다.

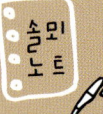 • 차갑고 몸에 뭉친 것을 내보내는 성질이 있는 약재이므로 설사하는 사람, 임산부는 먹지 않는다.

한해살이풀은 씨앗을 뿌리면 그해에 꽃이 피고 열매를 맺지만, 여러해살이풀은 국화 종류를 제외하고는 씨앗에서 뿌리를 내리고 겨울을 한 번 지난 다음에 꽃이 피는 경우가 많다. 여러해살이풀의 경우 햇뿌리가 겨울을 나면 묵은 뿌리가 되는데, 다음해에 꽃피고 열매를 맺는 데 필요한 양분이 뿌리에 저장된다.

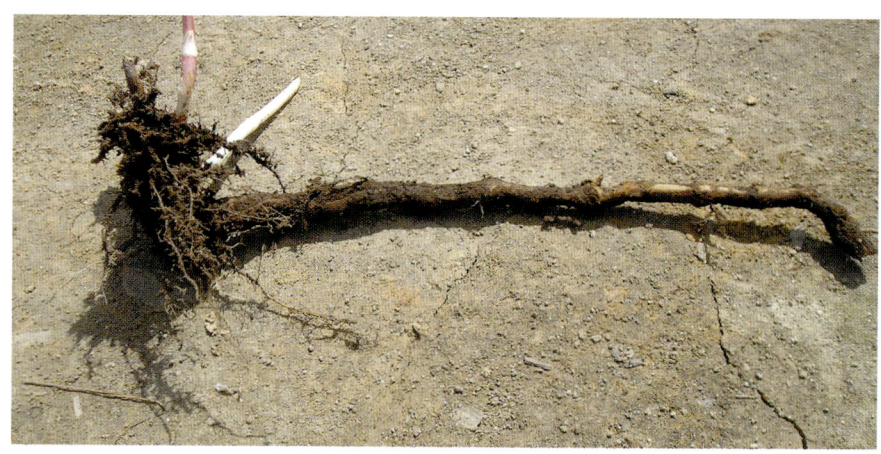

뿌리

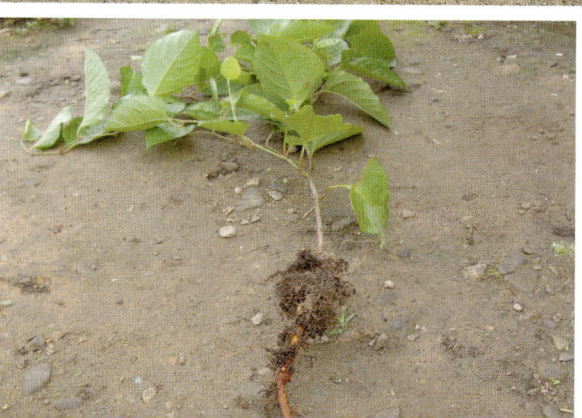

범꼬리 *Bistorta mansburiensis* Kom.
약 식

- 마디풀과 여러해살이풀
- 분포지 : 깊은 산골짜기, 물기 있는 풀밭
- 개화기 : 6~7월
- 결실기 : 9~10월
- 채취기 : 가을(뿌리)

- 별　명 : 범의꼬리, 자삼, 도근초(倒根草), 산하자(山蝦子), 초하차, 중루, 회두삼
- 생약명 : 권삼(拳蔘)
- 유　래 : 봄에 깊은 산에서 긴 꽃자루에 작은 연보라색 꽃들이 꼬리처럼 뭉쳐서 핀 풀들이 무리지어 자라는 것을 볼 수 있는데 범꼬리이다. 꽃모양이 깊은 산에 사는 호랑이(범) 꼬리처럼 생겼다 하여 범꼬리라 부른다.

생태　높이 30~80㎝. 뿌리가 짧고 굵으며, 비늘조각에 싸여 있고, 수염뿌리가 무성하다. 뿌리껍질은 짙은 갈색이다. 줄기는 가늘고 곧게 올라오는데, 잎이 나는 자리마다 마디가 있다. 잎은 가늘고 길며 어긋나는데, 잎 한가운데가 반으로 접힌 듯하고 흰 줄이 있으며, 잎 끝이 뾰족하다. 밑동에 나는 잎은 잎자루가 길고, 위쪽에 나는 잎은 잎자루가 짧다. 잎 가장자리는 밋밋하다. 꽃은 6~7월에 흰빛이 도는 연보라색으로 피는데, 꽃대가 길게 올라와 끝에 작은 꽃들이 사방으로 뭉쳐 달린다. 열매는 9~10월에 갈색으로 여무는데, 크기가 작고 세모 모양이다.

*유사종 _ 가는범꼬리, 눈범꼬리, 둥근범꼬리

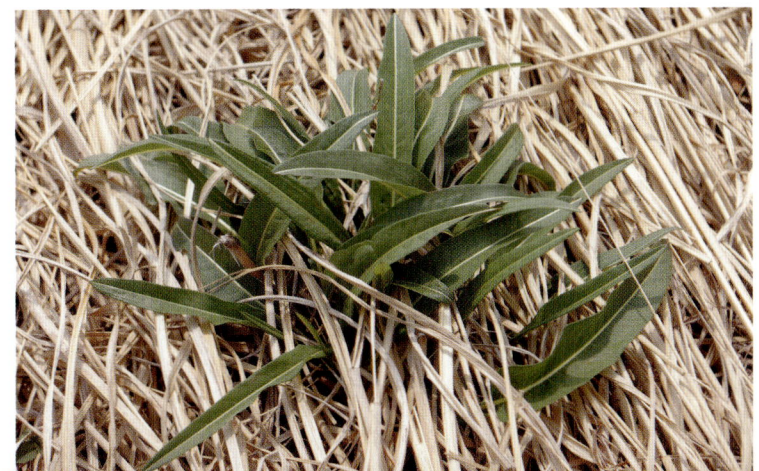
새순

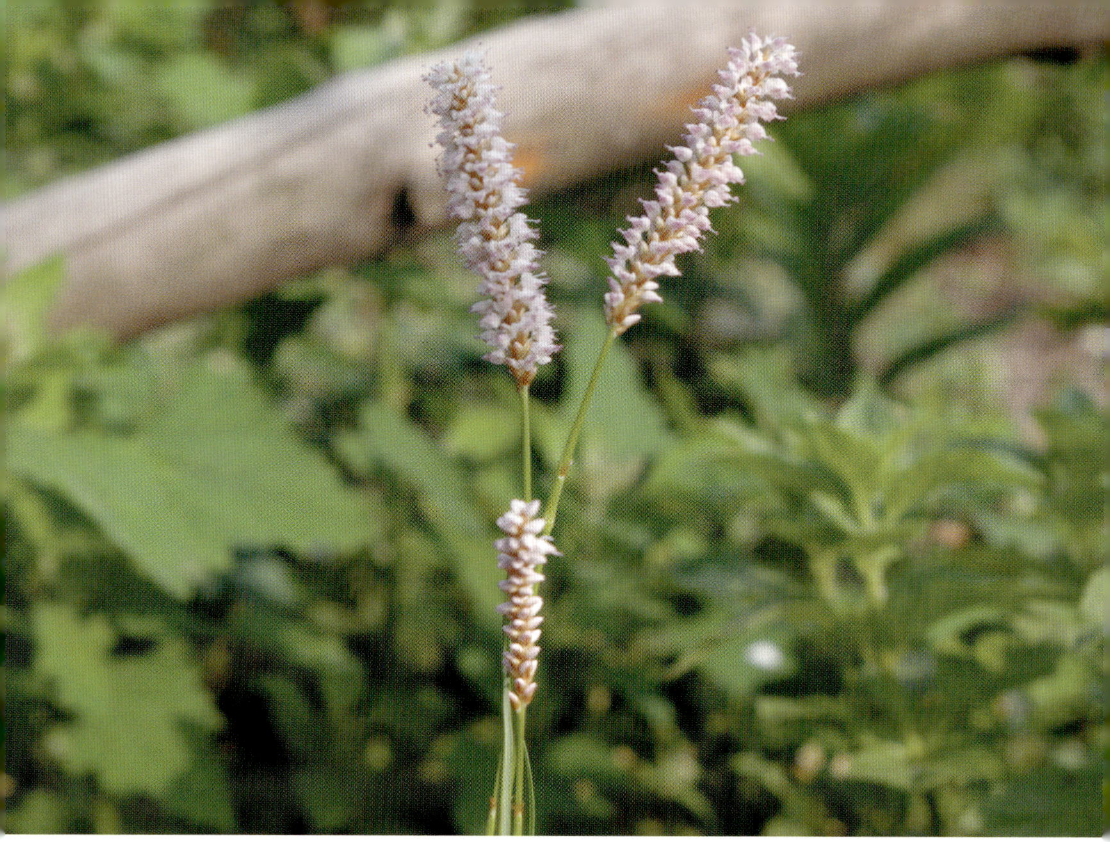

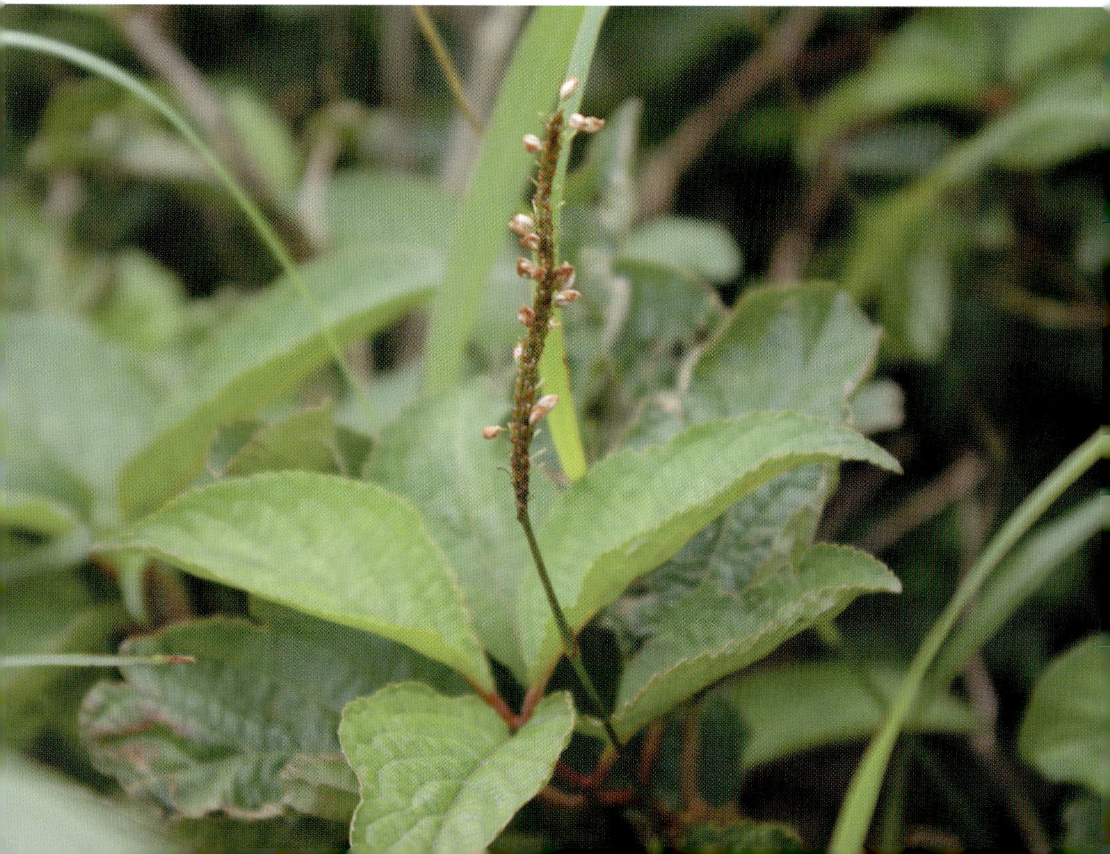

약용 뿌리줄기를 권삼(拳蔘)이라 한다. 열을 내리고, 독을 풀어주며, 피를 멎게 하고, 통증을 가라앉히며, 염증을 없애는 효능이 있다.

이질 설사, 대변에 피가 섞여 나올 때, 몸에 열이 많아 코피가 날 때, 몸이 부었을 때, 열병으로 팔다리에 경련이 일어날 때, 림프선 멍울, 피부병이나 종기, 뱀에 물렸을 때, 파상풍에 약으로 처방한다. 뿌리는 햇빛에 말려 사용한다.

민간요법	
이질 설사, 대변에 피가 섞여 나올 때, 심한 기침, 산후 빈혈	뿌리 8g에 물 400㎖를 붓고 달여 마신다.
몸에 열이 많아 코피가 날 때, 몸이 부었을 때, 열병으로 팔다리에 경련이 일어날 때,	말린 뿌리 6g을 가루를 내어 먹는다.
림프선 멍울, 종기, 아토피, 구강염, 뱀에 물렸을 때, 파상풍	말린 뿌리를 가루를 내어 바른다.

식용 타닌, 전분, 당류, 펙틴을 함유한다.
봄에 어린잎을 데쳐서 물에 담가 떫은맛을 우려낸 후 나물로 먹는다. 쌉쌀하면서 달달하다.

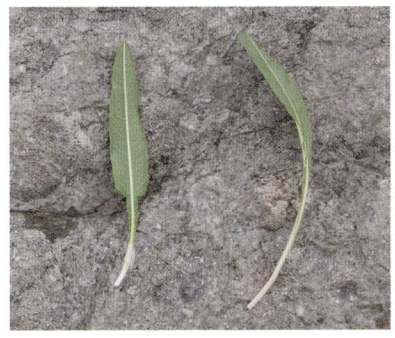

잎 앞뒤 | 뿌리

꽃
―
열매

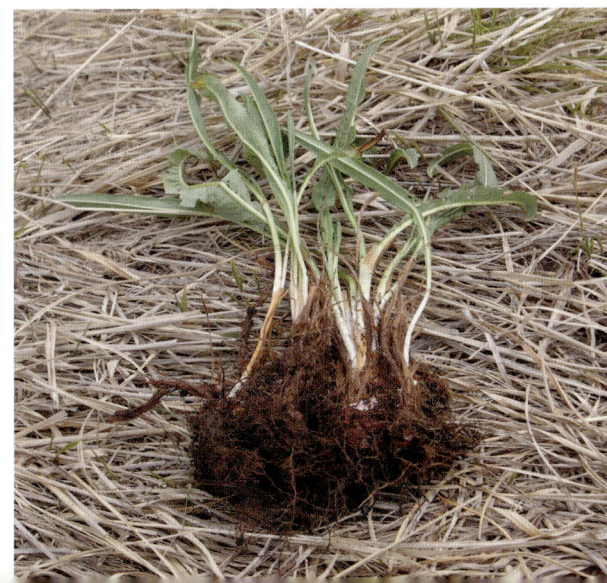

007
소리쟁이

약 식 독

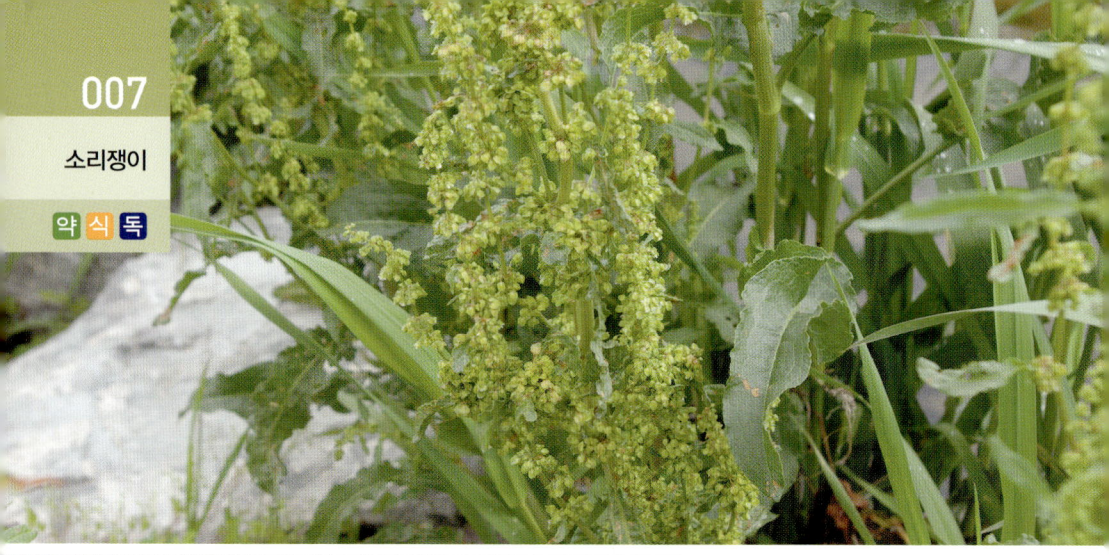

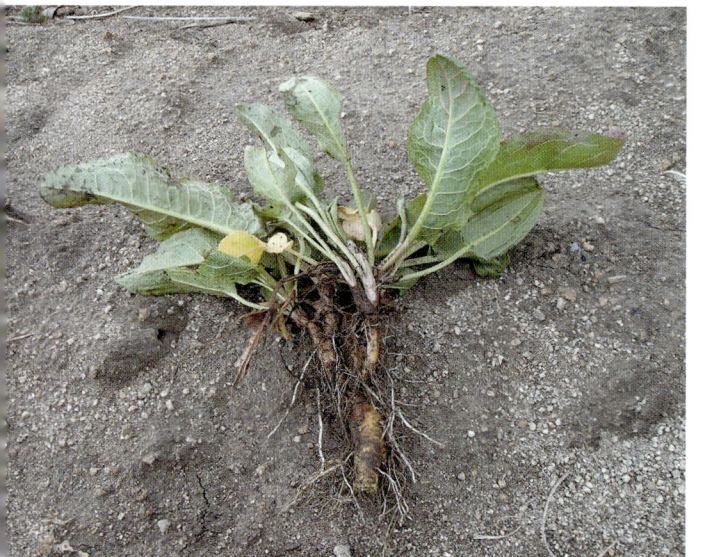

꽃
───
뿌리
───
겨울 모습 | 열매

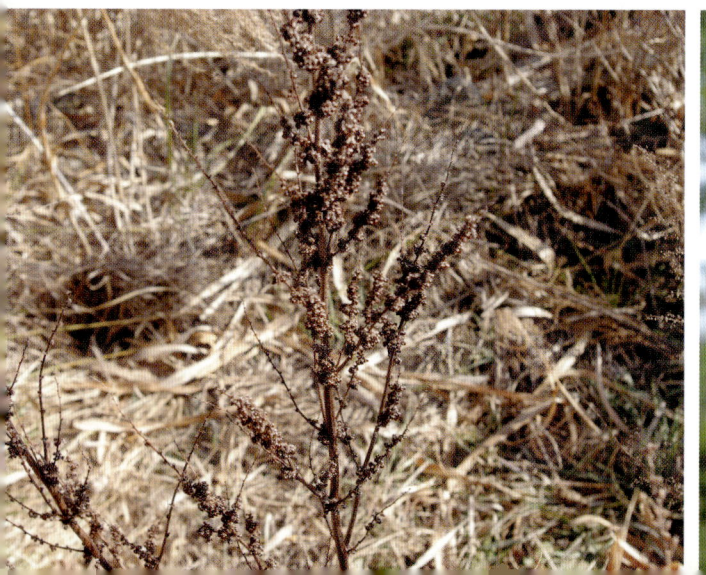

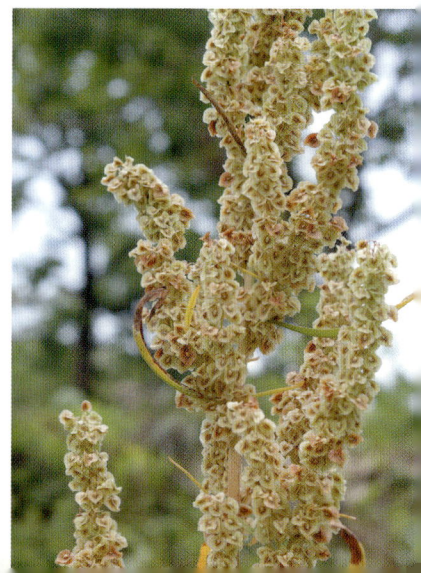

소리쟁이 *Rumex crispus* L.
약 식 독

- ■ 마디풀과 여러해살이풀
- ■ 분포지 : 산과 들 물기 많은 곳
- 개화기 : 6~7월
- 결실기 : 9월
- 채취기 : 봄(뿌리)

- 별　　명 : 소루쟁이, 솔쟁이, 개셍게, 우설근(牛舌根), 우설채(牛舌菜), 양제(羊蹄), 야대황(野大黃), 독채(禿菜)
- 생약명 : 우이대황(牛耳大黃)
- 유　　래 : 산과 들의 습한 곳에서 소 혓바닥처럼 매우 길고 가장자리가 물결처럼 너울거리는 잎이 무성한 풀을 볼 수 있는데 소리쟁이다. 기다란 잎이 흔들릴 때마다 소리가 난다 하여 소리쟁이라 부른다.

생태 높이 30~80㎝. 뿌리가 매우 굵고 곧게 자라며, 잔뿌리가 많다. 뿌리껍질은 짙은 갈색이다. 줄기는 곧게 올라오며, 약간 붉은빛이다. 잎은 매우 길고 조금 넓은데, 잎 한가운데가 희고, 잎 가장자리가 물결모양으로 구불거린다. 꽃은 6~7월에 연녹색으로 피는데, 긴 꽃대에 꽃잎이 없는 아주 작은 꽃들이 벼이삭처럼 무수히 달린다. 열매는 9월에 여무는데, 작고 삼각형 날개가 있으며, 다 익으면 갈색이다.

*유사종 _ 참소리쟁이, 금소리쟁이

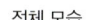

전체 모습

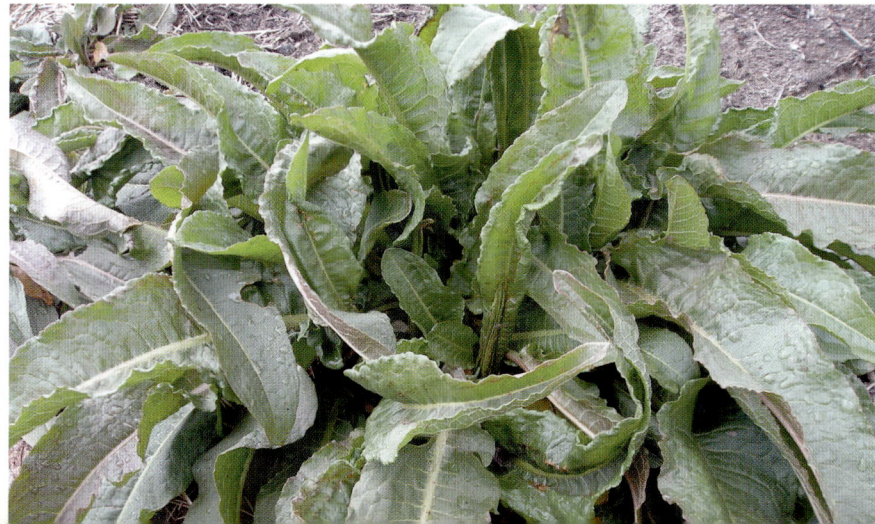

약용 한방에서 뿌리를 우이대황(牛耳大黃)이라 한다. 열을 내리고, 피를 맑게 하며, 기침을 가라앉히고, 염증을 없애며, 균을 죽이는 효능이 있다. 기관지염이나 천식, 감기, 자궁 출혈, 변비, 암, 급성 간염, 황달, 소화불량, 림프선이 부었을 때 약으로 처방한다. 뿌리는 그늘에 말려 사용한다.

민간요법

심한 기침과 가래, 기침감기, 천식, 자궁 출혈, 변비, 암, 간이 안 좋아서 황달이 왔을 때, 소화불량, 림프선이 부었을 때, 방광염, 소변이 탁할 때	뿌리 5g에 물 200㎖를 붓고 달여 마신다.
습진이나 아토피, 종기	뿌리를 생즙을 내어 바른다.
머리에 열이 많을 때	말린 씨앗으로 베개를 만들어 베고 잔다.

식용 비타민 A, 타닌을 함유한다.
봄에 어린 순을 살짝 데쳐서 나물로 먹거나 국을 끓여 먹는다. 미역처럼 미끈미끈한 맛이 난다.

주의사항
- 독성이 있는 초산을 함유하고 있으므로 소량만 사용하며 위가 약한 사람, 임산부는 먹지 않는다.

잎 앞뒤

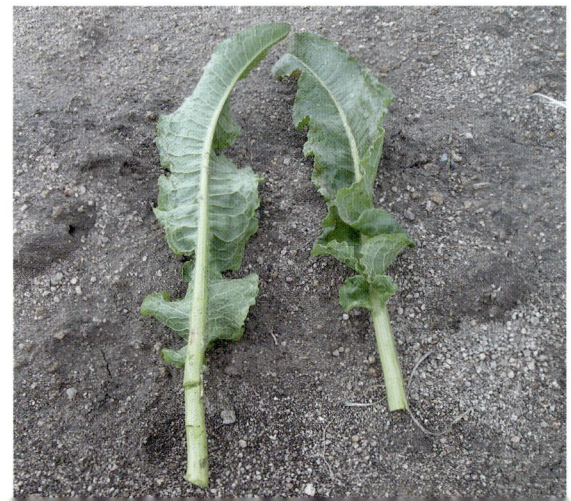

큰개현삼

Scrophularia kakudensis Franch

008 큰개현삼

- 현삼과 여러해살이풀
- 분포지 : 산 속 풀밭
- 개화기 : 8~9월
- 결실기 : 10월
- 채취기 : 초겨울(뿌리)

- 별 명 : 큰현삼, 큰돌현삼
- 생약명 : 현삼(玄蔘)
- 유 래 : 산 속에서 현삼과 키는 비슷한데 세로 잎맥이 선명하고, 꽃도 황록색이 아니라 검붉은 풀이 있는데 큰개현삼이다. 현삼이란 뿌리가 검고(玄) 삼(蔘)처럼 좋은 약재라는 뜻인데, 개현삼보다 키가 크다 하여 큰개현삼이라 부른다.

생태 높이 1~1.3m. 뿌리가 굵고, 중간 부분이 특히 퉁퉁하다. 뿌리껍질은 매우 밝은 갈색이며, 잔뿌리가 많다. 줄기는 곧고 네모지며, 약간 붉은빛이다. 가지는 여러 갈래로 갈라져 나온다. 잎은 갸름한 타원형으로 마주나는데, 잎 끝이 뾰족하고, 잎 가장자리가 아주 잔 톱니모양이다. 꽃은 8~9월에 검붉은 색으로 피는데, 긴 꽃대가 층층이 잔가지를 쳐서 끝에 아주 작게 모여 달린다. 열매는 10월에 갈색으로 여무는데, 작은 공모양이다. 열매가 다 익으면 껍질이 2개로 갈라져 둥근 씨앗이 나온다.

*유사종 _ 현삼, 토현삼

잎 앞뒤

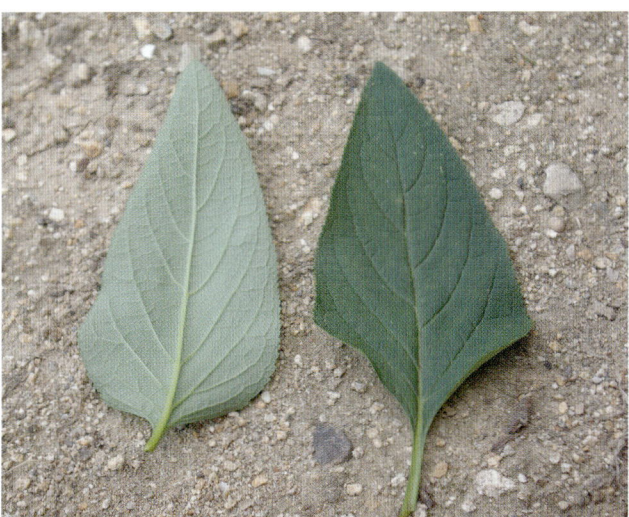

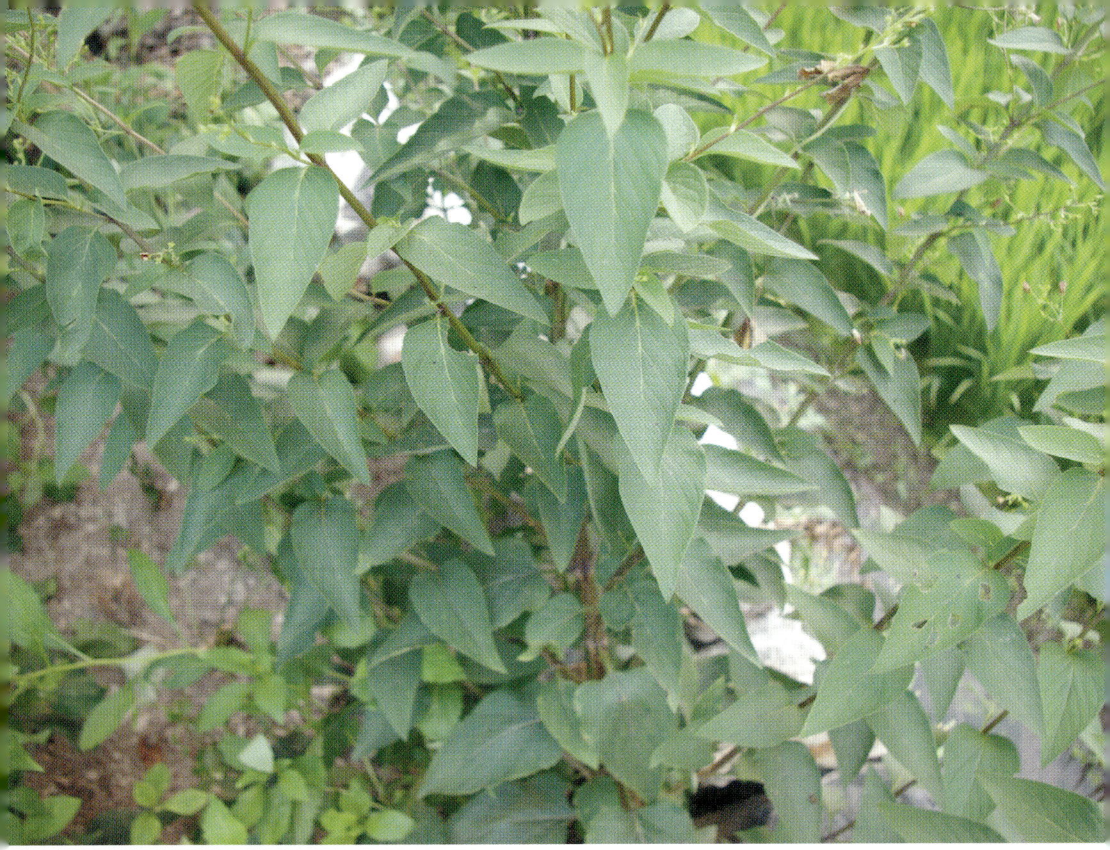

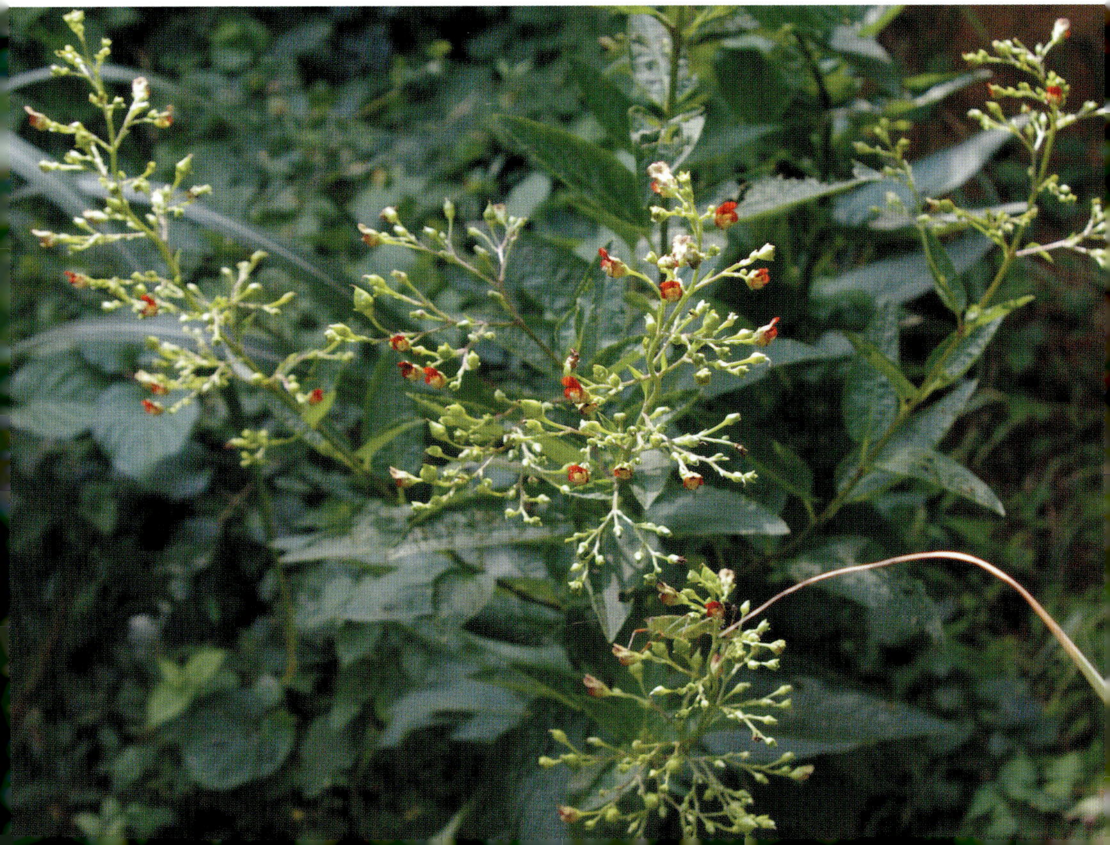

약용 한방에서 뿌리를 현삼(玄蔘)이라 한다. 열을 내리고, 어혈과 독을 풀어주며, 통증을 없애고, 염증을 가라앉히며, 몸 안의 기를 다스리고, 음기를 보하며, 심장을 튼튼하게 하고, 눈을 밝게 하는 효능이 있다. 〈동의보감〉에서는 "현삼은 몸의 모든 기를 다스려 위아래로 다니면서 시원하고 깨끗하게 하며 기의 흐름을 돕는다"고 하였다.

신장에 열이 있을 때, 폐렴이나 결핵, 고혈압, 인후염, 마른기침, 몸이 쇠하여 식은땀을 많이 흘릴 때, 열이 나고 기력이 없을 때, 불면증, 열병으로 인한 변비, 코피, 종기나 피부 발진에 약으로 처방한다. 뿌리는 귀두를 잘라내고 햇빛에 말려 사용한다.

민간요법		
신장이 안 좋아 열날 때, 폐렴, 고혈압, 당뇨, 목이 붓고 아플 때, 열병으로 인한 변비, 몸이 허하여 열나고 가슴이 답답할 때, 자꾸 식은땀이 날 때, 탈수	▶	뿌리 5g에 물 200㎖를 붓고 진하게 달여 마신다.
결핵으로 열이 나거나 피를 토할 때, 코피, 눈 충혈	▶	검게 볶은 뿌리 5g에 물 200㎖를 붓고 달여 마신다.
비염, 종기	▶	말린 뿌리를 가루를 내어 바른다.

● 전체 모습 ─── 꽃 열매

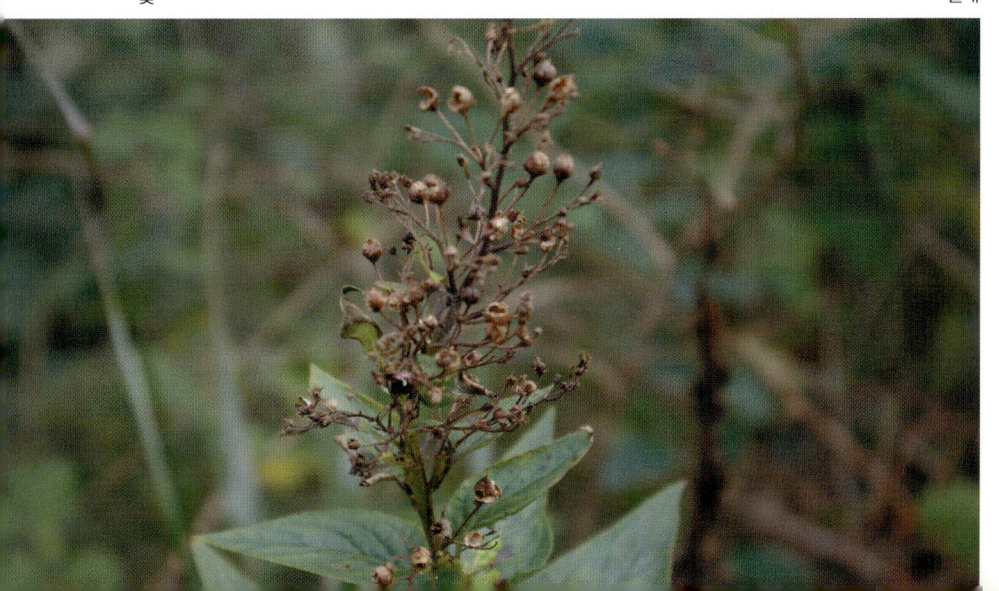

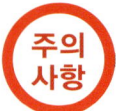 **주의사항**

- 현삼, 토현삼과 약효가 같다.
- 차가운 성질의 약재이므로 배가 차고 설사하는 사람은 먹지 않는다.
- 많이 먹으면 심장 근육에 무리가 되고 구토나 설사를 할 수 있으므로 정량만 쓴다.
- 여로와는 상극이므로 함께 먹지 않는다.
- 열을 내릴 때는 생으로, 신장에 쓸 때는 술에 축여 쪄서, 어혈을 풀 때는 술에 볶아서, 지혈을 할 때는 검게 볶아서 쓴다.
- 국산은 길쭉하고 살이 없으며 껍질이 노란색이나, 중국산은 짧고 통통하며 껍질이 갈색이고 속은 검다.

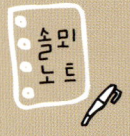 **솔민노트**

약초를 심을 때 밭을 갈아 엎어 씨앗을 뿌린 후에는 물을 주지 않는 것이 좋다. 땅이 포실포실한 상태에서 씨앗을 뿌리면 싹이 바로 올라오는데, 씨앗을 뿌리고 바로 물을 주면 땅이 가라앉아 발아가 잘 안 되기 때문이다.

뿌리

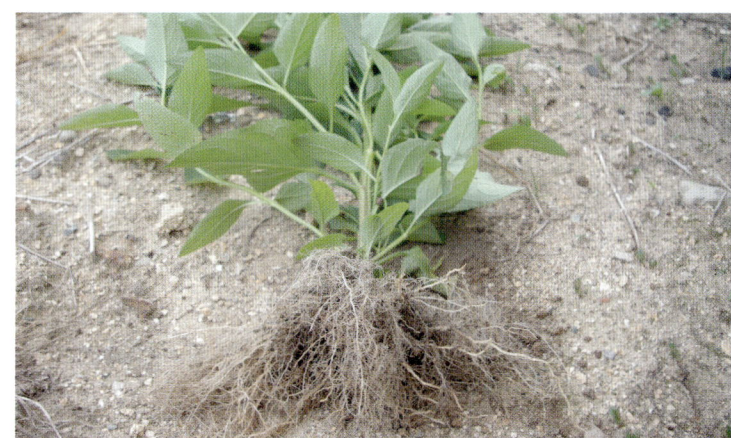

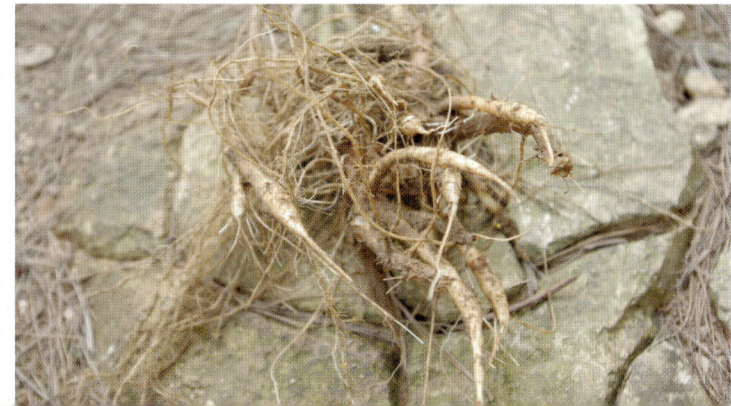

지치 *Lithospermum erythrorhizon* Siebold & Zucc.

- ■ 지치과 여러해살이풀
- ■ 분포지 : 높은 산 양지바른 풀밭, 산불 자리
- 개화기 : 5~6월 결실기 : 8~9월 채취기 : 여름~가을(뿌리)

- **별　명** : 지초(芝草), 지추, 자지(紫芝), 자단(紫丹), 자초용(紫草茸), 자초자(紫草子), 자초근자(紫草根子), 대자초(大紫草), 백과자초, 홍조자초, 홍석근, 지혈(地血), 경자초(硬紫草), 자부(紫芙)
- **생약명** : 자초(紫草), 자근(紫根)
- **유　래** : 산 속에서 줄기와 잎 뒷면에 솜털이 보송보송하고, 뿌리가 꽈배기처럼 살짝 꼬인 풀을 볼 수 있는데 지치이다. 뿌리를 자주색 염료로 쓰는데, 자줏빛(紫)을 띤 풀(草)이라는 뜻으로 자초라고 하다가 변하여 지치가 되었다.

생태

높이 30~70cm. 뿌리가 굵고 길며, 뿌리껍질이 검붉은 자주색이다. 뿌리 전체가 꽈배기처럼 꼬여 있고, 깊게 주름이 있으며, 딱딱하면서도 잘 부서진다. 잔뿌리는 적다. 줄기는 1뿌리에서 1~2개씩 곧게 올라오는데, 위쪽에서 가지가 갈라지고 하얀 잔털이 있다. 잎은 갸름하고 길쭉한 타원형으로 어긋나는데, 잎자루는 없고, 잎 끝이 뾰족하다. 잎에는 거친 잔털이 있는데, 잎 안쪽은 잎맥이 뚜렷하고 우글쭈글하며, 잎 뒷면은 조금 희다. 잎 가장자리는 밋밋하다. 꽃은 5~6월에 흰색으로 피는데, 꽃대가 매우 짧고 작은 꽃이 여러 송이 뭉쳐 달린다. 꽃잎은 5장으로 갈라지고 동그란 모양이며, 꽃잎 가장자리에 불규칙한 톱니가 있다. 열매는 8~9월에 회색빛을 띤 흰색이나 갈색으로 여무는데 둥글고 작다.

*유사종 _ 산지치, 갯지치, 개지치

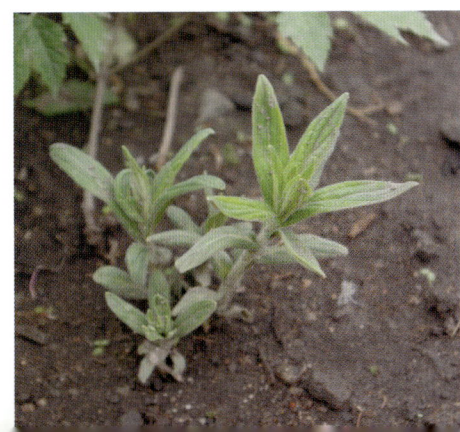

새순

약용

한방에서 뿌리를 자초(紫草)라 한다. 피를 맑고 잘 돌게 하며, 열을 내리고, 독을 풀어주며, 염증을 가라앉히고, 어혈을 풀어주며, 발진을 가라앉히고, 새살이 돋으며, 노화를 막고, 피로를 없애며, 얼굴색을 좋게 하고, 위와 장을 튼튼하게 하는 효능이 있다. 〈동의보감〉에서는 "지치는 독이 없는 약재로 황달을 낫게 하고, 소변을 잘 보게 하며, 배가 부르고 붓는 증세, 악성 종기, 옴, 딸기코, 아이의 홍역과 마마를 치료한다"고 하였다.

황달, 피를 토할 때, 코피, 혈변, 몸에 열이 많아 변비일 때, 종기가 곪았을 때, 습진, 화상이나 동상, 강장제로 처방한다. 뿌리에 묻은 흙을 솔로 털어내고 술을 뿌려서 햇빛에 말려 사용한다.

민간요법

증상	처방
암, 여성의 몸이 차거나 시릴 때, 갱년기 증상, 중금속 중독	뿌리 5g에 물 700㎖를 붓고 달여 마신다.
심장이 약하여 머리가 아플 때, 심한 빈혈, 변비, 고혈압, 중풍	말린 뿌리 3g을 가루를 내어 먹는다.
비만, 기력이 없을 때, 신장염, 황달, 소화불량, 강장제	뿌리 10g에 소주 1.8ℓ를 붓고 6개월간 숙성시켜 마신다.
치질	말린 뿌리를 가루를 내어 바른다.
습진, 종기, 화상, 동상	생뿌리를 찧어 바른다.

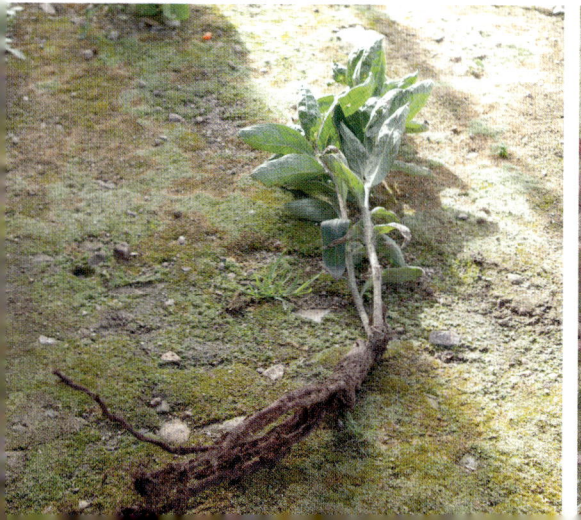

뿌리

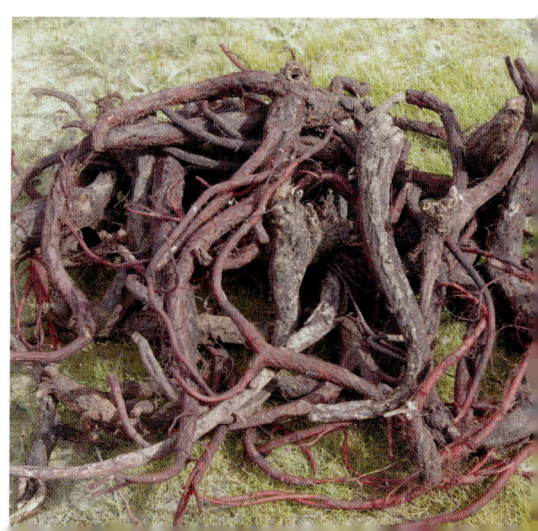

채취한 뿌리

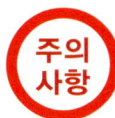
- 붉은 뿌리껍질에 약 성분이 많으므로 벗겨내거나 물로 씻지 않는다.
- 자연산은 뿌리가 꼬여 있으나, 재배산은 꼬임이 없다.
- 차가운 성질의 약재이므로 설사기가 있는 사람은 먹지 않는다.

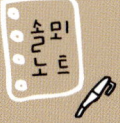
약재를 잘 건조하면 오래 보관할 수 있지만, 너무 장기간 보관하면 약효가 날아가므로 좋지 않다. 그러므로 가공하지 않은 건조 약재는 장기 보관하지 말고 6개월 이내에 사용하는 것이 좋다. 또한, 건조한 약재도 잘못 보관하여 곰팡이가 슨 것은 몸에 해로우므로 버린다.

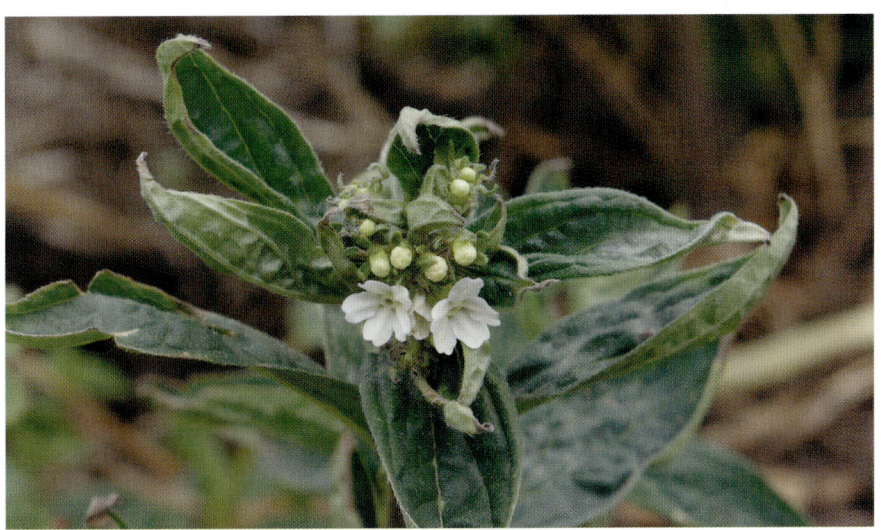
꽃

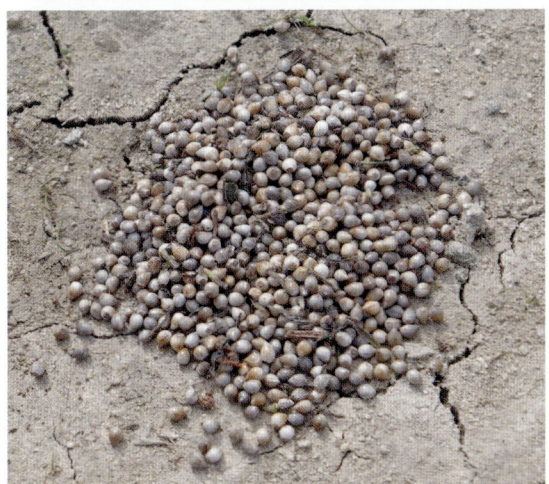
채취한 씨앗

층층둥굴레 *Polygonatum stenophyllum* Maxim

약 식

- 백합과 여러해살이풀
- 분포지 : 산 속 잡목숲이나 풀밭
- 개화기 : 6월
- 결실기 : 9월
- 채취기 : 봄과 가을(뿌리)

- **별　명** : 수레둥굴레, 진황정(陳黃精), 황지(黃芝), 녹죽(鹿竹), 토죽(兎竹), 야생강(野生薑), 선인(仙人), 선인반(仙人飯), 소필관엽(小筆管葉)
- **생약명** : 황정(黃精)
- **유　래** : 초여름 산 속에서 둥굴레와 비슷하나 줄기가 곧고 길며, 잎이 댓잎처럼 길쭉한 풀을 볼 수 있는데 층층둥굴레이다. 잎이 줄기마디마다 빙 둘러서 층층이 난다 하여 층층둥굴레라고 한다. 뿌리가 누렇고(黃) 정기(精)를 돋우는 약재라 하여 황정이라고도 한다.

생태

높이 30~90cm. 뿌리가 통통하고 연하며, 옆으로 굵게 뻗는다. 뿌리껍질은 밝은 갈색이다. 원뿌리에서 굵은 뿌리가 여러 개 갈라져 나오며, 잔뿌리가 많다. 둥굴레 줄기가 비스듬히 자라는 것과 달리 줄기는 곧고 길게 자라며, 밑동은 불그스름하고 위쪽은 푸르다. 잎은 타원형인 둥굴레 잎과 달리 가늘고 길쭉하며, 줄기마디에 3~5장씩 빙 둘러서 층층이 난다. 잎 앞면은 푸른색이고 뒷면은 분을 바른 듯이 조금 희며, 세로 잎맥이 길게 있다. 잎 가장자리는 밋밋하다. 꽃은 6월에 약간 초록빛이 도는 연노란색으로 피는데, 줄기에 꽃이 1개씩 나란히 달리는 둥굴레와는 달리 잎겨드랑이에 2~4개씩 모여 달리며 땅을 향한다. 꽃대는 가늘고 길다. 열매는 9월에 검고 둥근 콩처럼 여문다.

*유사종 _ 둥굴레

새순

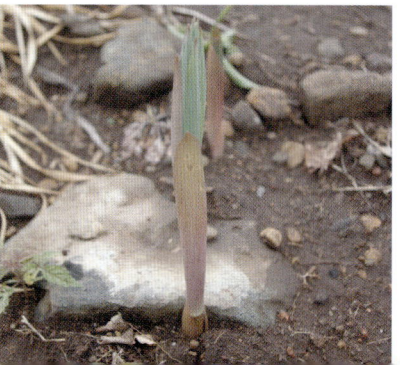
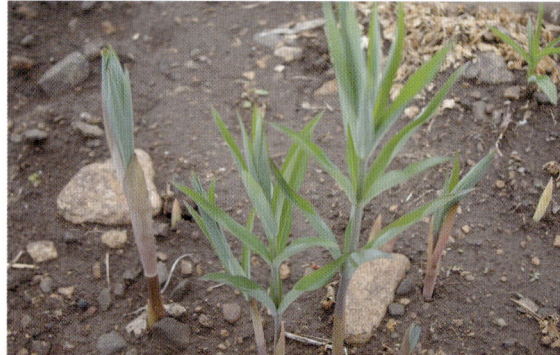

약용 한방에서 뿌리를 황정(黃精)이라 하며, 둥굴레 대용이다. 열을 내리고, 위장과 비장과 심장을 튼튼하게 하며, 폐기능을 원활하게 하고, 기력을 높이며, 뼈와 근육에 영양을 주고, 독을 풀어주며, 면역력을 높이고, 노화를 막는 효능이 있다. 〈동의보감〉에는 "황정을 오래 먹으면 몸이 가벼워지고 얼굴빛이 좋아지며, 늙지 않고 영양 상태가 좋아진다"고 하였다.

병후 또는 늙어서 몸이 허약할 때, 피로가 심할 때, 근력 저하, 혈액순환이 안 될 때, 심장이 약할 때, 저혈압이나 빈혈, 당뇨, 결핵, 종기가 잘 낫지 않을 때, 허리가 아플 때, 식욕이 없을 때, 자양강장제로 처방한다. 뿌리는 술에 쪄서 그늘에 말려 사용한다.

민간요법

병으로 몸이 허약할 때, 피로가 심할 때, 근력 저하, 혈액순환이 안 될 때, 심장이 약할 때, 저혈압이 나 빈혈, 당뇨, 결핵, 종기가 잘 낫지 않을 때, 식욕이 없을 때	→	뿌리 15g에 물 700㎖를 붓고 달여 마신다.
허리 아플 때, 노화 방지, 자양강장제	→	뿌리 300g에 소주 1.8ℓ를 붓고 2개월간 숙성시켜 마신다.

꽃 | 꽃봉오리

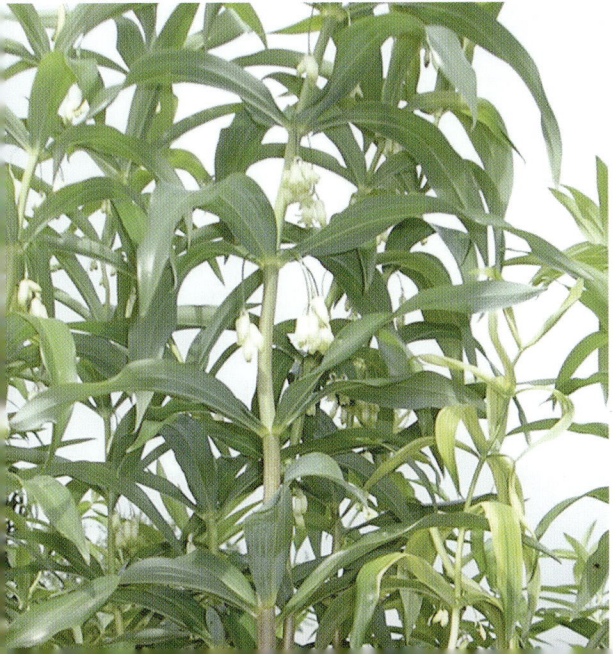
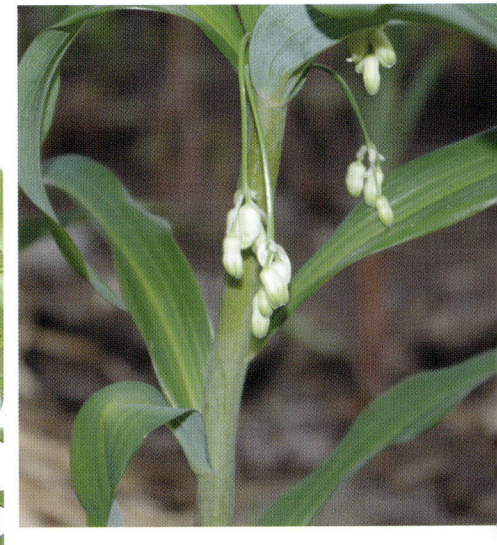

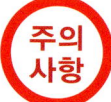 **식용** 각종 당류, 회분, 전분, 아미노산을 함유한다. 봄에 어린 순과 꽃을 데치거나 볶아서 나물로 먹으며, 조림이나 튀김으로 먹기도 한다. 맛은 달달하다. 뿌리는 밥에 찌거나 장아찌를 담가 먹는데 달고 구수하다.

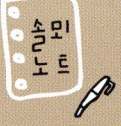 **주의사항**
- 진황정(대잎둥굴레), 층층갈고리둥굴레(낚시둥굴레)와 약효가 같다.
- 매실과는 상극이므로 함께 먹지 않는다.
- 약간 몸을 차게 하는 성질이 있으므로 배가 차고 변이 묽은 사람은 먹지 않는다.
- 국산은 굵고 길며 단단하나, 중국산은 붉은빛이 돌고 가볍다.

솔민노트
식물의 뿌리를 캐보면 둥굴레, 백작약, 더덕류처럼 벌레가 뿌리를 갉아먹은 흔적이 있는 것들이 있다. 이것은 봄에 새순이 올라올 때 짐승이 따먹었거나 사람이 인위적으로 옮겨 심었기 때문이다. 이 경우 그해에는 뿌리가 휴면에 들어가고 그 다음해에 새순이 올라오는데, 이 때 뿌리가 1년 동안 새순을 틔우지 못하여 동화작용을 못 하기 때문에 면역력이 약해져 뿌리가 녹고 벌레가 침범하는 것이다. 그러므로 새순이 올라오는 봄에는 되도록 뿌리가 큰 식물을 옮겨 심지 않으며, 옮겨 심더라도 줄기가 실하고 잎이 단단할 때 옮겨 심는 것이 좋다.

뿌리 | 전체 모습

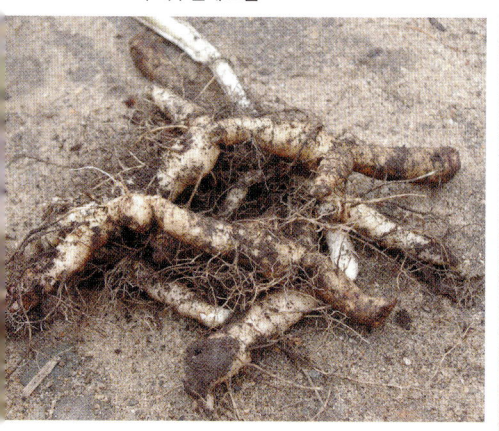
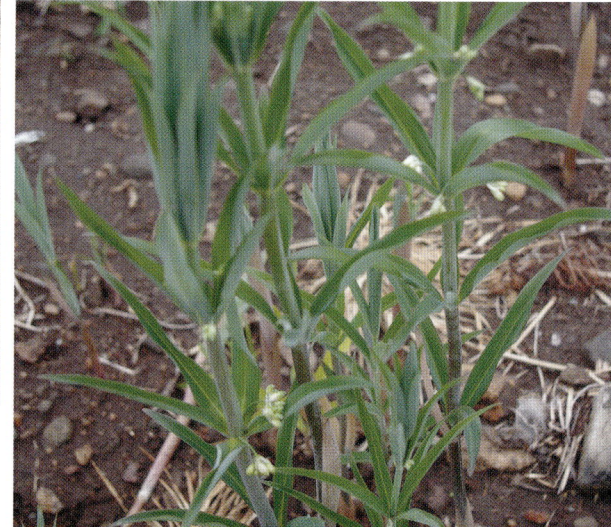

산마늘

Allium victorialis var. *platyphyllum* Makino

약 식

- 백합과 여러해살이풀
- 분포지 : 높은 산 낙엽이 진 반그늘 숲속
- 개화기 : 5~7월
- 결실기 : 8~9월
- 채취기 : 8~9월(뿌리)

- 별 명 : 명이나물, 맹이나물, 멩이, 메이, 명(命)부추, 망부추, 족집게풀, 행자마늘, 산총(山蔥), 산산(山蒜), 신선초
- 생약명 : 각총(茖蔥)
- 유 래 : 산에서 잎이 둥굴레잎처럼 넓적하고 부드러우며, 은은하게 마늘 냄새가 나는 풀을 볼 수 있는데 산마늘이다. 산에 나는 마늘이라 하여 산마늘이라고 한다. 울릉도에서는 춘궁기에 목숨(命)을 부지해주는 나물이라 하여 명이나물이라고도 부른다.

생태

높이 15~30㎝. 뿌리는 알뿌리이며, 길쭉하고 퉁퉁하다. 뿌리껍질은 짙은 자줏빛이며, 속은 희다. 뿌리 아래쪽에 수염뿌리가 있다. 잎은 짧은 뿌리줄기에서 바로 2~3장씩 포개져서 나오는데, 잎자루가 길다. 잎은 넓은 타원형이며, 끝이 뾰족하다. 잎 앞뒷면에는 잎맥이 세로로 길고, 잎 가장자리는 밋밋하다. 꽃은 5~7월에 흰색으로 피는데, 아주 작은 꽃들이 둥글게 모여 파꽃모양으로 달린다. 열매는 8~9월에 작은 공모양으로 여무는데, 겉껍질이 벌어져 검은 씨앗이 나온다.

* 유사종 _ 은방울꽃(독초). 은방울꽃은 산마늘과는 달리 알뿌리가 없고 수염뿌리만 있다.

잎 앞뒤

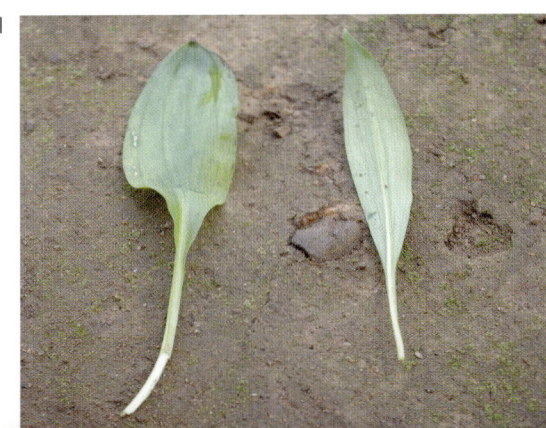

약용 한방에서 뿌리를 각총(茖蔥)이라 한다. 몸을 따듯하게 하고, 독을 풀어주며, 위를 튼튼하게 하는 효능이 있다. 〈동의보감〉에 "산마늘은 비장과 신장을 돕고, 몸을 따뜻하게 하며, 소화가 잘 되게 하고, 토사곽란을 그치게 하며, 뱃속의 기생충을 없앤다"고 하였다.

배가 아프거나 소화가 안 될 때, 종정, 종기, 벌레에 물렸을 때 약으로 처방한다. 뿌리는 햇빛에 말려 사용한다.

민간요법

소화가 안 되고 헛배가 부를 때, 위가 안 좋을 때, 심장이 약할 때, 고혈압, 동맥경화, 장염이나 위염, 당뇨, 결핵, 감기로 오한이 있을 때, 심한 가래, 땀을 낼 때, 벌레에 물려 해독을 할 때	▶ 뿌리 3g에 물 400㎖를 붓고 달여서 마신다.
방광암, 신경쇠약, 눈이 침침할 때, 자양강장제	▶ 뿌리 200g에 소주 1.8ℓ를 붓고 3개월간 숙성시켜 마신다.

새순 | 전체 모습

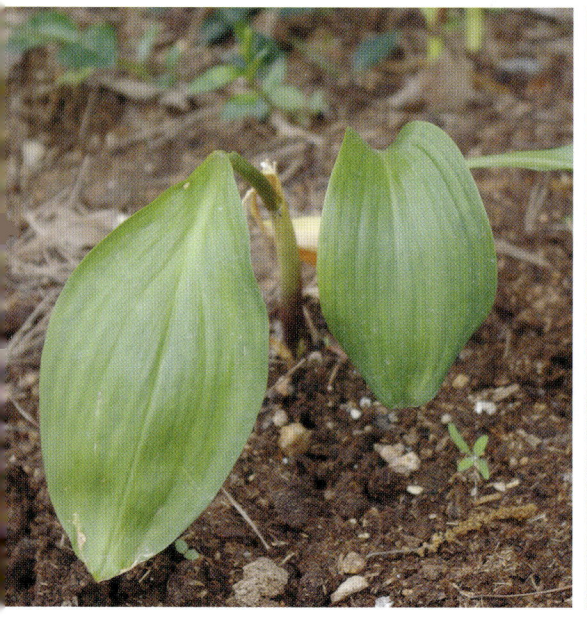
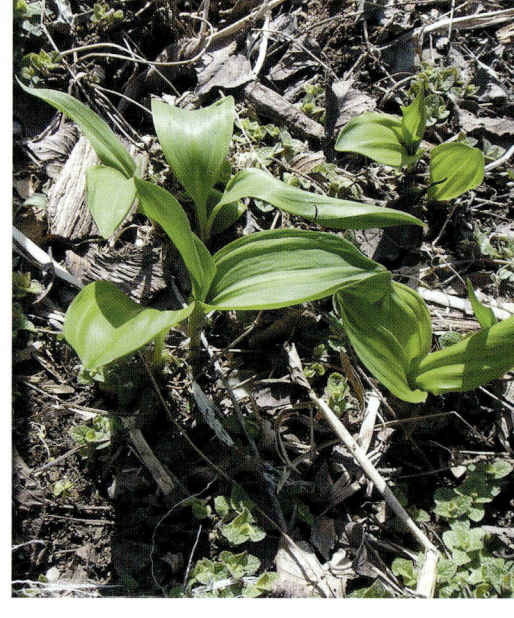

식용 알리신, 사포닌, 당분, 비타민 A, 베타카로틴, 칼슘, 인, 철을 함유한다.

이른 봄에 어린잎을 쌈으로 먹거나 나물, 국, 조림, 튀김으로 먹는다. 김치, 장아찌를 담가 먹거나 떡을 해 먹기도 하며 말려두었다가 묵나물로 먹기도 한다. 뿌리는 생으로 된장에 찍어 먹거나, 굽거나 튀겨 먹으며, 갈아서 죽을 쑤어 먹기도 한다. 맛이 칼칼하고 매콤하며 향이 좋다.

주의사항
- 마늘처럼 맵고 강한 맛이 있으므로 위장이 약한 노인은 먹지 않는다.
- 꽃이 피면 독성이 생기고 쓴맛이 나므로 5~7월에는 먹지 않는다.

솔모 노트 나무가 우거진 곳은 땅에 햇빛이 잘 들지 않아 산소동화작용을 못 하기 때문에 나물이 자라지 못하며, 자라더라도 잘 녹아버린다. 반면, 나무가 우거진 곳도 나무를 많이 베어낸 곳은 나물이 많다.

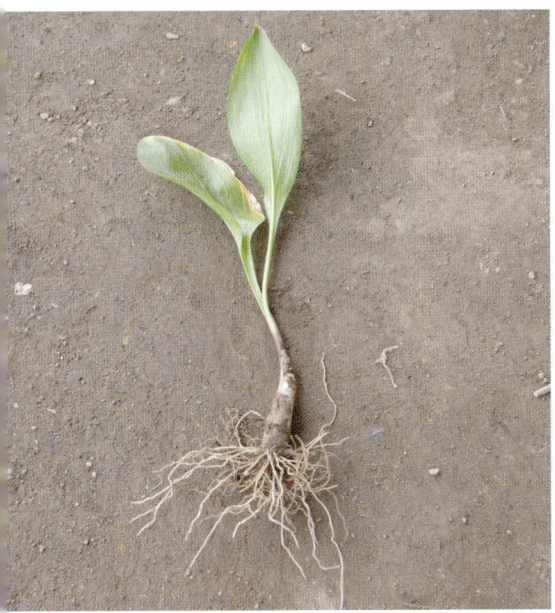

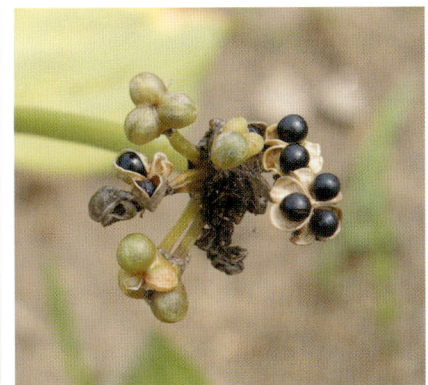

뿌리 | 열매

012 두메부추 *Allium senescens* L.

약 식

- 백합과 여러해살이풀
- 분포지 : 깊은 산 양지바른 산마루, 계곡 바위틈
- 개화기 : 8~9월
- 결실기 : 10월
- 채취기 : 봄과 가을(뿌리), 가을(씨앗)

- 별　명 : 메부추, 막부추, 호부추, 두메달래, 설령파, 혜백, 야산(野蒜), 소산(小蒜)
- 생약명 : 산구(山韭), 산구자(山韭子)
- 유　래 : 깊은 산에서 부추와 비슷하지만 잎이 통통하게, 달린 풀이 무리지어 자라는 것을 볼 수 있는데 두메부추이다. 깊은 곳(두메)에서 자라는 부추라 하여 두메부추라 부른다.

생태

높이 20~30㎝. 산부추보다 키가 작다. 뿌리가 통통하고 길쭉한 알모양이며, 아래쪽에 굵은 수염뿌리가 있다. 뿌리껍질은 희고, 수염뿌리는 연한 갈색이다. 잎은 뿌리에서 여러 갈래가 나오는데, 전체적으로 약간 통통하며 위쪽을 향해 서 있다. 잎 아래쪽은 희고, 위쪽은 푸르다. 잎 끝이 둥글거나 뾰족하며, 잎 가장자리는 밋밋하다. 꽃은 8~9월에 피는데, 긴 꽃줄기 끝에서 가지가 사방으로 갈라져 작은 꽃들이 모여 달린다. 꽃잎이 6장이고, 긴 꽃술이 여러 개 나오며, 산부추와 달리 꽃 색깔이 짙지 않고 연보라색이다. 열매는 10월에 세모 모양으로 여무는데, 다 익으면 껍질이 벌어져서 검고 둥근 씨앗이 나온다.

＊유사종 _ 산부추, 참산부추

전체 모습

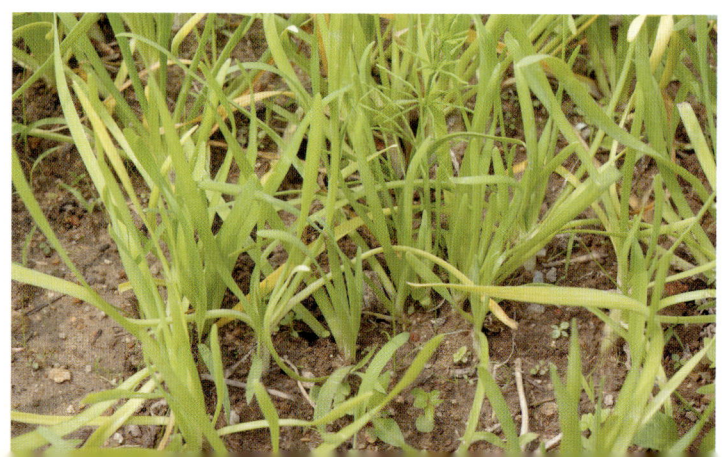

약용 한방에서 뿌리를 산구(山韭), 씨앗을 산구자(山韭子)라 한다. 몸을 따뜻하게 하고, 신장 기능을 좋게 하며, 피를 맑게 하고, 통증을 없애며, 염증을 가라앉히는 효능이 있다.

천식, 동맥경화, 고혈압, 협심증, 당뇨, 소화불량, 강장제로 처방한다. 뿌리는 햇빛에 말려 사용한다.

민간요법		
	천식, 폐결핵, 고혈압, 당뇨, 신경통이 심할 때, 간이 안 좋을 때, 변비, 산후 아랫배가 아플 때, 치질	뿌리 20g에 물 800㎖를 붓고 달여 마신다.
	심장이 안 좋을 때, 몸에 열이 나고 가슴이 답답할 때, 구토	뿌리째 캔 줄기 20g을 생즙을 내어 마신다.
	소화불량, 나이 들어 기력이 없을 때	잎 20g에 물 800㎖를 붓고 달여 마신다.
	잦은 소변, 동맥경화	씨앗 9g에 물 800㎖를 붓고 달여 마신다.
	자양강장제	뿌리째 캔 줄기 말린 것 100g에 소주 1.8ℓ를 붓고 6개월간 숙성시켜 마신다.

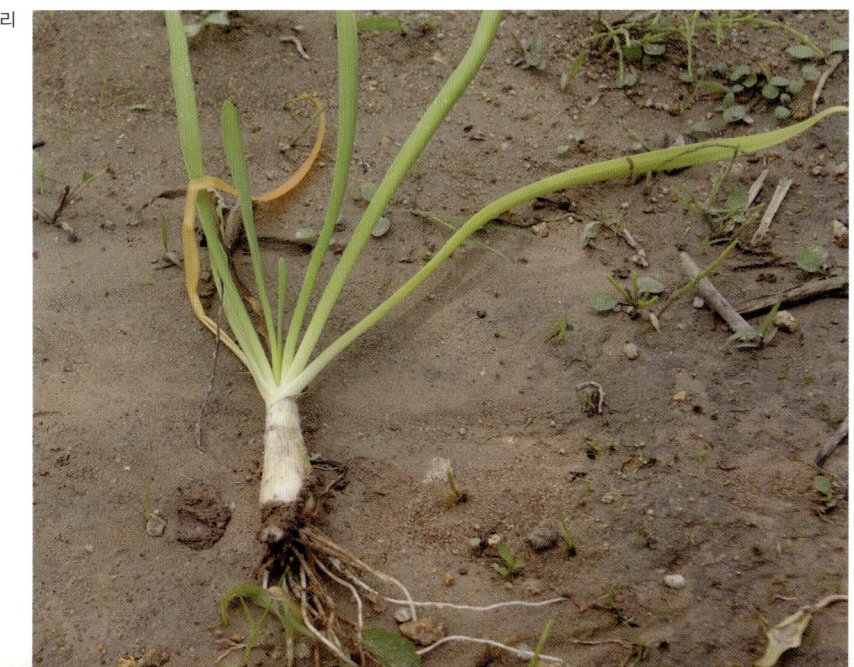

뿌리

식용 사포닌, 프로필 설파이드, 비타민을 함유한다.
봄에 어린 순을 생으로 된장에 찍어 먹거나 된장찌개를 끓여 먹는다.
파, 마늘처럼 다져서 양념으로 사용하기도 한다. 매콤하면서 향긋하다.

주의사항
- 백합과의 부추 종류는 약효가 비슷하다.

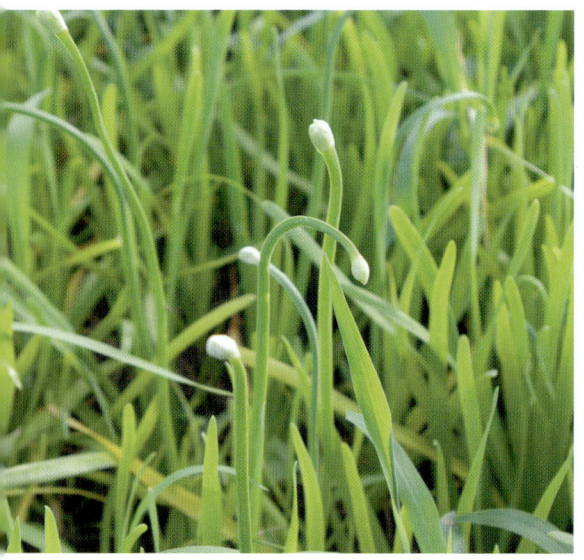

꽃봉오리

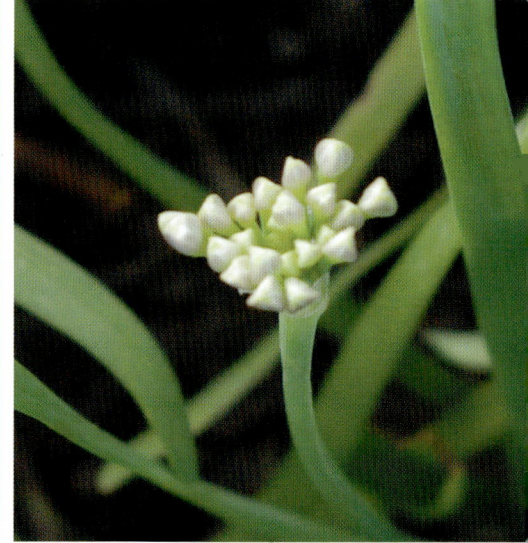

꽃 | 열매

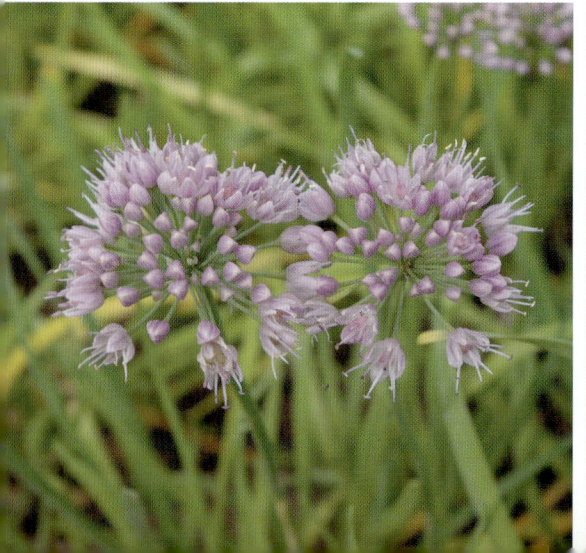

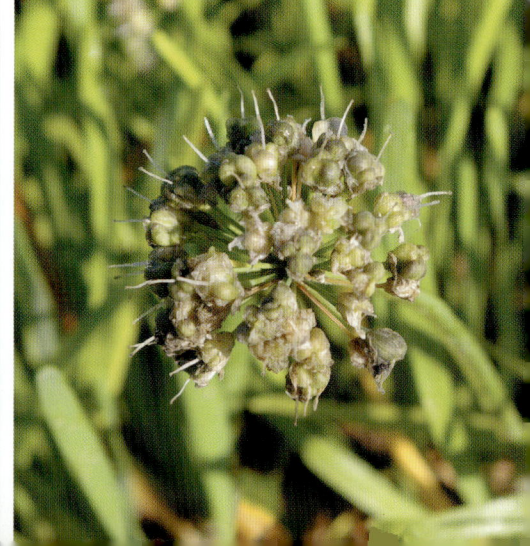

밀나물 *Smilax riparia* var. *ussuriensis* Hara et T. Koyama

약 식

- 백합과 덩굴성 여러해살이풀
- 분포지 : 산이나 강기슭 양지바른 덤불숲
- 개화기 : 5~7월
- 결실기 : 8~9월
- 채취기 : 여름(뿌리)

- 별 명 : 밀, 먹나물, 멜순, 멧순, 오아리, 우미채(牛尾菜)
- 생약명 : 중요채(中尿菜)
- 유 래 : 봄에 산 속에 줄기가 질기고 덩굴져 있으며, 작은 폭죽이 터지는 모양으로 꽃이 피는 풀이 있는데 밀나물이다. 줄기를 꼬아 짐을 멜 수 있다 하여 멜나물이라 하다가 밀나물이 되었다.

생태

높이 1.5~2m. 줄기가 가늘고 길며, 땅 위에 눕거나 덩굴손이 있어 주변나무를 감고 올라간다. 가지는 여러 갈래로 뻗어 나오며, 약간 붉은 빛이다. 잎은 길쭉한 타원형으로 어긋나는데, 아래쪽은 둥글고 위쪽으로 갈수록 갸름하고 뾰족하며, 잎자루가 짧다. 잎 앞면에는 세로 잎맥이 뚜렷하고, 사방으로 얇고 불규칙한 잎맥이 있다. 잎 가장자리에는 불규칙한 잔 톱니가 있다. 꽃은 5~7월에 피는데, 짧은 꽃대에서 가지가 사방으로 벌어져 끝에 작은 꽃들이 달리며, 꽃보다 긴 꽃술이 사방으로 펼쳐진다. 열매는 8~9월에 작고 둥글게 여무는데, 다 익으면 검은색이다.

*유사종 _ 좁은잎밀나물

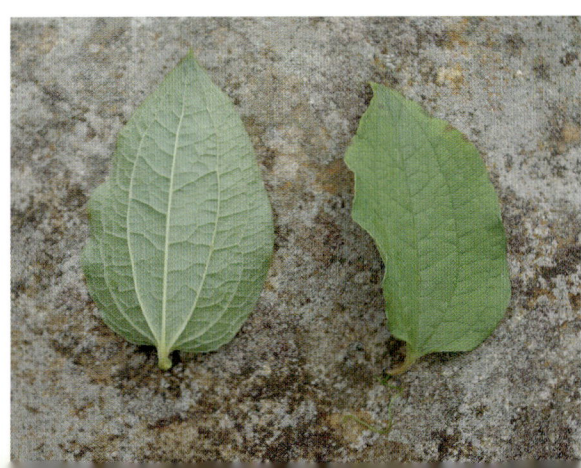

잎 앞뒤

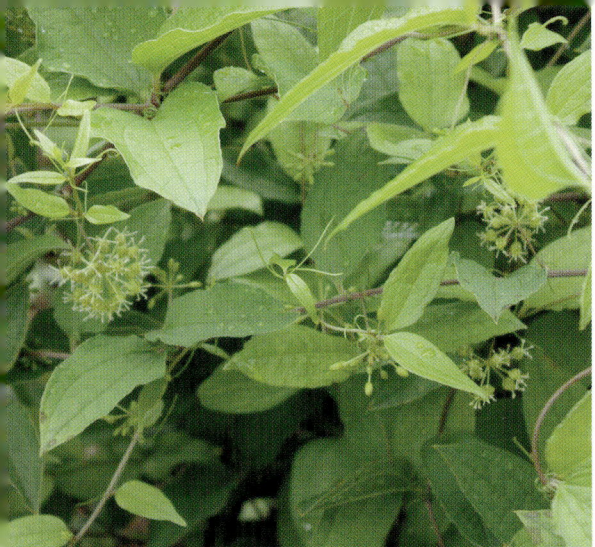
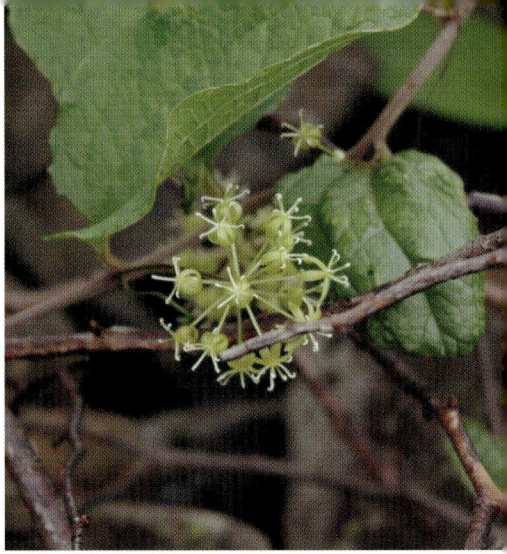

꽃
전체 모습
열매 | 꽃봉오리

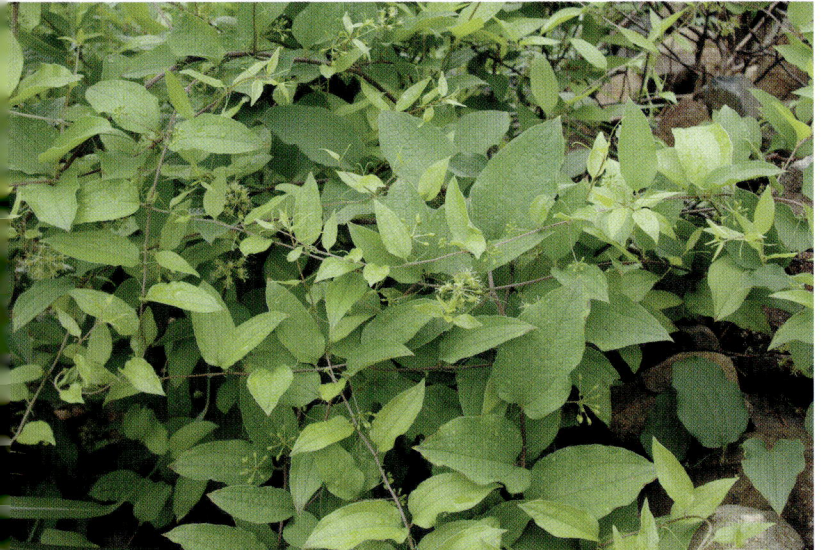
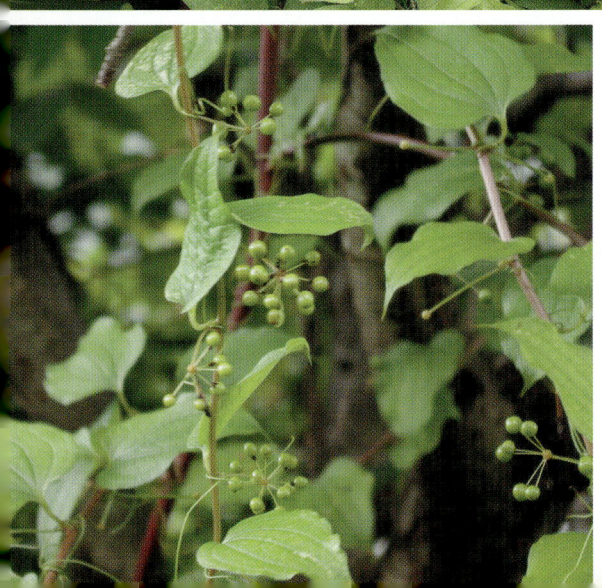
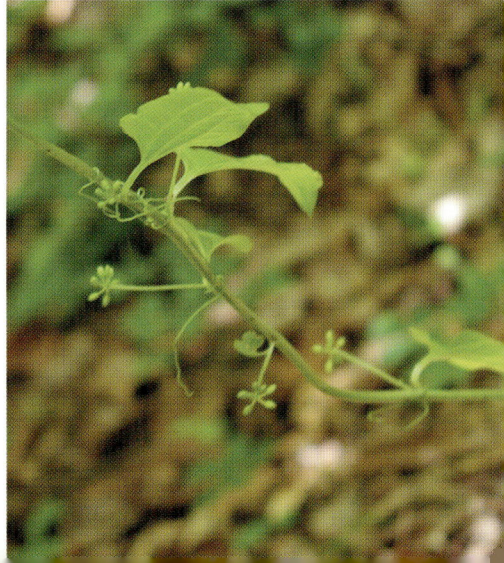

약용 한방에서 뿌리를 중요채(中尿菜)라 한다. 기운을 돋우고, 노화를 방지하며, 근육을 이완시키고, 피와 경락을 잘 돌게 하며, 통증을 가라앉히는 효능이 있다.

폐결핵으로 피를 토할 때, 소화불량, 혈액순환이 안 될 때, 근육통이나 관절통, 치통에 약으로 처방한다. 뿌리는 햇빛에 말려 사용한다.

민간요법		
	폐결핵으로 피를 토할 때, 소화불량, 혈액순환이 안 될 때, 골수염, 치통, 어지럽고 머리가 아플 때	뿌리 5g에 물 400㎖를 붓고 달여 마신다.
	신경통	뿌리 150g에 소주 1.8ℓ를 붓고 6개월간 숙성시켜 마신다.
	타박상	뿌리와 줄기를 생으로 찧어 바른다.

식용 비타민, 무기질을 함유한다.
봄에 어린잎을 데쳐서 초장에 무쳐 나물로 먹는다. 부드러우면서 씹는 감촉이 좋으며 쌉쌀하고 향긋한 맛이다.

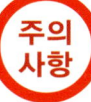
• 선밀나물(우미채)을 대신 사용하기도 한다.

줄기
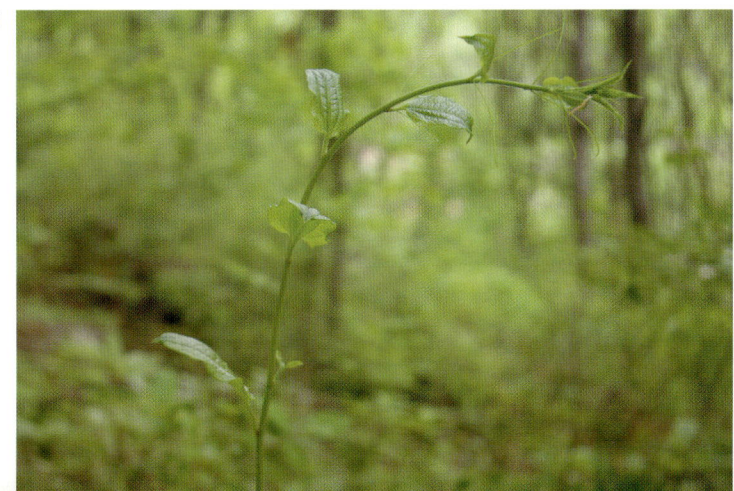

014 선밀나물

선밀나물 *Smilax nipponica* Miq.

약 식

- 백합과 여러해살이풀
- 분포지 : 산 속 낙엽이 진 곳
- 개화기 : 5~6월
- 결실기 : 8월
- 채취기 : 여름(뿌리)

- 별 명 : 우미절(牛尾節), 용수초(龍須草)
- 생약명 : 우미채(牛尾菜)
- 유 래 : 산 속에서 잎과 꽃모양이 밀나물과 비슷하나, 밀나물처럼 덩굴이 아니라 곧 게 서 있는 풀을 볼 수 있는데 선밀나물이다. 서 있는 밀나물이라 하여 선밀 나물이라 한다. 뿌리가 소꼬리(牛尾)처럼 생긴 나물(菜)이라 하여 우미채라고 도 부른다.

생태 높이 1~1.5m. 뿌리는 길고 곧으며, ㄴ자로 굽어 옆으로 뻗는다. 뿌리 껍질은 밝은 갈색이며, 아래쪽에 잔뿌리가 뭉쳐 난다. 줄기는 곧게 서 는데, 밑동은 약간 갈색이고 위쪽은 푸르다. 잎은 넓은 타원형으로 어긋나며, 잎 자루가 약간 길고, 잎맥이 세로로 여러 개 있다. 잎 가장자리는 밋밋하다. 꽃은 5 ~6월에 초록빛이 도는 연노란색으로 피는데, 긴 꽃대에 자잘한 꽃들이 여러 송 이 모여 달려서 우산처럼 벌어진다. 열매는 8월에 작은 공모양으로 여무는데, 다 익으면 검은빛이 돌고 흰 가루로 덮인다.

*유사종 _ 밀나물, 좁은잎밀나물

전체 모습

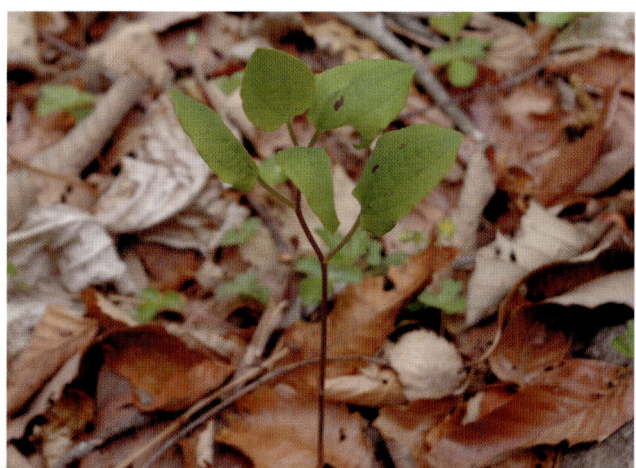

약용 한방에서 뿌리를 우미채(牛尾菜)라 한다. 우미채는 근육을 이완시키고, 피와 경락을 잘 돌게 하며, 통증을 가라앉히는 효능이 있다.

한방에서 근육통이나 관절통, 팔다리 마비, 결핵, 기가 부족하여 몸이 부을 때 약으로 처방한다. 뿌리는 햇빛에 말려 사용한다.

민간요법		
	결핵, 소변이 잘 안 나올 때, 빈혈, 소화불량, 생리불순, 팔다리 마비, 골수염	뿌리 5g에 물 400㎖를 붓고 달여서 마신다.
	설사, 신경통	뿌리 150g에 소주 1.8ℓ를 붓고 6개월간 숙성시켜 마신다.
	근육이나 허리가 아플 때	뿌리와 줄기를 생으로 찧어 바른다.

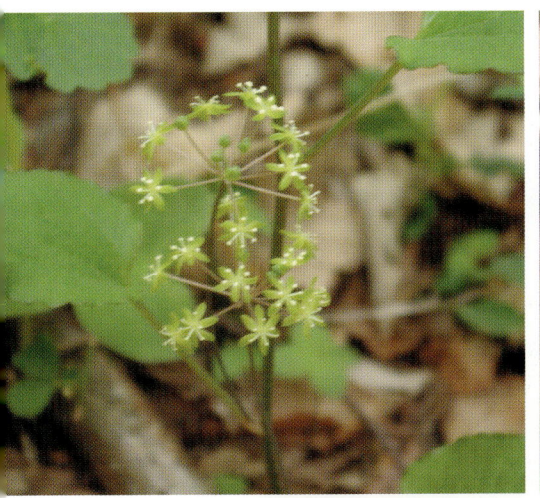
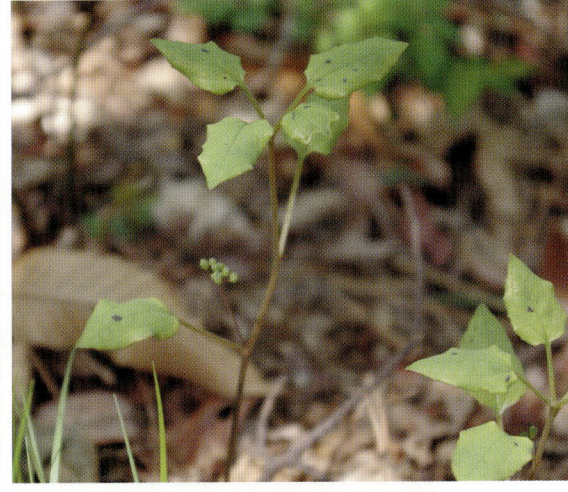

꽃 | 꽃봉오리
뿌리

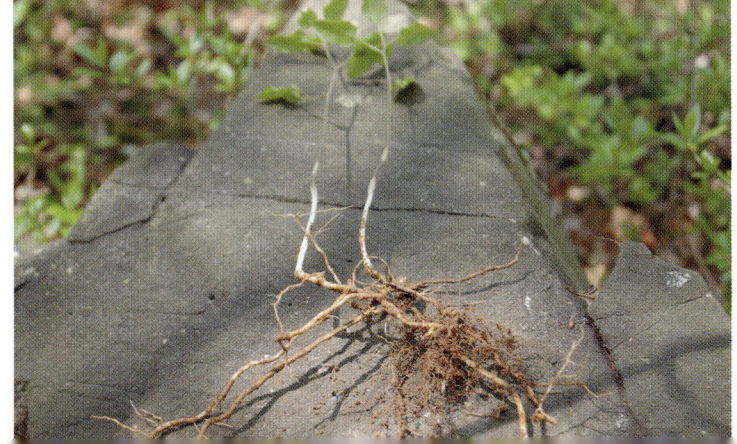

식용 비타민, 유기질을 함유한다. 봄에 어린 순을 살짝 데쳐서 나물로 먹는다. 씹는 맛이 부드럽고 향긋하다.

솔모노트 나물을 채취할 때는 되도록 환경이 청정한 산 속에서 하는 것이 좋다. 들에 나는 나물은 공해, 제초제, 쓰레기 등으로 오염되어 있을 가능성이 크기 때문이다. 특히 들에서 나물을 채취할 때는 제초제가 뿌려졌는지 확인해야 한다. 제초제는 쉽게 분해되지 않고 식물을 서서히 말려 죽이는데, 만일 잎이 누렇게 떴다면 제초제를 뿌린 것이다. 제초제는 주로 여름에 많이 치는데, 살포하고 나서 술을 마시면 피부에 묻은 제초제가 흡수되어 건강에 좋지 않으므로 주의한다.

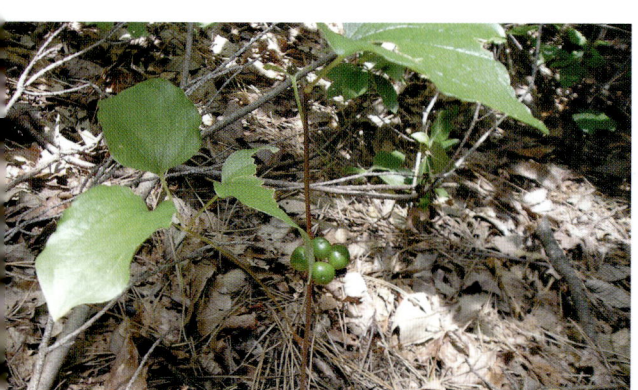

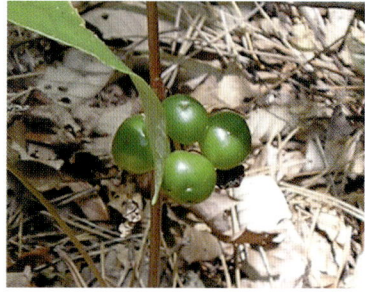

풋열매

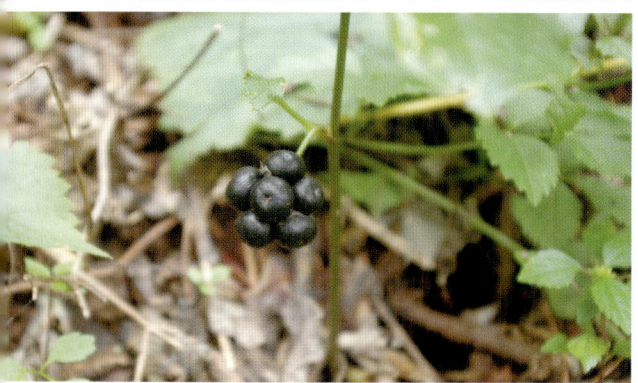

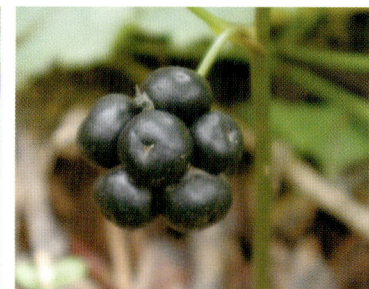

익은 열매

중국패모

Fritillaria thunbergii Miq.

약

- 백합과 여러해살이풀
- 분포지 : 산과 들 양지바른 곳
- 개화기 : 4~5월
- 결실기 : 7월
- 채취기 : 가을(뿌리)

- **별　명** : 상패모(象貝母), 절패모(浙貝母), 점패모(點貝母), 천패모(川貝母), 천패(川貝), 토패모(土貝母), 양천패(涼川貝), 대의모(大義母)
- **생약명** : 패모(貝母)
- **유　래** : 산과 들에서 잎이 댓잎처럼 나며, 꽃이 지고 나서 잎과 줄기가 노랗게 시드는 풀을 볼 수 있는데 패모이다. 옛날 중국에서 조개(貝)처럼 생긴 이 풀의 뿌리를 병약한 산모(母)가 먹고 건강한 아이를 낳았다 하여 패모라 한다.

생태

높이 30~80㎝. 뿌리가 알처럼 둥글고 딱딱하며, 2조각으로 나뉜다. 수염뿌리가 길고 무성하게 뒤얽혀 나며, 여러 개의 뿌리가 뒤엉켜 한 무더기이다. 뿌리껍질은 노란빛이 도는 흰색이다. 줄기는 곧고 무성하며 약간 흰빛이고, 가지는 치지 않는다. 잎은 가늘고 길며, 어긋나거나 2~3개씩 빙 둘러 나는데, 잎자루가 없고 잎맥이 세로로 길다. 줄기 위쪽에 나는 잎은 끝이 도르르 말린다. 꽃은 4~5월에 연노란색으로 피는데, 줄기 끝에 짧은 꽃자루가 여러 개 올라와 땅을 향해 꽃이 달린다. 꽃잎은 6장이고, 종모양으로 포개지며, 꽃잎 안쪽에 자줏빛이 도는 그물무늬가 있다. 꽃이 지면 줄기와 잎이 시들고 열매를 맺는다. 열매는 7월에 6각형으로 여무는데, 사방에 6개의 날개가 있다.

＊유사종 _ 패모

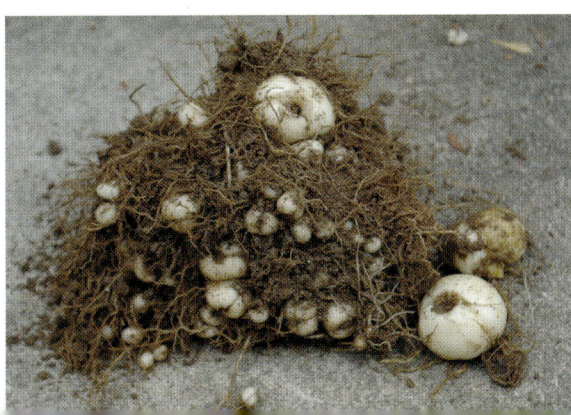

뿌리

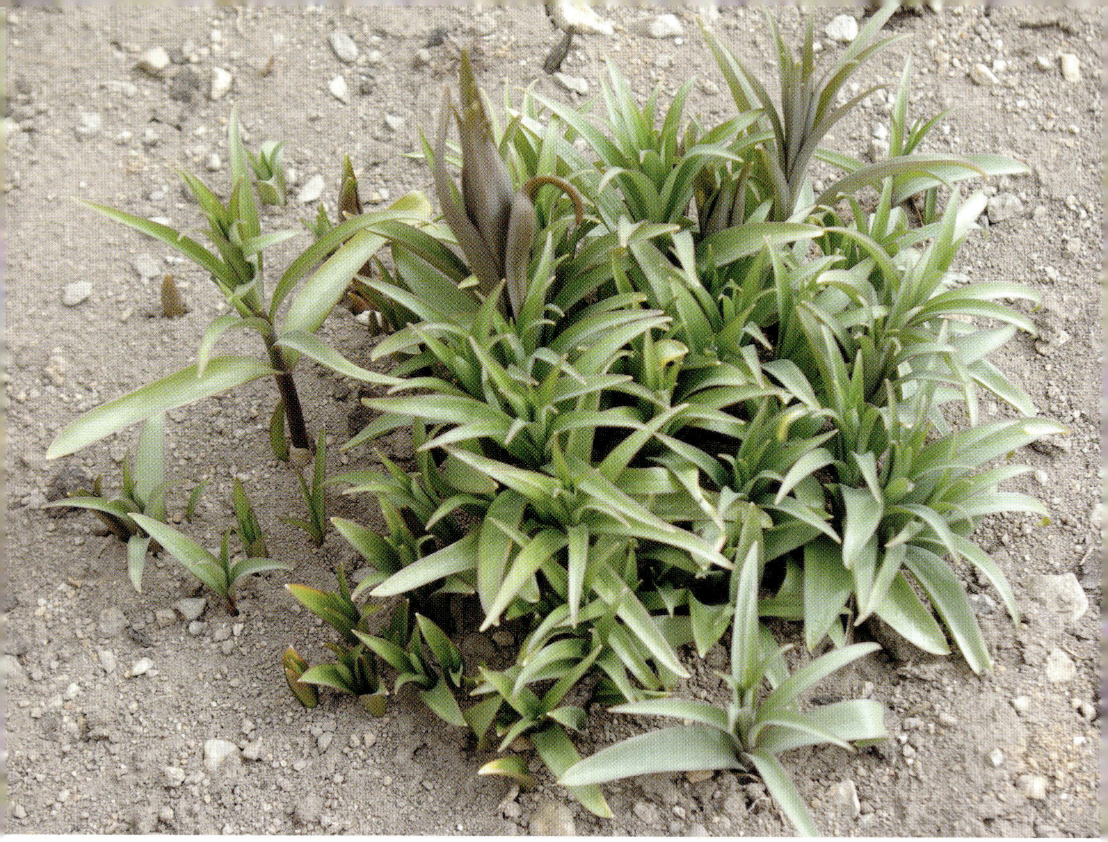

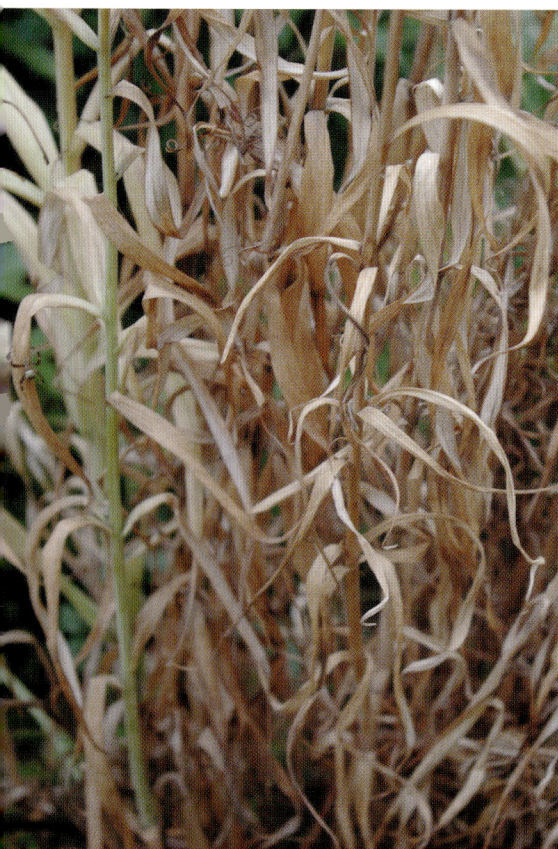
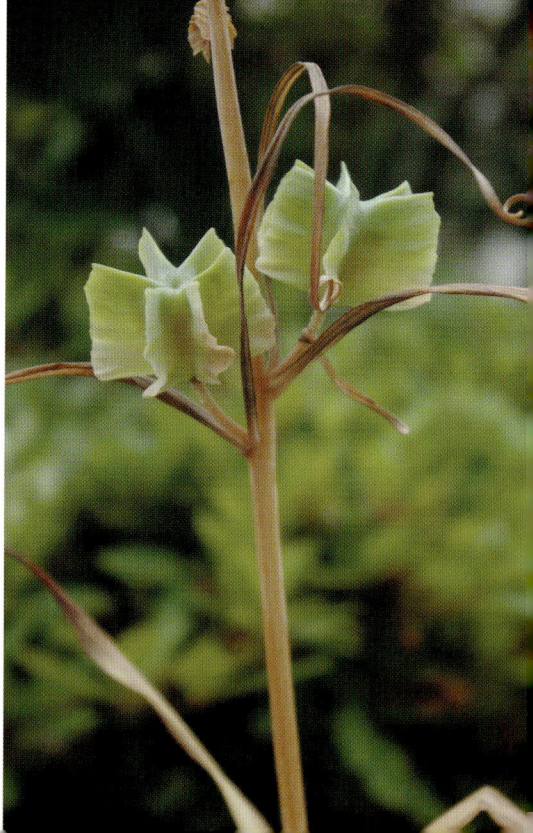

약용 한방에서 뿌리를 패모(貝母)라 한다. 열을 내리고, 뭉친 것을 풀어주며, 폐를 촉촉히 하고, 기침을 가라앉히며, 가래를 삭이는 효능이 있다. 마른기침을 오래할 때, 폐결핵, 젖몽울, 위산과다나 위궤양, 종기가 심하게 났을 때 약으로 처방한다. 뿌리는 구워서 심을 빼낸 후 햇빛에 말려 사용한다.

민간요법	
마른기침을 하고 가래에 피가 섞여 나올 때, 천식으로 기침을 발작적으로 할 때, 위가 쓰리고 아플 때	말린 뿌리 5g을 가루를 내어 먹는다.
산모가 기침을 많이 할 때, 갑상선기능항진증으로 가슴이 답답할 때	뿌리 10g에 물 700㎖를 붓고 달여 마신다.
종기가 곪았을 때	말린 뿌리를 가루를 내어 바른다.

주의사항
• 부자와는 상극이므로 함께 먹지 않는다.
• 차가운 성질의 약재이므로 오래 먹지 않는다.
• 마른기침이 아닌 기침에는 사용하지 않는다.
• 국산은 하얀 가루가 있으나, 중국산은 하얀 가루가 없다.

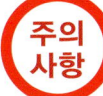
전체 모습
마른 줄기 | 열매

채취한 줄기 | 채취한 열매

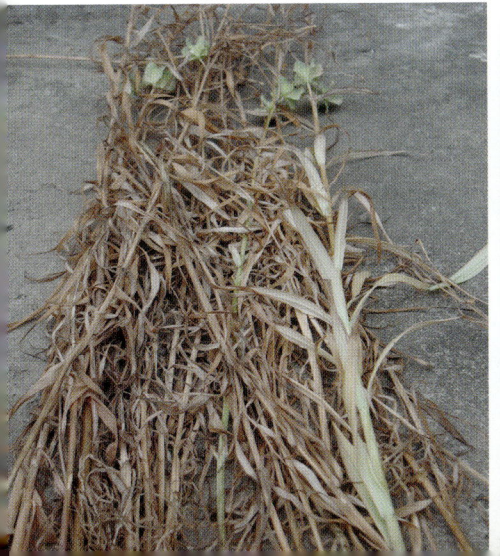
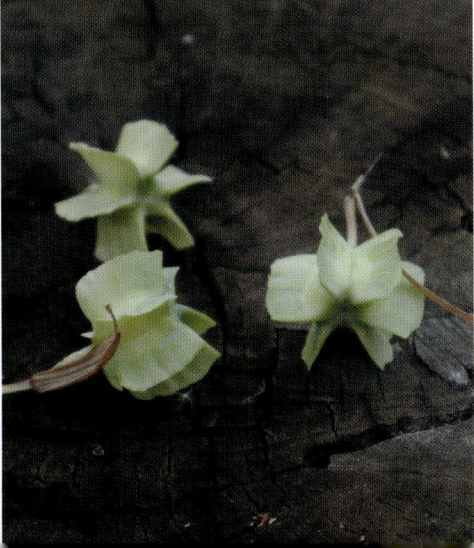

016 산자고

산자고 *Tulipa edulis* Baker
약 식 독

- ■ 백합과 여러해살이풀
- ■ 분포지 : 산 속 양지바른 풀밭
- 개화기 : 4~5월
- 결실기 : 7월
- 채취기 : 늦봄~여름(뿌리줄기)

- • 별　명 : 산자고(山茨菰), 주고(朱姑), 모고(毛姑), 금등(金燈), 녹제초(鹿蹄草), 까치무릇, 까추리, 물구, 물굿
- • 생약명 : 광자고(光慈姑)
- • 유　래 : 봄에 산 속에서 잎이 난초처럼 길쭉하고, 하얀 별처럼 생긴 꽃이 잠깐 피는 풀이 있는데 산자고이다. 물에 사는 소귀나물(자고)과 약효가 비슷하기 때문에 산에 사는 자고라는 뜻으로 산자고라 한다.

생태 높이 30cm. 뿌리는 타원형의 알뿌리이며, 뿌리껍질은 짙은 자주색이다. 뿌리 끝에는 굵은 수염뿌리가 드문드문 있다. 줄기는 곧고 길게 자라며, 흰빛이다. 잎은 2장씩 겹쳐 나는데, 길고 끝이 뾰족하며 세로로 홈이 있다. 잎 가장자리는 밋밋하다. 꽃은 4~5월에 흰색으로 피는데, 꽃줄기가 잎보다 짧게 올라와 위쪽을 향해 1송이씩 핀다. 꽃잎은 모두 6장으로 가늘고 길쭉하며, 바깥쪽에 짙은 자주색의 세로 줄무늬가 있다. 꽃잎 안쪽에는 노랗고 짧은 꽃술이 6개 있다. 열매는 7월에 삼각형으로 여문다.

＊유사종 _ 약난초, 두잎약난초

약용 한방에서 뿌리줄기를 광자고(光慈姑)라 한다. 열을 내리고, 독을 풀어주며, 뭉친 것을 풀어주고, 심장을 튼튼하게 하는 효능이 있다. 〈동의보감〉에 "산자고는 작은 종기, 목이나 겨드랑이에 생긴 멍울 및 멍울이 곪은 것을 낫게 하고 기미와 주근깨를 없앤다"고 하였다.

약물 중독, 뱀이나 벌레에 물렸을 때, 피부 종양, 종기에 약으로 처방한다. 뿌리줄기는 껍질을 벗겨서 찐 후 햇빛에 말려 사용한다.

민간요법	암, 신장결석, 통풍, 목이 붓고 아플 때, 관절이 부었을 때	뿌리줄기 3g에 물 400㎖를 붓고 달여 마신다.
	피부 종양, 종기가 곪았을 때, 뾰두라지, 기미나 주근깨	뿌리줄기를 생즙을 내어 바른다.

식용 스테로이드사포닌, 알칼로이드, 포도당, 전분을 함유한다. 약간 독성이 있으나 예전에는 뿌리를 불에 구워 먹거나, 뿌리 간 것을 여러 번 헹궈서 말려 전분을 만들어 먹었다. 약간 톡 쏘는 맛이 있다.

꽃

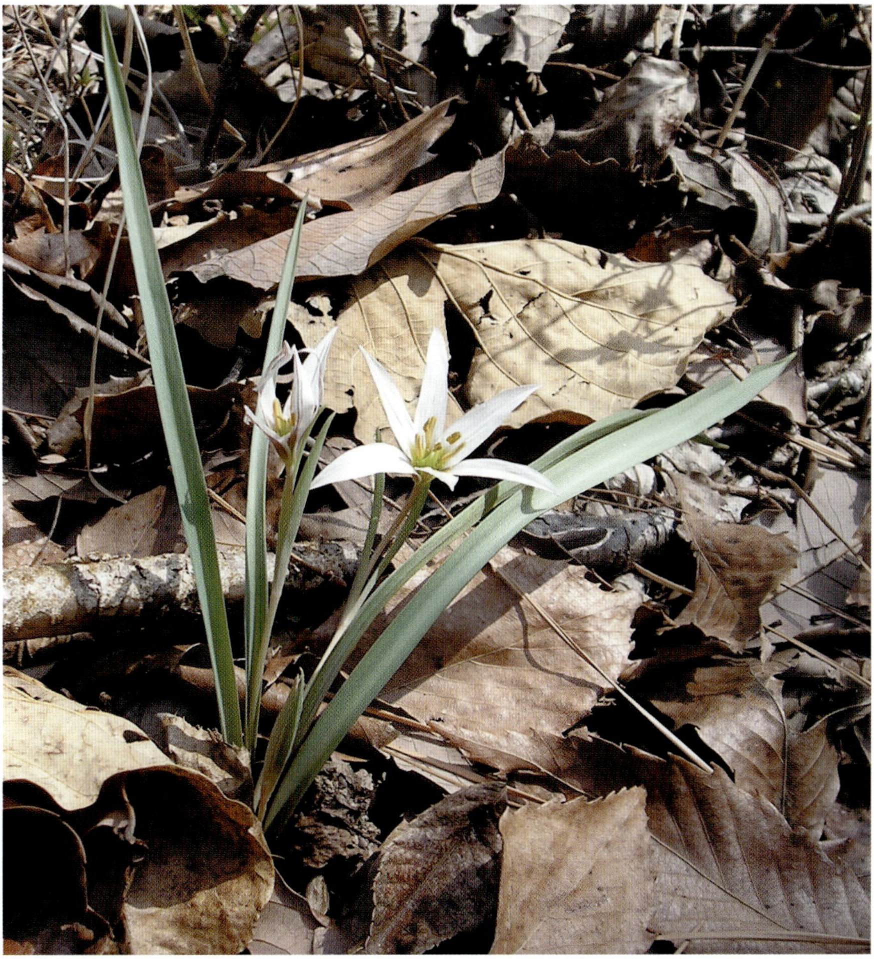

77

주의사항

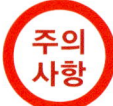

- 식물명 산자고와 약명 산자고(약난초, 두잎약난초)는 서로 다른 식물이지만 한방에서는 같은 약재로 쓴다.
- 약간 독성이 있어 복통과 구토, 설사, 혈변, 신경마비가 올 수 있으므로 소량만 쓴다.

솔뫼노트

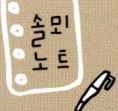

산에는 유독성 식물도 있기 때문에 꽃이나 잎, 열매를 함부로 따서 먹거나, 그것을 만진 손으로 눈을 비비거나, 아무 나뭇가지(예를 들면 협죽도)나 꺾어서 젓가락으로 사용하면 안 된다. 유독성 식물에 중독되면 어지럽거나 속이 메슥거리며, 심하면 설사를 한다.

뿌리

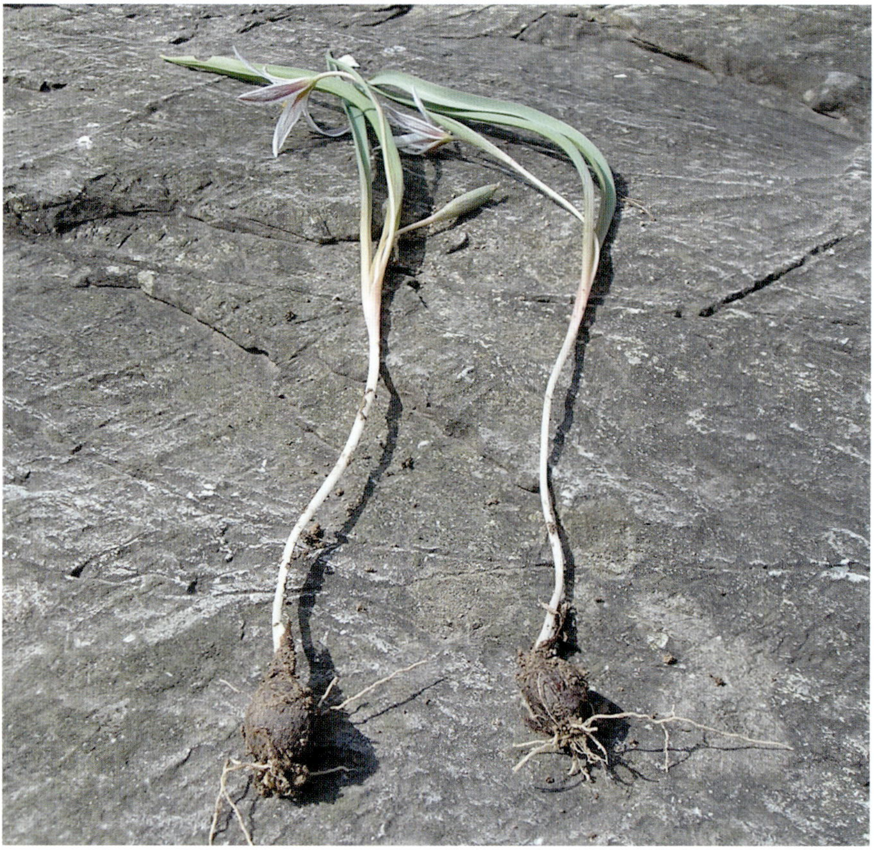

얼레지 *Erythronium japonicum* Decne.

- 백합과 여러해살이풀
- 분포지 : 높은 산 양지
- 개화기 : 3~5월
- 결실기 : 7~8월
- 채취기 : 겨울~여름(뿌리)

- 별 명 : 얼네지, 가재무릇, 산우두(山芋頭)
- 생약명 : 차전엽산자고(車前葉山慈故)
- 유 래 : 높은 산에서 잎에 붉은 얼룩이 얼룩덜룩 한 작은 풀이 무리지어 자라는 것을 볼 수 있는데 얼레지이다. 잎이 피부병인 어루러기에 걸린 것처럼 얼룩덜룩 하다 하여 얼레지라 부른다.

생태

높이 15~25㎝. 뿌리가 달걀모양의 알뿌리이며, 뿌리껍질이 옅은 갈색이다. 뿌리에는 길고 굵은 수염뿌리가 많다. 줄기는 곧고 약간 붉은 빛이다. 잎은 2장씩 마주나는데, 달걀모양이고 끝이 뾰족하다. 잎 앞면은 짙은 녹색 바탕에 검붉은 얼룩이 불규칙하게 있고, 뒷면은 검붉은 녹색이다. 잎에는 세로 잎맥이 3줄씩 있고, 잎 가장자리는 밋밋하다. 꽃은 3~5월에 연보라색으로 피는데, 꽃줄기가 길게 올라와 꽃이 아래쪽을 향해 달린다. 꽃잎은 모두 6장이며 별모양으로 펼쳐지는데, 기온이 올라가면 위쪽을 향해 ㄴ자로 말려 올라가며, 꽃잎 아래쪽에는 W자모양의 짙은 무늬가 있다. 꽃 속에는 꿀이 많다. 열매는 둥그스름하고 3군데가 각진 모양으로 7~8월에 여문다.

* 유사종 _ 흰얼레지

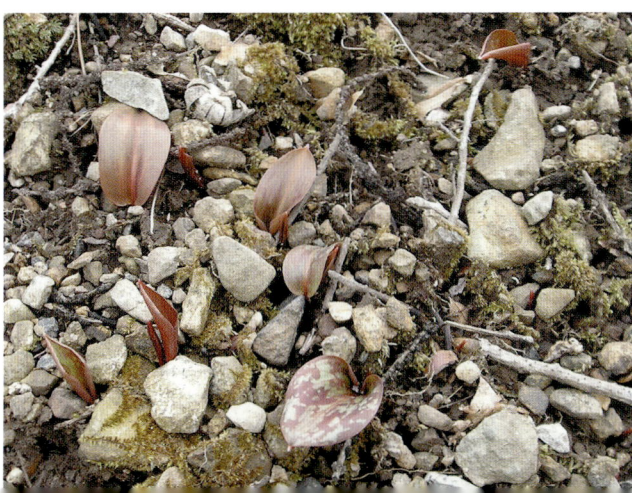

새순

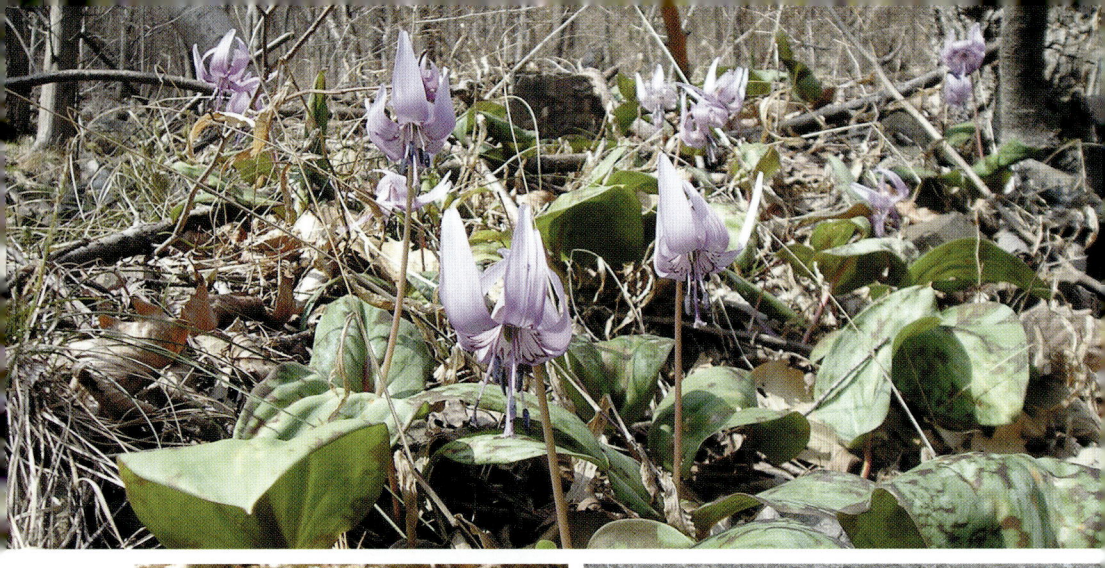

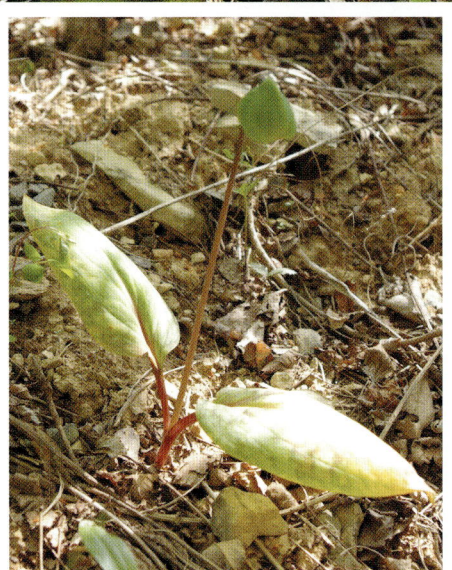

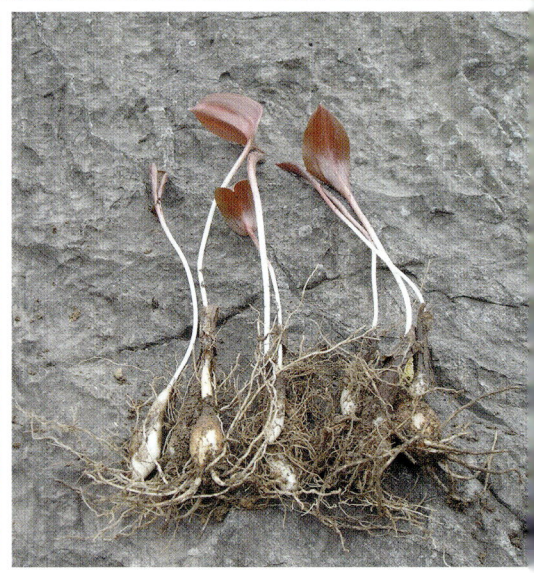

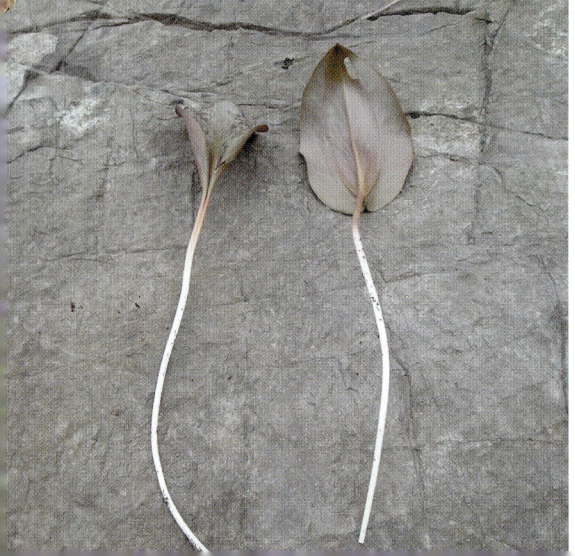

꽃
―
열매 | 뿌리
―
잎 앞뒤

약용

한방에서 뿌리를 차전엽산자고(車前葉山慈菰)라 한다. 기력을 북돋우고, 위와 뇌를 튼튼하게 하며, 염증을 가라앉히는 효능이 있다.

위염, 변비, 기침이 심할 때, 아이가 구토나 설사를 할 때 약으로 처방한다. 뿌리는 햇빛에 말려 사용한다.

민간요법		
위염, 구토, 변비, 장염, 배가 아프고 설사할 때, 기침이 심할 때	▶	뿌리 5g에 물 400㎖를 붓고 달여서 마신다.
종기, 화상	▶	생뿌리를 찧어 바른다.
땀띠	▶	말린 뿌리를 가루를 내어 바른다.

식용

전분을 많이 함유한다.

약간 독성이 있으나 예전에는 봄에 어린잎을 데쳐서 물에 담가 우려 나물로 먹거나, 그늘에 말려 묵나물로 먹었다. 뿌리는 말려서 가루를 내 죽을 쑤어 먹기도 하였다. 달착지근하면서 미끈거리는 맛이다.

주의사항
- 약간 독성이 있어 많이 먹으면 설사를 하므로 소량만 복용한다. 특히, 흰얼레지는 독성이 많으므로 먹지 않는다.

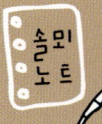
약간 독성이 있는 식물들은 대개 설사를 유발하기 때문에 변비가 심할 때 적당량을 복용하면 효과가 있다. 예를 들어 원추리, 자리공, 얼레지 등이 있다.

018 시호 약

시호 *Bupleurum falcatum* Linne 약

- 미나리과 여러해살이풀
- 분포지 : 전국의 높은 산과 들
- 개화기 : 8~9월
- 결실기 : 9~10월
- 채취기 : 봄과 가을(뿌리)

- **별 명** : 북시호(北柴胡), 죽엽시호(竹葉柴胡), 시초(柴草), 여초(茹草), 자호(紫胡), 산채(山菜), 뫼미나리
- **생약명** : 시호(柴胡)
- **유 래** : 높은 산에서 줄기가 가늘고, 잎이 댓잎처럼 생긴 풀을 볼 수 있는데 시호이다. 호(胡) 씨 성을 가진 사람이 열병에 걸린 아들에게 땔감으로 쓰던 이 풀(柴)을 달여 먹여 나은 후로 시호라 부른다.

생태

높이 40~70㎝. 뿌리가 줄기에 비해 굵고 짧으며, 수염뿌리가 많다. 뿌리껍질은 밝은 갈색이다. 줄기는 매우 가늘고 길며, 가지가 조금 갈라져 나온다. 잎은 드문드문 어긋나는데, 잎이 나온 자리가 마디처럼 보인다. 잎모양은 길고 갸름하며, 세로 잎맥이 있다. 잎 뒷면은 약간 희며, 잎 가장자리는 밋밋하다. 꽃은 8~9월에 초록빛이 도는 노란색으로 피는데, 짧은 꽃대가 올라와 위쪽에서 우산살처럼 가지가 벌어지고, 다시 위쪽에서 작은 우산살처럼 가지가 벌어져 끝에 아주 작은 꽃들이 달린다. 꽃잎은 5장이다. 열매는 9~10월에 타원형으로 여문다.

*유사종 _ 참시호, 개시호, 섬시호

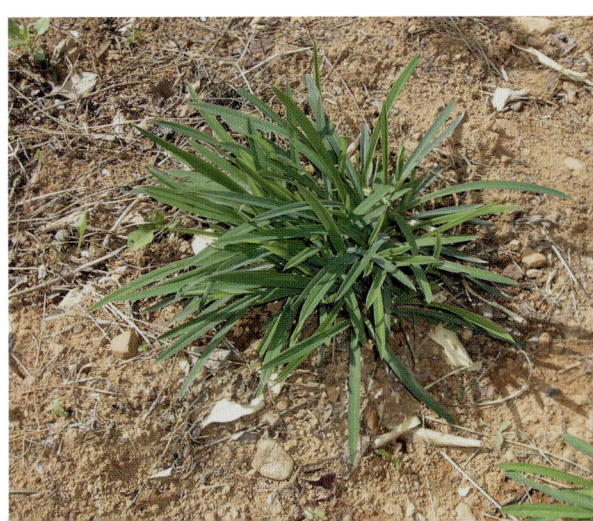

새순

약용

한방에서 뿌리를 시호(柴胡)라 한다. 열을 내리고, 통증을 가라앉히며, 균을 없애고, 오장을 이롭게 하며, 간에 뭉친 기운을 풀어주고, 눈을 밝게 하며, 몸을 가볍게 하고, 땀을 내며, 기운을 복돋우는 효능이 있다. 〈동의보감〉에는 "시호가 몸의 겉이나 속이 아닌 중초의 병을 치료하며, 목의 열을 내려준다"고 하였다.

오한과 고열이 번갈아 올 때, 열감기나 두통감기, 암, 몸이 허약하고 피로할 때, 위와 장에 피가 몰려 소화가 안 될 때, 위장을 편안히 하고 땀을 낼 때, 간질환, 황달, 기침이 심할 때, 심장이 약할 때 약으로 처방한다. 뿌리는 햇빛에 말려 사용한다.

민간요법

증상	처방
두통감기, 암, 심한 기침, 심장이 안 좋을 때, 간이 안 좋을 때, 생리불순, 풍기, 설사, 오십견, 팔다리가 쑤실 때, 신경이 예민할 때	뿌리 20g에 물 700㎖를 붓고 달여 마신다.
오한과 고열이 번갈아 올 때, 열감기	말린 뿌리 5g을 가루를 내어 먹는다.

뿌리 | 줄기

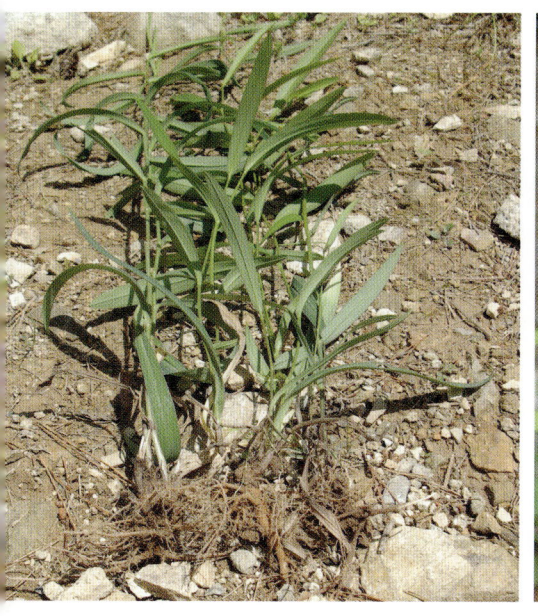
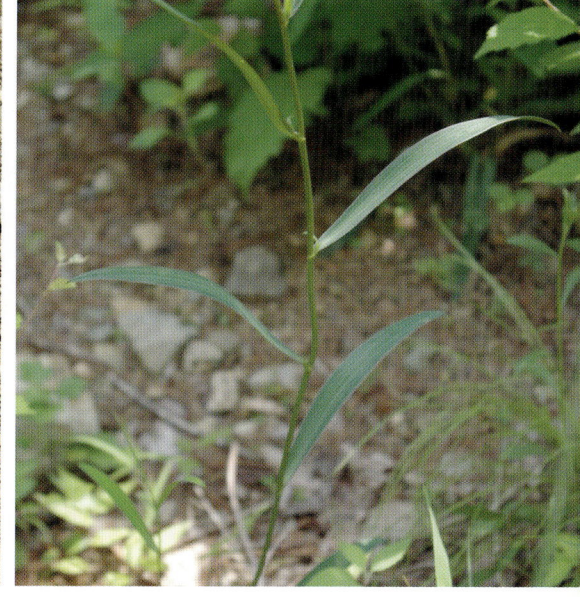

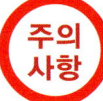

식용 사포닌, 올레산, 루틴, 지방유를 함유한다.
봄에 어린 순을 데쳐서 나물로 먹는다. 맛은 약간 쌉쌀하면서 달달하다.

주의사항
- 시호는 기를 위로 올려 밖으로 내보내는 약재이므로 기가 허한 사람, 몸이 허하여 열이 나는 사람, 간에 양기가 치솟아 있는 사람, 비위가 약한 사람은 먹지 않는다.
- 쇠붙이와는 상극이므로 질그릇이나 유리그릇에 달인다.
- 위병이나 풍에 쓸 때는 생으로, 기를 보할 때는 꿀에 볶아서, 몸이 허할 때는 식초에 볶아서 쓴다.
- 국산은 굵고 매끄러우며 밝은 노란색이지만, 중국산은 색이 짙고 겉면이 거칠다.

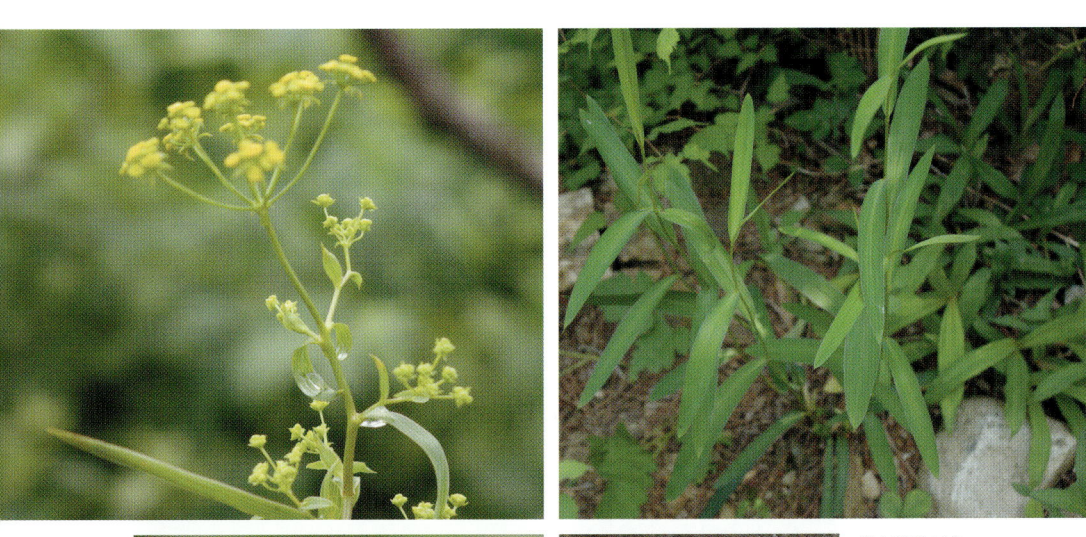

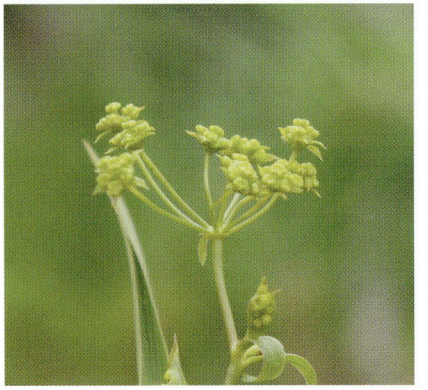

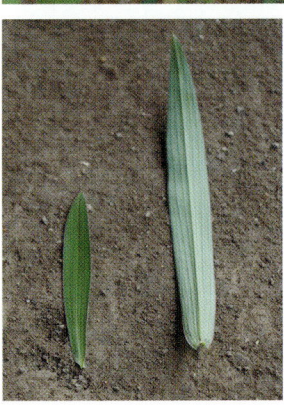

꽃 | 전체 모습
꽃봉오리 | 잎 앞뒤

고본

Ligusticum sinense Oliv

- 미나리과 여러해살이풀
- 분포지 : 깊은 산기슭
- 개화기 : 8~9월
- 결실기 : 10~11월
- 채취기 : 봄과 가을(뿌리)

- 별 명: 고발(藁茇), 괴경(槐卿), 귀경(鬼卿), 미경(微莖), 산채(山茝), 산곽향(山藿香), 울향(蔚香), 지신(地新)
- 생약명: 고본(藁本)
- 유 래: 가을에 깊은 산에서 잎이 코스모스처럼 좁게 갈라지고 좋은 향이 나는 풀을 볼 수 있는데 고본이다. 마른 나무(藁) 같은 뿌리(本)가 난다 하여 고본이라 부른다.

생태

높이 30~80cm. 뿌리가 나무처럼 굵고 단단하며 잘 꺾인다. 뿌리껍질은 얕은 주름이 있으며 짙은 갈색이다. 줄기는 굵고 짧게 여러 개가 함께 올라오며, 밑동 중간에서 가지가 벌어진다. 잎은 어긋나는데, 긴 잎자루가 삼지창처럼 가지를 치며, 매우 가늘고 긴 잎들이 삼각형으로 모여 달린다. 꽃은 8~9월에 흰색으로 피는데, 짧은 꽃대가 우산살처럼 가지를 치고 다시 우산살처럼 가지를 친 끝에 아주 작은 꽃들이 모여 달린다. 열매는 10~11월에 검은 갈색으로 여무는데, 모양은 납작한 타원형이고 날개가 있다.

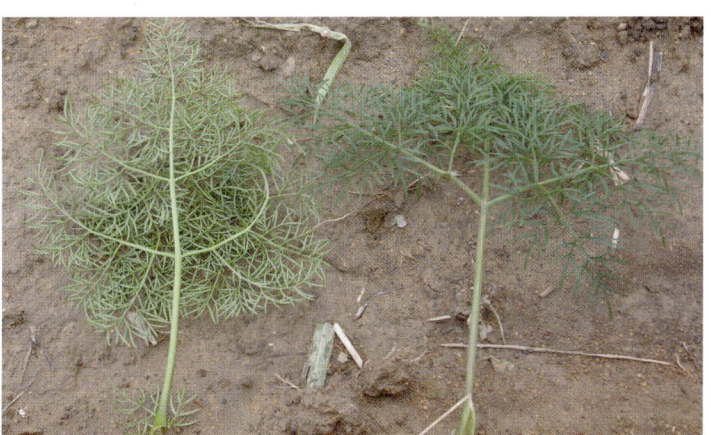

잎 앞뒤

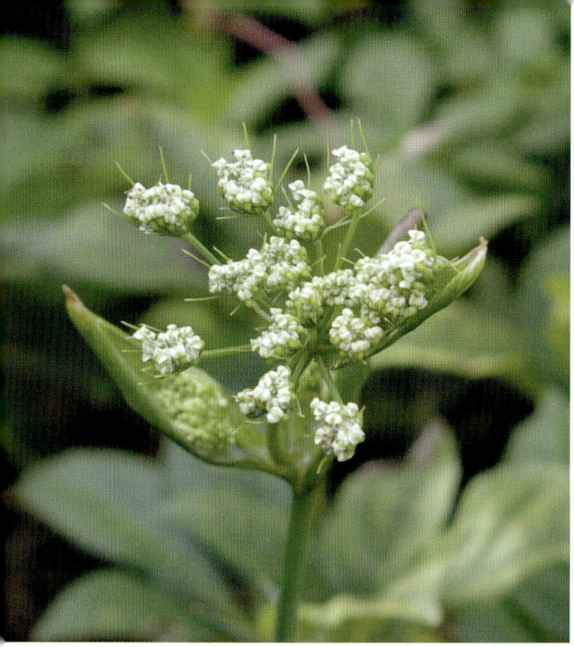

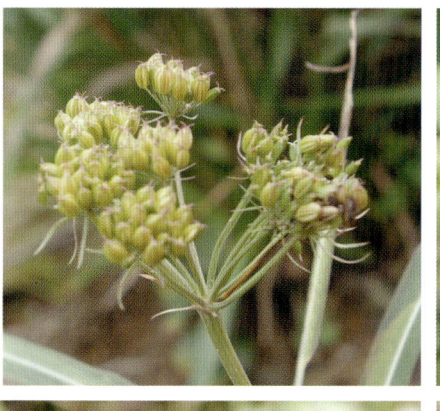

꽃
―
열매
―
열매

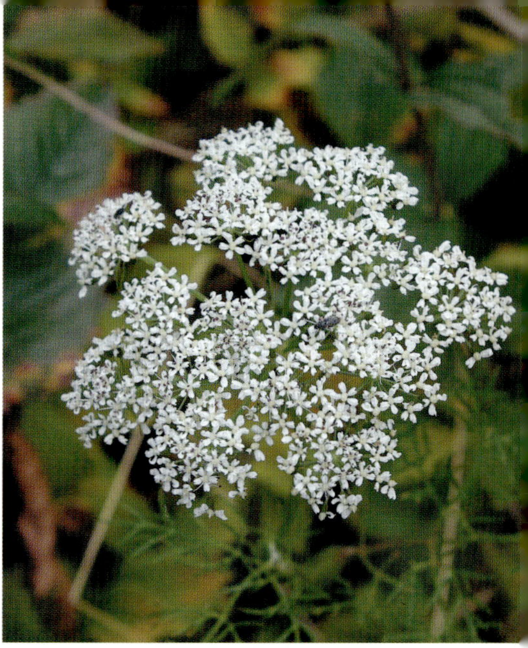

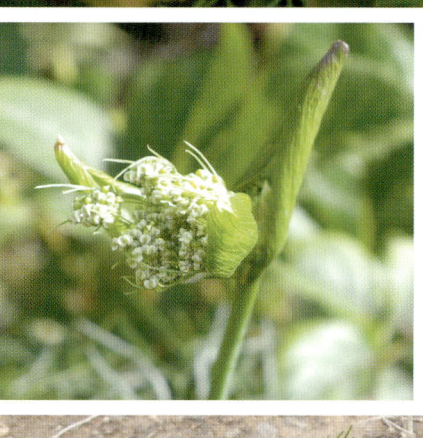

꽃
―
꽃봉오리
―
뿌리

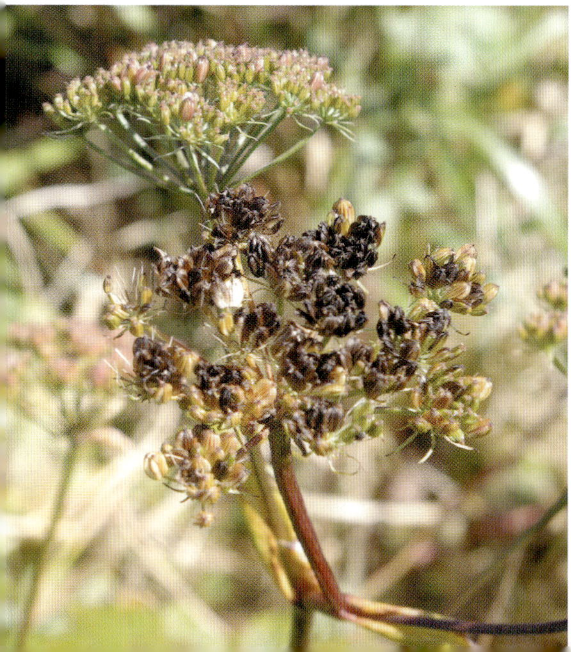

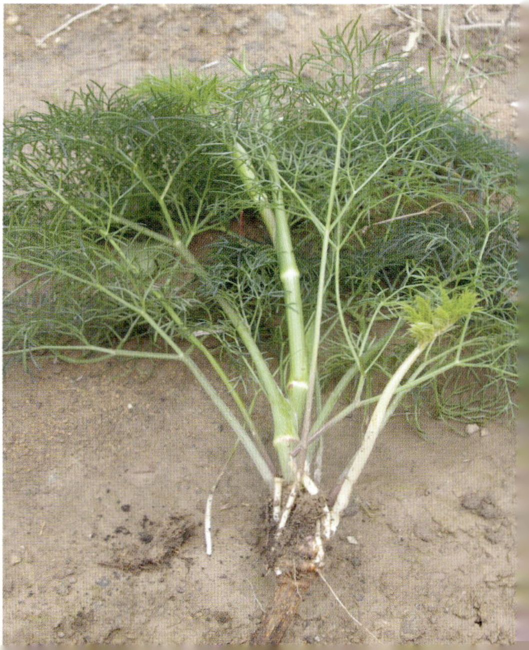

약용

한방에서 뿌리를 고본(藁本)이라 한다. 풍과 습한 기운을 몰아내고, 한기를 흩어주며, 열을 내리고, 염증을 없애며, 통증을 가라앉히는 효능이 있다. 두통, 감기, 심한 기침과 가래, 심한 치통, 팔다리가 쑤시고 아플 때, 손발 저림, 관절염, 습진이나 아토피에 약으로 처방한다. 뿌리는 햇빛에 말려 사용한다.

민간요법

증상	방법
두통, 감기, 심한 기침과 가래, 심한 치통, 몸이 차고 배가 아플 때, 팔다리가 쑤시고 아플 때, 손발 저림, 관절염, 설사	뿌리 10g에 물 700㎖를 붓고 달여 마신다.
신경쇠약	말린 뿌리 8g을 가루를 내어 먹는다.
습진이나 아토피, 기미나 여드름	뿌리 달인 물을 바른다.

주의사항

- 열이 나거나 빈혈로 머리가 아픈 사람은 먹지 않는다.
- 뿌리를 잘랐을 때 노란 점이 있는 것이 약효가 좋다.
- 국산은 뿌리가 단단하고 껍질 색이 진하나, 중국산은 껍질 색이 연하다.

솔모 노트

식물은 특정 지역에서 잘 자라는 성질이 있으므로 한 번 약초가 발견된 곳은 토질이나 지형을 잘 알아두는 것이 좋다. 그러면 다른 곳에서도 이 정보를 이용하여 같은 약초를 찾아낼 수 있다.

전체 모습

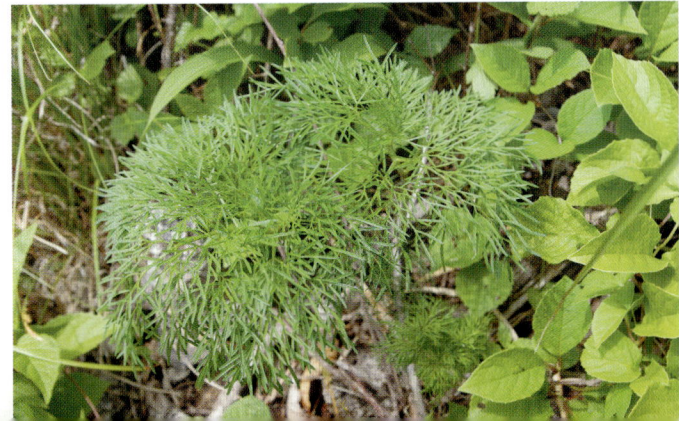

020 기름나물

기름나물 *Peucedanum terebinthaceum* Fisch.

약 식

- 미나리과 세해살이풀
- 분포지 : 산 속 양지바르고 물이 잘 빠지는 곳
- 개화기 : 7~9월
- 결실기 : 10월
- 채취기 : 가을(뿌리)

- 별 명 : 산기름나물, 참기름나물
- 생약명 : 석방풍(石防風)
- 유 래 : 여름에 산 속에서 꽃은 참나물과 비슷하지만 잎이 깊게 갈라지는 나물을 볼 수 있는데 기름나물이다. 잎모양이 기름하다(길쭉하다) 하여 기름나물이라 부른다. 물가에서 자라는 갯기름나물과 비교하여 진짜 기름나물이라는 뜻으로 참기름나물이라고도 한다.

생태

높이 30~90㎝. 뿌리가 굵고 길며, 뿌리껍질은 짙은 갈색이다. 줄기는 굵게 올라오는데, 중간에 가지를 많이 친다. 잎은 어긋나는데, 잎자루가 길고, 전체가 타원형이며 3갈래로 갈라진다. 잎 가장자리는 매우 깊게 파인 톱니모양으로 잎 전체가 가닥가닥 갈라져 보인다. 꽃은 7~9월에 흰색으로 피는데, 긴 꽃대 끝에 10여 개의 가지가 우산살처럼 벌어지고, 그 가지 끝에 다시 짧은 가지 10여 개가 우산살처럼 펼쳐져서 끝에 아주 작은 꽃들이 수없이 많이 뭉쳐 달린다. 꽃이 필 때 공 같은 모양의 붉은 벌레집이 달리기도 한다. 열매는 10월에 작고 납작한 타원형으로 여문다. 열매 가장자리에는 날개가 달려 있다.

* 유사종 _ 털기름나물, 갯기름나물

잎 앞뒤 | 뿌리

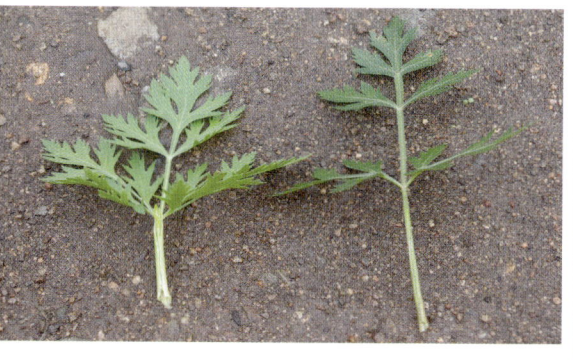
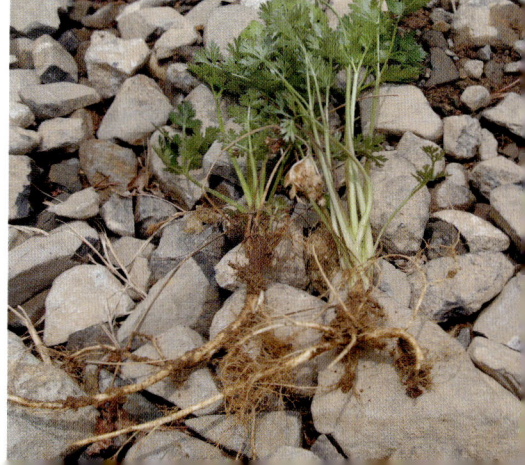

약용 한방에서 뿌리를 석방풍(石防風)이라 하며, 방풍(防風) 대용으로 사용한다. 몸이 튼튼해지고, 통증을 가라앉히며, 풍을 없애고, 약독을 푸는 효능이 있다.

감기, 기관지염, 기침이 심할 때, 중풍, 신경통에 약으로 처방한다. 중국에서는 인삼 대신 쓰기도 한다. 뿌리는 햇빛에 말려 사용한다.

민간요법		
	기침감기나 열감기, 열이 나지만 땀이 없을 때, 기관지염, 풍기	뿌리 10g에 물 400㎖를 붓고 달여 마신다.
	생리불순, 신장결석, 간질	뿌리째 캔 줄기 10g에 물 400㎖를 붓고 달여 마신다.
	신경통, 두통	뿌리 200g에 소주 1.8ℓ를 붓고 6개월간 숙성시켜 마신다.

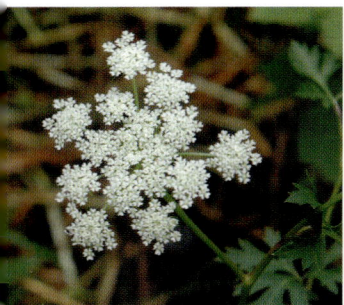

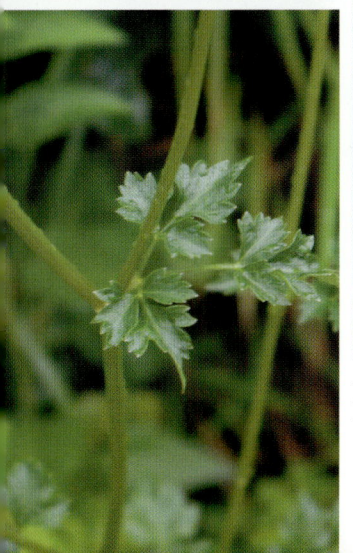

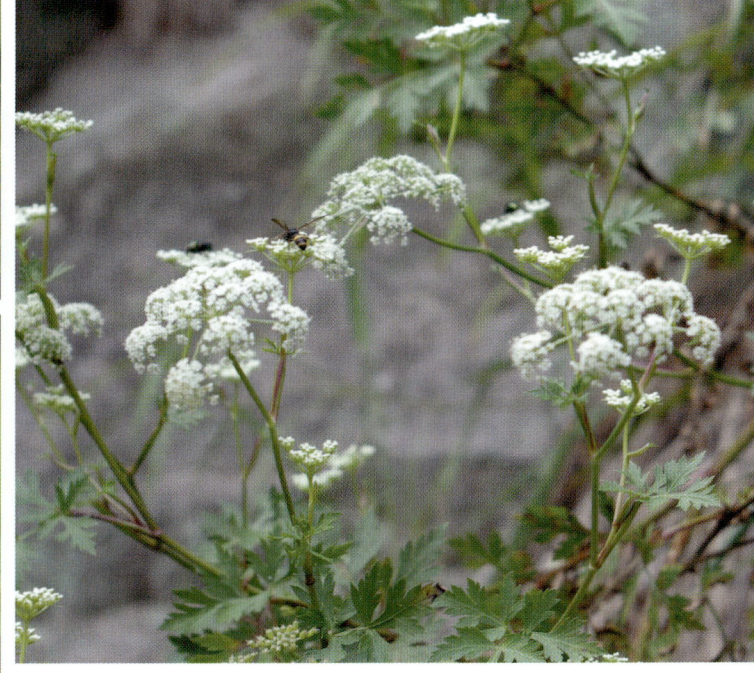

꽃 / 줄기 | 꽃

식용 　타닌, 플라보노이드, 정유를 함유한다.
봄에 어린잎을 쌈으로 먹거나 살짝 데쳐서 나물로 먹는다. 약간 시큼하고 쓴맛이 있다.

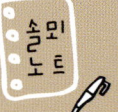 　• 갯기름나물(목방풍)도 약효가 비슷하다.

솔미노트
산나물의 경우 깊은 산에서 자라는 것은 연하고 씹는 맛과 향이 좋지만, 야산에서 자라는 것은 빨리 억세지고 맛도 씁쓸하다. 양지에서 자라는 나물은 금세 자라고 빨리 억세지는 반면, 숲 그늘에서 자라는 나물은 햇빛을 적게 받아 나물이 보들보들하고 연하기 때문이다. 나물을 재배할 때도 이런 원리를 응용하면 좋은데, 되도록 햇빛이 적게 드는 나무 밑 반그늘에서 키우면 상품성이 높아진다.

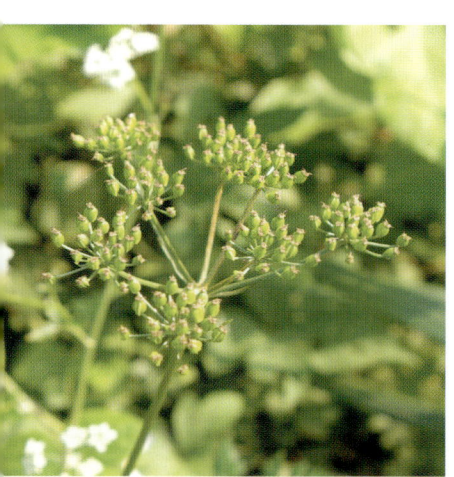

열매 | 전체 모습

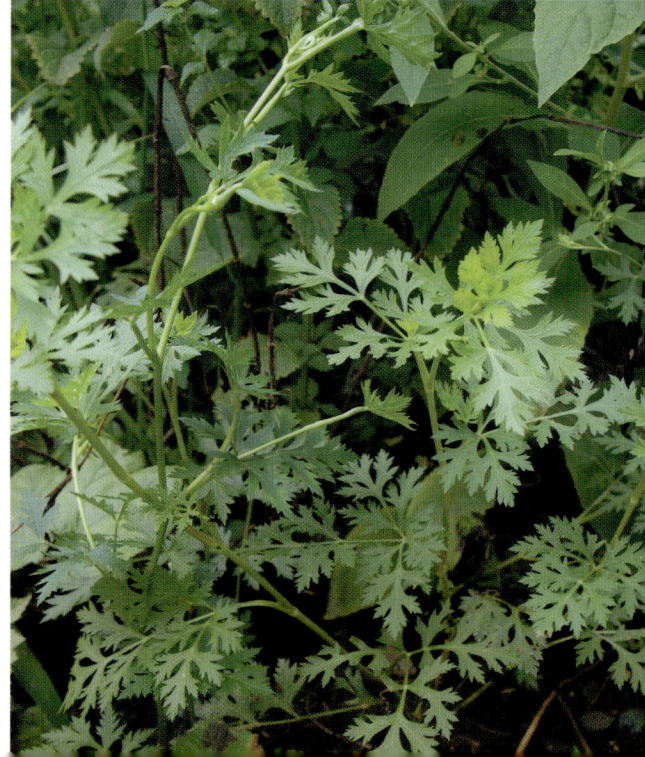

큰참나물

Ostericum melanotilingia (H.D.Boiss.)

- 미나리과 여러해살이풀
- 개화기 : 8~9월
- 결실기 : 10월
- 분포지 : 중부 이남의 산 속 반그늘
- 채취기 : 가을(뿌리)

- 별 명 : 진삼(珍蔘)
- 생약명 : 지과회근(知果茴芹)
- 유 래 : 산 속에서 참나물과 비슷하나 키가 훨씬 크고 붉은 자주색 꽃이 피는 나물을 볼 수 있는데 큰참나물이다. 키가 큰 참나물이라 하여 큰참나물이라 부른다.

생태

높이 50~100㎝. 뿌리가 굵고 여러 갈래로 갈라지며, 잔뿌리가 적다. 속에 심이 있어 질기고 단단하며, 뿌리껍질은 밝은 갈색이다. 줄기는 곧게 올라오는데, 밑동이 붉은빛이며, 짧은 털이 성기게 있다. 잎은 긴 잎자루에 3장씩 붙어 나는데, 잎모양이 둥글면서 끝이 뾰족하고, 잎 가장자리가 큰 톱니모양이다. 꽃은 8~9월에 붉은빛을 띤 자주색으로 피는데, 긴 꽃대 끝이 우산처럼 가지가 벌어져 아주 작은 꽃들이 하늘을 향해 달린다. 열매는 10월에 작고 납작한 타원형으로 여문다.

* 유사종 _ 참나물

전체 모습 | 잎 앞뒤

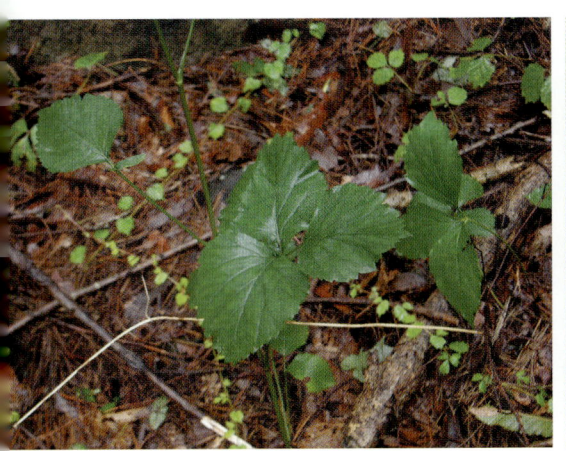
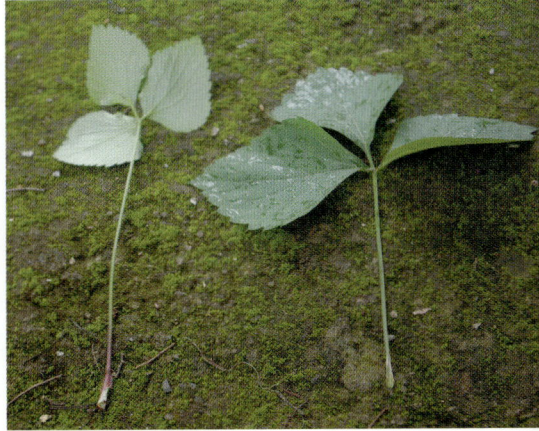

약용 한방에서 뿌리를 지과회근(知果茴芹)이라 한다. 풍을 없애고, 찬 기운을 몰아내며, 통증을 가라앉히는 효능이 있다.

배가 차고 아플 때, 설사, 고혈압, 간염이나 폐렴, 빈혈, 고열, 중풍 예방, 신경통에 약으로 처방한다. 뿌리는 그늘에 말려서 사용한다.

민간요법	
배가 차고 아플 때, 설사, 피가 탁할 때, 빈혈, 폐렴이나 천식, 당뇨, 신경통, 갑상선 이상	뿌리 10g에 물 700㎖를 붓고 달여 마신다.
간염, 고열, 고혈압	줄기와 잎으로 생즙을 내어 마신다.
소화가 안 될 때	씨앗 8g에 물 700㎖를 붓고 달여 마신다.
중풍 예방, 강장제	뿌리 200g에 소주 1.8ℓ를 붓고 6개월간 숙성시켜 마신다.
벌에 쏘였을 때, 뱀에 물렸을 때, 습진, 종기, 치통	뿌리째 캔 줄기를 생으로 찧어 바른다.

뿌리

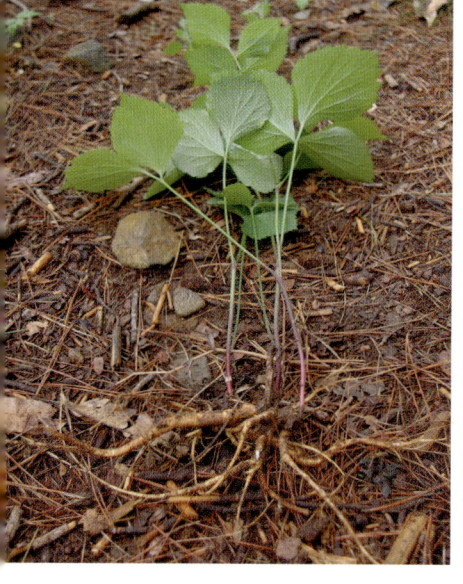
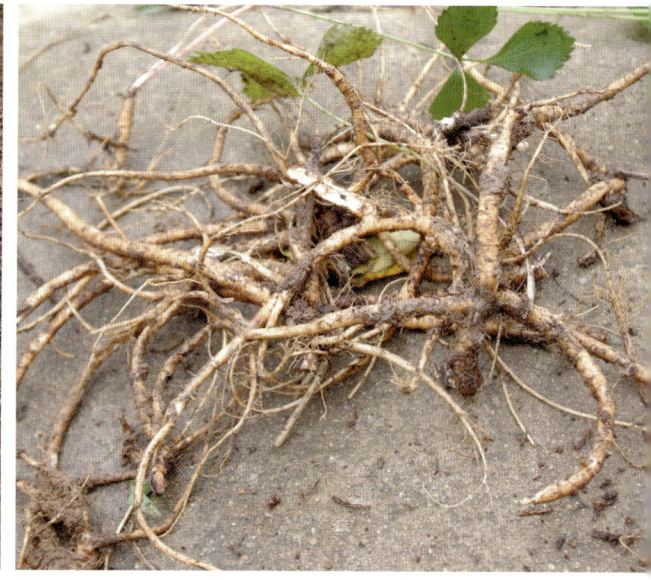

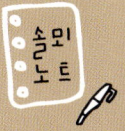 **식용** 비타민, 철분, 칼슘을 함유한다.
봄에 어린 순을 살짝 데쳐서 나물로 먹는다. 달달하면서 개운한 향이 난다.

> **솔모노트** 약초를 캐러 산에 오를 때는 먼저 산을 상중하로 3등분한 다음 음지와 양지로 구분하는 것이 좋다. 산 높이에 따라 기후조건이 다르고, 식물의 분포도 달라지기 때문이다. 그러므로 상단, 중간, 하단에서 자라는 식물은 물론 음지와 양지에서 자라는 식물에 대해서도 각각 숙지해두는 것이 좋다.

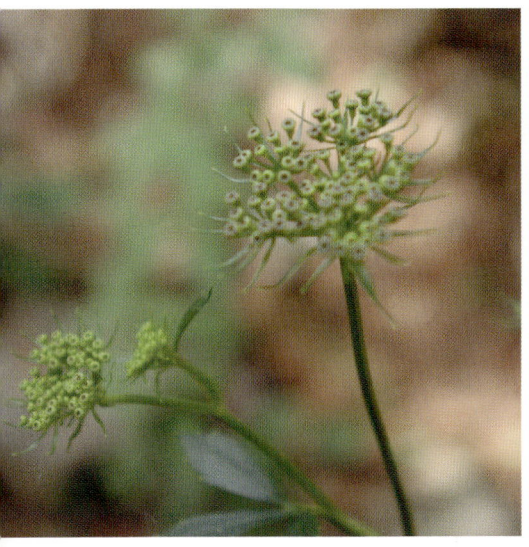
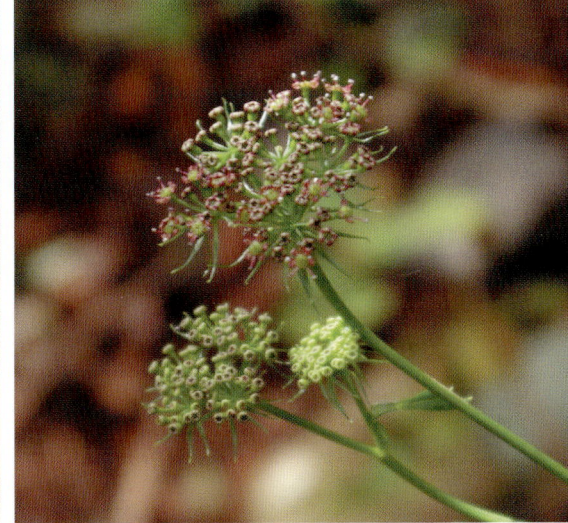

꽃봉오리 | 꽃
열매

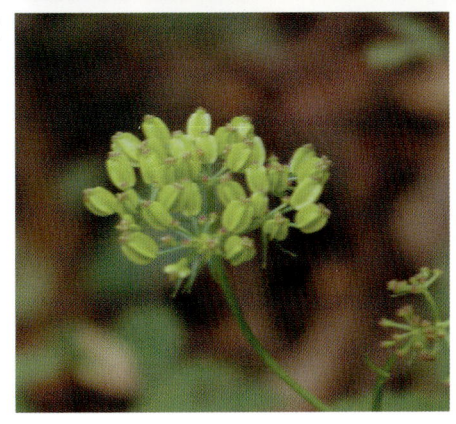

022 가는참나물

가는참나물

Pimpinella koreana Nakai

약

- 미나리과 여러해살이풀
- 개화기 : 7~8월
- 결실기 : 10월
- 분포지 : 깊은 산 나무 그늘
- 채취기 : 가을(뿌리)

- 별　　명 : 산미나리
- 생약명 : 대엽근(大葉根), 가회근(假茴根)
- 유　　래 : 여름에 산 속 나무 그늘 아래에서 꽃은 참나물과 비슷하나 잎이 잘게 갈라져 있는 나물을 볼 수 있는데 가는참나물이다. 잎이 가는 참나물이라 하여 가는참나물이라 부른다.

생태

높이 60~100㎝. 뿌리가 굵고 곧으며, 전체에 수북하게 난다. 뿌리껍질은 짙은 갈색이다. 줄기는 가늘고 길며, 연해서 잘 꺾인다. 잎은 3장씩 붙어 나는데, 잎 가장자리가 잘게 갈라지고 깊은 톱니가 있다. 꽃은 7~8월에 흰색으로 피는데, 꽃대가 길게 올라와 사방으로 가지를 치고, 이 가지가 다시 사방으로 가지를 쳐서 끝에 아주 작은 꽃들이 달린다. 열매는 10월에 넓적한 타원형으로 여문다.

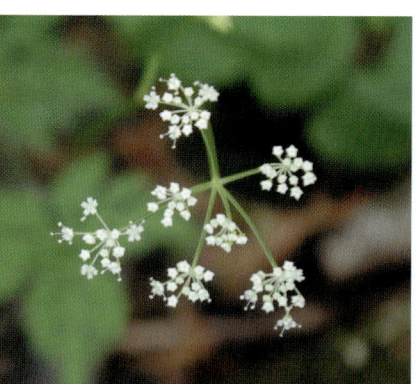

꽃 | 전체 모습

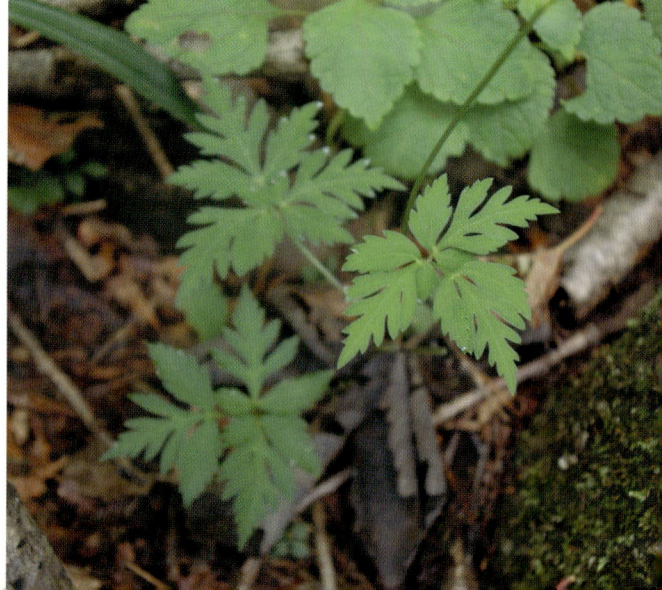

약용 한방에서 뿌리를 대엽근(大葉根)이라 한다. 풍을 없애고, 찬 기운을 몰아내며, 통증을 가라앉히는 효능이 있다.

고열, 배가 차고 설사할 때, 고혈압, 간염, 빈혈, 중풍 예방, 신경통에 약으로 처방한다. 뿌리는 그늘에 말려 사용한다.

민간요법		
	고열, 배가 차고 설사할 때, 빈혈, 중풍 예방, 신경통	뿌리 10g에 물 700㎖를 붓고 달여 마신다.
	간염, 고열, 고혈압	줄기와 잎을 생즙을 내어 마신다.
	중풍 예방, 강장제	뿌리 200g에 소주 1.8ℓ를 붓고 6개월간 숙성시켜 마신다.
	벌에 쏘였을 때, 뱀에 물렸을 때, 습진	뿌리째 캔 줄기를 생으로 찧어 바른다.

식용 비타민, 철분, 칼슘을 함유한다.
봄에 어린 순을 쌈으로 먹거나 살짝 데쳐 나물로 먹는데 향긋하다.

주의사항
- 참나물과 약효가 비슷하다.
- 차가운 성질의 약재이므로 몸이 찬 사람은 먹지 않는다.

잎 앞뒤 | 뿌리

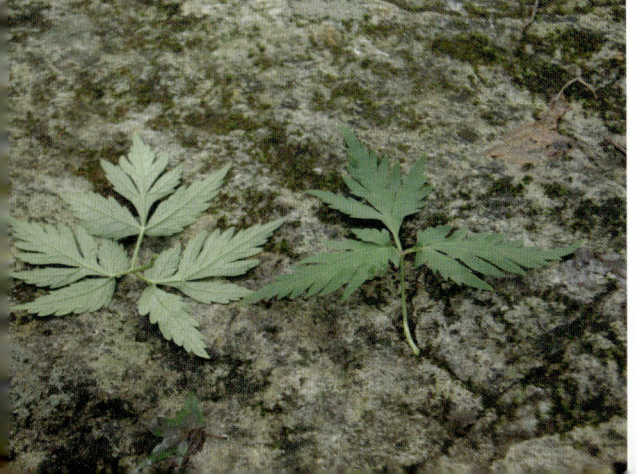
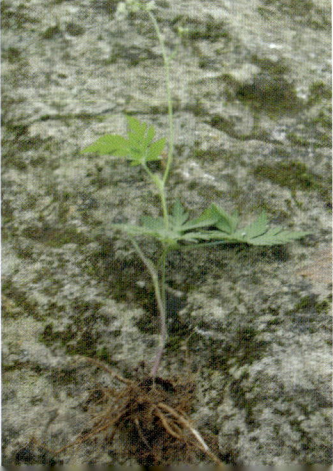

95

023 솜아마존

솜아마존 *Cynanchum amplexicaule* (S. et Z.) Hemsl.

- 박주가리과 여러해살이풀
- 분포지 : 중부 이남 산과 들
- 개화기 : 6~7월
- 결실기 : 9월
- 채취기 : 가을(뿌리)

- 별 명 : 합장소, 들협두
- 생약명 : 백전(白前)
- 유 래 : 가을에 산이나 들에 잎이 혓바닥처럼 길쭉하고, 열매가 뿔처럼 길고 뾰족한 풀이 있는데 솜아마존이다. 박주가리과 백미꽃을 아마존이라고 하는데 이것과 비슷하게 생겼으며, 꽃부리에 털이 있다 하여 솜아마존이라 부른다.

생태

높이 40~60㎝. 뿌리가 가늘고 길며, 수염처럼 수북하다. 뿌리껍질은 아주 흰색에 가까운 밝은 갈색이다. 줄기는 약간 굽어서 올라오며, 중간에 긴 가지가 나온다. 잎은 잎자루가 없고 마주나는데 긴 타원형으로 끝이 무디거나 뾰족하고, 잎 앞면이 짙으며, 가장자리는 밋밋하다. 꽃은 6~7월에 연노란색으로 피며, 작고 둥근 꽃잎이 5장 있다. 꽃자루는 짧다. 열매는 9월에 여무는데, 굵고 짧은 고추처럼 위쪽은 통통하고 아래쪽은 뾰족하다. 열매가 다 익으면 솜털 달린 씨앗이 나와 바람에 날려 번식한다.

*유사종 _ 검은솜아마존

뿌리 | 전체 모습

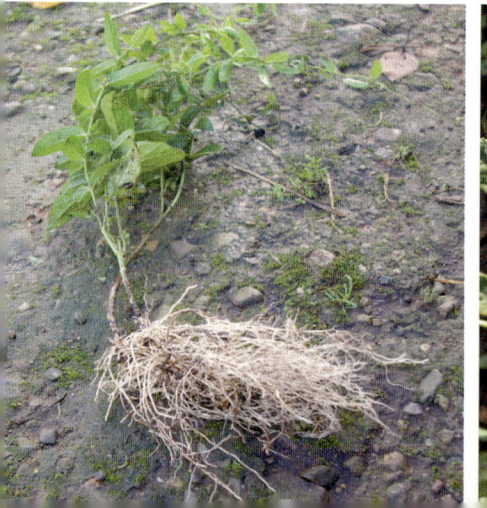
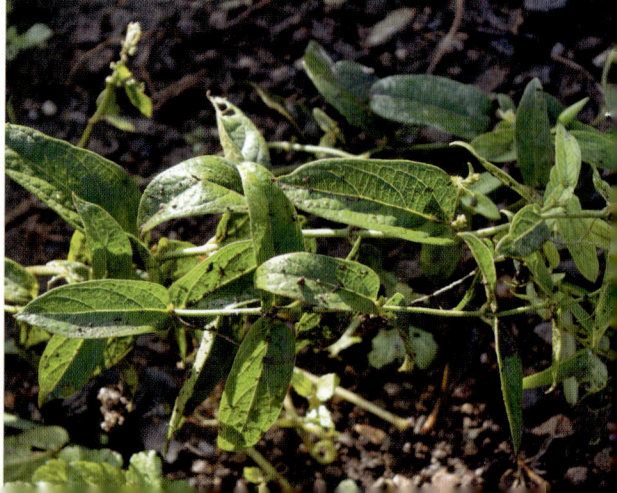

약용 한방에서 뿌리를 백전(白前)이라 하며, 백미(白薇, 민백미꽃) 대용으로 사용한다. 폐의 열을 내리고, 부기를 가라앉히며, 피를 멎게 하는 효능이 있다. 열이 심하고 손발이 부을 때, 중풍, 심한 기침, 천식, 붉은 소변이 나올 때 약으로 처방한다. 뿌리는 햇빛에 말려 사용한다.

민간요법
열이 심하고 손발이 부을 때, 중풍, 기침과 가래가 심할 때, 천식, 붉은 소변이 나올 때, 위가 안 좋을 때, 산후 미열이 나고 피로할 때

→ 뿌리 200g에 물 700㎖를 붓고 달여 마신다.

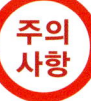
주의사항 • 백미꽃, 민백미꽃, 덩굴민백미꽃, 흑박주가리, 산해박도 약효가 비슷하다.

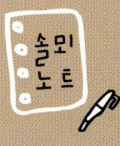
솔이노트 꽃이 필 무렵에 식물을 옮겨 심으면 식물이 위기를 느껴서 정상적인 경우보다 꽃이 빨리 피고 빨리 진다. 또한 한낮에는 잎에서 증산작용이 활발히 일어나는데, 이 때 식물을 옮겨 심으면 줄기와 잎에 수분이 부족해 말라버릴 수 있으므로 해지고 난 저녁에 옮겨 심는 것이 좋다.

꽃 | 열매 | 잎 앞뒤

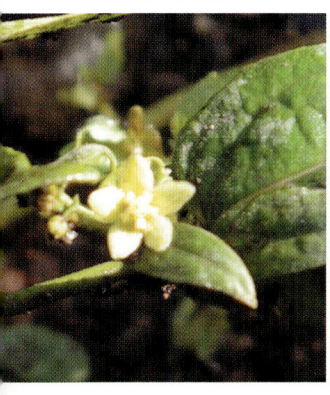
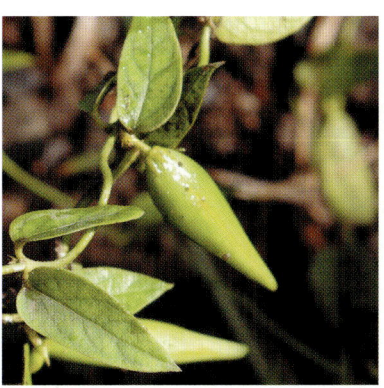
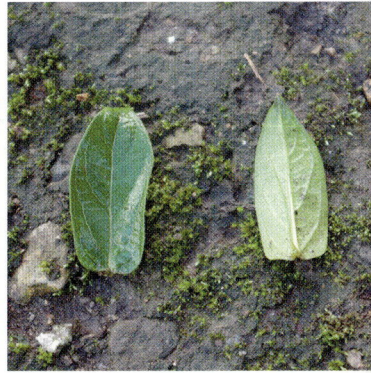

024
꿩의다리
아재비
약 식

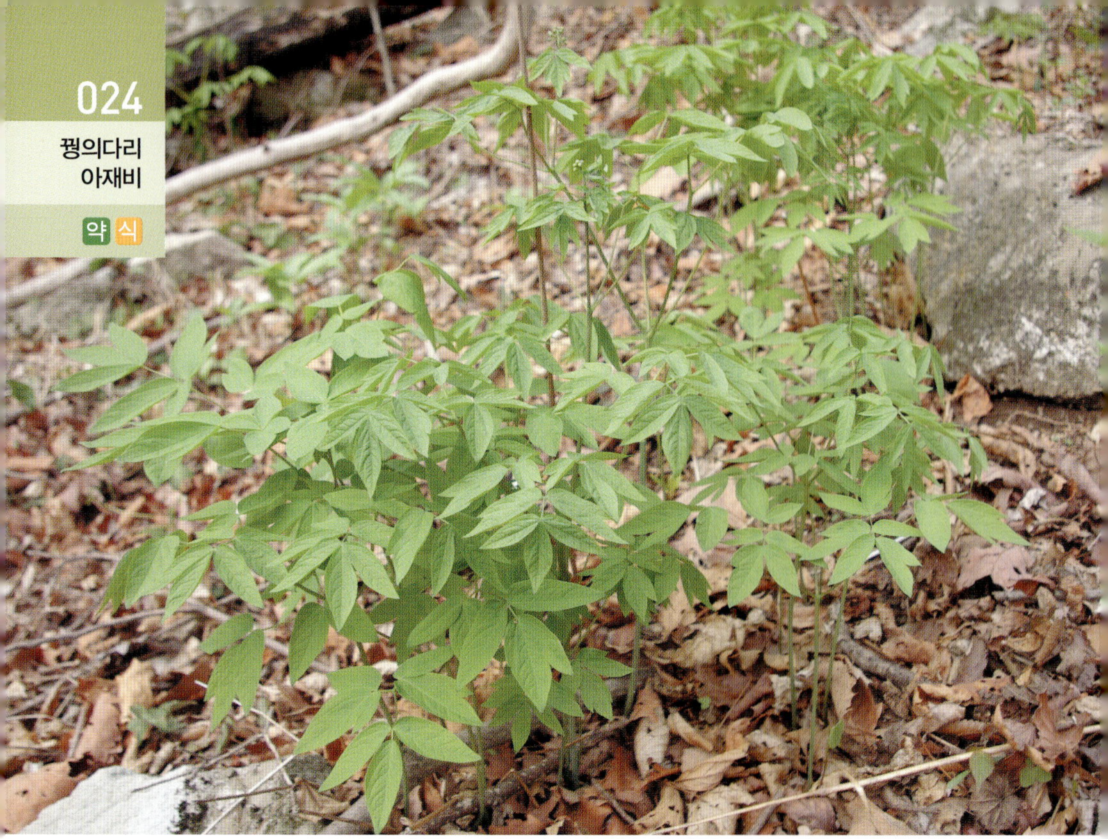

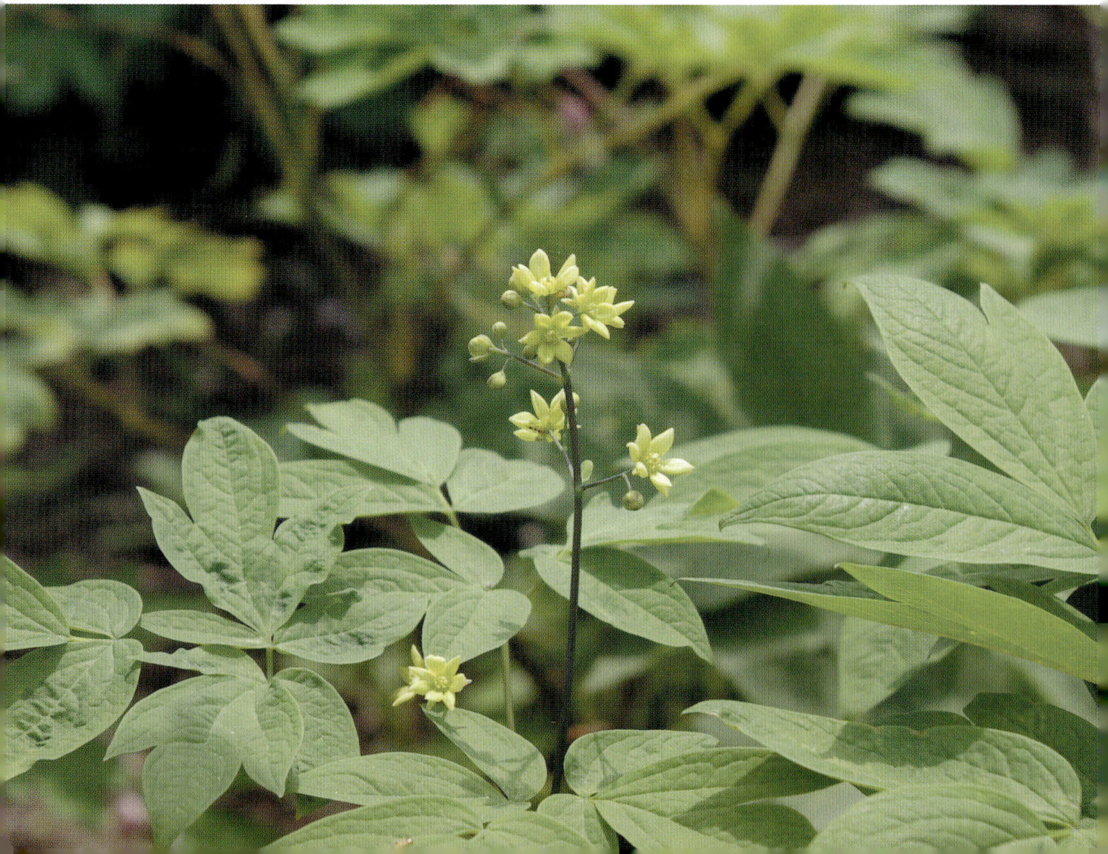

꿩의다리아재비

Caulophyllum robustum Maxim.

약 식

024 꿩의다리아재비 약 식

- 매자나무과 여러해살이풀
- 분포지 : 깊은 산 나무 그늘
- 개화기 : 6~7월
- 결실기 : 9~10월
- 채취기 : 가을(뿌리)

- 별　　명 : 개음양곽, 가락풀나물, 줄기잎나물
- 생약명 : 홍모칠(紅毛漆)
- 유　　래 : 산 속 나무 그늘 아래에 줄기가 가늘고, 잎이 꿩의 발처럼 3갈래로 갈라진 풀이 있는데 꿩의다리아재비이다. 꿩의다리는 줄기가 꿩다리처럼 가늘어서 붙여진 이름인데, 줄기는 비슷해도 꽃모양이 아주 달라 꿩의다리 아저씨뻘쯤 된다 하여 꿩의다리아재비라 부른다.

생태

높이 40~80㎝. 뿌리가 굵고 옆으로 뻗으며, 가늘고 긴 수염뿌리가 무성하게 난다. 뿌리껍질은 붉은 갈색이다. 줄기는 곧게 올라오는데 밑동에서 여러 갈래로 갈라지고, 새순이 밑동을 감싼다. 줄기는 조금 허옇다. 잎은 층층이 어긋나며, 잎자루가 길다. 잎자루 아래쪽에 있는 잎은 거의 갈라지지 않고, 중간 잎은 2~3장으로, 맨 위 잎은 3장으로 깊게 갈라진다. 잎 뒷면은 조금 희며, 잎 가장자리는 밋밋하다. 꽃은 6~7월에 초록빛이 도는 노란색으로 피는데, 긴 꽃대가 올라와 위쪽에서 잔가지를 친 끝에 작은 꽃들이 뭉쳐 달린다. 꽃받침이 커서 꽃잎처럼 보이며, 그 안에 작은 꽃이 핀다. 열매는 9~10월에 여무는데, 겉껍질이 터져 둥근 씨앗이 겉으로 드러난 상태로 자란다. 열매가 다 익으면 하늘색이다.

잎 앞뒤

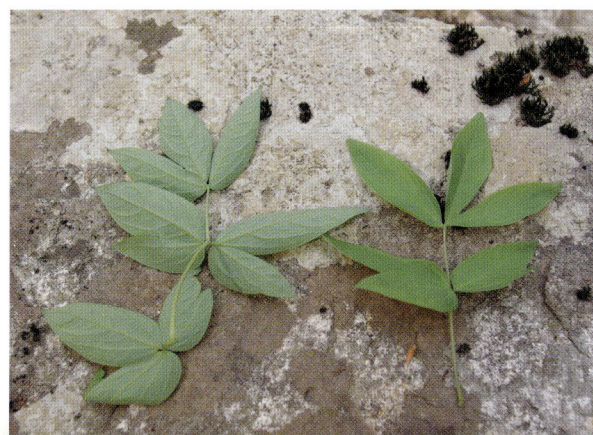

전체 모습
꽃

약용 한방에서 뿌리를 홍모칠(紅毛漆)이라 한다. 경련을 가라앉히고, 풍을 내보내며, 염증과 통증을 가라앉히고, 피와 경락을 잘 돌게 하며, 어혈을 내보내는 효능이 있다.

생리불순, 생리통이 심할 때, 산후 어혈이 쌓여 아랫배가 아플 때, 풍으로 팔다리가 쑤시고 아플 때, 타박상, 편도선염에 약으로 처방한다. 뿌리는 햇빛에 말려 사용한다.

민간요법		
	생리불순, 심한 생리통, 산후 어혈이 쌓여 아랫배가 아플 때, 풍으로 팔다리가 쑤시고 아플 때, 편도선염, 고혈압, 심한 기침과 가래	뿌리 5g에 물 400㎖를 붓고 달여서 마신다.
	근육통, 신경통, 타박상	뿌리 200g에 소주 1.8ℓ를 붓고 6개월간 숙성시켜 마신다.

식용 사포닌, 비타민, 알칼로이드를 함유한다.
봄에 어린잎을 살짝 데쳐 나물로 먹는다. 약간 씁쓸한 맛이다.

> **솔민노트** 약초를 캐러 산에 갈 때 마사토가 있는 곳은 피하는 것이 좋다. 마사토에는 약초가 잘 서식하지 않는다.

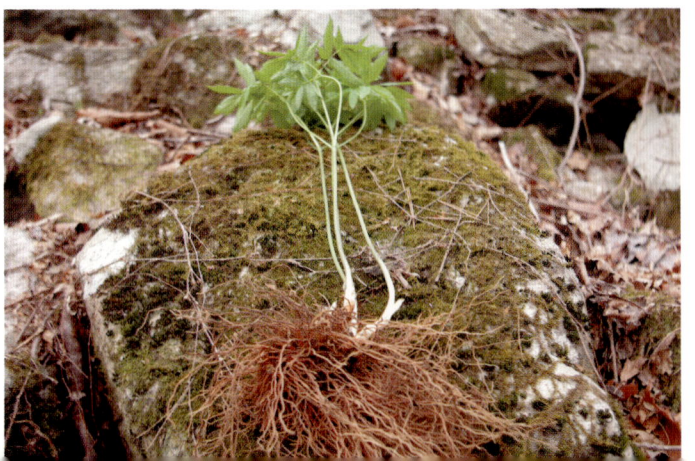

뿌리

관중(희초미)

Dryopteris crassirhizoma Nakai

약 식 독

- 면마과 늘푸른 여러해살이풀
- 분포지 : 높은 산 그늘진 곳
- 개화기 : ×
- 결실기 : ×
- 채취기 : 봄과 가을(뿌리)

- 별 명 : 관중(管仲), 관중(貫衆), 관절(貫節), 백두(百頭), 약조(藥藻), 봉미초(鳳尾草), 구척(狗脊), 흑구척(黑狗脊), 호랑고비
- 생약명 : 관중(貫中)
- 유 래 : 봄에 산 속에 고사리와 비슷하나 양지가 아닌 응달에 나고, 우산처럼 활짝 펴진 모양의 풀이 있는데 관중이다. 잎이 펴진 모양이 과녁 한가운데(貫中) 꽂힌 화살 같아서 관중이라 부른다. 잎모양이 개(狗)의 척추(脊)와 비슷하여 구척이라고도 한다.

생태

높이 10~25cm. 뿌리가 굵게 뭉쳐 있고 잔뿌리가 많다. 뿌리껍질은 거무스름하다. 잎은 우산살처럼 사방으로 돌려나는데, 잎자루가 매우 길고 약간 갈색이며, 잎자루 끝이 돌돌 말려 있다가 점점 활짝 펴진다. 아주 어린 잎도 붉은색이다. 다 자라면 긴 잎자루에 깊게 갈라진 잎들이 깃털처럼 붙어 있는 모양이며, 잎 앞면은 윤기가 있다. 겨울에는 잎자루가 땅 쪽으로 눕는다. 꽃은 피지 않으며, 잎 윗부분에 2줄로 달린 포자낭으로 번식한다.

*유사종 _ 비늘고사리

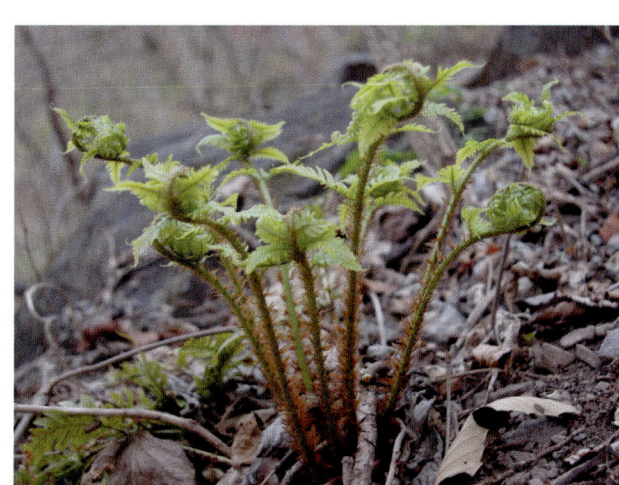

새순

약용 한방에서 뿌리줄기를 관중(貫中)이라 한다. 열을 내리고, 독을 풀어주며, 피를 맑게 하고, 피를 멎게도 하며, 균을 없애는 효능이 있다.

열감기, 열나고 발진이 돋을 때, 피를 토할 때, 폐렴, 생리량이 많을 때, 신경통, 혈변, 코피에 약으로 처방한다. 양약에서는 촌충약 원료로도 사용한다. 뿌리는 햇빛에 말려 사용한다.

민간요법

감기, 폐렴, 허리 아플 때	뿌리 4g에 물 400㎖를 붓고 달여 마신다.
생리량이 많을 때, 자궁 출혈, 코피, 혈변	검게 볶은 뿌리 4g을 가루를 내어 먹는다.

전체 모습 | 뿌리

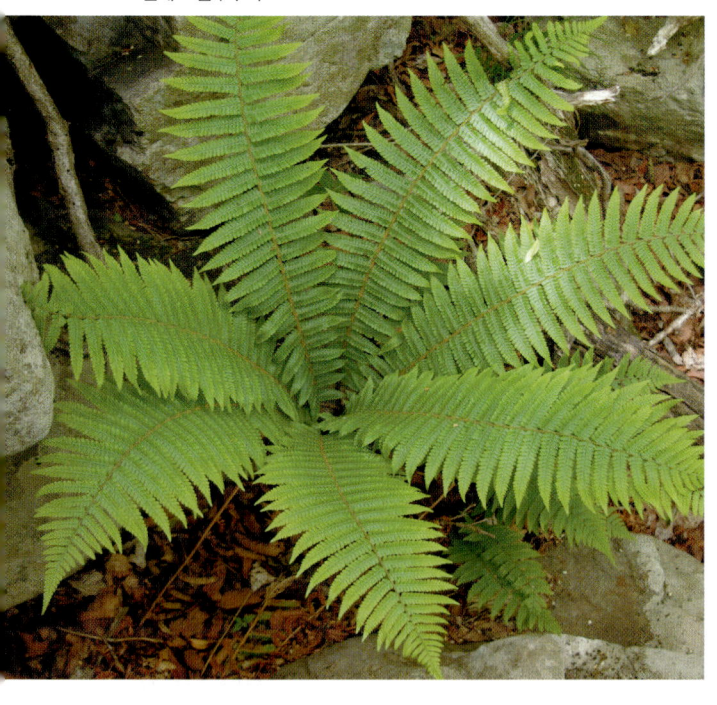
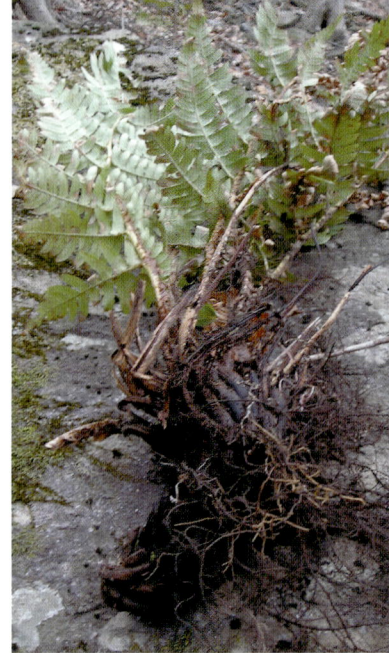

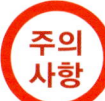 사포닌, 타닌, 지방유를 함유한다.
봄에 어린 순을 삶아서 물에 오래 담갔다 나물로 먹는다. 담백하다.

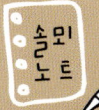
- 약간 독성이 있는 약재로 많이 먹으면 심장과 위장에 무리가 올 수 있으므로 임산부, 몸이 허약한 사람, 몸이 마르고 열이 많은 사람, 아이, 위병이 있는 사람은 먹지 않는다.
- 출혈에 쓸 때는 검게 태워서 쓴다.

> 여러해살이풀과 한해살이풀은 구분하기 힘든데, 이럴 때는 뿌리모양을 살펴본다. 여러해살이풀은 뿌리가 굵고 짙은 갈색이며, 뿌리에 다음해에 나올 촉눈이 있는 경우가 많다. 한해살이풀은 대개 잔뿌리가 많은데, 산에 나는 것은 뿌리가 가늘고 밭에 나는 것은 간혹 굵은 경우도 있다. 또한 한해살이풀은 여러해살이풀과 달리 뿌리가 허연 빛이고 촉눈이 없으며, 겨울이 되면 뿌리가 모두 죽는다.

겨울 모습

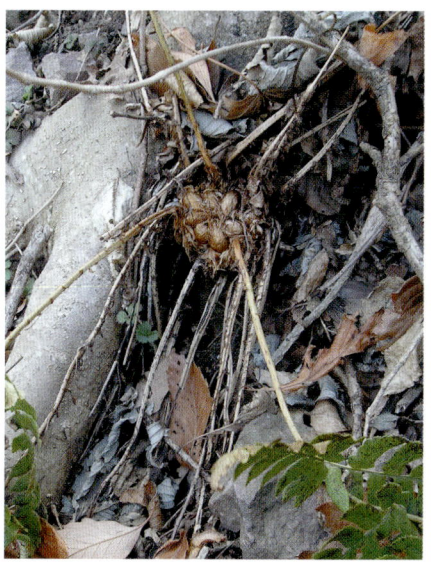
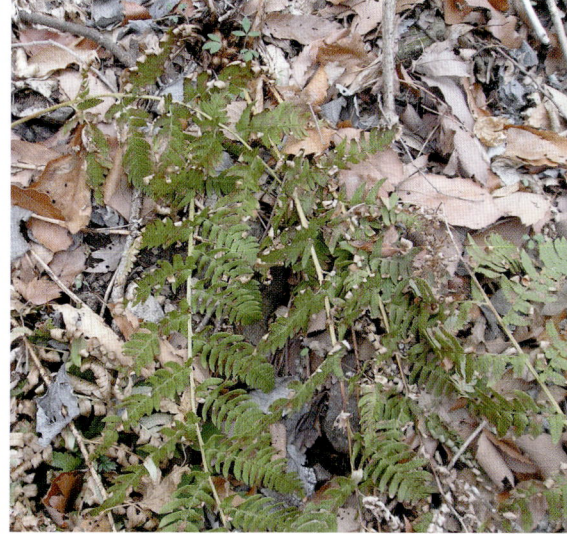

026 개별꽃 *Pseudostellaria heterophylla* (Miq.) 약 식

- 석죽과 여러해살이풀
- 개화기 : 4~5월
- 결실기 : 6~7월
- 분포지 : 깊은 산 습지 나무 그늘
- 채취기 : 초가을(뿌리)

- **별 명** : 들별꽃, 동삼(童蔘), 해아삼(孩兒蔘), 이엽가번루(異葉假繁縷)
- **생약명** : 태자삼(太子蔘)
- **유 래** : 산 속 나무 그늘에서 잎이 난초처럼 좁고, 꽃이 작은 별처럼 생긴 작은 풀을 볼 수 있는데 개별꽃이다. 별꽃과 비슷하지만 잎이 작다(개) 하여 개별꽃이라 부른다. 중국 명나라의 이시진은 태자(太子) 묘에 난 이 풀이 삼(蔘)처럼 좋은 약재인 것을 알고 태자삼이라는 이름을 붙였다.

생태

높이 10~18㎝. 뿌리가 작은 인삼처럼 통통하며 여러 갈래로 갈라지고, 수염뿌리가 조금 있다. 뿌리껍질은 밝은 갈색이다. 줄기는 여러 개가 곧게 올라오는데, 밑동은 희고 위쪽으로 갈수록 붉은빛이며, 잔털이 있다. 잎은 좁고 긴 모양으로 마주나며, 잎 끝이 뾰족하고, 잎 가장자리는 밋밋하다. 꽃은 4~5월에 흰색으로 피는데, 짧은 꽃대 끝에 작은 꽃이 하늘을 향해 달린다. 꽃잎은 모두 5장이고, 별모양으로 활짝 편다. 열매는 6~7월에 작은 달걀모양으로 여문다. 열매가 다 익으면 껍질이 3개로 갈라져 씨앗이 나온다.

*유사종 _ 참개별꽃, 큰개별꽃, 긴개별꽃, 숲개별꽃

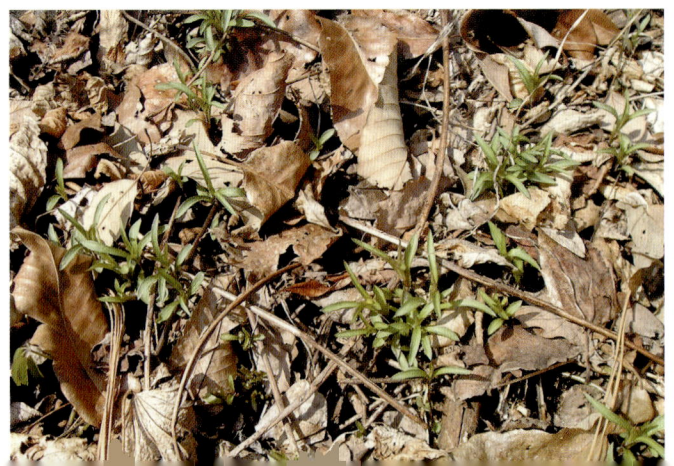

새순

약용

한방에서 뿌리를 태자삼(太子蔘)이라 한다. 기운을 돋우고, 진액을 늘려주며, 열을 내리고, 위를 튼튼하게 하는 효능이 있다. 〈동의보감〉에서는 "개별꽃은 병후 허약한 사람과 어린 아이의 기를 보하는 데 쓰며, 약효는 인삼과 비슷하나 약하다"고 하였다.

소화기가 약하고 기력이 없을 때, 입이 마르고 입맛이 없을 때, 폐가 약하여 기침할 때, 병후 몸이 쇠약할 때, 아이 폐렴, 간염에 약으로 처방한다. 뿌리는 그늘에 말려 사용한다.

민간요법

소화가 안 되고 입맛이 없을 때, 기운이 없고 피곤할 때, 입 안이 마를 때, 식은땀, 기침과 가래, 불면증, 가슴이 두근거릴 때, 건망증, 아이 폐렴, 간염	▶ 뿌리 12g에 물 400㎖를 붓고 달여 마신다.
치질, 종기	▶ 생뿌리를 찧어 바른다.

뿌리

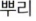

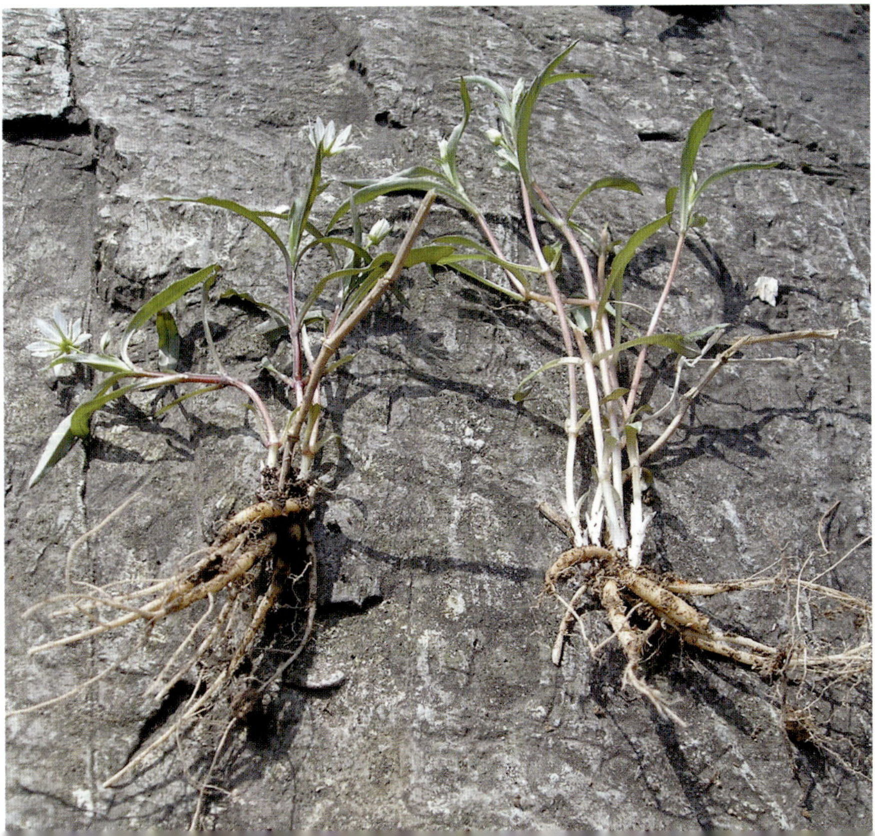

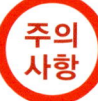 **식용** 사포닌, 플라보노이드, 아미노산, 비타민 K, 과당, 전분을 함유한다. 봄에 어린 순을 살짝 데쳐 나물로 먹는다. 향긋한 맛이 입맛을 돋운다.

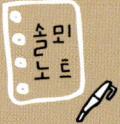 • 미삼 대용으로 사용하며, 인삼보다 약효가 떨어져 오랜 기간 꾸준히 먹어야 효과를 볼 수 있다.

솔모노트 산 속 식물은 생명력이 강하기 때문에 씨앗을 받아 산 아래에서 파종하면 발아율이 높다. 반면, 산 아래 식물들은 씨앗을 받아 산 속에 뿌리면 발아율이 떨어진다.

꽃 | 전체 모습

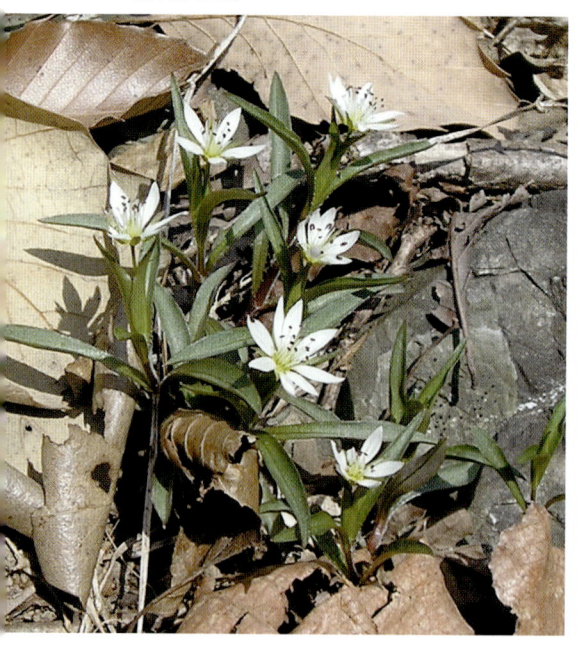
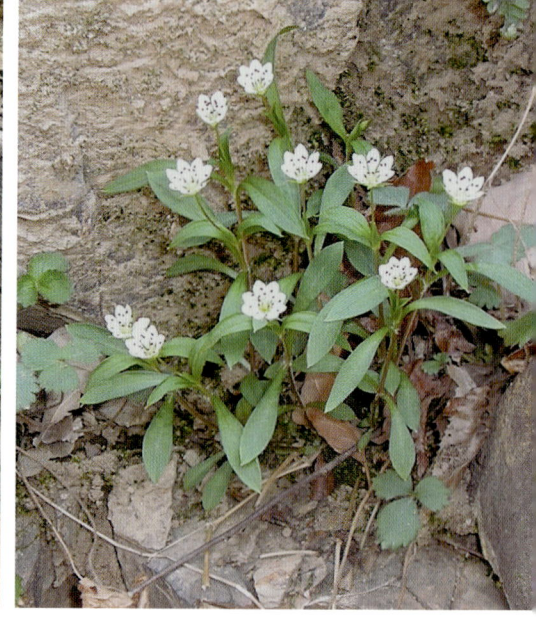

대나물

Gypsophila oldhamiana Miq.

약 식

- ■ 석죽과 여러해살이풀
- ■ 분포지 : 산과 들 풀밭, 바닷가
- 개화기 : 6~7월
- 결실기 : 8~9월
- 채취기 : 봄과 가을(뿌리)

- 별　명 : 대나물풀, 마디나물, 은호(銀胡), 구석두화(歐石頭花), 마생채(馬生菜), 말책채, 백근자(白根子), 산채근(山菜根), 사삼아(沙蔘兒), 사석죽(絲石竹), 산말책, 하초(霞草), 토자자음
- 생약명 : 은시호(銀柴胡)
- 유　래 : 산과 들의 풀밭에서 대나무처럼 줄기에 마디가 있고, 가지가 많은 작은 풀을 볼 수 있는데 대나물이다. 대나무와 닮은 나물이라 하여 대나물이라 부른다.

생태

높이 1m. 뿌리가 가늘고 수염처럼 뭉쳐 나며, 잔뿌리가 있다. 뿌리껍질은 붉은 갈색이다. 줄기는 곧고 매끄러우며, 중간 중간에 볼록한 마디가 있고, 위쪽으로 가지를 많이 친다. 잎은 줄기마디에 마주나는데, 좁고 길쭉하며 대나무 잎보다 짧다. 잎에는 세로 잎맥이 깊게 3줄씩 있고, 끝이 뾰족하며, 잎 가장자리는 밋밋하다. 꽃은 6~7월에 흰색으로 핀다. 꽃대가 길게 올라와 위쪽에서 가지를 치고, 다시 위쪽에서 짧은 가지가 여러 개 나와 끝에 작은 꽃들이 많이 모여 달린다. 꽃잎은 모두 5장이고, 긴 수술 10개가 꽃잎을 덮듯이 늘어진다. 열매는 8~9월에 갈색으로 여무는데, 모양이 가늘고 곧은 뿔 같으며, 다 익으면 껍질이 4개로 갈라져 씨앗이 나온다.

＊유사종 _ 가는대나물

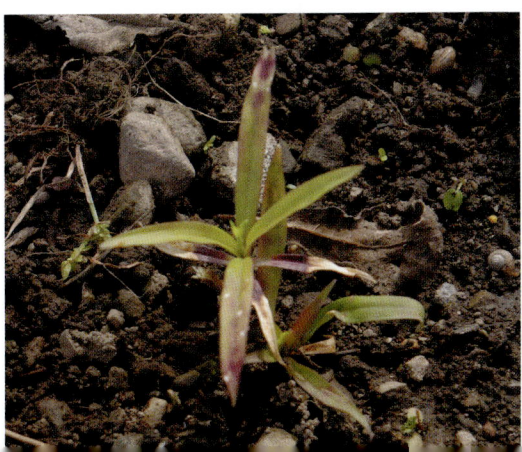

새순

약용 한방에서 뿌리를 은시호(銀柴胡)라 한다. 열을 내리고, 피를 맑게 하며, 염증을 삭이는 효능이 있다.

기력이 없고 식은땀이 날 때, 자면서 땀을 많이 흘릴 때, 몸이 야윌 때, 과로로 뼈마디가 쑤시고 아플 때, 손바닥에 열이 날 때, 아이 얼굴이 누렇게 뜨고 소화를 못 시킬 때, 가래가 심할 때 약으로 처방한다. 뿌리는 햇빛에 말려 사용한다.

민간요법

기력이 없고 식은땀이 날 때, 자면서 땀을 많이 흘릴 때, 몸이 야윌 때, 과로로 뼈마디가 쑤시고 아플 때, 신경통, 손바닥에 열이 날 때, 아이 얼굴이 누렇게 뜨고 소화를 못 시킬 때, 가래가 심할 때

→ 말린 뿌리 10g을 가루를 내어 먹는다.

뿌리 | 줄기

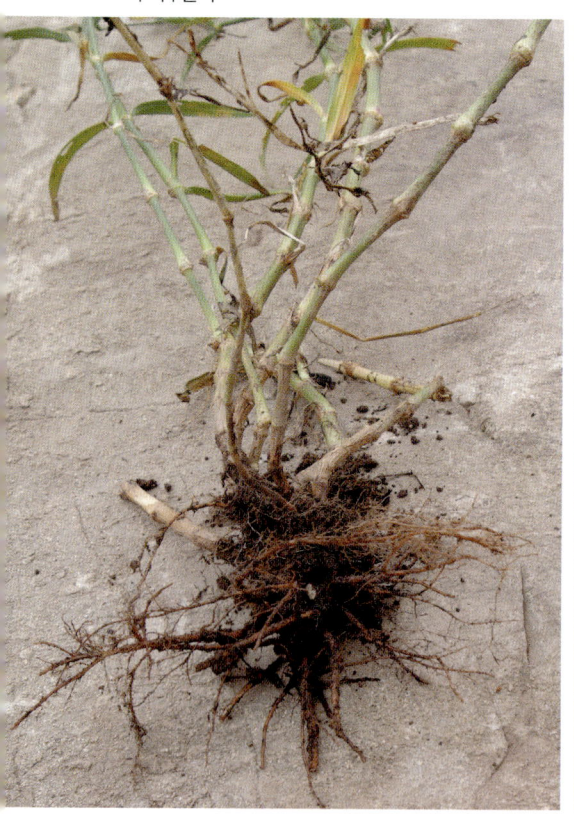
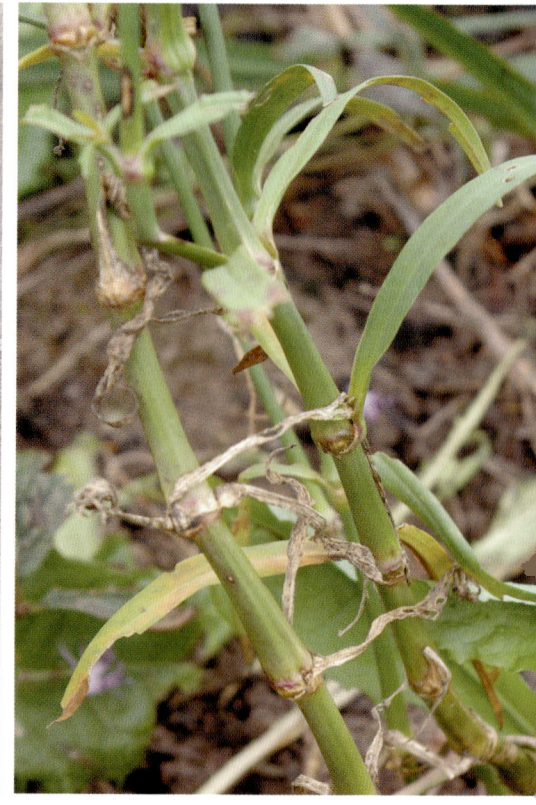

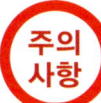

식용 사포닌, 플라보노이드를 함유한다.
봄에 어린잎을 살짝 데쳐 나물로 먹는다. 맛은 조금 달달하다.

주의사항

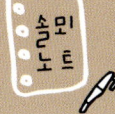

- 빈혈이 있는 사람, 몸이 허하나 열은 없는 사람, 손발이 차고 더웠다 추웠다 하는 사람은 먹지 않는다.

솔뫼노트

뿌리나 줄기에 마디가 있는 식물들은 주로 신경통과 관절염에 사용한다. 예를 들면 돌미나리, 대나무, 쇠무릎, 대나물 등이 있다.

열매

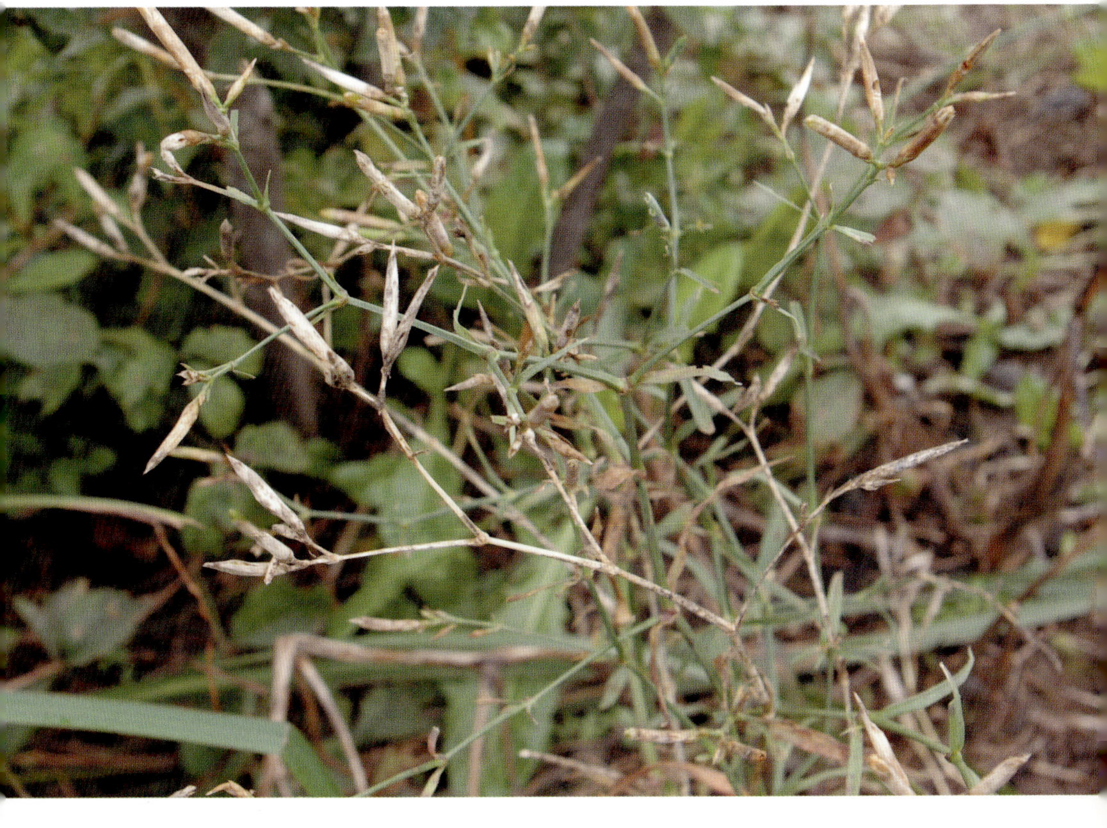

028 자주꽃방망이

자주꽃방망이 *Campanula glomerata* var. *dahurica* Fisch.

약 식

- ■ 초롱꽃과 여러해살이풀
- ■ 분포지 : 산 속 반그늘 풀밭
- 개화기 : 7~8월
- 결실기 : 9~10월
- 채취기 : 가을(뿌리)

- 별 명 : 꽃방망이, 등룡화(燈龍花)
- 생약명 : 취화풍령초(聚花風鈴草)
- 유 래 : 여름에 산 속에서 자주색 꽃 여러 송이가 층층이 뭉쳐서 피고, 좋은 향이 나는 풀을 볼 수 있는데 자주꽃방망이다. 자주색 꽃이 방망이처럼 뭉쳐서 펴 자주꽃방망이라고 한다.

생태

높이 40~100㎝. 뿌리가 가늘고 길며, 수염처럼 무성하다. 뿌리껍질은 밝은 갈색이다. 줄기는 곧고, 약간 가지를 친다. 잎은 어긋나는데, 밑동에는 긴 잎자루에 타원형 잎이 나고, 위쪽에는 잎자루 없이 갸름하고 끝이 뾰족한 잎이 난다. 잎 가장자리는 불규칙한 톱니모양이다. 꽃은 7~8월에 자줏빛으로 피는데, 잎이 나온 자리에 여러 송이가 뭉쳐 달린다. 꽃은 통으로 붙은 모양이고, 꽃잎이 5장으로 갈라지며, 3갈래로 갈라진 연노란 꽃술이 1개 있다. 열매는 9~10월에 여문다.

전체 모습

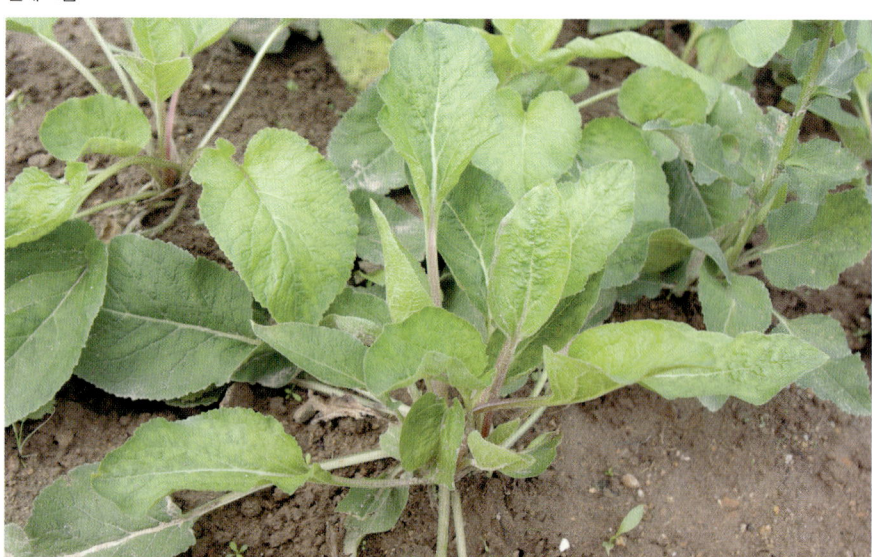

약용 한방에서 뿌리를 취화풍령초(聚花風鈴草)라 한다. 몸을 보하고, 염증을 가라앉히는 효능이 있다. 천식, 편도선염, 춥고 열나는 증상이 반복될 때 약으로 처방한다. 뿌리는 햇빛에 말려 사용한다.

민간요법

천식으로 기침 발작이 심할 때, 편도선염, 목이 붓고 아플 때, 춥고 열나는 증상이 반복될 때, 목이 뻣뻣하고 정신이 흐려질 때 → 뿌리 8g에 물 400㎖를 붓고 달여 마신다.

식용 비타민, 무기질, 방향유를 함유한다.
봄에 어린잎을 데쳐 나물로 먹는다. 조금 쌉쌀하면서 향긋한 맛이다.

꽃 | 뿌리
줄기 | 잎 앞뒤

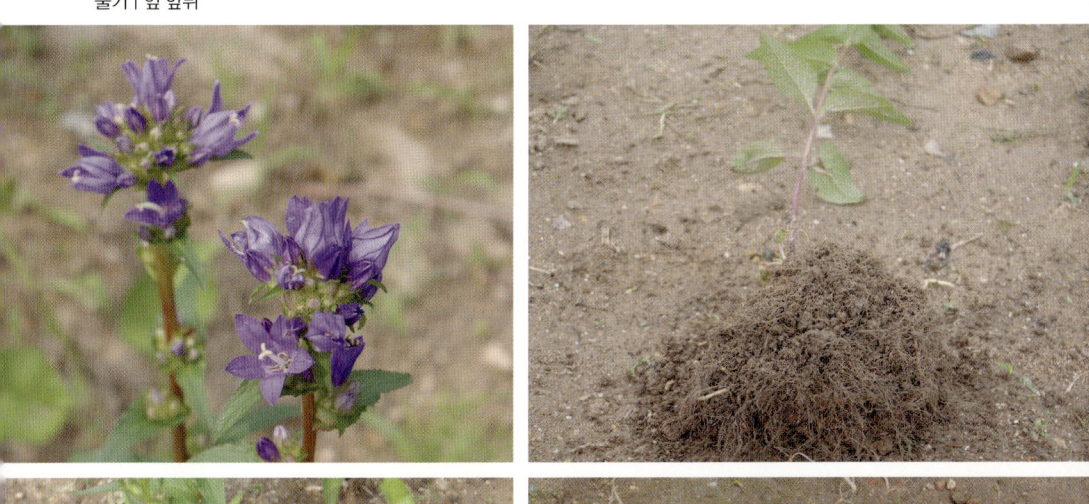

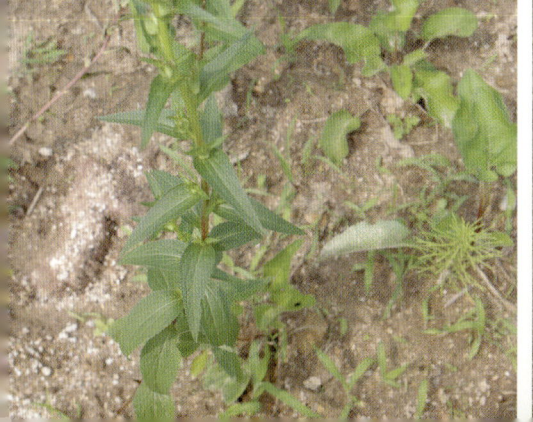

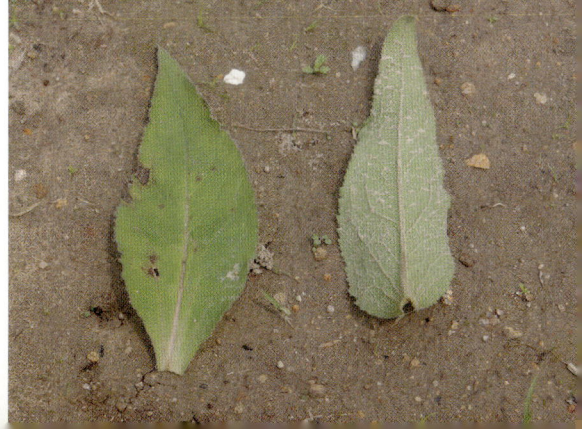

029
영아자
(염아자)

약 식

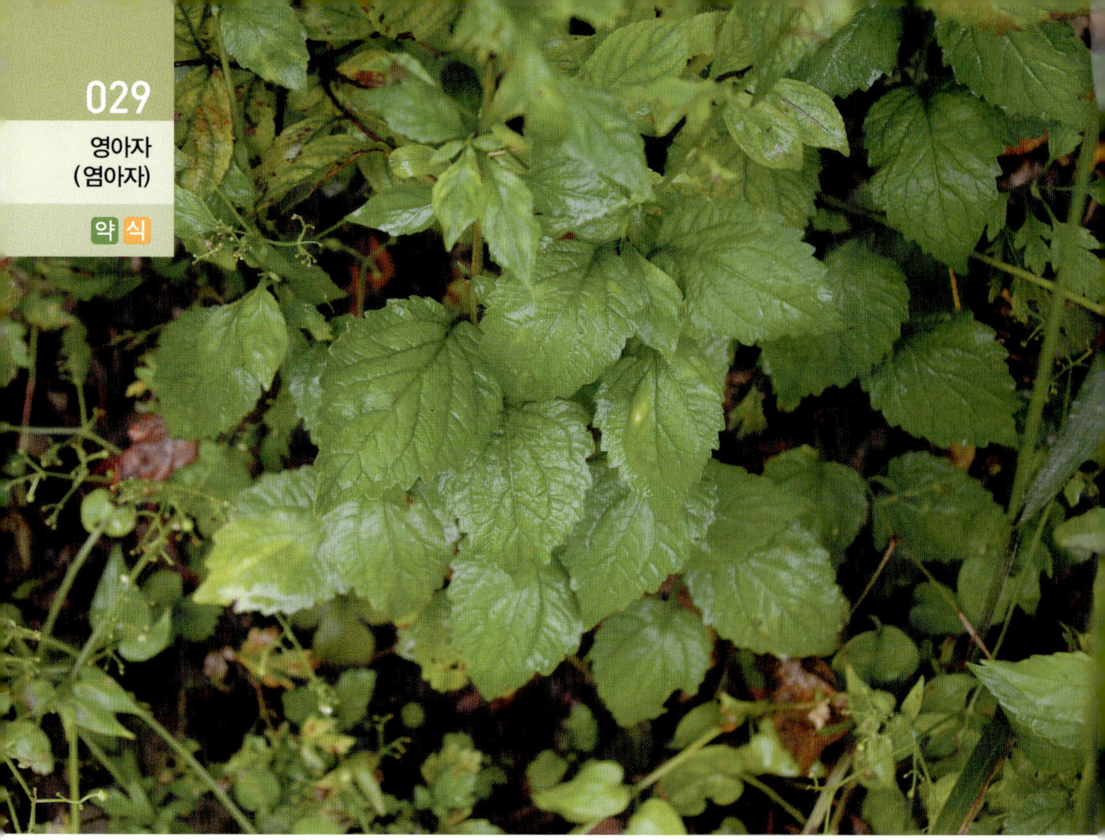

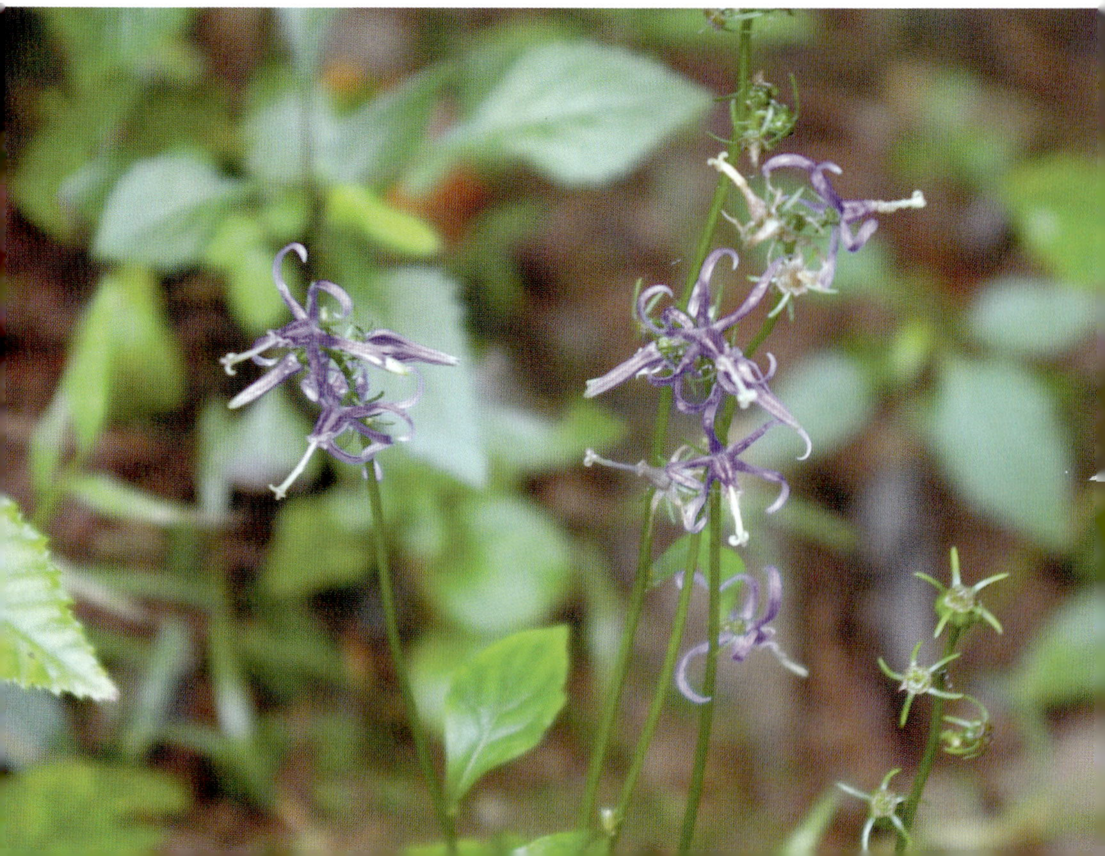

영아자(염아자)

Phyteuma japonicum Miq.

약 식

- ■ 초롱꽃과 여러해살이풀
- ■ 분포지 : 깊은 산 축축하고 낮은 골짜기, 바닷가
- 개화기 : 7~9월
- 결실기 : 10월
- 채취기 : 가을(뿌리)

- 별   명 : 염아자, 염마자, 여마자, 무잔대, 미나리싹, 민다래끼
- 생약명 : 목근초(木根草)
- 유   래 : 여름에 산 속 낮은 골짜기에서 긴 꽃대에 가느다란 불가사리 모양의 보라색 꽃이 층층이 피는 풀을 볼 수 있는데 염아자이다. 꽃(英)모양이 짐승의 송곳니(牙)처럼 뾰족하고 자줏빛(紫)이라 하여 영아자라 한다. 나무뿌리(木根)가 달린 풀(草)이라 하여 목근초라고도 부른다.

생태

높이 50~100cm. 뿌리가 굵고 길며, 어두운 갈색이다. 뿌리를 자르면 하얀 유액이 나온다. 줄기는 가늘고 비스듬하며, 약간 홈이 파여 있고, 잔털이 조금 있다. 잎은 어긋나고 타원형이며, 잎 끝이 뾰족하고, 잎맥이 뚜렷하다. 잎 가장자리에는 잔 톱니가 있다. 꽃은 7~9월에 자주색으로 피는데, 긴 꽃대 위쪽에 여러 송이가 모여 달린다. 꽃잎은 매우 가늘고 길게 5장으로 갈라지며, 곤충처럼 생긴 자주색 꽃술이 길게 달려 있다. 열매는 10월에 동글납작하게 여문다.

전체 모습 / 꽃 / 열매

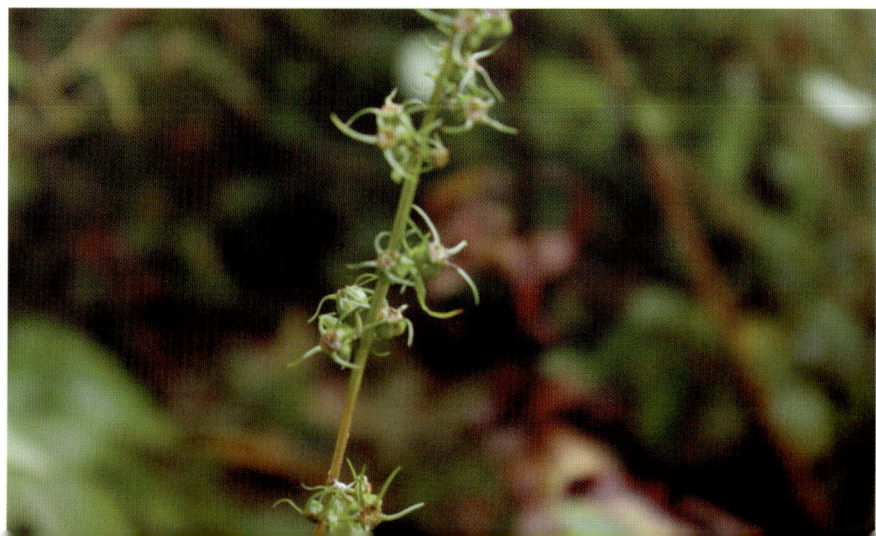

약용 한방에서 뿌리를 목근초(木根草)라고 한다. 몸을 보하고, 열을 내리며, 기침을 가라앉히는 효능이 있다.

몸에 열이 나고 오한이 들 때, 천식이 심할 때 약으로 처방한다. 뿌리는 햇빛에 말려 사용한다.

민간요법
몸이 춥다가 열날 때, 기침과 가래가 심할 때, 천식, 목이 붓고 아플 때 → 뿌리 8g에 물 400㎖를 붓고 달여 마신다.

식용 사포닌, 비타민 A·B·U, 칼슘, 인, 철, 단백질, 마그네슘을 함유한다. 봄에 어린잎을 쌈으로 먹거나 살짝 데쳐서 나물로 먹는다. 향긋하면서 달달한 맛이다.

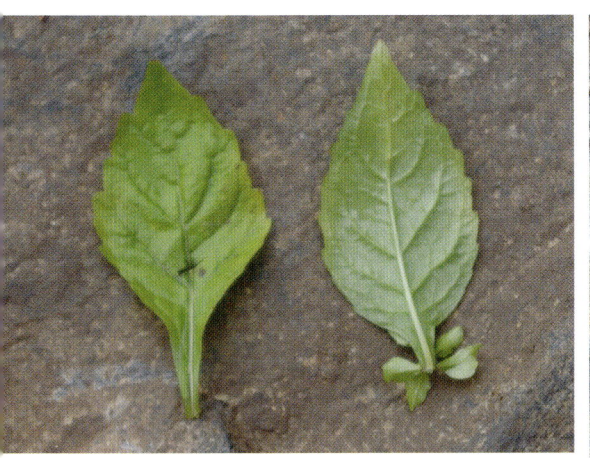
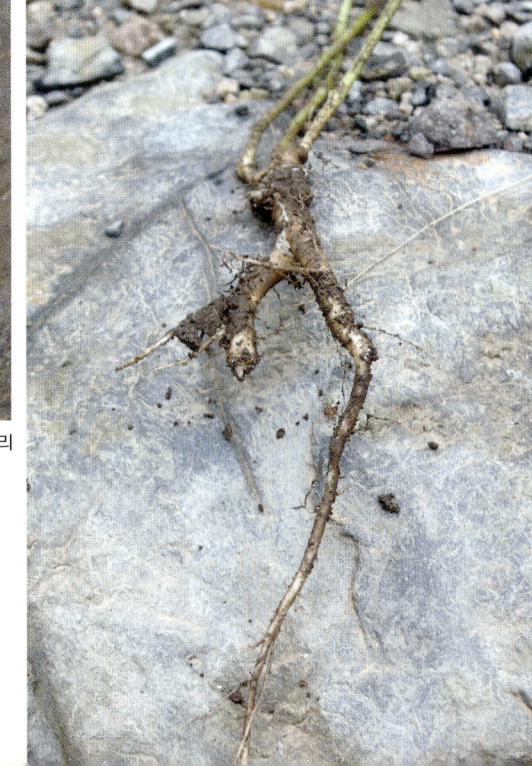

잎 앞뒤 | 뿌리

범부채 *Belamcanda chinensis* DC. 약 식 독

- ■ 붓꽃과 여러해살이풀
- ■ 분포지 : 산과 들 풀밭
- 개화기 : 7~8월
- 결실기 : 9~10월
- 채취기 : 가을(뿌리)

- **별   명** : 범의부채, 나비꽃, 호접화(胡蝶花), 봉익(鳳翼), 사간붓꽃, 야간(夜干), 편죽(扁竹), 편죽란(扁竹蘭), 오선(烏扇), 오포(烏蒲), 오취(烏吹), 황원(黃遠), 초강(草薑)
- **생약명** : 사간(射干)
- **유   래** : 여름에 산과 들에서 붉은 호랑이무늬 꽃이 피고, 잎이 부챗살처럼 펼쳐진 풀을 볼 수 있는데 범부채이다. 꽃이 호랑이(범) 가죽처럼 얼룩무늬이고, 잎이 부채처럼 생겼다 하여 범부채라 부른다.

생태

높이 50~100㎝. 뿌리가 굵고 짧으며, 옆으로 여러 갈래 뻗는다. 뿌리껍질은 노란빛이 도는 갈색이다. 줄기는 곧고, 잎이 나온 자리가 마디처럼 보인다. 잎은 2줄로 연달아 나오는데, 잎자루가 없이 좁고 긴 잎이 세로로 포개지듯이 붙어 난다. 잎 끝이 칼처럼 뾰족하며, 아래쪽은 노랗고 흰빛을 띤다. 잎맥은 세로로 촘촘하고, 잎 가장자리가 밋밋하다. 꽃은 7~8월에 주황색으로 피는데, 길쭉한 타원형 꽃잎이 6장씩 있고, 꽃잎 안쪽에 붉은 얼룩무늬가 선명하다. 꽃은 하루면 시든다. 열매는 9~10월에 꽈리모양으로 여무는데, 다 익으면 껍질이 갈라져 검은 콩처럼 생긴 씨앗이 나온다.

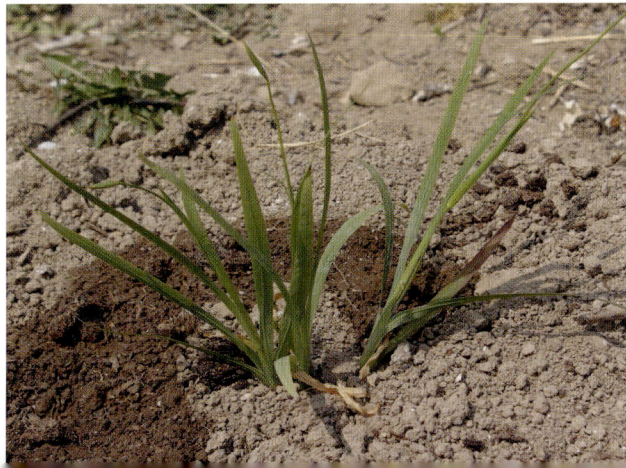

새순

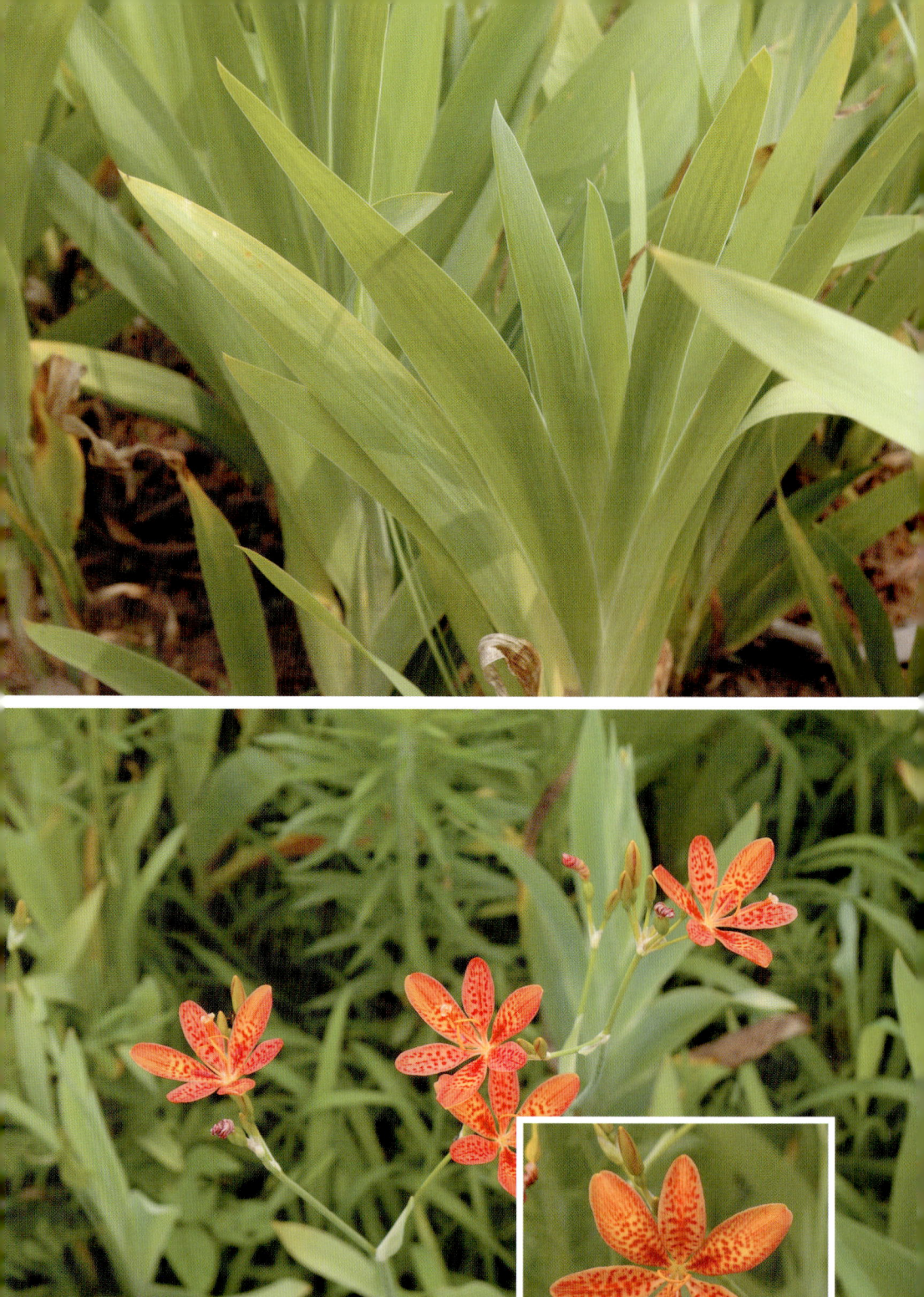

약용

한방에서 뿌리를 사간(射干)이라고 한다. 열을 내리고, 독을 풀어주며, 염증을 가라앉히고, 혈압을 내리는 효능이 있다.

기침이 심할 때, 천식, 얼굴이 창백하고 손발이 찰 때, 목이 붓고 아플 때, 결핵성 림프선염, 생리불순에 약으로 처방한다. 뿌리는 쌀뜨물에 이틀간 담갔다가 햇빛에 말려 사용한다.

민간요법		
얼굴이 창백하고 손발이 찰 때, 림프선 멍울, 생리불순	→	뿌리 5g에 물 700㎖를 붓고 달여 마신다.
목이 붓고 아플 때, 기침과 가래가 심할 때, 천식	→	뿌리 달인 물을 입에 머금었다 뱉는다.
피부가 텄을 때	→	뿌리 달인 물을 바른다.

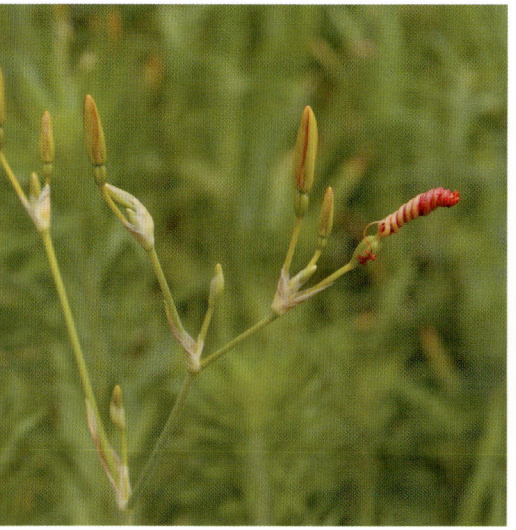

꽃봉오리 | 뿌리

● 전체 모습
　 꽃

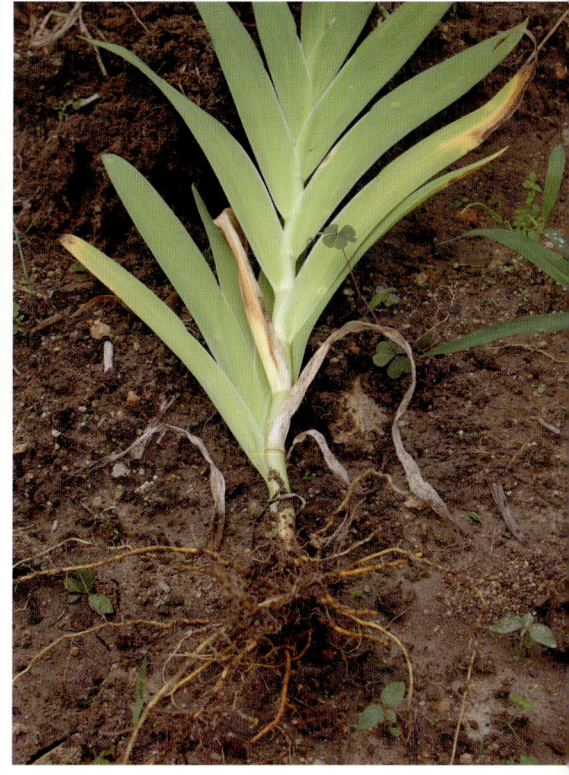

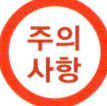 **식용** 독성이 있으나 예전에는 봄에 어린 순을 데쳐 물에 오래 담갔다가 나물로 먹었다. 약간 톡 쏘는 맛과 향이 있다.

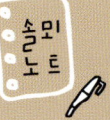 **주의사항**
- 독성이 있으므로 소량만 사용한다.
- 위와 장이 약해서 설사를 자주 하는 사람, 임산부는 먹지 않는다.

솔모노트 야생화를 키울 때는 되도록 외래종과 함께 심지 않는 것이 좋다. 산 속에는 천연림이 형성되어 있기 때문에 외래종 씨앗이 들어가도 세력을 뻗지 못하지만, 인공적으로 땅을 개간하거나 토심이 좋은 곳, 빈터, 길가 등에서는 외래종 식물이 세력을 빨리 뻗어 흙 속의 영양분을 흡수하기 때문이다.

풋열매

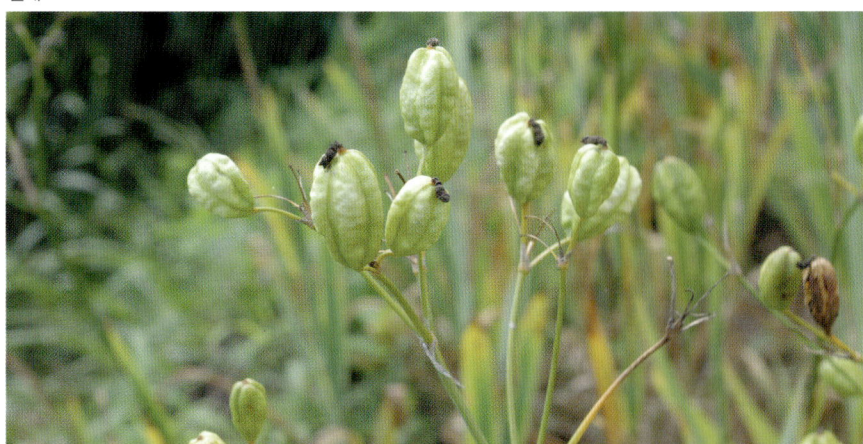

열매

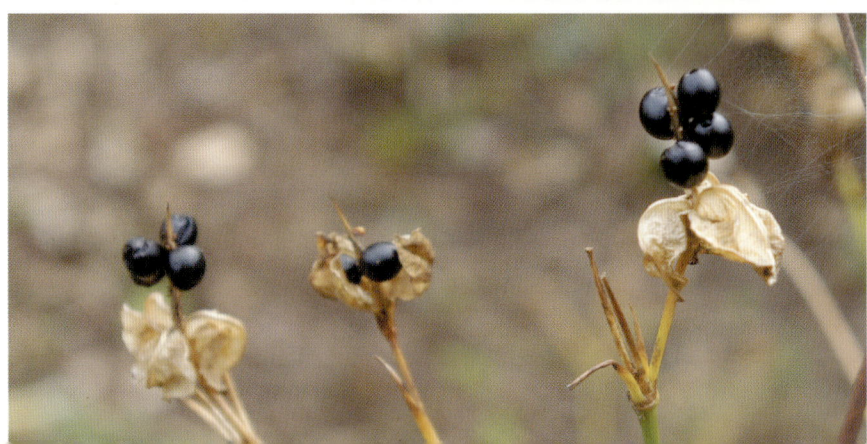

천남성

Arisaema amurense Maxim. for. *serratum* (Nakai) Kitagawa

약 식 독

- 천남성과 여러해살이풀
- 분포지 : 높은 산 그늘지고 습한 나무 밑
- 개화기 : 5~7월
- 결실기 : 10월
- 채취기 : 가을~겨울(뿌리)

- 별 명 : 남생이, 남성(南星), 천사두초(天蛇頭草), 청사두초(靑蛇頭草), 사두초(蛇頭草), 반하정(半夏精), 호장초(虎掌草), 독족련, 독각련, 토여미, 토여미초
- 생약명 : 천남성(天南星)
- 유 래 : 가을에 산 속에서 잎이 길쭉하고, 열매가 새빨간 옥수수알을 뭉쳐놓은 듯한 풀을 볼 수 있는데 천남성이다. 약성이 극양(極陽)에 가까워 하늘에서 가장 양기가 강한 남쪽별 천남성으로 이름을 지었다.

생태

높이 15~30cm. 뿌리가 토란처럼 둥글고 납작하며, 여러 덩이가 뭉쳐 달린다. 뿌리 위쪽에 수염뿌리가 있고, 뿌리껍질은 자줏빛이 도는 갈색이다. 줄기는 굵고 곧게 올라오며, 위쪽에서 가지가 벌어진다. 잎은 긴 타원형이며 2개로 갈라진 긴 잎자루 바깥쪽에 치우쳐서 나는데, 잎자루 끝에서는 3장이 함께 붙어 나온다. 꽃은 5~7월에 노란빛을 띤 녹색으로 피는데, 꽃잎 대신 기다란 잎 1장이 포기처럼 감싸고 그 안에 아주 작은 꽃가루 덩어리들이 막대처럼 피어난다. 열매는 10월에 여무는데, 옥수수알처럼 생긴 씨앗들이 길쭉한 딸기모양으로 뭉쳐 달린다. 열매가 다 익으면 빨간색이다.

*유사종 _ 큰천남성, 섬천남성, 넓은잎천남성, 점박이천남성

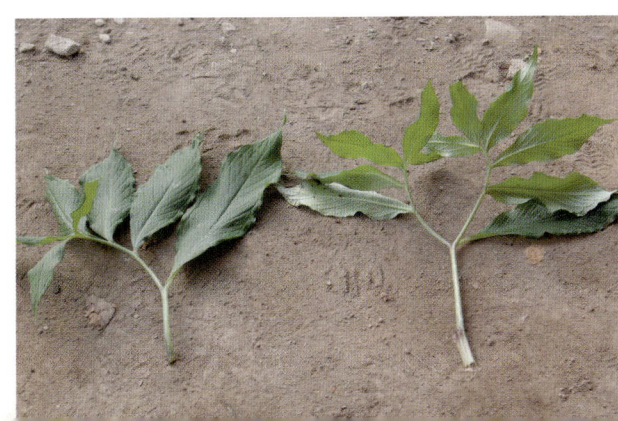

잎 앞뒤

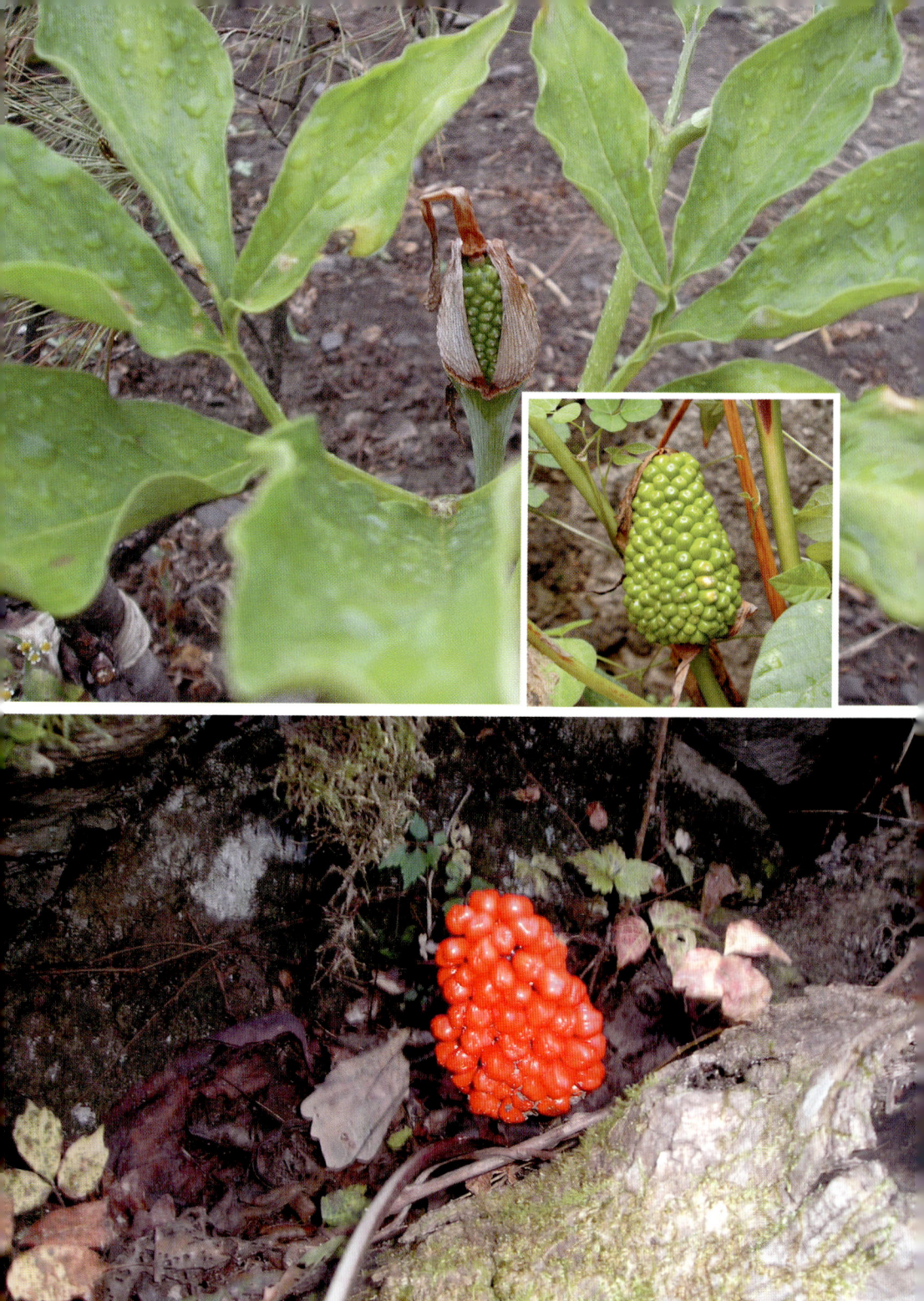

약용

한방에서 뿌리를 천남성(天南星)이라 한다. 풍과 습한 기운을 내보내고, 경락과 피를 잘 돌게 하며, 경련과 통증을 가라앉히고, 뭉친 것을 풀어주며, 염증을 없애고, 가슴을 편안하게 하는 효능이 있다.

중풍, 두통, 파상풍, 종기가 났을 때 약으로 처방한다. 뿌리는 껍질을 벗겨 백반을 푼 물에 담갔다가 햇빛에 말려 사용한다.

민간요법

오십견, 림프선에 멍울이 생겼을 때, 타박상, 상처 → 말린 뿌리를 가루를 내어 식초와 밀가루에 개어 바른다.

식용

사포닌, 전분, 벤조산, 아미노산을 함유한다.

독성이 있으나 예전에는 어린 순을 푹 삶아서 물에 오랫동안 담갔다가 햇빛에 말려 묵나물로 먹기도 하였다.

주의사항

- 옛날에 사약 원료로 사용했을 만큼 독성이 있어 혀가 마비될 수 있으므로 임의로 먹지 않는다.
- 생뿌리는 독성이 매우 강하므로 백반을 푼 물에 1개월간 담가서 독을 우려낸 후에 사용한다.
- 국산은 뿌리가 굵고 색이 짙으며, 중국산은 색이 옅다.

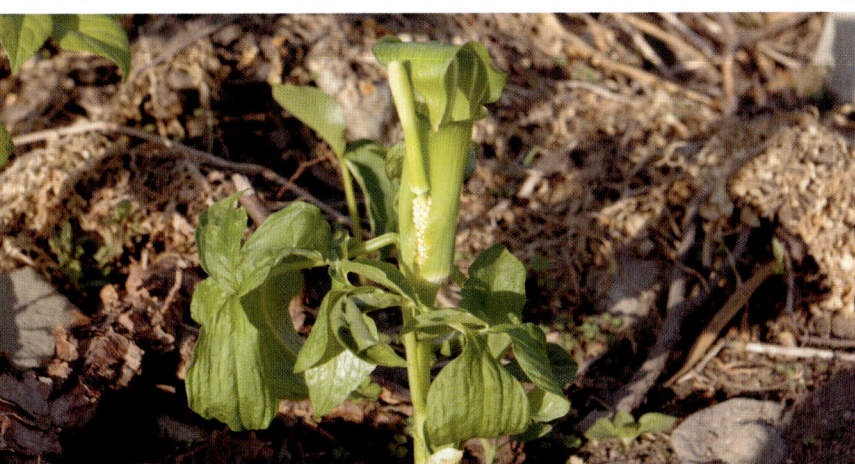

풋열매
익은 열매
꽃

032
승마
약 식

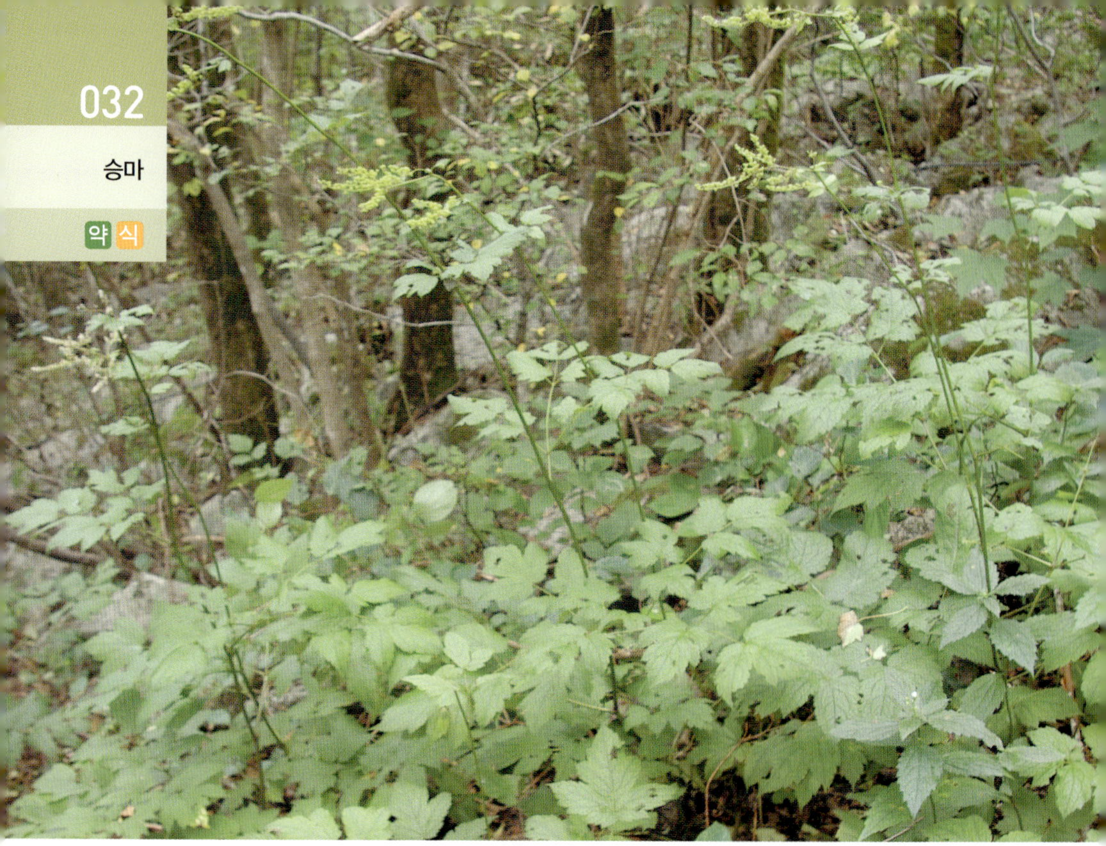

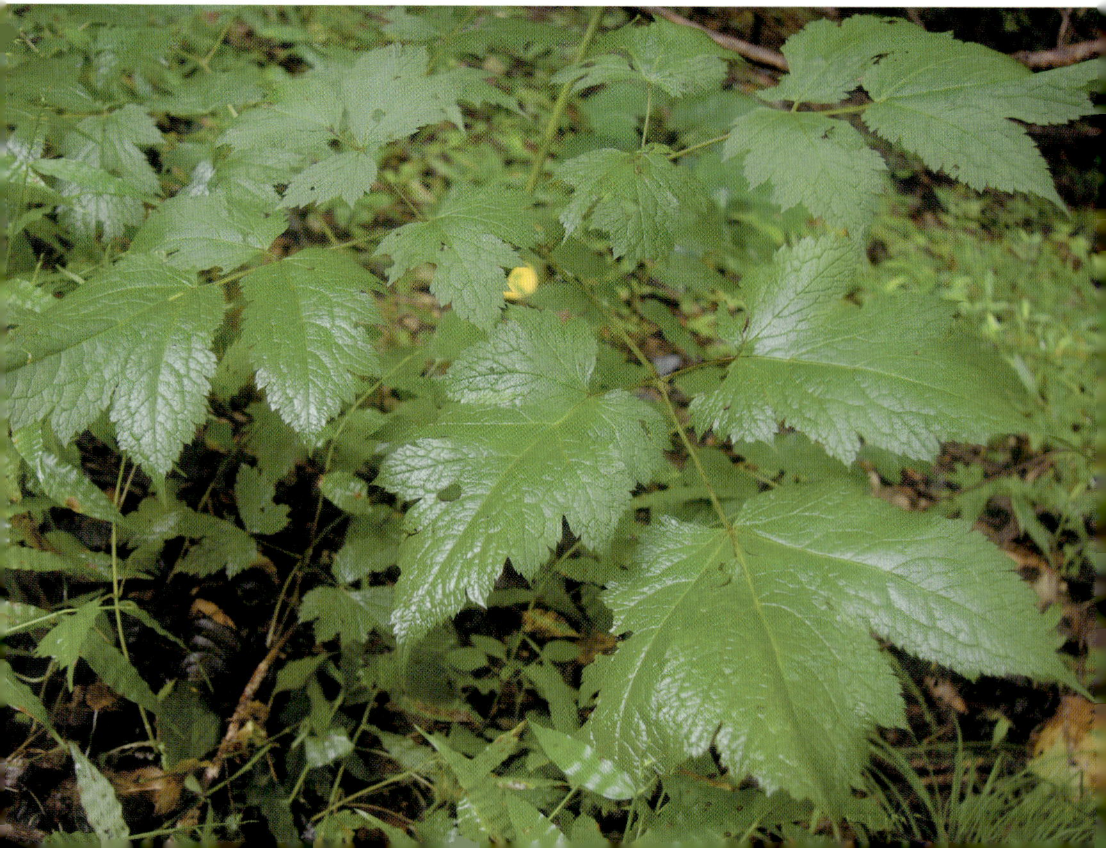

승마
Cimicifuga heracleifolia Komarov

약 식

- 미나리아재비과 여러해살이풀
- 분포지 : 깊은 산 숲속
- 개화기 : 8~9월
- 결실기 : 10월
- 채취기 : 봄과 가을(뿌리)

- 별 명 : 주승마(周升麻), 계골승마(鷄骨升麻), 주마(周麻), 끼멸가리
- 생약명 : 승마(升麻)
- 유 래 : 깊은 산에서 잎들이 땅쪽에 모여 나고, 꽃대가 아주 길게 올라온 풀을 볼 수 있는데 승마이다. 홍역 발진이 올라오게(升) 하여 갈아 없애는(麻) 약재라 하여 승마라 부른다.

생태

높이 1m. 뿌리가 길고 불규칙한 마디가 있으며, 잔뿌리가 많다. 뿌리 껍질은 매우 질기고 검붉은 갈색이다. 줄기는 가늘고 길게 올라오며, 가지가 벌어진다. 잎은 줄기 밑동에 모여 나며, 잎자루가 3갈래로 갈라져서 잎이 달린다. 잎모양은 넓은 삼각형이고 3갈래로 갈라지며, 잎 가장자리에 깊은 톱니가 있다. 잎 뒷면은 조금 하얗다. 꽃은 8~9월에 흰색으로 피는데, 긴 꽃대에 긴 가지가 어긋나게 층층이 나오고, 가지 전체에 아주 작은 솜털 같은 꽃들이 달린다. 열매는 10월에 납작한 방울모양으로 여문다. 열매가 다 익으면 껍질이 벌어져 작은 타원형 씨앗이 나온다.

*유사종 _ 촛대승마, 눈개승마, 나도승마

○ 전체 모습   새순 | 잎 앞뒤

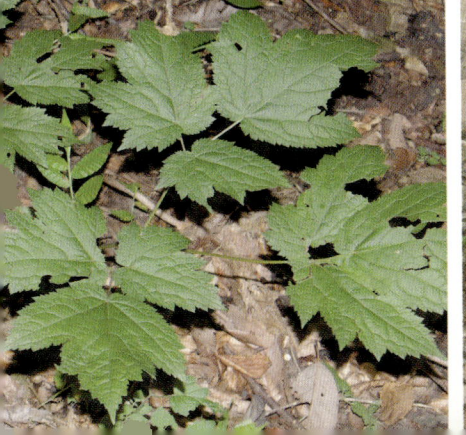
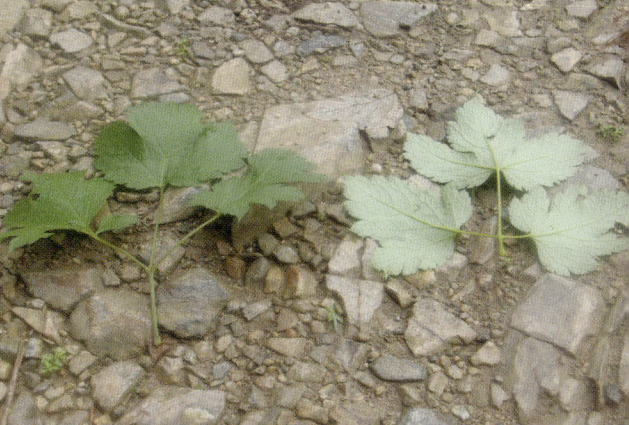

약용 한방에서 뿌리줄기를 승마(升麻)라 한다. 열과 혈압을 내리고, 양기를 위로 올리며, 독을 풀어주고, 염증을 가라앉히며, 통증을 없애고, 경련을 가라앉히며, 심장을 안정시키는 효능이 있다. 〈본초강목〉에서는 "승마가 모든 독을 풀어주고, 봄철 전염병과 습하고 더운 것을 물리치며, 독이 올라 부은 것, 풍으로 부은 것을 낫게 한다"고 하였다.

홍역 발진이 안 올라올 때, 결핵, 두통감기나 목감기, 인후염, 치통이 심할 때, 입 안이 헐었을 때, 치질, 설사를 오래 할 때, 위에 열이 있고 아토피가 있을 때 약으로 처방한다. 뿌리는 껍질을 벗겨서 햇빛에 말려 사용한다.

민간요법	
홍역 초기, 열감기, 두통, 치질, 이질 설사가 낫지 않을 때, 위나 자궁이 내려앉았을 때, 고혈압	뿌리 8g에 물 700㎖를 붓고 달여 마신다.
위하수	말린 뿌리 5g을 가루를 내어 먹는다.
치통이 심할 때, 입 안이 헐었을 때, 목이 붓고 아플 때	뿌리 달인 물을 머금는다.
종기나 발진, 아토피	말린 뿌리를 가루를 내어 바른다.

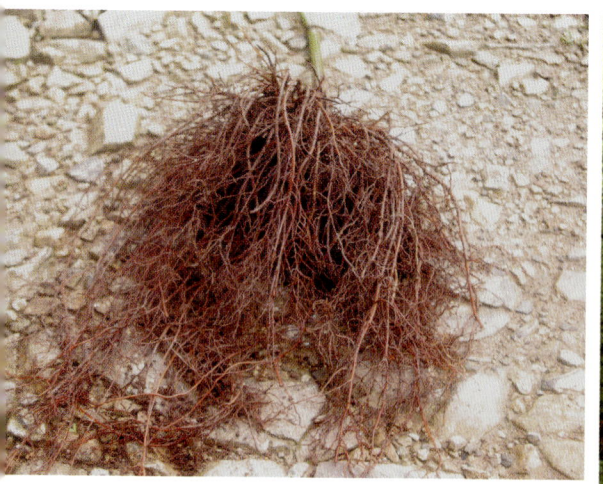

뿌리 | 줄기

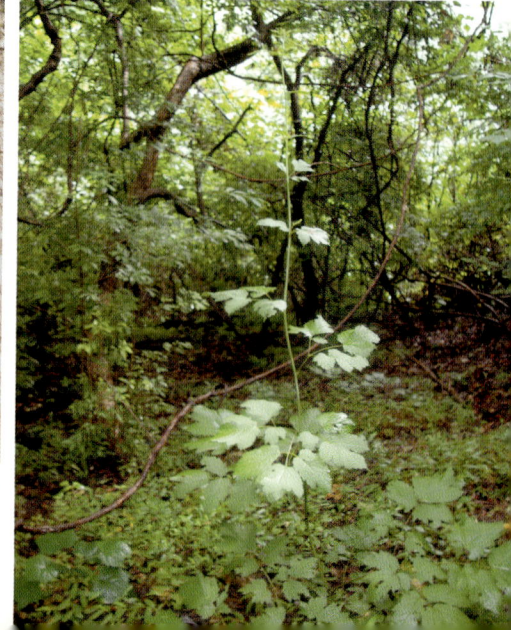

식용

타닌, 팔미트산, 카페산, 수지를 함유한다.
봄에 어린 순을 살짝 데쳐서 물에 담가 우렸다가 나물로 먹는다. 기름에 볶거나 튀김을 하기도 한다. 조금 큰 잎은 솥에 여러 번 덖어서 햇빛에 말려 차로 마신다. 맛은 조금 달달하다.

주의사항

- 뿌리에 푸른빛이 도는 것이 약효가 좋다.
- 기를 위로 올리는 성질이 있으므로 상체가 성하고 하체가 허한 사람은 먹지 않는다.
- 홍역 초기가 지나면 먹지 않는다.
- 해독할 때는 생으로, 비장과 위장을 보할 때는 술에 볶아서, 땀을 멎게 할 때는 꿀에 볶아서 쓴다.
- 국산은 뿌리가 둥글고 크며, 중국산은 가늘고 연하다.

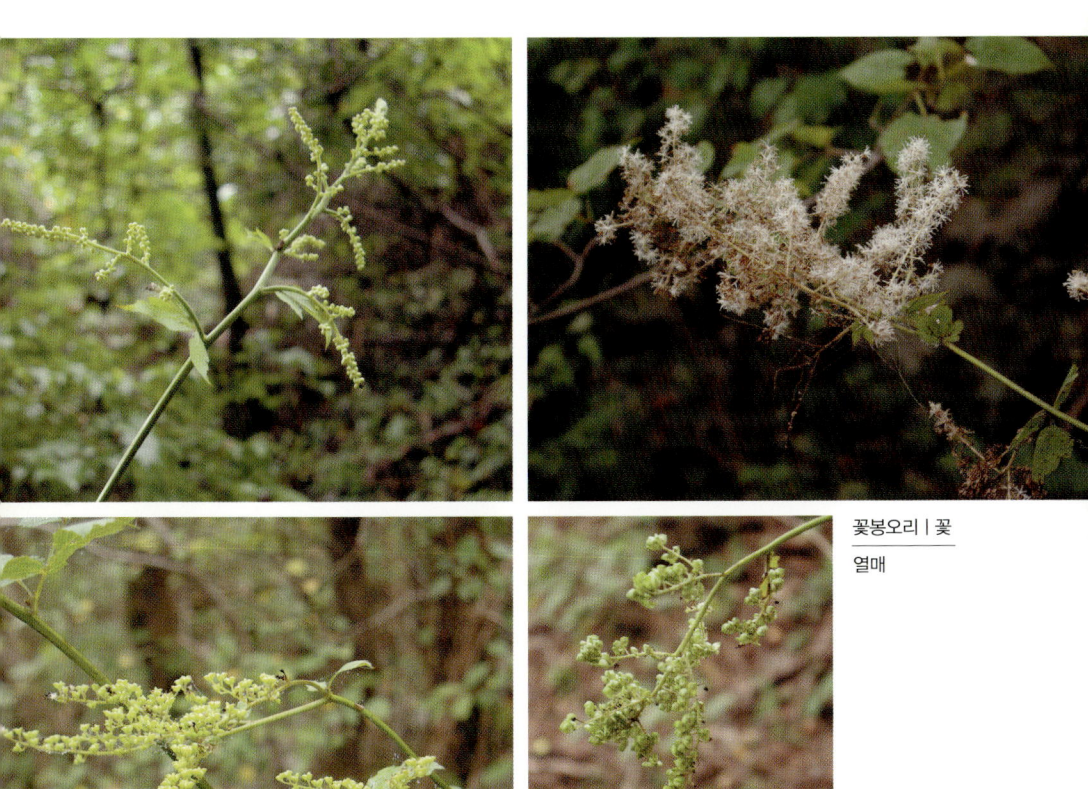

꽃봉오리 | 꽃
열매

033 할미꽃

할미꽃 *Pulsatilla koreana Nakai*

약 독

- ■ 미나리아재비과 여러해살이풀
- ■ 분포지 : 산 속 양지바르고 흙이 부드러운 땅
- 개화기 : 4~5월
- 결실기 : 6~7월
- 채취기 : 봄(뿌리)

- **별 명** : 할머니꽃, 할미씨가비, 주리꽃, 조선백두옹(朝鮮白頭翁), 백두공(白頭公), 백두초(白頭草), 관모봉(冠帽峰), 국국묘(菊菊苗), 나하초(奈何草), 노고초(老姑草), 노관화(老冠花), 노옹화(老翁花), 노화상두(老和尙頭), 모자미파화(耗子尾巴花), 묘조자화(猫爪子花), 분유초(粉乳草), 분초(粉草), 산면화근(山棉花根), 야장인(野丈人), 호왕사자(胡王使者), 호필화(毫筆花)
- **생약명** : 백두옹(白頭翁)
- **유 래** : 봄에 산 속 양지바른 곳에서 몸 전체에 흰 털이 있고, 안쪽이 자주색 벨벳 같은 꽃이 고개 숙여 피는 작은 풀을 볼 수 있는데 할미꽃이다. 꽃대가 꼬부랑 할머니처럼 구부러져 있고, 열매에 달린 길고 흰 털이 흰머리 같다 하여 할미꽃이라 부른다. 하얀(白) 머리(頭)의 할아버지(翁) 같다 하여 백두옹이라고도 한다.

생태

높이 40cm. 뿌리가 매우 굵고 길며, 수염뿌리가 있다. 뿌리껍질은 세로로 주름이 있고, 갈색이며, 잘 벗겨진다. 줄기는 매우 짧으며, 전체에 흰 털이 많다. 잎은 밑동에서 나오는데, 긴 잎자루에 2장씩 마주나고 맨 끝에는 1장만 난다. 잎은 새 발바닥처럼 3갈래로 깊게 갈라지고, 갈라져 나온 잎도 끝이 다시 2~3갈래로 갈라진다. 잎 뒷면은 약간 희고 잎맥이 뚜렷하며, 잎 가장자리에 드문드문 톱니가 있다. 꽃은 4~5월에 긴 꽃대 끝에 진한 자주색으로 피는데, 꽃잎 바깥쪽은 흰 털로 덮여 있어 하얗게 보인다. 꽃잎은 6장이며, 꽃대 끝이 구부러져 꽃이 땅을 향한다. 열매는 6~7월에 공모양으로 여무는데, 전체가 길고 붉은빛이 도는 흰 털로 덮여 있다. 열매가 다 익으면 털이 하얀 솜털처럼 바뀌며, 흰 털로 덮인 씨앗이 바람에 날려 번식한다.

*유사종 _ 산할미꽃, 분홍할미꽃

약용

한방에서 뿌리를 백두옹(白頭翁)이라 한다. 열을 내리고, 피를 맑게 하며, 독을 풀어주는 효능이 있다. 〈동의보감〉에 "할미꽃은 피가 섞여 나오는 설사에 많이 쓰고, 목에 난 혹과 멍울을 낫게 하며, 사마귀를 없애고, 머리가 헌 것을 낫게 한다"고 하였다.

두통, 배가 아프고 붉은 설사를 할 때, 이질, 몸이 부을 때, 신경통, 림프선염, 치질에 약으로 처방한다. 뿌리는 햇빛에 말려 사용한다.

꽃	
새순	열매
풋열매	

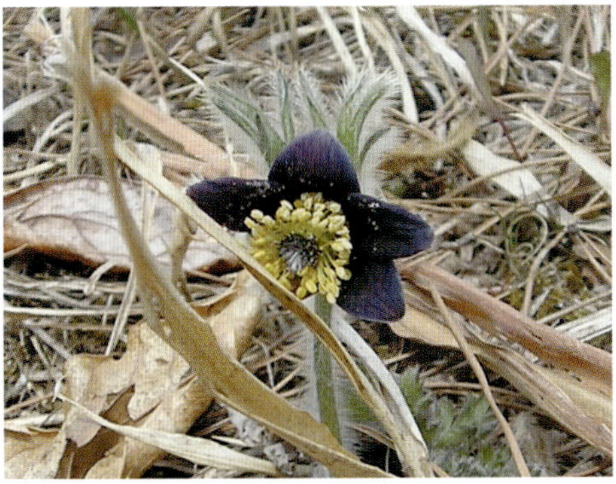

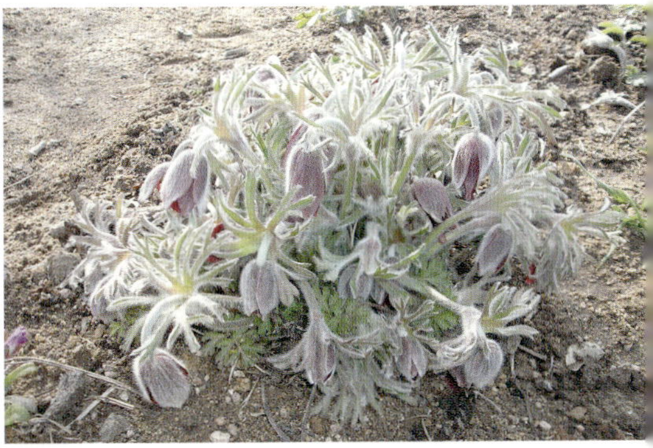

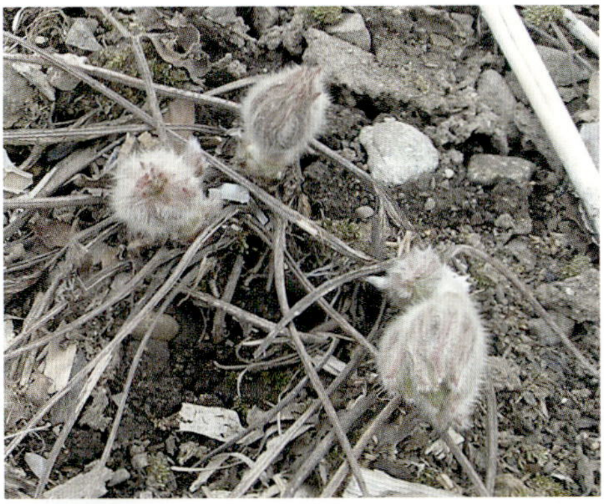

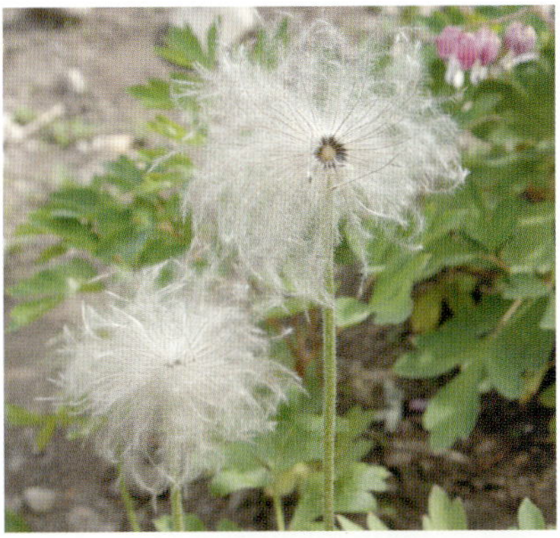

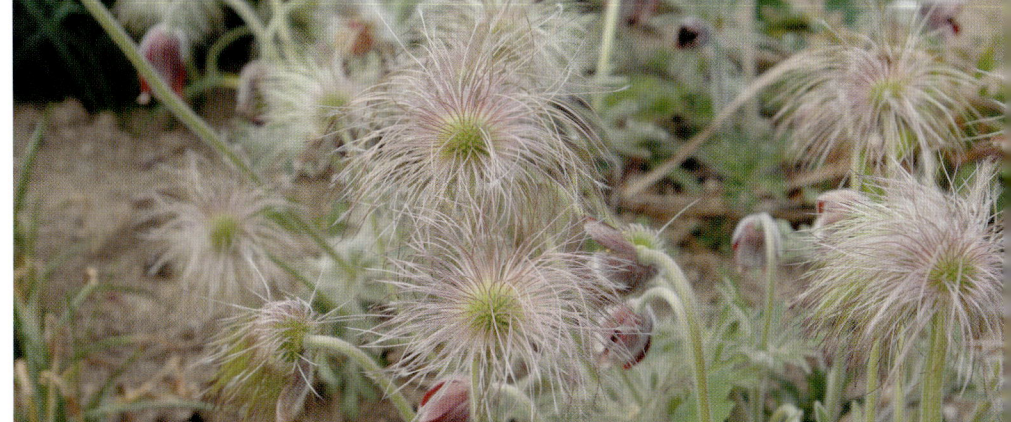

민간요법		
두통, 뒷목이 당기고 아플 때, 배가 아프고 붉은 설사를 할 때, 심장이 안 좋을 때, 몸이 부을 때, 이질, 자궁 출혈, 잇몸이 붓고 이가 흔들릴 때	▶	뿌리 12g에 물 700㎖를 붓고 달여 마신다.
치질	▶	생뿌리를 찧어 바른다.
종기, 목에 멍울이 생겼을 때	▶	말린 잎과 줄기를 가루를 내어 바른다.
뼈마디가 쑤시고 아플 때	▶	꽃잎을 생으로 찧어 바른다.
머리카락이 많이 빠질 때, 머리에 종기가 났을 때	▶	말린 꽃을 가루를 내어 물에 개어 바른다.

주의사항
- 옛날에 사약 재료로 사용했을 만큼 독성이 있는 약재이므로 소량만 사용한다.
- 속이 차고 위가 약한 사람, 임산부는 먹지 않는다.
- 국산은 굵고 주름이 많으며, 중국산은 주름이 적고 색이 연하다.

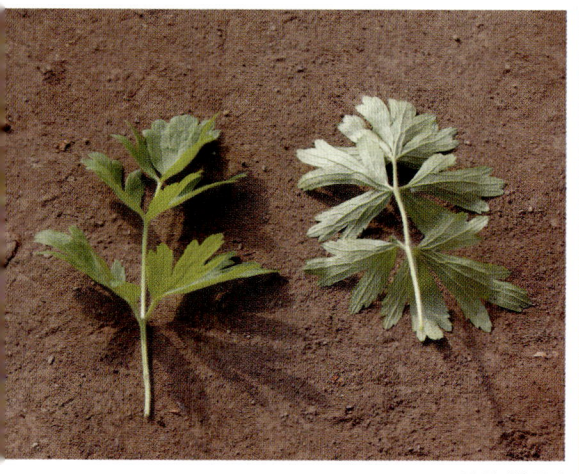

잎 앞뒤 | 뿌리

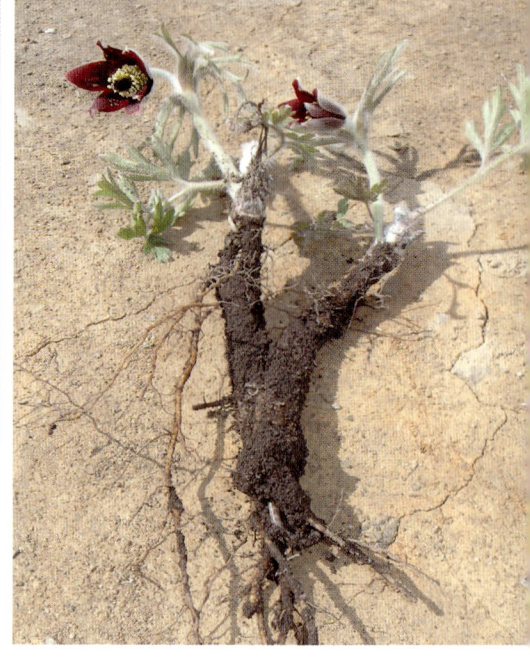

꿩의바람꽃 *Anemone raddeana* Regel
약 독

- 미나리아재비과 여러해살이풀
- 분포지 : 산기슭 그늘진 습지의 낙엽 쌓인 곳
- 개화기 : 4~5월
- 결실기 : 5~6월
- 채취기 : 여름(뿌리)

- **별 명** : 꿩의바람풀, 바람꽃, 은련향부(銀蓮香附), 다피은련화(多被銀蓮花)
- **생약명** : 죽절향부(竹節香附)
- **유 래** : 이른 봄 산기슭에서 큰 꽃잎, 작은 꽃잎이 하얗게 수레바퀴 모양으로 엇물려 핀 작은 풀들이 무리지어 자라는 것을 볼 수 있는데 꿩의바람꽃이다. 꿩이 번식기를 맞아 바람이 날 때 피는 꽃이라 하여 꿩의바람꽃이라 부른다.

생태

높이 15~20㎝. 뿌리가 굵고 짧으며 단단하다. 뿌리에 잔뿌리가 드문드문 있으며, 뿌리껍질은 밝은 갈색이다. 줄기는 곧고 긴데, 밑동은 희고 위쪽은 붉은빛이다. 잎은 곰발바닥 모양으로 줄기 밑동에서 하늘을 향해 나는데, 긴 잎자루에 작은 잎이 3장씩 붙고 3갈래로 깊게 갈라진다. 잎 끝에는 드문드문 불규칙한 톱니가 있다. 이른 봄에 나는 잎은 푸른 바탕에 검붉은 보랏빛이다. 꽃은 4~5월에 흰색으로 피는데, 원래 꽃잎은 없고 꽃받침이 길게 펼쳐져 꽃잎처럼 보인다. 꽃받침 안쪽에는 길고 하얀 꽃술이 활짝 펼쳐지며, 꽃밥도 흰색이다. 열매는 5~6월에 여문다.

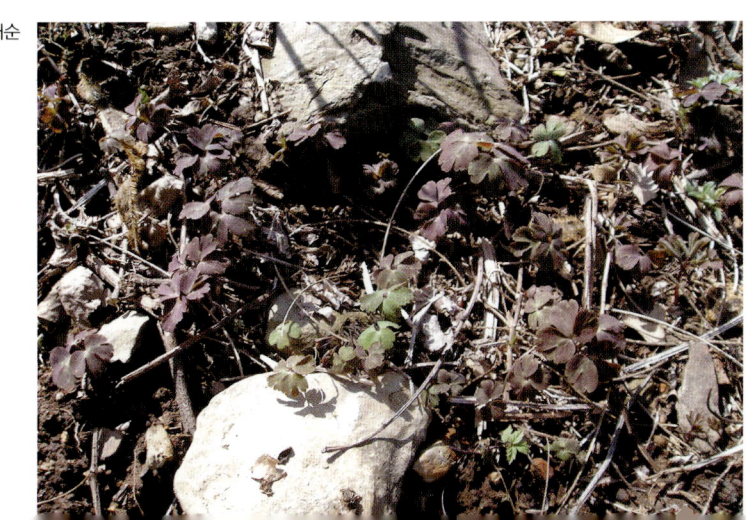
새순

약용 한방에서 뿌리를 죽절향부(竹節香附)라 한다. 성질이 뜨겁고, 습한 기운과 풍을 몰아내며, 염증과 통증을 가라앉히는 효능이 있다.

감기, 골절로 통증이 심할 때, 관절염, 종기에 약으로 처방한다. 뿌리는 햇빛에 말려 사용한다.

민간요법	
몸살감기, 중풍으로 인한 팔다리 마비나 경련	말린 뿌리 1.5g을 가루를 내어 먹는다.
골절로 통증이 심할 때, 관절이 쑤시고 아플 때, 종기	말린 뿌리를 가루를 내어 바른다.

주의사항
- 독성이 있는 약재이므로 소량만 사용한다.

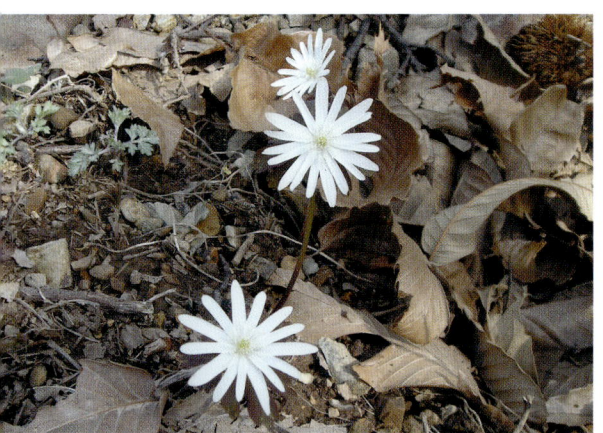
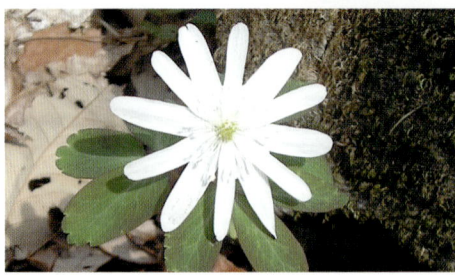
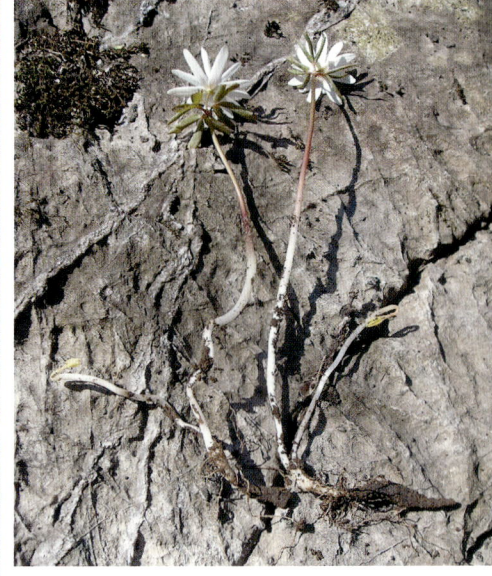

꽃 | 뿌리

세잎돌쩌귀

Aconitum triphyllum Nakai

약 독

- ■ 미나리아재비과 여러해살이풀
- ■ 분포지 : 깊은 산 골짜기 습지, 낮은 숲, 산비탈
- 개화기 : 9월
- 결실기 : 10월
- 채취기 : 가을(뿌리)

- **별   명** : 토부자(土附子), 간급근(艮笈菫), 경자(耿子), 금아(金雅), 독공(毒公), 독백초(獨白草), 사망(射罔), 오두(烏頭), 죽절오두(竹節烏頭), 초오두(草烏頭), 오훼(烏喙), 원앙국(鴛鴦菊), 해독(奚毒)
- **생약명** : 초오(草烏), 부자(附子)
- **유   래** : 가을에 깊은 산 골짜기에서 투구꽃과 비슷하며, 둥근 손바닥처럼 생긴 잎이 3장씩 붙어 나는 풀을 볼 수 있는데 세잎돌쩌귀이다. 잎이 3장씩 붙고 꽃모양이 돌쩌귀처럼 생겨서 세잎돌쩌귀라 부른다.

생태

높이 1m. 뿌리가 굵고 뭉툭하며, 끝에 가늘고 긴 수염뿌리가 있다. 뿌리껍질은 밝은 갈색이다. 줄기는 곧게 올라오는데, 밑동이 희고 붉은 빛을 띤다. 잎은 어긋나고 잎자루가 길며, 양 손바닥을 펼친 모양으로 3갈래로 갈라지는데, 갈라진 잎이 다시 2~3장으로 얕게 갈라진다. 잎 뒷면은 약간 희고 잎맥이 뚜렷하며, 잎 끝에 불규칙한 둥근 톱니가 있다. 꽃은 9월에 보라색으로 피는데, 여러 개의 꽃대가 나란히 나와서 1송이씩 같은 방향으로 핀다. 꽃 맨 위쪽에 돌쩌귀모양으로 덮여 있는 것과 양쪽에 귀덮개처럼 내려와 있는 것은 꽃잎이 아니라 꽃받침이며, 진짜 꽃잎은 그 안쪽에 있다. 열매는 10월에 V자로 갈라진 뿔모양으로 여문다.

*유사종 _ 투구꽃

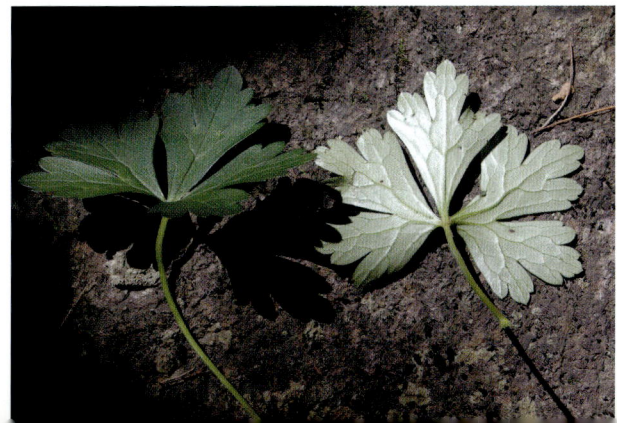

잎 앞뒤

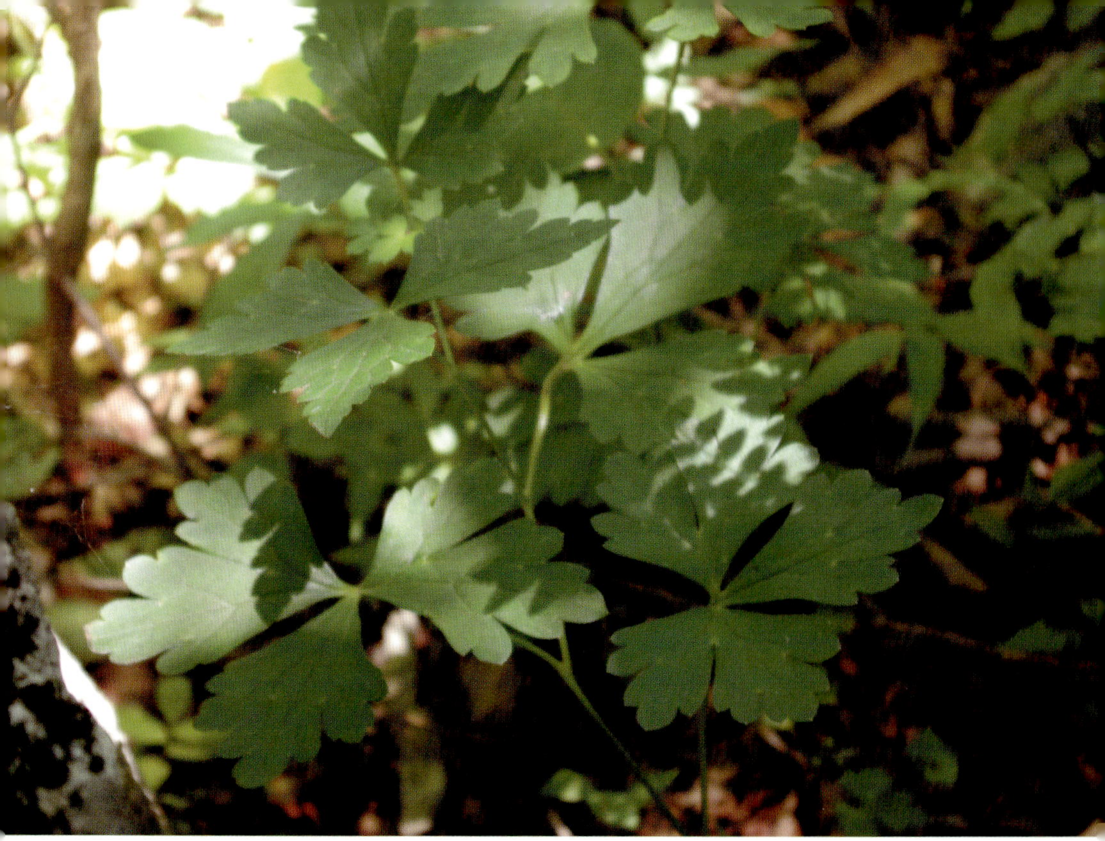

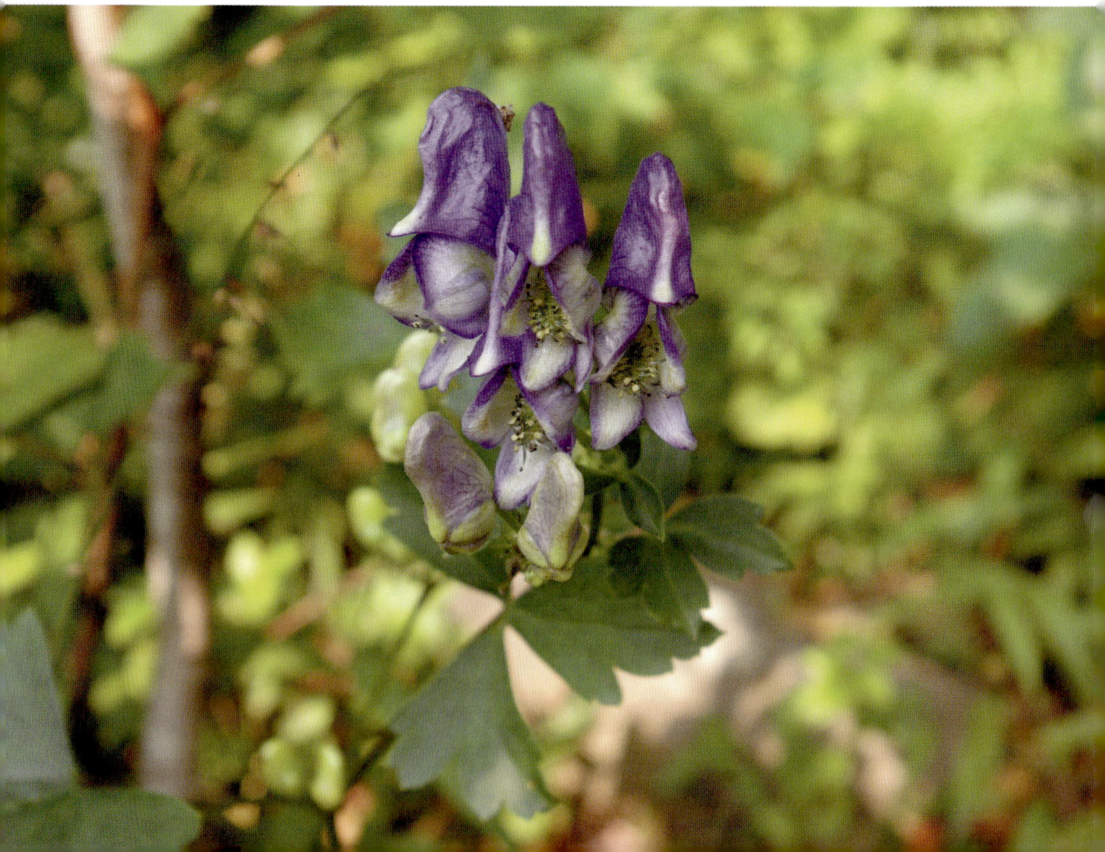

약용

한방에서 1년생 뿌리를 초오(草烏), 묵은 뿌리를 부자(附子)라 한다. 풍과 습과 찬 기운을 몰아내고, 몸을 따듯하게 하며, 통증을 가라앉히는 효능이 있다. 중풍으로 손발이 마비되거나 의식을 잃었을 때, 관절염, 파상풍, 배가 차고 아플 때 약으로 처방한다. 뿌리는 소금물에 보름간 담그거나, 한나절 동안 쪄서 햇빛에 말려 사용한다.

민간요법

| 중풍으로 마비가 왔을 때 | ➡ | 말린 뿌리 0.1g을 가루를 내어 먹는다. |
| 팔다리가 쑤시고 아플 때, 관절염 | ➡ | 말린 뿌리를 가루를 내어 바른다. |

주의사항

- 옛날에 독화살이나 사약 재료로 썼을 만큼 독성이 있는 약재로 부자와 같은 중독 증상이 있으므로 소량만 사용한다.
- 독성에 중독되어 코피, 각혈, 경련, 현기증, 마비 증상이 있을 때는 물을 많이 마시고 토한 다음 감초(1)와 생강(8)을 달여 먹거나 녹두즙을 마신다.
- 몸이 허약한 사람, 열이 나는 사람, 임산부는 사용하지 않는다.

전체 모습
꽃

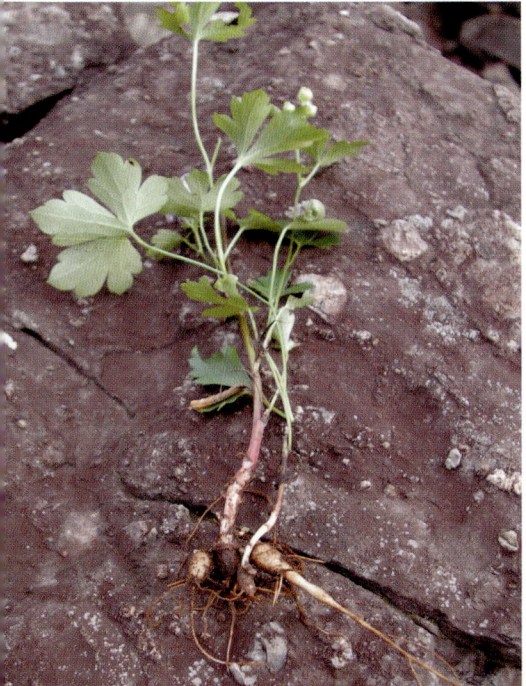

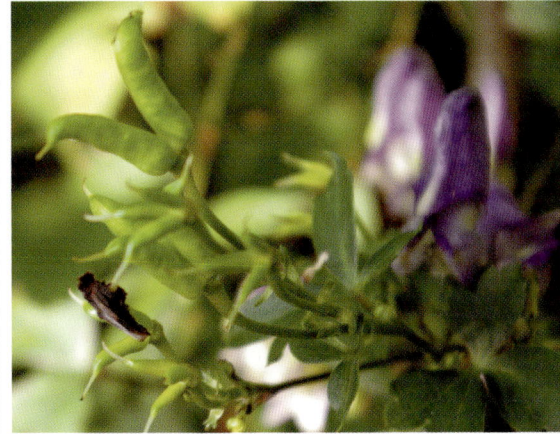
뿌리 | 열매

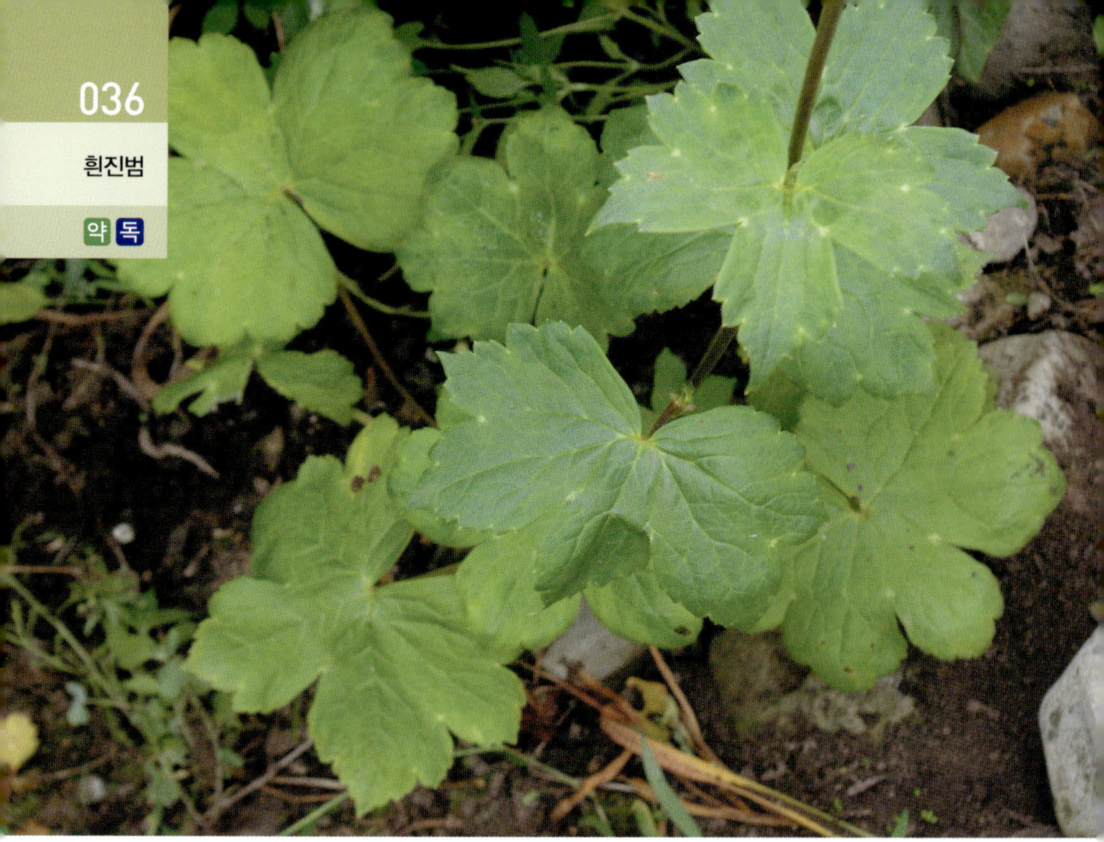

036 흰진범

약 독

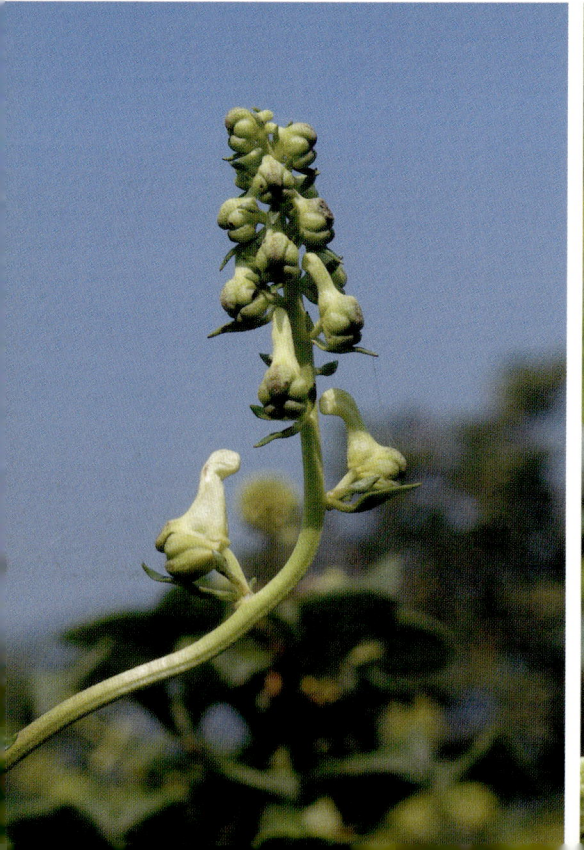
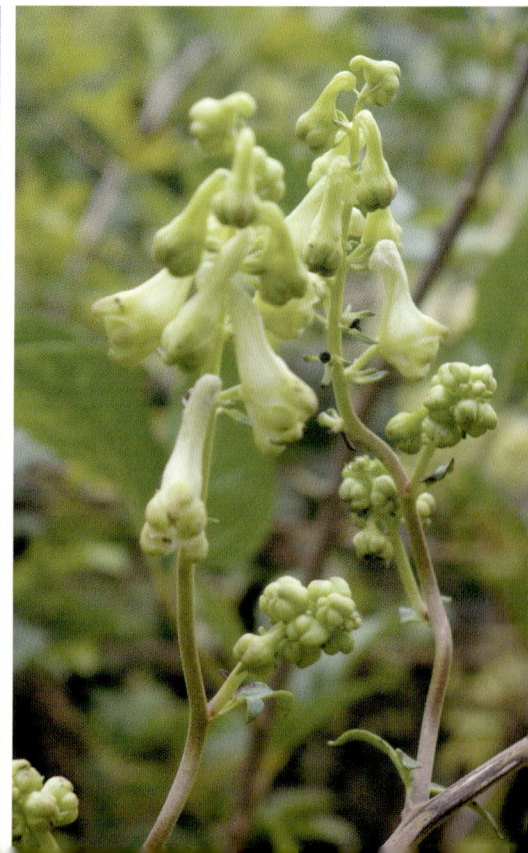

흰진범

Aconitum longecassidatum Nakai

약 독

036 흰진범 약 독

- 미나리아재비과 여러해살이풀
- 분포지 : 산 속 반그늘 습지
- 개화기 : 8~9월
- 결실기 : 10월
- 채취기 : 가을(뿌리)

- **별　　명** : 진구(秦艽), 진교(秦膠), 흰진교, 진규(秦糾), 진조(秦爪), 백부자(白附子), 고모오두(高帽烏頭), 오독도기, 흰줄바꽃
- **생약명** : 진범(秦梵)
- **유　　래** : 늦여름 산 속에서 잎이 옆으로 넓게 퍼지고, 작은 오리처럼 생긴 흰 꽃들이 피는 풀을 볼 수 있는데 흰진범이다. 흰 꽃이 피는 진범이라 하여 흰진범이라 부른다. 진범이란 말은 중국 진나라(秦)에 나는 오독도기(艽)라는 뜻을 가진 진구에서 유래하였는데, 구(艽)가 범(梵)으로 잘못 읽히면서 진범이 되었다고 한다.

생태

높이 1m. 뿌리가 굵고 길며, 여러 개이고 무성하다. 뿌리껍질은 노란빛이 도는 갈색이며, 잔뿌리가 많다. 뿌리가 단단하면서도 잘 꺾인다. 줄기가 길고 전체에 붉은빛이 돌며, 맨 위 줄기는 약간 굽고 가지가 벌어진다. 잎은 손바닥모양으로 둥글넓적하고 나비가 날아가는 모양으로 갈라진다. 잎 가장자리에는 둥글거나 뾰족한 톱니가 있는데, 어린잎은 톱니가 깊고 자라면서 완만해진다. 꽃은 8~9월에 연노란빛이 도는 흰색으로 피는데, 짧은 꽃대에 작은 꽃들이 위아래로 뭉쳐 달린다. 꽃잎은 2장이고, 꿀주머니가 길게 달려 있다. 열매는 10월에 짤막한 콩깍지모양으로 여무는데, 다 익으면 껍질이 벌어져 세모난 씨앗이 나온다.

새순

전체 모습
꽃봉오리 | 꽃

약용 한방에서 뿌리를 진범(秦梵)이라 한다. 혈압을 내리고, 통증을 없애며, 열을 내리는 효능이 있다.

관절염이 심할 때, 중풍으로 팔다리가 마비되었을 때 약으로 처방한다. 뿌리는 아린 맛이 나지 않을 때까지 콩물에 삶아서 햇빛에 말려 사용한다.

민간요법

중풍으로 팔다리가 마비되었을 때, 신경통이 심할 때, 미친 개에게 물렸을 때 → 뿌리 0.5g에 물 700㎖를 붓고 달여 마신다.

주의 사항
- 중의학에서 진교는 원래 용담과에 속한 큰잎용담(*Gentiana macrophylla* Pallas)의 뿌리를 가리키는데, 우리나라에서 한때 미나리아재비과의 진범을 진교로 혼동하여 사용한 적이 있다. 시중에서 진교를 구입할 때는 식물명을 반드시 확인한다.
- 독성이 강한 약재이므로 한의사의 처방을 받아 사용한다.

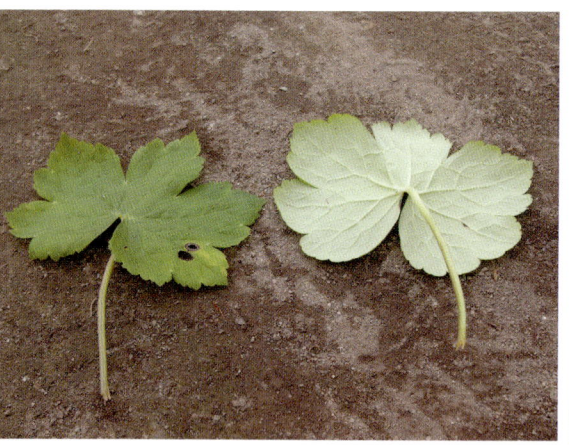

잎 앞뒤 | 뿌리

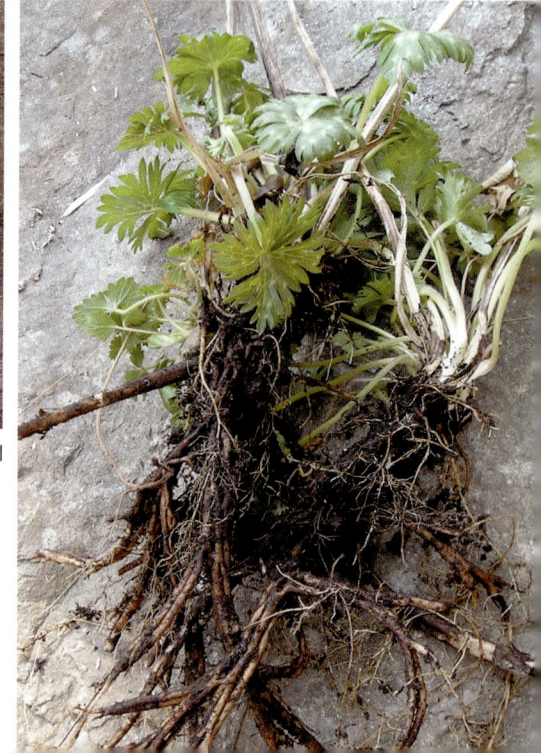

모란

Paeonia suffruticosa Andr.
약

- ■ 미나리아재비과 잎지는 작은키나무 ■ 분포지 : 인가 근처
- 개화기 : 5월   결실기 : 9월   채취기 : 가을~겨울(뿌리껍질)

- 별 명 : 목작약(木芍藥), 무단, 무단화, 고상(苦相), 고왕(苦王), 녹구, 단피(丹皮), 백양금(百兩金), 서고(鼠故), 화왕(花王)
- 생약명 : 목단피(牧丹皮)
- 유 래 : 봄에 인가 근처에서 잎이 불규칙하게 갈라지며, 꽃이 크고 화려하게 피는 작은 나무를 볼 수 있는데 모란이다. 꽃피고 열매를 맺으면서 수컷(牡)처럼 뿌리로도 번식하고 꽃이 붉다(丹) 하여 모단이라 하였는데, 신라 선덕여왕 때 이름이 잘못 전해지면서 모란이 되었다.

생태

높이 2m. 뿌리는 굵고 길며, 여러 갈래가 사방으로 뻗는다. 뿌리껍질은 밝은 갈색이며, 옆으로 뻗은 뿌리에서 붉은 새순이 올라온다. 줄기는 굵고, 줄기껍질이 어두운 회색이다. 가지는 굵고 털이 없다. 잎은 긴 잎자루에 마주나는데, 모양이 길쭉한 타원형에서 넓은 타원형까지 다양하며, 갈라짐이 없거나 2~5개로 갈라진다. 잎 뒷면에는 하얀 잔털이 있고, 잎 가장자리가 밋밋하다. 꽃은 5월에 다양한 색으로 피는데, 크고 넓은 꽃잎이 8장 이상 겹겹이 붙어 있다. 꽃잎 안쪽에는 노란 꽃술이 매우 많이 뭉쳐 있다. 열매는 9월에 타원형으로 여무는데, 열매가 꽃모양으로 여러 개 모여 있으며, 열매껍질에는 잔털이 있다. 다 익으면 껍질이 터져 검은 콩 같은 열매가 나온다.

새순

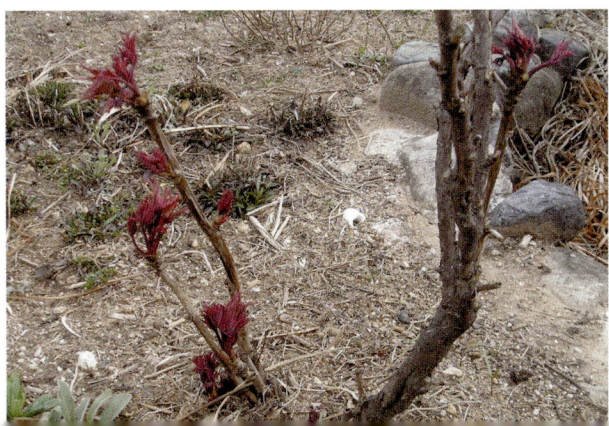

약용 한방에서 뿌리껍질을 목단피(牧丹皮)라 한다. 열을 내리고, 피를 잘 돌게 하며, 허혈을 없애고, 어혈을 풀어주며, 염증을 가라앉히고, 통증을 없애는 효능이 있다. 〈동의보감〉에서는 "모란은 어혈을 없애고, 여자의 월경불순과 요통을 낫게 하며, 태반을 나오게 하고, 산후의 모든 혈병(血病)과 기병(氣病)을 치료한다"고 하였다.

위궤양이나 십이지장궤양, 고혈압, 피가 맑지 않을 때, 혈액순환이 안 될 때, 피가 뜨거워 발진이 돋았을 때, 코피, 피를 토할 때, 생리 전 열이 나고 아플 때, 땀이 안 나면서 뼈가 쑤실 때, 가슴이 답답하고 열이 날 때, 타박상에 약으로 처방한다. 뿌리는 심을 제거하고 술에 볶아서 사용한다.

꽃봉오리 | 꽃
전체 모습 | 뿌리

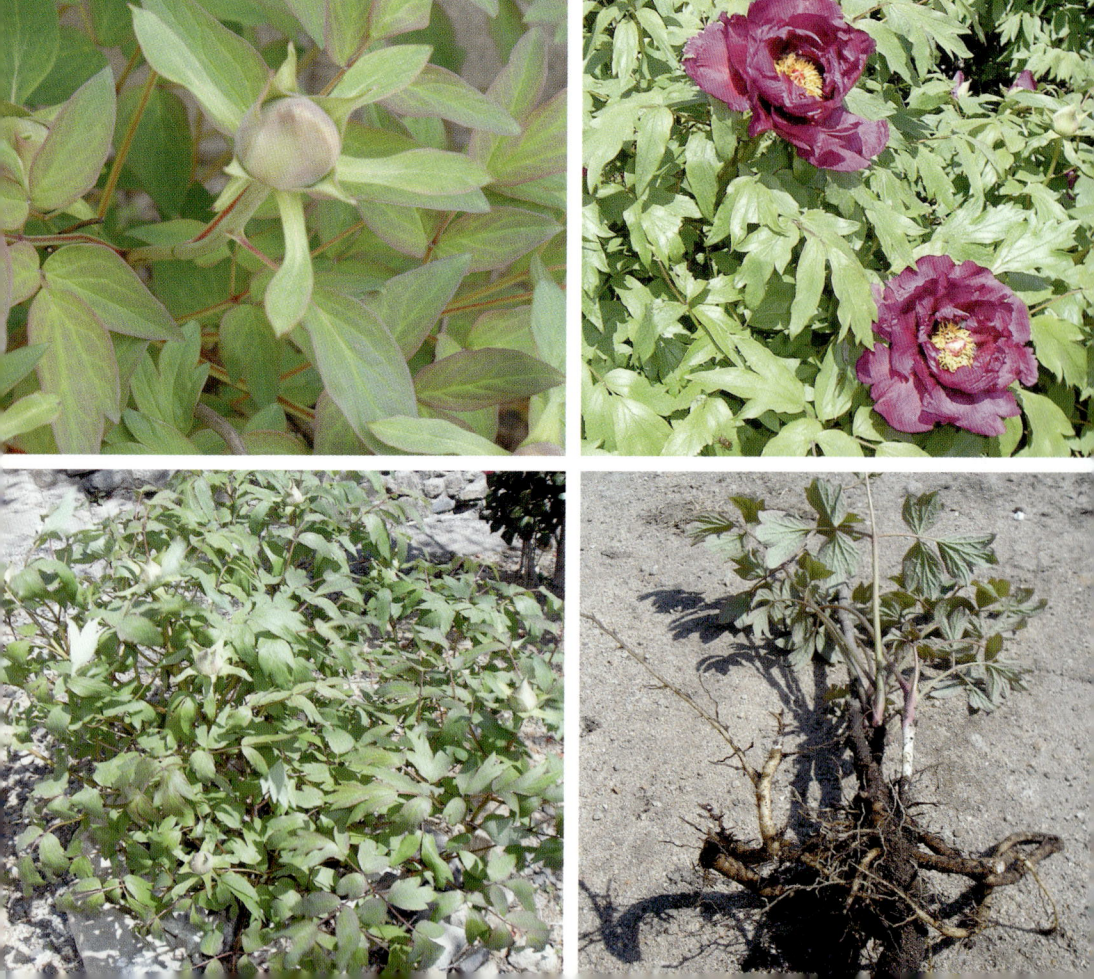

민간요법		
	위궤양이나 십이지장궤양, 고혈압, 코피, 피를 토할 때, 생리 전 열이 나고 아랫배가 아플 때, 두통, 가슴이 답답하고 열이 날 때, 타박상, 다리가 부었을 때, 목이나 등에 붉은 반점이 생겼을 때	뿌리껍질 4g에 물 400㎖를 붓고 달여 마신다.
	혈액순환이 안 될 때, 관절이 쑤시고 아플 때	꽃이나 뿌리껍질 300g에 소주 1.8ℓ를 붓고 3개월간 숙성시켜 마신다.
	여드름	뿌리를 달인 물로 씻어낸다.
	치질	꽃을 달인 물로 찜질한다.

주의사항
- 임부나 월경 과다인 사람은 복용을 금한다.
- 대황, 패모와 함께 먹지 않는다.
- 쇠붙이와는 상극이므로 나무칼을 쓴다.

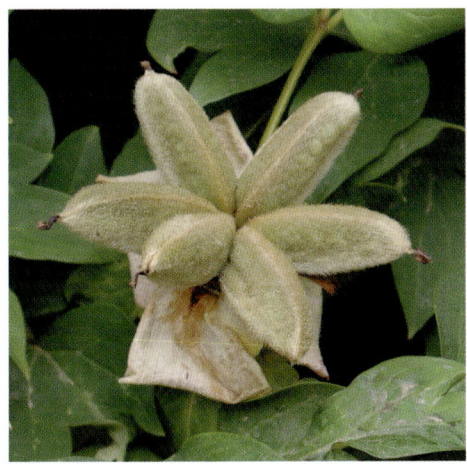

열매 | 열매(겨울 모습)

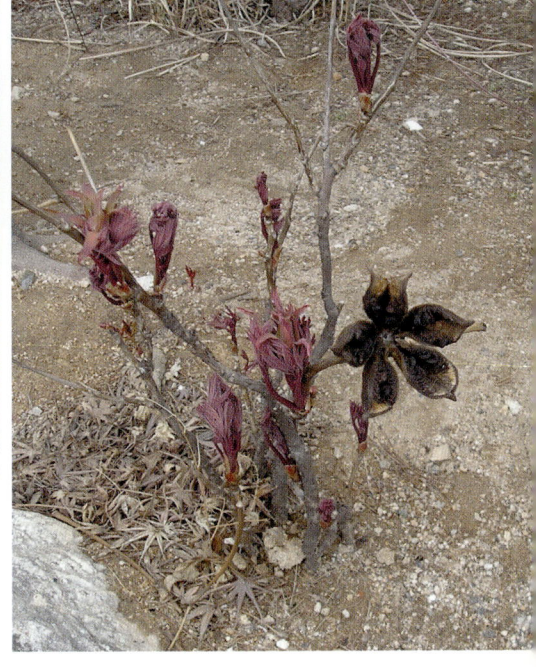

139

038

양하

약

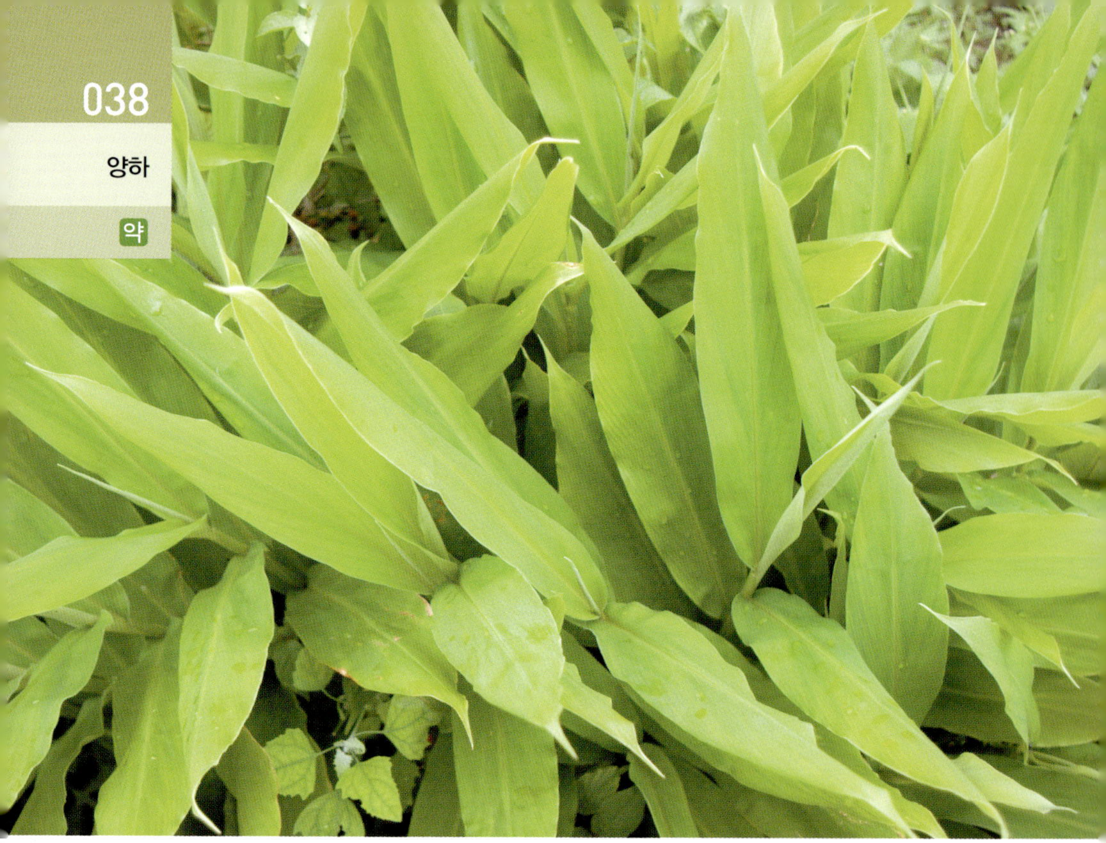

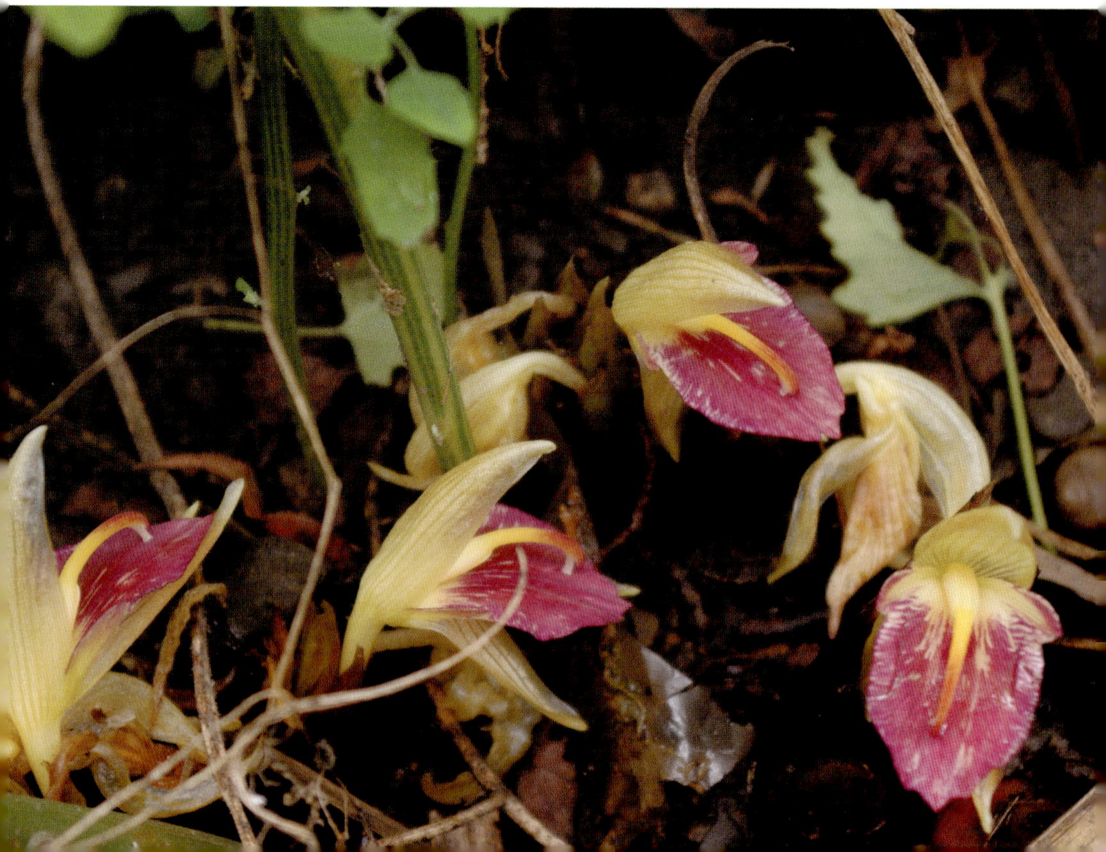

양하 *Zingiber mioga* (Thunb.) Rosc.
약

038
양하
약

- ■ 생강과 여러해살이풀
- ■ 분포지 : 남부지방 낮은 산 숲속이나 냇가
- 개화기 : 8~10월
- 결실기 : 9~11월
- 채취기 : 가을(뿌리·씨앗)

- **별　명** : 양하(襄荷), 양애, 양에, 양왜, 양하대나무, 양해, 양해간, 야생강, 가초(嘉草)
- **생약명** : 양하(襄荷)
- **유　래** : 가을에 산 속에서 붉은 자주색 꽃이 땅에 붙어 나고, 잎이 생강보다 넓은 풀을 볼 수 있는데 양하이다. 꽃이 붉고 아름다워서 높은(襄) 곳에 자라는 연꽃(荷)이라 하여 양하라 부른다.

생태

높이 40~100cm. 뿌리가 약간 통통하며, 여러 개가 뭉쳐 자란다. 뿌리껍질은 밝은 갈색이나 붉은빛이며, 비늘조각처럼 생긴 잎으로 덮여 있다. 줄기는 굵고 곧게 자란다. 잎은 길쭉한 타원형으로 어긋나는데, 잎줄기는 없고 줄기를 감싸듯이 포개져 나온다. 꽃은 붉은 자주색으로 8~10월에 뿌리에 붙어 피는데, 꽃줄기가 짧고 통통하며, 노란색 비늘잎에 싸여 있다. 꽃잎은 1장으로 혓바닥모양이고 아래로 처져 있으며, 길고 통통한 꽃술이 붙어 있다. 열매는 9~11월에 작고 둥글게 여무는데, 희고 위쪽에 검은 무늬가 있다.

＊유사종 _ 생강

전체 모습
꽃　　　　채취한 꽃 | 꽃

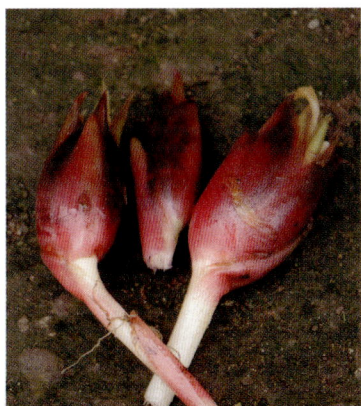
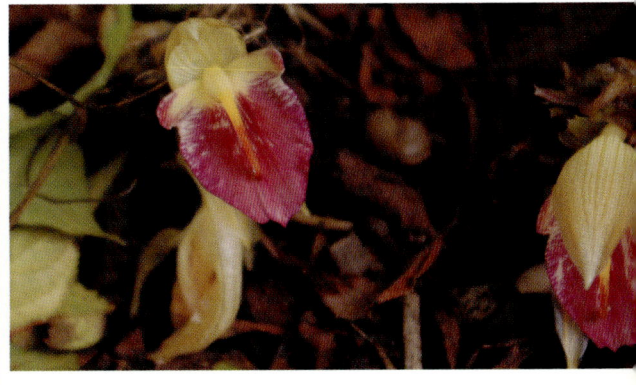

약용 한방에서 뿌리와 씨앗을 양하(蘘荷)라 한다. 피를 잘 돌게 하고, 기침을 가라앉히며, 독을 없애고, 염증을 가라앉히는 효능이 있다.

생리불순, 노인 기침, 배가 아플 때, 위나 심장이 안 좋을 때, 결막염, 종기에 약으로 처방한다. 뿌리는 햇빛에 말려 사용한다.

민간요법

생리불순, 노인 기침	→	뿌리 8g에 물 400㎖를 붓고 달여 마신다.
배가 아플 때, 위나 심장이 안 좋을 때	→	씨앗 6g에 물 400㎖를 붓고 달여 마신다.
결막염	→	뿌리 달인 물로 씻어낸다.
종기	→	뿌리 달인 물로 찜질한다.

식용 비타민 A, 칼륨, 정유, 플라보노이드를 함유한다.

봄에 잎이 피기 전 줄기를 생으로 된장을 찍어 먹거나 살짝 데쳐서 나물로 먹는다. 된장국을 끓이거나 장아찌, 전, 초절임, 강회, 산적, 김치를 해 먹기도 한다. 잎은 쌈을 싸 먹으며, 볶음을 하거나 떡을 찔 때 시루에 깔기도 한다. 꽃은 양하새끼라 하여 살짝 데쳐서 나물로 먹는다. 아삭하면서 창포와 생강을 섞어놓은 듯한 향이 난다.

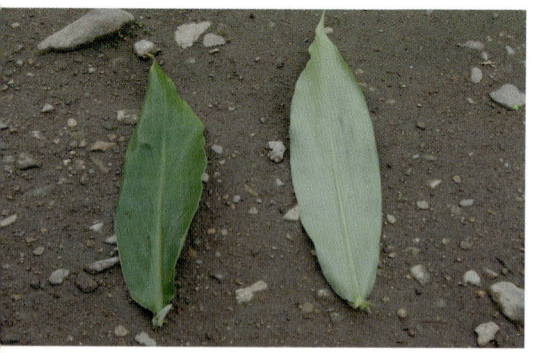

잎 앞뒤 | 뿌리

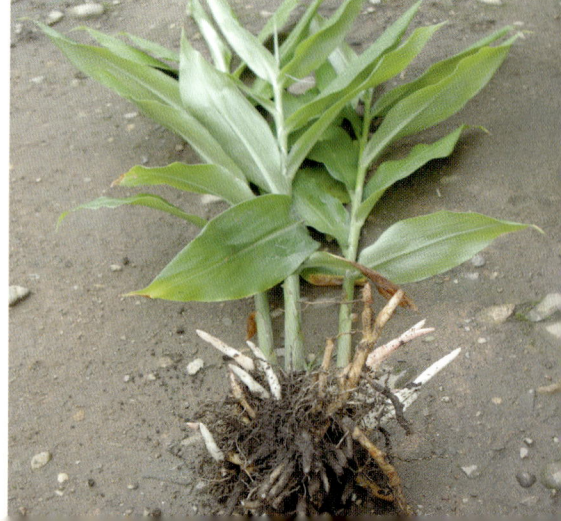

백선 약

Dictamnus dasycarpus Turcz.

- ■ 운향과 여러해살이풀
- ■ 분포지 : 산기슭의 습하고 그늘진 풀밭, 들판
- 개화기 : 5~6월　결실기 : 8월　채취기 : 봄~가을(뿌리)

- 별　　명 : 자라풀, 자래초, 봉삼(鳳蔘), 봉황삼(鳳凰蔘), 금작아초(金雀兒椒), 백양(白羊), 백양선(白羊蘚), 양선초(羊蘚草), 검화
- 생약명 : 백선피(白蘚皮)
- 유　　래 : 봄에 산 속에서 꽃필 무렵 잎에서 퀴퀴한 냄새가 나고, 뿌리를 캐보면 삼 냄새가 나는 풀이 무리지어 자라는 것을 볼 수 있는데 백선이다. 뿌리가 희고(白) 잎이 물고기(鮮)처럼 생겼다 하여 백선이라 부른다. 뿌리(兒) 모양이 봉황의 벼슬을 닮았다 하여 금작아초, 뿌리가 희고(白) 양(羊) 노린내가 난다 하여 백양이라고도 한다.

생태

높이 90㎝. 뿌리가 인삼처럼 매우 굵고 길게 여러 개 나오며, 연해서 잘 부러진다. 뿌리껍질은 밝은 갈색이며 잔뿌리가 많다. 줄기는 곧고 길다. 잎은 갸름한 타원형이고, 생선 등뼈처럼 생긴 잎맥이 선명하며, 잎자루에 마주나는데 잎자루 양쪽에 날개가 있다. 잎 가장자리에는 냄새를 풍기는 기름점과 매우 잔 톱니가 있다. 꽃은 5~6월에 붉은빛이 도는 흰색으로 피는데, 긴 꽃대가 가지를 쳐 끝에 2송이씩 모여 달린다. 꽃잎은 5장이고, 꽃잎 안쪽에 붉은 줄무늬가 있다. 열매는 8월에 불가사리 모양으로 여무는데, 다 익으면 갈색이다.

＊유사종 _ 털백선

잎 앞뒤 | 새순

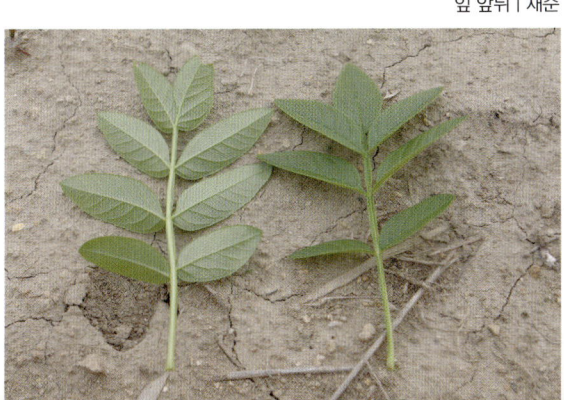
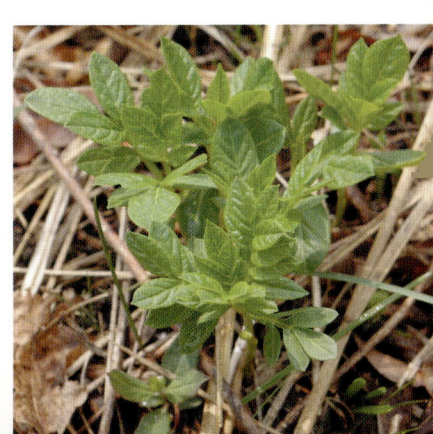

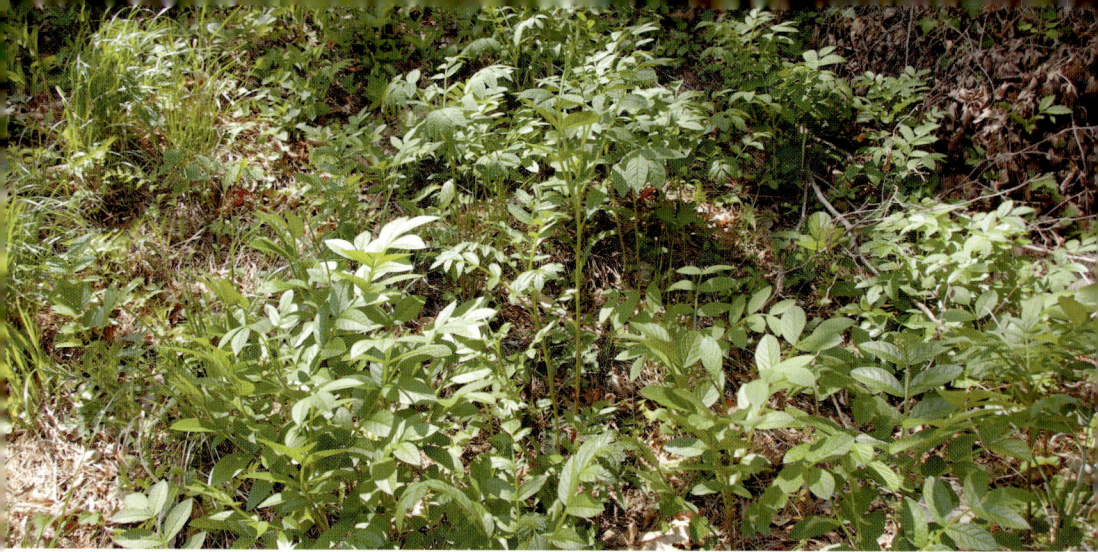

군락

전체 모습

꽃봉오리 | 꽃

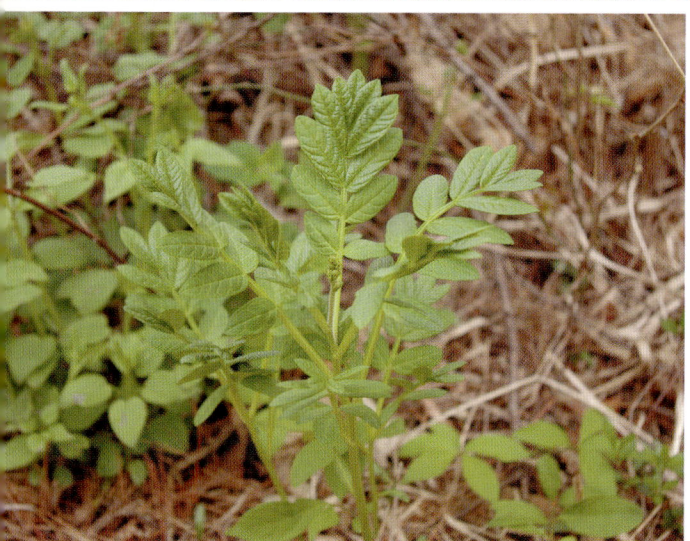

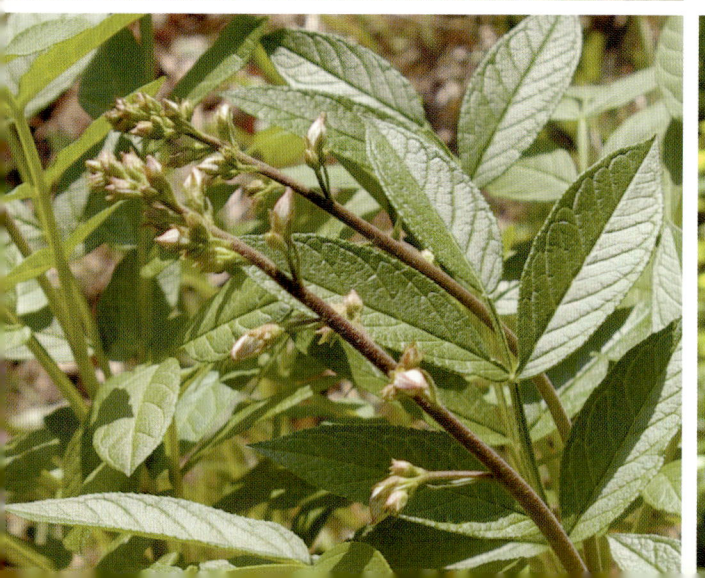

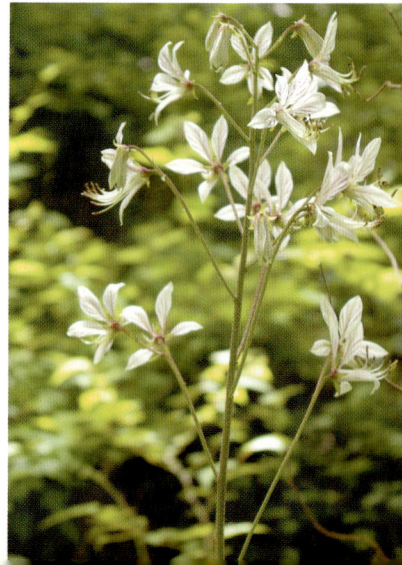

약용 한방에서 뿌리를 백선피(白鮮皮)라 한다. 염증을 가라앉히고, 독과 고름을 없애며, 풍을 없애고, 관절을 유연하게 하며, 피를 잘 통하게 하고, 담을 이롭게 하며, 열을 내리고, 소변이 잘 나오게 하며, 자궁을 수축시키는 효능이 있다. 〈동의보감〉에서는 "백선은 모든 열독풍, 악풍, 풍창, 옴과 버짐, 눈썹과 머리털이 빠지고 피부가 당기는 증세, 풍으로 굽혔다 펴지 못하는 증세를 치료한다"고 하였다.

코나 피부 염증, 종기, 두통, 황달, 생리불순에 약으로 처방한다. 뿌리에서 심을 제거하여 햇빛에 말려 사용한다.

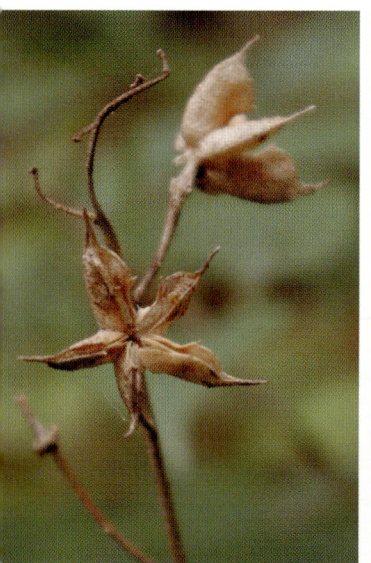

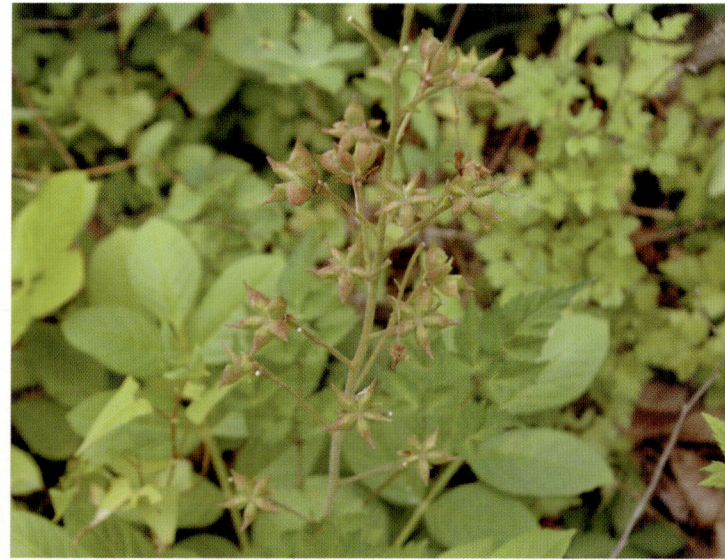

열매
풋열매

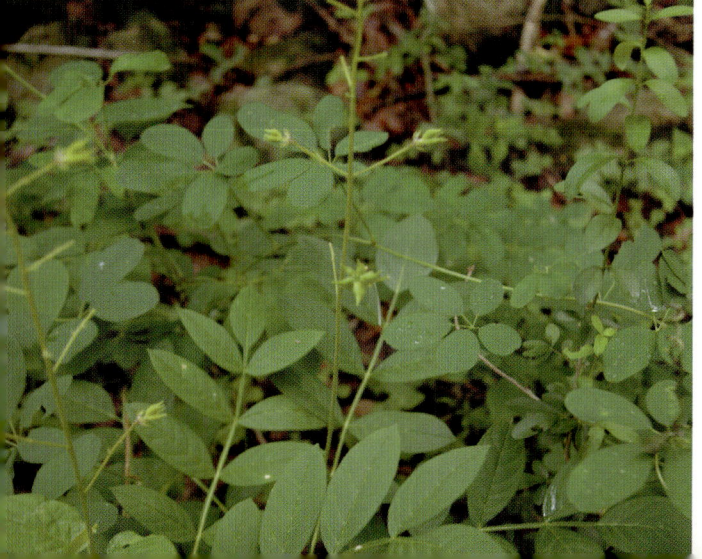

민간요법	
비염, 천식, 열이 날 때, 소변이 잘 안 나올 때, 눈이나 머리가 아플 때, 풍기가 있어 팔다리가 떨릴 때, 황달, 산후 복통	뿌리 3g에 물 200㎖를 붓고 달여 마신다.
기침이 심할 때	씨앗 2g에 물 400㎖를 붓고 달여 마신다.
가래	뿌리째 캔 줄기 3g에 물 700㎖를 붓고 달여 마신다.
피부가 몹시 가려울 때, 두드러기	뿌리 6g에 물 700㎖를 붓고 달여 마신다.
관절염, 결핵, 위장병	뿌리 50g에 소주 1.8ℓ를 붓고 1년간 숙성시켜 마신다.
종기, 피부 염증	생뿌리를 찧어 바른다.
습진, 무좀	뿌리째 캔 줄기를 달인 물을 바른다.

 주의사항
- 뿌리의 심을 제거하지 않고 그냥 달여 마시면 가슴이 답답할 수 있다.
- 차가운 성질의 약재이므로 다리가 차고 시린 사람은 먹지 않는다.

뿌리

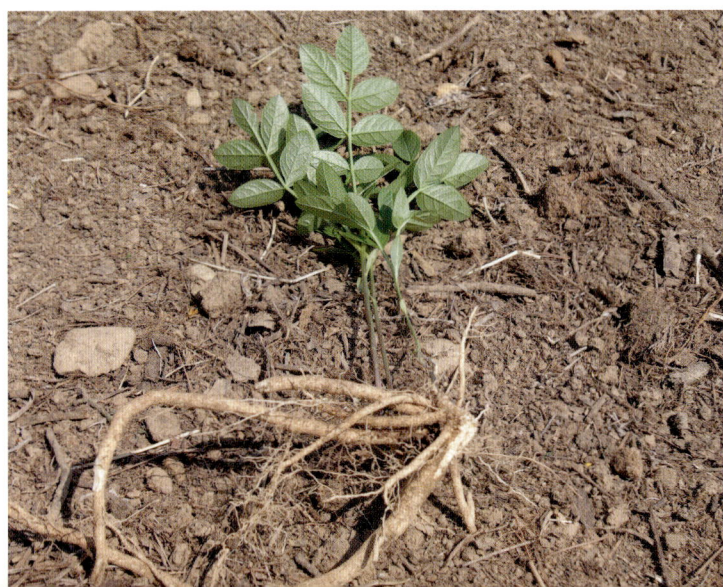

새박 *Melothria japonica* 약

- 박과 덩굴성 한해살이풀
- 분포지 : 산 속 습한 풀밭
- 개화기 : 7~8월
- 결실기 : 9월
- 채취기 : 가을(뿌리)

- 별   명 : 조박(鳥朴), 작표(雀瓢), 새박조가리
- 생약명 : 토백렴(土白蘞)
- 유   래 : 가을에 산 속 습한 곳에서 아래쪽이 둥근 삼각형 잎이 달리며, 작고 동그란 열매가 주렁주렁 달리는 덩굴을 볼 수 있는데 새박이다. 새알처럼 작은 박이 달린다 하여 새박이라 부른다.

생태

길이 3~4m. 뿌리가 길고 구불구불하며, 뿌리껍질은 매우 밝은 갈색이다. 줄기도 매우 길고 여러 개로 갈라진다. 가지 끝에 용수철모양의 덩굴손이 있어 주변 식물을 감아 올라가며 자란다. 잎은 어긋나는데, 심장모양의 하수오와는 달리 삼각형이고, 아래쪽이 둥그렇게 파였으며, 약간 두툼하다. 잎자루가 약간 길고, 잎 뒷면이 약간 희며, 잎 가장자리에 부드러운 톱니가 있다. 꽃은 7~8월에 흰색으로 피는데, 긴 꽃대에 별처럼 생긴 아주 작은 꽃이 1송이씩 달린다. 꽃잎은 모두 5장으로 약간 길쭉하면서 뾰족하고, 꽃잎 안쪽에 노란 꽃술이 있다. 열매는 9월에 여무는데, 크기가 작고 공처럼 동글동글하며, 긴 꽃대에 매달려 있다. 열매가 다 익으면 회색이며, 안에 씨앗이 많다.

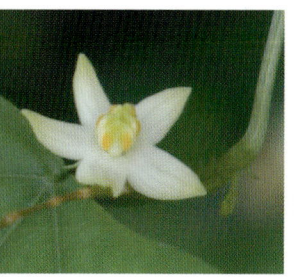
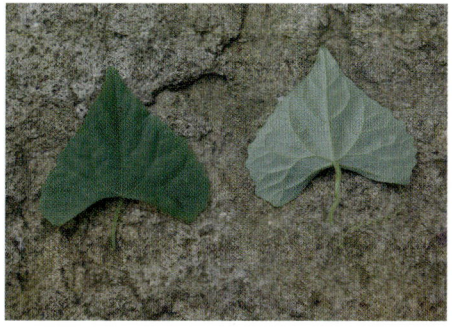
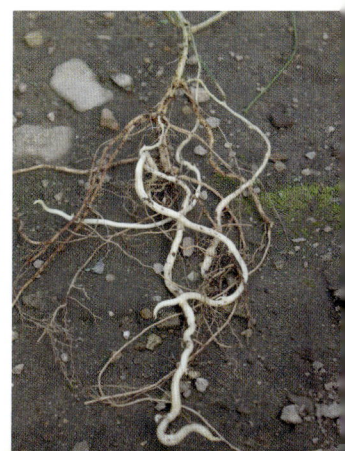

꽃 | 잎 앞뒤 | 뿌리

약용 한방에서 뿌리를 토백렴(土白蘞)이라 한다. 몸을 따듯하게 하고, 염증을 가라앉히며, 독을 풀어주는 효능이 있다.

관절염, 팔다리 마비, 근육 경련, 열나고 기침이 심할 때, 목이 붓고 아플 때, 결막염, 젖멍울, 볼거리, 습진, 종기에 약으로 처방한다. 뿌리는 햇빛에 말려 사용한다.

민간요법

증상	처방
관절염, 팔다리 마비, 근육 경련, 열나고 기침이 심할 때, 목이 붓고 아플 때, 결막염, 젖멍울, 볼거리, 습진, 종기	뿌리 6g에 물 400㎖를 붓고 달여 마신다.
피로가 심할 때	열매나 잎 6g에 물 400㎖를 붓고 달여 마신다.

주의사항
• 민간에서 하수오를 새박 뿌리라고도 하나 약효가 다르다.

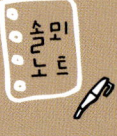
하수오가 자라는 근처에는 작은 계곡 등 물이 가까이 있다. 하수오는 주로 바닷가 언덕바지에 집단서식하는데, 내륙인 경우에는 산 아래쪽 해발 200~300m 지역에 멀찍멀찍하게 하나씩 흩어져 난다. 하수오는 뿌리를 곧게 뻗고, 생명력이 매우 강해서 순이 올라온 뿌리 덩어리 하나만 묻어놓아도 잘 산다.

전체 모습 | 열매

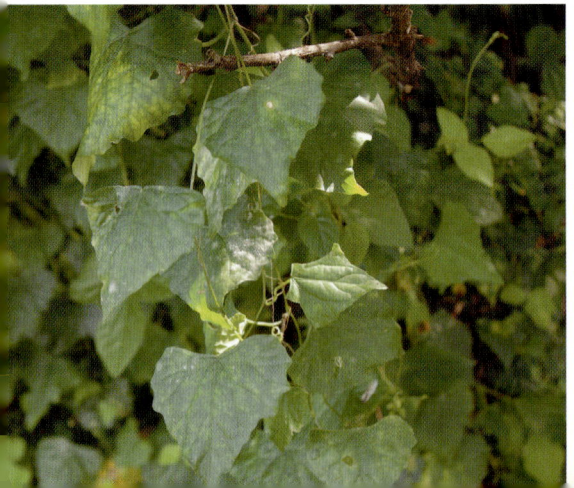
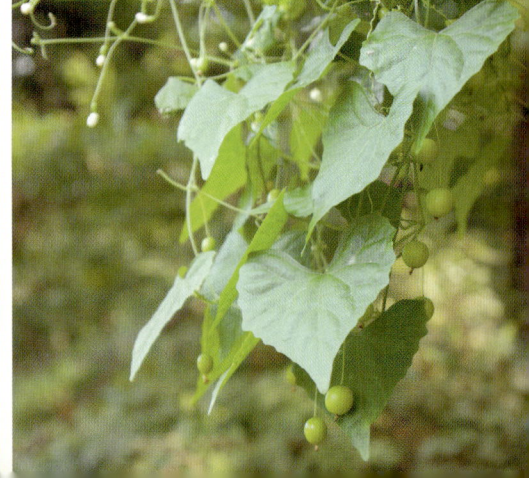

전체를 이용하는 산 속 식물

PART 2

인삼 / 멍석딸기 / 뱀무 / 터리풀 / 거지덩굴 / 새모래덩굴 / 여주 / 풍선덩굴 / 은방울꽃 / 숫잔대 / 수염가래꽃 / 가래 / 석잠풀 / 산골무꽃 / 향유 / 꽃향유 / 자란초 / 금창초 / 배암차즈기 / 나비나물 / 벌노랑이 / 도둑놈의갈고리 / 다릅나무 / 봄맞이 / 좀가지풀 / 애기메꽃 / 고사리삼 / 이삭여뀌 / 각시붓꽃 / 누린내풀 / 누리장나무 / 뚝갈 / 노루오줌 / 장구채 / 점나도나물 / 할미밀망 / 아욱 / 조뱅이 / 두메담배풀 / 솜방망이 / 쑥부쟁이 / 까실쑥부쟁이 / 개쑥부쟁이 / 금불초 / 고려엉겅퀴 / 고들빼기 / 까치고들빼기 / 이고들빼기 / 벋은씀바귀 / 쇠서나물 / 분취 / 버들분취 / 장대나물 / 노란장대 / 말냉이 / 가는잎쐐기풀 / 잔털제비꽃 / 졸방제비꽃 / 송이풀 / 파드득나물 / 타래난초 / 좀깨잎나무 / 소태나무 / 가죽나무 / 예덕나무 / 함박꽃나무 / 회양목

041

인삼

약 식

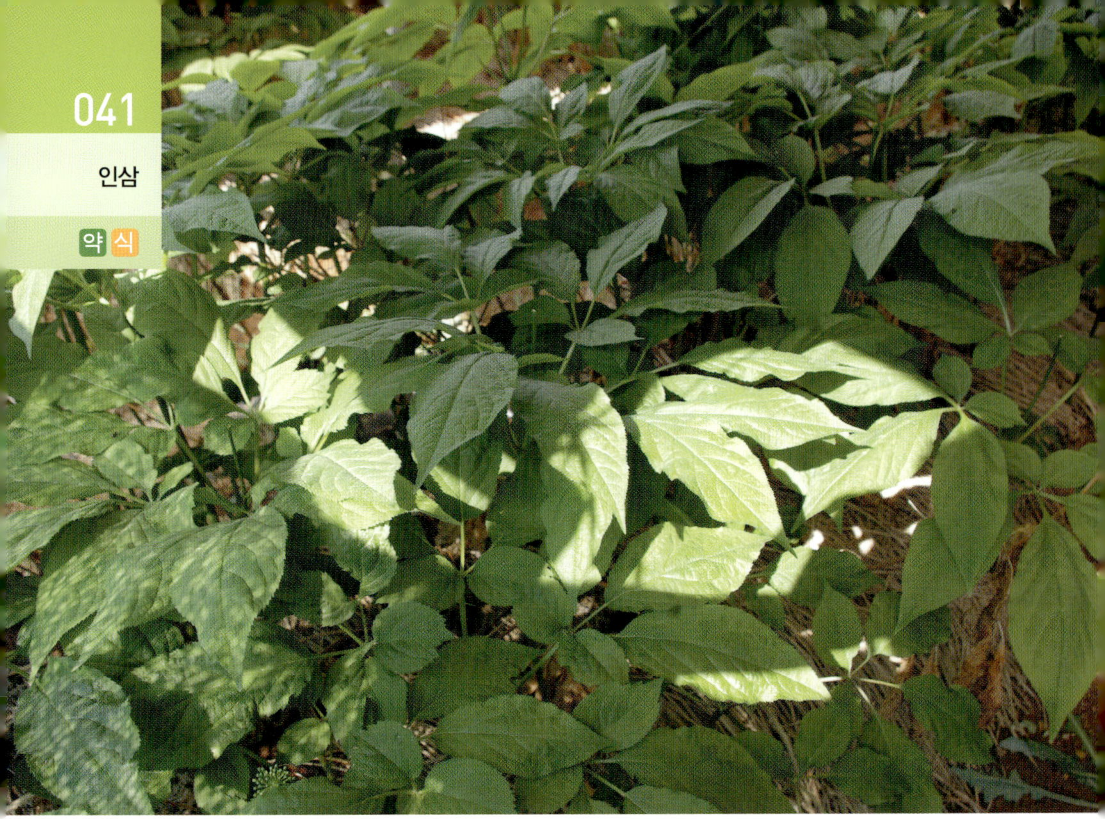

전체 모습

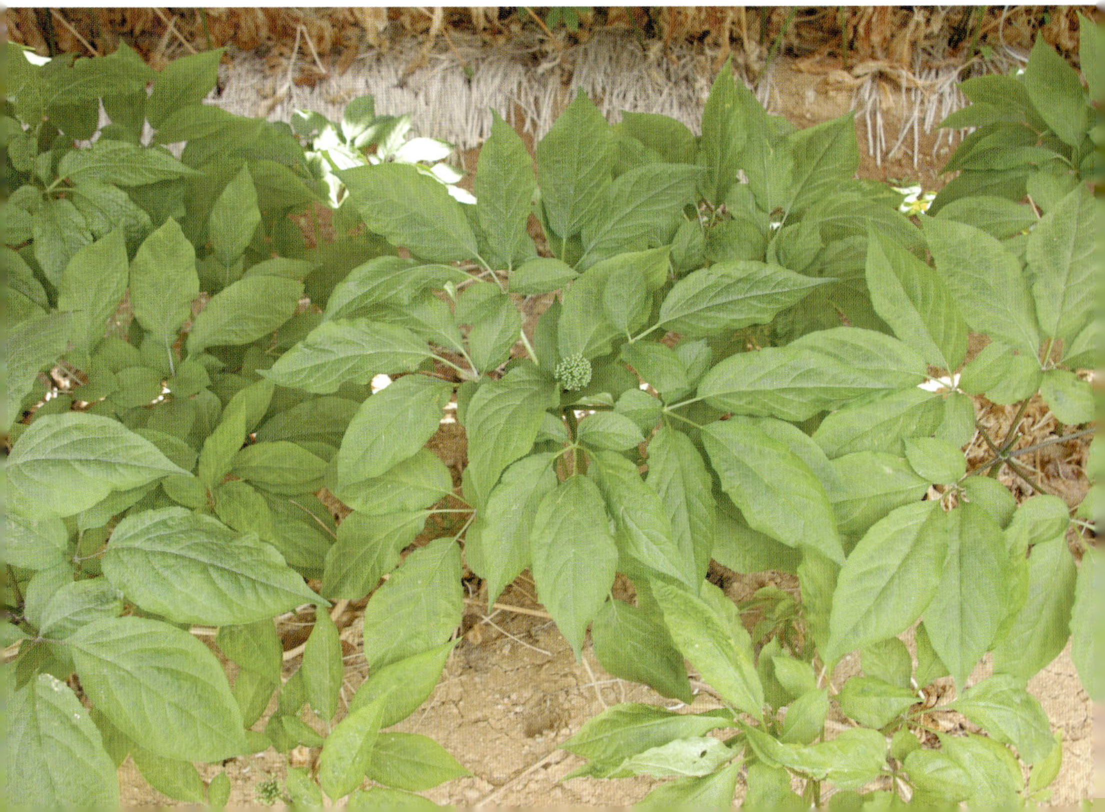

꽃봉오리

인삼
Panax ginseng C. A. Meyer
약 식

- 두릅나무과 여러해살이풀
- 분포지 : 산간지방 서늘한 반그늘
- 개화기 : 4월
- 결실기 : 6~7월
- 채취기 : 봄~여름(잎), 여름(열매), 가을(뿌리)

- **별　　명** : 인미(人微), 인함(人銜), 백삼(白蔘), 별직삼(別直蔘), 해아삼(孩兒蔘), 황삼(黃蔘), 혈삼(血蔘), 야산삼(野山蔘), 귀개(鬼蓋), 금정옥란(金井玉蘭), 옥정(玉精), 신초(神草), 지정(地精), 토정(土精)
- **생약명** : 신초(神草), 인삼(人蔘), 홍삼(紅蔘), 인삼엽(人蔘葉), 인삼로(人蔘蘆), 미삼(尾蔘), 인삼자(人蔘子)
- **유　　래** : 산간지방의 물이 잘 빠지고 토질이 좋은 곳에서 산삼과 비슷하나 줄기가 굵고 억세며, 잎이 진녹색인 풀을 재배하는 것을 볼 수 있는데 인삼이다. 뿌리가 사람 인(人)자 모양으로 갈라지는 삼(蔘)이라 하여 인삼이라 한다. 귀신(神)처럼 효험이 있는 풀(草)이라 하여 신초라고도 부른다.

생태　높이 50~60㎝. 뿌리가 산삼과 달리 길고 통통하고 물이 많으며, 잔뿌리도 굵고 연하다. 뿌리껍질은 산삼의 색이 짙은 데 반해 매우 밝은 갈색이며, 해가 갈수록 누런색이 짙어지고 10년 이상 되면 검은빛이 도는 누런색이 된다. 노두는 산삼과 달리 짧다. 줄기는 산삼과 달리 굵고 길며, 가지는 3년 이후부터 나온다. 잎은 갸름한 타원형으로 3~5장씩 빙 둘러서 나는데, 첫해에는 3장, 3년이면 4~5장으로 점차 늘어난다. 꽃은 4월에 녹색으로 피는데, 긴 꽃대 끝이 우산살처럼 갈라져 끝에 작은 꽃들이 모여 달린다. 열매는 6~7월에 납작한 타원형으로 여무는데, 다 익으면 붉은빛이다.

*유사종 _ 죽절인삼

약용　한방에서 뿌리를 신초(神草), 뿌리 찐 것을 홍삼(紅蔘), 잎을 인삼엽(人蔘葉), 노두를 인삼로(人蔘蘆), 잔뿌리를 미삼(尾蔘), 씨앗을 인삼자(人蔘子)라 한다. 정기를 북돋우고, 노화를 막으며, 오장을 보하고, 몸이 가뿐해지며, 중추신경을 안정시키는 효능이 있다.

〈동의보감〉에는 "인삼은 오장의 부족한 기운을 채워주고, 정신과 혼백을 안정시키며, 눈을 밝게 하고, 기억력이 좋아진다"고 하였다.

병후 회복, 몸이 쇠약해졌을 때, 피로가 심할 때, 몸이 차고 빈혈이 있을 때, 저혈압, 심장이 약할 때, 천식, 당뇨, 신장병, 면역력이 떨어졌을 때 약으로 처방한다. 뿌리는 노두를 잘라내고 생으로 쓰거나, 껍질째 햇빛에 말리거나(피부백삼), 나무칼로 껍질을 벗겨 햇빛에 말리거나(백삼), 껍질째 불에 찐 후 말려서(홍삼) 사용한다.

민간요법

증상	처방
병후 쇠약, 몸이 차고 빈혈이 있을 때, 저혈압, 심장이 약할 때, 놀라서 가슴이 두근거릴 때, 소화불량이고 위가 더부룩할 때, 당뇨, 신장병, 면역력 저하, 감기, 집중력 저하	뿌리 3g에 물 400㎖를 붓고 진하게 달여 마신다.
기관지가 안 좋을 때, 소화불량	말린 뿌리 3g을 가루를 내어 먹는다.
당뇨, 위를 튼튼히 할 때, 폐가 안 좋을 때, 수술 후 기력이 없을 때, 치통	잎 30g에 물 800㎖를 붓고 달여서 마신다.
갱년기로 열이 나고 우울증이 있을 때	씨앗 5g에 물 400㎖를 붓고 달여 마신다.
기력이 없고 피로가 심할 때, 강장제	껍질이 있는 생뿌리 300g에 소주 1.8ℓ를 붓고 1년간 숙성시켜 마신다.

새순 | 열매

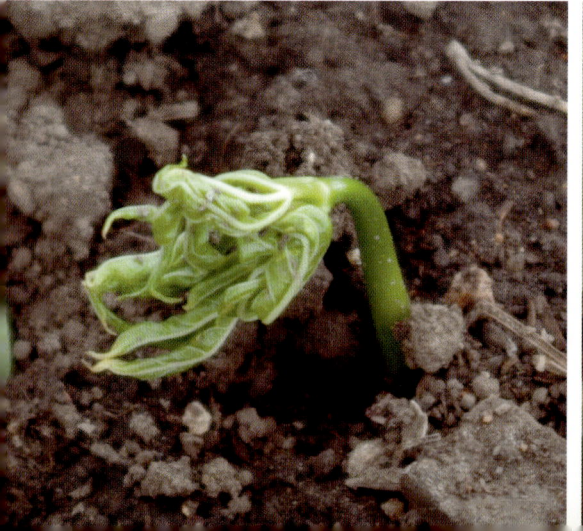
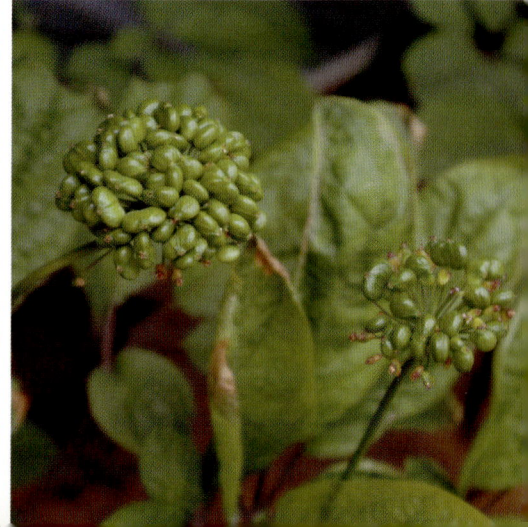

식용

사포닌, 게르마늄, 스테롤, 펩티드, 배당체, 아미노산, 비타민 B, 포도당, 과당을 함유한다.

생뿌리를 잘라 꿀이나 초장에 찍어 먹거나 갈아서 죽을 쑤어 먹는다. 정과, 냉채, 튀김을 하거나 각종 탕 요리에 넣기도 한다. 꽃과 잎은 말려서 차를 끓여 마신다. 약간 씁쌀하면서 그윽한 향이 난다.

주의사항
- 6년근 이상이 약효가 좋다.
- 노두를 그냥 먹으면 토할 수 있으므로 잘라내고 쓴다.
- 무, 여로와는 상극이므로 함께 먹지 않는다.
- 쇠붙이는 약효를 떨어뜨리므로 반드시 나무칼과 질그릇을 쓴다.
- 몸에 열이 있는 사람, 소양인, 기침을 오래 한 사람, 혈압이 높은 사람은 먹지 않는다.
- 여름에는 정량만 먹는다.
- 생삼의 경우 국산은 노두가 크고 몸이 통통하며 향기가 진하나, 중국산은 노두가 작거나 손상되고 몸이 길쭉하며 향기가 거의 없다.
- 홍삼의 경우 국산은 단단하고 반투명 갈색이나, 중국산은 푸석푸석하고 색이 탁하다.

솔모노트

열매 속 씨앗의 겉껍질(외포)은 씨앗 속이 잘 썩지 않게 하는 방어막 역할을 한다. 그래서 인삼이나 옻나무 씨앗을 파종할 때는 다 익은 씨앗을 채취하여 겉껍질을 벗겨내야 발아율이 높다. 이 때 일일이 껍질을 벗기려면 힘들므로 1~2시간 물에 담갔다가 겉껍질이 불으면 체에 비벼서 벗기며, 이것을 잘 말려 보관하였다가 적절한 시기에 파종한다.

채취한 뿌리

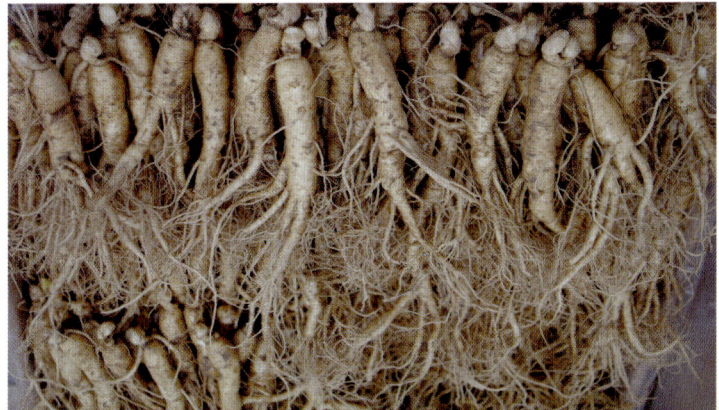

042 멍석딸기

Rubus parvifolius L. for. *parvifolius*

- 장미과 덩굴성 잎지는 작은키나무
- 분포지 : 낮은 산기슭, 길가
- 개화기 : 5월
- 결실기 : 7~8월
- 채취기 : 여름(전체)

- 별 명 : 홍매소(紅梅消), 모매, 사슨딸기
- 생약명 : 호전표(薅田藨), 호전표근(薅田藨根)
- 유 래 : 여름에 길가에 분홍색 꽃이 피고, 줄기가 땅 위를 기듯이 자라는 딸기나무가 있는데 멍석딸기이다. 잎이 멍석을 깔아놓은 것처럼 땅을 덮고 있어서 멍석딸기라 부른다.

생태

길이 2m. 줄기가 덩굴처럼 땅 위로 뻗으며, 짧은 가시가 드문드문 있다. 줄기껍질은 갈색인데, 새로 나오는 줄기는 녹색이다. 잎은 넓적하고 마주나는데, 잎모양이 둥글거나 마름모로 불규칙하며, 맨 위에 나는 잎은 잎자루가 길다. 잎 가장자리에는 불규칙한 톱니가 있다. 꽃은 5월에 분홍색으로 피는데, 꽃대가 여러 개 올라와 작은 꽃들이 한데 모여 핀다. 꽃잎은 5장으로 오므라지듯이 붙어 있으며, 희고 큰 꽃받침이 꽃잎처럼 벌어져 있다. 열매는 7~8월에 붉고 둥글게 여문다.

＊유사종 _ 청멍석딸기

잎 앞뒤

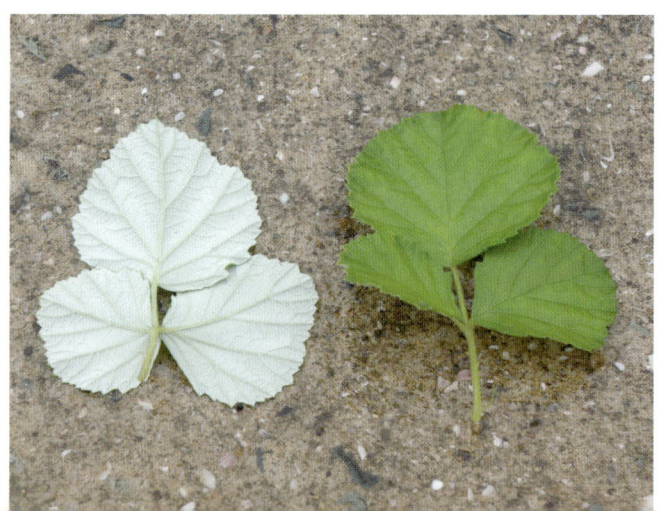

약용

한방에서 뿌리째 캔 줄기를 호전표(虎田藨), 뿌리를 호전표근(虎田藨根)이라 한다. 신장을 보하고, 풍을 몰아내며, 어혈을 풀어주고, 습한 기운을 몰아내며, 피를 잘 돌게 하고, 독을 풀어주며, 염증과 통증을 가라앉히는 효능이 있다.

고열 감기, 목이 붓고 아플 때, 간염이나 폐결핵, 신장염이나 신장결석, 피를 토할 때, 타박상, 칼에 베었을 때, 산후 어혈이 쌓여 아랫배가 아플 때, 치질, 설사, 피부병, 자양강장에 약으로 처방한다. 뿌리째 캔 줄기는 햇빛에 말려 사용한다.

민간요법

증상	처방
폐결핵, 산후 어혈이 쌓여 아랫배가 아플 때, 설사	뿌리째 캔 줄기 9g에 물 400㎖를 붓고 달여 마신다.
열감기, 목이 붓고 아플 때, 간염이나 폐결핵, 신장염이나 신장결석, 피를 토할 때, 타박상	뿌리 6g에 물 400㎖를 붓고 달여 마신다.
당뇨, 강장제	열매 1kg에 설탕 200g과 소주 1.8ℓ를 붓고 3개월간 숙성시켜 마신다.
치질	뿌리째 캔 줄기를 달인 물로 씻어낸다.

꽃 | 열매

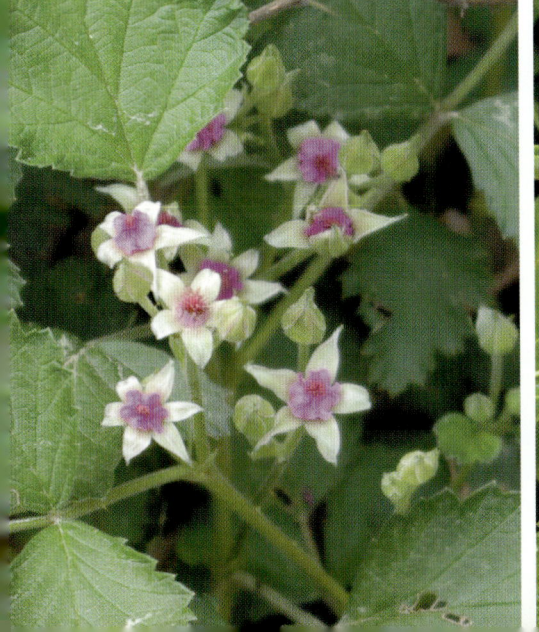
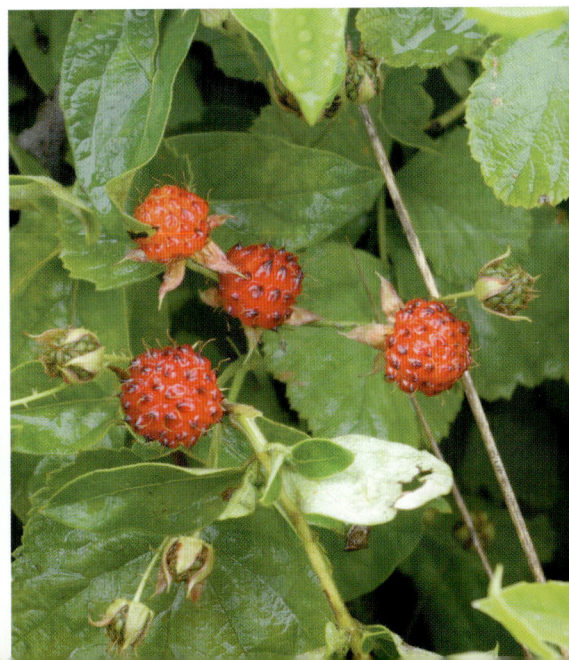

식용 말산, 시트르산, 타르타르산, 살리실산, 카프론산, 포름산, 포도당, 과당, 펙틴, 카로틴, 비타민 B, 타닌을 함유한다.

여름에 열매를 생으로 먹거나 설탕에 졸여 먹는다. 새콤달콤한 맛이다. 뿌리째 캔 줄기는 엿기름에 달여 조청을 만들어 먹는다.

주의사항
- 복분자 대용으로 사용한다.

솔민노트
쓰려는 약재가 없을 때 같은 과의 대용 식물을 사용하면 약효가 같지는 않지만 비슷한 효과가 있다. 예를 들어, 오갈피나무(오가피)가 없을 때는 같은 두릅나무과인 음나무(해동피)나 두릅나무(목두채) 등을 대신 사용하고, 쑥(애호)이 없을 때는 같은 국화과인 뺑쑥(위호) 등을 사용하며, 복분자가 없을 때는 같은 장미과인 멍석딸기를 쓴다.

군락

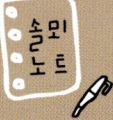

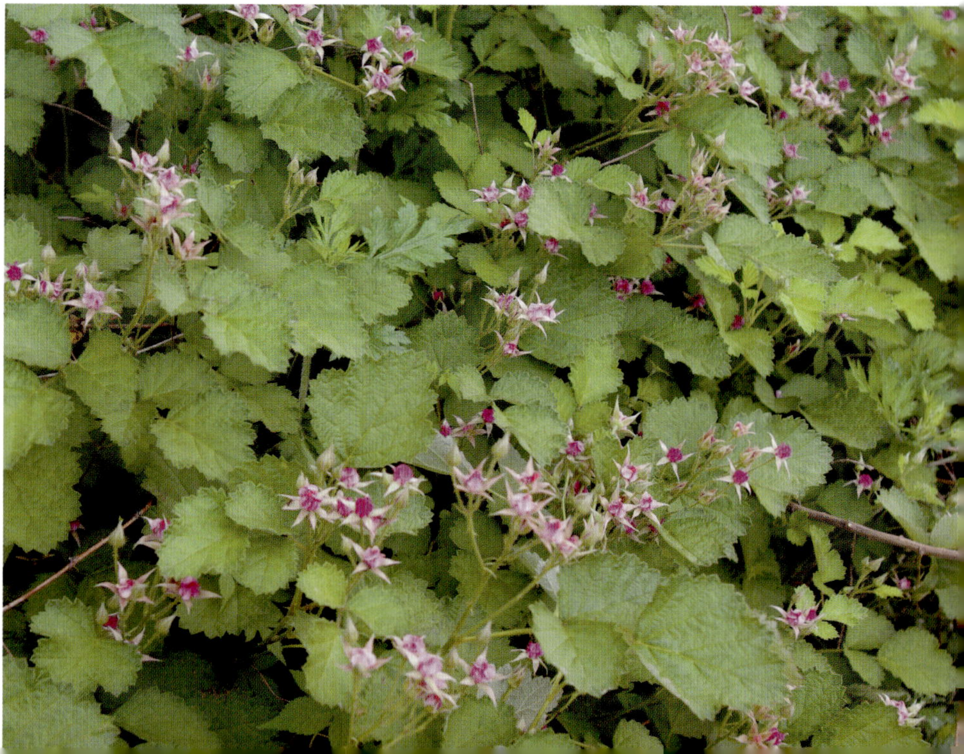

뱀무 *Geum japonicum* Thunb.
약 식

- ■ 장미과 여러해살이풀
- ■ 분포지 : 산과 들 양지바른 풀숲, 언덕
- 개화기 : 6월
- 결실기 : 7월
- 채취기 : 여름~가을(전체)

• 별 명 : 귀머거리풀, 대근초(大根草)
• 생약명 : 수양매(水楊梅), 수양매근(水楊梅根)
• 유 래 : 산과 들에서 어린잎이 무잎과 비슷하고, 몸 전체에 잔털이 많은 풀을 볼 수 있는데 뱀무이다. 뱀이 많은 풀숲에서 자라고 잎이 무잎 같아서 뱀무라 부른다.

생태

높이 20~100㎝. 뿌리가 길고 잔뿌리가 많다. 뿌리껍질은 노란빛이 도는 갈색이다. 줄기는 곧게 올라오고, 위쪽에서 가지를 치며, 보드라운 잔털이 많다. 줄기 밑동은 붉은빛이다. 잎은 둥글고 어긋나는데, 위쪽에 나는 잎은 길쭉한 것도 있으며, 잎자루가 길다. 잎은 3갈래로 얕게 갈라지고, 잎 가장자리에 잔 톱니가 있다. 꽃은 6월에 노란색으로 피는데, 가지 끝에 작은 꽃이 1송이씩 달린다. 꽃잎은 5장으로 둥글며, 안쪽에 암술과 수술이 모여 있다. 열매는 7월에 둥글게 여무는데, 갈고리가 달린 가시털이 많다. 다 익으면 갈색이며, 씨앗에 달린 갈고리가 동물 털에 붙어 멀리 퍼져서 번식한다.

*유사종 _ 큰뱀무

풋열매 | 열매

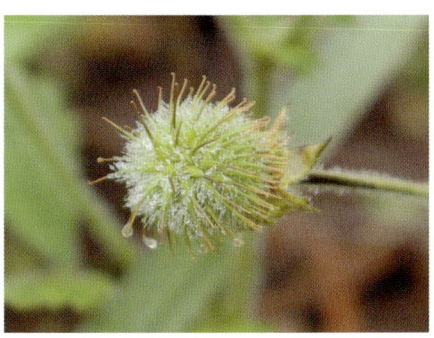
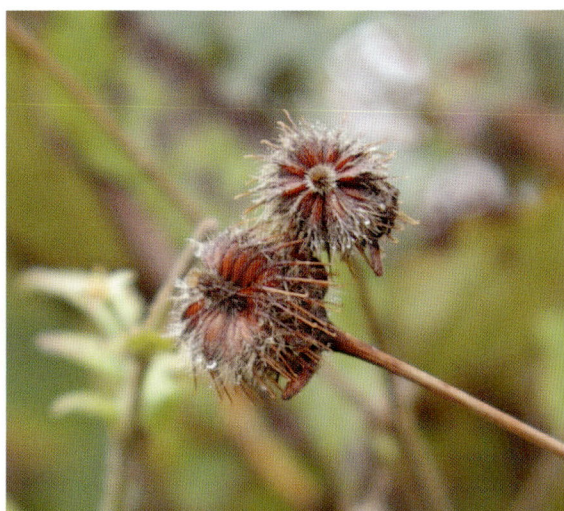

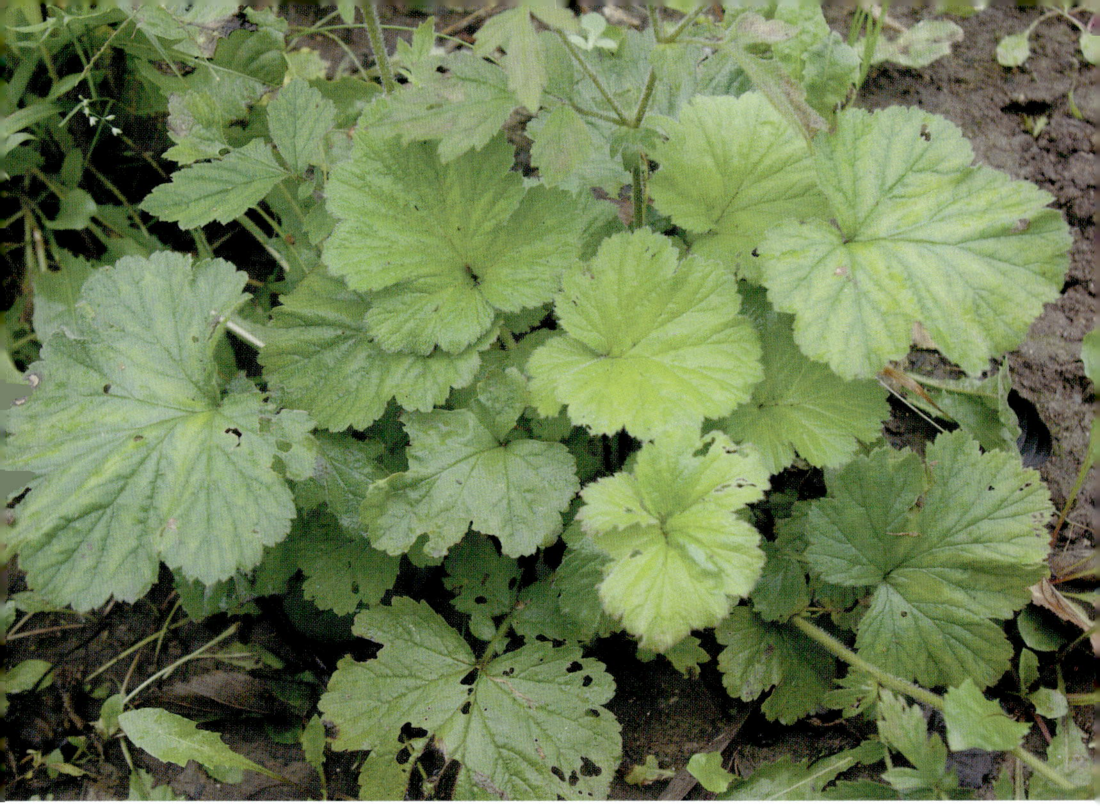

전체 모습

꽃

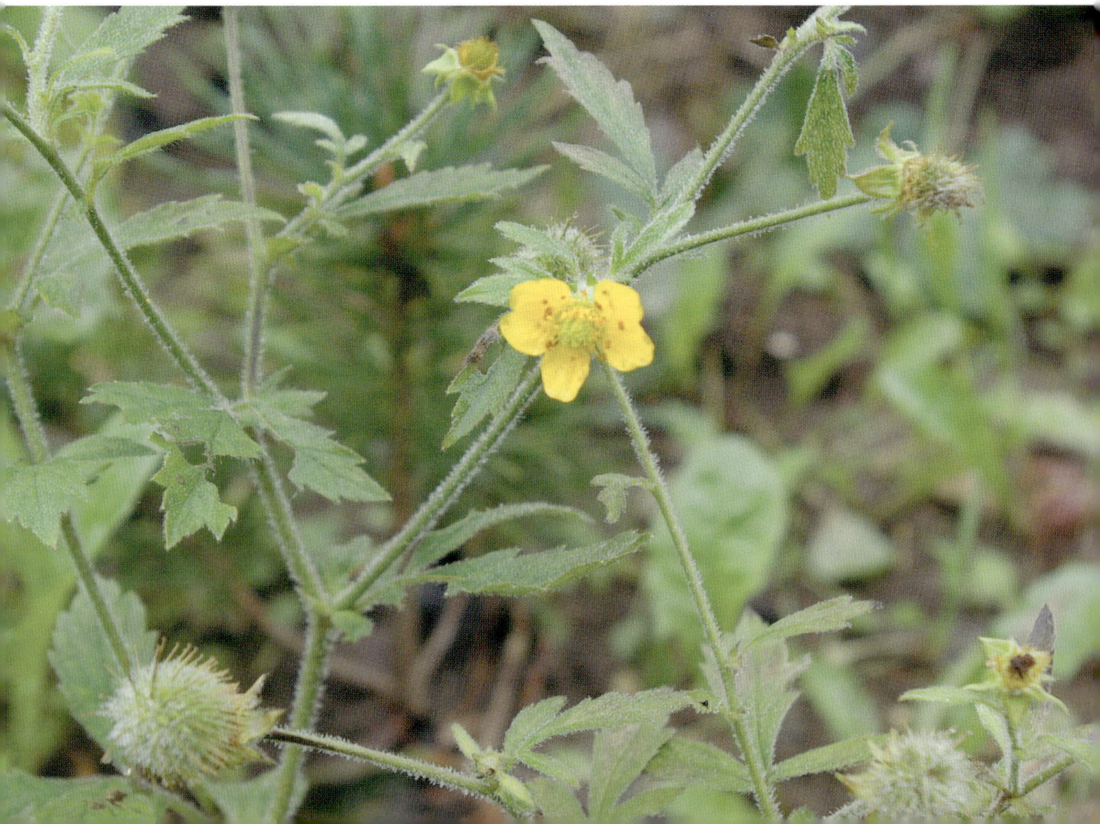

약용

한방에서 뿌리째 캔 줄기를 수양매(水楊梅), 뿌리를 수양매근(水楊梅根)이라 한다. 허한 기운을 보충하고, 신장을 좋게 하며, 위를 튼튼히 하고, 피를 잘 돌게 하며, 독을 풀어주고, 염증을 가라앉히는 효능이 있다.

어지럽고 눈이 침침할 때, 팔다리에 힘이 없을 때, 찬바람을 쐬 감기에 걸렸을 때, 기침과 가래가 심할 때, 몸이 허하여 땀이 나고 배가 아플 때, 배가 아프고 설사를 할 때, 생리불순, 종기, 골절상에 약으로 처방한다. 뿌리째 캔 줄기는 햇빛에 말려 사용한다.

민간요법

증상	처방
위나 십이지장이 약할 때, 고혈압, 팔다리에 힘이 없을 때, 관절이 쑤시고 아플 때, 심한 기침과 가래, 몸이 허하여 땀이 나고 배가 아플 때, 생리불순	뿌리째 캔 줄기 10g에 물 800㎖를 붓고 진하게 달여 마신다.
신장이 안 좋을 때, 방광염, 찬바람을 쏘여 감기에 걸렸을 때, 배가 아프고 설사, 장염, 자궁 출혈	뿌리 15g에 물 800㎖를 붓고 달여 마신다.
위궤양	뿌리째 캔 줄기로 생즙을 내어 마신다.
종기, 림프선이 부었을 때, 골절상	뿌리째 캔 줄기를 생으로 찧어 바른다.
어린이 아토피	뿌리째 캔 줄기를 달인 물로 씻어낸다.

식용

비타민 C, 디아스타아제, 플라보노이드, 타닌을 함유한다.

봄에 어린 순을 살짝 데쳐 나물로 먹거나, 튀김을 해서 먹는다. 뿌리는 된장이나 고추장에 박아 장아찌를 만들어 먹는다. 맛은 약간 매콤하면서 담백하다.

잎 앞뒤 | 뿌리

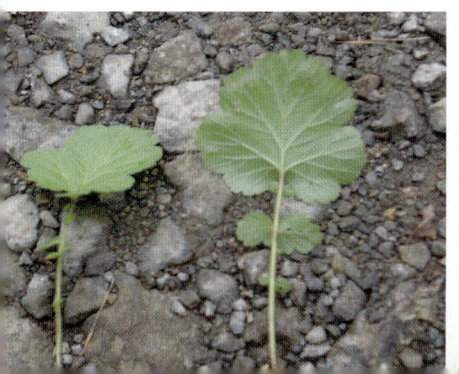
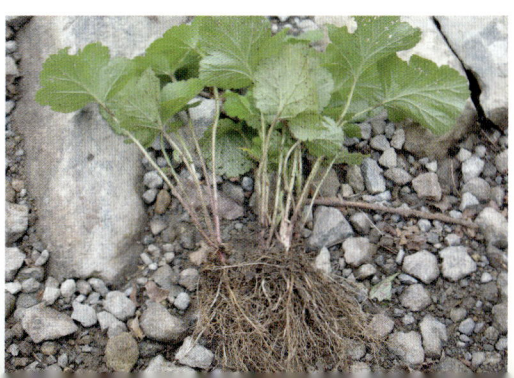

044

터리풀

약 식

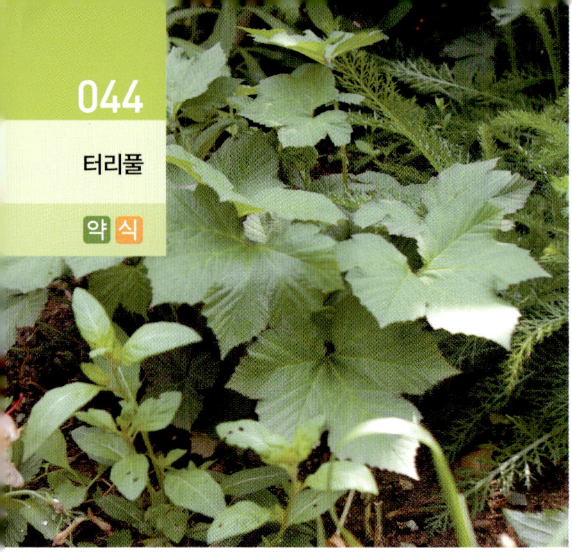

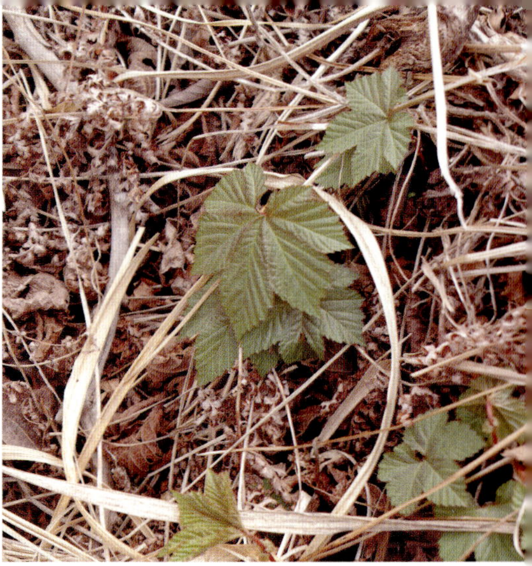

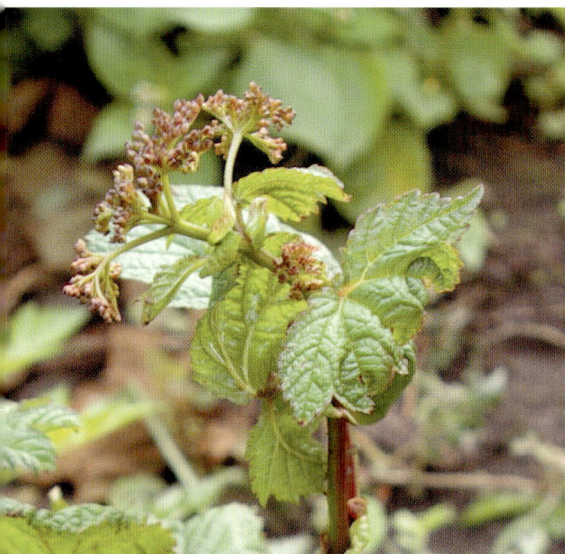
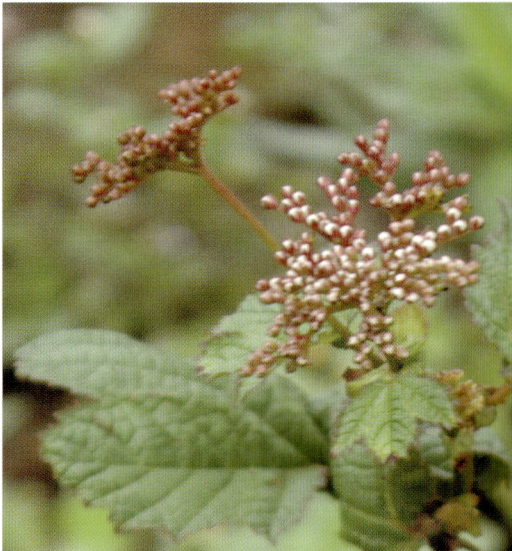
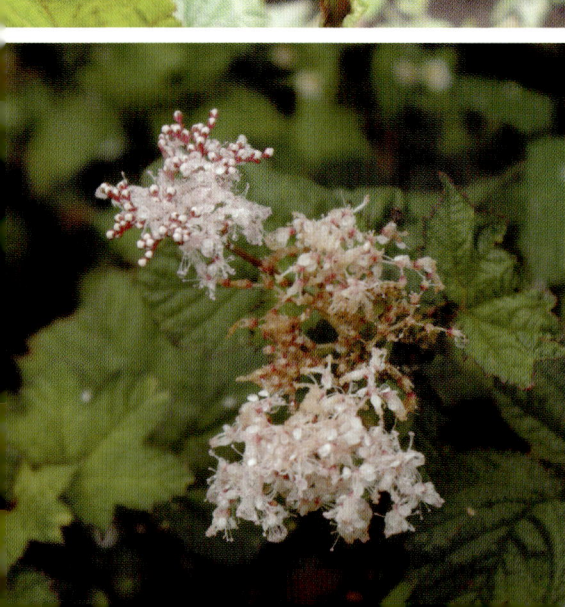
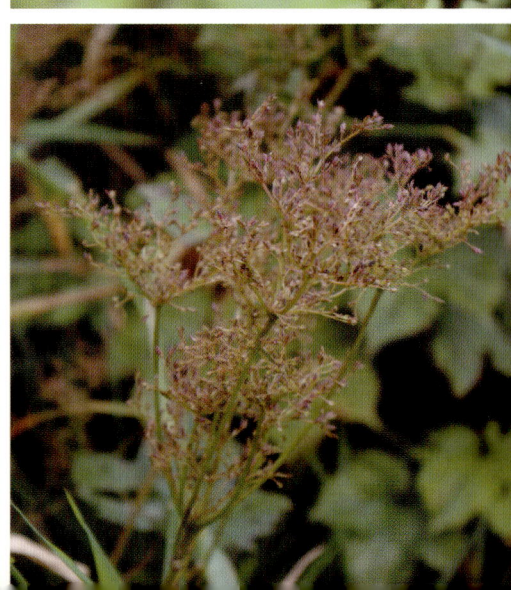

터리풀

Filipendula glaberrima Nakai

약 식

- ■ 장미과 여러해살이풀
- 개화기 : 6~8월
- 결실기 : 9~10월
- 분포지 : 높은 산 반그늘의 약간 습한 숲속
- 채취기 : 여름~가을(전체)

- 별   명 : 털이풀, 광합엽자(光合葉子)
- 생약명 : 문자초(蚊子草)
- 유   래 : 여름철 높은 산에 잎이 여러 개가 붙은 듯이 넓게 나고, 솜털 같은 하얗고 향기로운 꽃이 피는 풀이 있는데 터리풀이다. 꽃이 털(터리)처럼 피는 풀이라 하여 터리풀이라 부른다.

생태

높이 1m. 뿌리가 곧고 길게 나오며, 뿌리껍질이 붉은 갈색이다. 줄기는 가늘고 약간 굽은 듯이 길게 올라오며, 붉은빛이다. 잎은 매우 넓고 어긋나며, 손바닥을 편 듯이 여러 갈래로 갈라지고, 갈라진 끝이 뾰족하다. 잎자루는 매우 길다. 잎 앞뒷면에는 잎맥이 촘촘하게 많으며, 잎 가장자리에는 날카로운 잔 톱니가 있다. 꽃은 6~8월에 붉은빛이 도는 흰색으로 피는데, 꽃대가 길게 올라와 가지를 치고, 끝이 우산살처럼 갈라져 끝에 작은 꽃들이 모여 난다. 꽃잎은 둥글고 4~5장이며, 꽃술이 실처럼 길게 나온다. 열매는 9~10월에 이삭처럼 여무는데, 다 익으면 자줏빛이다.

*유사종 _ 단풍터리풀

잎 앞뒤

전체 모습 | 새순
꽃봉오리
꽃 | 열매

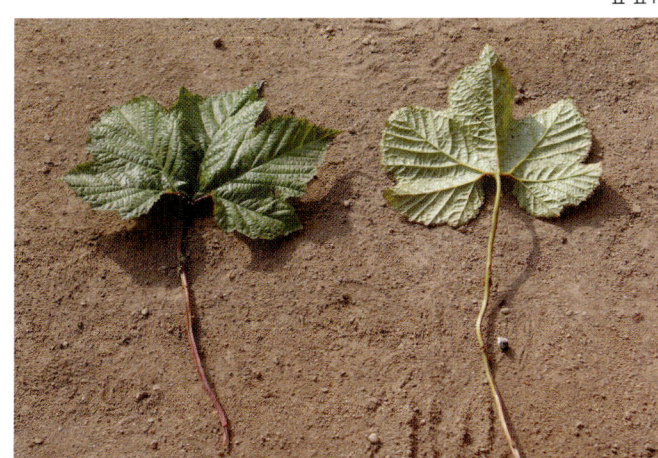

약용 한방에서 뿌리째 캔 줄기를 문자초(蚊子草)라 한다. 풍과 습한 기운을 몰아내고, 경련을 가라앉히며, 통증을 없애고, 염증을 가라앉히는 효능이 있다.

간질, 화상, 동상에 약으로 처방한다. 뿌리째 캔 줄기는 햇빛에 말려 사용한다.

민간요법		
	간질, 통풍	뿌리째 캔 줄기 10g에 물 800㎖를 붓고 달여 마신다.
	화상, 동상	뿌리째 캔 줄기를 생으로 찧어 바른다.

식용 카테킨, 글루코시드를 함유한다.
봄에 어린 순을 데쳐 나물로 먹는다. 시원하고 향긋한 맛이다.

솔모노트 약초를 캘 때 멀리서 산세를 보고 산에 들어가도 음지와 양지를 구분하기 힘들기 때문에 실제로 가보면 자생하는 식물군이 다른 경우가 있다. 이 때는 식물군을 보고 음지와 양지를 파악한다.

뿌리

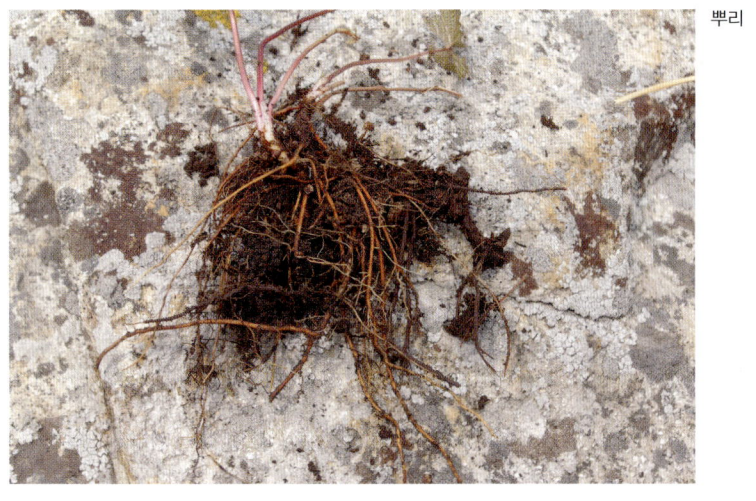

거지덩굴 약

Cayratia japonica (Thunb.) Gagnep.

045 거지덩굴 약

- 포도과 덩굴성 여러해살이풀
- 분포지 : 남부지방 산골짜기 아래, 들판 비탈
- 개화기 : 7~8월
- 결실기 : 8~9월
- 채취기 : 여름~가을(전체)

- **별 명** : 가마귀삼동, 새받침덩굴, 새발덩굴, 울타리덩굴, 풀덩굴, 풀머루덩굴, 오갑등(五甲藤), 오렴초, 오렴초(烏蘞草), 오룡초(五龍草), 오엽등(五葉藤), 오엽매(五葉莓), 오장초(五將草), 오조금룡(五爪金龍), 오조등(五爪藤)
- **생약명** : 오렴매(烏蘞莓), 오렴묘(烏蘞秒)
- **유 래** : 들판 비탈진 곳에서 잎이 손바닥을 편 것처럼 5장씩 붙어 있고, 용수철 같은 덩굴손으로 주변 식물을 감으면서 올라가는 풀을 볼 수 있는데 거지덩굴이다. 옆에 있는 것에 걸고 자라는 덩굴이라 하여 걸이덩굴이라 하다가 거지덩굴이 되었다.

생태

길이 5m. 뿌리가 굵고 옆으로 뻗으며, 뿌리껍질은 매우 밝은 갈색이다. 줄기는 한 뿌리에서 여러 개가 나오는데, 세로로 길게 모가 나고, 붉은 자줏빛이 돌기도 한다. 가지는 여러 개가 나오며, 간혹 부드러운 털이 있다. 가지에 덩굴손이 마주나서 주변 식물이나 자기 몸을 감아 올라가며, 번식력이 강하여 주변 식물을 죽이기도 한다. 잎은 긴 잎자루 끝에 5장씩 빙 둘러 나는데, 잎모양이 갸름한 타원형으로 5장의 크기가 각기 다르다. 잎에는 잎맥이 사선으로 촘촘히 많이 있으며, 잎 안쪽은 노란빛이 도는 녹색이다. 잎 가장자리에는 잎 끝을 향하는 뾰족한 톱니가 있다. 꽃은 7~8월에 연녹색으로 피는데, 꽃대가 길게 올라와 여러 개로 갈라지고, 끝이 다시 여러 개로 갈라져 끝에 아주 작은 꽃들이 달린다. 열매는 8~9월에 아주 작은 공모양으로 여무는데, 다 익으면 검은색이다.

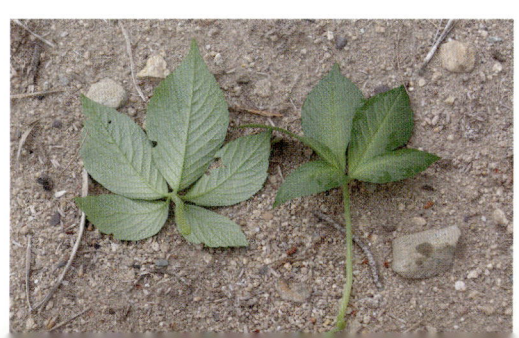

잎 앞뒤

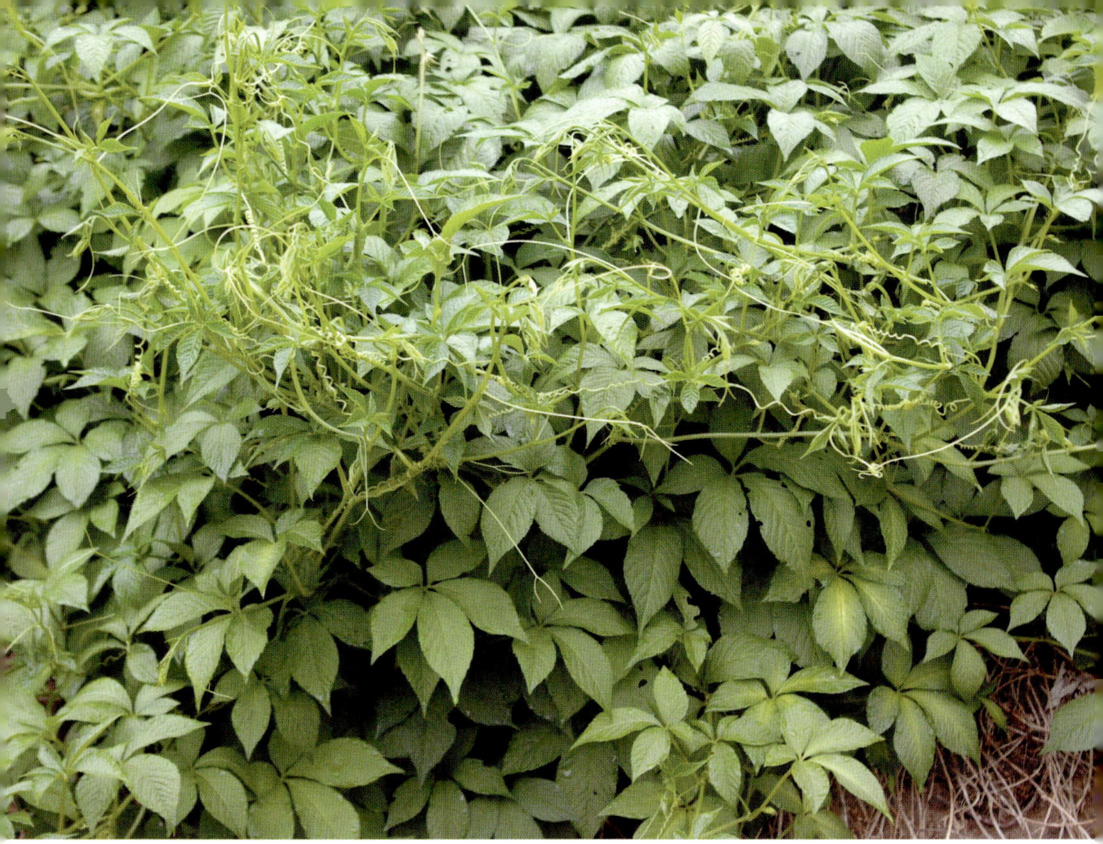

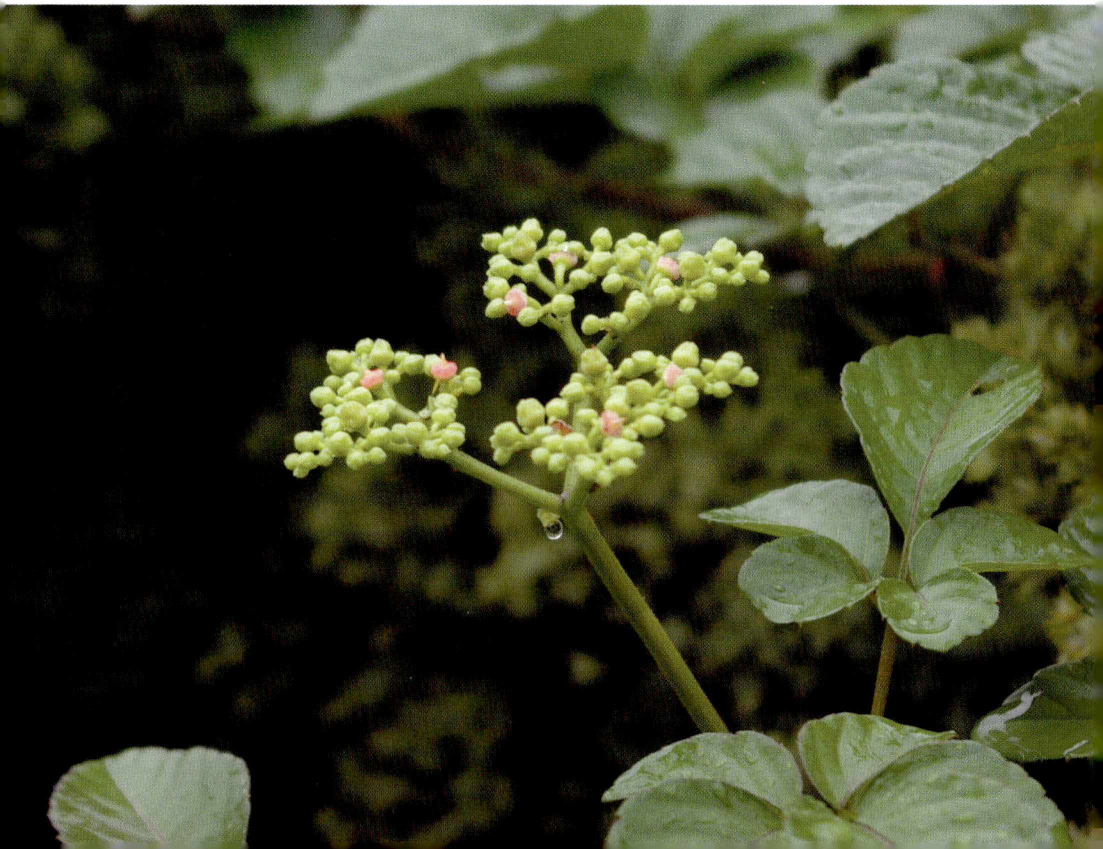

약용

한방에서 뿌리째 캔 줄기를 오렴매(烏蘞莓), 뿌리를 오렴묘(烏蘞秒)라 한다. 열을 내리고, 습한 기운을 내보내며, 염증을 가라앉히고, 독을 풀어주는 효능이 있다.

관절염, 피부병이 심할 때, 종기, 간염, 세균성 설사, 방광염에 약으로 처방한다. 뿌리째 캔 줄기를 햇빛에 말려 사용한다.

민간요법

증상	처방
폐결핵, 세균성 설사, 아토피나 여드름, 볼거리	뿌리째 캔 줄기 15g에 물 800㎖를 붓고 달여 마신다.
심한 기침	덩굴을 잘라 수액을 받아 마신다.
소변이 붉거나 뿌옇게 나올 때	뿌리로 생즙을 내어 마신다.
간이 안 좋을 때	뿌리째 캔 줄기 150g에 소주 1.8ℓ를 붓고 4개월간 숙성시켜 마신다.
관절통, 아토피나 습진, 종기가 곪았을 때, 관절을 접질렸을 때, 타박상, 벌레에 물렸을 때	생뿌리를 찧어 바른다.

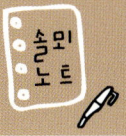

솔민노트 나무에 가시가 있는 종류, 덩굴식물은 대부분 약재로 쓴다. 덩굴식물은 덩굴이 타고 올라갈 수 있는 언덕에 많다.

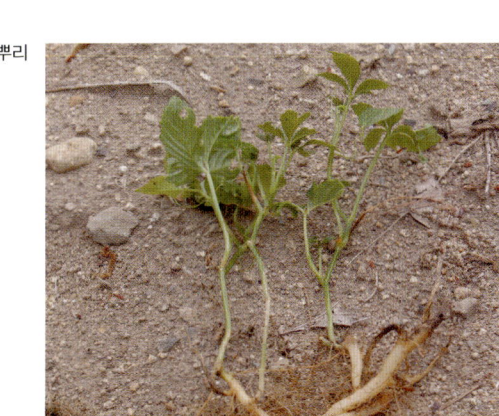

뿌리

● 전체 모습
　 꽃

046 새모래덩굴 [약]

새모래덩굴 [약] *Menispermum dauricum* DC.

- ■ 방기과 덩굴성 여러해살이풀
- ■ 분포지 : 산기슭 양지바른 풀밭, 돌담가
- 개화기 : 5~6월
- 결실기 : 9월
- 채취기 : 가을(전체)

- **별 명** : 꿩콩, 만주방기(滿洲防己), 산두근(山豆根), 북두근(北豆根), 황등근(黃藤根)
- **생약명** : 편복갈(蝙蝠葛), 편복갈근(蝙蝠葛根)
- **유 래** : 풀밭에서 머루와 비슷한 덩굴이 뒤얽혀 있는 것을 볼 수 있는데 새모래덩굴이다. 새머루와 비슷한 덩굴이라 하여 새머루덩굴이라 하다가 새모래덩굴이 되었다.

생태

길이 2~3m. 줄기가 가늘고 길며, 덩굴손이 있어 주변 식물을 감아 올라가며 자란다. 줄기껍질이 붉은빛이며, 줄기 전체가 나무처럼 단단하다. 잎이 넓고 어긋나며, 붉고 긴 잎자루가 잎 뒷면에 붙어 있다. 잎 가장자리는 밋밋하고 얕게 갈라지며, 갈라진 잎 끝이 둥근 것도 있고 뾰족한 것도 있다. 잎 뒷면은 약간 희다. 꽃은 5~6월에 붉은빛과 노란빛이 도는 흰색으로 피는데, 긴 꽃대 끝이 여러 개로 갈라져 끝에 작은 꽃들이 달린다. 열매는 9월에 검은 콩모양으로 여무는데, 안에 납작하고 둥근 씨앗이 있다.

*유사종 _ 털새모래덩굴

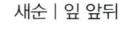
새순 | 잎 앞뒤

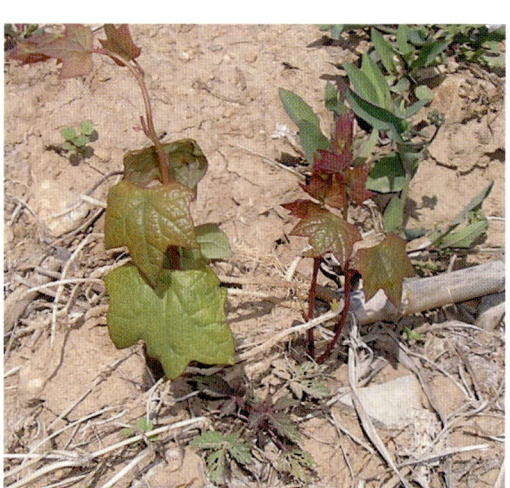
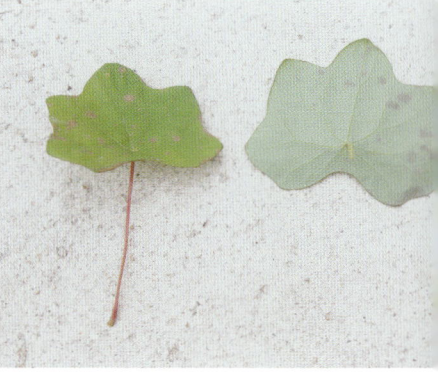

약용 한방에서 줄기를 편복갈(蝙蝠葛), 뿌리를 편복갈근(蝙蝠葛根)이라 한다. 간을 맑게 하고, 풍을 내보내며, 열을 내리고, 독을 풀어주며, 통증을 가라앉히는 효능이 있다.

기관지염이나 편도선염, 심한 기침, 고혈압, 팔다리 마비, 관절염, 이질 설사, 장염에 약으로 처방한다. 줄기와 뿌리는 햇빛에 말려 사용한다.

민간요법
목이 붓고 아플 때, 고혈압, 동맥경화, 심한 기침, 천식, 간염으로 인한 황달, 팔다리 마비, 허리나 관절이 쑤시고 아플 때, 이질 설사, 장염

→ 뿌리째 캔 줄기 10g에 물 700㎖를 붓고 달여 마신다.

전체 모습

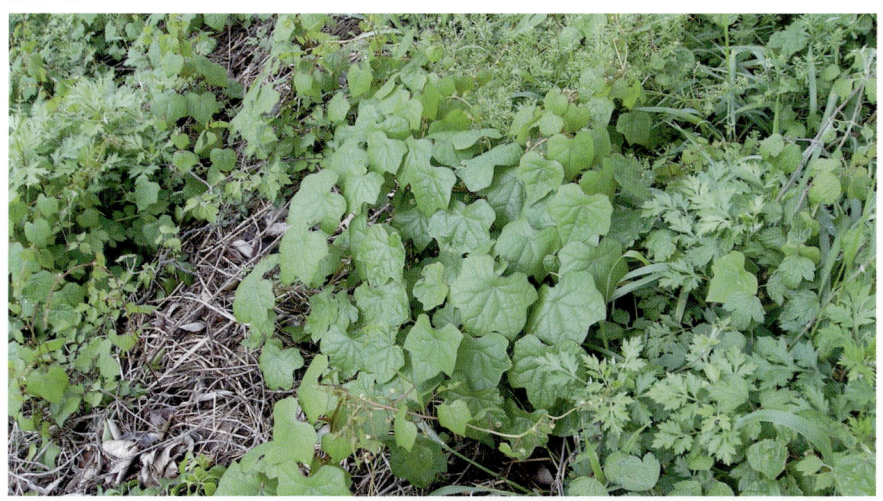

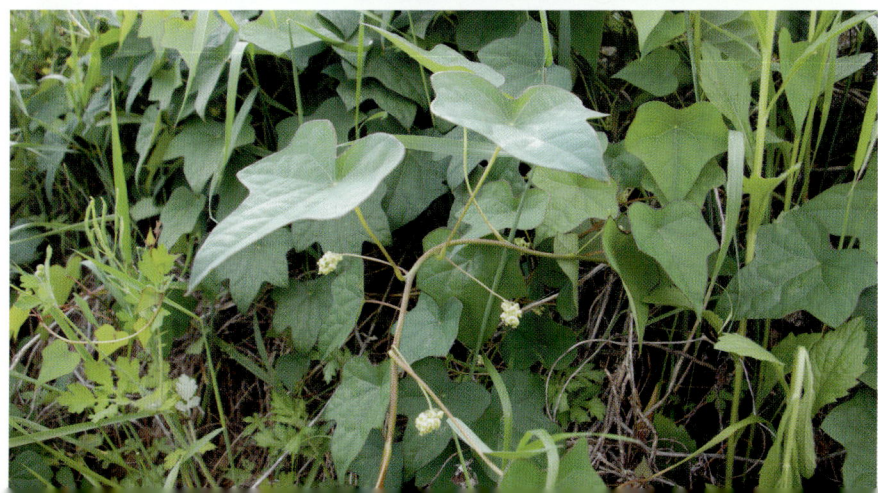

주의 사항

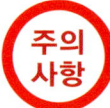

• 몸이 차거나 쇠약한 사람은 먹지 않는다.

솔뫼 노트

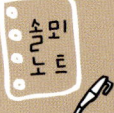

머루는 큰 나무 꼭대기까지 덩굴이 길게 올라가는데, 이것은 햇빛을 받아 살기 위해서이다. 그런데 덩굴이 크면 영양분이 자라는 데만 쓰이고 위쪽까지 원활히 공급되지 않기 때문에 열매를 잘 맺지 못하고 비바람에도 잘 떨어져 수확량이 적어진다. 반면 높이가 1.5~2.5m인 덩굴은 열매를 잘 맺는다. 또한 머루는 사람이 손을 대지 않고 저절로 떨어지는 경우 다음해에 열매를 잘 맺지 않으며, 사람이 열매를 많이 따면 머루가 위기를 느껴 다음해에 오히려 열매를 더 많이 맺는다. 한편 산 속 열매는 해걸이를 하는데, 사람이 열매를 따면 해걸이 기간이 짧아진다.

꽃

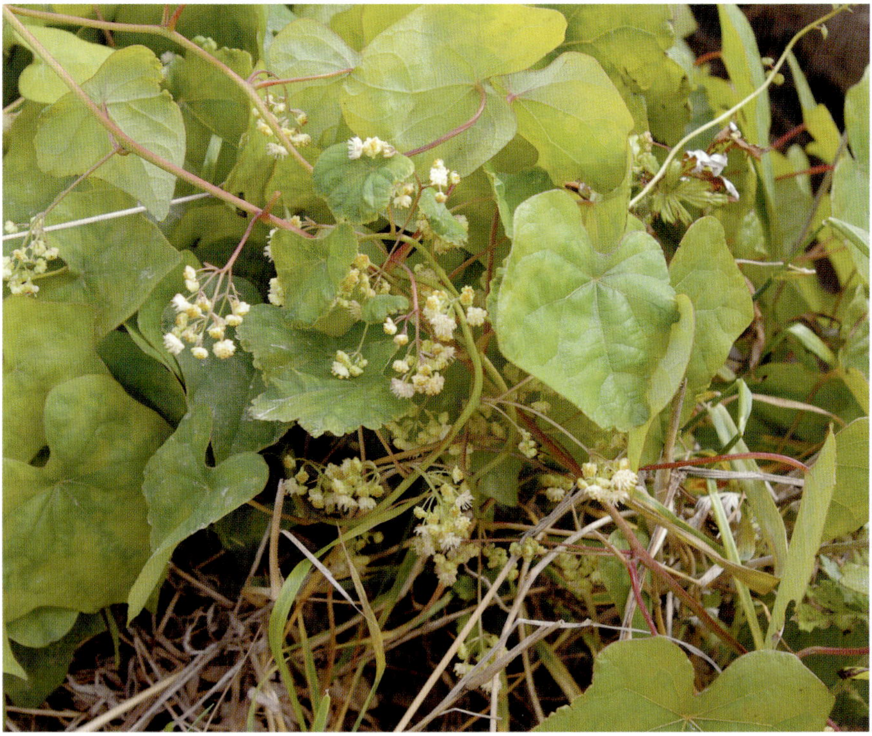

여주 *Momordica charantia* L.

약 식

- 박과 덩굴성 한해살이풀
- 개화기 : 6~8월
- 채취기 : 봄~여름(잎), 여름(꽃), 여름~가을(뿌리·줄기), 가을(열매)
- 분포지 : 인가 근처 울타리 아래
- 결실기 : 8~9월

- **별　명** : 여지(荔枝), 여자(荔子), 유자, 금려지(錦荔枝), 만려지, 면려지(綿荔枝), 고과 귀협(苦瓜歸協), 과포도(瓜葡萄), 나포도(癩葡萄), 양과(涼瓜)
- **생약명** : 고과(苦瓜), 고과근(苦瓜根), 고과등(苦瓜藤), 고과엽(苦瓜葉), 고과화(苦瓜花), 고과자(苦瓜子)
- **유　래** : 가을에 인가 근처에서 껍질이 두꺼비 등처럼 울퉁불퉁하고, 밝은 주황색 열매가 달리는 덩굴풀을 볼 수 있는데 여주이다. 중국 남부의 무환자나무과 여지(荔枝)와 비슷하다 하여 여주라 부른다.

생태

길이 1~3m. 줄기가 가늘고 길며, 잔털이 있고, 덩굴손이 있어 주변 식물을 감아 올라가며 자란다. 잎은 넓고 어긋나며, 잎자루가 길다. 잎 가장자리는 여러 개로 깊이 갈라지며, 크고 불규칙한 톱니가 있다. 꽃은 6~8월에 연노란색으로 피며, 꽃잎은 5장으로 갈라지고 둥글며, 꽃잎 가장자리가 약간 너울거린다. 꽃잎 안쪽에는 암술과 수술이 동그랗게 모여 있다. 열매는 8~9월에 타원형이나 둥근 모양으로 여무는데, 열매껍질이 두껍고 무르며 울퉁불퉁하다. 열매가 다 익으면 밝은 주황색이며, 껍질이 갈라져 붉은 속껍질에 싸인 납작한 타원형 씨앗이 나온다.

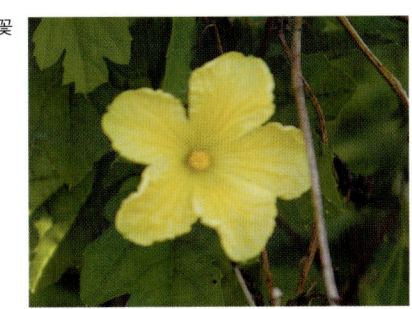

꽃

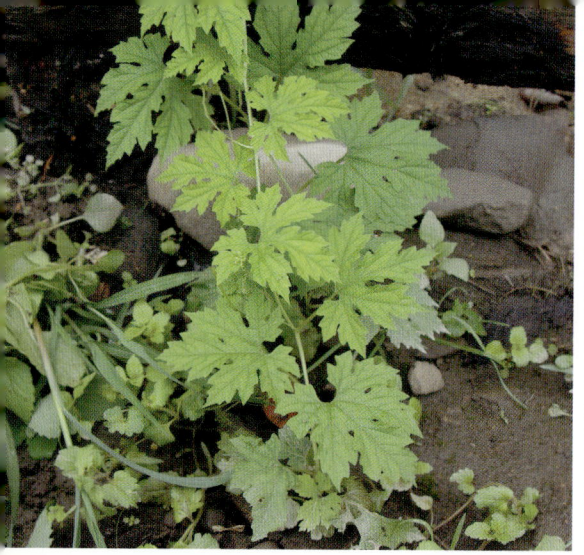
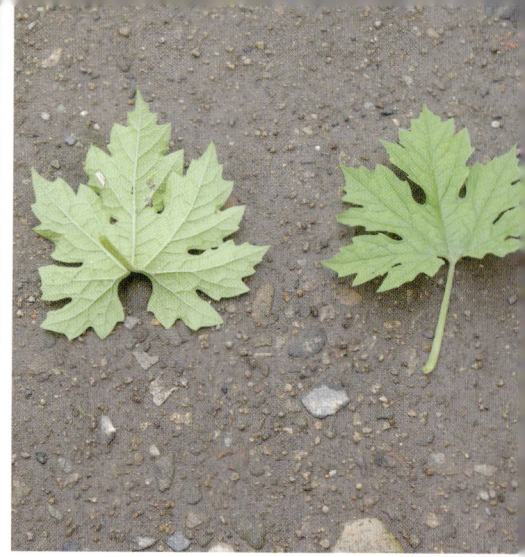

전체 모습 | 잎 앞뒤
● 풋열매
열매 | 채취한 풋열매

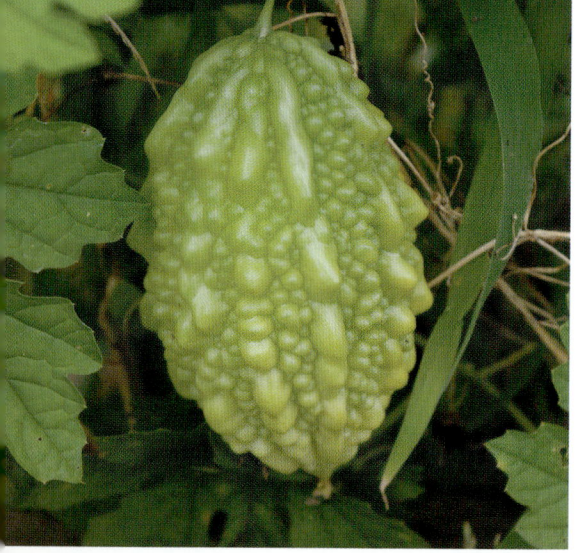
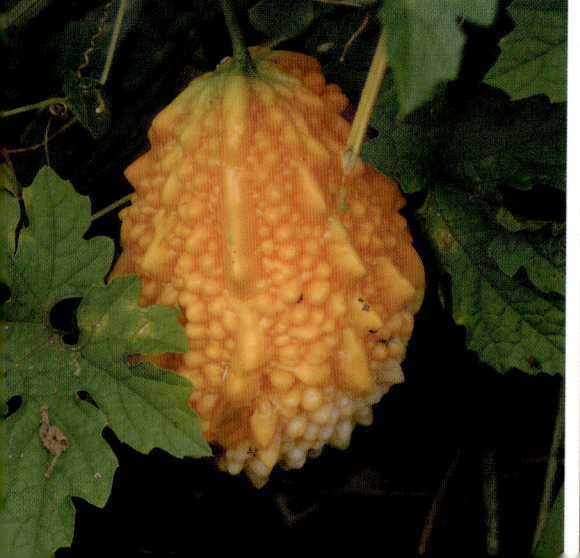
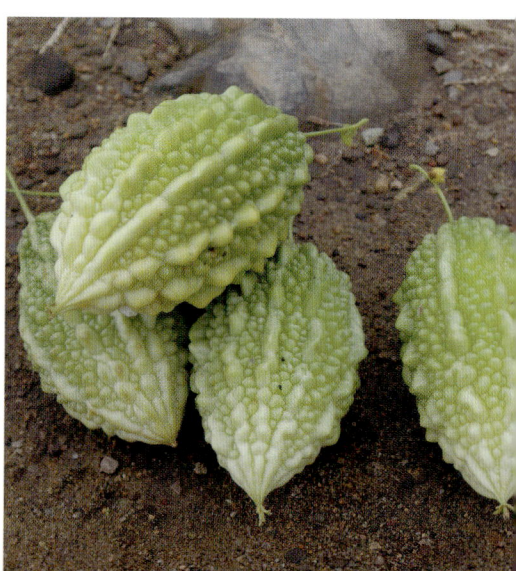

약용 한방에서 전체를 고과(苦瓜), 뿌리를 고과근(苦瓜根), 줄기를 고과등(苦瓜藤), 잎을 고과엽(苦瓜葉), 꽃을 고과화(苦瓜花), 열매를 고과자(苦瓜子)라 한다.

　열을 내리고, 독을 풀어주며, 정신을 맑게 하고, 얼굴빛을 좋게 하며, 갈증을 멎게 하고, 염증을 가라앉히는 효능이 있다. 암, 고혈압, 당뇨, 열병, 위장병에 약으로 처방한다. 뿌리째 캔 줄기나 열매는 햇빛에 말려 사용한다.

민간요법	
고혈압, 열병, 암, 심한 치통	뿌리째 캔 줄기 10g에 물 700㎖를 붓고 달여 마신다.
열병으로 변비가 생겼을 때	잎이나 꽃 6g에 물 700㎖를 붓고 달여 마신다.
위나 간이 안 좋을 때, 음식을 잘못 먹어 체했을 때, 심장이 안 좋을 때, 설사, 당뇨	열매 10g에 물 700㎖를 붓고 달여 마신다.
맹장염	씨앗 10g에 물 700㎖를 붓고 달여 마신다.
자양강장제	생열매를 갈아 마신다.
치질, 종기	생열매를 찧어 바른다.

식용 비타민 C, 베타카로틴, 칼륨, 철, 식물 인슐린, 펙틴, 아미노산, 무기질을 함유한다.

　어린 열매껍질을 갈아 죽을 쑤거나, 기름에 볶아 나물로 먹는다. 다 익은 열매 씨앗의 속껍질을 생으로 먹기도 한다. 달달한 맛이다.

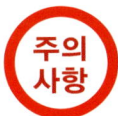

- 위장이 약한 사람은 구토, 설사, 복통이 일어날 수 있으므로 먹지 않는다.

048 풍선덩굴

풍선덩굴 *Cardiospermum halicacabum* L.

- ■ 무환자나무과 덩굴성 한해살이풀
- ■ 분포지 : 인가 근처
- 개화기 : 8~9월
- 결실기 : 9월
- 채취기 : 여름~가을(전체)

- 별 명 : 풍선초(風船草), 풍경(風磬)덩굴, 방울초롱아재비
- 생약명 : 가고과(假苦瓜)
- 유 래 : 가을철 인가 근처에 3장씩 붙은 잎이 3개 붙어 나고, 꽈리처럼 둥글게 부푼 열매가 달리는 덩굴풀이 있는데 풍선덩굴이다. 풍선 같은 열매가 달리는 덩굴이라 하여 풍선덩굴이라 부른다.

생태

높이 3~4m. 원래 여러해살이풀이었으나 우리나라에서는 겨울을 나지 못한다. 줄기가 가늘고 길게 뻗으며, 덩굴손이 있어 주변 식물을 감아 올라가며 자란다. 잎은 길쭉한 타원형으로 끝이 뾰족하며, 잎 가장자리에는 위쪽을 향하는 둔한 톱니가 있다. 잎자루는 길고 끝이 3갈래로 갈라지며, 각각에 작은 잎이 3장씩 마주난다. 꽃은 8~9월에 흰색으로 피는데, 덩굴손과 함께 꽃대가 길게 올라와 여러 갈래로 가지를 치고, 끝에 아주 작은 꽃들이 달린다. 꽃잎은 4장이며, 꽃받침도 꽃잎처럼 흰빛이 돈다. 열매는 꽈리모양으로 9월에 푸른빛으로 여무는데, 다 익으면 갈색이다. 씨앗은 작은 콩처럼 생겼는데, 검은 바탕에 심장모양의 무늬가 있다.

꽃

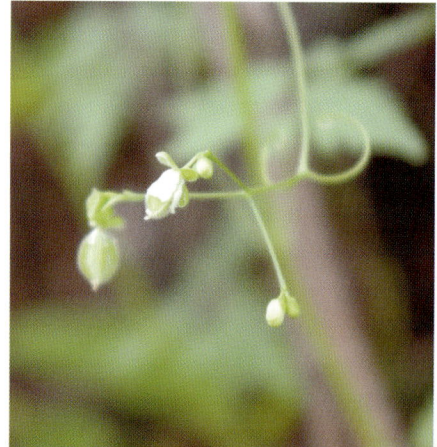
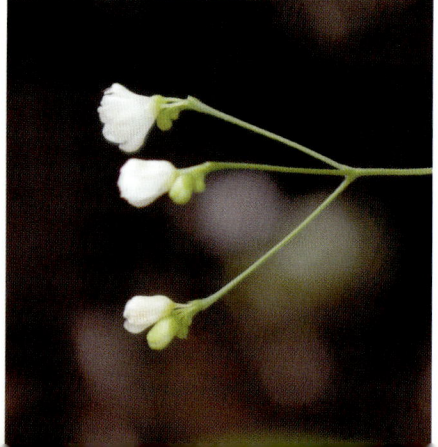

약용 한방에서 뿌리째 캔 줄기를 가고과(假苦瓜)라 한다. 열과 혈압을 내리고, 피를 맑게 하며, 독을 풀어주는 효능이 있다.

황달, 피부병, 뱀에 물렸을 때 약으로 처방한다. 뿌리째 캔 줄기는 햇빛에 말려 사용한다.

민간요법		
황달	→	줄기껍질 5g에 물 400㎖를 붓고 달여 마신다.
피부가 매우 가렵고 진물이 날 때, 뱀에 물렸을 때	→	뿌리째 캔 줄기를 생으로 찧어 바른다.

전체 모습 | 잎
열매 | 잎 앞뒤

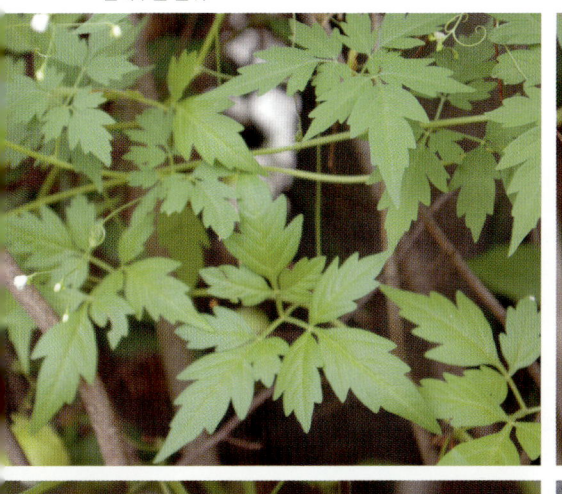
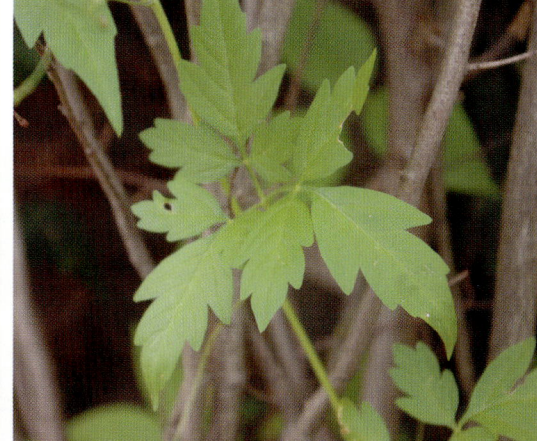
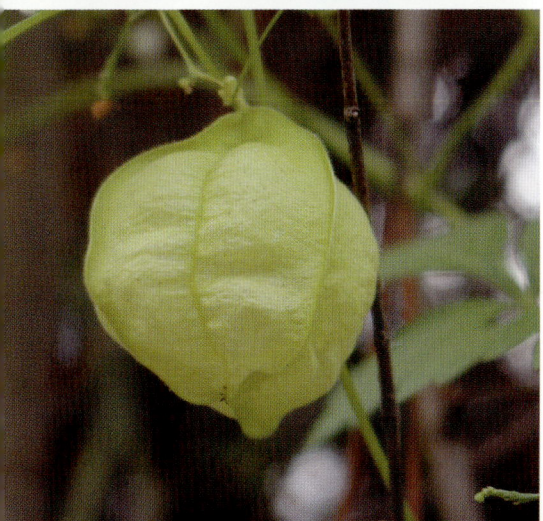
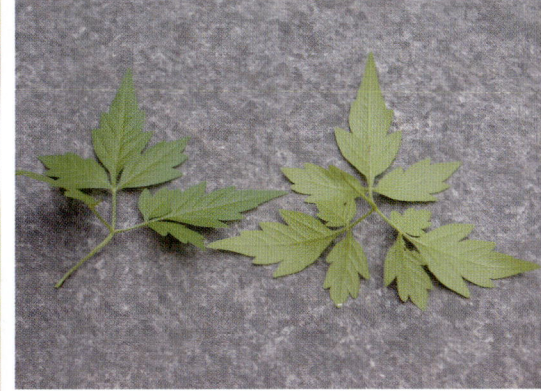

049

은방울꽃

약 | 독

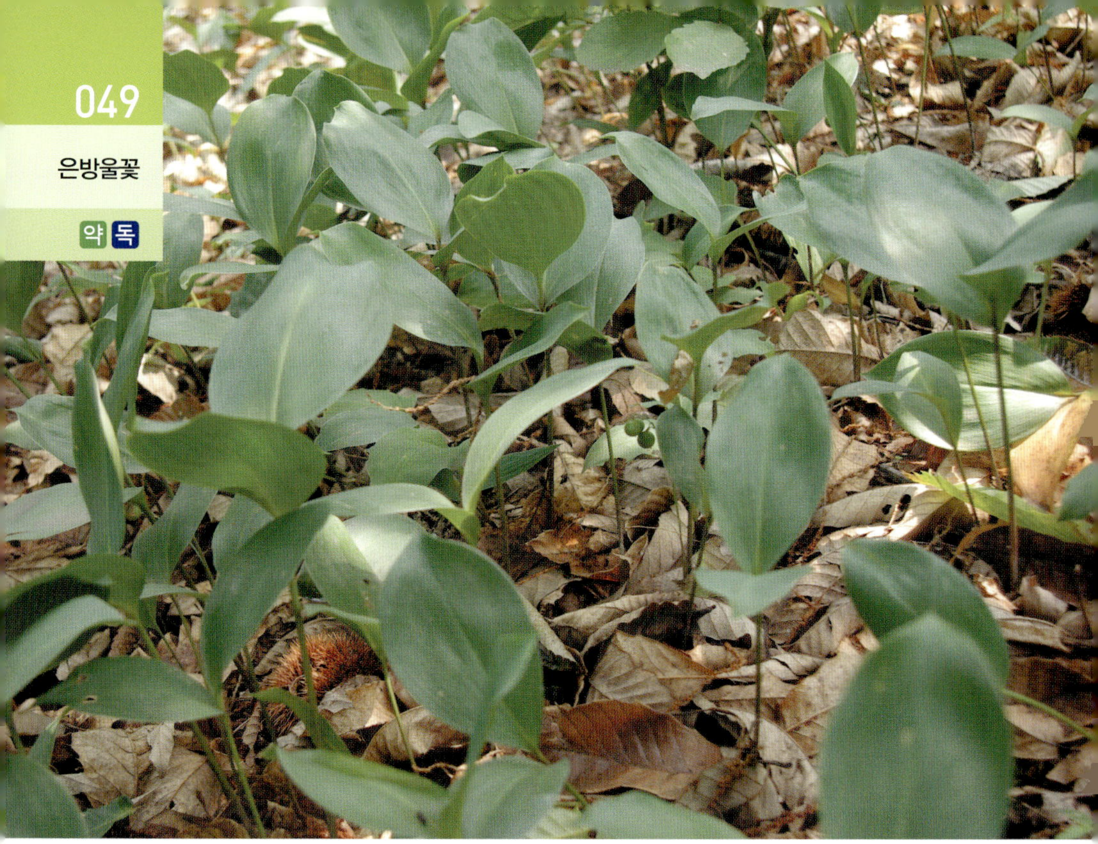

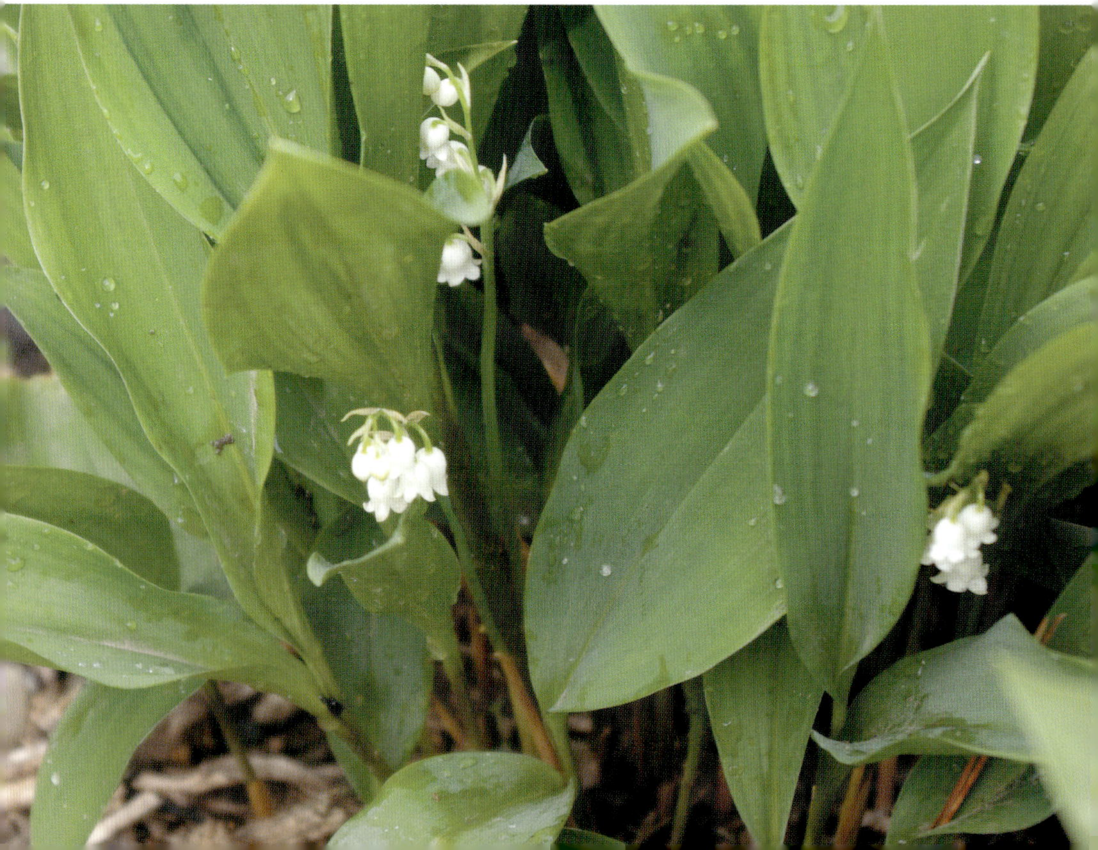

은방울꽃 *Convallaria keiskei* Miq. 약 독

- ■ 백합과 여러해살이풀
- ■ 분포지 : 산 속 활엽수 아래
- 개화기 : 5~6월
- 결실기 : 7월
- 채취기 : 봄(전체), 여름(뿌리)

- **별 명** : 영란꽃, 둥구리아싹, 오월화(五月花), 오월종아(五月鐘兒), 노려화(蘆藜花), 군영초(君影草), 녹령(鹿鈴), 녹령초(鹿鈴草), 녹제초(鹿蹄草), 여도화(如桃花), 영당화, 초옥령(草玉鈴), 초옥란(草玉蘭), 향수화(香水花)
- **생약명** : 영란(鈴蘭), 영란근(鈴蘭根)
- **유 래** : 봄에 산 속에서 아주 작은 방울 같고 향기로운 흰 꽃이 피는 작은 풀을 볼 수 있는데 방울꽃이다. 은방울모양으로 하얗게 피는 꽃이라 하여 은방울꽃이라 부른다. 꽃이 방울(鈴)처럼 생긴 난초(蘭)라 하여 영란이라고도 한다.

생태

높이 20~35㎝. 뿌리가 굵고 옆으로 길게 뻗으며, 수염뿌리가 많다. 뿌리껍질은 매우 밝은 갈색이다. 잎은 매우 길고 넓은 칼모양으로 뿌리에서 바로 올라오며, 2~3장이 포개지고, 잎자루가 길다. 잎 끝은 뾰족하고, 잎맥이 세로로 촘촘하며, 잎 가장자리는 밋밋하다. 꽃은 5~6월에 흰색으로 피는데, 긴 꽃줄기에 4~5송이가 모여 달리고, 잎 속에 숨은 듯한 모양이다. 꽃은 작은 종모양으로 땅을 향하며, 꽃잎이 6개로 갈라진다. 열매는 7월에 작은 콩모양으로 여무는데, 다 익으면 붉은색이다.

*유사종 _ 독일은방울꽃, 미국은방울꽃

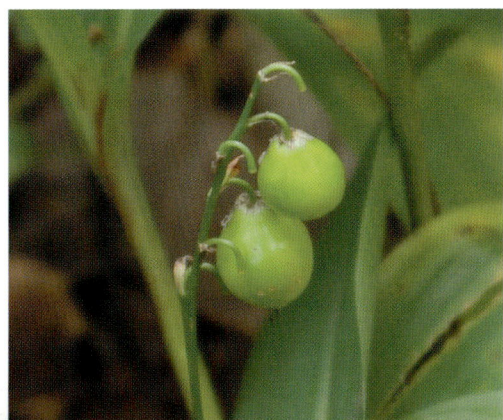

열매

군락
꽃

약용 한방에서 뿌리째 캔 줄기를 영란(鈴蘭), 뿌리를 영란근(鈴蘭根)이라 한다. 몸을 쉬게 하고, 정기를 보충하며, 피를 잘 돌게 하고, 풍을 몰아 내며, 소변이 잘 나오게 하고, 균을 죽이는 효능이 있다.

심장이 약할 때, 몸이 부을 때, 피로가 심할 때, 타박상, 소변이 잘 안 나올 때 약으로 처방한다. 뿌리째 캔 줄기는 햇빛에 말려 사용한다.

민간요법

심장이 약할 때, 몸이 부을 때, 심한 피로, 소변이 잘 안 나올 때	뿌리째 캔 줄기 5g에 물 400㎖를 붓고 달여 마신다.
타박상	뿌리째 캔 줄기를 달인 물로 찜질한다.

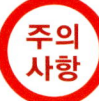
• 독성이 있는 약재이므로 소량만 사용한다.

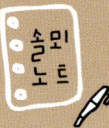
수분이 많은 약초는 대부분 열을 내리는 데 사용하며, 향기가 강한 약초는 대부분 살균력이 뛰어나다.

뿌리

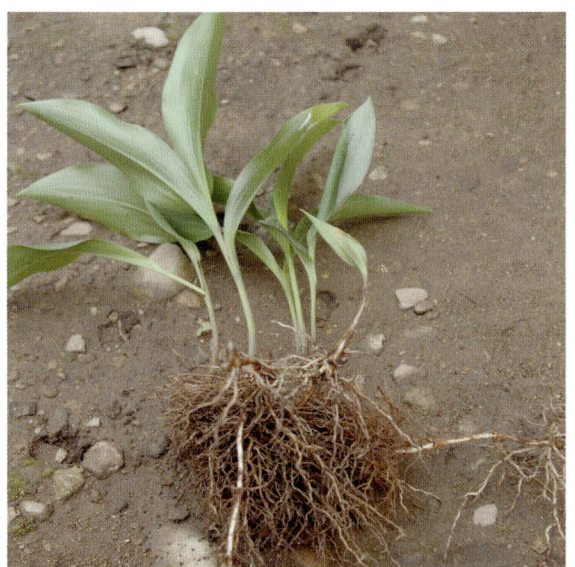

숫잔대

Lobelia sessilifolia Lamb
약 독

- ■ 숫잔대과 여러해살이풀
- ■ 분포지 : 높은 산 양지바른 계곡가, 냇가 근처
- 개화기 : 8~9월
- 결실기 : 10월
- 채취기 : 여름~가을(전체)

- 별   명 : 습잔대, 잔대아재비, 진들도라지
- 생약명 : 산경채(山梗菜)
- 유   래 : 여름철 산 속 계곡가에서 짙은 보라색 꽃이 땅을 향해 피는 풀을 볼 수 있는데 숫잔대이다. 습한 곳을 좋아하고 잔대처럼 보라색 꽃이 핀다 하여 습잔대라고 하다가 숫잔대가 되었다.

생태

높이 50~100㎝. 뿌리가 짧고 굵으며, 여러 갈래로 갈라져 나온다. 뿌리껍질은 매우 밝은 갈색이다. 줄기는 곧게 올라오고, 약간 모가 나며, 가지를 치지 않는다. 잎은 작고 길쭉하며, 끝이 뾰족하고 어긋난다. 잎 가장자리에는 아주 잔 톱니가 있다. 꽃은 8~9월에 짙은 보라색으로 피는데, 잎이 나온 자리에서 짧은 꽃대가 올라와 꽃이 달린다. 꽃은 반으로 자른 모양이고, 꽃잎은 5장으로 가늘게 갈라져 땅 쪽으로 늘어진다. 꽃잎에는 흰 얼룩무늬가 불규칙하게 있으며, 꽃술은 지팡이모양으로 꽃 위쪽에 서 있다. 열매는 10월에 매우 작은 석류모양으로 여무는데, 다 익으면 껍질이 터져 작은 타원형 씨앗이 나온다.

새순

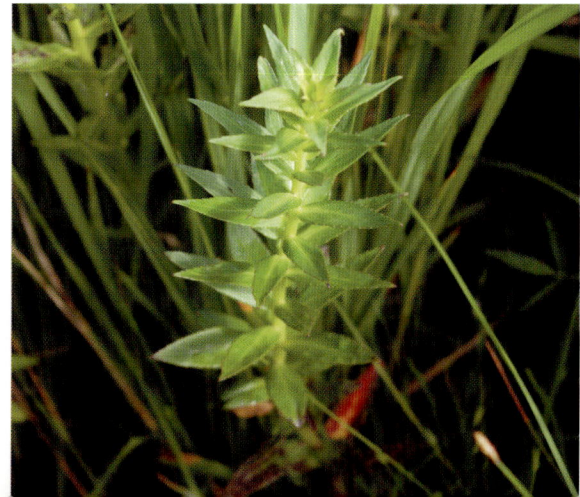

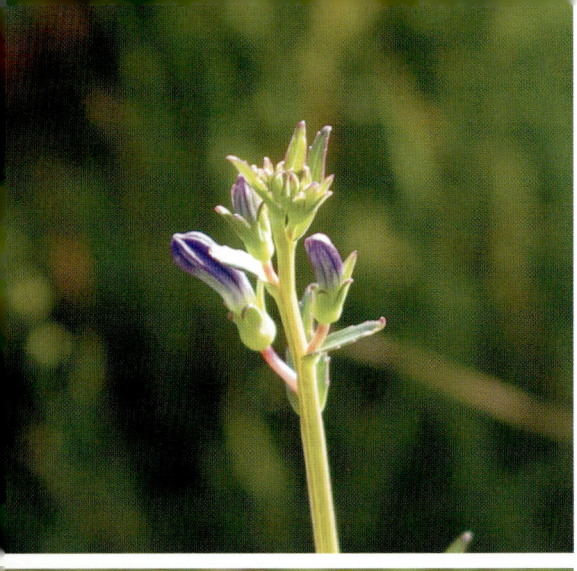
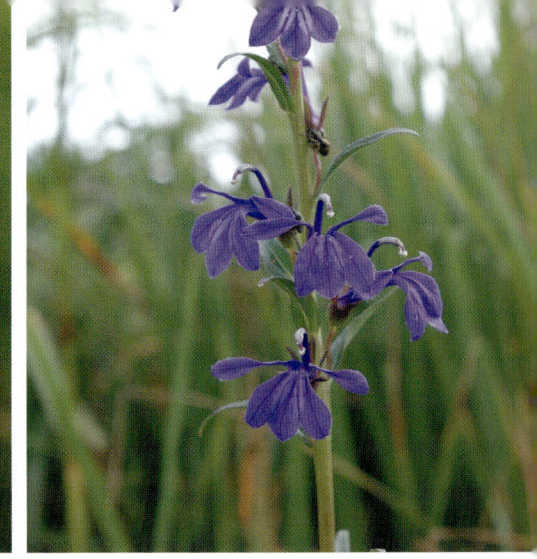

꽃봉오리 | 꽃
꽃
꽃 | 열매

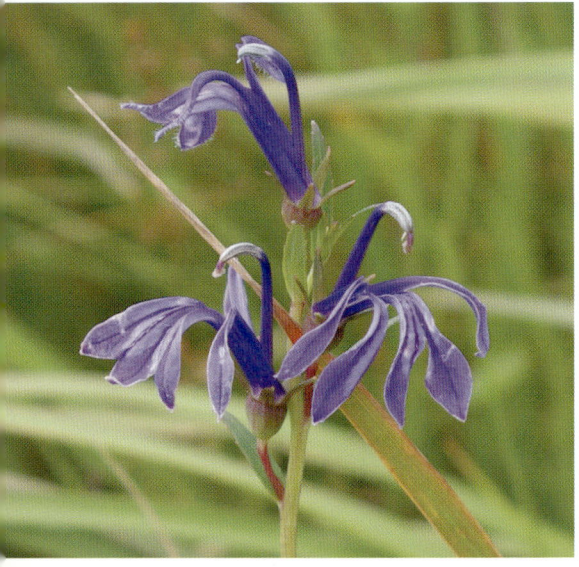
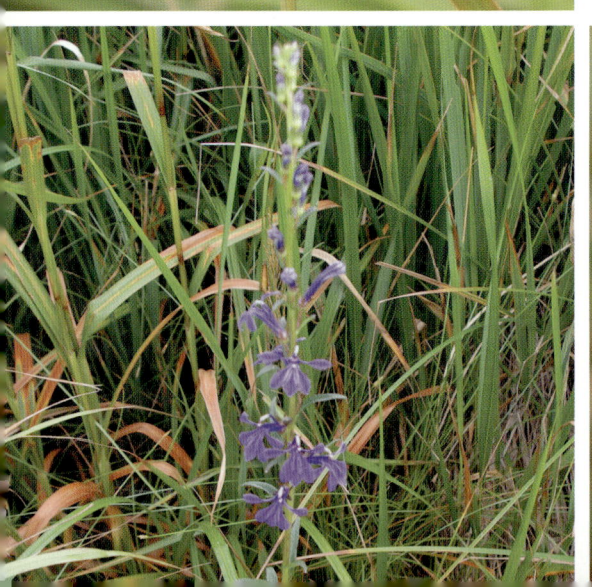
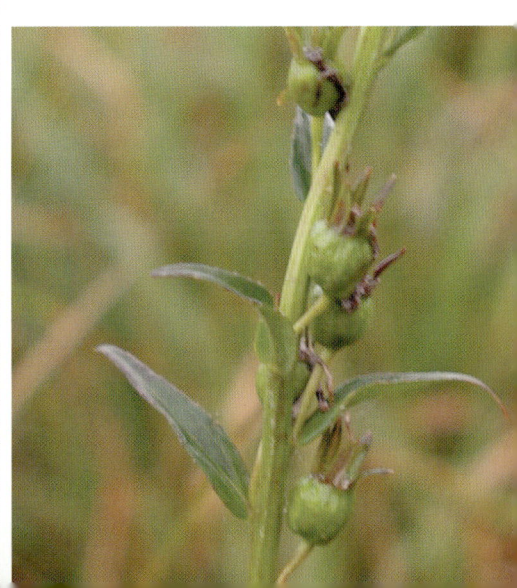

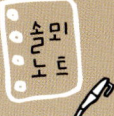 **약용**

한방에서 뿌리째 캔 줄기를 산경채(山梗菜)라 한다. 열을 내리고, 독을 풀어주며, 기침과 가래를 멎게 하는 효능이 있다.

기관지염, 종기에 독이 올랐을 때, 뱀이나 벌레에 물렸을 때 약으로 처방한다. 뿌리째 캔 줄기는 햇빛에 말려 사용한다.

민간요법		
오래된 기관지염, 기침과 가래가 심하고 숨이 가쁠 때, 편도선이 부었을 때, 구토		뿌리째 캔 줄기 5g에 물 400㎖를 붓고 달여 마신다.
위병		씨앗 5g에 물 400㎖를 붓고 달여 마신다.
종기가 붓고 아플 때, 뱀이나 벌레에 물렸을 때		뿌리째 캔 줄기를 생으로 찧어 바른다.

주의사항
- 독성이 있는 약재로 많이 먹으면 심장이나 호흡기에 무리가 가고 경련이 일어나므로 정량만 사용한다.

솔모노트
잔대는 낮은 언덕에서 자라는 것과 높은 평원에서 자라는 것이 있으며, 산중턱에서는 잘 볼 수 없다.

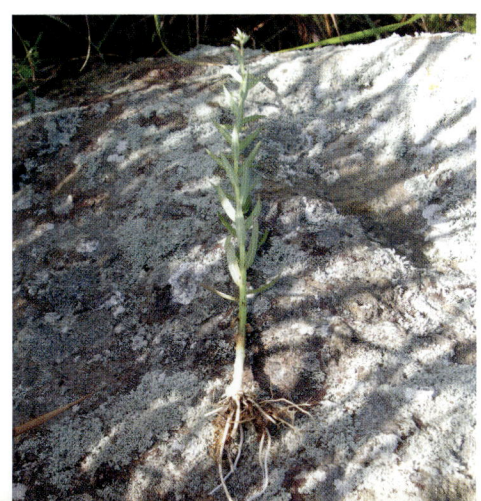
뿌리

051 수염가래꽃

수염가래꽃 *Lobelia chinensis* Lour.
약 독

- 숫잔대과 여러해살이풀
- 분포지 : 논둑이나 강가 습지
- 개화기 : 5~8월
- 결실기 : 9월
- 채취기 : 봄~여름(전체)

- **별　명** : 구아치(狗牙齒), 과인초(瓜仁草), 세미초(細米草), 반변하화(半邊荷花)
- **생약명** : 반변련(半邊蓮)
- **유　래** : 봄부터 여름까지 논둑에서 가지가 땅 위를 기듯이 자라고, 꽃이 흰색이며 반으로 자른 모양으로 무리지어 피는 것을 볼 수 있는데 수염가래꽃이다. 꽃이 수염처럼 생기고 잎모양이 가래와 비슷하다 하여 수염가래꽃이라 부른다. 꽃 가장자리(邊)가 반(半)으로 자른 연꽃(蓮) 같다 하여 반변련이라고도 한다.

생태　길이 3~15㎝. 뿌리가 굵고 무성하게 뒤엉켜 나며, 뿌리껍질이 흰색에 가까운 밝은 갈색이다. 줄기는 땅 위를 기듯이 자라며 마디에서 가지를 뻗는데, 마디가 땅에 닿으면 새 뿌리가 나온다. 잎은 갸름한 타원형으로 어긋나며, 잎모양이 불규칙하고, 잎 가장자리에 둔한 톱니가 드문드문 있다. 꽃은 5~8월에 자줏빛이 도는 흰색으로 피며, 반으로 자른 모양이다. 꽃잎이 5장으로 갈라지고, 꽃 안쪽은 녹색을 띤다. 열매는 9월에 여문다.

군락

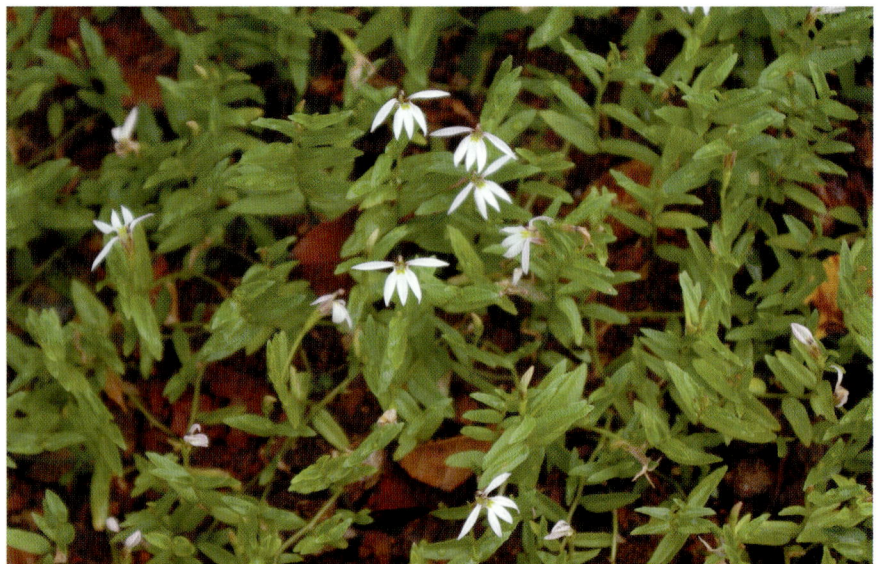

약용 한방에서 뿌리째 캔 줄기를 반변련(半邊蓮)이라 한다. 열을 내리고, 몸 속의 독을 소변과 설사로 내보내며, 폐를 촉촉하게 하고, 피를 멎게 하는 효능이 있다.

호흡 곤란, 천식, 목이 붓고 아플 때, 백일해, 간경화로 복수가 찼을 때, 간염으로 인한 황달, 고혈압, 변비, 습진이나 아토피에 약으로 처방한다. 뿌리째 캔 줄기는 햇빛에 말려 사용한다.

민간요법

호흡 곤란, 천식, 목이 붓고 아플 때, 백일해, 간경화로 복수가 찼을 때, 간염으로 인한 황달, 고혈압, 변비, 습진이나 아토피, 암	➤	뿌리째 캔 줄기 10g에 물 700㎖를 붓고 달여 마신다.
벌에 쏘였을 때, 뱀에 물렸을 때	➤	줄기와 잎을 생으로 찧어 바른다.

주의사항
- 숫잔대 대용으로 사용하기도 한다.
- 독성이 있는 약재로 많이 먹으면 침을 흘리고 신물이 올라오며, 머리가 아프거나 설사를 할 수 있으므로 소량만 사용한다.
- 혈압이 높은 사람, 맥박이 불규칙한 사람은 먹지 않는다.

뿌리 | 꽃

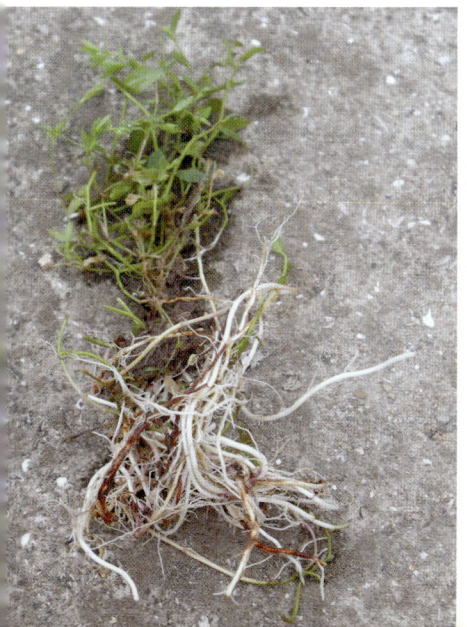
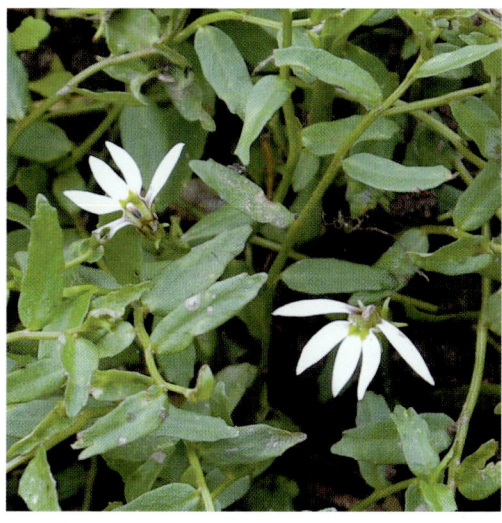

가래

Potamogeton distinctus A. Benn.

- 가래과 여러해살이풀
- 분포지 : 산 속 웅덩이나 연못, 찬물 나오는 논둑
- 개화기 : 7~8월
- 결실기 : 10월
- 채취기 : 봄(전체)

- 별   명 : 수안판(水案板)
- 생약명 : 안자채(眼子菜), 정파칠(釘耙七)
- 유   래 : 여름에 연못에서 벌레가 서 있는 모양으로 꽃이 피는 물풀이 무리지어 자라는 것을 볼 수 있는데 가래이다. 물에 뜨는 잎모양이 가래(삽의 일종)를 닮았다 하여 가래라 부른다.

생태

높이 10~60㎝. 뿌리가 땅속에서 길게 옆으로 뻗으며, 뿌리껍질이 매우 밝은 갈색이다. 줄기는 물속에서 땅 위로 길게 뻗으며, 마디가 있다. 잎은 어긋나며, 잎자루는 물깊이에 따라 길거나 짧은데 깊을수록 잎자루가 길다. 물속에 잠긴 잎은 좁고 길쭉하며 얇고, 물 위에 뜨는 잎은 타원형이며 윤기가 있다. 꽃은 7~8월에 노란빛이 도는 녹색으로 피는데, 굵고 긴 꽃대가 물 위로 올라와 끝에 아주 작은 꽃들이 벌레모양으로 달린다. 열매는 10월에 작게 여문다.

＊유사종 _ 가는가래, 선가래, 애기가래

잎

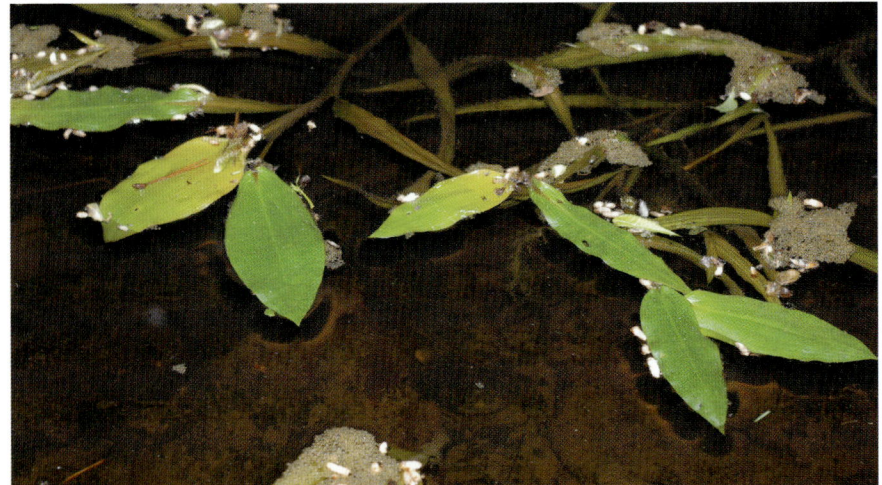

약용 한방에서 뿌리째 캔 줄기를 안자채(眼子菜), 어린뿌리를 정파칠(釘耙七)이라 한다. 열을 내리고, 피를 멎게 하며, 비장을 보하고, 소변이 잘 나오게 하며, 독을 풀어주고, 염증을 가라앉히는 효능이 있다.

이질 설사, 간염이 오래되었을 때, 방광염, 자궁 출혈, 비장이 부었을 때, 변비나 치질, 소변이 잘 안 나올 때, 허리가 아플 때 약으로 처방한다. 뿌리째 캔 줄기는 햇빛에 말려 사용한다.

군락

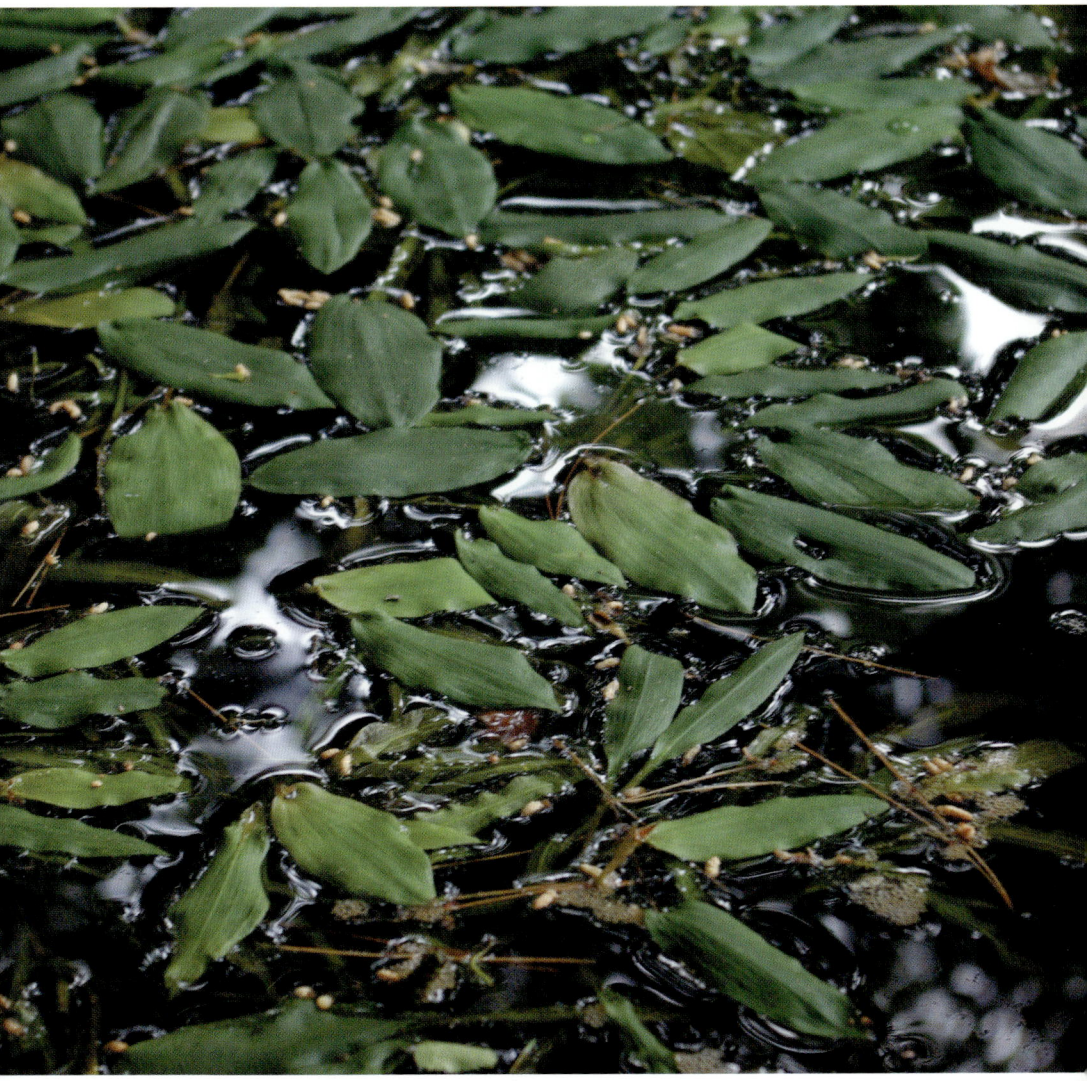

민간요법	
이질 설사, 오래된 간염, 방광염, 자궁출혈, 비장이 부었을 때, 변비나 치질, 소화가 안 될 때, 소변이 잘 안 나올 때, 체했을 때	뿌리째 캔 줄기 10g에 물 700㎖를 붓고 달여 마신다.
허리가 아플 때	어린뿌리 10g에 물 700㎖를 붓고 달여 마신다.
식중독, 술독	뿌리 10g에 물 700㎖를 붓고 달여 마신다.
치질로 피가 날 때	말린 뿌리를 가루를 내어 바른다.
화상, 벌레나 뱀에 물렸을 때	뿌리째 캔 줄기를 생으로 찧어 바른다.

솔모 노트

산 속 습기 있는 곳이나 차가운 곳에서 아무것도 깔지 않고 그냥 자면 간이 손상되고 피부병에 걸린다. 간은 따듯한 곳에서 자야만 손상되지 않는다. 또한 바위에 오래 앉아 있으면 치질이 잘 생기며, 여름철에 덥다고 바위 위에 그냥 누워 자면 입이 돌아가므로 주의한다.

뿌리

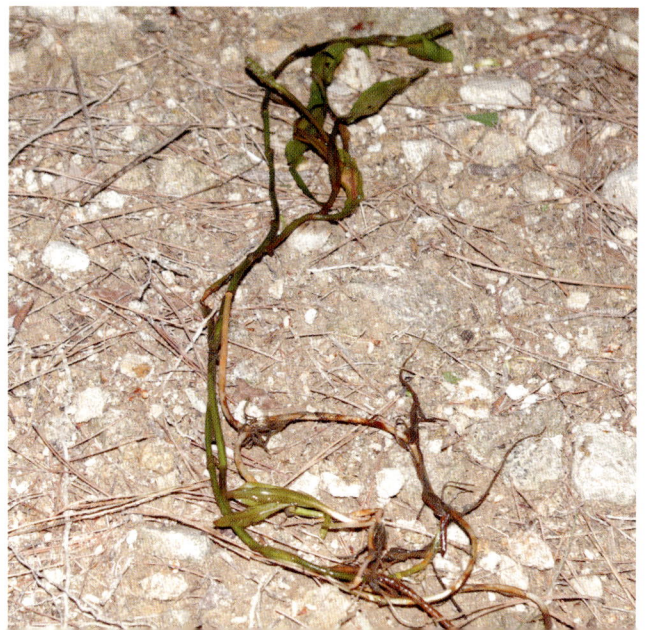

석잠풀

Stachys japonica Miquel

약 식

- ■ 꿀풀과 여러해살이풀
- 개화기 : 6～9월
- 결실기 : 9～10월
- ■ 분포지 : 산과 들 비 오면 물 고이는 곳, 논두렁
- 채취기 : 봄～초겨울(전체)

- **별　　명** : 석잠(石蠶), 토석잠(土石蠶), 초석잠(草石蠶), 지잠(地蠶), 두루미냉이, 감로자(甘露子), 감로아(甘露兒), 적로(滴露), 보탑채(寶塔菜), 와아채(蝸兒菜), 장로희(長老喜), 지유(地紐), 토용(土踊), 토충초(土蟲草), 천대여목(千代呂木)
- **생약명** : 광엽수소(廣葉水蘇)
- **유　　래** : 여름에 산과 들에서 길고 꼿꼿한 줄기에 연보라색 꽃들이 층층이 피는 풀을 볼 수 있는데 석잠풀이다. 석잠이란 날도래(물여우나비)의 애벌레를 가리키는데, 물가에 사는 성질과 애벌레 같은 뿌리모양이 석잠과 비슷하고, 꽃도 날도래처럼 피는 풀이라 하여 석잠풀이라 부른다.

생태

높이 40～70㎝. 뿌리가 통통하고 짧으며, 약간 옆으로 뻗는다. 뿌리껍질은 매우 밝은 갈색이다. 줄기는 곧고 길게 올라오고, 네모지며, 깊게 골이 파여 있다. 줄기 밑동과 맨 위쪽은 붉은 자줏빛이며, 가지는 뻗지 않는다. 잎은 길쭉한 창모양으로 마주나는데, 줄기 밑동의 잎에는 잎자루가 있다. 잎 앞뒷면은 잎맥이 깊고 뚜렷해서 울퉁불퉁하고, 부드러운 털이 있다. 잎 가장자리는 작고 둥근 톱니모양이다. 꽃은 6～9월에 연보라색으로 피는데, 줄기 중간부터 여러 송이가 빙 둘러 층층이 달리며, 꽃잎이 위아래로 입술처럼 벌어진다. 열매는 9～10월에 여무는데, 세모양의 열매가 3개씩 있으며, 다 익으면 검은색이다.

＊유사종 _ 개석잠풀, 우단석잠풀, 털석잠풀

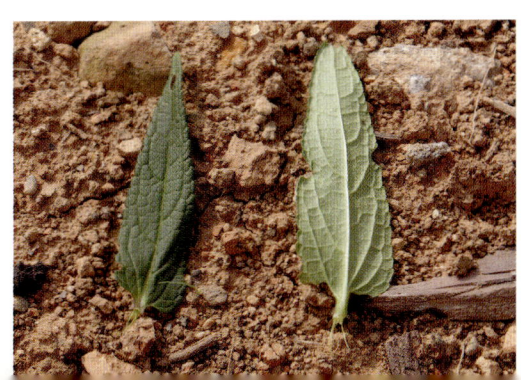

잎 앞뒤

약용 한방에서 뿌리째 캔 줄기를 광엽수소(廣葉水蘇)라 한다. 열을 내리고, 피를 잘 돌게 하며, 피와 폐를 맑게 하고, 균을 죽이며, 통증을 없애고, 염증을 가라앉히는 효능이 있다.

열나고 기침할 때, 폐렴이나 백일해, 목이 붓고 아플 때, 맹장염, 이질 설사, 하혈, 종기가 곪았을 때 약으로 처방한다. 뿌리째 캔 줄기는 햇빛에 말려 사용한다.

민간요법

열감기나 기침감기, 폐렴이나 백일해, 목이 붓고 아플 때, 맹장염, 신경쇠약으로 잠을 못 잘 때, 산후 몸이 안 좋을 때, 고혈압, 이질 설사, 하혈	▶ 뿌리째 캔 줄기 10g에 물 400㎖를 붓고 달여 마신다.
종기가 곪았을 때	▶ 말린 줄기를 가루를 내어 바른다.

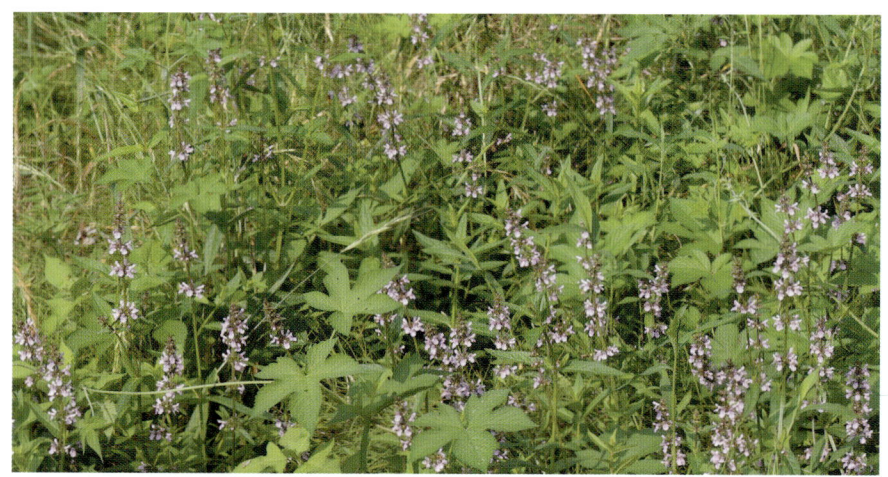

군락

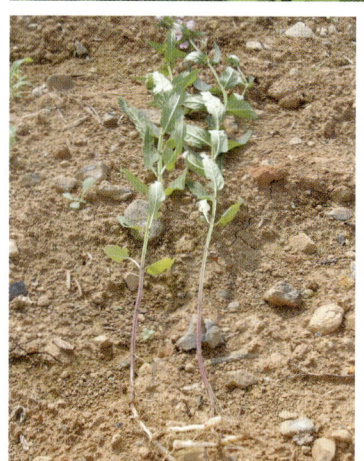

뿌리

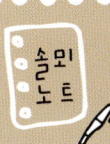

식용 올리고당, 당질, 사포닌을 함유한다.
봄에 어린 순을 데쳐서 물에 담가 우렸다가 나물로 먹는다. 뿌리는 생으로 먹거나 장아찌를 담가 먹는다. 약간 달달하면서 씹히는 맛이 있다.

> **솔모노트** 약초를 채취할 때 멀리서 보아 일자형 계곡은 피하는 것이 좋다. 계곡이 좁아서 약초로 쓸 만한 식물이 없다.

전체 모습 | 꽃
꽃 | 열매

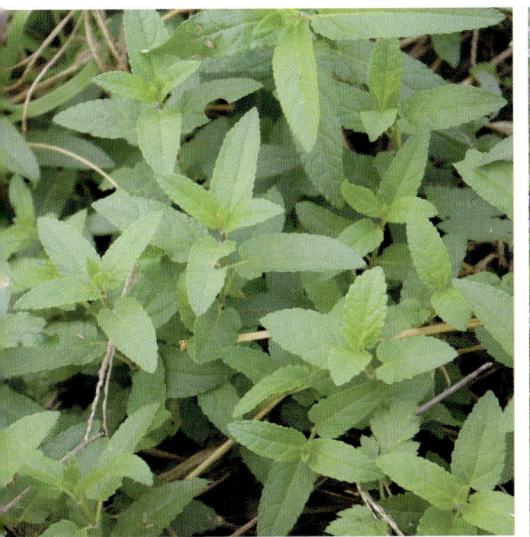
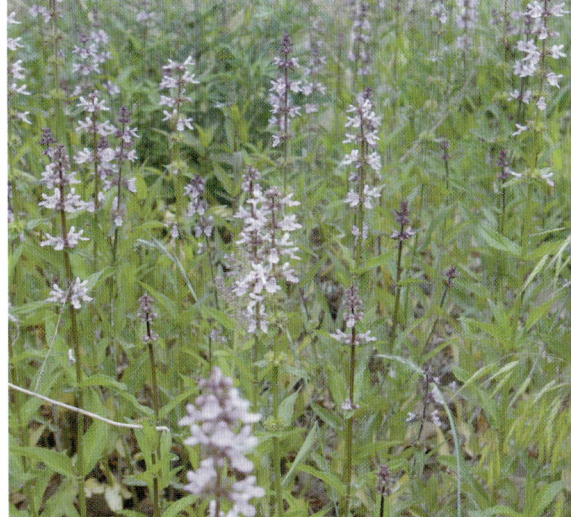
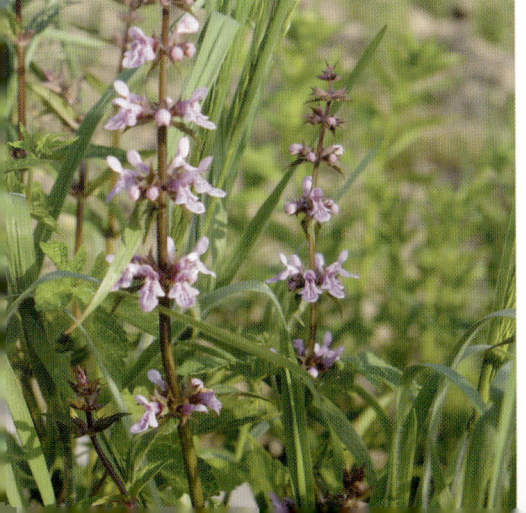
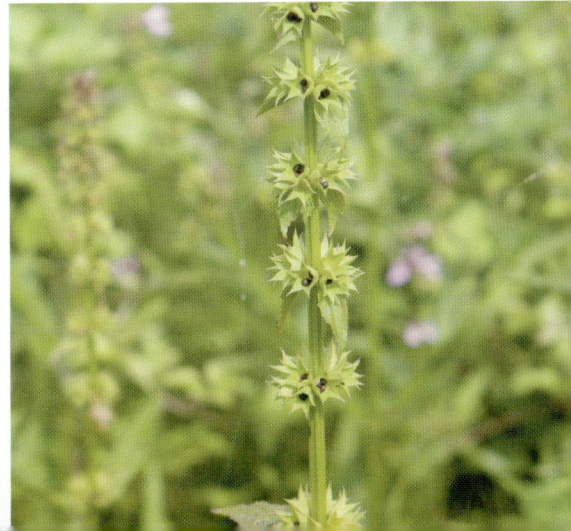

054 산골무꽃

Scutellaria pekinensis var. *transitra* Makino

- 꿀풀과 여러해살이풀
- 분포지 : 산지의 습하고 응달진 숲속
- 개화기 : 5~6월
- 결실기 : 9월
- 채취기 : 늦봄(전체)

- **별　명** : 단조황금, 산골무꽃, 그늘골무꽃, 단황금, 골무꽃, 편향화(偏向花)
- **생약명** : 한신초(韓信草)
- **유　래** : 가을에 산 속 응달진 곳에서 잎이 동그랗고, 오목한 그릇처럼 생긴 작은 열매가 층층이 달리는 작은 풀을 볼 수 있는데 산골무꽃이다. 골무꽃이란 열매가 골무처럼 생긴 꽃 종류를 가리키는데, 그 중에서도 산에 나는 골무꽃이라 하여 산골무꽃이라 부른다.

생태

높이 15~30㎝. 뿌리가 땅속에서 옆으로 길게 뻗으며, 뿌리껍질이 희다. 줄기는 가늘고 곧게 올라오는데, 네모나게 각지고 짧은 잔털이 있다. 잎은 마주나는데, 끝이 약간 갸름하면서 둥글고, 잎 가장자리에 둥근 톱니가 있다. 꽃은 5~6월에 보라색으로 피는데, 줄기 끝에 여러 송이가 모여 달린다. 꽃은 해마모양으로 굽어 있으며, 꽃잎에 흰 얼룩과 짙은 반점이 있다. 열매는 9월에 여무는데, 모양이 동그랗고 오목하며, 잔털이 있다.

*유사종 _ 골무꽃, 좀골무꽃, 떡잎골무꽃

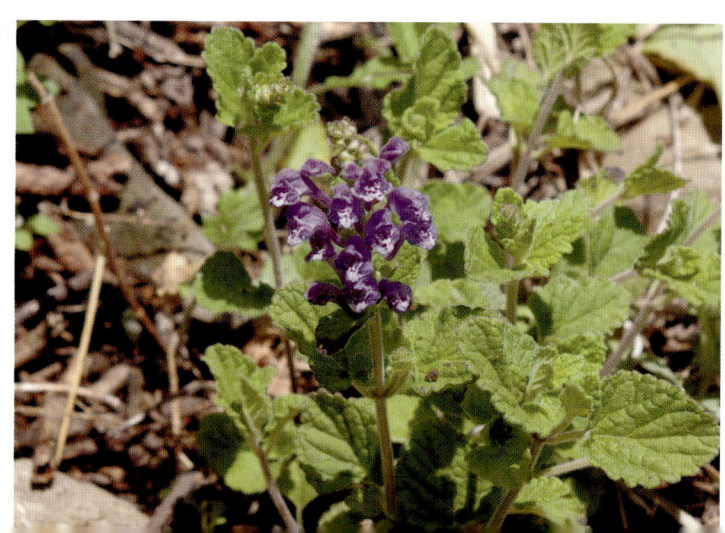

꽃

약용 한방에서 뿌리째 캔 줄기를 한신초(韓信草)라 한다. 풍을 몰아내고, 피를 맑게 하며, 피를 잘 돌게 하고, 피를 멎게 하며, 독을 풀어주고, 통증을 가라앉히며, 암세포를 억제하는 효능이 있다.

폐렴, 피를 토할 때, 갑자기 목이 붓고 아플 때, 위염, 뼈와 근육이 쑤시고 아플 때, 타박상, 생리통이 심할 때, 암에 약으로 처방한다. 뿌리째 캔 줄기는 햇빛에 말려 사용한다.

민간요법

폐렴, 기침이 심할 때, 갑자기 목이 붓고 아플 때, 위가 안 좋을 때, 장염, 팔다리가 쑤시고 결릴 때, 타박상, 심한 생리통, 자궁 출혈, 암, 금주나 금단 증상	뿌리째 캔 줄기 6g에 물 400㎖를 붓고 달여 마신다.
뱀에 물렸을 때, 심한 치통, 종기	생잎을 찧어 바른 뒤 씻어낸다.

식용 플라보노이드, 페놀, 아미노산을 함유한다. 봄에 어린잎을 데쳐서 물에 담가 우렸다가 나물로 먹는다. 약간 씁쓸한 맛이다.

주의사항 • 골무꽃과 들깨잎골무꽃도 약효가 같다.

열매

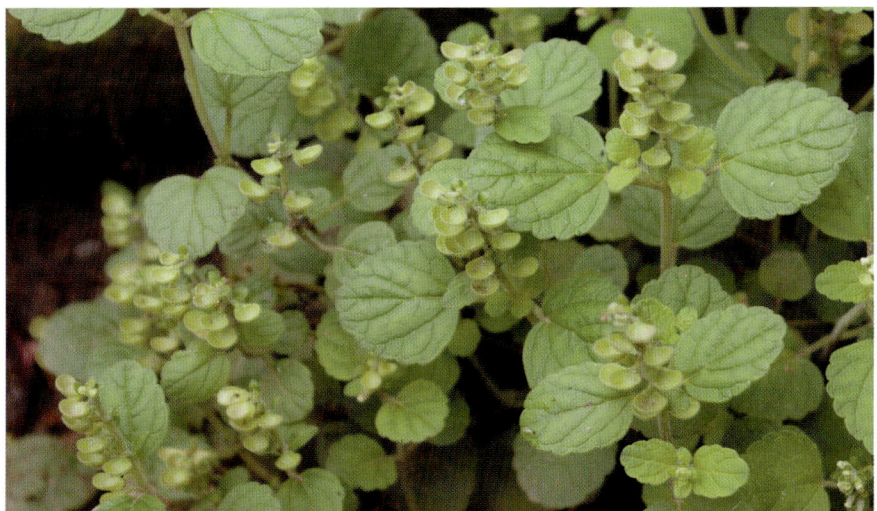

055 향유

향유 *Elsholtzia ciliata* Hylander

약 식

- ■ 꿀풀과 한해살이풀
- ■ 분포지 : 산과 들 양지바른 자갈밭, 빈터, 길가
- 개화기 : 8~9월
- 결실기 : 8~10월
- 채취기 : 여름~가을(전체)

- **별 명** : 노야기, 뇌야기, 쥐깨풀, 향여(香茹), 향채(香菜), 향초(香草), 석향(石香), 배향초(排香草), 반변소(半邊蘇), 충밀초(蟲蜜草)
- **생약명** : 향유(香薷)
- **유 래** : 늦여름 산과 들에서 빛바랜 듯한 연보라색 꽃이 칫솔모처럼 한쪽 방향으로만 피고, 향기 나는 풀들이 무리지어 자라는 것을 볼 수 있는데 향유이다. 향기로운(香) 노야기(薷)라 하여 향유라 부른다.

생태

높이 30~60㎝. 뿌리가 가늘고 길게 뭉쳐 나며, 뿌리껍질이 짙은 갈색이다. 줄기는 여러 개가 올라오는데, 모가 나고 잔털이 있다. 가지는 밑동에서부터 갈라져 나오며, 옆으로 휘기도 한다. 잎은 갸름한 타원형으로 마주 나는데, 끝이 뾰족하고 잎자루가 길다. 잎 앞뒷면에는 약간 휜 사선모양의 잎맥이 촘촘히 있으며, 잎 가장자리에 잎 끝을 향하는 둥근 잔 톱니가 있다. 꽃자루 아래 잎은 붉은빛을 띠기도 한다. 꽃은 8~9월에 연보라색으로 피는데, 긴 꽃대에 아주 작은 꽃들이 한쪽 방향으로 몰려 이삭처럼 달린다. 열매는 8~10월에 아주 작고 납작한 타원형으로 여문다.

*유사종 _ 꽃향유

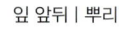

잎 앞뒤 | 뿌리

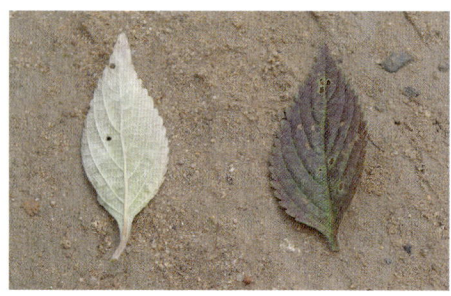
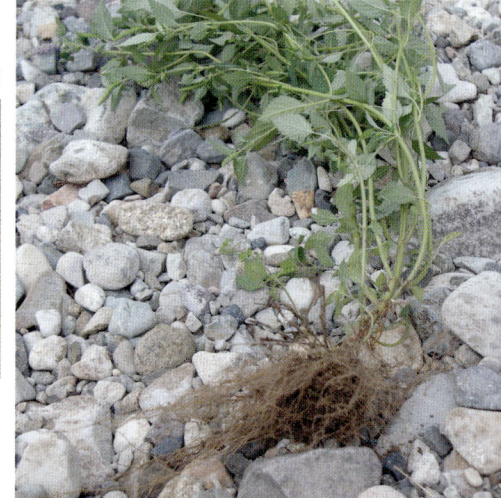

약용

한방에서 뿌리째 캔 줄기를 향유(香薷)라 한다. 땀을 내고, 더위를 식히며, 체온을 조절하고, 소변이 잘 나오게 하며, 위를 따뜻하게 하고, 기운을 북돋우는 효능이 있다.

더위를 먹어 머리가 아프고 열이 날 때, 여름 감기, 오한이 나고 땀이 나지 않을 때, 몸이 부을 때, 배가 아플 때, 토할 때, 설사할 때 약으로 처방한다. 뿌리째 캔 줄기는 그늘에 말려 사용한다.

민간요법	
찬 음식을 먹고 탈이 났을 때, 더위를 먹었을 때, 여름 감기, 오한이 나고 땀이 나지 않을 때, 가슴이 답답하고 열이 날 때, 몸이 부을 때, 토사곽란, 갑자기 쥐가 날 때, 혀에서 피가 날 때	뿌리째 캔 줄기 10g에 물 700㎖를 붓고 달여서 차게 식혀 마신다.
경기, 심한 두통	씨앗 6g에 물 400㎖를 붓고 달여 마신다.
코피	말린 줄기를 가루를 내어 먹는다.
입냄새가 심할 때	줄기와 잎으로 생즙을 내어 양치질한다.

꽃

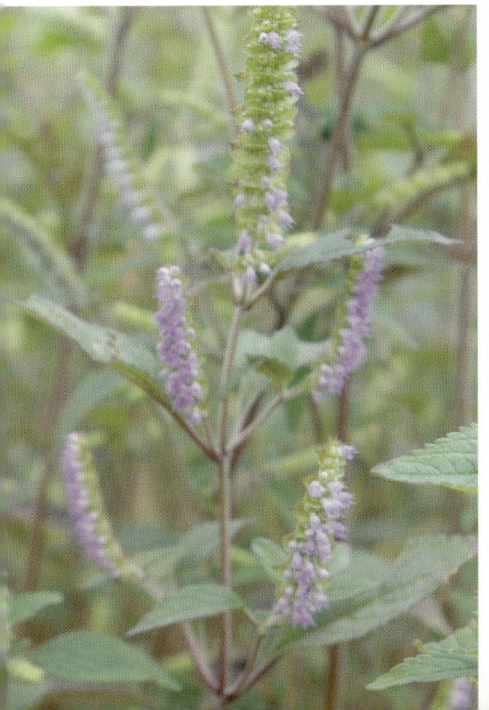
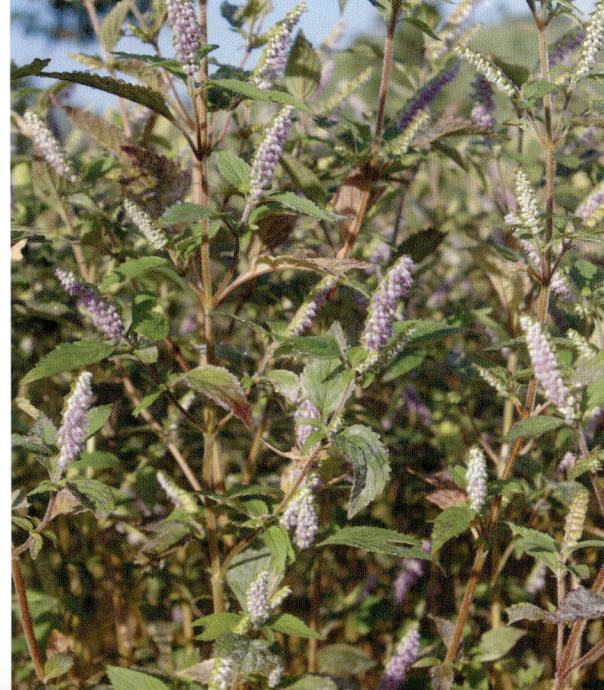

식용

정유, 플라보노이드를 함유한다.
봄에 어린 순을 데쳐서 나물로 먹는다. 향긋하고 약간 매운맛이 있다.

주의사항

- 땀을 비 오듯 흘리는 사람, 피부가 약한 사람, 기가 허한 사람, 과로한 사람, 천식이나 구토나 설사로 탈진한 사람, 갈증이 심한 사람은 먹지 않는다.
- 불기운을 가까이 하면 안 되는 약재이므로 반드시 차게 먹는다.
- 청어, 해조류, 배추, 복숭아, 자두와 함께 먹지 않는다.
- 꽃향유, 애기향유, 가는잎향유도 약효가 같다.

솔모노트

꿀풀과 종류는 산과 들에서 자라는데 대부분 독이 없어서 나물로 먹거나 약용한다.

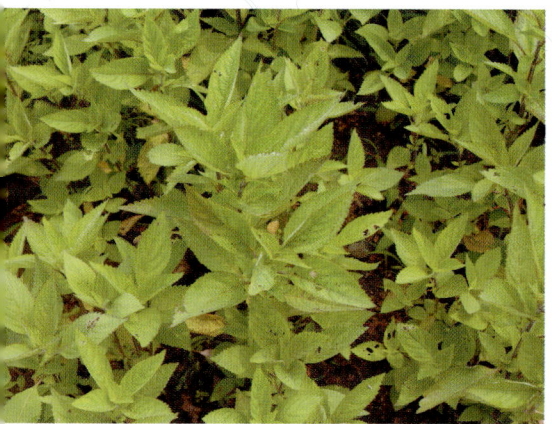
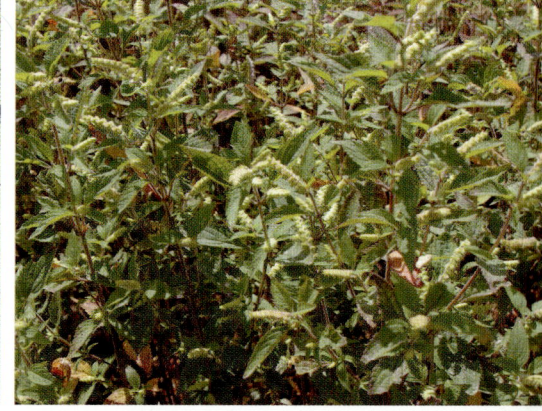

전체 모습 | 군락
꽃봉오리

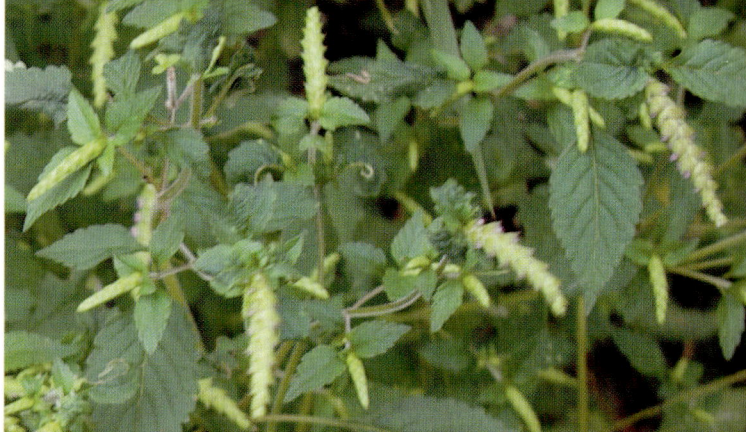

꽃향유

Elsboltzia splendens Nakai

약

- 꿀풀과 여러해살이풀
- 분포지 : 산 속 자갈밭
- 개화기 : 9~10월
- 결실기 : 11월
- 채취기 : 가을(전체)

- 별   명 : 붉은향유
- 생약명 : 향유(香薷)
- 유   래 : 가을에 산 속에서 향유와 비슷하나 꽃이 크고 붉은 자줏빛이며, 향기가 거의 없는 풀이 무리지어 자라는 것을 볼 수 있는데 꽃향유이다. 꽃이 화려한 향유라 하여 꽃향유라 한다.

생태

높이 60㎝. 산과 들에 나는 향유와 달리 산 속에서만 볼 수 있다. 뿌리가 무성하게 나고 가끔 굵은 덩이가 붙으며, 한해살이풀인 향유와 달리 땅속에서 여러 해를 난다. 뿌리껍질은 붉은 갈색이며, 잔뿌리가 많다. 줄기는 길게 올라오는데, 모가 나고 가지가 여러 개 나온다. 잎은 갸름한 타원형으로 위쪽이 뾰족하고, 잎자루가 길다. 잎 앞뒷면에는 약간 휜 사선모양의 잎맥이 촘촘하며, 잎 가장자리에 잔 톱니가 있다. 꽃은 9~10월에 붉은 자주색으로 피는데, 긴 꽃대에 한쪽 방향으로 향유보다 큰 꽃들이 모여 달린다. 꽃술은 여러 개이고, 꽃잎보다 길게 드리워진다. 열매는 11월에 아주 작고 납작한 타원형으로 여문다.

*유사종 _ 향유, 애기향유

뿌리 | 잎 앞뒤

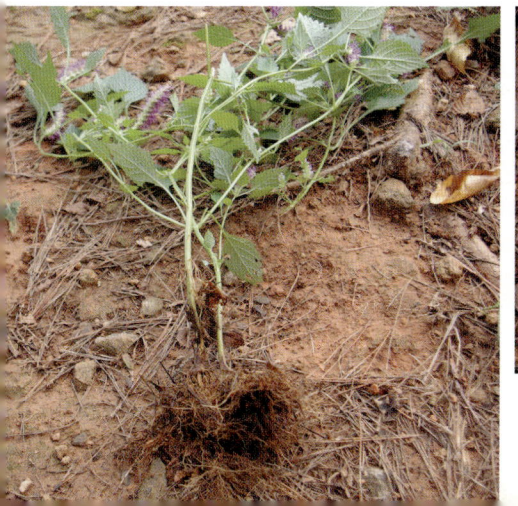
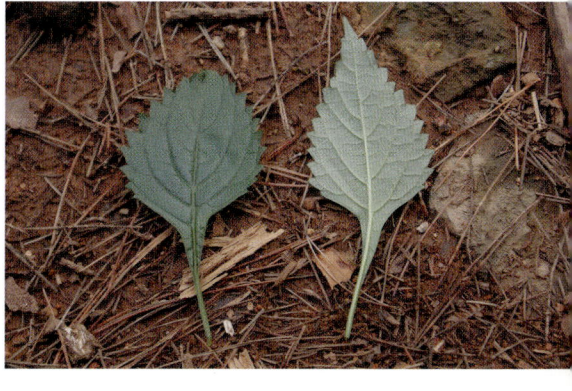

약용 한방에서 뿌리째 캔 줄기를 향유(香薷)라 한다. 약효와 사용방법은 향유(*Elsholtzia ciliata* Hylander)와 같다.

전체 모습
채취한 꽃 | 꽃

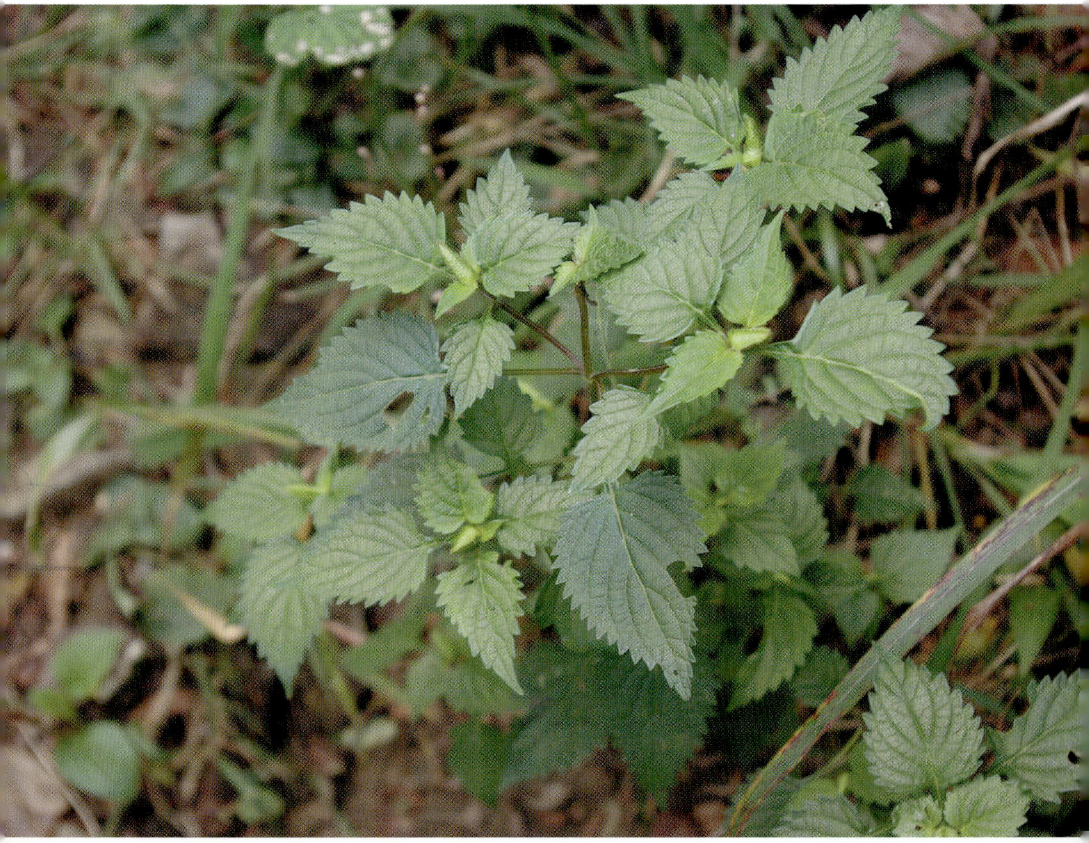

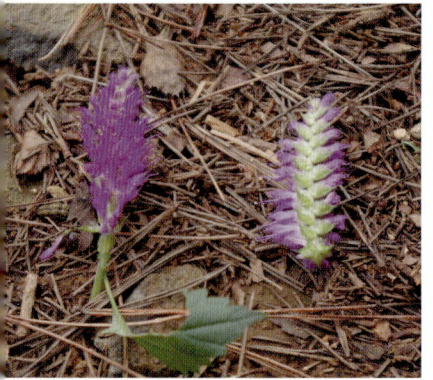
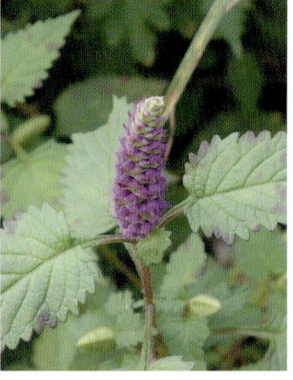
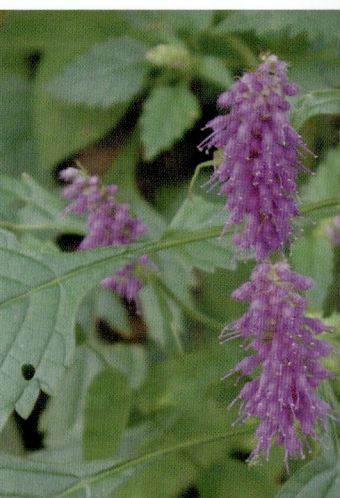

약용 한방에서 뿌리째 캔 줄기를 복근골초(複筋骨草)라 한다. 열을 내리고, 피를 만들며, 염증을 없애고, 통증을 가라앉히며, 소변이 잘 나오게 하는 효능이 있다.

갑상선염, 고혈압, 감기, 가래가 심할 때, 근육통, 치질, 종기, 타박상에 약으로 처방한다. 뿌리째 캔 줄기는 햇빛에 말려 사용한다.

민간요법		
갑상선염, 고혈압, 감기, 심한 가래, 소변이 잘 안 나올 때		뿌리째 캔 줄기 10g에 물 700㎖를 붓고 달여 마신다.
근육통, 치질, 종기, 타박상		뿌리째 캔 줄기를 생으로 찧어 바른다.

주의사항
- 금창초와 조개나물을 대신 사용하기도 한다.
- 이름이 비슷한 자란(紫蘭)은 난초과의 여러해살이풀로 모양이 전혀 다르며, 생약명은 백급(白芨)이다.

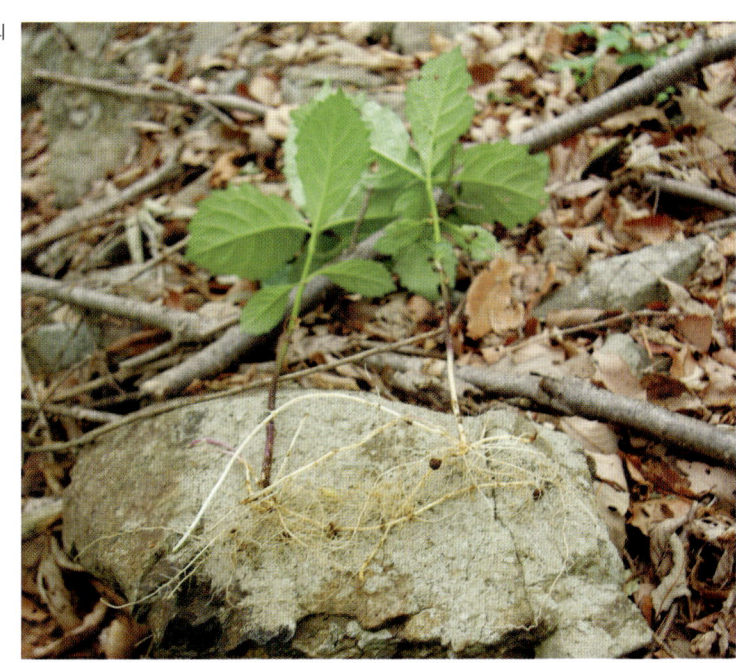

뿌리

전체 모습
잎과 꽃

058 금창초(금란초)

금창초(금란초) *Ajuga decumbens* Thunb.

- 꿀풀과 여러해살이풀
- 분포지: 산 아래 양지, 산기슭, 들판, 길가 언덕
- 개화기: 5~6월
- 결실기: 7월
- 채취기: 봄과 가을(전체)

- **별　명**: 금창소초(金瘡小草), 금란초, 조개나물, 근골초(筋骨草), 복근골초(複筋骨草), 섬자란초, 백혈초(白血草), 산혈초(散血草), 치혈초(治血草)
- **생약명**: 백모하고초(白毛夏枯草)
- **유　래**: 이른 봄 산과 들 양지바른 곳에서 꽃은 자란초와 비슷하며, 길고 흰 털이 있는 잎이 땅 위를 덮듯이 무리지어 자라는 작은 풀을 볼 수 있는데 금창초이다. 쇠붙이(金)에 다친 상처(瘡)에 쓰는 풀(草)이라 하여 금창초라 부른다. 여름(夏)에 잎이 마르는(枯) 꿀풀(草) 종류를 하고초라 하는데, 잎에 흰 털(白毛)이 있는 하고초라 하여 백모하고초라고도 한다.

생태

높이 5~15㎝. 뿌리가 매우 가늘고 길며, 수염처럼 무성하다. 뿌리껍질은 연한 자줏빛이 도는 밝은 갈색이다. 줄기는 네모지고, 붉은 자줏빛으로 흰 털이 있으며, 땅 위를 덮듯이 사방으로 뻗는다. 잎은 타원형인데, 뿌리잎은 뭉쳐 나와 사방을 덮고, 줄기 잎은 마주난다. 잎자루는 길고 오목하며, 잎과 잎자루에 길고 흰 털이 빽빽하고 자줏빛이 돈다. 잎 가장자리에는 둥근 물결모양의 톱니가 있다. 잎은 겨울에도 볼 수 있다. 꽃은 5~6월에 보라색으로 피는데, 잎이 난 자리에 1송이씩 달린다. 꽃잎은 위쪽이 잘려 나간 듯한 모양으로 아래쪽만 갈라져 있고, 꽃잎에 짙은 줄무늬가 있다. 열매는 7월에 깨알처럼 작게 여문다.

＊유사종 _ 조개나물, 흰조개나물

잎 앞뒤

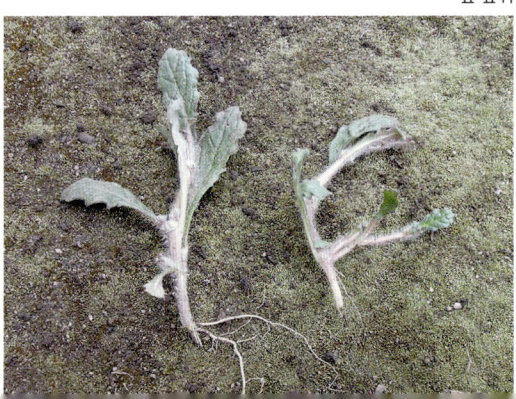

약용 한방에서 뿌리째 캔 줄기를 백모하고초(白毛夏枯草)라 한다. 열을 내리고, 피를 맑게 하며, 기침을 가라앉히고, 가래를 삭히며, 염증을 가라앉히고, 독을 풀어주는 효능이 있다.

기관지염, 천식, 기침과 가래가 심할 때, 목이 붓고 아플 때, 피를 토할 때, 코피, 붉은 설사, 아토피나 습진, 상처가 덧났을 때, 종기가 났을 때 약으로 처방한다. 뿌리째 캔 줄기는 햇빛에 말려 사용한다.

민간요법		
폐렴, 천식, 기침과 가래가 심할 때, 고열, 고혈압, 피를 토할 때, 코피, 귓속이 붓고 아플 때, 붉은 설사	→	뿌리째 캔 줄기 9g에 물 700㎖를 붓고 달여 마신다.
목이 붓고 아플 때	→	줄기와 잎을 달인 물로 양치질한다.
아토피나 습진, 상처가 덧났을 때, 종기	→	줄기와 잎을 생으로 찧어 바른다.

뿌리

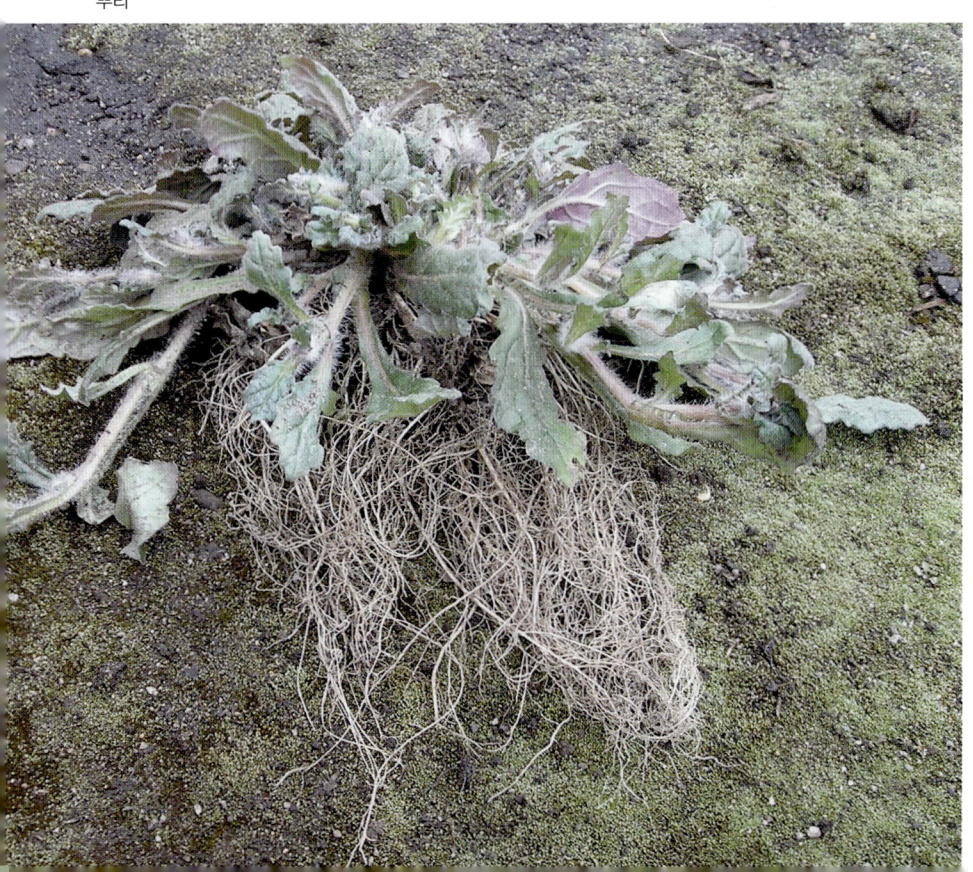

식용 플라보노이드, 사포닌, 알칼로이드, 타닌, 스테로이드를 함유한다. 봄에 어린 순을 살짝 데쳐서 물에 담가 우렸다가 나물로 먹는다. 약간 쌉쌀한 맛이다.

주의사항
- 다른 이름으로 금란초라고도 하나 난초과 여러해살이풀인 금난초와는 전혀 다르다.

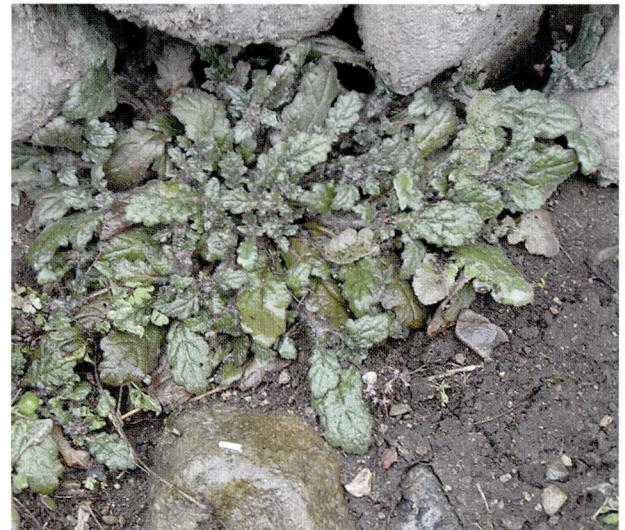

새순
꽃

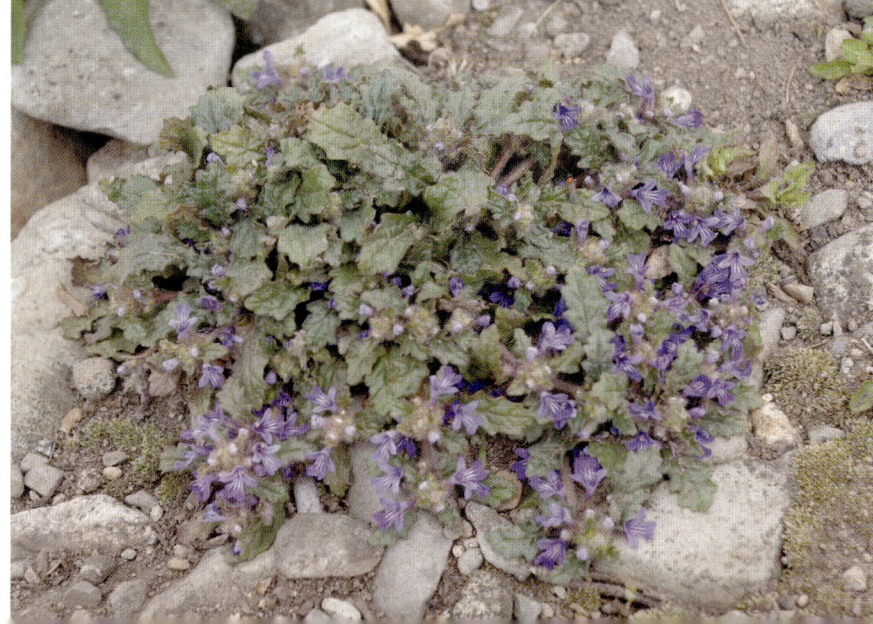

배암차즈기

Salvia plebeia R. Br.

약 식

- ■ 꿀풀과 두해살이풀
- ■ 분포지 : 낮은 산과 들판의 도랑가, 논두렁, 묵정밭
- 개화기 : 5~7월
- 결실기 : 7월
- 채취기 : 가을~봄(전체), 봄~여름(뿌리)

- **별 명** : 곰보배추, 문딩이배추, 뱀배추, 과동청(過冬靑), 마마초(麻麻草), 만병초(萬病草), 서미초(鼠尾草), 화서미초(花鼠尾草), 석견천(石見穿), 석타천(石打穿), 설견초(雪見草), 야저채(野猪菜), 청와초(靑蛙草), 수양이(水羊耳), 천명정(天明精)
- **생약명** : 여지초(荔枝草)
- **유 래** : 산과 들에서 잎이 우글쭈글하고 비릿한 냄새가 나는 풀을 볼 수 있는데 배암차즈기이다. 차즈기란 자주색을 띤다는 뜻의 자죽에서 나온 말이며, 차즈기 중에서도 잎이 뱀 비늘처럼 생겼다 하여 배암차즈기라 부른다. 잎이 곰보 같고, 어릴 때는 배춧잎 같다 하여 곰보배추라고도 한다.

생태

높이 30~70cm. 뿌리가 굵고 사방으로 길게 퍼지며, 잔뿌리가 많다. 뿌리껍질은 노란빛이 도는 갈색이다. 줄기는 조금 굵고 네모지며, 부드러운 잔털이 있고, 희면서 자줏빛이 돈다. 잎은 길쭉한 타원형인데, 뿌리에 나는 잎은 어린 배추처럼 사방으로 퍼지며, 꽃이 필 무렵에 시들었다가 늦가을에 다시 나와 겨울을 난다. 줄기에 나는 잎은 마주난다. 잎 전체에 우글쭈글한 주름이 있고, 잎 가장자리에는 둔한 톱니가 있다. 잎자루는 조금 길고, 앞쪽에 둥근 홈이 있다. 꽃은 5~7월에 연보라색으로 피는데 꽃대가 길고, 아주 작은 꽃들이 사방으로 층층이 달린다. 꽃받침은 연두색 바탕에 자줏빛이 돌며, 꽃잎이 입술모양으로 벌어진다. 열매는 7월에 작은 깨알처럼 여문다.

*유사종 _ 둥근배암차즈기

약용

한방에서 뿌리째 캔 줄기를 여지초(荔枝草)라 한다. 피를 맑게 하고, 어혈을 풀어주며, 소변이 잘 나오고, 독을 풀어주며, 균을 죽이는 효능이 있다.

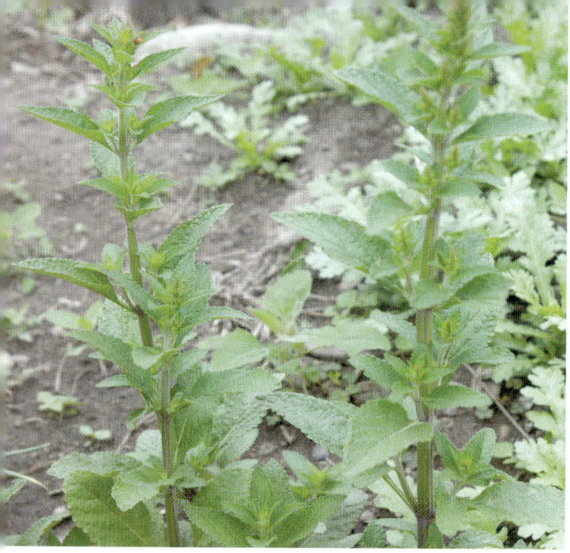

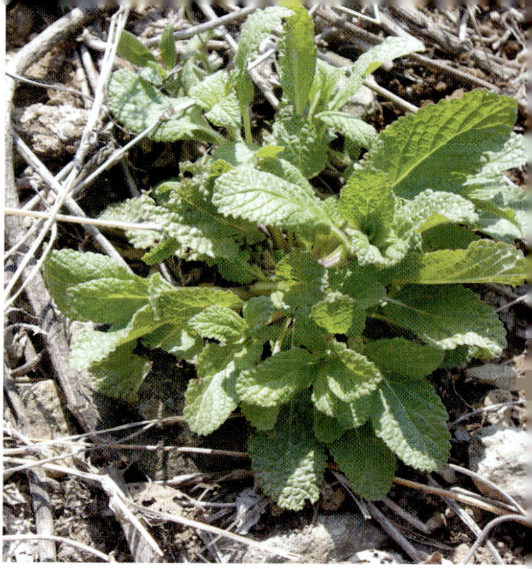

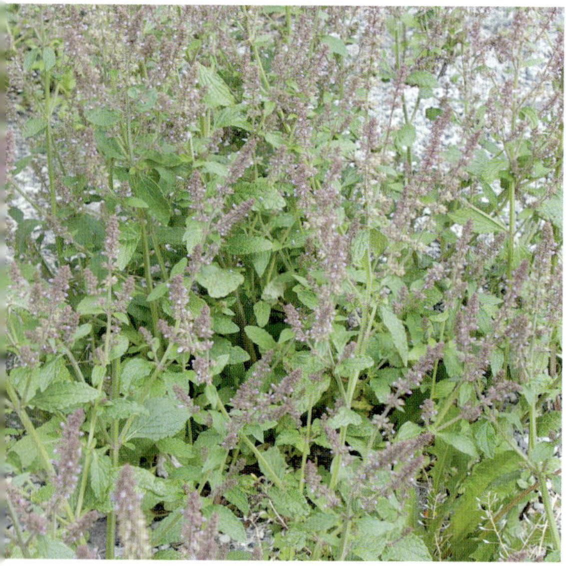

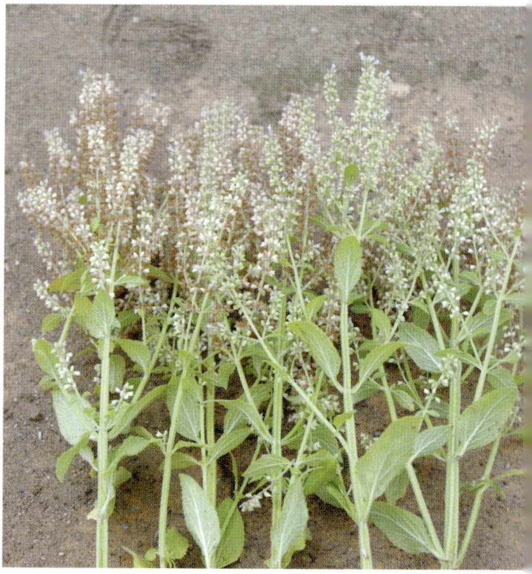

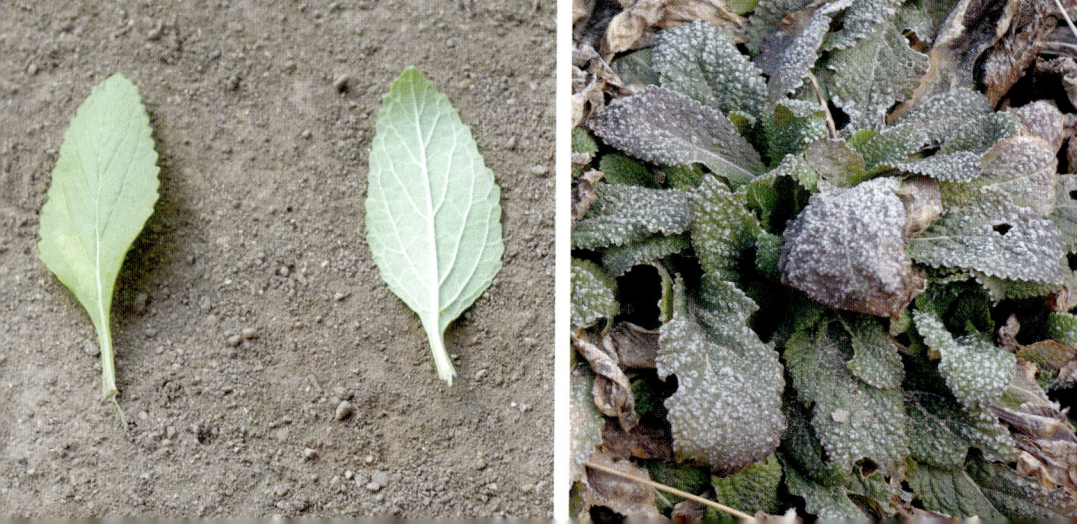

심한 기침과 가래, 천식, 산후통, 자궁 출혈이나 염증, 치질, 붉은 소변, 아토피나 습진, 종기, 타박상에 약으로 처방한다. 뿌리째 캔 줄기는 그늘에 말려 사용한다.

민간요법

기침과 가래가 심할 때, 천식, 편도선이 부었을 때, 산후 아랫배가 아플 때, 자궁 출혈, 소변이 붉게 나올 때	뿌리째 캔 줄기 10g에 물 700㎖를 붓고 달여 마신다.
허리 아픈 것이 오래되었을 때	뿌리 10g에 물 700㎖를 붓고 달여 마신다.
오래된 기침	뿌리째 캔 줄기를 달인 물로 식초나 효소를 만들어 물에 타서 마신다.
치질, 아토피나 습진	뿌리째 캔 줄기를 달인 물로 씻어낸다.
편도선이 부었을 때, 심한 치통	뿌리째 캔 줄기로 생즙을 내어 입에 머금는다.
종기, 타박상	뿌리째 캔 줄기를 생으로 찧어 바른다.

식용

플라보노이드, 사포닌, 정유, 불포화지방산을 함유한다.
이른 봄에 어린 순을 데쳐서 나물로 먹거나 쌈으로 먹는다. 톡 쏘는 향과 비릿한 맛이 있다.

전체 모습 | 새순
꽃 | 채취한 열매
잎 앞뒤 | 겨울 모습

뿌리

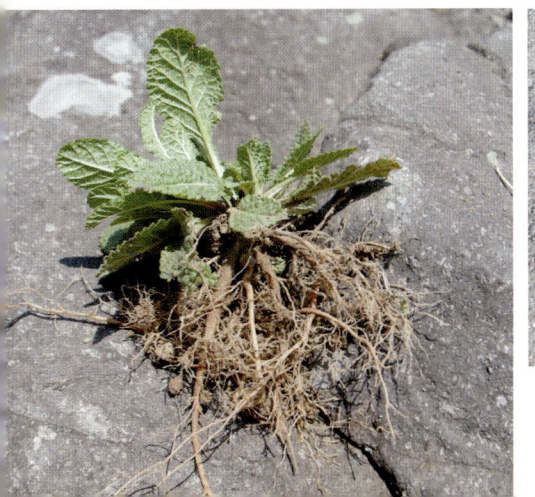
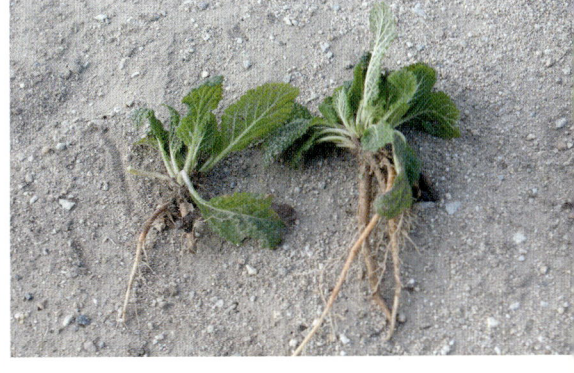

060
나비나물
약 식

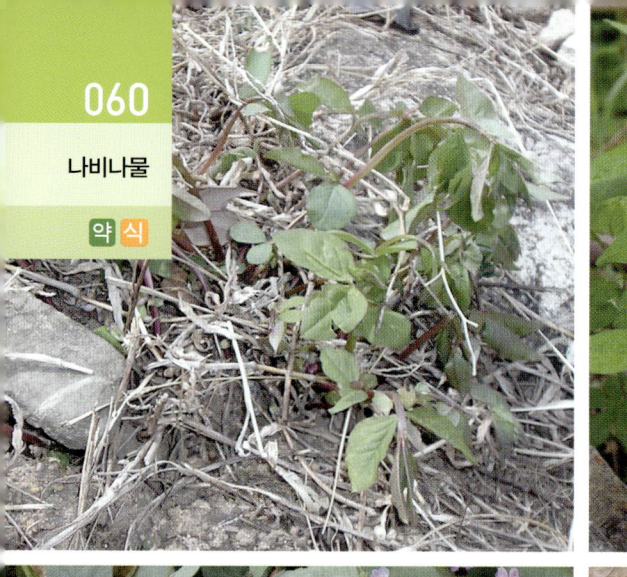
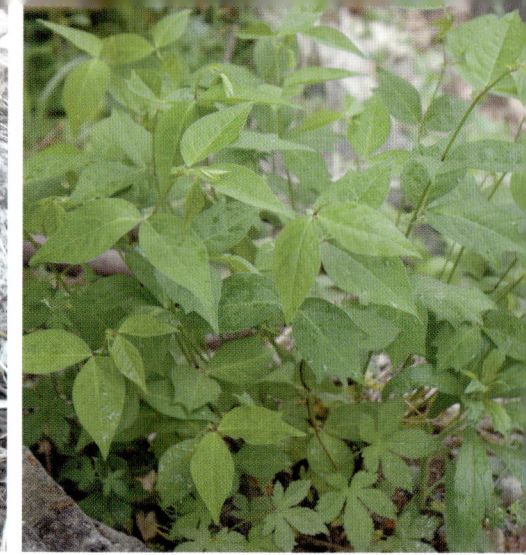
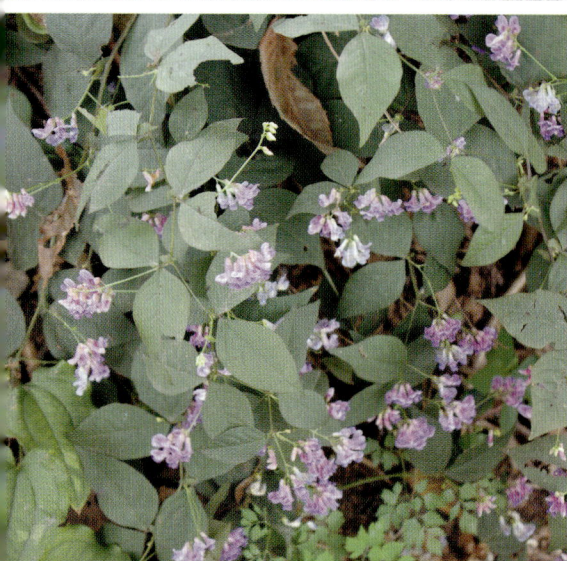
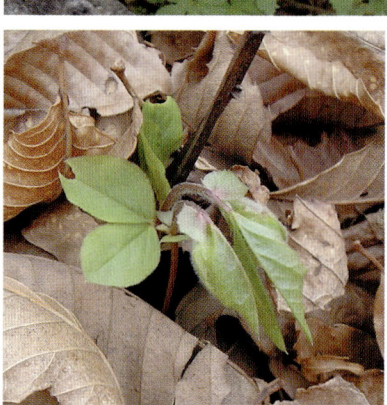

전체 모습
군락 | 새순
꽃

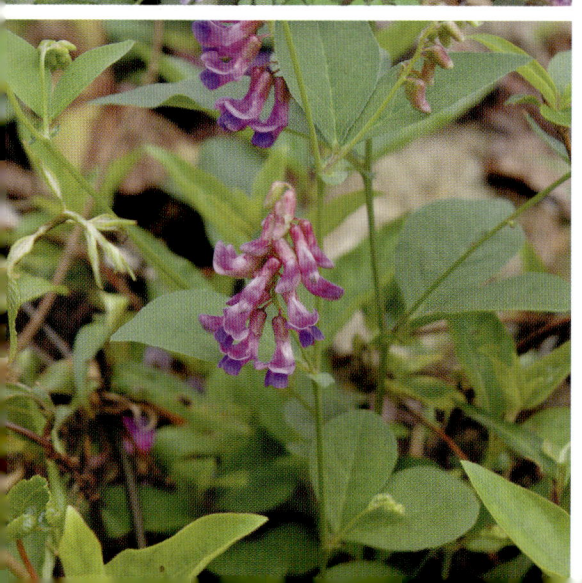
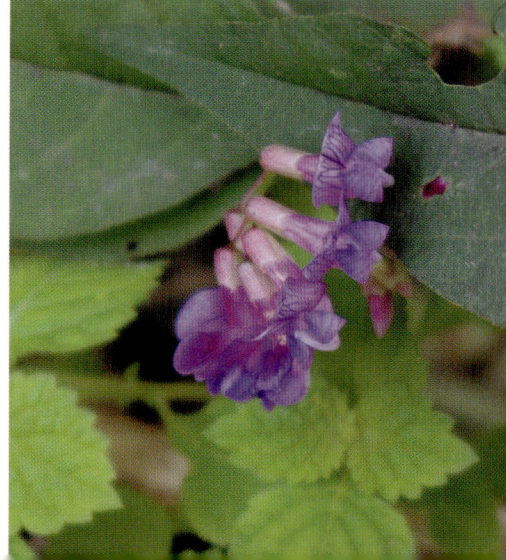

060

나비나물
Vicia unijuga A. Braun
약 식

- ■ 콩과 여러해살이풀
- ■ 분포지 : 낮은 산이나 들판 양지바른 언덕, 수풀가
- 개화기 : 8월
- 결실기 : 10월
- 채취기 : 가을(뿌리·새잎)

- **별 명** : 남천추(南天萑), 이엽추(二葉萑), 야완두(野豌豆), 양엽두(兩葉豆), 초두(萑豆), 삼령자(三鈴子), 수조채
- **생약명** : 왜두채(歪頭菜),
- **유 래** : 산과 들에서 새순이 콩잎 같고, 잎자루 1개에 잎이 2장씩 날개처럼 달린 풀이 무더기로 있는 것을 볼 수 있는데 나비나물이다. 잎이 나비모양으로 나는 나물이라 하여 나비나물이라 부른다.

생태
높이 30~100㎝. 뿌리가 줄기에 비해 매우 길고 굵으며, 나무 뿌리처럼 단단하다. 뿌리껍질은 검은 갈색이다. 줄기는 길고 곧으며 네모지고, 한 뿌리에서 여러 줄기가 무더기로 올라온다. 줄기 밑동은 희면서 붉은빛이 돌고, 위쪽은 푸르다. 잎은 갸름한 타원형이고, 2장씩 붙어서 어긋나며, 잎자루가 짧다. 잎자루 밑에는 아주 작은 턱잎이 있다. 꽃은 8월에 붉은 자주색으로 피는데, 잎자루가 나온 자리에서 긴 꽃대가 올라와 한쪽 방향으로 작은 꽃 여러 송이가 땅을 향해 달린다. 꽃이 버선모양이고, 꽃잎은 5장으로 갈라지며, 꽃잎에 희거나 짙은 보라색 얼룩이 있다. 열매는 10월에 꼬투리처럼 여무는데, 다 익으면 껍질이 벌어져 작고 검은 콩모양의 씨앗이 나온다.

*유사종 _ 애기나비나물, 큰나비나물, 긴잎나비나물, 광양나비나물

약용
한방에서 뿌리와 새잎을 왜두채(歪頭菜)라 한다. 허한 기운을 보하고, 몸을 튼튼히 하며, 혈압을 내리고, 소변이 잘 나오게 하는 효능이 있다. 현기증, 피로가 심할 때, 고혈압에 약으로 처방한다. 뿌리째 캔 줄기는 햇빛에 말려 사용한다.

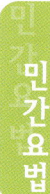

민간요법		
현기증, 고혈압, 숙취 해소, 림프선에 멍울이 생겼을 때		뿌리째 캔 줄기 10g에 물 700㎖를 붓고 달여 마신다.
피로가 심할 때		뿌리째 캔 줄기 15g을 술에 쪄서 먹는다.

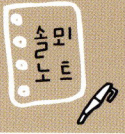 비타민 C, 단백질, 지방, 무기질을 함유한다. 봄에 어린잎을 데쳐서 나물로 먹거나 볶음, 된장국으로 먹는다. 데친 것을 말려서 묵나물로 먹기도 한다. 담백하고 고소한 맛이다. 꽃은 튀김을 해서 먹는데, 달콤하면서 향긋한 맛이 있다.

> **솔모노트** 멀리서 보아 길쭉한 원반형 계곡에는 Y자형 계곡보다 약초가 더 많이 자생한다.

잎 앞뒤 | 뿌리

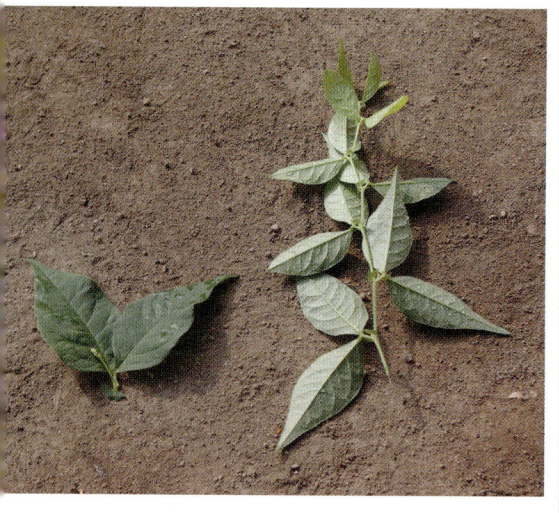
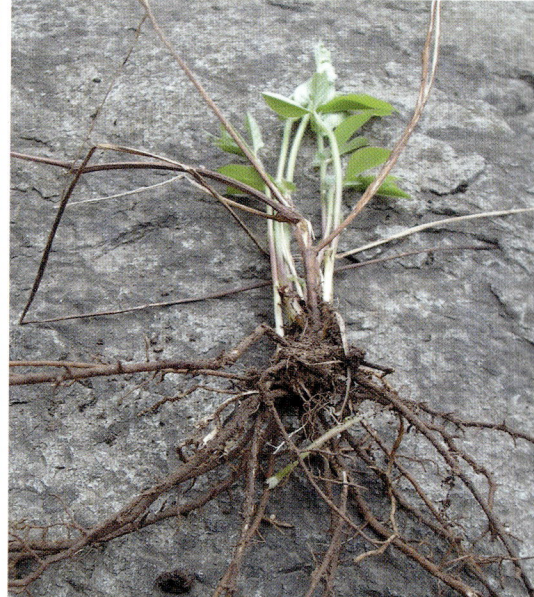

벌노랑이 약

Lotus corniculatus var. *japonicus* Regel

- 콩과 여러해살이풀
- 분포지 : 산과 들 양지바른 풀밭, 바닷가 모래밭
- 개화기 : 6~8월
- 결실기 : 9월
- 채취기 : 여름(전체)

- **별　　명** : 노랑돌콩, 노랑들콩, 벌조장이, 개자리, 오엽초(五葉草), 황금화(黃金花), 우각화(牛角花)
- **생약명** : 백맥근(百脈根)
- **유　　래** : 산과 들에서 가느다란 줄기가 무더기로 나오고, 잎이 3장씩 나란히 붙어 나는 풀을 볼 수 있는데 벌노랑이다. 벌판에서 노란 꽃이 핀다 하여 벌노랑이라 부른다.

생태

높이 30㎝. 뿌리가 매우 굵고 옆으로 뻗으며, 잔뿌리가 많다. 뿌리껍질은 노란빛이 도는 짙은 갈색이다. 줄기는 가늘고 길게 무더기로 나오며, 밑동이 붉은 자주색이다. 가지는 줄기 밑동에서 많이 갈라져 나온다. 잎은 타원형으로 어긋나는데, 잎자루 위쪽에 3장이 나란히 붙어 나고, 잎자루 아래쪽에는 작은 잎이 나비처럼 달린다. 꽃은 6~8월에 노란색으로 피는데, 줄기나 가지 끝에 꽃대가 올라와 1~3송이가 모여 달린다. 꽃잎은 5장으로, 커다란 위쪽 꽃잎은 반듯이 서고 아래쪽 꽃잎은 통모양으로 서로 포개진다. 열매는 9월에 아주 가느다란 콩꼬투리처럼 여무는데, 열매 끝이 바늘처럼 길고 뾰족하다. 열매가 다 익으면 꼬투리가 벌어져 아주 작고 검은 씨앗이 나온다.

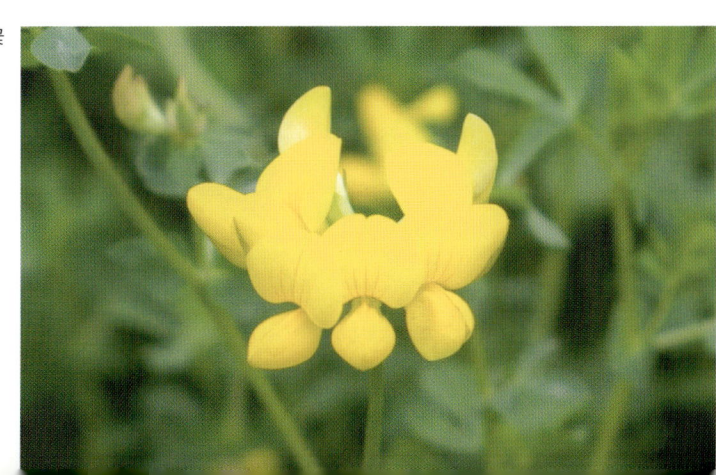

꽃

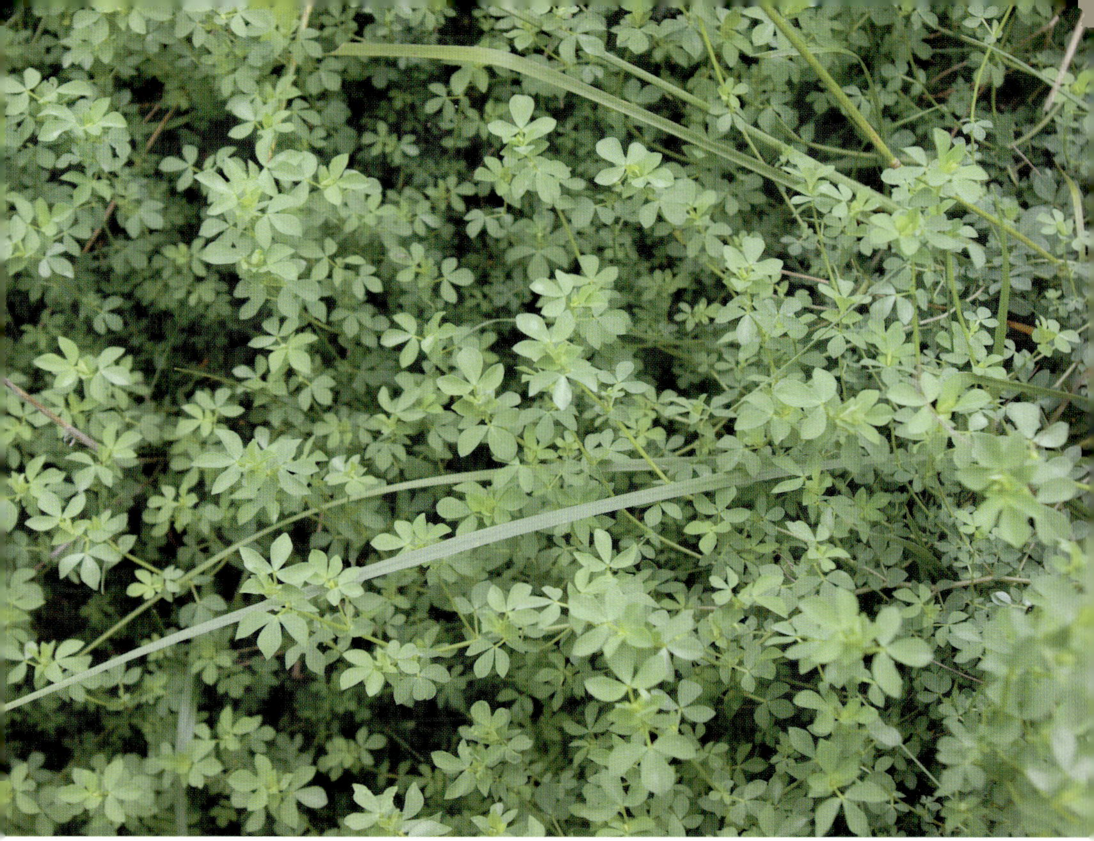

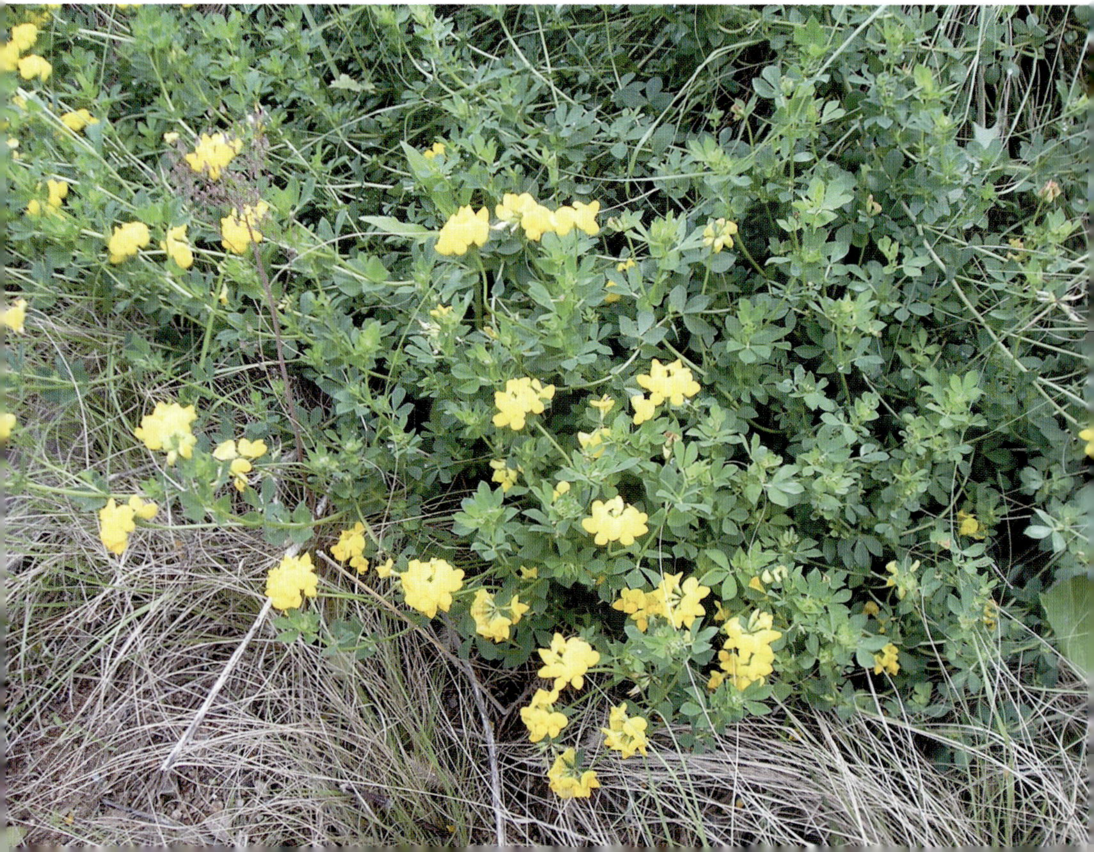

약용

한방에서 뿌리째 캔 줄기를 백맥근(百脈根)이라 한다. 열과 위로 치솟은 기운을 내리고, 몸을 보하며, 피를 맑게 하고, 혈압을 강화시키며, 갈증을 없애고, 피로를 풀어주는 효능이 있다.

감기, 목이 붓고 아플 때, 장염, 고혈압, 고열, 비만, 몸이 허약할 때 약으로 처방한다. 줄기와 잎은 햇빛에 말려 사용한다.

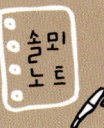 **민간요법**

감기, 목이 붓고 아플 때, 장염으로 인한 설사나 혈변, 고혈압, 비만, 몸이 허할 때, 심한 갈증

→ 뿌리째 캔 줄기 10g에 물 700㎖를 붓고 달여 마신다.

 주의사항

• 콩과의 연리초, 활량나물을 대신 사용하기도 한다.

솔미노트

식물의 변종은 내륙지방보다 바닷가에 더 많은데, 예를 들어 난 종류도 짠 바닷바람을 직접 맞는 바닷가에 변종이 많다.

전체 모습
꽃   뿌리

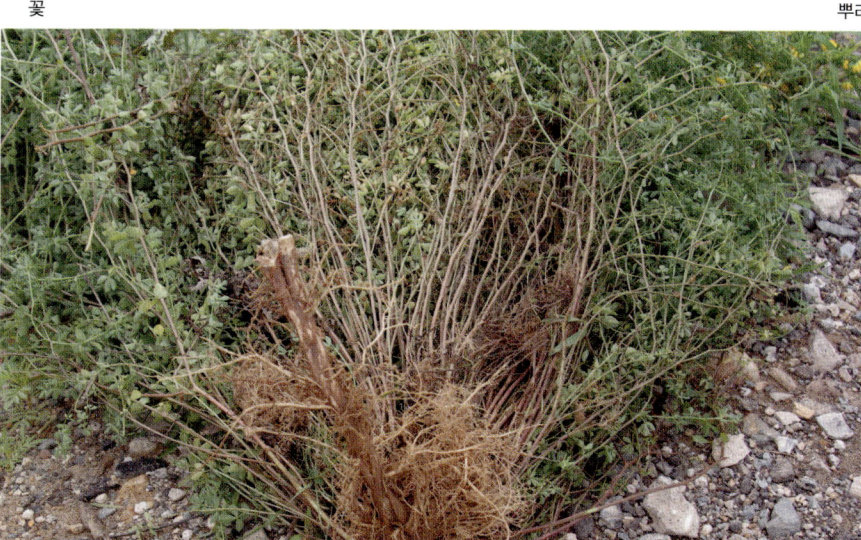

062
도둑놈의 갈고리
약

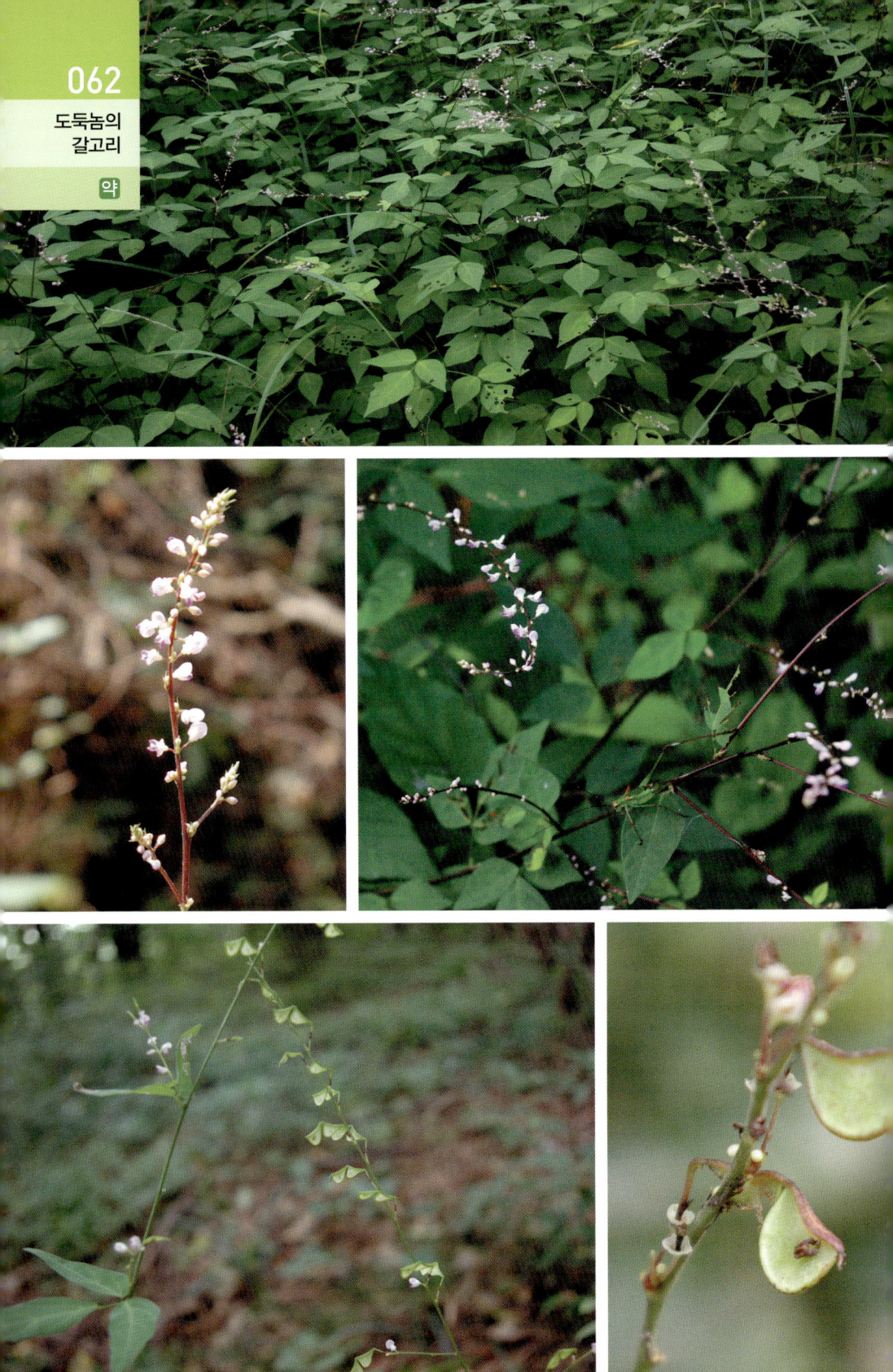

도둑놈의갈고리 *Desmodium oxyphyllum* DC.
약

062
도둑놈의
갈고리
약

- ■ 콩과 여러해살이풀
- ■ 분포지 : 산과 들의 숲가
- 개화기 : 7~8월
- 결실기 : 10월
- 채취기 : 가을(전체)

- 별   명 : 도독놈의갈고리, 도둑놈의갈구리, 갈구리풀, 갈구리싸리, 산마황(山馬蝗), 소괴학
- 생약명 : 첨엽산마황(尖葉山馬蝗)
- 유   래 : 가을에 산과 들에서 긴 줄기에 아주 작은 안경처럼 생긴 열매가 층층이 달린 풀이 무리지어 자라는 것을 볼 수 있는데 도둑놈의 갈고리이다. 열매 양 끝에 있는 갈고리가 도둑놈처럼 몰래 몸에 달라붙는다 하여 도둑놈의갈고리라 부른다.

생태
높이 60~90㎝. 뿌리가 굵고 길게 여러 갈래로 뻗으며, 나무 뿌리처럼 단단하다. 뿌리껍질은 짙은 갈색이다. 줄기는 곧고 길며, 붉은빛이다. 잎은 타원형으로 긴 잎자루 끝에 3장씩 붙어 나는데, 잎 끝이 뾰족하고, 잎 가장자리는 밋밋하다. 꽃은 7~8월에 보랏빛이 도는 연분홍색으로 피는데, 붉고 긴 꽃대에 매우 작은 꽃들이 밥풀처럼 드문드문 달린다. 열매는 10월에 안경모양으로 여무는데, 양 끝에 작은 갈고리가 달려 있어 동물 털에 붙어 멀리 퍼져 번식한다.

*유사종 _ 개도둑놈의갈고리, 애기도둑놈의갈고리, 큰도둑놈의갈고리

잎 앞뒤

군락
꽃
열매

약용 한방에서 뿌리째 캔 줄기를 첨엽산마황(尖葉山馬蝗)이라 한다. 풍과 습한 기운을 몰아내고, 어혈을 풀어주며, 열을 내리고, 염증을 가라앉히는 효능이 있다.

천식, 관절통, 유선염, 타박상에 약으로 처방한다. 뿌리째 캔 줄기는 햇빛에 말려 사용한다.

민간요법		
	가래가 끓고 숨찰 때, 심한 기침, 천식, 피를 토할 때, 얼굴이 누렇게 떴을 때	뿌리째 캔 줄기 10g에 물 700㎖를 붓고 달여 마신다.
	관절통, 허리가 아플 때	뿌리째 캔 줄기를 달인 물로 찜질한다.
	젖꼭지 고름, 피부가 가려울 때, 타박상, 뱀에 물렸을 때	줄기를 생으로 찧어 바른다.

전체 모습 | 뿌리

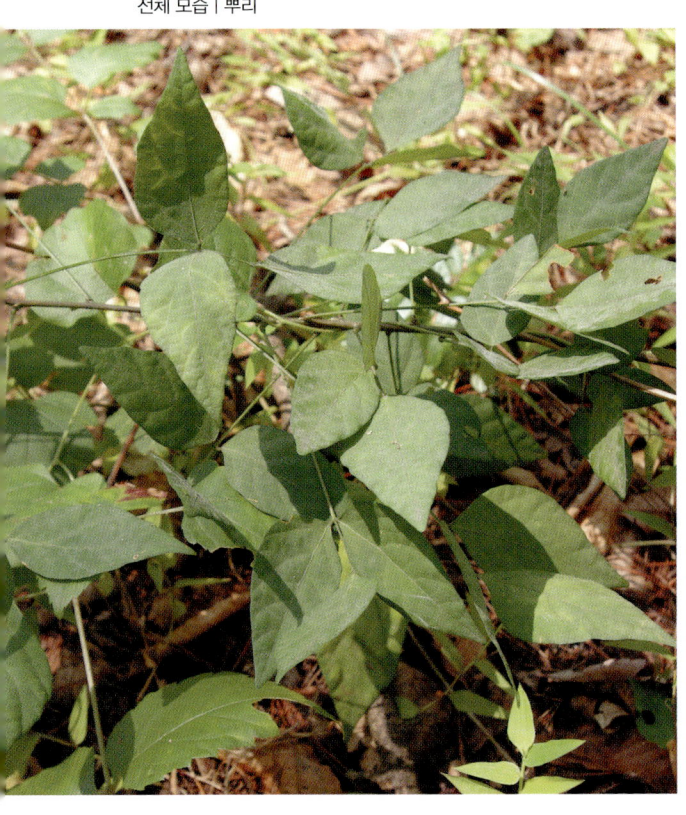
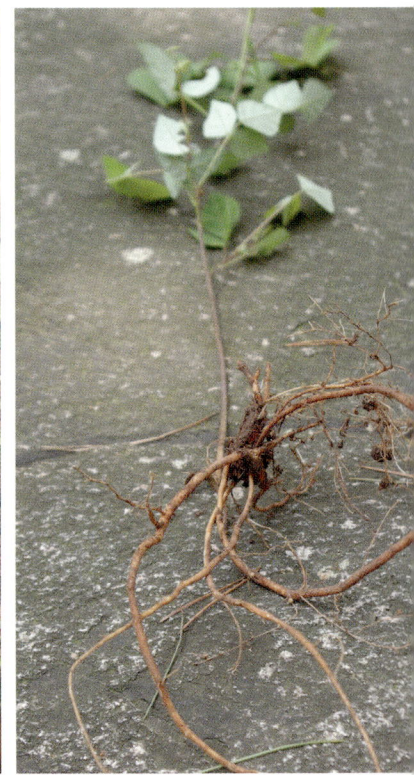

다릅나무 *Maackia amurensis* Rupr. et Maxim
약 독

- 콩과 잎지는 큰키나무
- 분포지: 깊은 산기슭이나 산골짜기 우거진 숲속
- 개화기: 7월
- 결실기: 9월
- 채취기: 가을(줄기)

- **별 명**: 다릅재기, 개물푸레나무, 개박달나무, 먹감나무, 소허래나무, 쇠코둘개나무, 양괴(洋槐), 선화삼, 포화목(泡火木)
- **생약명**: 조선괴(朝鮮槐)
- **유 래**: 봄에 깊은 산에 줄기껍질이 윤기 나는 노란 갈색이고, 눈모양의 반점이 있는 큰 나무가 있는데 다릅나무이다. 옛날에 가지를 달구어(달우다) 대포에 불을 붙였다 하여 달웁나무라 하다가 다릅나무가 되었다.

생태

높이 15m. 줄기껍질이 매끄럽고, 노란빛이 도는 갈색이며, 눈모양의 작은 반점이 있다. 오래된 나무는 줄기껍질이 얇게 종잇장 말리듯이 벗겨진다. 가지는 여러 개로 벌어진다. 잎은 긴 잎자루에 여러 장이 마주나는데, 모양은 둥근 타원형으로 끝이 뾰족하고, 잎 가장자리는 밋밋하다. 봄에 나는 어린 잎에는 하얀 잔털이 있다. 꽃은 7월에 흰색으로 피는데, 긴 꽃대에 주머니처럼 생긴 작은 꽃들이 사방으로 달린다. 열매는 9월에 여무는데, 납작한 콩꼬투리에 작은 씨앗이 들어 있다.

꽃 | 잎 앞뒤

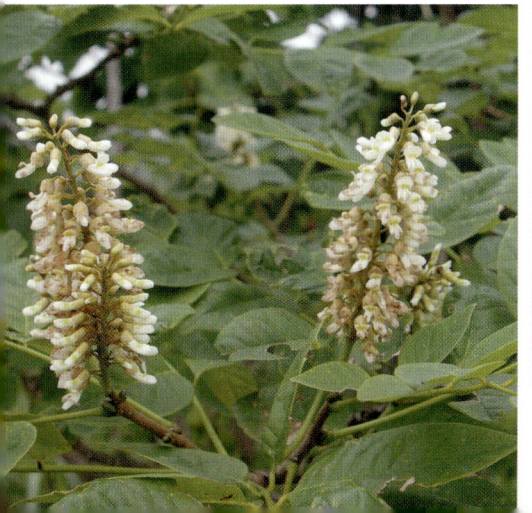
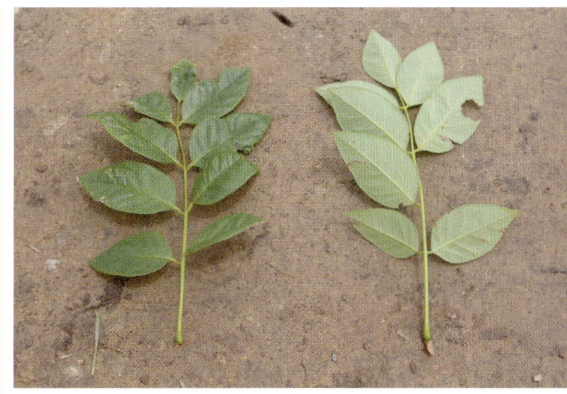

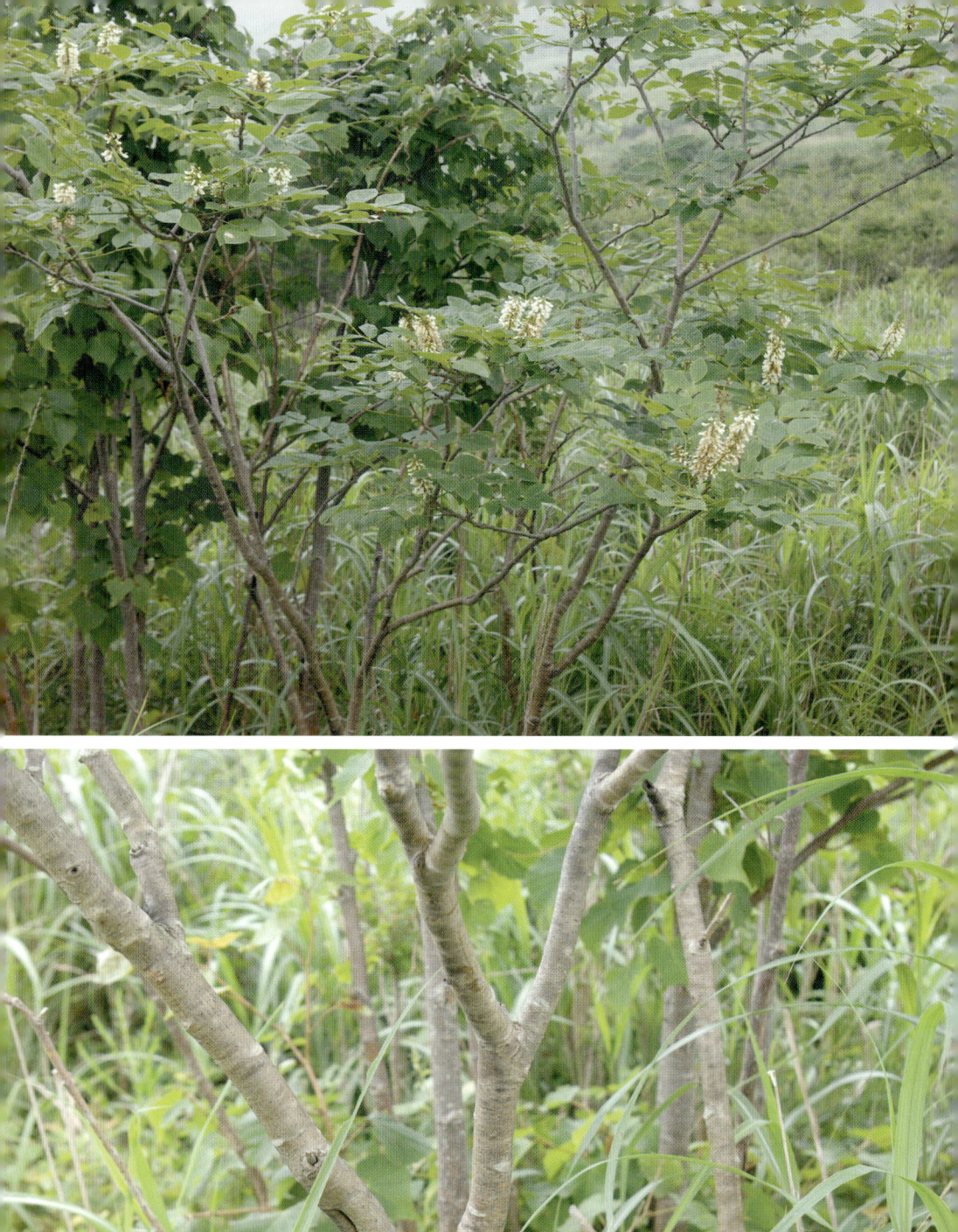

약용

한방에서 뿌리나 줄기껍질을 조선괴(朝鮮槐)라 한다. 풍과 습한 기운을 내보내고, 독을 풀어주며, 염증을 가라앉히고, 통증을 없애는 효능이 있다.

관절통, 림프선염, 동맥경화, 골절에 약으로 처방한다. 뿌리와 줄기껍질을 햇빛에 말려 사용한다.

민간요법

증상	사용법
동맥경화, 위궤양, 자궁이 안 좋을 때, 생리불순, 갑상선이 안 좋을 때	뿌리나 줄기껍질 10g에 물 700㎖를 붓고 달여 마신다.
관절통, 림프선에 멍울이 생겼을 때, 심한 편두통, 치질	뿌리나 줄기를 달인 물로 찜질한다.
골절, 덧난 상처	말린 뿌리나 말린 줄기껍질을 가루를 내어 바른다.

주의사항

- 독성이 있는 약재로 많이 먹으면 어지럽고 정신을 잃을 수 있으므로 정량만 사용한다.
- 고기, 녹두, 숙주나물, 술, 자극적인 인스턴트 식품과 함께 먹지 않는다.

솔이노트

가을 단풍이 드는 시기에 낙엽이 많이 지는데, 대개는 갈잎이 바람에 떨어진다기보다 밤에 서리가 많이 내리거나 얼음이 언 날 아침햇살이 비칠 때 비 오듯이 한꺼번에 떨어진다. 늦가을이면 건조한 겨울에 대비하여 나무가 잎으로 가는 수분을 막는 떨켜를 만드는데, 떨켜가 밤새 얼었다 녹으면서 마른 잎줄기와 수분이 있는 가지 사이에 무게 균형이 맞지 않아 갈잎이 갑자기 우수수 떨어지는 것이다.

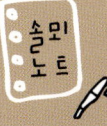
전체 모습
줄기

064 봄맞이

봄맞이 *Androsace umbellata* (Lour.) Merr.

- ■ 앵초과 한두해살이풀   ■ 분포지 : 낮은 산과 들 양지바르고 촉촉한 땅, 자갈밭, 논둑과 밭둑
- 개화기 : 4~5월   결실기 : 6월   채취기 : 봄(전체)

- **별   명** : 조나물, 애기손톱풀, 보춘화(報春花), 점지매(點地梅), 동전초(銅錢草), 후선초(喉善草)
- **생약명** : 후롱초(喉嚨草)
- **유   래** : 이른 봄 산과 들에서 구릿빛 잎들이 땅바닥에 붙어 나고, 긴 꽃줄기 끝에 작고 하얀 꽃들이 무리지어 피는 것을 볼 수 있는데 봄맞이다. 봄을 맞이하듯 이른 봄부터 꽃이 핀다 하여 봄맞이라 부른다.

생태

높이 10cm. 뿌리가 가늘고 길며, 뿌리껍질이 밝은 갈색이다. 잎은 뿌리에서 바로 나오는데, 잎자루가 길고 반달모양이다. 잎은 푸르고 붉은 갈색을 띠며, 잔털이 있다. 잎 가장자리에는 둥글고 잔 톱니가 있다. 꽃은 4~5월에 흰색으로 피는데, 붉고 긴 꽃줄기가 여러 개 올라와서 다시 여러 개로 갈라지고, 끝에 작은 꽃들이 달린다. 꽃잎은 5장으로 갈라지고 둥근 모양이며, 안쪽이 노르스름하다. 열매는 6월에 작고 둥글게 여문다.

*유사종 _ 금강봄맞이, 명천봄맞이, 백두산봄맞이, 별봄맞이, 애기봄맞이

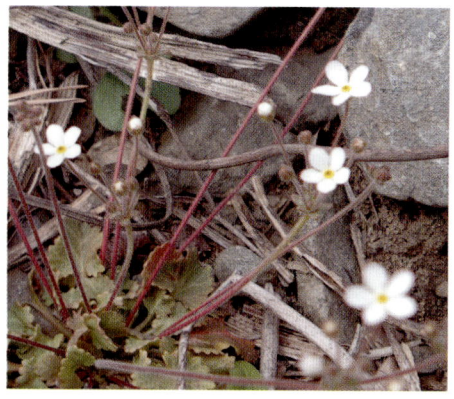

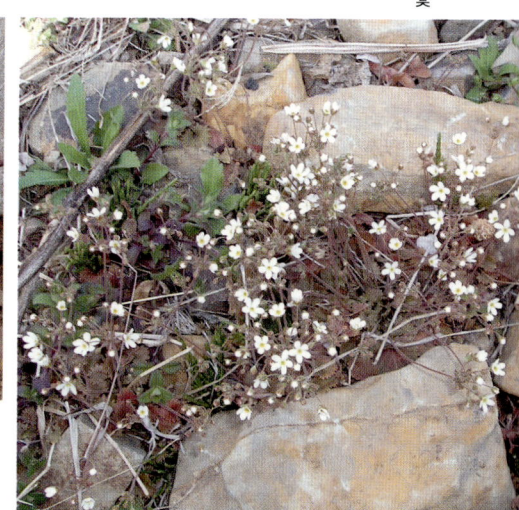

꽃

약용 한방에서 뿌리째 캔 줄기를 후롱초(喉嚨草)라 한다. 풍을 몰아내고, 열을 내리며, 부기를 가라앉히고, 독을 풀어주며, 염증을 가라앉히는 효능이 있다. 천식, 급성 편도선염, 입 안 염증, 두통이나 편두통, 눈 충혈, 관절염, 소변이 탁할 때, 종기에 독이 올랐을 때, 화상을 입었을 때 약으로 처방한다. 뿌리째 캔 줄기는 햇빛에 말려 사용한다.

민간요법	
천식·폐결핵, 두통·편두통, 눈 충혈, 관절염, 탁한 소변, 여성질환, 설사	뿌리째 캔 줄기 10g에 물 700㎖를 붓고 달여 마신다.
갑자기 목이 붓고 아플 때, 입 안 염증, 심한 치통	뿌리째 캔 줄기를 달인 물을 머금는다.
치질	뿌리째 캔 줄기를 달인 물로 씻어낸다.
화상, 상처	생잎을 찧어 바른다.
종기에 독이 올랐을 때	말린 줄기와 잎을 가루를 내어 바른다.

식용 트리테르페노이드, 사포닌을 함유한다.
봄에 어린 순을 데쳐서 나물로 먹거나 국을 끓여 먹는다. 약간 단맛이 난다.

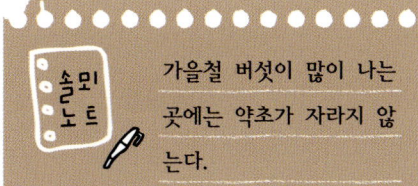

솔모노트: 가을철 버섯이 많이 나는 곳에는 약초가 자라지 않는다.

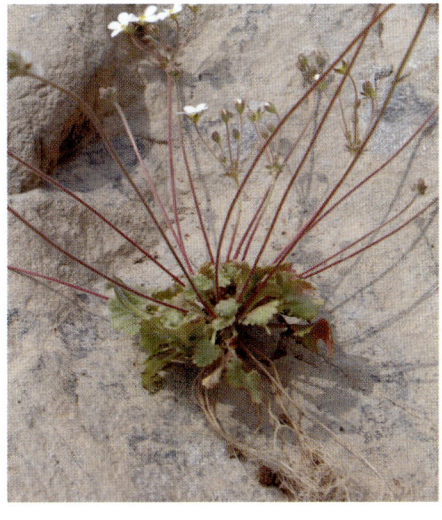

뿌리

065 좀가지풀

좀가지풀 *Lysimachia japonica* Thunb.

- 앵초과 여러해살이풀
- 분포지 : 산과 들 메마르고 양지바른 자갈밭, 냇가 풀밭
- 개화기 : 5~6월
- 결실기 : 7월
- 채취기 : 봄~여름(전체)

- 별 명 : 좀까치풀, 소가
- 생약명 : 만도배(蠻刀背)
- 유 래 : 봄에 산과 들에서 붉은 가지가 비스듬히 자라고, 아주 작은 노란색 꽃이 피는 작은 풀을 볼 수 있는데 좀가지풀이다. 가지가 조그마한(좀) 풀이라 하여 좀가지풀이라 부른다.

생태

높이 7~20㎝. 뿌리가 가늘고 무성하며, 물기를 찾아 옆으로 뻗고 잔뿌리가 많다. 뿌리껍질은 밝은 갈색이다. 줄기는 가늘고 여러 개가 비스듬히 나오며, 잔털이 많고 붉은 갈색이다. 잎은 타원형이고 마주나는데, 앞면이 오목하게 굽고, 잔털이 있다. 줄기 위쪽 잎들은 포개져 있다. 꽃은 선명한 노란색으로 5~6월에 하늘을 향해 피는데, 꽃잎이 잎모양으로 5장씩 나고, 꽃술 5개가 꽃잎 위에 눕듯이 있다. 열매는 7월에 매우 작은 콩모양으로 여문다.

꽃 | 전체 모습

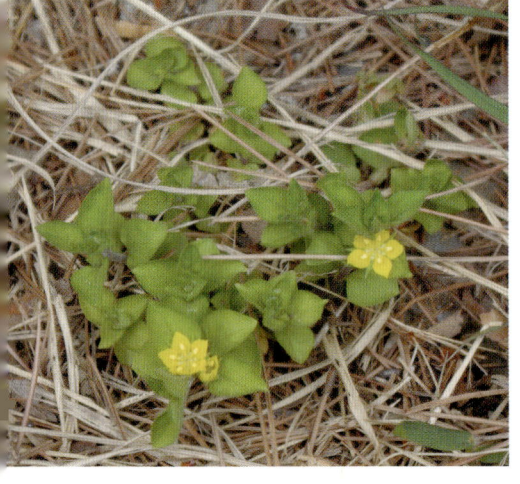
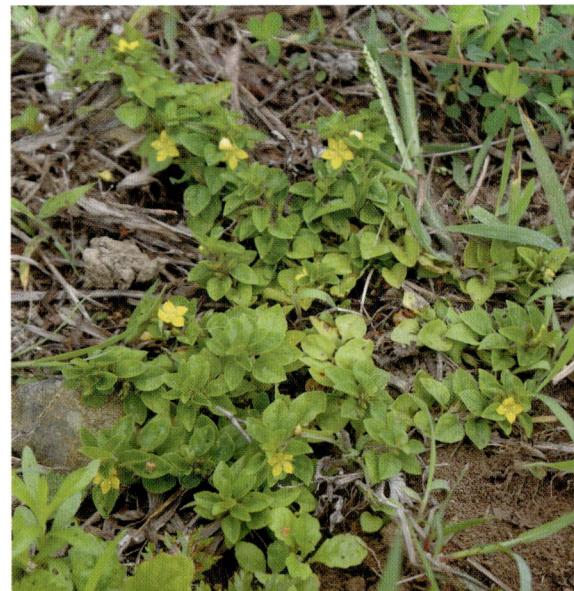

약용 한방에서 뿌리째 캔 줄기를 만도배(蠻刀背)라 한다. 열을 내리고, 어혈을 풀어주며, 염증을 가라앉히고, 기침을 멈추게 하며, 가래를 삭혀주는 효능이 있다.

신장결석이나 담도결석, 방광염, 황달, 천식, 피가 세균에 감염되어 열이 날 때, 기관지염, 귀밑샘염, 몸이 부을 때, 습진, 타박상, 관절 탈구에 약으로 처방한다. 뿌리째 캔 줄기는 햇빛에 말려 사용한다.

민간요법

방광염, 황달, 천식, 목이 붓고 아플 때, 귀밑샘염, 몸이 부을 때	뿌리째 캔 줄기 9g에 물 700㎖를 붓고 달여 마신다.
신장결석이나 담도결석	줄기 200g에 소주 1.8ℓ를 붓고 3개월간 숙성시켜 마신다.
습진, 타박상, 관절 탈구	줄기와 잎을 생으로 찧어 바른다.

식용 비타민과 무기질을 함유한다.
봄에 어린잎을 데쳐 나물로 먹는다.

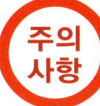
• 참좁쌀풀을 대신 사용하기도 한다.

잎 앞뒤 | 뿌리

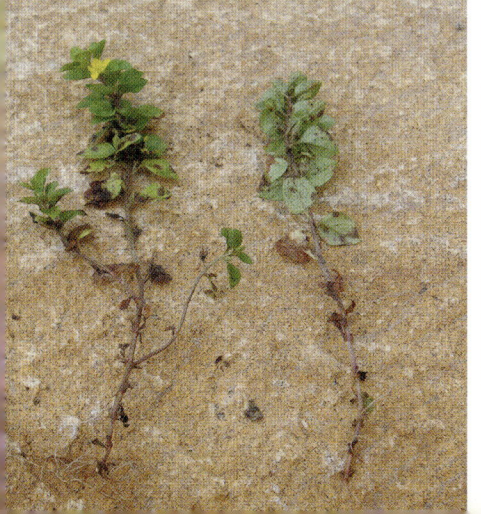
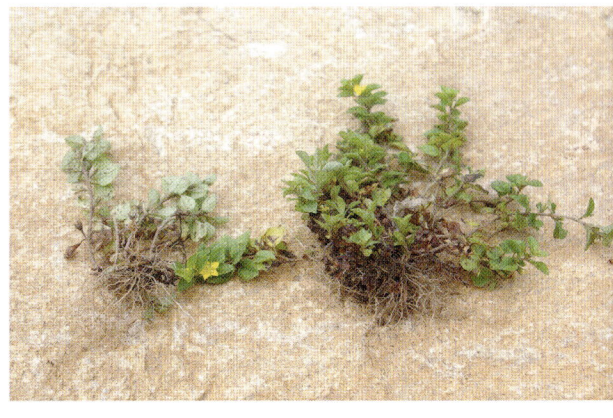

066
애기메꽃

약 식

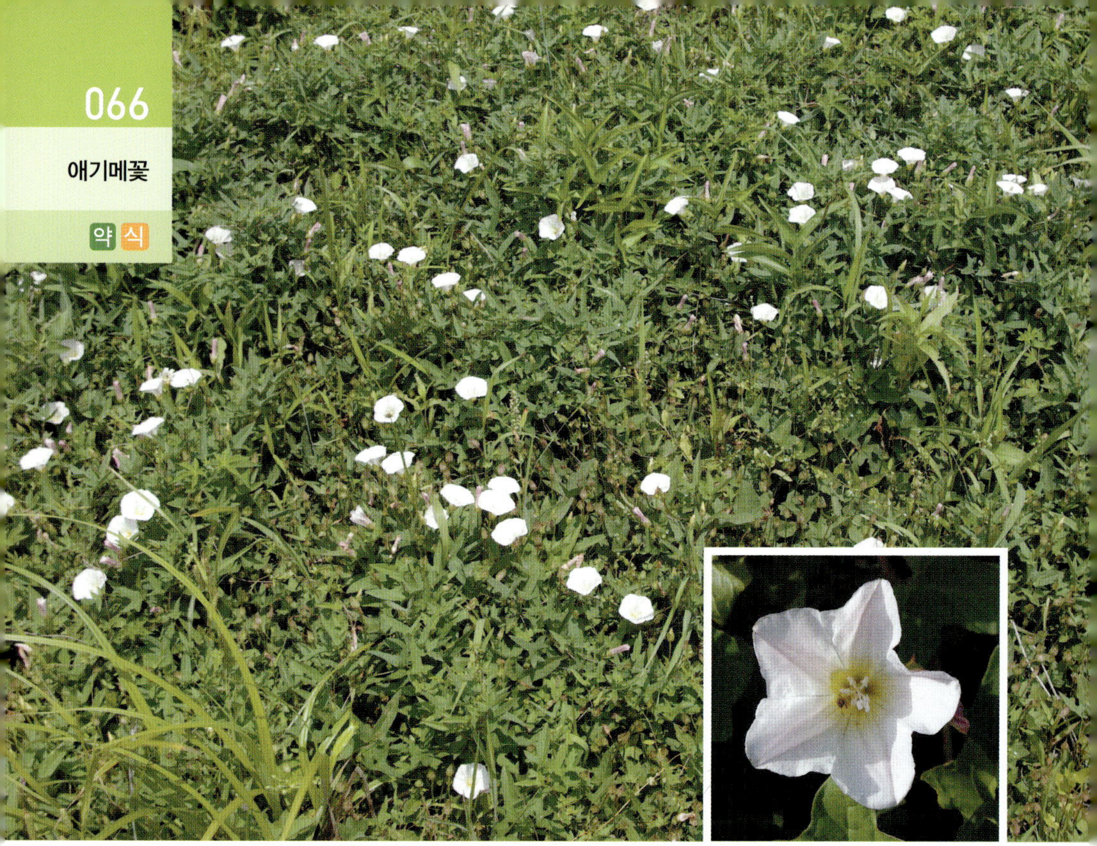

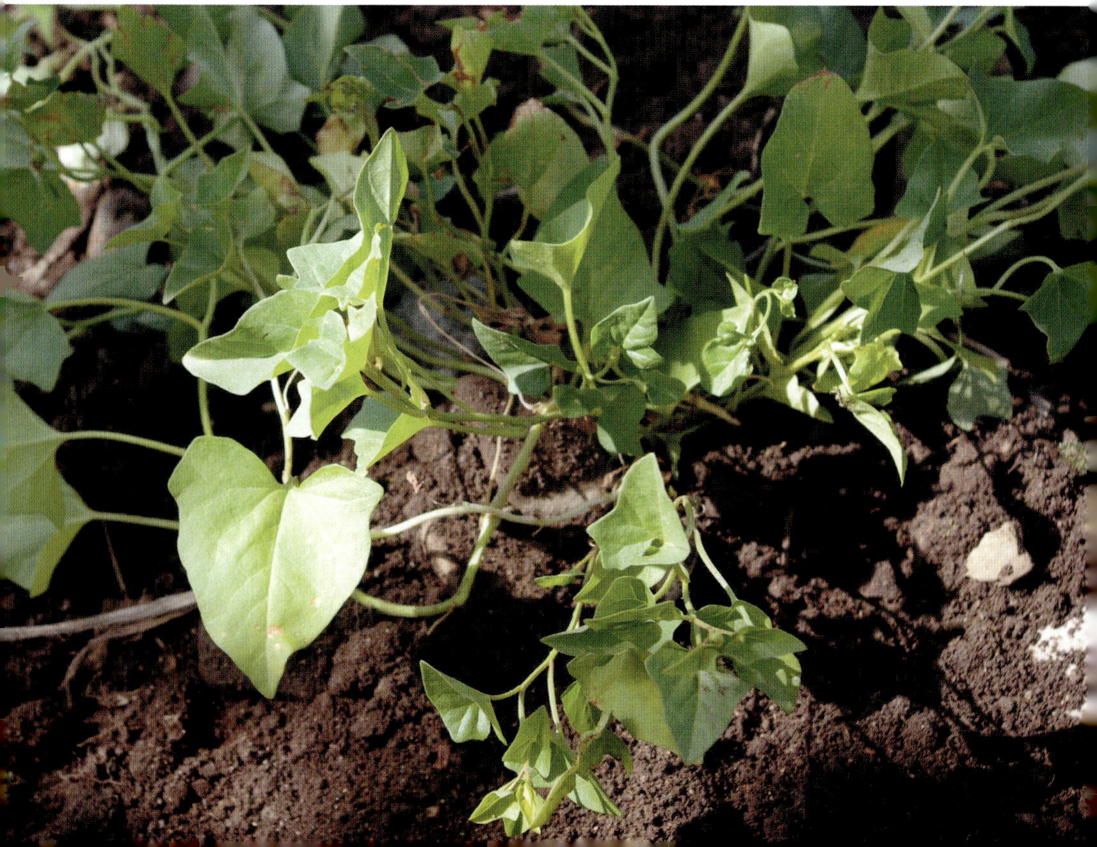

애기메꽃
Calystegia hederacea Wall.
약 식

- 메꽃과 덩굴성 여러해살이풀
- 개화기 : 6~8월
- 채취기 : 여름(꽃), 여름~가을(줄기·잎), 봄·가을(뿌리)
- 분포지 : 산과 들 양지바르고 비탈진 풀밭
- 결실기 : 9~10월

- 별 명 : 머마, 메마, 미마, 밭마, 고자화(鼓子花), 구구앙(狗狗秧)
- 생약명 : 면근등(面根藤), 선화(旋花)
- 유 래 : 여름에 산과 들에서 메꽃과 비슷하나 꽃이 작고, 덩굴이 길지 않은 풀이 무리지어 자라는 것을 볼 수 있는데 애기메꽃이다. 메꽃이란 뿌리를 고구마처럼 쪄 먹는데 찰기가 없다 하여 '메'자를 붙여 메꽃이라 하며, 메꽃 종류 중에서도 꽃이 가장 작아서 애기메꽃이라 부른다.

생태

길이 20~70㎝. 뿌리가 굵고 길며, 약간 구불구불하고, 옆으로 뻗으면서 새순을 낸다. 뿌리껍질은 희고 연하여 잘 부러진다. 줄기는 가늘고 길게 뻗는데, 밑동은 조금 붉은빛이다. 줄기 끝에 덩굴손이 있어 땅을 기거나 주변 식물을 감아 올라간다. 잎은 길거나 짧은 삼각형으로 어긋나는데, 잎자루가 길고, 잎 양옆이 조금 돌출되어 있다. 꽃은 6~8월에 연분홍색으로 피는데 메꽃보다 작은 나팔모양이고, 꽃잎이 5장으로 얕게 갈라진다. 열매는 9~10월에 둥근 모양으로 간혹 여무는데, 익으면 노르스름한 갈색이며, 검은 씨앗이 들어 있다. 다른 그루의 꽃가루를 받아야 열매를 맺기 때문에 대부분 뿌리로 번식한다.

＊유사종 _ 메꽃, 갯메꽃

잎 앞뒤

군락 | 꽃(작은 사진)
전체 모습

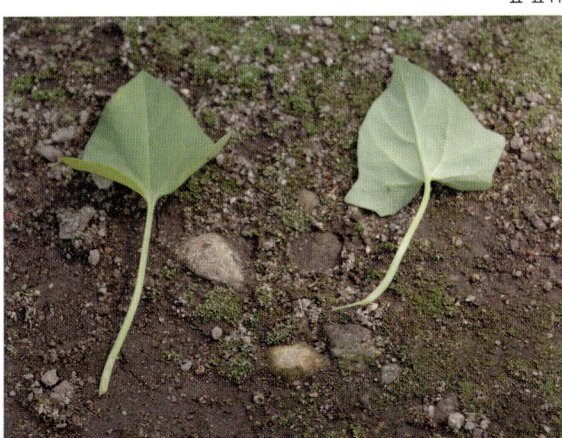

약용 한방에서는 뿌리째 캔 줄기를 면근등(面根藤), 꽃을 선화(旋花)라 한다. 열을 내리고, 음기와 정기를 보하며, 혈압과 혈당을 내리고, 설사와 소변이 잘 나오게 하며, 검은 얼굴을 희게 하는 효능이 있다. 〈동의보감〉에도 "메꽃은 성질이 따듯하고, 기를 보하며, 얼굴의 주근깨를 없애고 얼굴빛을 좋게 하며, 소변이 잘 나오게 하고, 힘줄과 뼈를 이어준다"고 하였다.

당뇨, 생리불순, 소화가 안 되고 몸이 여윌 때, 신열이 나고 배가 아플 때, 대소변이 잘 안 나올 때, 타박상, 기력이 쇠했을 때, 골절이나 창상, 아이가 더위를 타서 발진이 났을 때, 아이가 젖을 토할 때 약으로 처방한다. 뿌리째 캔 줄기는 햇빛에 말리고, 꽃은 그늘에 말려 사용한다.

민간요법	
소화불량이나 설사, 당뇨, 골절, 기관지염, 성기능 저하, 생리불순	뿌리째 캔 줄기 15g에 물 약 700㎖를 붓고 달여 마신다.
얼굴이 검거나 거칠어졌을 때, 기미	꽃 15g에 물 약 700㎖를 붓고 달여 마신다.
배가 찰 때, 대소변이 잘 안 나올 때, 베인 상처가 잘 아물지 않을 때, 아이가 더위를 먹었을 때, 아이가 젖을 토할 때	뿌리로 생즙을 내어 마신다.
병후 기력이 쇠했을 때, 몸이 너무 말랐을 때	뿌리 15g에 물 약 700㎖를 붓고 달여 마신다.
당뇨로 혈당이 높을 때, 고혈압, 복통, 여름에 아이 피부가 짓물렀을 때	잎 15g에 물 약 700㎖를 붓고 달여 마신다.
관절염, 팔다리가 쑤시고 아플 때	말린 뿌리를 가루를 내서 기름에 개어 바른다.

식용

비타민 A · B₂, 전분을 함유한다.
봄에 뿌리를 캐서 밥 위에 쪄 먹거나 구이, 튀김을 해서 먹는다. 뿌리를 말려서 가루를 내어 죽을 쑤거나 떡을 해 먹기도 한다. 고구마와 비슷한 맛과 향이 난다. 어린잎은 살짝 데쳐서 물에 우려낸 후 갖은 양념을 하여 나물로 먹는다. 꽃과 잎은 차를 끓여 마시는데, 조금 쓰다.

주의사항
- 따뜻한 성질의 약재이나 뿌리는 설사가 잘 나오므로 너무 많이 먹으면 배탈이 날 수 있다.
- 바닷가에 서식하는 갯메꽃은 약간 독성이 있으므로 먹지 않는다.

솔모노트
여름철, 특히 한낮에 식물을 옮겨 심으면 말라죽기 쉬우므로 되도록 이 시기는 피하는 것이 좋다. 식물을 꼭 여름에 옮겨 심어야 할 경우에는 해 저물 무렵이나 비가 올 때, 장마철에 옮겨 심으면 뿌리가 마르지 않는다.

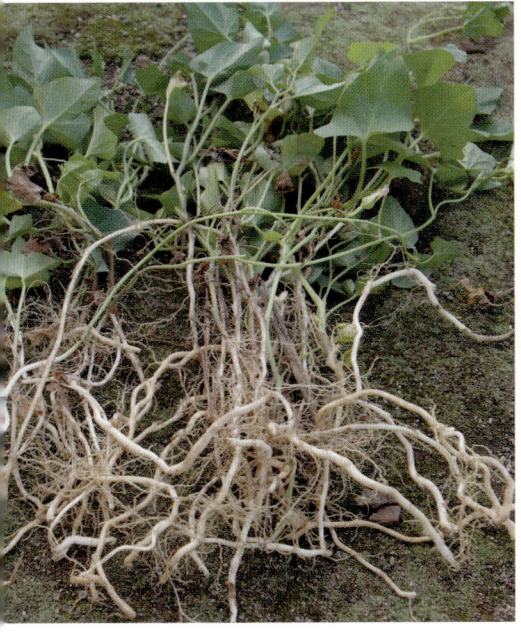

뿌리 | 채취한 뿌리

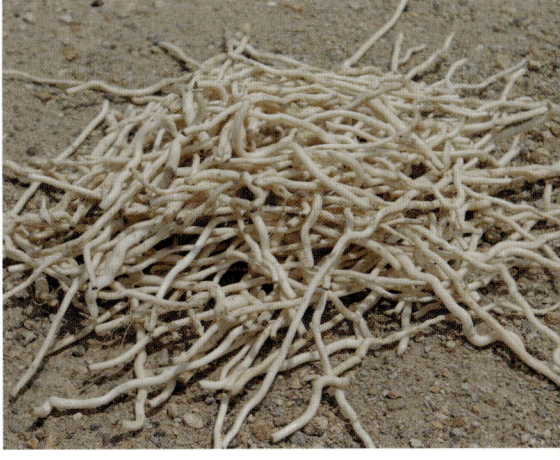

067 고사리삼 약

고사리삼 약 *Botrychium ternatum* (Thunb.) Swartz

- 고사리삼과 여러해살이풀
- 분포지 : 산과 들 양지바르고 기름진 풀밭, 산불터
- 개화기 : ×   결실기 : 10~11월   채취기 : 겨울~봄(전체)

- 별 명 : 꽃고사리
- 생약명 : 음지궐(陰地蕨)
- 유 래 : 이른 봄 산과 들에서 고사리와 비슷하나 잎이 넓게 갈라지며, 뿌리가 굵고 흰 풀이 무리지어 자라는 것을 볼 수 있는데 고사리삼이다. 뿌리가 삼처럼 굵게 생긴 고사리라 하여 고사리삼이라 부른다.

생태

높이 15~40cm. 뿌리가 굵고 길게 옆으로 뻗으며, 뿌리껍질이 흰색이다. 옆으로 뻗은 뿌리 끝부분에는 굵고 통통한 갈색 잔뿌리가 많다. 줄기는 굵게 올라온다. 잎은 탄소동화작용으로 영양을 만들어내는 영양엽과 번식을 하는 포자엽으로 갈라져 나온다. 영양엽은 긴 잎자루에 깃털 같은 도톰한 잎이 달려 전체 모양이 삼각형을 이루는데, 어릴 때는 하얀 털로 덮여 있고, 잎 가장자리에 불규칙한 톱니가 있다. 포자엽은 잎자루가 매우 길고 곧게 올라오며, 잎이 잘게 갈라진다. 꽃은 피지 않으며, 10~11월 포자엽에 좁쌀모양의 포자낭이 달린다. 포자낭이 다 익으면 노란 갈색이며, 가까운 곳에 떨어져 번식한다.

*유사종 _ 늦고사리삼

영양엽

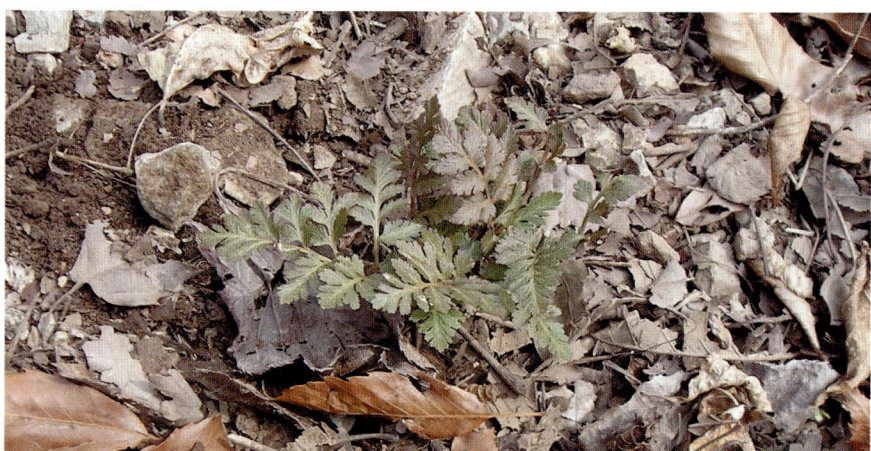

약용 한방에서 뿌리째 캔 줄기를 음지궐(陰地蕨)이라 한다. 간의 기운을 안정시키고, 열을 내리며, 기침을 가라앉히는 효능이 있다.

두통과 어지럼증, 피를 토할 때, 기침에 피가 섞여 나올 때, 찬바람을 쏘여 열감기에 걸렸을 때, 간질 발작, 배가 아프고 설사할 때, 여성질환, 급성 결막염, 종기에 독이 올랐을 때 약으로 처방한다. 뿌리째 캔 줄기는 햇빛에 말려 사용한다.

민간요법

증상	방법
두통과 어지럼증, 기침에 피가 섞여 나올 때, 찬바람을 쏘여 열감기에 걸렸을 때, 간질, 고혈압, 배가 차고 설사할 때, 여성의 아랫배와 허리가 아플 때, 급성 결막염, 피부병	뿌리째 캔 줄기 5g에 물 400ml를 붓고 달여 마신다.
종기에 독이 올랐을 때	뿌리째 캔 줄기를 생으로 찧어 바른다.

주의사항
• 늦고사리삼이나 큰고사리삼을 대신 쓰기도 한다.

포자엽과 어린 포자낭 | 뿌리

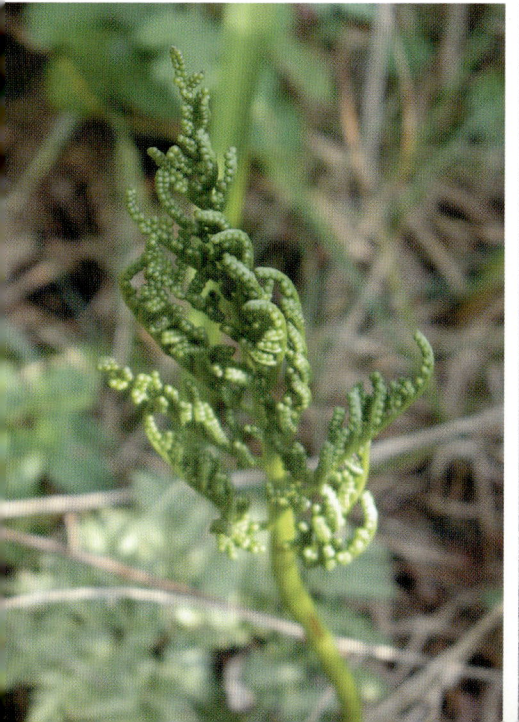
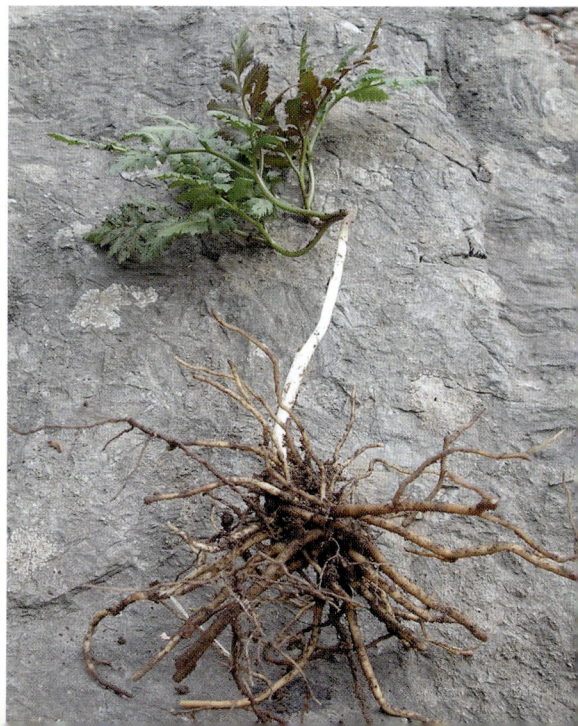

068 이삭여뀌

약 식 독

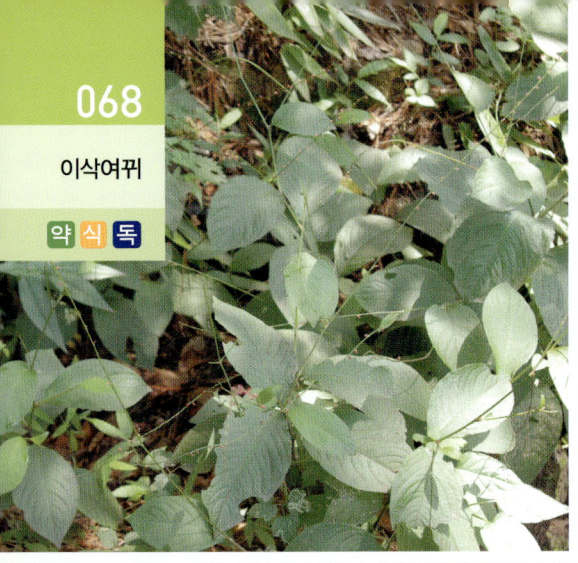
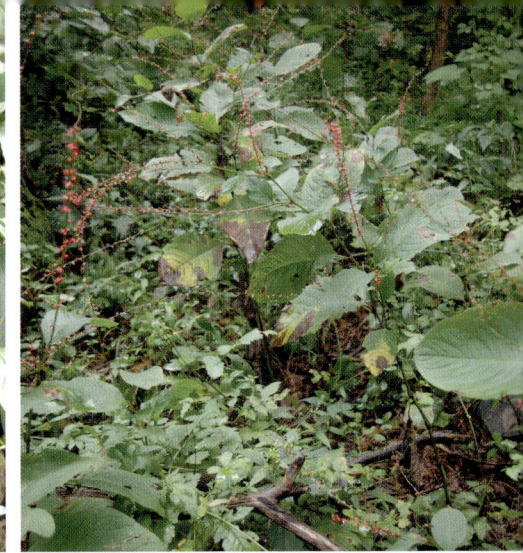
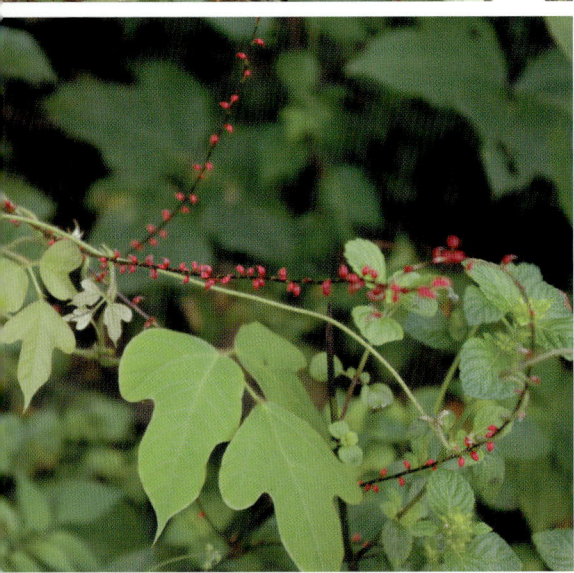
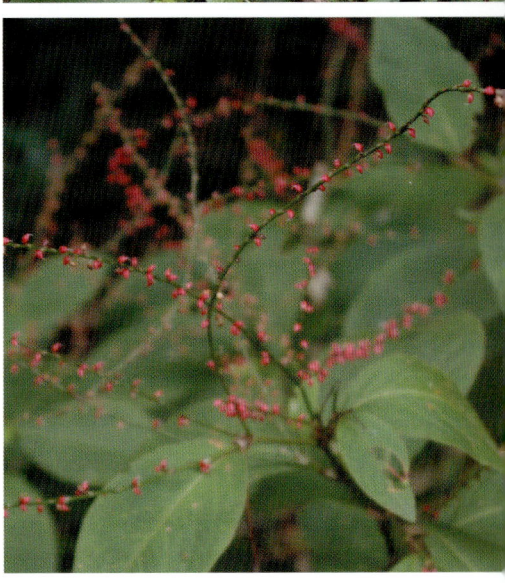
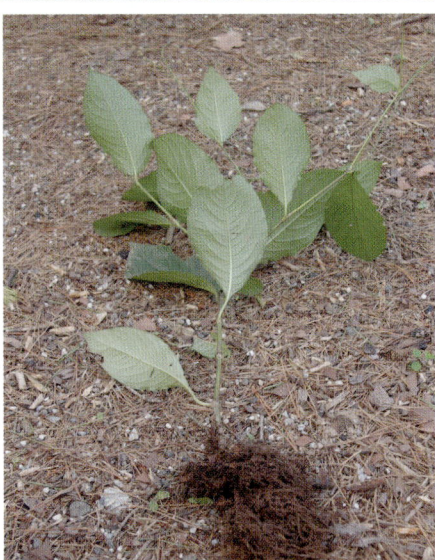

전체 모습 | 군락
꽃
뿌리

이삭여뀌 *Persicaria filiforme* Nakai
약 식 독

- ■ 마디풀과 여러해살이풀
- ■ 분포지 : 산과 들 숲가, 골짜기 냇가
- 개화기 : 7~8월
- 결실기 : 10월
- 채취기 : 여름~가을(전체)

- 별 명 : 모료(毛蓼), 백마편(白馬鞭)
- 생약명 : 금선초(金線草), 금선초근(金線草根)
- 유 래 : 산과 들에서 여뀌와 비슷하나 잎이 넓은 풀이 무리지어 자라는 것을 볼 수 있는데 이삭여뀌이다. 꽃이 이삭처럼 달리는 여뀌라 하여 이삭여뀌라 부른다.

생태

높이 40~80㎝. 뿌리가 가늘고 길게 뭉쳐 나며, 뿌리껍질이 짙은 갈색이다. 줄기는 길고 곧게 올라오고, 가지가 길게 뻗으며, 잎이 난 자리에 조금 굵은 마디가 있다. 잎은 타원형으로 어긋나는데, 잎자루가 짧고, 잎 앞뒷면에 흰 사선형 잎맥이 촘촘하게 있다. 잎 가장자리는 밋밋하며, 조금 구불거린다. 꽃은 7~8월에 선명한 진분홍색으로 피는데, 꽃대가 매우 가늘고 길게 나와 깨알처럼 작은 꽃들이 드문드문 달린다. 열매는 10월에 납작한 타원형으로 여무는데, 다 익으면 짙은 갈색이며 반질반질 윤이 난다.

*유사종 _ 새이삭여뀌

새순 | 잎 앞뒤

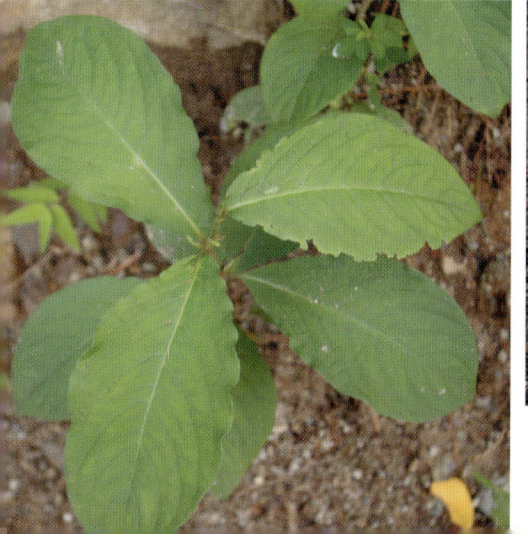

약용

한방에서 줄기와 잎을 금선초(金線草), 뿌리를 금선초근(金線草根)이라 한다. 풍과 습한 기운을 몰아내고, 몸의 기운을 보하며, 피를 멎게 하고, 어혈을 풀어주며, 통증을 없애는 효능이 있다.

관절통, 위가 아플 때, 폐결핵, 혈변, 심한 생리통, 산후 어혈이 쌓여 아랫배가 아플 때, 타박상을 입었을 때 약으로 처방한다. 뿌리째 캔 줄기는 햇빛에 말려 사용한다.

민간요법		
	위가 안 좋을 때, 심장병, 혈변, 산후 어혈이 쌓여 아랫배가 아플 때	뿌리째 캔 줄기 15g에 물 700㎖를 붓고 달여 마신다.
	폐결핵으로 피를 토할 때, 이질 설사, 심한 생리통, 토사곽란, 뱀이나 지네 등 독이 있는 음식으로 인한 배탈, 가슴과 배가 아플 때, 목이 붓고 아플 때, 종기	뿌리 15g에 물 700㎖를 붓고 달여 마신다.
	팔다리가 쑤시고 아플 때, 타박상	뿌리째 캔 줄기를 생즙을 내어 소주에 섞어 바른다.

식용

비타민 K, 타닌, 플라보노이드, 염화칼슘, 철을 함유한다.
봄에 어린잎을 따서 고기를 삶을 때 향신료로 넣는다. 잎과 줄기로 생즙을 내어 찹쌀을 하룻밤 담갔다가 밀가루와 반죽하여 누룩을 만들기도 한다. 매우면서 화한 맛이다

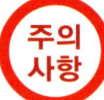
- 여뀌, 털여뀌, 개여뀌도 약효는 같다.
- 약간 독성이 있는 약재이므로 생리 중인 여성이나 산모는 먹지 않는다.

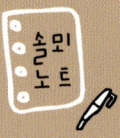
약초를 채취하러 산에 갈 경우 숲이 우거진 곳에서 찾아 헤매는 일이 많은데 흐린 날은 되도록 피하는 것이 좋다. 흐리고 비 오는 날에는 산 속 우거진 숲에 모기가 기승을 부리므로 맑은 날 가는 것이 좋다.

각시붓꽃 *Iris rossii* Baker 약 독

- ■ 붓꽃과 여러해살이풀
- ■ 분포지 : 산 속 낙엽 쌓인 촉촉한 땅, 개울가 풀밭
- 개화기 : 4~5월
- 결실기 : 7월
- 채취기 : 봄(꽃), 여름(열매), 봄~여름(전체)

- 별   명 : 애기붓꽃, 솔붓꽃, 산난초(山蘭草), 장미연미
- 생약명 : 마린(馬藺), 마린근(馬藺根), 마린화(馬藺花), 마린자(馬藺子)
- 유   래 : 산 속 토질이 좋은 곳에서 붓꽃과 비슷하나 꽃이나 잎이 작은 풀을 볼 수 있는데 각시붓꽃이다. 붓꽃이란 꽃봉오리가 맺힐 때 붓을 닮아 붙여진 이름인데, 붓꽃 종류 중에서도 크기가 작아 각시 같은 붓꽃이라 하여 각시붓꽃이라 부른다.

생태

높이 30㎝. 뿌리가 굵고 길게 뭉쳐 나며, 수염뿌리가 무성하다. 뿌리껍질은 갈색이다. 잎은 뿌리에서 뭉쳐 나는데, 모양이 가늘고 길다. 잎맥은 가늘고 길게 세로로 있고, 잎 끝은 약간 휜다. 꽃은 4~5월에 짙은 보라색으로 피는데, 붓꽃보다 짧고 붉은 꽃대가 올라와 1송이씩 달린다. 꽃잎은 갸름한 타원형으로 폭과 크기가 불규칙하며, 꽃잎 안쪽에 하얀 반점이 있다. 열매는 7월에 동그랗게 여문다.

뿌리

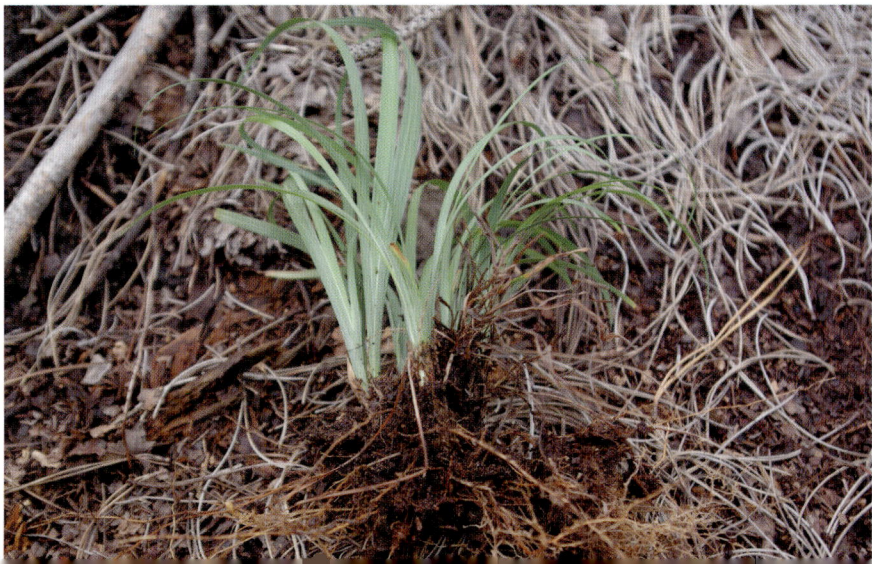

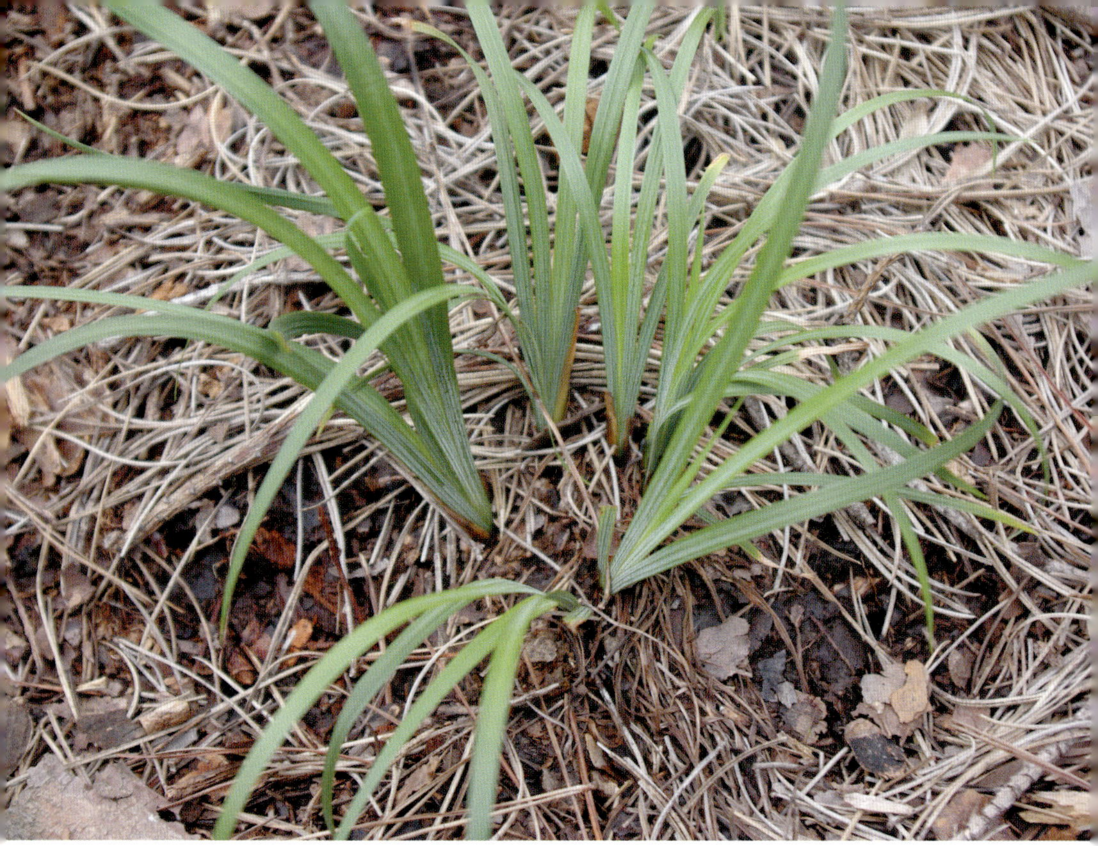

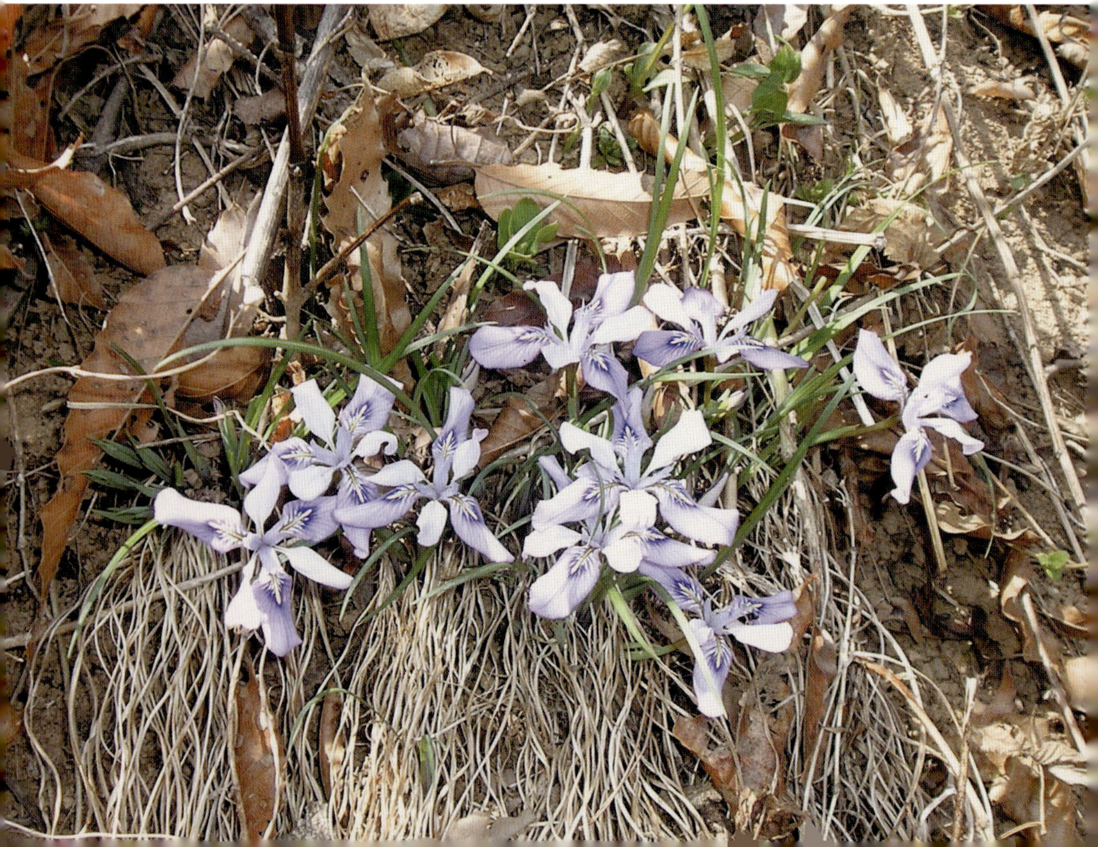

약용

한방에서 뿌리째 캔 줄기를 마린(馬藺), 뿌리를 마린근(馬藺根), 꽃을 마린화(馬藺花), 열매를 마린자(馬藺子)라 한다. 열을 내리고, 독을 풀어주며, 소변이 잘 나오게 하고, 피를 멎게 하며, 소화가 잘 되게 하는 효능이 있다.

기혈이 막혀 황달이 왔을 때, 목이 붓고 아플 때, 피를 토할 때, 속이 더부룩하고 소화가 안 될 때, 코피, 관절통, 자궁 출혈, 이질 설사, 소변이 잘 안 나올 때, 타박상, 종기, 변비나 치질에 약으로 처방한다. 뿌리째 캔 줄기는 햇빛에 말려 사용한다.

민간요법

열날 때, 종기	→	뿌리 10g에 물 700㎖를 붓고 달여 마신다.
관절통, 타박상, 종기, 속이 더부룩하고 소화가 안 될 때, 치질	→	뿌리 3g을 생즙을 내어 마신다.
변비	→	잎 10g에 물 700㎖를 붓고 달여 마신다.
목이 붓고 아플 때, 피를 토할 때, 코피, 소변이 잘 안 나올 때	→	꽃 5g에 물 700㎖를 붓고 달여 마신다.
얼굴이 누렇게 떴을 때, 자궁 출혈, 목이 붓고 아플 때, 이질 설사	→	씨앗 5g에 물 700㎖를 붓고 달여 마신다.

주의사항

- 붓꽃, 타래붓꽃, 금붓꽃, 노랑무늬붓꽃을 대신 사용하기도 한다. 단, 동심붓꽃은 약으로 쓰지 않는다.
- 약간 독성이 있는 약재로 많이 먹으면 설사를 하므로 소량만 사용한다.

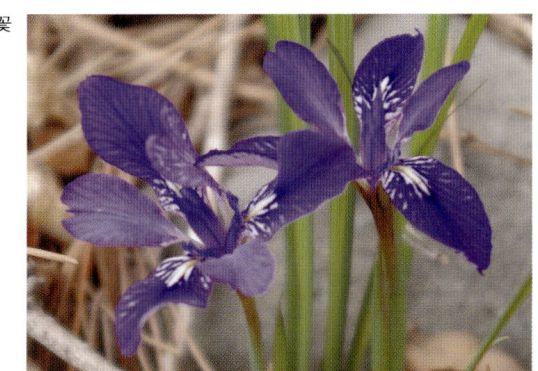

꽃

○ 전체 모습
　 꽃

070
누린내풀
약

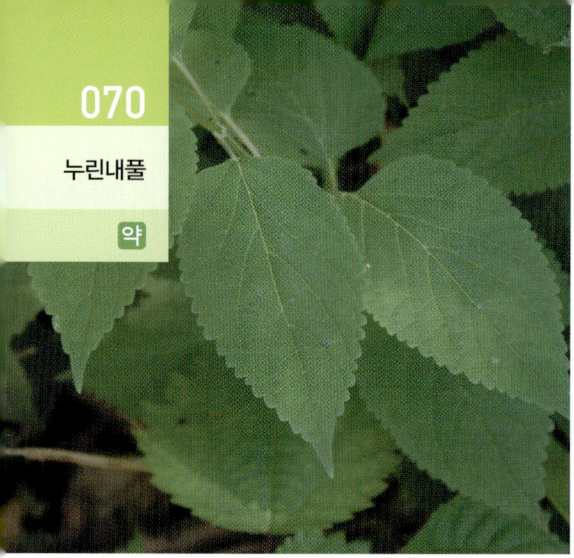

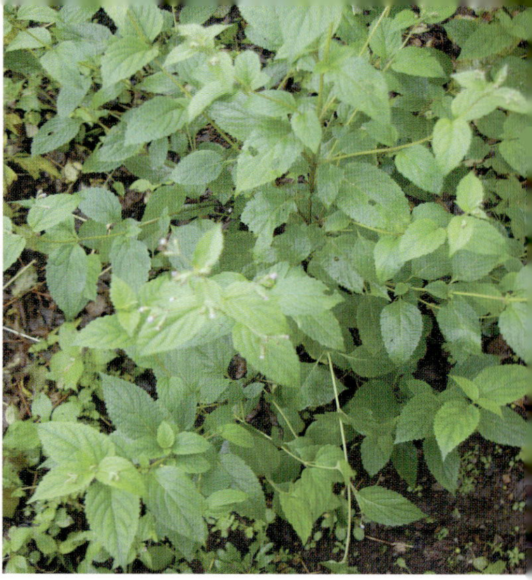

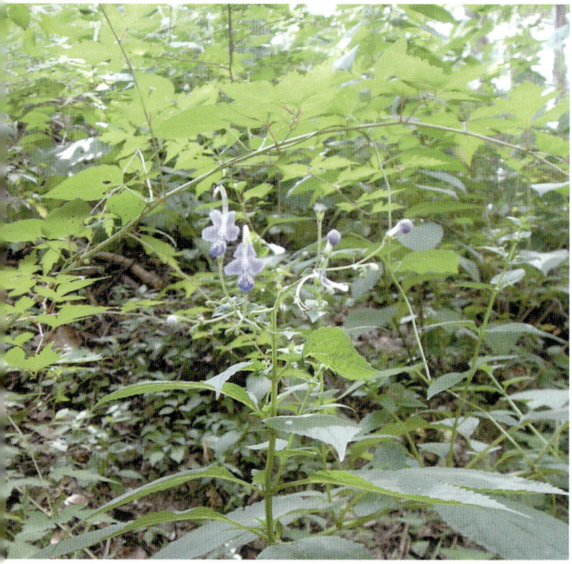

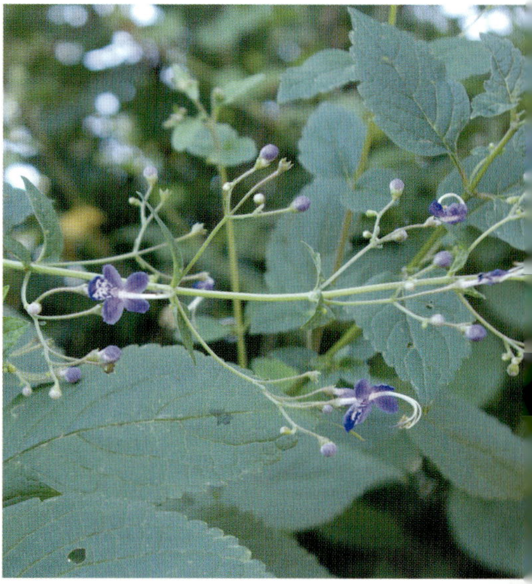

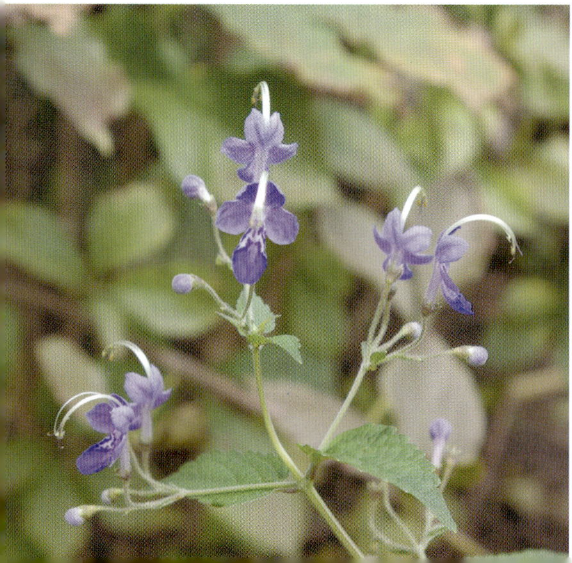

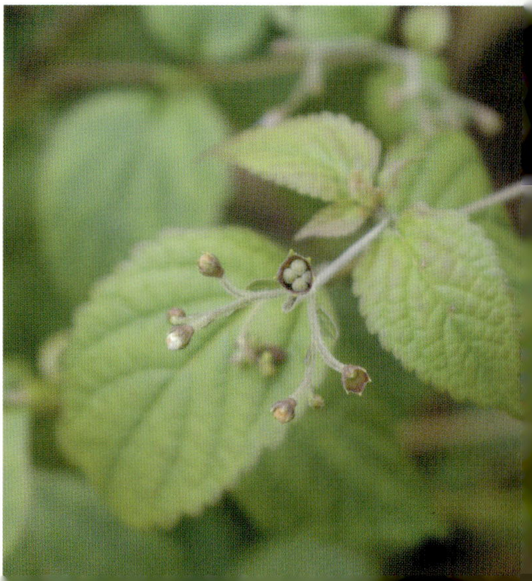

070 누린내풀

누린내풀 약

Caryopteris divaricata (S. et Z.) Max.

- ■ 마편초과 여러해살이풀
- ■ 분포지 : 중부 이남 산과 들 숲속
- 개화기 : 7~8월
- 결실기 : 9월
- 채취기 : 여름(전체)

- 별 명 : 노린재풀, 차지획(叉枝獲)
- 생약명 : 화골단(化骨丹)
- 유 래 : 여름철 산 속에 나비처럼 생긴 청보라색 꽃이 피고, 잎을 건드리면 고약한 냄새가 나는 풀이 있는데 바로 누린내풀이다. 누린내가 난다 하여 누린내풀이라 부른다.

생태

높이 1m. 줄기가 곧고 잔털이 많다. 가지는 여러 갈래로 갈라지고, 모가 나 있다. 잎은 크고 넓적한 타원형으로 앞면이 평평하고, 잎 가장자리에 큰 톱니가 있다. 꽃은 7~8월에 푸른빛이 도는 보라색으로 피는데, 꽃잎이 나비 날개처럼 갈라지고 꽃술이 위로 길게 올라온다. 열매는 9월에 여무는데, 다 익으면 껍질이 벌어지고 씨앗이 나와 번식한다.

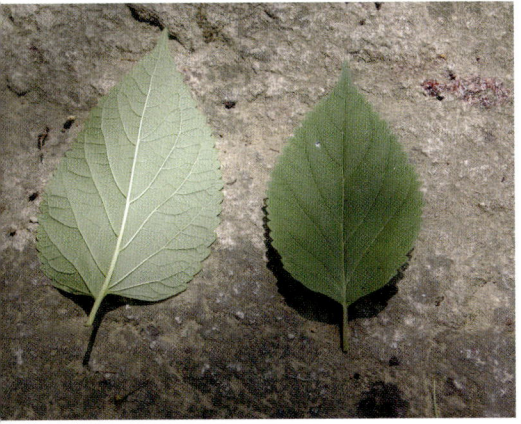
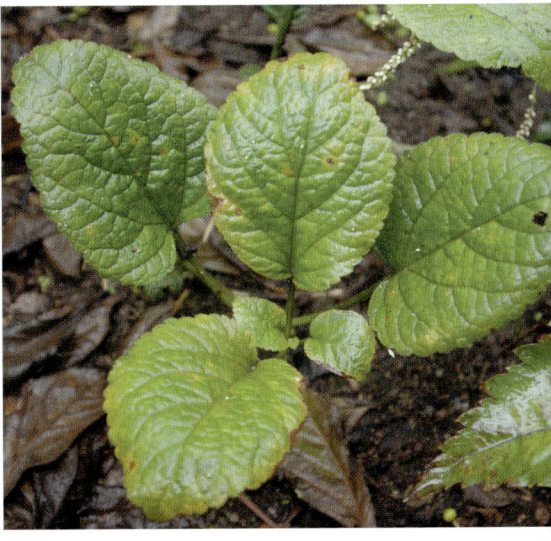

잎 | 전체 모습　　　잎 앞뒤 | 새순
줄기와 꽃 | 꽃
꽃 | 열매

약용 한방에서 뿌리째 캔 줄기를 화골단(化骨丹)이라 한다. 열을 내리고, 통증을 가라앉히는 효능이 있다.

감기, 오한, 기침이나 두통이 심할 때, 백일해, 림프선염, 당뇨에 약으로 처방한다. 뿌리째 캔 줄기는 그늘에 말려 사용한다.

민간요법
기침감기, 기관지염, 오한, 두통, 경련성 기침, 림프선염, 당뇨, 소변이 잘 안 나올 때, 위가 안 좋고 배가 아플 때, 땀을 낼 때
→ 뿌리째 캔 줄기 10g에 물 약 700㎖를 붓고 달여 마신다.

솔모노트 식물성 약재는 아무 때나 먹어도 괜찮지만, 동물성 약재는 날씨가 흐리면 비린 맛이 더 강해진다. 특히 식으면 비린 맛이 더 심해서 비위가 약한 사람은 먹기 힘들므로 반드시 데워 먹는다.

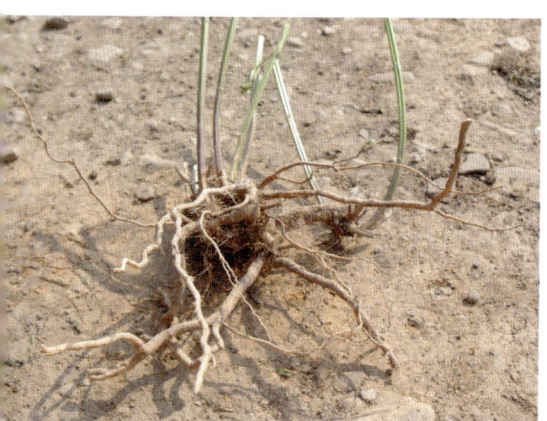

뿌리

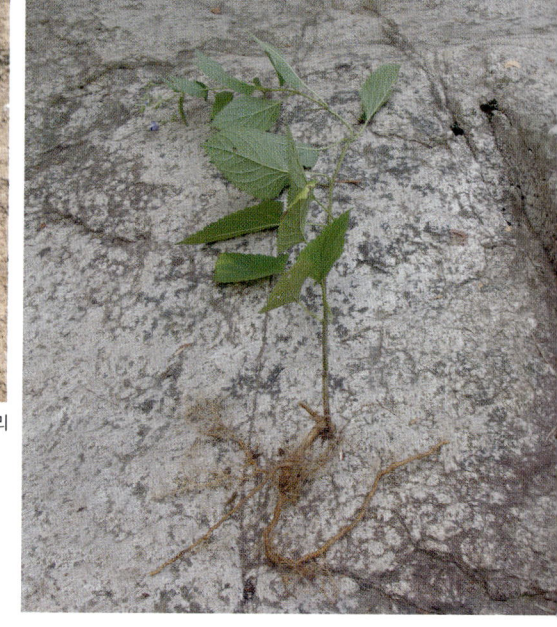

누리장나무

Clerodendrum trichotomum

약 식

071 누리장나무 약 식

- ■ 마편초과 잎지는 작은키나무
- ■ 분포지 : 물이 잘 빠지고 기름진 산비탈
- 개화기 : 8~9월
- 결실기 : 10월
- 채취기 : 초여름(잔가지), 수시로(뿌리)

- • 별   명 : 누룬나무, 누리개나무, 노나무, 개나무, 개똥나무, 깨타리, 구릿대나무, 향취나무, 이아리나무, 피나무, 상산(常山), 취목(臭木)
- • 생약명 : 해주상산(海洲常山), 취오동(臭梧桐), 취오동근(臭梧桐根), 토아위(土阿魏)
- • 유   래 : 산 속 비탈진 곳에서 잎은 오동나무와 비슷하지만 꽃과 열매모양이 다르고, 나무 전체에서 누린내가 나는 작은 나무를 볼 수 있는데 누리장나무이다. 약간 누린 장 냄새가 나는 나무라 하여 누리장나무라 부른다. 냄새(臭) 나는 오동(梧桐)나무라 하여 취오동, 줄기(대)에서 구릿한 냄새가 난다 하여 구릿대나무라고도 한다. 해주상산이란 해주에서 나는 상산이란 뜻인데, 원래 상산이라는 이름은 중국 상산(常山)에 사는 스님이 이 나무로 학질을 낫게 했다 하여 붙여진 것이다.

생태

높이 2m. 뿌리는 얕게 내린다. 줄기는 뿌리에서 여러 개 나오고, 회색빛이 도는 갈색이며, 성장속도가 빠르다. 굵은 줄기는 불규칙하게 갈라진다. 가지는 비스듬히 여러 개로 갈라져 나오며, 붉은빛이 도는 갈색이다. 잎은 타원형으로 마주나는데, 아래쪽은 둥글고 위쪽은 뾰족하며, 잎자루가 조금 길다. 잎 앞뒷면에는 하얀 잔털과 곡선의 잎맥이 있고, 뒷면에는 냄새를 풍기는 기름점이 희미하게 있다. 잎 가장자리에는 잔 톱니가 있다. 꽃은 8~9월에 붉은빛이 도는 흰색으로 피는데, 긴 꽃대 끝에 우산살을 편 모양으로 여러 송이가 모여 달린다. 꽃잎은 5장으로 깊게 갈라지고, 긴 꽃술이 밖으로 뻗어 나온다. 열매는 10월에 짙은 파란색으로 여무는데, 선명한 붉은색 꽃받침 가운데에 작은 콩처럼 생긴 열매가 달린다. 열매가 다 익으면 꽃받침이 갈색으로 변한다.

*유사종 _ 털누리장나무, 거문누리장나무

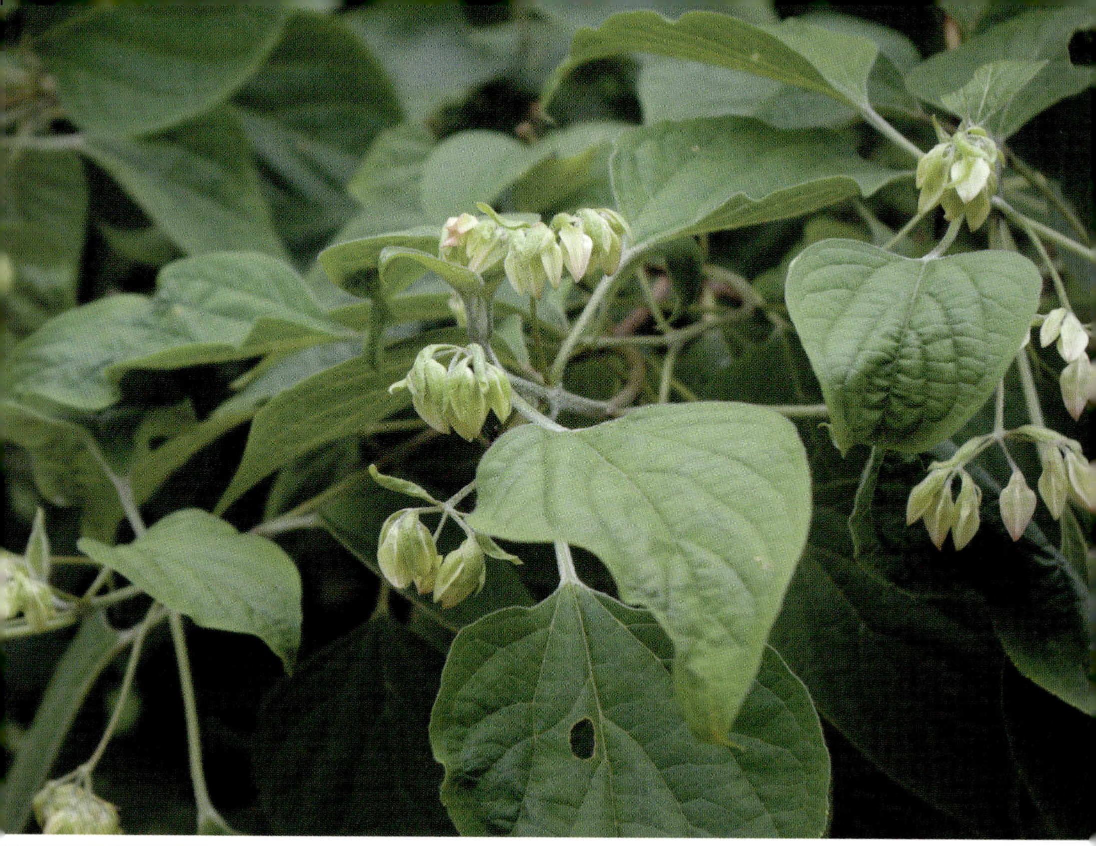

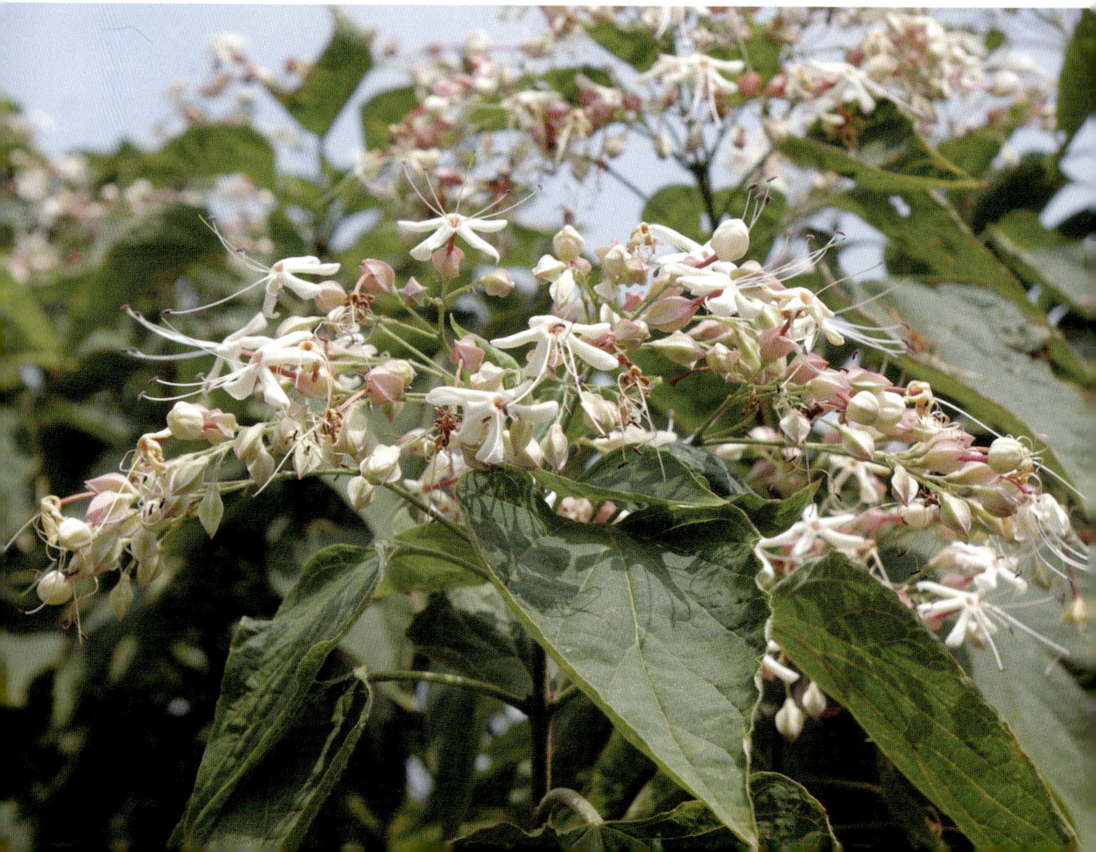

약용 한방에서 전체를 취오동(臭梧桐), 가지와 뿌리껍질을 해주상산(海洲常山), 뿌리를 취오동근(臭梧桐根), 뿌리즙을 토아위(土阿魏)라 한다. 풍과 습한 기운을 몰아내고, 혈압을 내려주며, 소변이 잘 나오게 하고, 위를 튼튼하게 하는 효능이 있다. 피부병, 종기, 고혈압, 편두통, 관절염, 심한 기침에 약으로 처방한다. 가지와 뿌리껍질은 햇빛에 말려 사용한다.

민간요법	
고혈압, 중풍으로 인한 팔다리 마비, 심한 편두통, 체했을 때	가지와 잎 10g에 물 700㎖를 붓고 달여 마신다.
종기, 아토피나 습진	가지와 잎 달인 물을 바른다.
두통, 이질 설사	꽃 6g에 물 700㎖를 붓고 달여 마신다.
천식, 폐암	열매 10g에 물 700㎖를 붓고 달여 마신다.
통풍, 관절통, 오십견	생잎을 찧어 바른다.

꽃봉오리
꽃

전체 모습

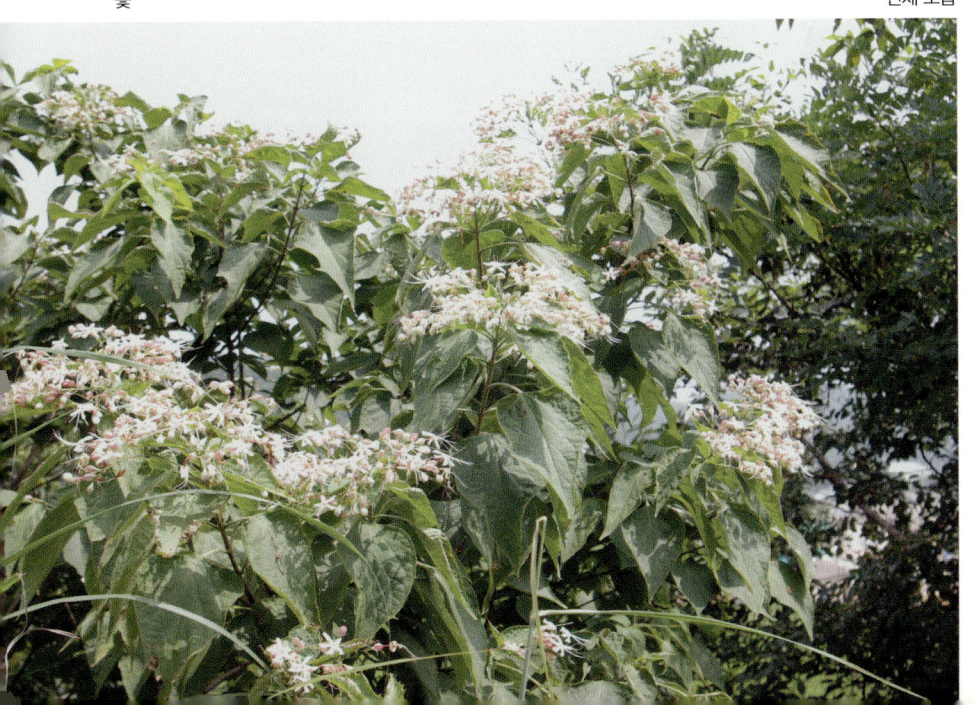

| **식용** | 지방유, 팔미트산, 알칼로이드를 함유한다.
봄에 어린잎을 푹 삶아서 물에 오래 담갔다가 나물로 먹는데 씁쓸하다.

> **솔뫼노트**
>
> 나무 줄기나 뿌리를 약재로 쓸 때는 잘게 잘라서 말려야 하는데 45° 각도로 비스듬히 잘라야 단면이 넓고 얇은 쪽부터 빨리 마르기 때문에 건조하기 쉽다. 또한 이렇게 잘라 말려야 변질도 잘 안 되고 상품 가치도 높다. 산에서 나무 줄기나 잡목을 벨 때도 줄기를 잡고 옆으로 휘어 낫을 45° 각도로 비스듬히 당겨 올려야 잘 잘라진다.

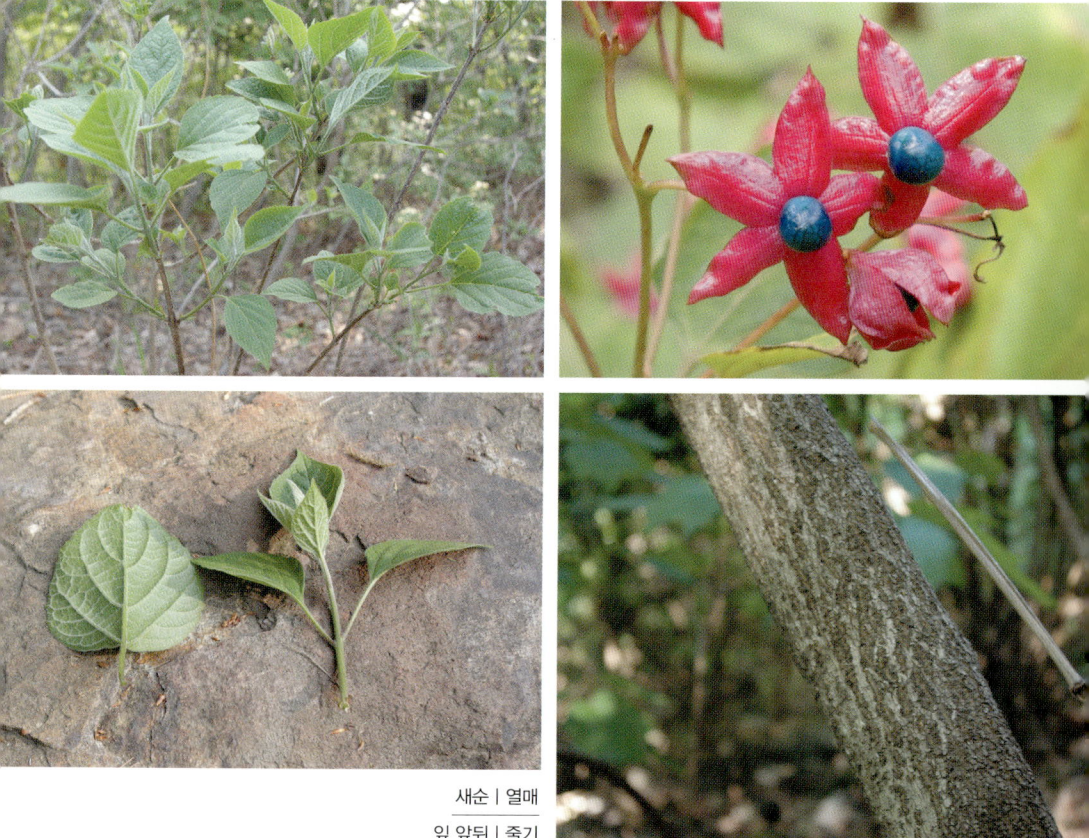

새순 | 열매
잎 앞뒤 | 줄기

뚝갈 *Patrinia villosa* (Thunb.) Juss.
약 식

- ■ 마타리과 여러해살이풀
- ■ 분포지 : 산과 들 메마른 땅
- 개화기 : 7~8월
- 결실기 : 9~10월
- 채취기 : 여름~가을(전체)

- **별   명** : 뚜깔, 뚝갈, 고채(苦菜), 남랑화(男郎花), 녹수(鹿首), 녹장(鹿醬), 석남(石南), 택패(澤敗), 야고채(野苦菜), 부럭갬취, 흰미역취
- **생약명** : 패장(敗醬), 백화패장(白花敗醬)
- **유   래** : 산과 들에서 어린 순이 마타리와 비슷하나 노란색이 아닌 흰색 꽃이 피는 풀을 볼 수 있는데 뚝갈이다. 뚝갈은 냄새가 나지 않지만, 뿌리에서 썩은(敗) 된장(醬) 냄새가 나는 마타리와 약효가 같다 하여 엉덩이(뒤) 풀(갈)이라는 뜻으로 뒷갈이라 하다가 뚝갈이 되었다.

생태

높이 1~1.5m. 뿌리가 굵고 길며 옆으로 뻗는다. 뿌리껍질은 갈색이며, 뿌리 아래쪽에 잔뿌리가 많다. 줄기는 곧고 길게 올라오며, 잔털이 많다. 잎은 줄기에 층층이 빙 둘러 나는데, 모양이 둥글거나 길쭉한 타원형으로 다양하다. 잎 가장자리에는 큰 톱니가 있다. 꽃은 7~8월에 흰색으로 피는데, 긴 꽃대가 올라와 가지를 치고, 다시 우산살처럼 갈라진 끝에 아주 작은 꽃들이 모여 달린다. 열매는 9~10월 방울에 날개가 달린 모양으로 여문다.

*유사종 _ 마타리

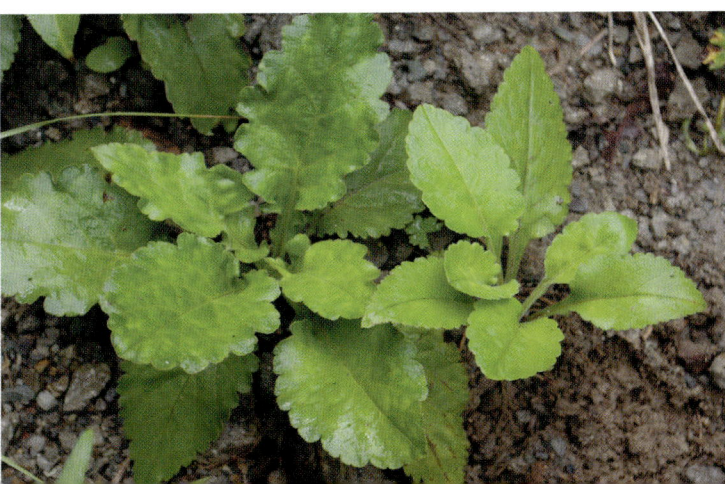

새순

약용 한방에서 뿌리째 캔 줄기를 패장(敗醬) 또는 백화패장(白花敗醬)이라 한다. 피를 맑고 잘 통하게 하고, 어혈을 풀어주며, 염증을 가라앉히고, 고름을 내보내며, 통증을 가라앉히는 효능이 있다.

유행성 눈병, 몸이 부을 때, 폐렴, 산후 어혈이 있어 아랫배가 아플 때, 충수염, 간염, 종기, 중이염, 치질에 약으로 처방한다. 뿌리째 캔 줄기는 햇빛에 말려 사용한다.

민간요법	
신장이나 심장이 안 좋아 몸이 부을 때, 열나고 기침과 누런 가래가 나올 때, 맹장염	뿌리째 캔 줄기로 생즙을 내어 마신다.
감기몸살, 혈액순환이 안 될 때, 산후 아랫배가 아프거나 붉은 대하가 나올 때, 귓속이 아플 때, 위나 간이 안 좋을 때, 기침과 가래가 심할 때, 신장염으로 소변을 보기 힘들 때, 치질, 장이 약하여 설사할 때	뿌리째 캔 줄기 15g에 물 약 700㎖를 붓고 달여 마신다.
생리불순	꽃이 달린 가지 15g에 소주 1.8ℓ를 붓고 1개월간 숙성시켜 마신다.
눈이 붓고 아플 때	뿌리를 달인 물로 씻어낸다.
종기, 화상	뿌리째 캔 줄기를 생으로 찧어 바른다.

뿌리 | 잎 앞뒤

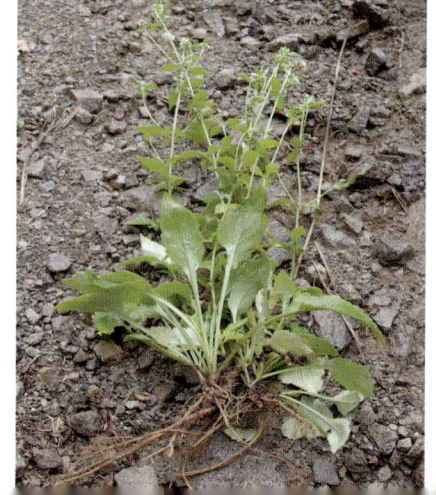
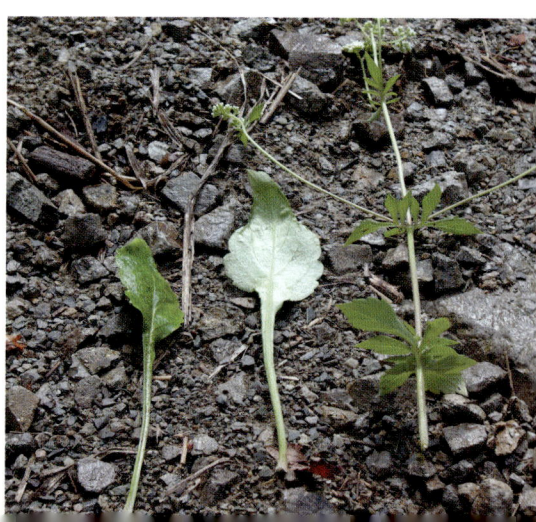

식용 비타민 A · C, 사포닌, 타닌을 함유한다.
봄에 어린 순을 데쳐서 나물로 먹는다. 향긋하고 씁는 맛이 있다.

주의사항
- 마타리와는 약효가 같으나, 금마타리 뿌리는 약으로 쓰지 않는다.
- 차가운 성질의 약재이므로 열이 나지 않는 사람은 먹지 않는다.
- 피를 잘 돌게 하는 약재이므로 산후 출혈이 심한 산모는 쓰지 않는다.
- 파나 마늘과는 상극이므로 함께 먹지 않는다.
- 꽃차로 마실 경우에는 장복하지 않는다.

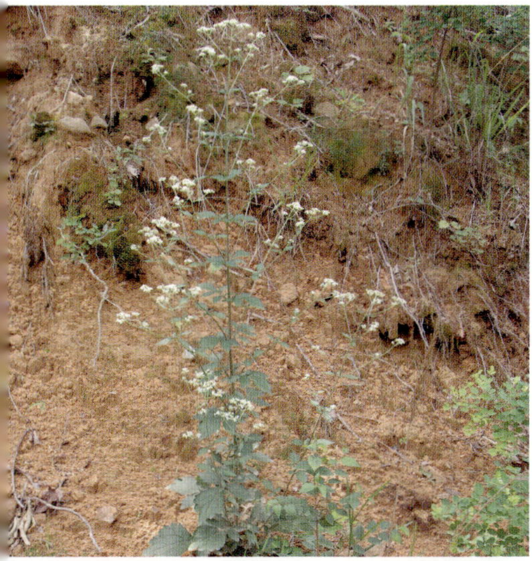

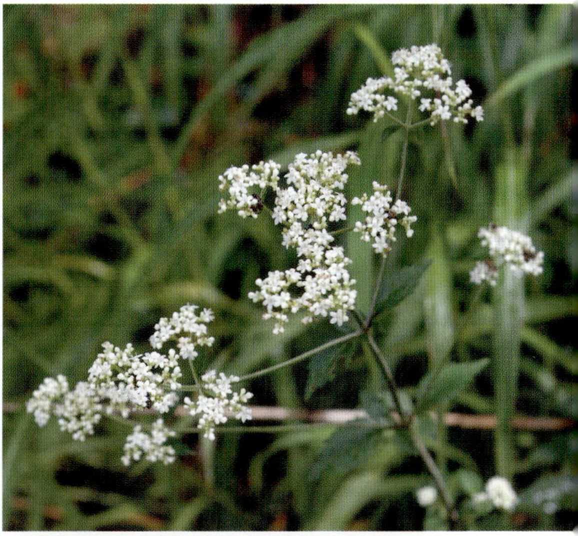

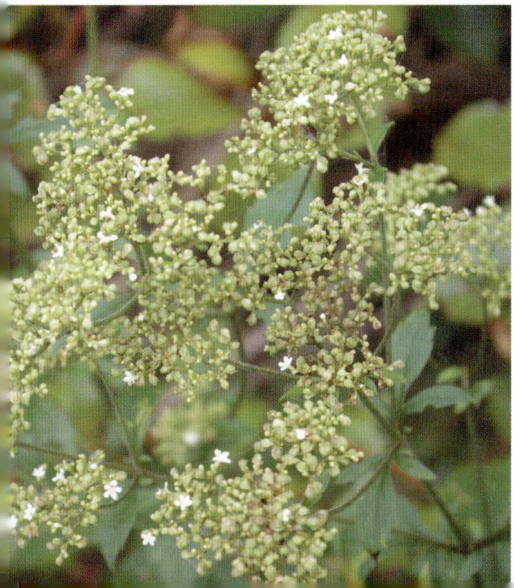

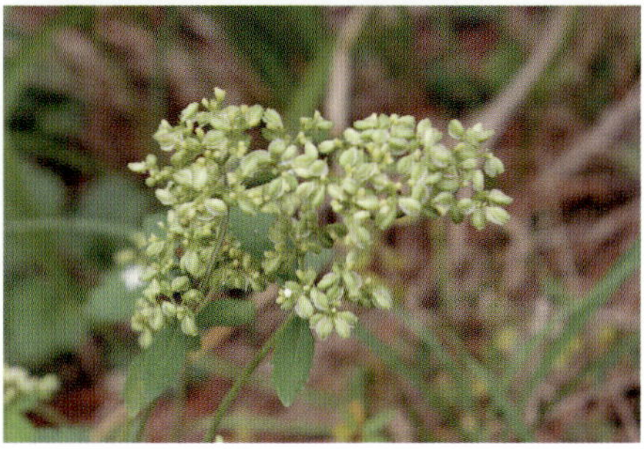

전체 모습 | 꽃
꽃과 열매 | 열매

073

노루오줌

약 식

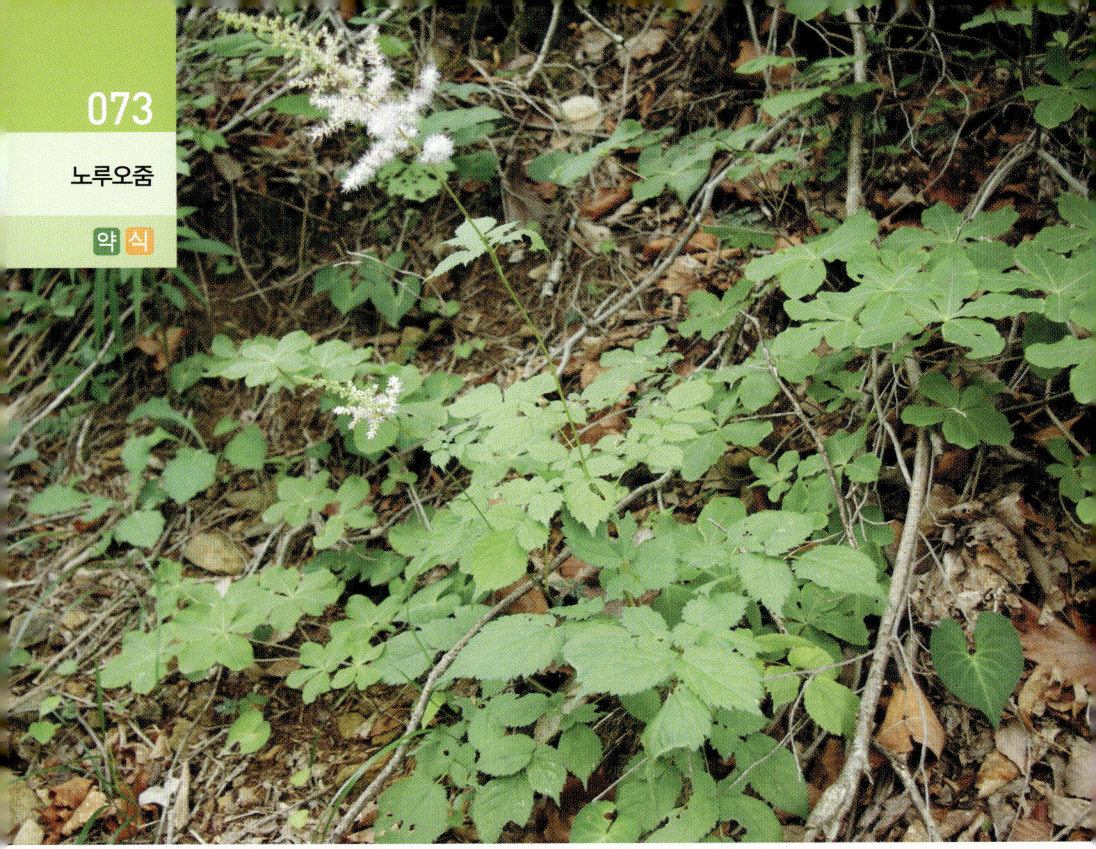

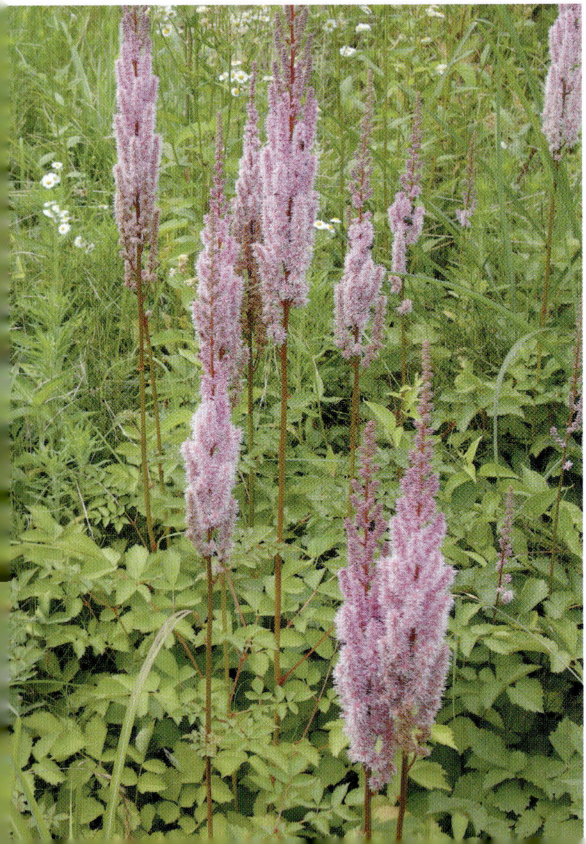

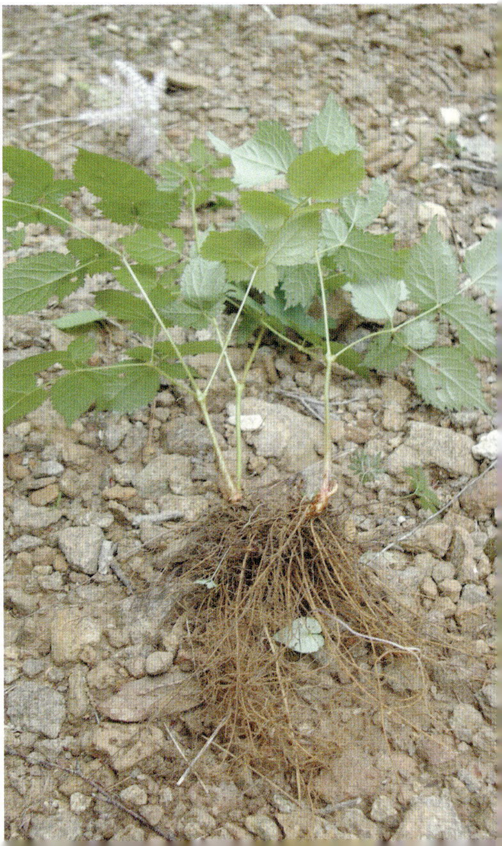

노루오줌

Astilbe chinensis var. *davidii* Fr.

약 식

- 범의귀과 여러해살이풀
- 분포지 : 산 속 그늘진 숲속이나 골짜기, 냇가
- 개화기 : 7~8월
- 결실기 : 9~10월
- 채취기 : 여름~가을(전체)

- **별   명** : 노루풀, 큰노루오줌, 소승마(小升麻), 홍승마(紅升麻), 호마(虎麻), 홍두우(紅頭牛), 구활(求活), 금모삼칠(金毛三七), 마미삼(馬尾蔘), 산화칠(山花七)
- **생약명** : 낙신부(落新婦), 적승마(赤升麻)
- **유   래** : 여름철 산 속에서 긴 꽃대에 분홍빛이 도는 연보라색 꽃들이 솜털처럼 달린 풀들이 무리지어 자라는 것을 볼 수 있는데 노루오줌이다. 꽃에서 나는 톡 쏘는 향기가 노루의 생식샘에 있는 사향 냄새 같다 하여 노루오줌이라 부른다. 뿌리가 붉고(赤) 승마(升麻)와 비슷하여 적승마라고도 한다.

생태

높이 30~70㎝. 뿌리가 곧고 길며 무성하다. 뿌리껍질은 붉은 갈색이다. 줄기는 곧게 올라오며, 붉은 잔털이 있다. 가지는 3개씩 맞붙어 나오며, 가지가 벌어진 곳에 굵은 마디가 있다. 잎은 타원형으로 마주나는데, 긴 잎자루에서 3갈래로 가지가 나와 끝에 잎이 3장씩 달린다. 잎 끝은 꼬리처럼 날렵하고 뾰족하며, 잎 가장자리에 잎 끝을 향하는 깊게 파인 톱니가 있다. 꽃은 7~8월에 분홍빛이 도는 연보라색으로 피는데, 긴 꽃대 위아래로 하늘을 향해 가지가 여러 개 나와 아주 작은 꽃들이 사방에 모여 달린다. 꽃잎은 매우 가늘고 5장씩 붙는다. 9~10월에 아주 작은 열매가 여문다.

*유사종 _ 숙은노루오줌

전체 모습
꽃 | 뿌리

새순

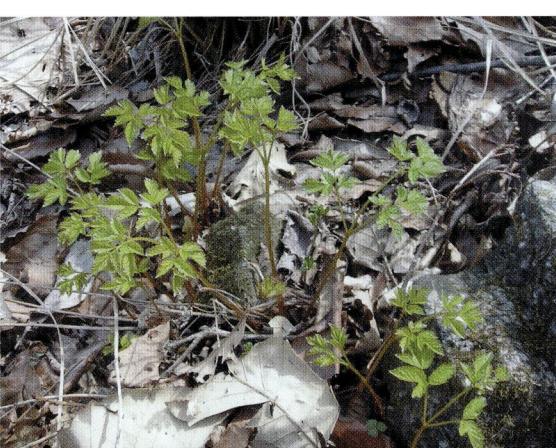

약용

한방에서 뿌리째 캔 줄기를 낙신부(落新婦), 뿌리를 적승마(赤升麻)라 한다. 풍을 몰아내고, 열을 내리며, 피를 잘 돌게 하고, 어혈을 풀어주며, 기침과 경련을 멈추게 하고, 통증을 없애주는 효능이 있다.

독감, 열이 나고 기침이 심할 때, 과로로 온몸이 쑤시고 아플 때, 관절이나 근육이 아플 때, 두통, 타박상에 약으로 처방한다. 뿌리째 캔 줄기는 햇빛에 말려 사용한다.

민간요법

증상	처방
두통, 열감기	뿌리째 캔 줄기 15g에 물 700㎖를 붓고 달여 마신다.
독감, 과로로 온몸이 쑤시고 아플 때, 위가 쓰리고 아플 때, 수술 후 통증이 심할 때	뿌리 9g에 물 700㎖를 붓고 달여 마신다.
타박상, 뱀에 물렸을 때	뿌리째 캔 줄기를 생으로 찧어 바른다.

식용

타닌, 글리코시드를 함유한다.
봄에 어린 순을 데쳐서 물에 우렸다가 나물로 먹는다. 씁쌀한 맛이다.

꽃 | 꽃
잎 앞뒤

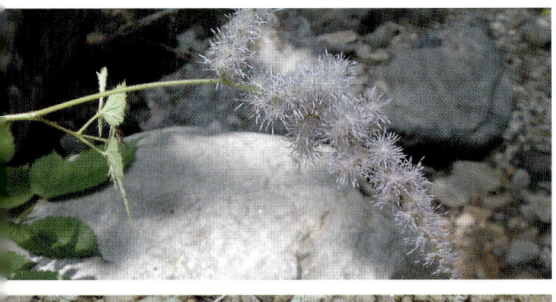

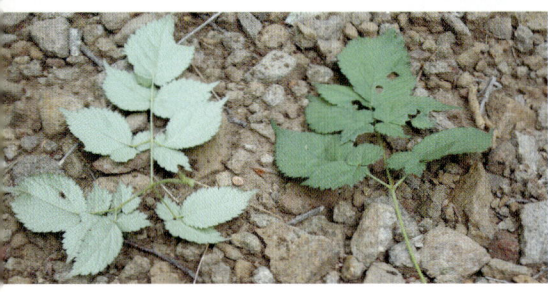

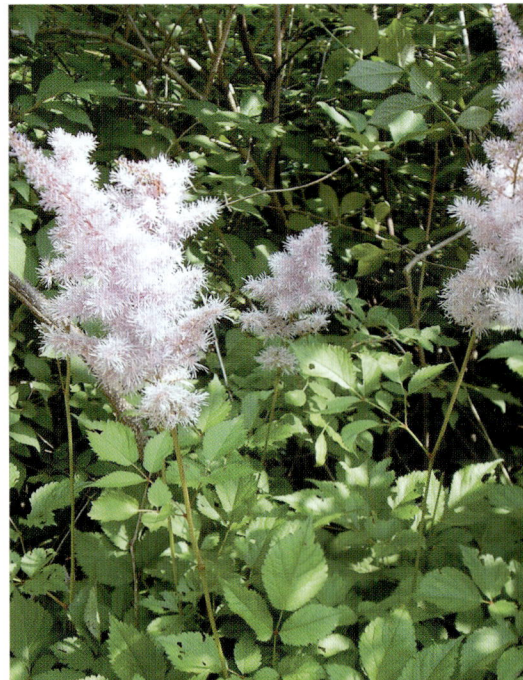

장구채

Melandryum firmum (S. et Z.) Rohrb.

- ■ 석죽과 두해살이풀
- ■ 분포지 : 산 속 비탈진 곳이나 숲속 그늘, 논두렁
- 개화기 : 7월
- 결실기 : 8~9월
- 채취기 : 여름(전체)

- **별 명** : 견경여루채(堅梗女婁菜), 전금화(剪金花), 금잔은대자(金盞銀臺子)
- **생약명** : 여루채(女婁菜), 왕불류행(王不留行)
- **유 래** : 여름에 산 속에서 줄기가 길고 아주 작은 꿀단지처럼 생긴 하얀 꽃이 무리지어 피는 것을 볼 수 있는데 장구채이다. 가는 줄기에 달린 열매가 장구채를 닮아서 장구채라 부른다.

생태

높이 30~80㎝. 뿌리가 매우 굵고 길게 뻗으며, 뿌리 중간에서 새순이 올라오기도 한다. 뿌리껍질은 밝은 갈색이다. 줄기는 매우 가늘고 길게 올라오는데, 잎이 난 자리마다 굵은 마디가 있으며, 마디마다 줄기 각도가 조금 꺾인다. 잎은 길쭉한 타원형으로 마주나는데, 줄기를 감싸듯이 포개진다. 뿌리에서 나오는 어린잎은 솜털로 덮여 있고, 줄기에 달린 잎도 약간 솜털이 있다. 잎 가장자리는 밋밋하다. 꽃은 7월에 흰색으로 피는데, 잎이 난 자리에서 여러 개의 꽃대가 올라와 아주 작은 꽃이 1송이씩 달린다. 꽃잎은 심장모양으로 5장씩 나오며, 꽃보다 훨씬 크고 꿀단지처럼 생긴 꽃받침이 달려 있다. 열매는 8~9월에 끝을 오므린 주머니모양으로 여무는데, 다 익으면 갈색이며 안에 검고 둥근 씨앗이 들어 있다.

잎 앞뒤 | 새순

*유사종 _ 가는장구채, 갯장구채

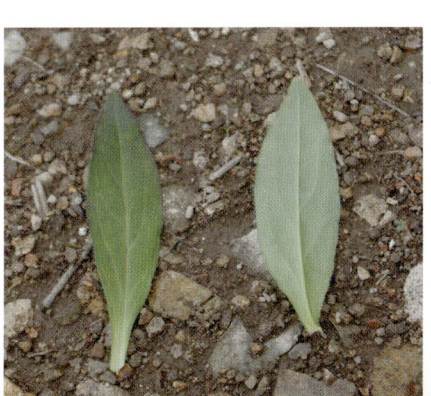
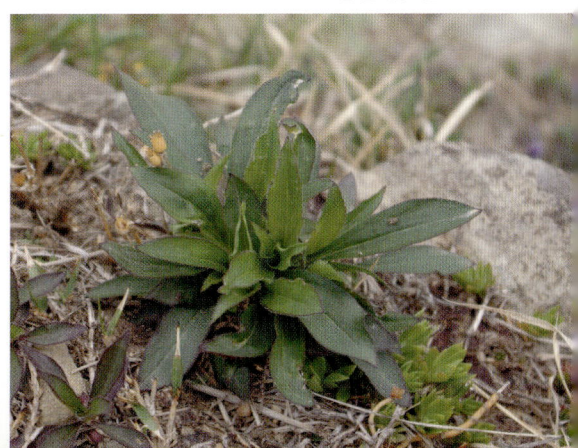

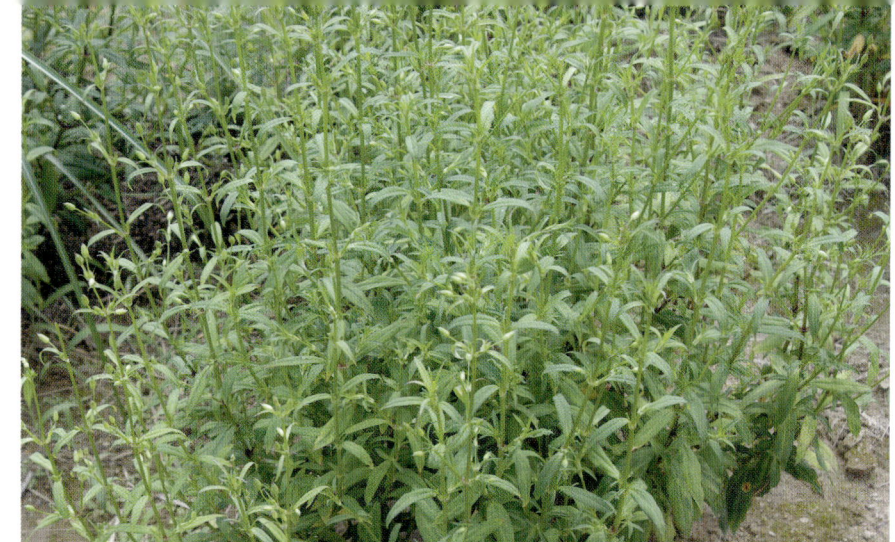

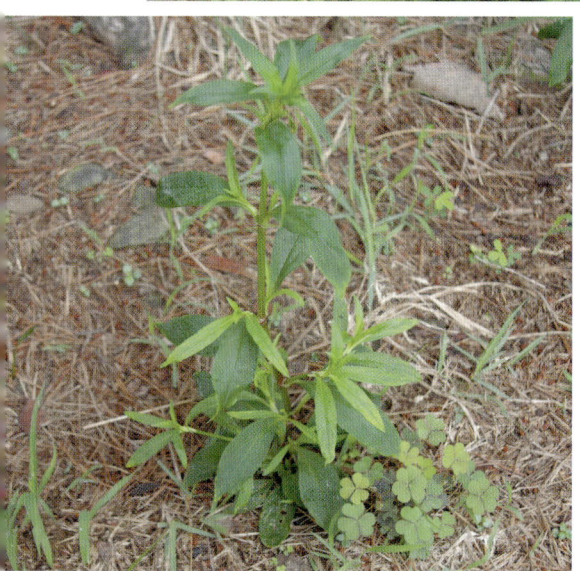

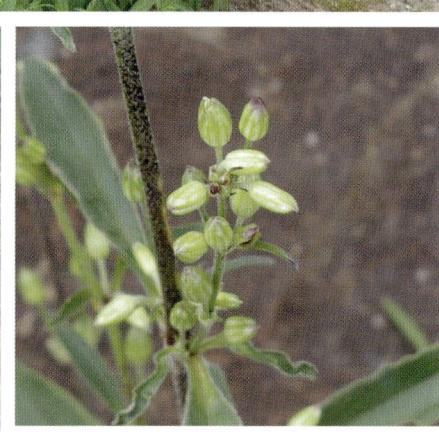

군락
———
전체 모습 | 열매
꽃봉오리 | 꽃과 열매

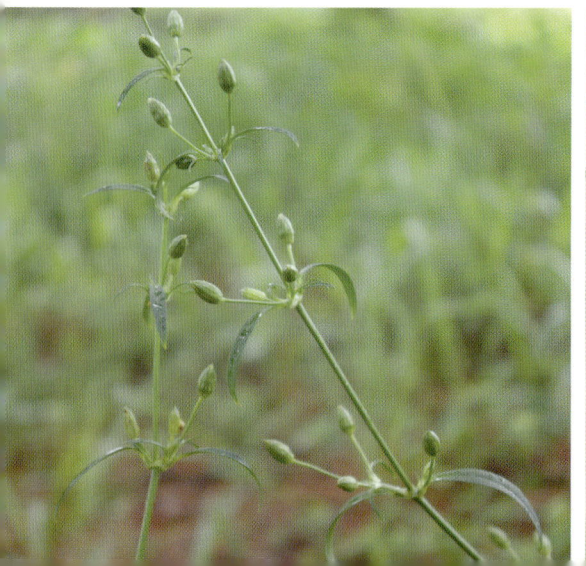

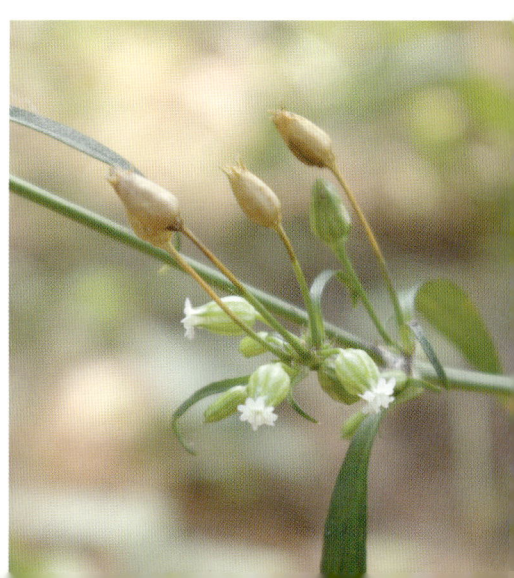

약용

한방에서 뿌리째 캔 줄기를 여루채(女婁菜), 씨앗을 왕불류행(王不留行)이라 한다. 피를 잘 통하게 하고, 피를 따듯하게 하며, 피를 멎게 하고, 생리를 고르게 하며, 열을 내리고, 독을 풀어주며, 통증을 멎게 하고, 비장을 튼튼히 하며, 소변이 잘 나오게 하는 효능이 있다.

중풍 환자나 노인 변비, 난산, 생리불순, 젖멍울, 임질, 코피, 큰 종기, 습진이나 아토피에 약으로 처방한다. 뿌리째 캔 줄기는 햇빛에 말려 사용한다.

민간요법		
중풍 환자나 노인 변비, 난산, 목이 붓고 아플 때, 중이염, 코피	▶	뿌리째 캔 줄기 10g에 물 700㎖를 붓고 달여 마신다.
생리불순, 산모가 젖이 안 나올 때, 습진이나 아토피, 요도에서 고름이 나올 때	▶	씨앗 6g에 물 400㎖를 붓고 달여 마신다.
젖멍울, 큰 종기, 치질	▶	뿌리째 캔 줄기를 생으로 찧어 바른다.

뿌리

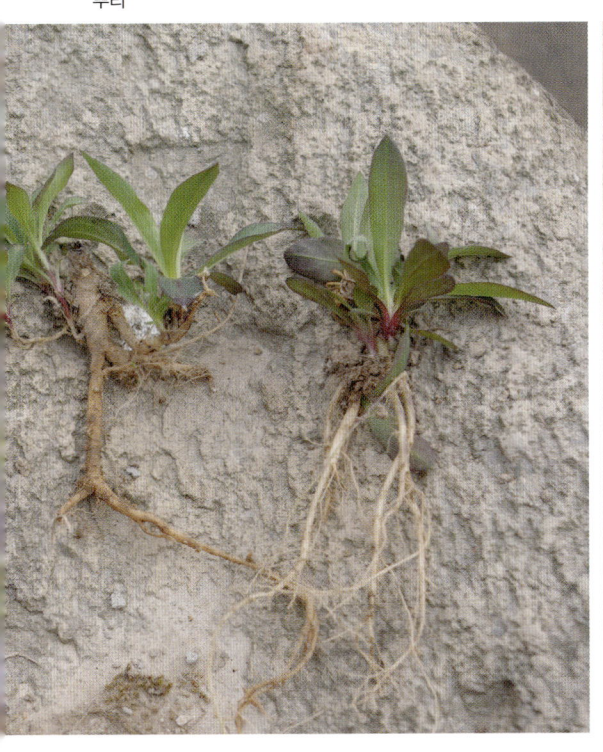
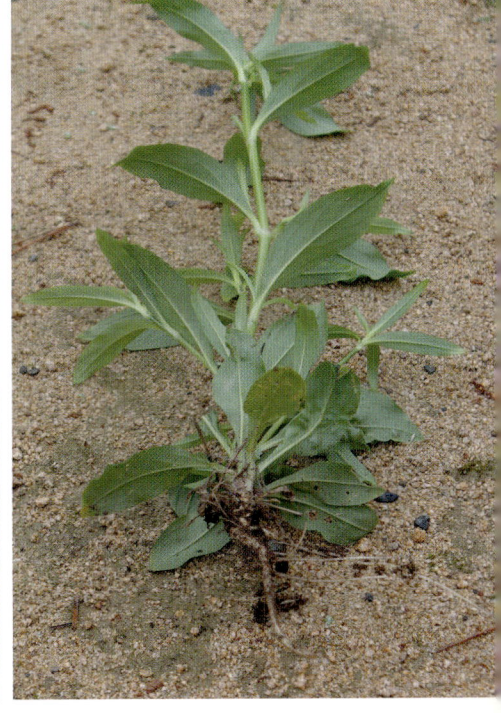

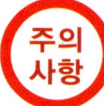 사포닌과 락토신을 함유한다.
봄에 어린 순을 데쳐서 나물로 먹는다. 조금 씁쓸한 맛이다.

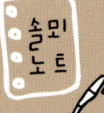
- 말냉이 씨앗, 털장구채와 오랑캐장구채의 줄기와 잎을 대신 사용하기도 한다.
- 생리혈을 나오게 하는 성질이 있으므로 산모는 먹지 않는다.

참나무 종류(떡갈나무, 신갈나무, 졸참나무, 상수리나무)와 참꽃나무는 멀리서 보았을 때 땅에 낙엽이 두툼하게 많이 쌓여 있고, 버섯이 많이 자란다. 또한 이런 곳에는 약이 되는 나무 종류가 잘 자라지 않고 약초도 없다.

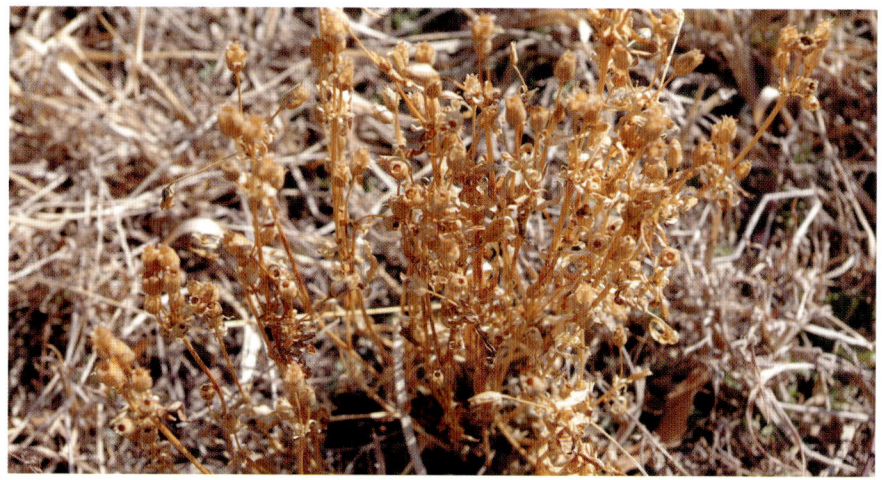
겨울 모습

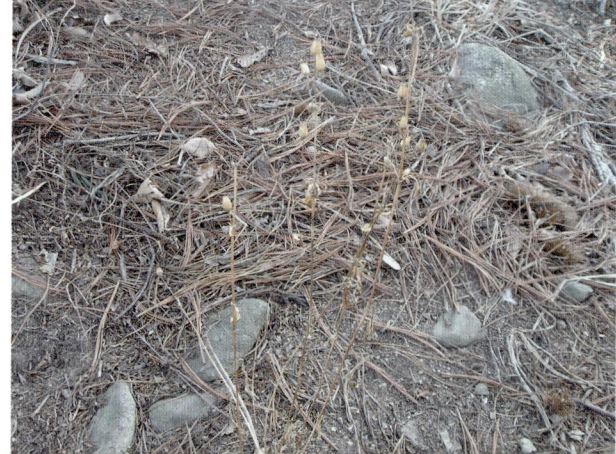

075 점나도나물

점나도나물 *Cerastium holosteoides* var. *hallaisanense* Mizushima
약 식

- 석죽과 두해살이풀
- 분포지 : 산과 들, 갈아엎은 밭
- 개화기 : 5~7월
- 결실기 : 8월
- 채취기 : 봄~여름(전체)

- **별　명** : 점도나물, 점나도, 권이(卷耳), 종지권이, 이채(耳菜), 파파(婆婆), 지갑채(指甲菜), 파파지갑채(婆婆指甲菜)
- **생약명** : 이채(耳菜)
- **유　래** : 산과 들에서 잎이 작은 혓바닥처럼 생긴 풀을 볼 수 있는데 점나도나물이다. 잎이 손톱만큼 조그맣지만(좀) '나도 나물' 이라고 한다 하여 좀나도나물이라 하다가 점나도나물이 되었다. 잎이 쫑긋한 동물의 귀(耳)처럼 생긴 나물(菜)이라 하여 이채라고도 부른다.

생태

높이 15~25㎝. 뿌리가 가늘고 길며, 수염처럼 무성하다. 뿌리껍질은 밝은 갈색이다. 줄기는 마치 땅 위에 눕듯이 옆으로 뻗는데, 붉은 자줏빛이고 하얀 솜털이 있다. 잎은 갸름한 타원형으로 마주나는데, 세로로 깊게 홈이 있고, 잔털이 있다. 꽃은 5~7월에 흰색으로 피는데, 줄기 끝에 여러 송이가 모여 달린다. 꽃잎은 5장으로 매우 작으며, 가늘고 길쭉한 타원형이다. 열매는 8월에 달걀모양으로 여무는데, 다 익으면 노란빛이 도는 갈색이다.

*유사종 _ 북점나도나물, 북선점나도나물, 털점나도나물

잎 앞뒤

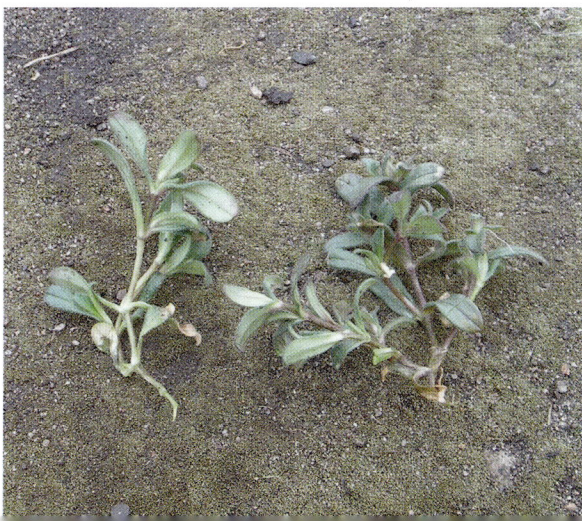

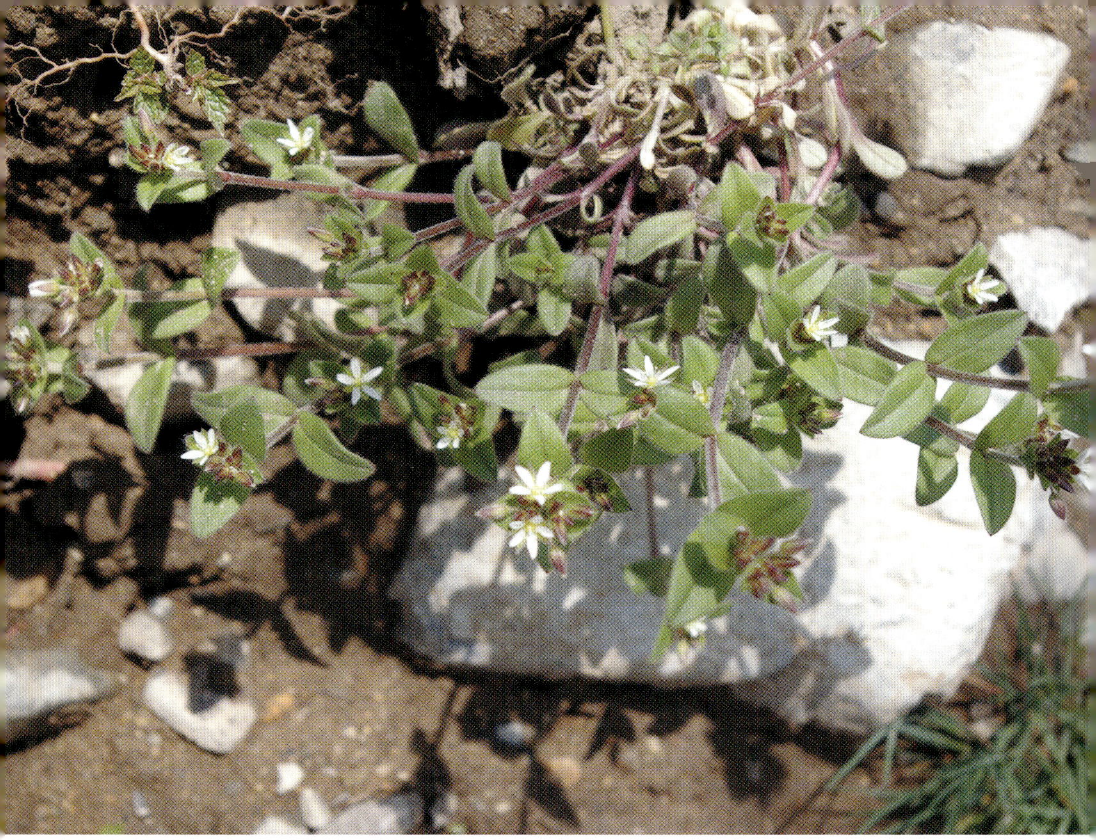

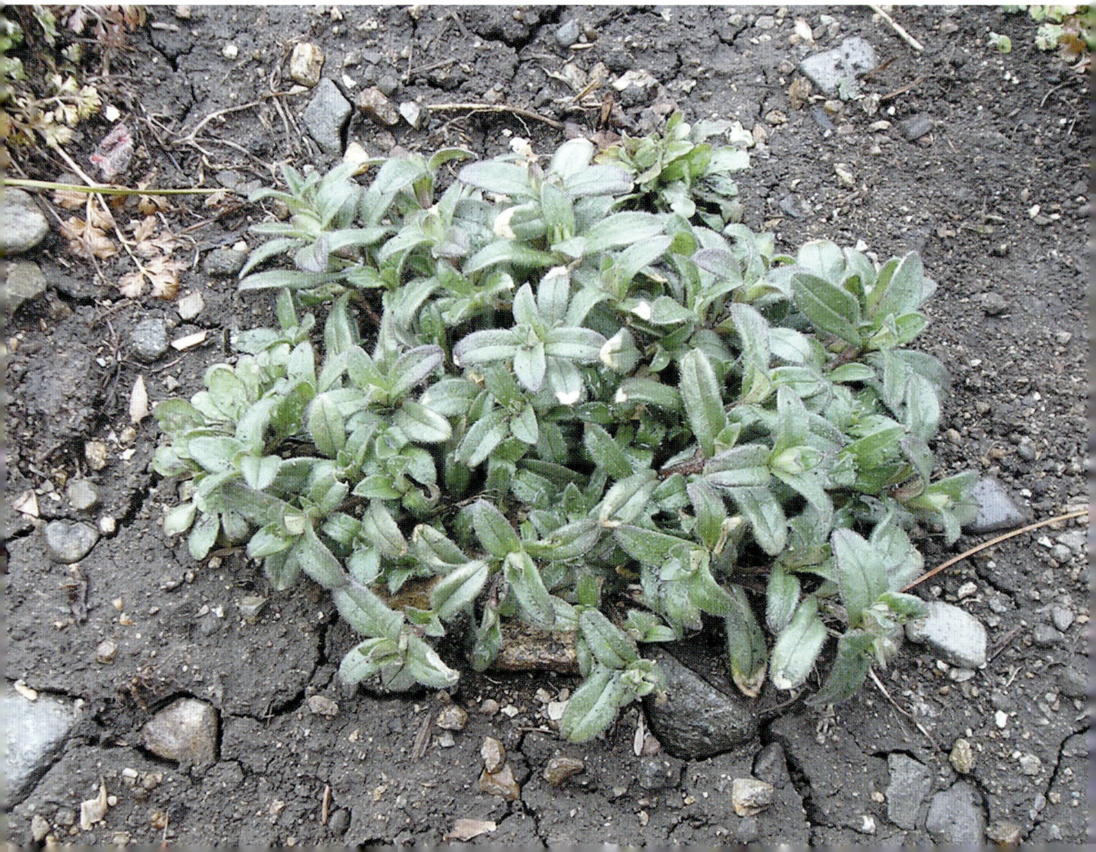

약용 한방에서 뿌리째 캔 줄기를 이채(耳菜)라 한다. 열을 내리고, 염증을 가라앉히는 효능이 있다.

젖멍울, 아이가 찬바람을 쐬어 기침이 심할 때, 신장이나 비장이 차고 몸에 열이 날 때, 열이 나고 가슴이 답답할 때 약으로 처방한다. 뿌리째 캔 줄기는 햇빛에 말려 사용한다.

민간요법 젖멍울, 아이가 찬바람을 쐬어 기침이 심할 때, 열나고 가슴이 답답할 때, 변비가 있고 소변이 잦을 때

➡ 뿌리째 캔 줄기 20g에 물 800㎖를 붓고 달여 마신다.

식용 당분의 일종인 크실로오스를 함유한다. 봄에 어린 순을 살짝 데쳐 나물로 먹거나 된장국을 끓여 먹는다. 감칠맛이 있다.

꽃 — 새순

줄기와 잎 | 뿌리

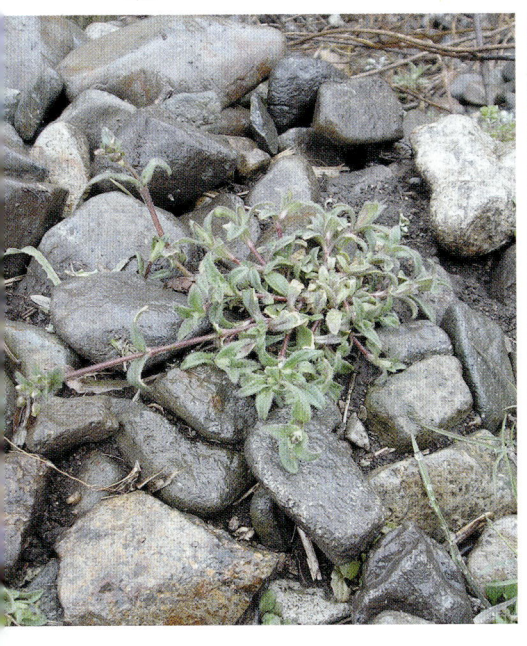
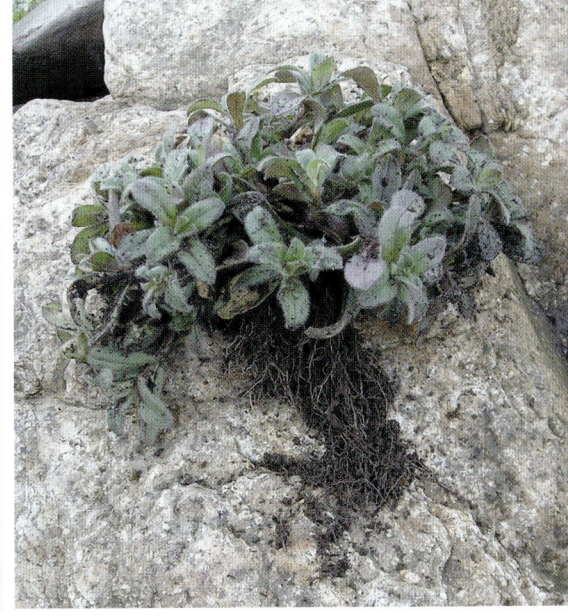

076

할미밀망

약 독

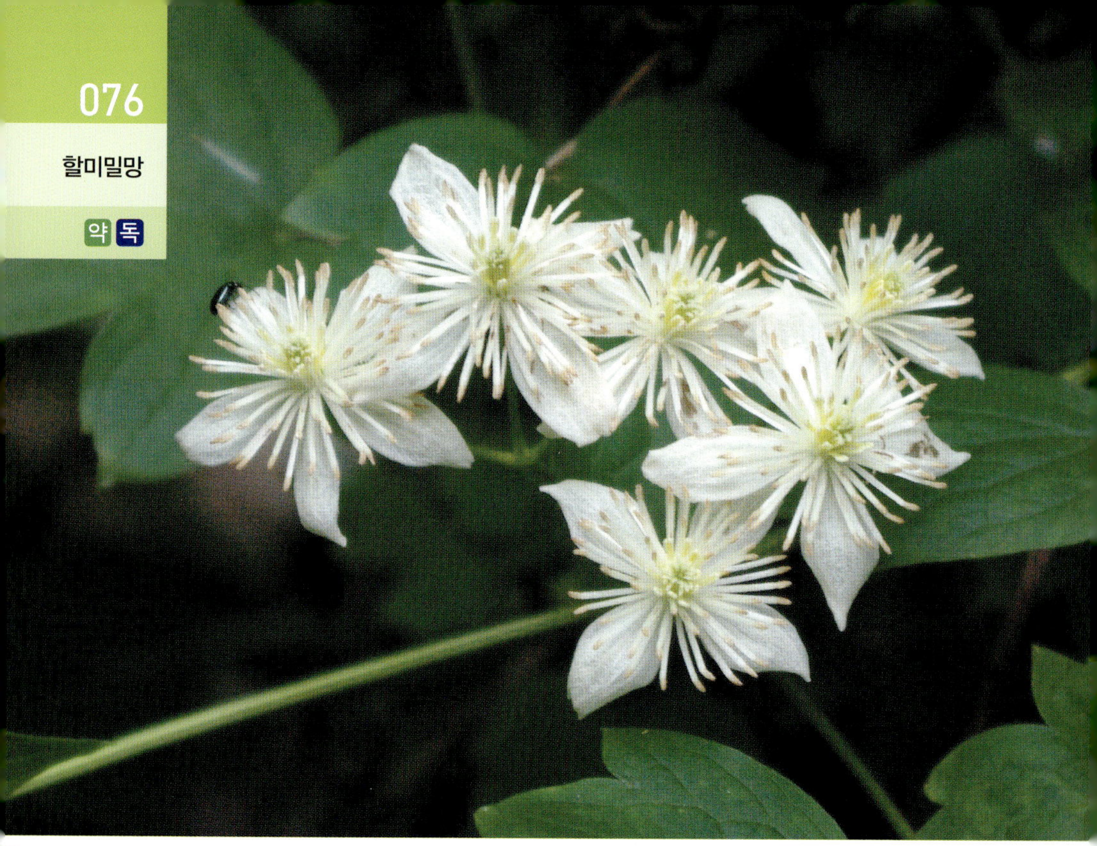

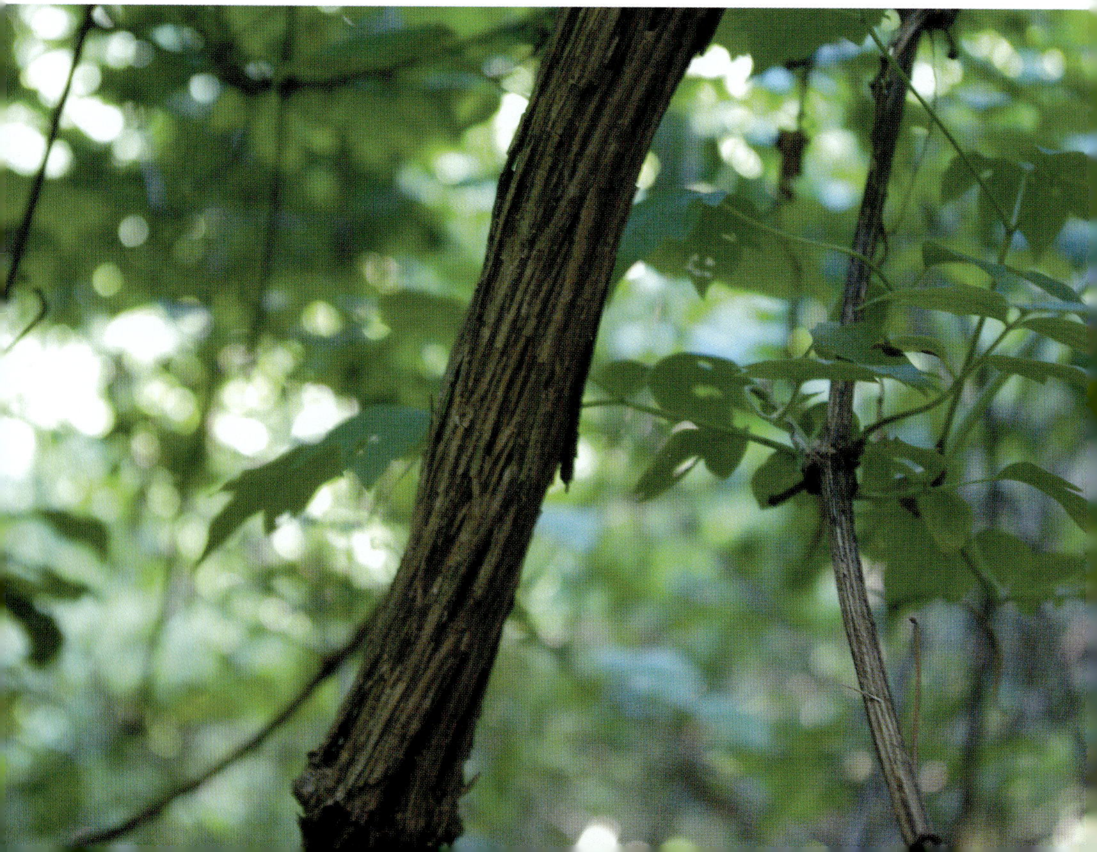

할미밀망 *Clematis trichotoma* Nakai
약 독

- 미나리아재비과 잎지는 덩굴나무
- 분포지 : 산 속 비탈진 곳이나 반그늘 숲가
- 개화기 : 6~8월
- 결실기 : 9~10월
- 채취기 : 가을(전체)

- **별　명** : 할미밀빵, 할미질빵, 큰잎질빵, 큰질빵풀, 셋꽃으아리
- **생약명** : 위령선(威靈仙)
- **유　래** : 산 속에서 사위질빵과 비슷하며 줄기가 질기고 튼튼한 덩굴나무를 볼 수 있는데 할미밀망이라 한다. 예쁜 사위에게는 짐을 덜 지게 하기 위해 줄기가 약한 사위질빵으로 질빵을 만들어주고, 할미(친정어머니)는 질긴 이 풀로 질빵을 만들어 짐을 많이 졌다 하여 할미질빵이라 부른다.

생태

길이 5m. 줄기는 굵고, 끝에 덩굴손이 있어 주변 나무를 감아 올라가며 자란다. 줄기껍질은 회색빛이 도는 갈색이다. 잎은 긴 잎자루에 마주나는데, 잎이 나온 자리마다 줄기가 약간씩 꺾여 있다. 잎모양은 넓고 평평하며, 3갈래로 깊게 갈라진다. 잎 가장자리에는 깊게 파인 톱니가 몇 개 있다. 꽃은 6~8월에 흰색으로 피는데, 긴 꽃대가 3갈래로 갈라져 꽃이 1송이씩 달린다. 꽃잎은 6장으로 갸름한 타원형이며, 긴 꽃술이 사방으로 벌어진다. 열매는 9~10월에 작은 달걀모양으로 여문다.

*유사종 _ 사위질빵, 위령선

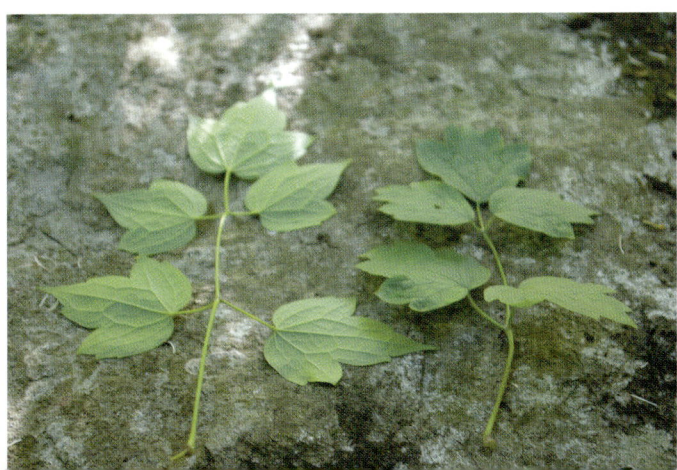

잎 앞뒤

꽃
줄기

약용 한방에서는 뿌리를 위령선(威靈仙)이라 한다. 풍과 통증을 없애고, 습한 기운을 몰아내며, 기와 혈을 잘 돌게 하고, 가래를 삭혀주는 효능이 있다.

풍, 허리와 다리가 차고 쑤실 때, 관절염, 기관지염이나 편도선염, 간염으로 황달이 왔을 때, 타박상에 약으로 처방한다. 뿌리를 햇빛에 말려 사용한다.

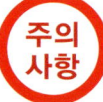

관절이 시리고 아플 때, 허리가 아플 때, 천식, 파상풍	말린 뿌리 10g에 물 약 400㎖를 붓고 달여 마신다.
허리나 다리에 힘이 없을 때	말린 뿌리 5g을 가루를 내어 꿀에 반죽하여 먹는다.
타박상, 신경통	뿌리를 생으로 찧어 바른다.

주의사항
- 으아리나 사위질빵 대신 사용한다.
- 미나리아재비과 식물은 독성이 있으며, 오래 먹으면 정기가 손상되므로 소량만 사용한다.
- 몸이 허약한 사람은 먹지 않는다.

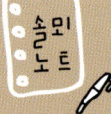

약초를 캐다보면 산 중턱의 능선과 능선 사이, 계곡과 계곡 사이를 옆으로 넘는 경우가 있는데, 대부분은 길이 없어 지나가기가 힘들다. 이렇게 옆으로 넘어갈 때는 짐승이 다니는 길을 따라 가는 것이 좋다. 또한 이렇게 옆으로 넘다보면 비탈진 곳이 많아 나뭇가지를 잡고 체중을 싣는 사람이 있는데, 나뭇가지가 썩은 경우도 많으므로 주의한다.

아욱

Malva verticillata Linne

약 식

- 아욱과 한해살이풀
- 개화기 : 6~7월
- 결실기 : 8~10월
- 분포지 : 길가나 밭 촉촉한 곳
- 채취기 : 봄(씨앗), 여름~가을(전체)

- **별　　명** : 아옥, 규(葵), 규채(葵菜), 노규(露葵), 규채자(葵菜子), 규자(葵子)
- **생약명** : 동규(冬葵), 동규근(冬葵根), 동규엽(冬葵葉), 동규자(冬葵子)
- **유　　래** : 밭에 잎이 둥글고 크며, 연보랏빛이 도는 손톱만한 흰색 꽃이 달리는 나물이 있는데 아욱이다. 잎 가장자리가 사랑니(아옥니)처럼 넓고 둥글둥글하다 하여 아옥이라 하다가 아욱이 되었다.

생태

높이 60~90㎝. 뿌리가 짧고 굵으며, 잔뿌리가 많다. 뿌리껍질은 매우 밝은 갈색이다. 줄기는 굵고 곧게 서며, 긴 성모(星毛, 여러 갈래로 갈라진 별모양 털)가 있고, 밑동에서부터 가지를 친다. 잎은 둥글고 어긋나며, 잎자루가 긴 것도 있고 짧은 것도 있다. 잎맥은 부챗살처럼 펼쳐지고, 잎 뒷면에는 세로 잎맥이 뚜렷하다. 잎 가장자리는 둥근 모양으로 갈라지며, 둥글고 잔 톱니가 있다. 꽃은 6~7월에 연보랏빛이 도는 흰색으로 피는데, 꽃이 아주 작고 꽃자루가 짧아서 잎 속에 숨어 있는 것처럼 보인다. 꽃잎은 5장으로 연보라색 줄무늬가 있으며, 꽃술이 뭉쳐 있다. 열매는 8~10월에 깨알처럼 여무는데, 다 익으면 회색빛이 도는 갈색이다.

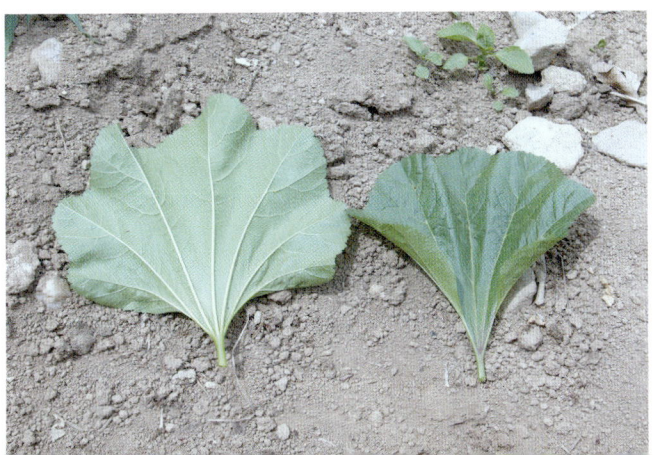

잎 앞뒤

약용

한방에서 뿌리째 캔 줄기를 동규(冬葵), 뿌리를 동규근(冬葵根), 잎을 동규엽(冬葵葉), 씨앗을 동규자(冬葵子)라 한다. 열을 내리고, 소변이 잘 나오게 하며, 장기능을 좋게 하고, 젖이 잘 나오게 하며, 통증을 가라앉히는 효능이 있다.

소변이 잘 안 나올 때, 장이 건조하여 변비일 때, 젖이 잘 안 나올 때, 젖멍울, 당뇨, 폐결핵, 몸이 허하여 기침을 할 때, 땀을 비 오듯 흘릴 때, 황달에 약으로 처방한다. 뿌리째 캔 줄기는 햇빛에 말리고, 씨앗은 볶아서 살짝 으깨어 사용한다.

민간요법

증상	처방
아토피나 습진, 소변이 시원치 않을 때	뿌리 25g에 물 700㎖를 붓고 달여 마신다.
소변에 피가 섞여 나올 때, 신장결석, 노인 변비, 비만, 임산부의 몸이 부었을 때, 젖이 잘 안 나올 때, 젖멍울, 한기와 열이 번갈아 올 때	씨앗 15g에 물 700㎖를 붓고 달여 마신다.
몸에 붉은 반점, 숙취 해소	뿌리째 캔 줄기로 생즙을 내어 마신다.

아욱 밭

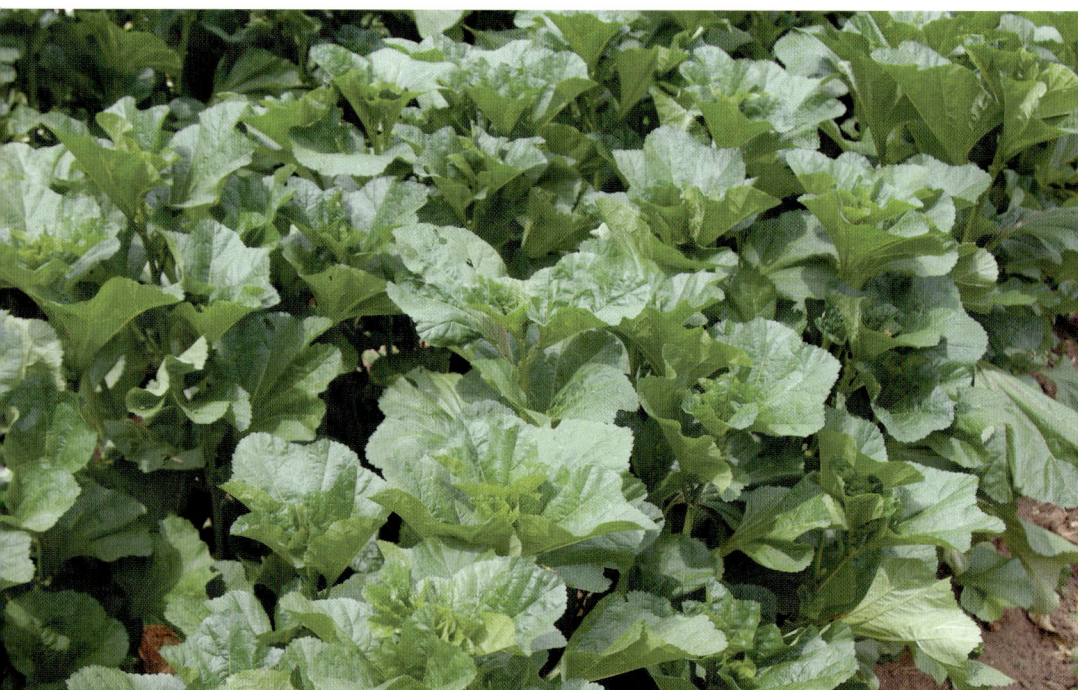

식용 비타민 A·B₁·B₂·C, 단백질, 칼슘, 철, 인, 칼륨, 아스파르트산, 레티놀, 니코틴산, 베타카로틴을 함유한다.

봄에 어린 순을 데쳐서 나물로 먹거나 쌈으로 먹으며, 된장국이나 죽을 끓여 먹기도 한다. 약간 미끈거리는 맛이 있다.

주의사항
- 씨앗은 가을에 파종하여 봄에 채취한 것을 쓴다.
- 서늘하고 몸에서 배출시키는 성질이 있으므로 비장이 약해서 설사하는 사람, 허약한 사람은 먹지 않는다. 해산달이 안 된 임산부는 먹지 않는다.

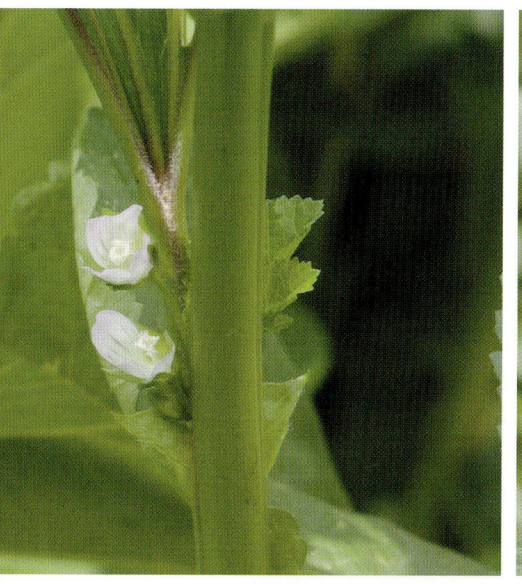
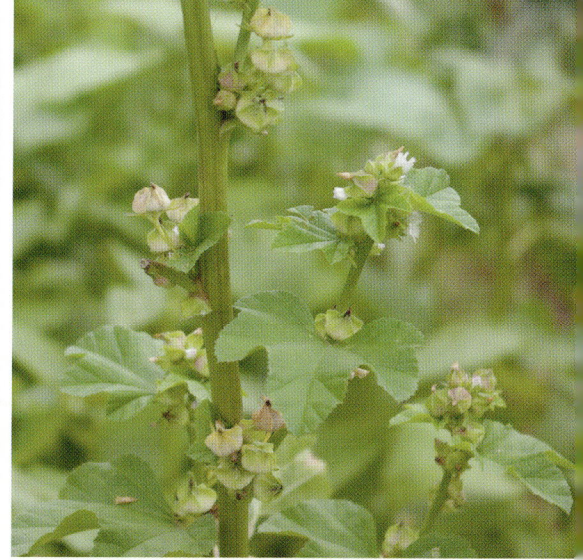

꽃 | 열매
뿌리

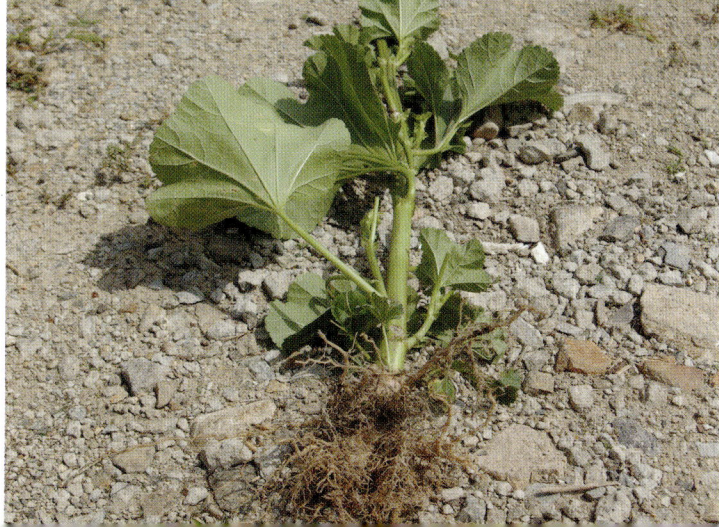

078 조뱅이

조뱅이 *Cephalonoplos segetum* (Bunge) Kitamura
약 식

■ 국화과 두해살이풀 ■ 분포지 : 들판 메마른 곳, 밭둑, 빈터
🌸 개화기 : 5~8월   🌱 결실기 : 9~10월   🍃 채취기 : 여름~가을(전체)

- **별 명** : 조방가새, 조바리, 자라귀, 묘계(猫薊), 야홍화(野紅花), 자계(刺薊), 자아채(刺兒菜), 자계채(刺薊菜), 청자계(靑刺薊)
- **생약명** : 소계(小薊)
- **유 래** : 봄에 들판에서 꽃은 엉겅퀴와 비슷하나 잎이 갸름하고 좁은 풀이 무리지어 자라는 것을 볼 수 있는데 조뱅이다. 엉겅퀴에 비해 잎이 좁고 송곳니(앙이) 같은 가시가 있어서 좁앙이라 하다가 조뱅이가 되었다. 작은(小) 가시가 달린 엉겅퀴(薊)라 하여 소계라고도 부른다.

생태

높이 25~50㎝. 뿌리가 굵고 옆으로 뻗으며, 잔뿌리가 무성하다. 뿌리 껍질은 밝은 갈색이다. 줄기는 곧고 길며, 갈색이다. 잎은 길쭉한 타원형으로 어긋나는데, 잎자루가 짧고, 잎 앞면이 평평하며, 잎 한가운데에 세로로 밝은 색 잎맥이 있다. 잎 가장자리에는 물결 같은 톱니가 불규칙하게 있으며, 톱니 끝에 희고 뾰족한 가시털이 있다. 꽃은 5~8월에 연보라색으로 피는데, 긴 꽃대가 여러 개 올라와 1송이씩 달린다. 꽃잎은 가늘고 길다. 열매는 9~10월에 여무는데, 다 익으면 흰 털이 달린 씨앗이 바람에 날려 번식한다.

＊유사종 _ 흰조뱅이

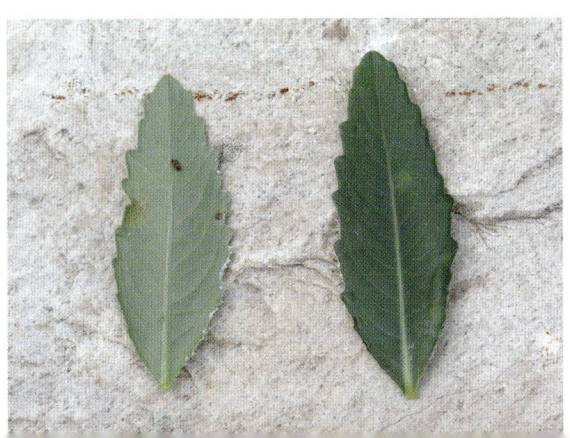

잎 앞뒤

약용 한방에서 뿌리째 캔 줄기를 소계(小薊)라 한다. 피를 맑게 하고, 피를 멎게 하며, 열을 내리고, 어혈을 풀어주며, 염증을 가라앉히고, 소변이 잘 나오게 하는 효능이 있다.

폐에 열이 있어 피를 토할 때, 코피, 소변이 붉게 나올 때, 대변에 피가 섞여 나올 때, 급성 간염, 베인 상처에서 피가 날 때, 종기에 독이 올랐을 때 약으로 처방한다. 뿌리째 캔 줄기는 햇빛에 말려 사용한다.

민간요법

증상	처방
급성 간염으로 인한 황달, 고혈압, 신우염, 풍기	뿌리째 캔 줄기 5g에 물 400㎖를 붓고 달여 마신다.
치질, 대변에 피가 섞여 나올 때, 자궁 출혈, 피를 토할 때, 소변이 붉게 나올 때	뿌리째 캔 줄기로 생즙을 내어 따듯하게 데워 마신다.
종기에 독이 올랐을 때	뿌리째 캐어 말린 줄기를 가루를 내어 바른다.
베인 상처에서 피가 날 때, 코피	뿌리째 캔 줄기를 생으로 찧어 바른다.

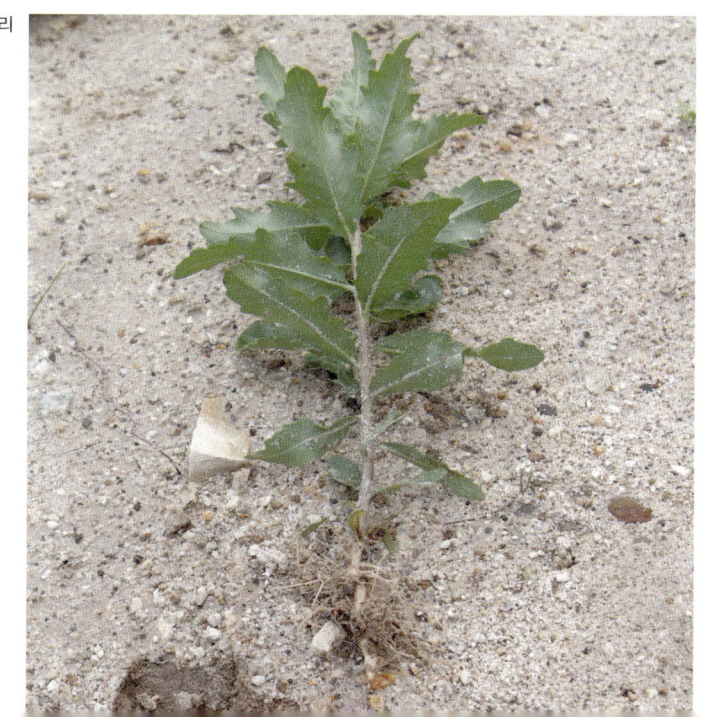

뿌리

식용 사포닌, 알칼로이드, 플라보노이드, 배당체, 타닌, 아미노산 등을 함유한다. 봄에 어린 순을 살짝 데쳐 나물로 먹는다. 약간 씁쌀한 맛이다.

주의사항
- 몸을 차게 하는 약재이므로 배가 찬 사람은 먹지 않는다.
- 대계인 엉겅퀴에 비해 어혈을 풀어주는 힘이 약하므로 상처가 부은 사람은 쓰지 않는다.

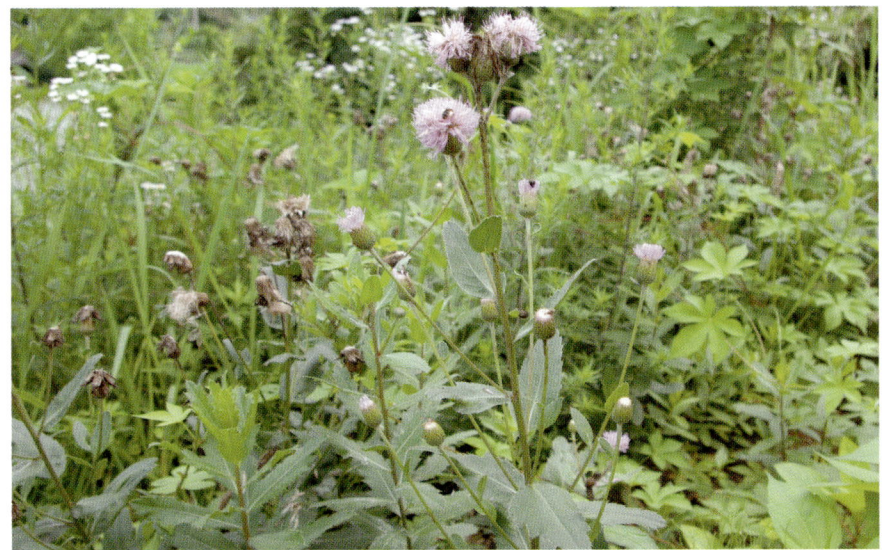

꽃과 열매

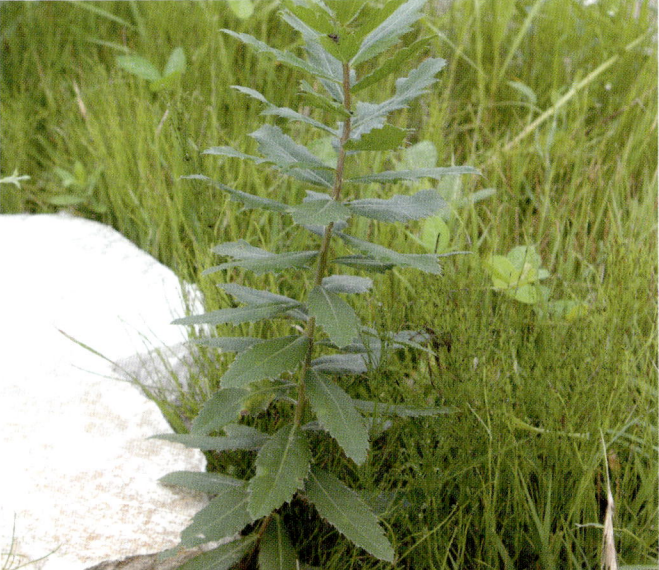

전체 모습

두메담배풀

Carpesium triste var. *mansburicum* Kitamura

약 식 독

- 국화과 여러해살이풀
- 개화기 : 7~9월
- 결실기 : 8~10월
- 분포지 : 깊은 산이나 들판의 반그늘 풀숲
- 채취기 : 봄(뿌리·뿌리잎), 가을(열매)

- 별 명 : 귀슬(鬼蝨)
- 생약명 : 천명정(天名精), 학슬(鶴蝨)
- 유 래 : 산 속에서 담배풀과 비슷하며, 잎이 작고 갸름한 풀을 볼 수 있는데 두메담배풀이다. 담배풀이란 열매가 담뱃대처럼 생긴 풀이라 하여 붙여진 이름인데, 담배풀 중에서도 두메산골에 나는 담배풀이라 하여 두메담배풀이라 부른다.

생태

높이 40~100㎝. 뿌리가 굵고 길며, 수염뿌리가 많다. 줄기는 곧고 길며, 하얀 잔털이 있다. 가지는 줄기 위쪽에서 조금 벌어진다. 잎은 타원형으로, 어릴 때 뿌리에 나는 잎은 크고 우글쭈글하며 사방에서 나와 벌어진다. 줄기에 나는 잎은 마주나고, 크기가 작으며 평평하다. 잎자루가 없고, 잎 가장자리는 밋밋하다. 꽃은 7~9월에 노란색으로 피는데, 가지나 줄기에서 나온 꽃자루 끝에 땅을 향해 달린다. 꽃잎은 가늘고, 짧은 원통형으로 뭉쳐 있다. 열매는 8~10월에 짧은 원통형으로 여무는데, 다 익으면 갈색이 되며 가늘고 긴 씨앗이 사방으로 벌어진다. 씨앗에 끈끈이가 있어 동물 털에 붙어 멀리 옮겨 가서 번식한다.

*유사종 _ 담배풀, 긴담배풀, 천일담배풀

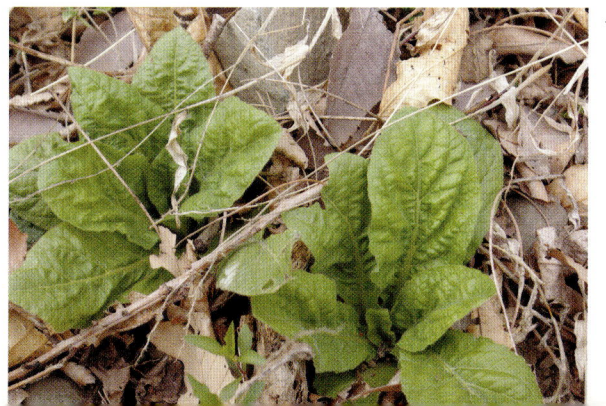

새순

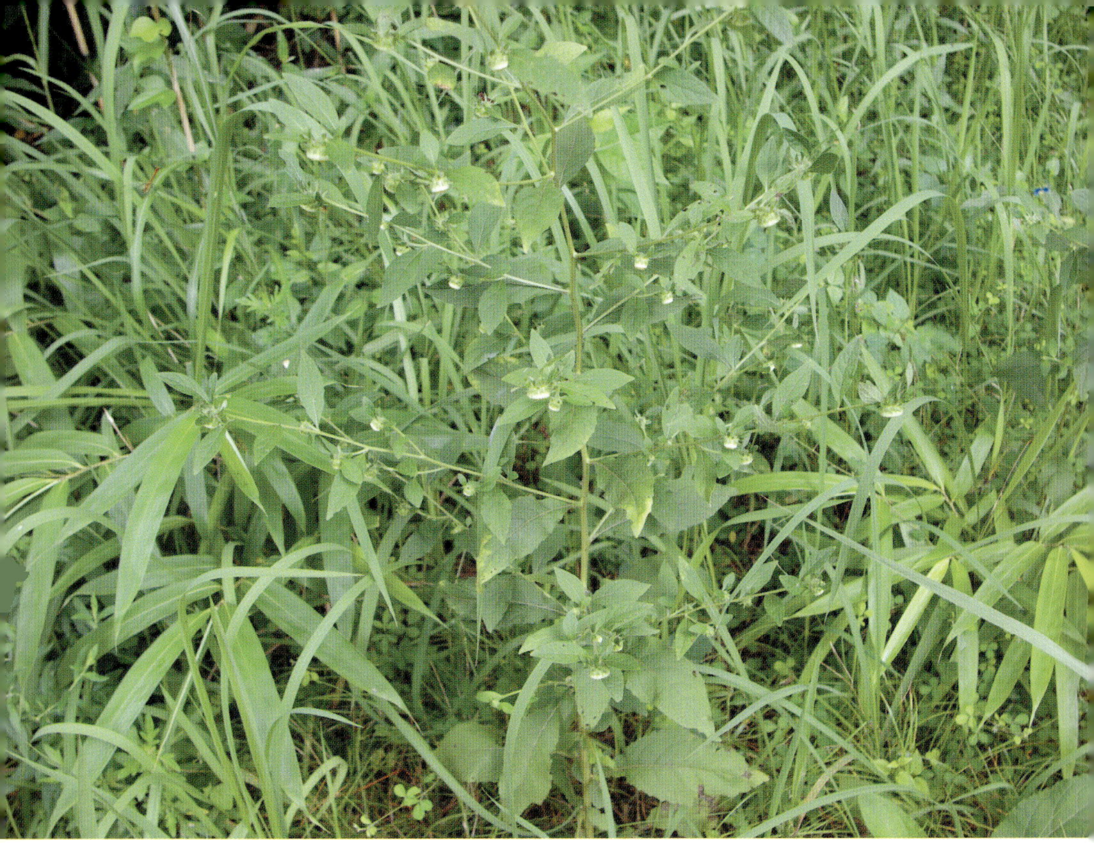

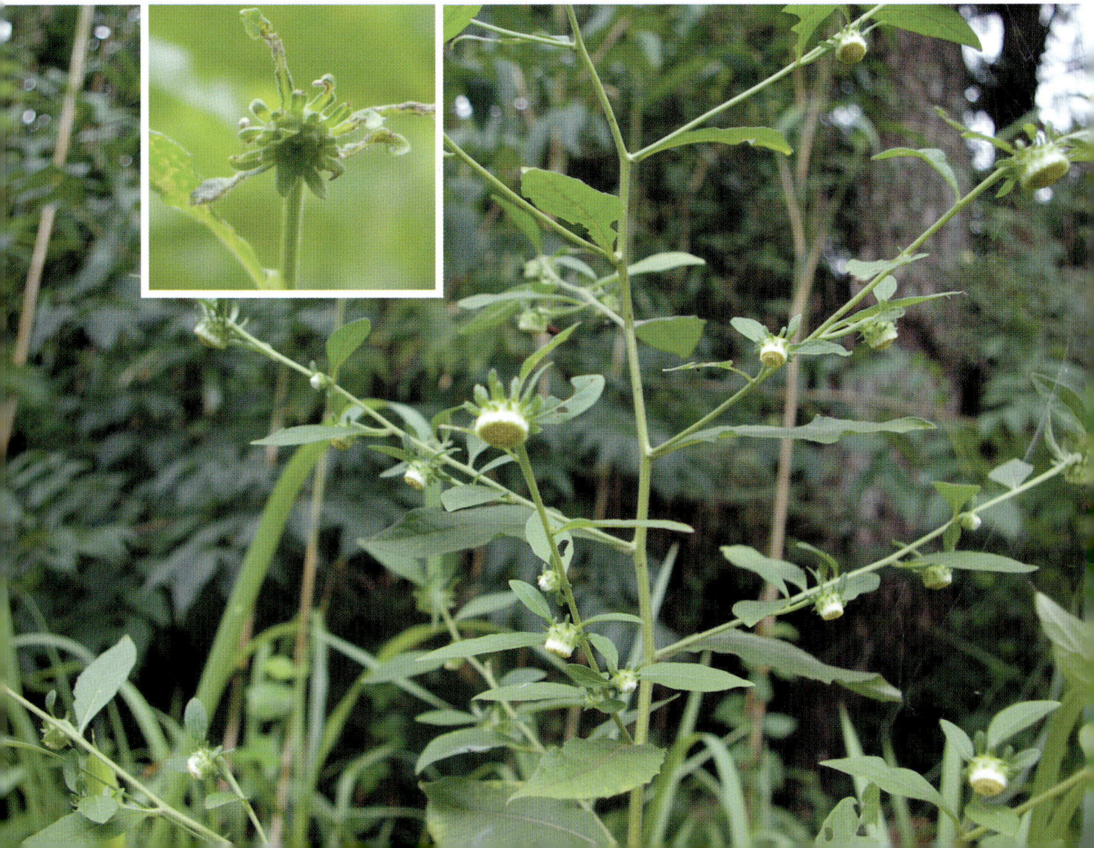

약용 한방에서 뿌리와 뿌리에서 나는 잎을 천명정(天名精), 열매를 학슬(鶴蝨)이라 한다. 열을 내리고, 나쁜 피를 없애주며, 풍을 몰아내고, 독을 풀어주며, 염증을 가라앉히고, 균을 죽이는 효능이 있다.

감기, 편도선염, 결핵성 림프선염, 장염, 종기, 치질에 약으로 처방한다. 뿌리와 뿌리잎은 햇빛에 말려 사용한다.

민간요법		
감기, 편도선이 붓고 아플 때, 결핵성 림프선염, 장염	→	뿌리와 뿌리잎 15g에 물 700ml를 붓고 달여 마신다.
치질, 종기가 곪았을 때	→	뿌리와 뿌리잎을 달인 물로 씻어낸다.
타박상	→	뿌리잎을 생으로 찧어 바른다.

식용 테르페노이드, 카르페시아락톤, 정유, 지방유를 함유한다.
약간 독성이 있으나 예전에는 어린 순을 삶아서 물에 푹 담가 우렸다가 나물로 먹거나 국을 끓여 먹었다.

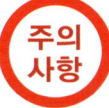
주의사항 • 약간 독성이 있는 약재이므로 정량만 사용한다.

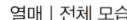
열매 | 전체 모습

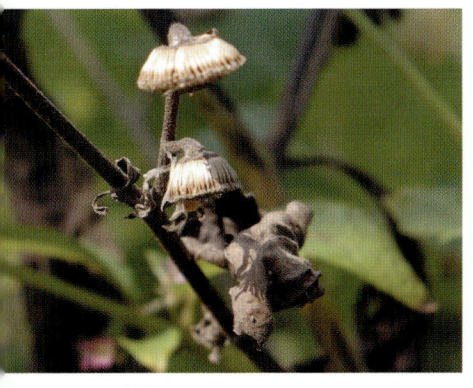
군락
꽃 | 꽃봉오리(작은 사진)

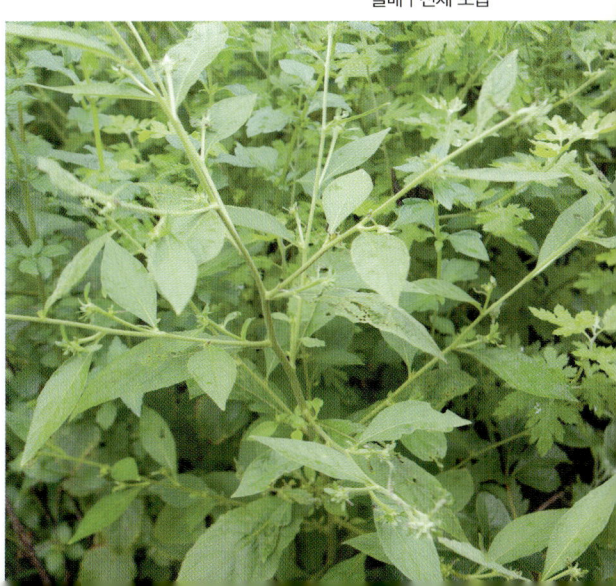

080 솜방망이

솜방망이 *Senecio integrifolius* var. *spathulatus*

약 식 독

- ■ 국화과 여러해살이풀
- ■ 분포지 : 산과 들 양지바르고 습한 곳, 논가
- 개화기 : 5~6월
- 결실기 : 6월
- 채취기 : 봄(전체)

- 별　명 : 두메솜방망이, 산방망이, 들솜쟁이, 풀솜나물, 연박폭포
- 생약명 : 구설초(狗舌草), 구설초근(狗舌草根)
- 유　래 : 산과 들에서 잎이 방망이처럼 생기고, 잎과 줄기에 흰 솜털이 뭉쳐 있는 풀이 무리지어 자라는 것을 볼 수 있는데 솜방망이다. 잎모양이 솜방망이처럼 생겨서 솜방망이라 부른다. 잎이 개 혀(狗舌)처럼 늘어진 풀(草)이라 하여 구설초라고도 한다.

생태

높이 20~65㎝. 뿌리가 곧고 길게 뭉쳐 나며, 잔뿌리가 있다. 뿌리껍질은 붉은빛이 도는 짙은 갈색이다. 줄기는 곧고 모나며, 하얀 솜털이 뭉친 것처럼 붙어 있다. 잎은 매우 길쭉한 타원형인데, 뿌리에 나는 잎은 조금 넓고 사방에서 나와 벌어지며, 긴 잎자루는 자주색이다. 줄기에 나는 잎은 좁고 작으며, 잎자루가 없다. 잎에는 하얀 솜털이 엉켜 있으며, 잎 가장자리에 잔 톱니가 있다. 꽃은 5~6월에 노란색으로 피는데, 줄기 끝에 짧은 꽃대가 여러 개 나와 꽃들이 뭉쳐 달린다. 꽃잎처럼 보이는 것이 꽃 1송이다. 열매는 6월에 매우 작은 원통형으로 여무는데, 다 익으면 씨앗에 털이 있어 바람에 날려 번식한다.

＊유사종 _ 산솜방망이

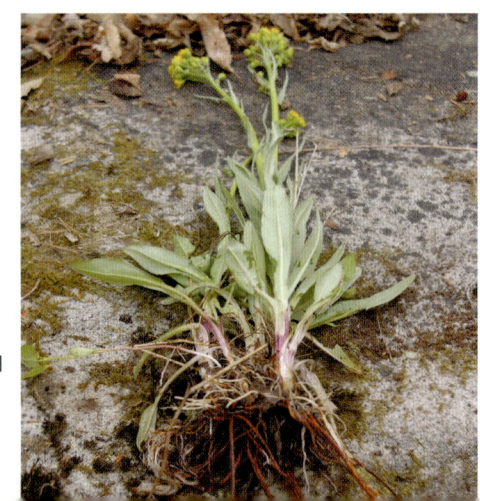

뿌리

약용 한방에서 잎과 줄기를 구설초(狗舌草), 뿌리를 구설초근(狗舌草根)이라 한다. 열을 내리고, 피를 잘 돌게 하며, 독을 풀어주고, 염증을 가라앉히며, 균을 죽이고, 소변이 잘 나오게 하는 효능이 있다.

열감기, 기관지염, 기침과 가래가 심할 때, 신장염, 소변을 보기 힘들 때, 입 안이 헐었을 때, 타박상에 약으로 처방한다. 뿌리째 캔 줄기는 햇빛에 말려 사용한다.

민간요법	
백혈병, 열나고 기침할 때, 목이 붓고 아플 때, 감기에 걸려 땀을 내야 할 때, 폐결핵, 얼굴이 누렇게 떴을 때, 림프선에 멍울이 생겼을 때, 신장염, 소변을 보기 힘들 때, 심한 편두통	뿌리째 캔 줄기 20g에 물 800㎖를 붓고 달여 마신다.
입 안이 헐었을 때, 타박상	뿌리째 캔 줄기를 달인 물로 씻어낸다.

식용 사포닌, 플라티필린, 세네시오, 오토세닌을 함유한다.

약간 독성이 있으나 예전에는 어린잎을 데쳐서 물에 푹 담가 우렸다가 나물로 먹기도 하였다.

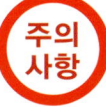
• 약간 독성이 있는 약재로 오래 먹으면 간에 무리를 주므로 정량만 사용한다.

군락 | 꽃

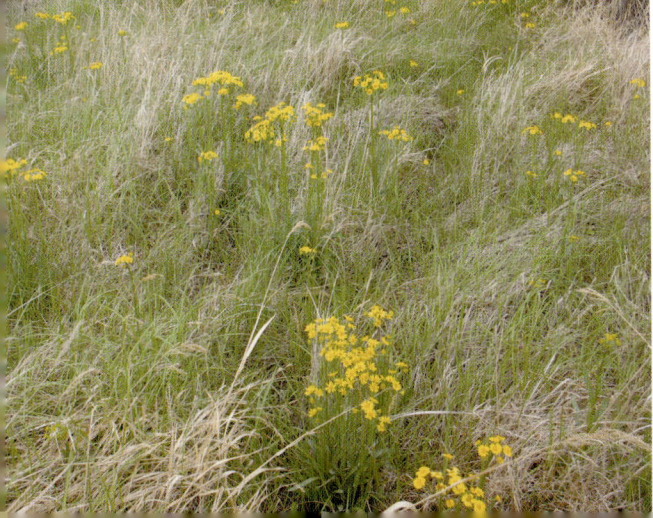
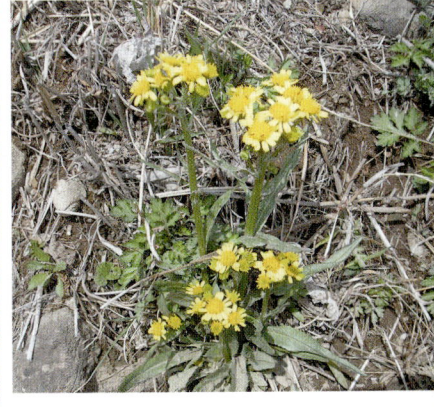

081

쑥부쟁이

약 식

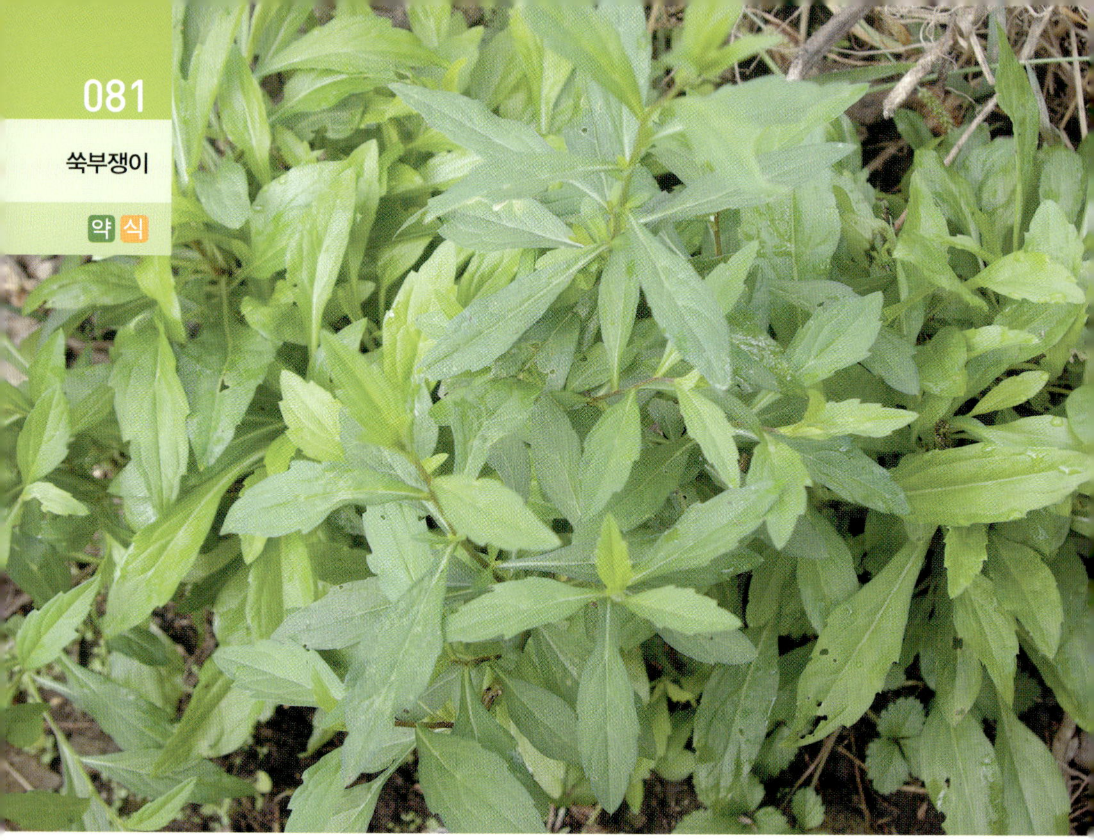

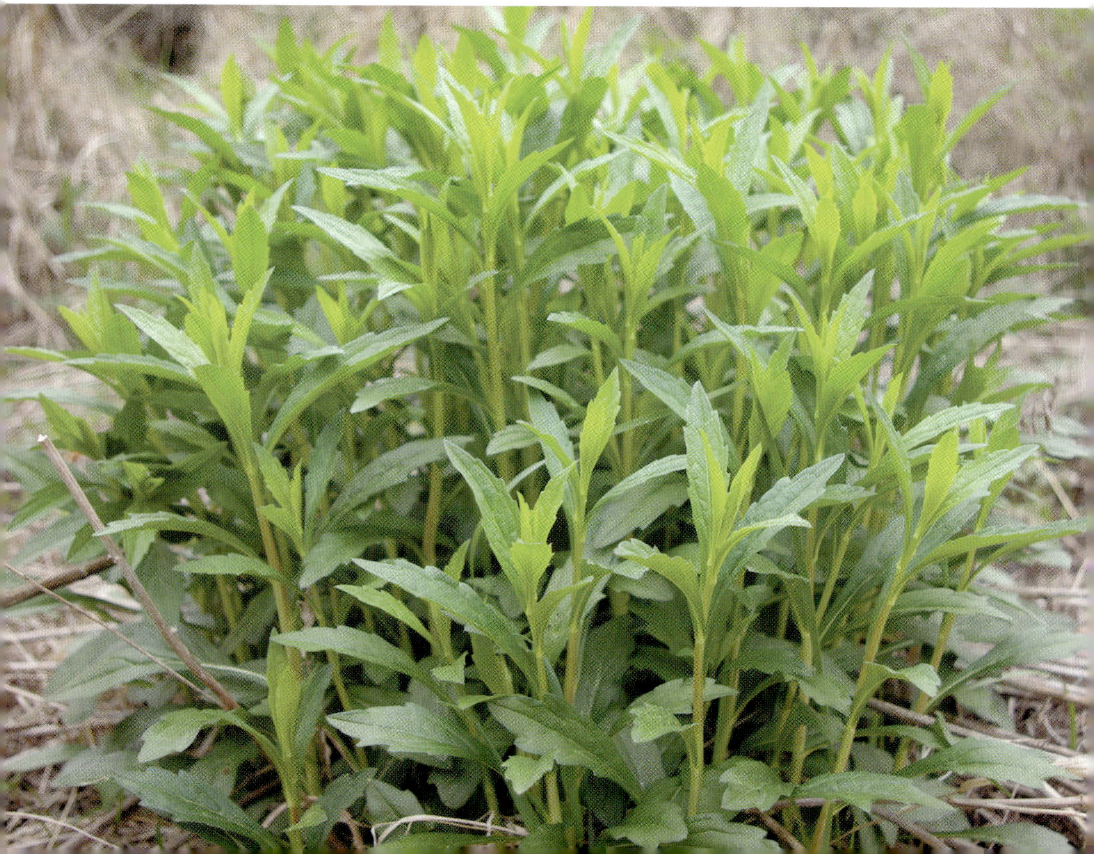

쑥부쟁이

Aster yomena (Kitam.) Honda

약 식

- ■ 국화과 여러해살이풀
- ■ 분포지 : 산과 들 양지바른 습지
- 개화기 : 7~10월
- 결실기 : 10~11월
- 채취기 : 여름~가을(전체)

- **별 명** : 가새쑥부쟁이, 왜쑥부쟁이, 계아장(鷄兒腸), 계장초(鷄腸草), 권연초(卷煙草), 마란(馬蘭), 마란두(馬蘭頭), 삼맥엽마란(三脈葉馬蘭), 백마란(白馬蘭), 백화천리광(白花千里光), 산마국(山馬菊), 소설화(小雪花), 소식화(消食花), 상년청(常年靑), 야백국(野白菊), 자채(紫菜), 팔월백(八月白), 팔월상(八月霜), 백승마(白升麻), 홍관약(紅管藥)
- **생약명** : 산백국(山白菊)
- **유 래** : 여름에 산과 들 습한 곳에서 잎이 길고 톱니가 간혹 있는 연보라색 들국화가 무리지어 자라는 것을 볼 수 있는데 쑥부쟁이다. 말린 쑥처럼 부싯깃으로 쓰는 풀이라 하여 쑥부시쟁이라 하다가 쑥부쟁이가 되었다.

생태

높이 30~100㎝. 뿌리가 가늘고 길게 뭉쳐 나고, 약간 비스듬히 뻗으며, 잔뿌리가 많다. 뿌리껍질은 어두운 갈색이다. 줄기는 곧고 길게 무더기로 올라오는데, 어릴 때는 붉은 갈색이다. 잎은 길쭉한 타원형으로 어긋나는데, 잎자루가 없고, 잎 가장자리에 드물게 톱니가 있다. 꽃은 7~10월에 연한 자주색으로 피는데, 줄기와 가지 끝에 1송이씩 달린다. 꽃잎처럼 보이는 것은 씨를 못 맺는 가짜 꽃 1송이이고, 꽃술처럼 보이는 것이 씨를 맺는 꽃 1송이다. 열매는 10~11월에 아주 작은 달걀모양으로 여문다. 열매가 다 익으면 갈색이며, 짧은 솜털이 달린 씨앗들이 바람에 날려 번식한다.

＊유사종 _ 까실쑥부쟁이, 개쑥부쟁이

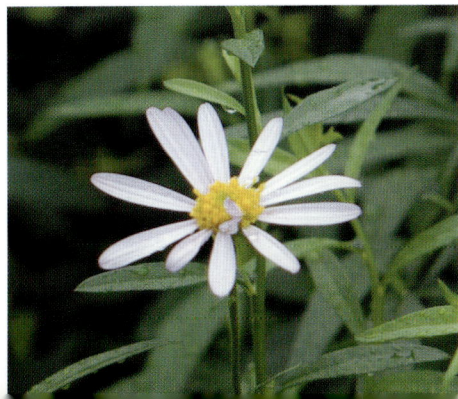

● 전체 모습   꽃

약용 한방에서 뿌리째 캔 줄기를 산백국(山白菊)이라 한다. 몸을 보하고, 풍을 몰아내며, 열을 내리고, 독을 풀어주며, 소변이 잘 나오고, 염증을 가라앉히며, 균을 죽이는 효능이 있다.

열감기, 기관지염, 편도선이 부었을 때, 벌에 쏘이거나 뱀에 물렸을 때 약으로 처방한다. 뿌리째 캔 줄기는 햇빛에 말려 사용한다.

민간요법

열감기, 심한 기침과 가래, 노인이 기침을 자주 할 때, 천식, 편도선이 붓고 아플 때, 코피, 젖멍울	뿌리째 캔 줄기 12g에 물 800㎖를 붓고 진하게 달여 마신다.
벌에 쏘이거나 뱀에 물렸을 때, 종기	뿌리로 생즙을 내어 마시고 상처에도 바른다.

식용 사포닌, 탄수화물, 타닌, 단백질, 아미노산, 플라보노이드를 함유한다. 봄에 어린 순을 데쳐서 나물로 먹는데 향긋하다.

뿌리 | 잎 앞뒤

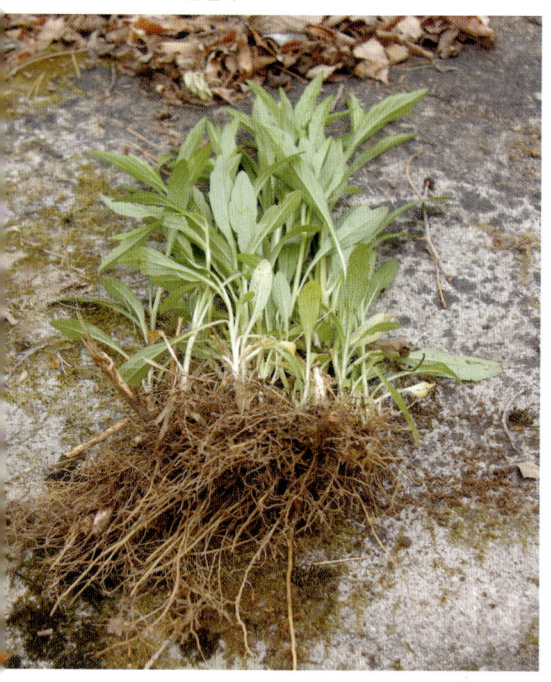
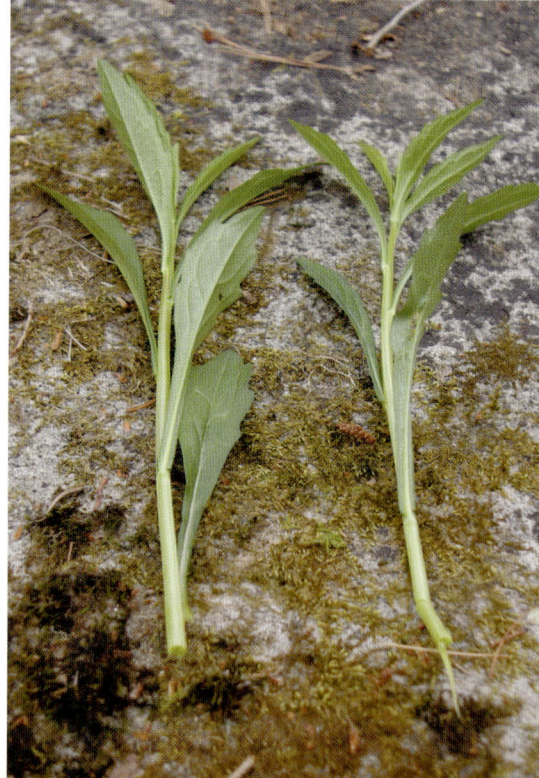

까실쑥부쟁이

Aster ageratoides Turcz.

약 식

082 까실쑥부쟁이 약 식

- ■ 국화과 여러해살이풀
- ■ 분포지 : 산과 들 양지바른 곳이나 숲속 그늘
- 개화기 : 8~10월
- 결실기 : 11월
- 채취기 : 여름~가을(전체)

- 별　　명 : 산쑥부쟁이, 껄큼취, 곰의수해, 연색삼맥엽마란(軟色三脈葉馬蘭)
- 생약명 : 산백국(山白菊)
- 유　　래 : 산과 들 나무숲 그늘 밑에서 가지 끝에 꽃들이 뭉쳐 피는 쑥부쟁이가 무리지어 자라는 것을 볼 수 있는데 까실쑥부쟁이다. 잎에 있는 톱니가 거칠어 까실까실한 쑥부쟁이라 하여 까실쑥부쟁이라 부른다.

생태

높이 1m. 뿌리가 가늘고 무성하게 사방으로 뒤엉켜 나오며, 잔뿌리가 많다. 뿌리껍질은 어두운 갈색이다. 줄기는 이른 봄에 풀 중에서 가장 먼저 나오며, 길게 무더기로 올라오고 가지는 많이 치지 않는다. 잎은 어긋나는데, 쑥부쟁이 잎이 좁고 긴 것과 달리 넓고 긴 타원형이다. 잎자루가 없고, 어린잎에는 잔털이 많다. 잎 가장자리에는 크고 날카로운 톱니가 있다. 꽃은 8~10월에 아주 연한 보라색으로 뭉쳐 피는데, 줄기나 가지 끝에 짧은 꽃대가 올라와 여러 가지를 치고, 끝에 꽃들이 많이 달린다. 꽃잎처럼 보이는 것은 씨를 못 맺는 가짜 꽃 1송이이고, 꽃술처럼 보이는 것이 씨를 맺는 꽃 1송이다. 전체 모습이 쑥부쟁이 꽃보다 촘촘하고 작다. 열매는 11월에 매우 작은 달걀모양으로 여문다. 열매가 다 익으면 갈색이며, 짧은 솜털이 달린 씨앗들이 바람에 날려 번식한다.

새순 | 잎 앞뒤

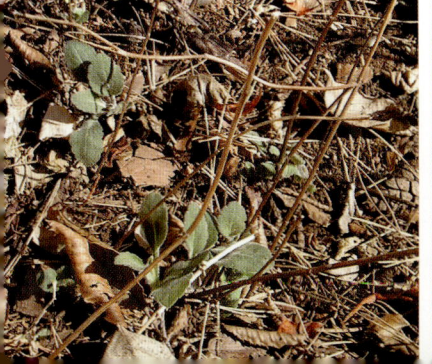
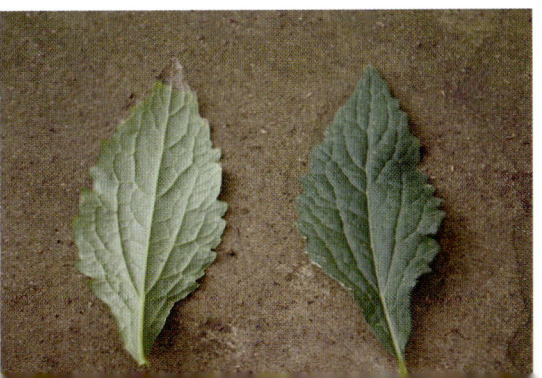

약용 한방에서 뿌리째 캔 줄기를 산백국(山白菊)이라 한다. 약효와 사용방법은 쑥부쟁이와 같다.

식용 사포닌, 타닌, 아미노산, 플라보노이드를 함유한다. 봄에 어린 순을 데쳐서 나물로 먹는데 향긋하다.

전체 모습 | 꽃
뿌리 | 꽃봉오리

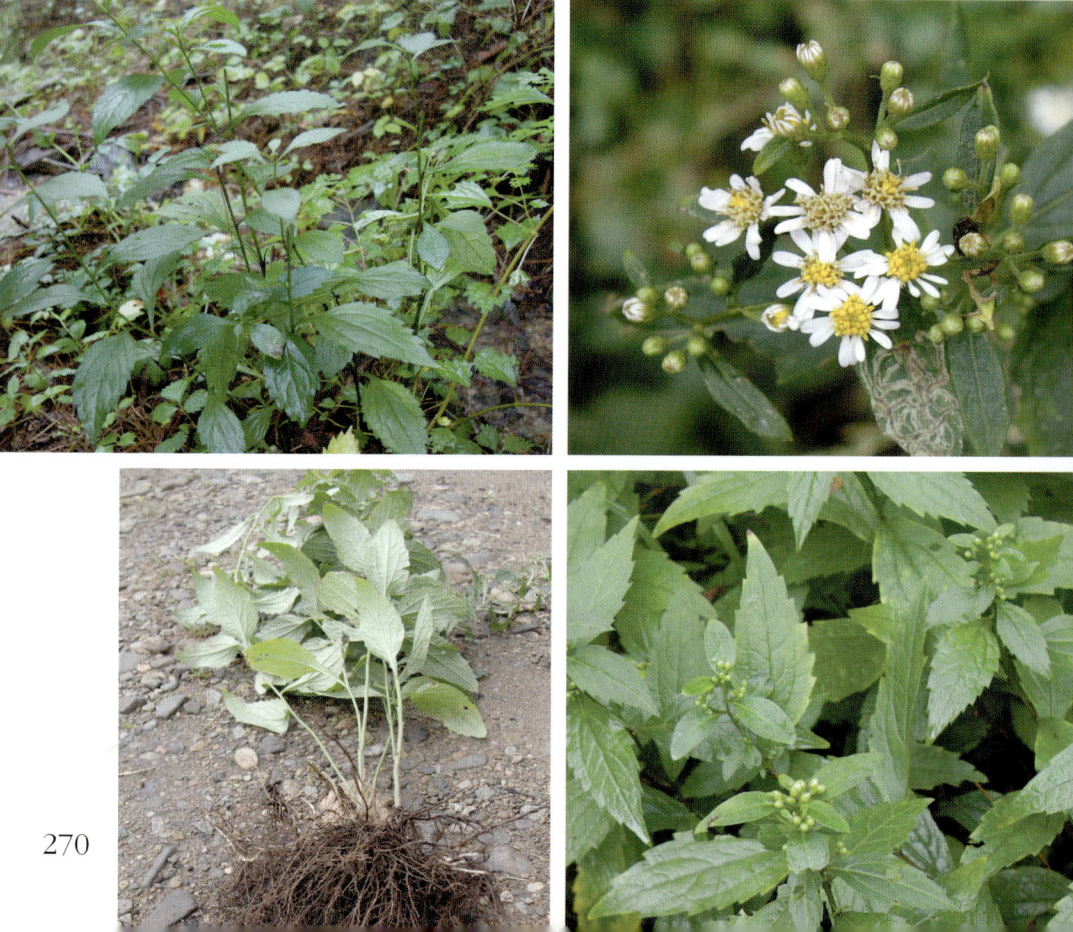

개쑥부쟁이

Aster meyendorfii (Regel & Maack) Voss

약 식

083 개쑥부쟁이 약 식

- ■ 국화과 여러해살이풀
- ■ 분포지 : 산과 들 양지바르고 메마르거나 척박한 곳
- 개화기 : 7~8월
- 결실기 : 9~10월
- 채취기 : 여름~가을(전체)

- 별 명 : 큰털쑥부장이, 구계쑥부장이
- 생약명 : 조선자원(朝鮮紫苑)
- 유 래 : 산과 들 메마른 땅에서 곁가지를 많이 치고, 꽃이 사방으로 달리는 작은 쑥부쟁이를 흔히 볼 수 있는데 개쑥부쟁이다. 쑥부쟁이보다 키가 작고, 개처럼 아무데서나 흔히 보인다 하여 개쑥부쟁이라 부른다.

생태 높이 35~50㎝. 뿌리가 굵고 길게 사방으로 뻗으며, 뿌리껍질이 밝은 갈색이다. 줄기는 곧게 무더기로 올라오며, 줄기 밑동이 밝은 갈색이다. 가지가 많이 벌어지고, 잔털이 있다. 잎은 어긋나는데, 밑동에 나는 잎은 타원형으로 거친 잔털이 있고, 잎 가장자리에 큰 톱니가 있다. 위쪽에 나는 잎은 작고 갸름하며, 잎 가장자리가 밋밋하다. 꽃은 7~8월에 보라색으로 피는데, 가지마다 꽃자루가 올라와 여러 송이가 소담스럽게 달린다. 꽃잎처럼 보이는 것은 씨를 못 맺는 가짜 꽃 1송이이고, 꽃술처럼 보이는 것이 씨를 맺는 진짜 꽃 1송이다. 열매는 9~10월에 매우 작은 달걀모양으로 여문다. 열매가 다 익으면 갈색이며, 짧은 솜털이 달린 씨앗들이 바람에 날려 번식한다.

새순 | 잎 앞뒤

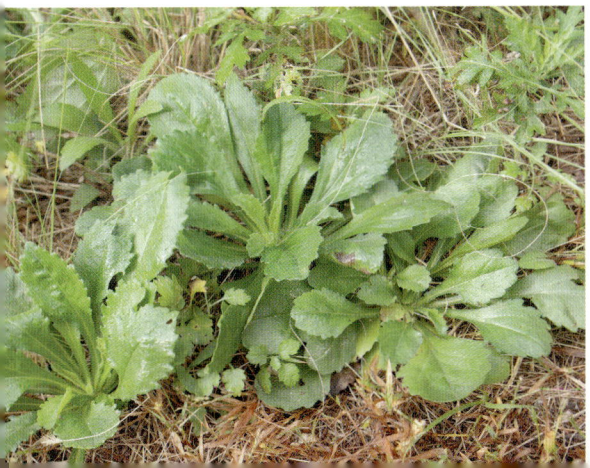
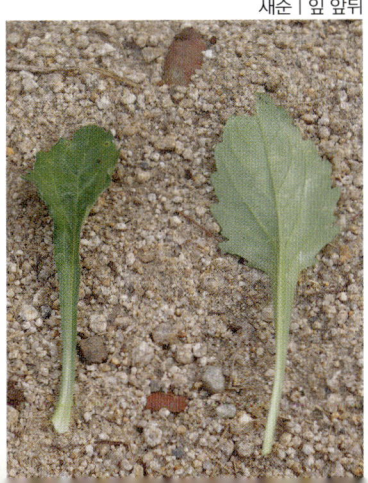

약용 한방에서 뿌리째 캔 줄기를 조선자원(朝鮮紫苑)이라 한다. 약효와 사용방법은 쑥부쟁이와 같다.

식용 사포닌, 타닌을 함유한다. 봄에 어린 순을 데쳐서 나물로 먹는데 향긋하다.

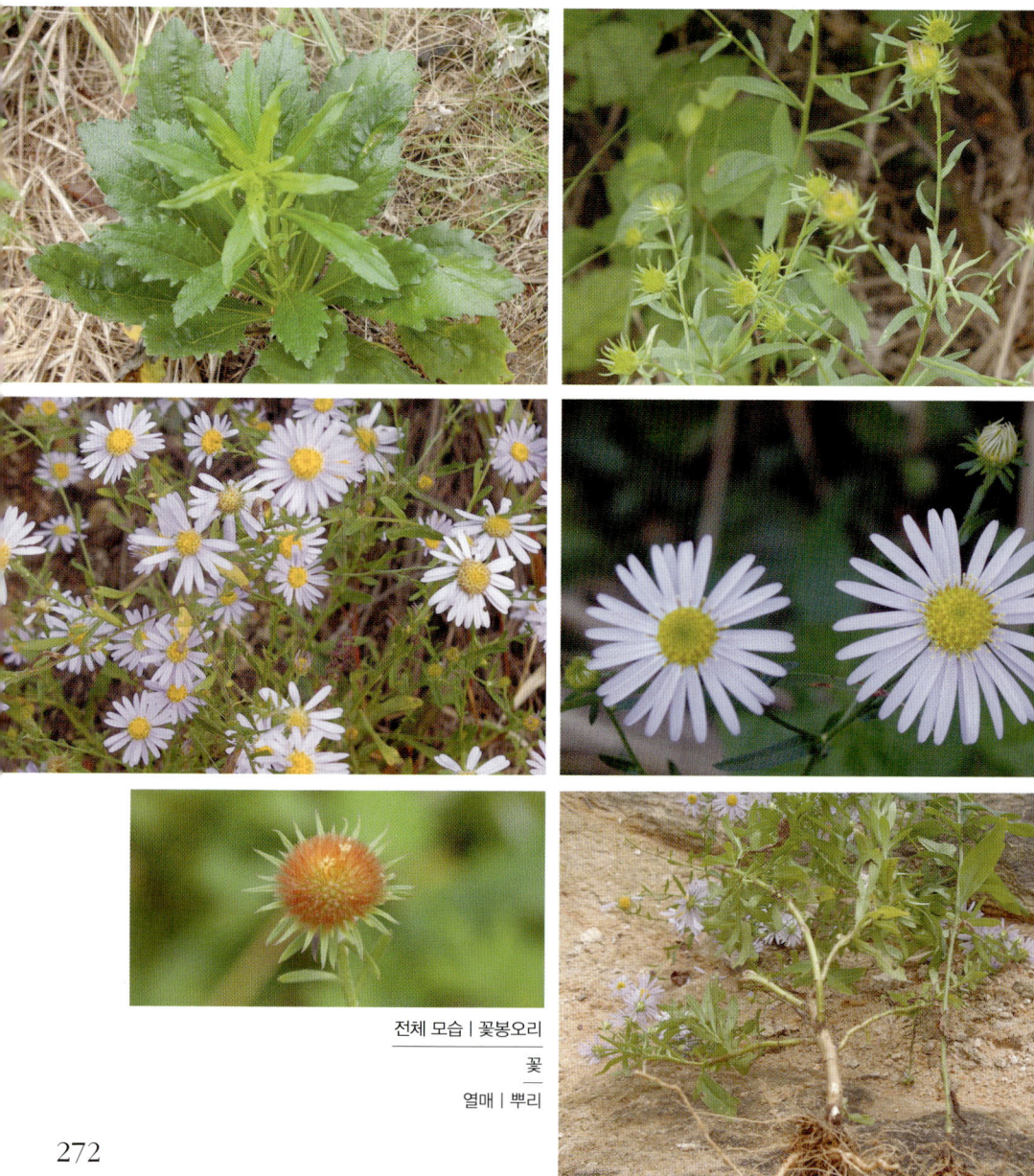

전체 모습 | 꽃봉오리
꽃
열매 | 뿌리

금불초

Inula britannica var. *japonica* (Thunb.) Franch. & sav.

약 식

- ■ 국화과 여러해살이풀
- ■ 분포지 : 산기슭이나 들판의 습지
- 개화기 : 7~9월
- 결실기 : 8~10월
- 채취기 : 여름(전체)

- **별 명** : 금전화(金錢花), 금불화(金佛花), 전복화(錢覆花), 적적금, 도경(盜庚), 비천예, 하국(夏菊), 황숙화(黃熟花), 옷풀
- **생약명** : 금불초(金佛草), 금불초근(金佛草根), 금불화(金佛花), 선복화(旋覆花)
- **유 래** : 여름에 산기슭에서 잎이 좁고, 아주 작은 해바라기 같은 꽃이 피는 풀들을 볼 수 있는데 금불초이다. 꽃이 금불상(金佛)의 대좌를 닮은 풀(草)이라 하여 금불초라 부른다.

생태

높이 30~60㎝. 뿌리가 굵게 사방으로 뻗으며, 뿌리껍질이 밝은 갈색이다. 줄기는 곧게 올라오고, 붉은 자줏빛이며, 잔털이 있다. 가지는 줄기 위쪽에서 갈라져 나온다. 잎은 갸름하고 길쭉하며 어긋나는데, 잎자루가 없고, 잎 끝이 뾰족하다. 잎 앞면에는 세로로 길고 하얀 잎맥이 있으며, 뒷면은 잎맥이 뚜렷하고 약간 우글쭈글하다. 잎 앞뒷면에는 누운 잔털이 있다. 꽃은 7~9월에 노란색으로 피는데, 줄기와 가지 끝에 1송이씩 달린다. 꽃잎처럼 보이는 것은 씨를 못 맺는 가짜 꽃 1송이이고, 꽃술처럼 보이는 것이 씨를 맺는 진짜 꽃 1송이다. 열매는 8~10월에 납작한 타원형으로 여무는데, 열매가 다 익으면 갈색이며, 매우 짧은 솜털이 달린 씨앗들이 바람에 날려 번식한다.

*유사종 _ 가지금불초

잎 앞뒤

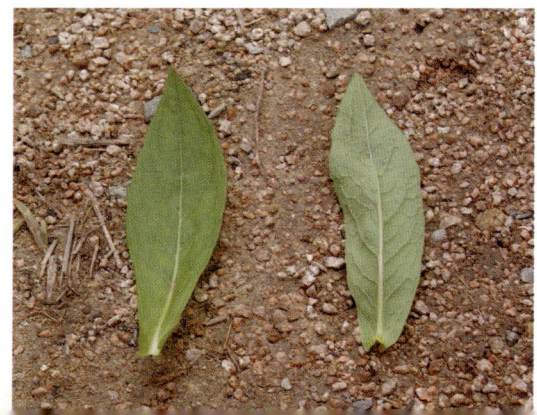

약용

한방에서 뿌리째 캔 줄기를 금불초(金佛草), 뿌리를 금불초근(金佛草根), 꽃을 금불화(金佛花), 작은 꽃을 선복화(旋覆花)라 한다.

뭉친 기를 풀어주고, 기운을 아래로 내려주며, 경련을 가라앉히고, 구역질을 멎게 하며, 소변이 잘 나오게 하고, 눈을 밝게 하는 효능이 있다. 천식, 오래된 기관지염, 심한 기침과 가래, 딸꾹질이나 트림, 급성 늑막염, 입덧이 심할 때, 유방암, 젖멍울에 약으로 처방한다. 뿌리째 캔 줄기는 그대로 그늘에 말리고, 꽃은 쪄서 그늘에 말려 사용한다.

민간요법	
위가 쓰리고 아플 때, 소화불량이고 트림이 나올 때, 배에 가스가 찰 때, 생리불순, 위암	뿌리 8g에 물 700㎖를 붓고 달여 마신다.
입덧이 심할 때, 유방암, 젖멍울	뿌리째 캔 줄기 10g에 물 700㎖를 붓고 달여 마신다.
천식, 오래된 기침과 가래, 풍기, 딸꾹질을 자주 할 때, 급성 늑막염, 소변이 잘 안 나올 때, 복수가 찼을 때	꽃 5g에 물 700㎖를 붓고 달여 마신다.
치질	뿌리째 캔 줄기를 달인 물로 씻어낸다.
아토피나 습진, 피부병	줄기와 잎을 생으로 찧어 바른다.

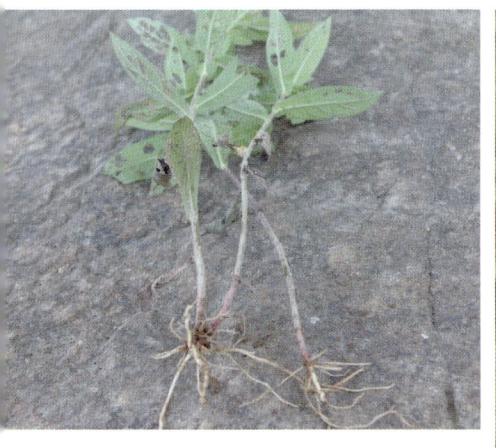

뿌리 | 꽃과 열매

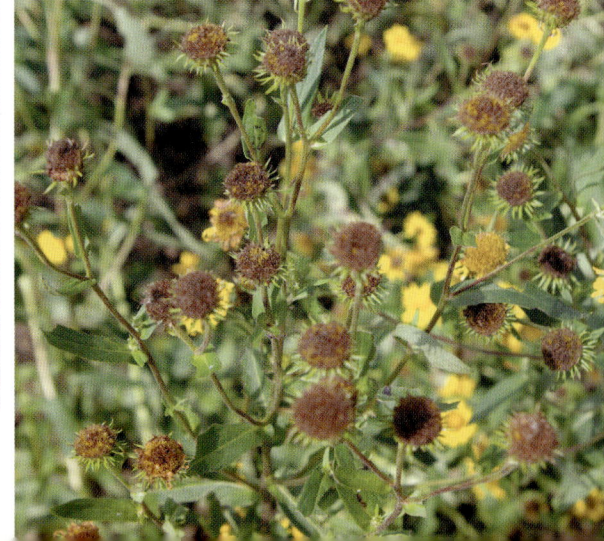

식용 사포닌, 이눌린을 함유한다.
봄에 어린잎을 데쳐서 물에 담가 오래 우렸다가 나물로 먹거나 된장국을 끓여 먹는다. 쌉쌀하면서 매운맛이다.

주의사항
- 몸을 차게 하는 약재이므로 찬바람을 쐬어 마른기침을 하는 사람, 음기가 허하여 기침하는 사람, 배가 차고 설사를 자주 하는 사람은 먹지 않는다.

전체 모습 | 군락
꽃봉오리 | 꽃

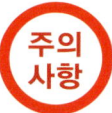

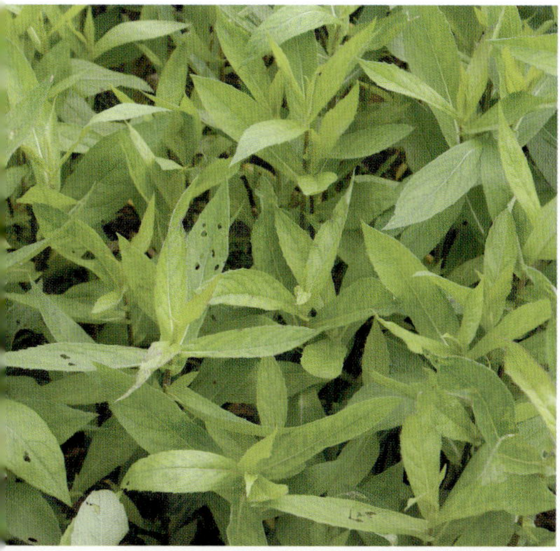

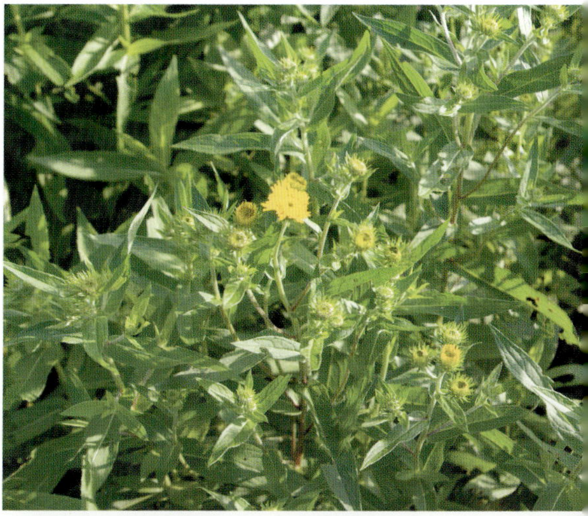

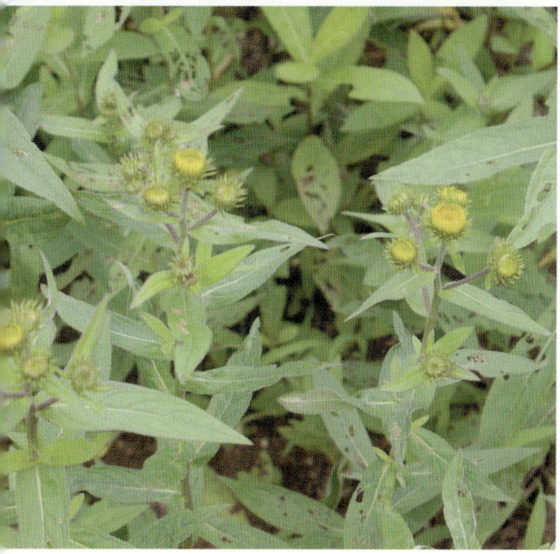

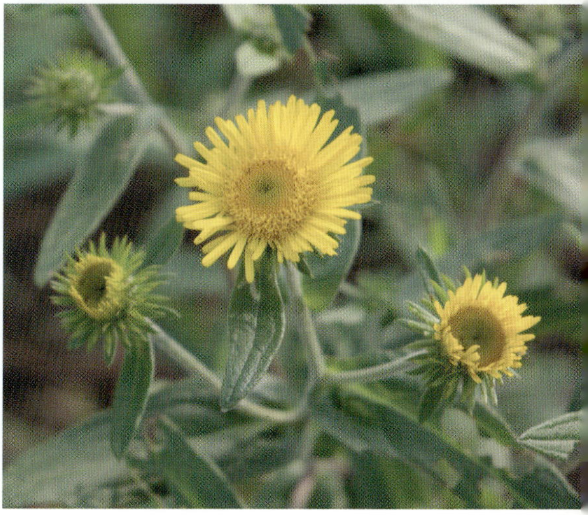

085

고려
엉겅퀴

약 식

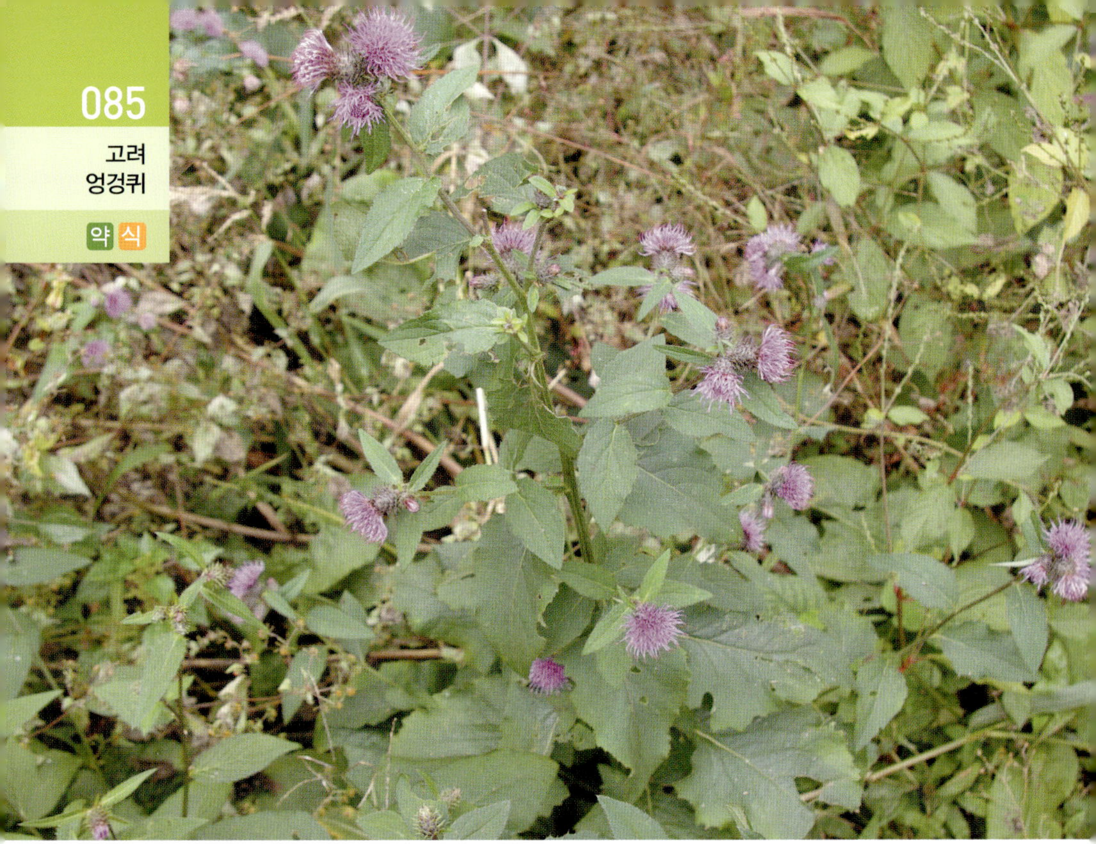

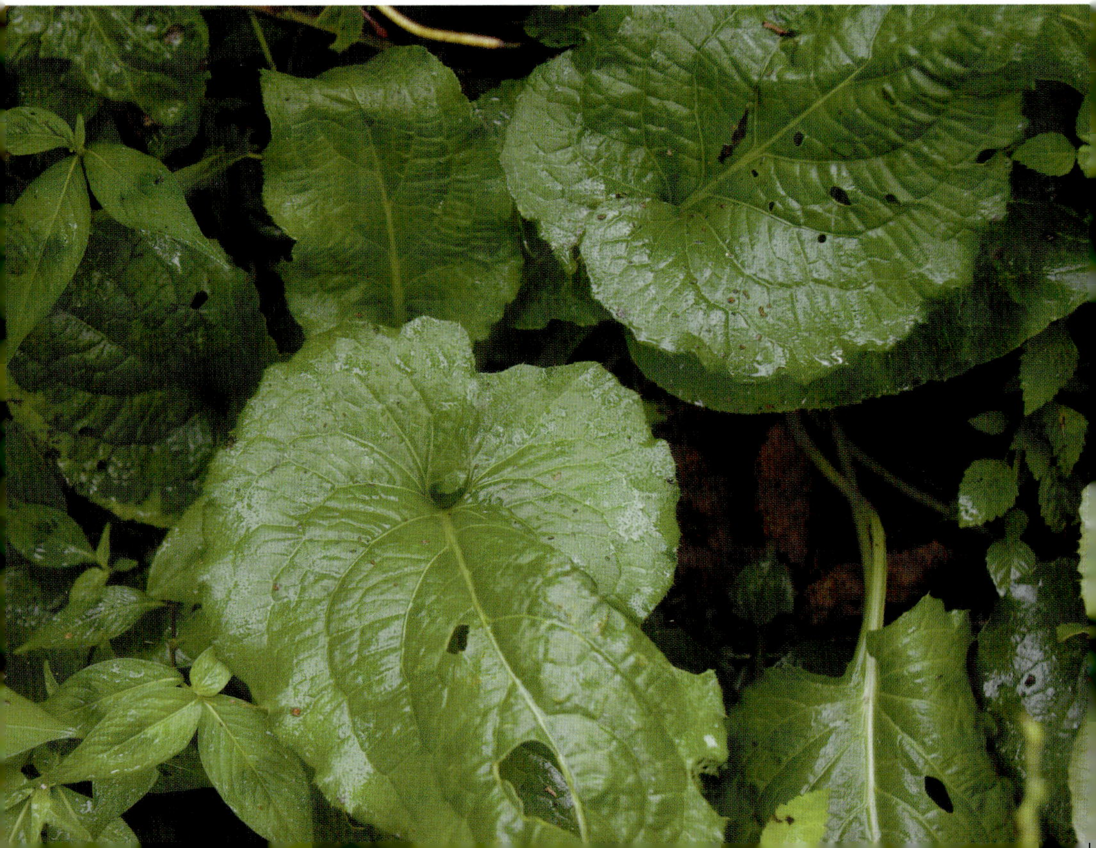

고려엉겅퀴

Cirsium setidens Nakai

약 식

- ■ 국화과 여러해살이풀
- ■ 분포지 : 산과 들 서늘하고 촉촉한 땅
- 개화기 : 7~10월
- 결실기 : 11월
- 채취기 : 가을(전체)

- **별 명** : 도깨비엉겅퀴, 고려가시나물, 곤드레나물, 조방가새, 가시나물, 묘계(猫薊), 자계(刺薊), 야홍화(野紅花)
- **생약명** : 대계(大薊)
- **유 래** : 산과 들에서 꽃모양은 엉겅퀴이나 키가 작고 잎이 타원형인 풀이 무리지어 자라는 것을 볼 수 있는데 고려엉겅퀴이다. 엉겅퀴는 피를 엉기게 하여 출혈을 멈추게 하는 효과가 있어 붙여진 이름인데, 강원도 특산식물로 우리나라(고려)에만 나는 엉겅퀴라 하여 고려엉겅퀴라 부른다. 높이가 1m 이상이고 뿌리가 큰(大) 엉겅퀴(薊)라 하여 대계라고도 한다.

생태

높이 1m. 뿌리가 굵고 곧게 나오며, 뿌리껍질이 밝은 갈색이다. 줄기는 곧고, 세로로 길게 홈이 있으며, 잔털이 있다. 가지는 옆으로 뻗는다. 잎은 타원형으로 어긋나고, 잎자루가 길거나 짧으며, 잎 끝이 뾰족하다. 잎 앞면에는 잔털이 조금 있고, 잎 가장자리는 밋밋하며, 엉겅퀴 특유의 가시가 있다. 꽃은 7~10월에 가지와 줄기 끝에 붉은 보라색으로 피는데, 꽃잎이 가늘고 무성하다. 꽃 밑동은 통처럼 둥글고, 긴 털이 있다. 열매는 11월에 길쭉한 타원형으로 여무는데, 다 익으면 갈색이다.

* 유사종 _ 흰잎고려엉겅퀴

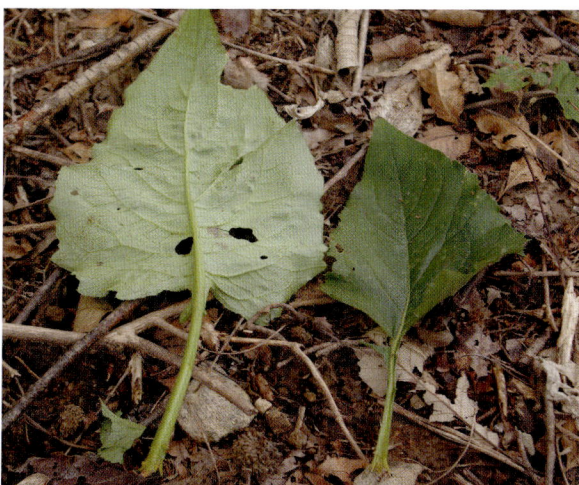

전체 모습
잎   잎 앞뒤

약용

한방에서 뿌리째 캔 줄기를 대계(大薊)라 한다. 양기를 보하고, 피를 따듯하고 맑게 하며, 피를 멎게 하고, 어혈을 풀어주며, 열을 내리고, 독을 풀어주며, 염증을 가라앉히고, 균을 없애며, 소변이 잘 나오게 하고, 태아를 편안하게 하는 효능이 있다.

폐결핵으로 피를 토할 때, 상처에서 피가 날 때, 어혈, 자궁 출혈, 감기, 관절염이나 위염, 고혈압, 음식을 잘못 먹어 체했을 때 약으로 처방한다. 뿌리째 캔 줄기는 그늘에 말려 사용한다.

민간요법

양기가 떨어졌을 때, 혈액순환이 안 될 때, 고혈압, 폐결핵으로 피를 토할 때, 상처에서 피가 날 때, 감기, 위염, 음식을 잘못 먹어 체했을 때, 당뇨, 하지정맥, 변비	뿌리째 캔 줄기 10g에 물 800㎖를 붓고 달여 마신다.
코피	뿌리째 캐서 말린 줄기 8g을 가루를 내어 먹는다.
간질환, 자궁 출혈, 산후 몸이 부을 때	뿌리째 캔 줄기로 생즙을 내어 마신다.
젖멍울, 치질, 피부 염증, 뼈마디가 쑤시고 아플 때	잎과 뿌리를 생으로 찧어 바른다.

뿌리

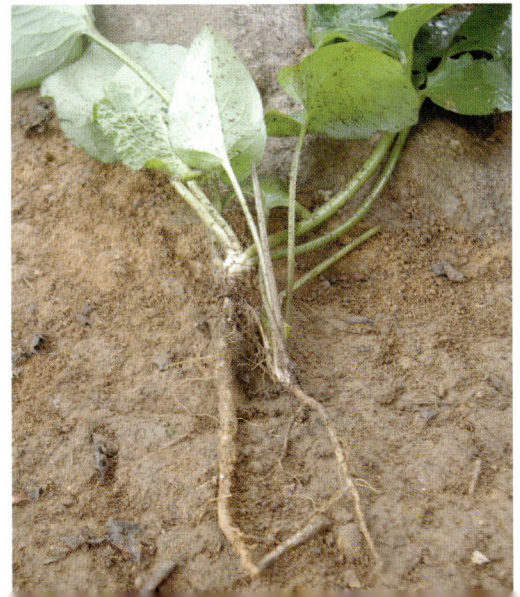
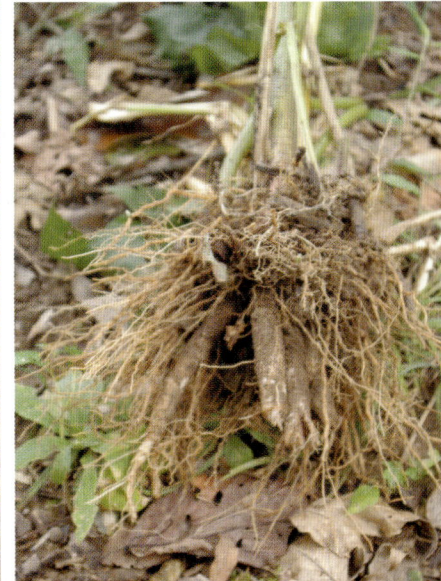

식용 비타민, 단백질, 플라보노이드, 펙틴, 알칼로이드, 이눌린, 정유를 함유한다.

봄에 어린 순을 데쳐서 물에 담갔다가 나물로 먹거나 죽, 밥, 국, 볶음, 튀김을 해서 먹는다. 쌉쌀하면서 향긋하다.

주의사항
- 키가 크고 뿌리가 굵은 대계는 염증과 종기에도 효과가 있으나, 키가 작고 뿌리가 가는 소계는 피와 관련된 질병에만 효과가 있다.
- 비위가 약하고 배가 차서 설사를 자주 하는 사람, 식욕이 전혀 없는 사람은 먹지 않는다.
- 너무 오래 달이면 약효가 떨어지므로 오래 달이지 않는다.

솔미노트 산에 있는 식물을 뿌리째 캐어 와 집에 심는 경우가 많은데, 그러면 개체수가 줄어들어 자연이 훼손된다. 그보다는 씨앗을 받아 와 번식시키는 것이 바람직하다.

꽃

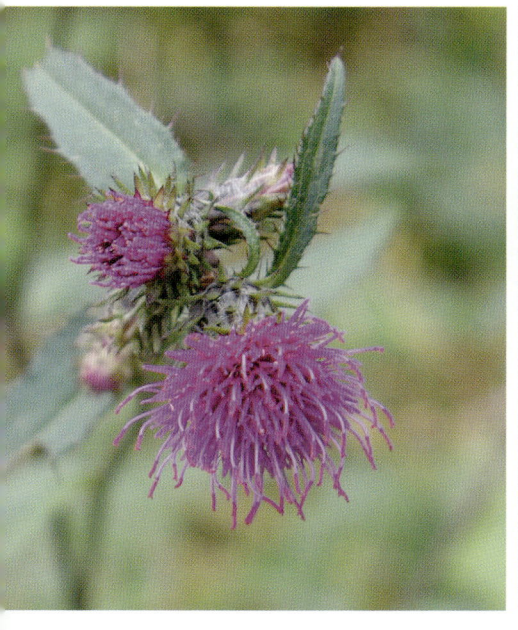

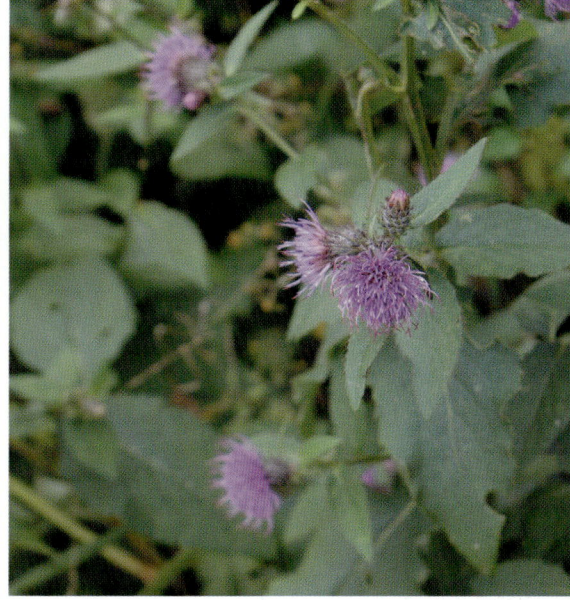

086
고들빼기
약 식

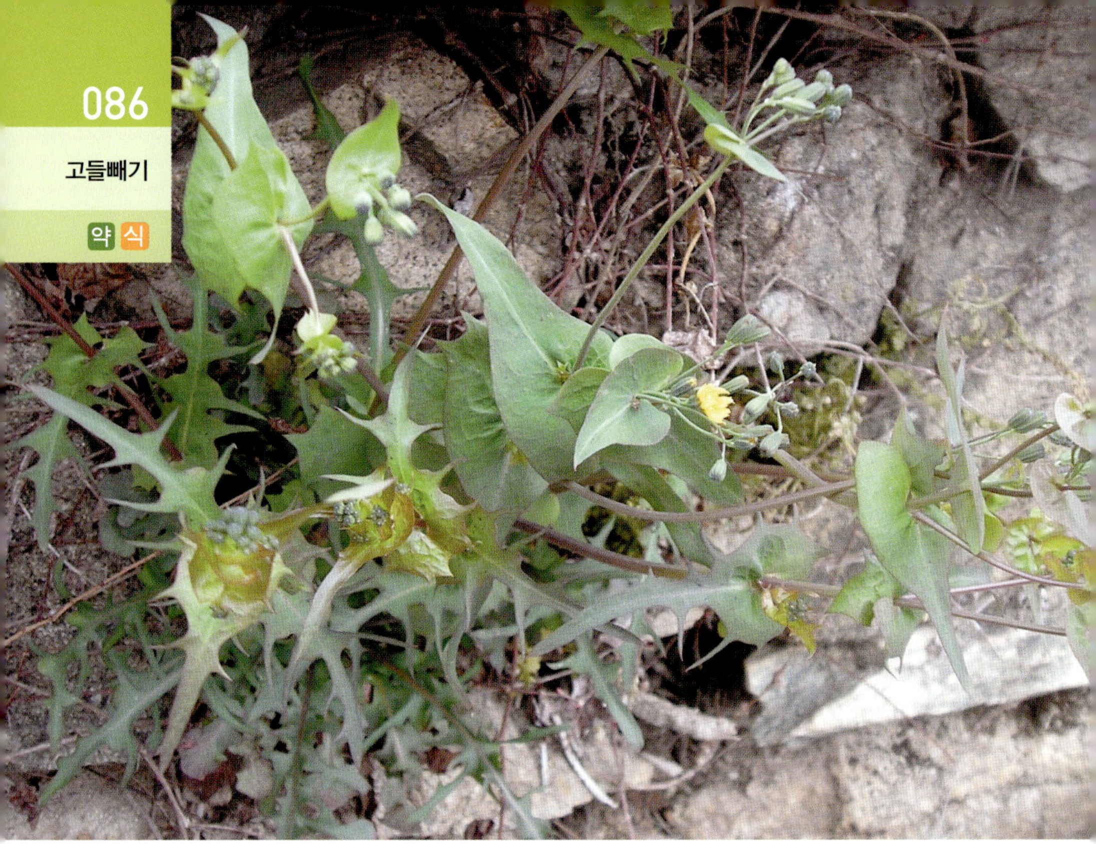

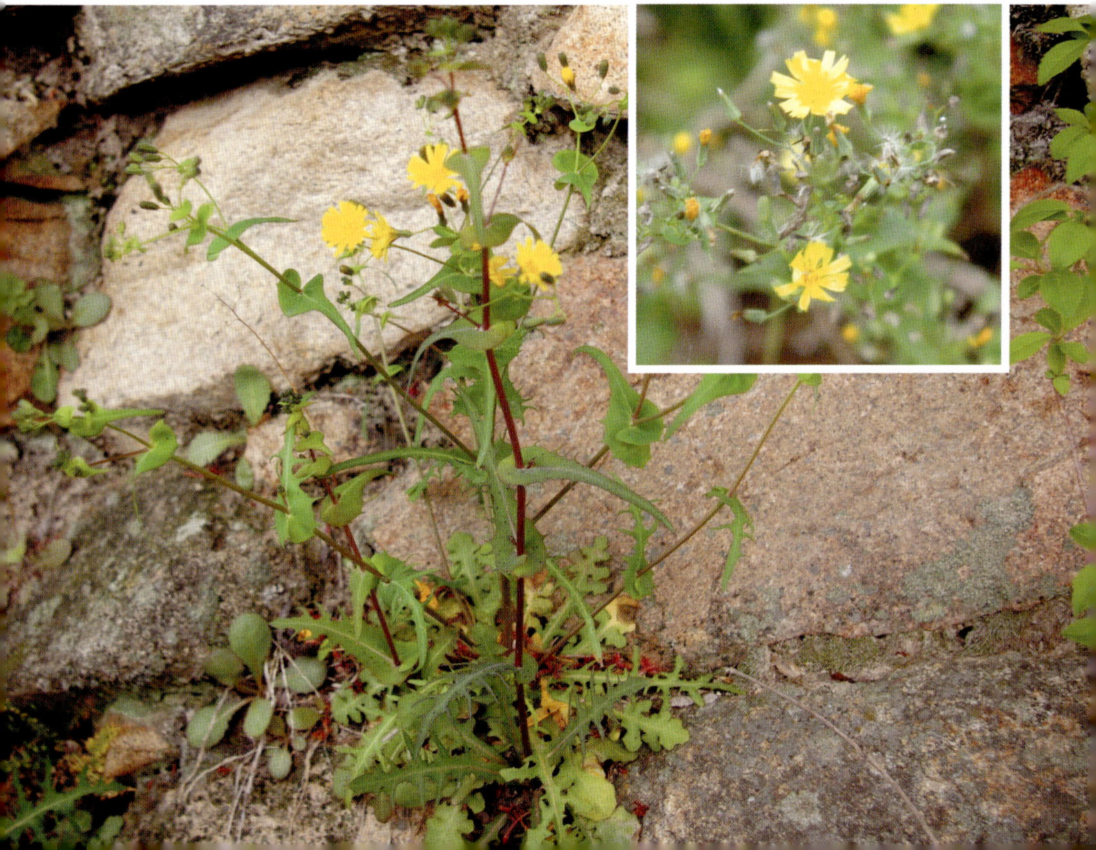

고들빼기 *Youngia sonchifolia* Max.

약 식

- 국화과 두해살이풀
- 분포지 : 산과 들 풀밭, 밭둑
- 개화기 : 5~7월
- 결실기 : 7~10월
- 채취기 : 여름(전체)

- **별 명** : 쓴나물, 씬나물, 좀고들빼기, 좀두메고들빼기, 고채(苦菜), 황과채(黃瓜菜), 설상화(舌狀花), 유동엽(遊冬葉), 활혈초(活血草)
- **생약명** : 약사초(藥師草), 고접자(苦蝶子)
- **유 래** : 산과 들에서 뿌리에 달린 잎이 삼지창처럼 갈라지고, 줄기가 꼬리 달린 심장 모양의 잎을 뚫고 나온 것처럼 잎이 줄기를 감싸고 있는 풀을 볼 수 있는데 고들빼기이다. 뿌리가 고들고들하다 하여 고들빼기라 부른다.

생태

높이 12~80㎝. 뿌리가 삼처럼 통통하고 길며, 뿌리껍질이 매우 밝은 갈색이다. 줄기는 여러 개가 나오며, 자줏빛이 도는 갈색이다. 가지는 여러 갈래로 갈라져 나온다. 잎은 잎자루가 없이 어긋나며, 뿌리에서 나는 잎은 길쭉하고 삼지창처럼 깊게 갈라진다. 줄기에서 나는 잎은 둥글면서 긴 꼬리가 달린 듯한 모양이며, 줄기를 감싸듯이 난다. 잎을 뜯어보면 하얀 유액이 나온다. 꽃은 5~7월에 선명한 노란색으로 피는데, 가늘고 긴 꽃대에서 가지가 여러 개 나와 끝에 꽃들이 달린다. 꽃잎처럼 보이는 것은 꽃 1송이로, 여러 송이가 모여 한 덩이를 이룬다. 열매는 7~10월에 납작한 원뿔형으로 여무는데, 다 익으면 검은색이다. 씨앗에 흰 털이 붙어 있어 바람에 멀리 날아가 번식한다.

＊유사종 _ 왕고들빼기, 애기고들빼기, 까치고들빼기, 두메고들빼기, 지리고들빼기

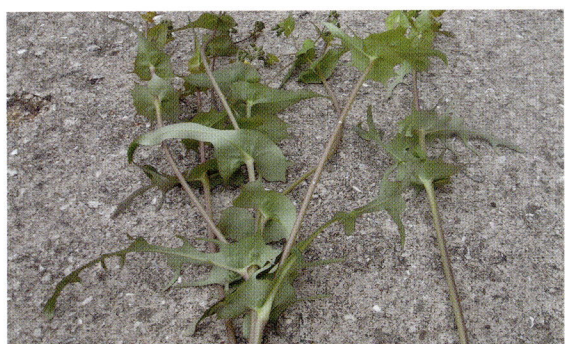

잎 앞뒤

전체 모습
꽃 | 꽃과 열매(작은 사진)

약용 한방에서 뿌리째 캔 줄기를 약사초(藥師草), 어린 순을 고접자(苦蝶子)라 한다. 열을 내리고, 독을 풀어주며, 고름을 내보내고, 통증을 가라앉히는 효능이 있다. 〈동의보감〉에서는 "오장의 독소와 미열로 인해 생기는 한기를 없애주고, 몸과 마음을 안정시키며, 봄철 나른함을 이기게 하고, 정신을 맑게 하며, 부스럼 등 피부병에 좋다"고 하였다.

장염이나 충수염, 배가 아프고 설사할 때, 두통, 피를 토할 때, 코피, 치통이 심할 때 약으로 처방한다. 뿌리째 캔 줄기는 햇빛에 말려 사용한다.

민간요법		
장염이나 충수염, 배가 아프고 설사할 때, 위가 안 좋을 때, 폐렴, 고열	➡	뿌리째 캔 어린 순 15g에 물 700㎖를 붓고 달여 마신다.
치질	➡	뿌리째 캔 줄기를 달인 물로 씻어낸다.
상처나 종기가 곪았을 때	➡	말린 줄기와 뿌리를 가루를 내어 바른다.
타박상	➡	뿌리째 캔 줄기를 생으로 찧어 바른다.

식용 비타민 C, 단백질, 탄수화물, 회분, 지방, 당분, 칼륨, 플라보노이드, 이눌린, 아미노산, 스테롤을 함유한다.

봄에 어린 순을 데쳐서 물에 우렸다가 나물로 먹으며, 뿌리가 굵은 것은 소금물에 1주일간 삭혔다가 김치를 담가 먹는다. 쌉쌀하면서 감칠맛이 있다.

뿌리 | 꽃봉오리

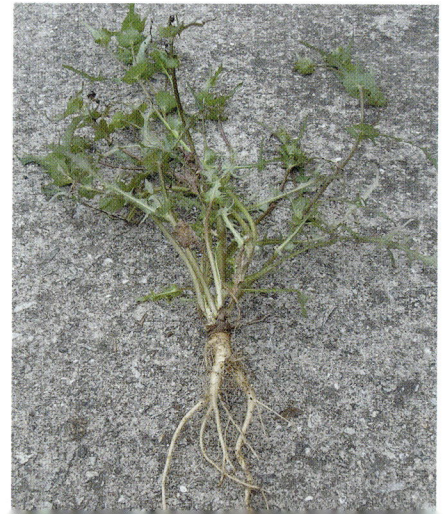
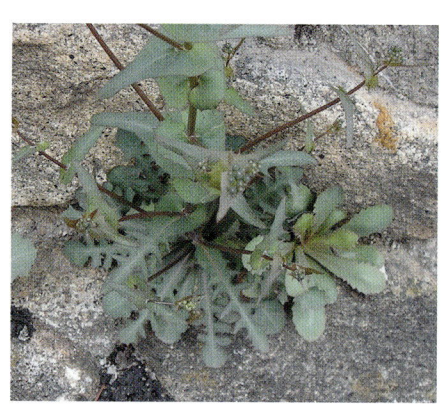

087 까치고들빼기

까치고들빼기
Youngia chelidoniifolia (Makino) Pak & Kawano
약 식

- ■ 국화과 한두해살이풀
- ■ 분포지 : 산비탈, 자갈밭, 나무 그늘 밑
- 개화기 : 9~10월
- 결실기 : 10월
- 채취기 : 가을(전체)

- 별   명 : 고채(苦菜)
- 생약명 : 백굴채엽고매채(白屈菜葉苦買菜)
- 유   래 : 가을에 산에서 꽃이 고들빼기와 비슷하나 크기가 작고, 잎이 잘게 갈라진 풀들이 무리지어 자라는 것을 볼 수 있는데 까치고들빼기이다. 잎이 가지(가치)를 친 것 같은 고들빼기라 하여 가지고들빼기라 하다가 까치고들빼기가 되었다.

생태

높이 30~70cm. 뿌리가 굵고 길며, 옆으로 뻗는다. 줄기는 여러 갈래로 갈라지고, 밑동이 붉은 자줏빛이며, 연해서 잘 쓰러진다. 잎은 어긋나거나 마주나며, 잎자루가 있는 것과 없는 것이 섞여 있다. 잎모양은 길쭉하며, 불규칙하게 깊이 갈라지고, 잎을 뜯어보면 하얀 유액이 나온다. 꽃은 9~10월에 노란색으로 피는데, 짧은 꽃대가 여러 개 올라와 꽃들이 모여 달린다. 꽃잎처럼 보이는 것은 꽃 1송이로, 여러 송이가 모여 한 덩이가 된다. 열매는 10월에 오므린 종모양으로 여무는데, 열매가 다 익으면 흰 털이 붙은 씨앗이 나와 바람에 날려 번식한다.

*유사종 _ 지리고들빼기

뿌리 | 잎 앞뒤

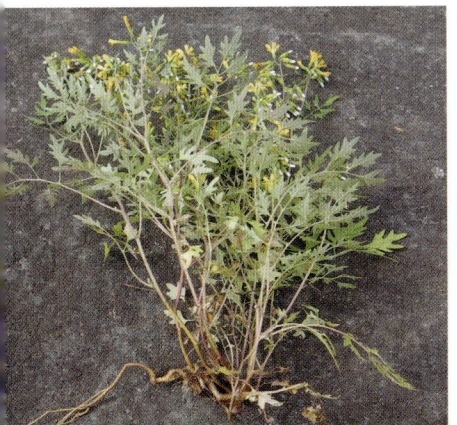
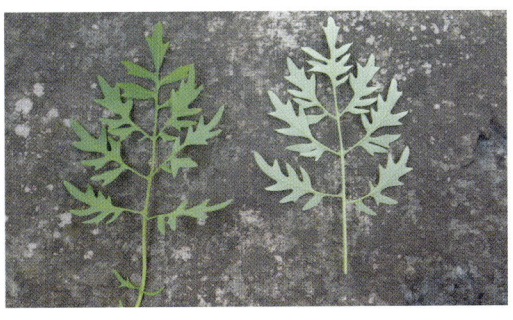

약용 한방에서 뿌리째 캔 줄기를 백굴채엽고매채(白屈菜葉苦買菜)라 한다. 약효와 사용방법은 고들빼기와 같다.

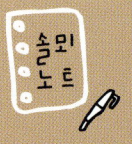

햇빛이 잘 드는 곳은 식물이 굵고 튼튼하게 자라지만, 햇빛이 들지 않는 나무 그늘은 풀들이 가늘고 길게 쑥쑥 자라 힘이 없어 잘 쓰러진다. 약초를 재배하거나 고추 등 모종을 심을 때도 이 원리를 응용하여 주변에 까만 비닐을 깔면 햇빛이 들지 않아 잡초가 올라오지 않으며, 수분 증발을 막아 식물이 잘 자란다.

전체 모습 | 군락
꽃

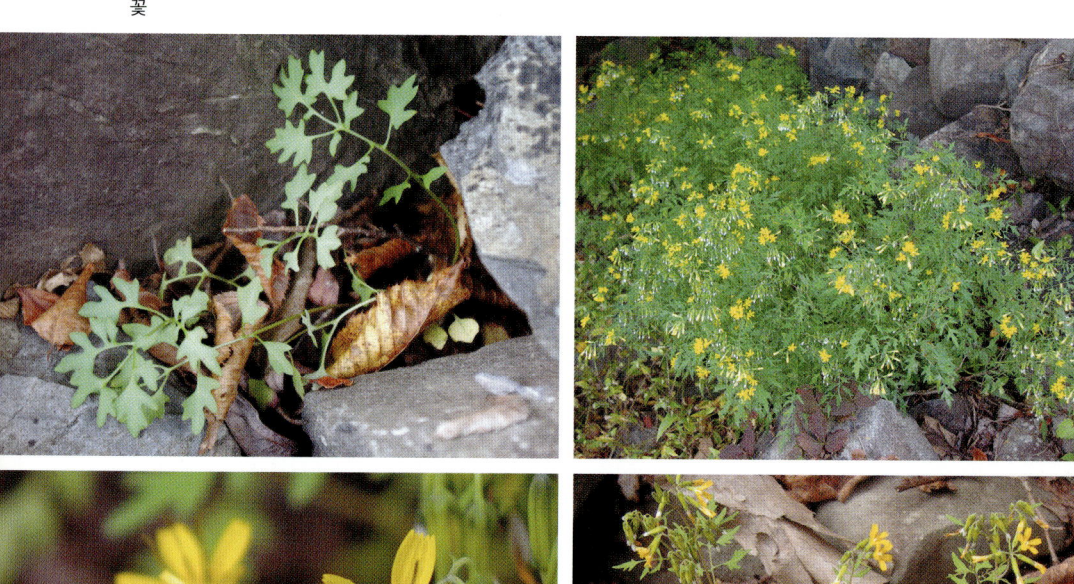
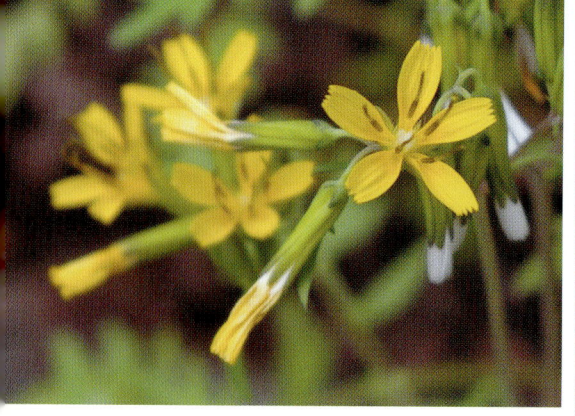
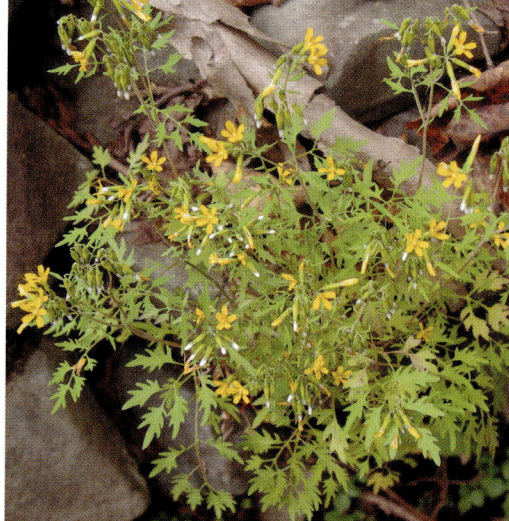

이고들빼기

Youngia denticulata Pak & Kawano

약 식

- ■ 국화과 한두해살이풀
- ■ 분포지 : 산과 들 양지바르고 메마른 자갈밭이나 풀밭
- 개화기 : 8~10월
- 결실기 : 9~10월
- 채취기 : 여름(전체)

- 별 명 : 깃고들빼기, 매채나물, 고거채(苦巨菜), 추고거채(秋苦巨菜), 추고매채(秋苦買菜)
- 생약명 : 고매채(苦買菜)
- 유 래 : 가을에 산에서 꽃은 고들빼기와 비슷하나 잎이 갈라지지 않은 풀들이 무리지어 자라는 것을 볼 수 있는데 이고들빼기이다. 잎 가장자리에 치아(이) 같은 톱니가 있어서 이고들빼기라 부른다.

생태

높이 30~70㎝. 뿌리가 굵고 길며, 수염뿌리가 많다. 뿌리껍질은 노란빛이 도는 밝은 갈색이다. 줄기는 굵고 곧으며, 밑동은 갈색이고 위쪽은 푸르다. 가지는 밑동에서부터 여러 개로 갈라져 나온다. 잎은 어긋나는데, 뿌리에 나는 잎은 타원형으로 잎자루에 날개가 달려 있으며, 잎 가장자리에 불규칙한 물결모양의 톱니가 있다. 줄기에 나는 잎은 잎자루 없이 줄기를 감싸는 모양이며, 잎 가장자리에 치아 같은 톱니가 드문드문 있다. 잎을 뜯어보면 하얀 유액이 나온다. 꽃은 8~10월에 노란색으로 피는데, 잎이 달린 자리에서 짧은 꽃자루가 여러 개 올라와 꽃들이 모여 달린다. 꽃잎처럼 보이는 것은 꽃 1송이로, 여러 송이가 모여 한 덩이를 이룬다. 열매는 9~10월에 검은빛이 도는 갈색으로 여무는데, 열매가 다 익으면 흰 털이 붙은 씨앗이 나와 바람에 날려 번식한다.

＊유사종 _ 강화이고들빼기

잎 앞뒤 | 뿌리

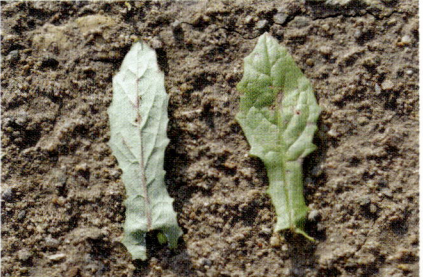
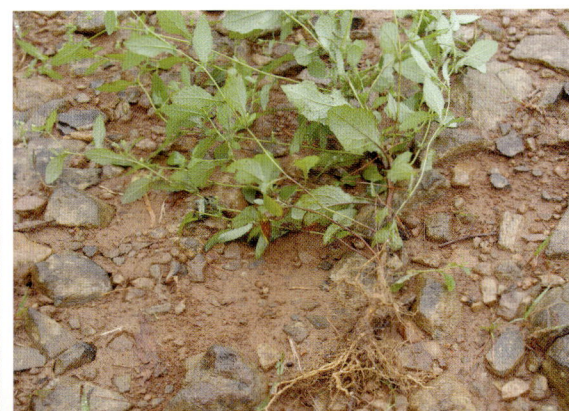

약용 한방에서 뿌리째 캔 줄기를 고매채(苦買菜)라 한다. 열을 내리고, 독을 풀어주며, 고름을 없애고, 통증을 가라앉히는 효능이 있다.

충수염이나 장염, 이질 설사, 상처에 고름이 잡혔을 때, 두통, 가슴이 아플 때, 치질에 약으로 처방한다. 뿌리째 캔 줄기는 햇빛에 말려 사용한다.

민간요법

| 충수염이나 장염, 이질 설사, 두통, 가슴이 아플 때, 치질, 요로결석 | ➡ | 뿌리째 캔 줄기 15g에 물 700㎖를 붓고 달여 마신다. |
| 상처의 고름, 젖멍울, 종기 | ➡ | 뿌리째 캔 줄기를 달인 물로 씻어낸다. |

식용 비타민, 정유를 함유한다.
봄에 어린 순을 데쳐서 나물로 먹는다. 약간 쌉쌀하면서 향긋하다.

전체 모습 | 군락
꽃

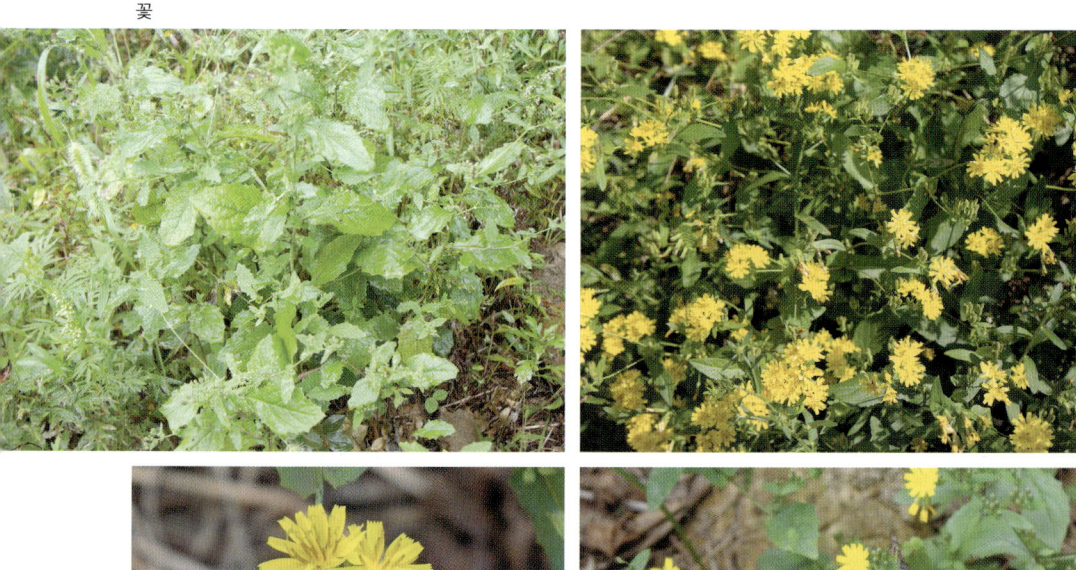

벋은씀바귀

Ixeris japonica Nakai

약 식

- 국화과 여러해살이풀
- 분포지 : 들판 습기 있는 풀밭, 논둑, 길가
- 개화기 : 5~7월
- 결실기 : 8~9월
- 채취기 : 봄(전체)

- **별　명** : 뻗은씀바귀, 사태월싹
- **생약명** : 고채(苦菜)
- **유　래** : 들에서 씀바귀와 비슷하며, 꽃잎(실제는 꽃잎 1장이 꽃 1송이)이 많은 풀을 볼 수 있는데 벋은씀바귀이다. 뿌리가 옆으로 길게 뻗어 벋은씀바귀라 부른다. 뿌리가 언덕의 사태를 막아주고, 뿌리 곳곳에서 싹이 난다 하여 사태월싹이라고도 한다.

생태

높이 10~35㎝. 뿌리가 굵고 무성하며, 옆으로 길게 뻗는다. 잎은 뿌리 마디에서 길쭉한 타원형으로 나오며, 잎자루가 매우 길고 붉은 자줏빛이다. 잎 가장자리에는 넓게 파인 톱니가 있다. 꽃은 5~7월에 노란색으로 피는데, 긴 꽃줄기가 여러 개로 가지를 쳐 끝에 꽃들이 모여 달린다. 꽃잎처럼 보이는 것은 꽃 1송이로, 여러 송이가 모여 한 덩이를 이룬다. 열매는 8~9월에 검은빛이 도는 갈색으로 여문다.

*유사종 _ 씀바귀

군락 | 잎 앞뒤

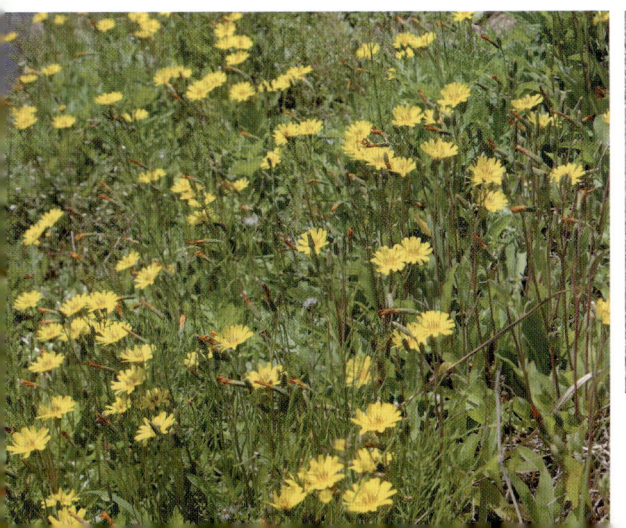
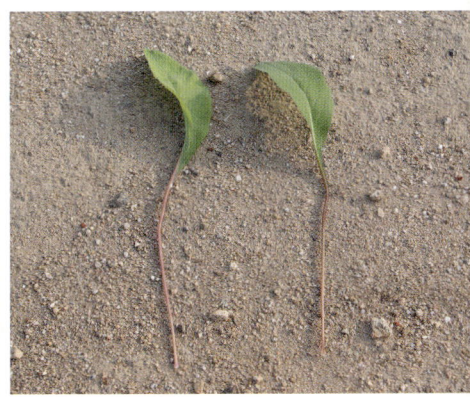

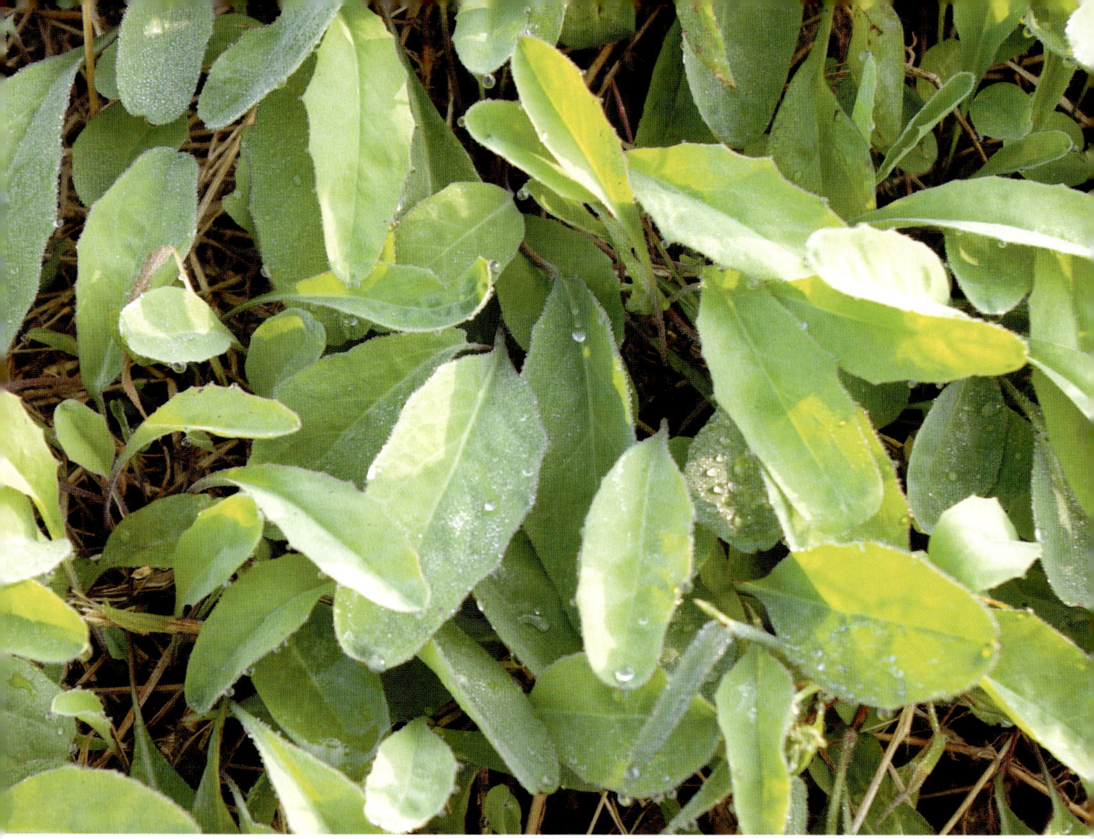

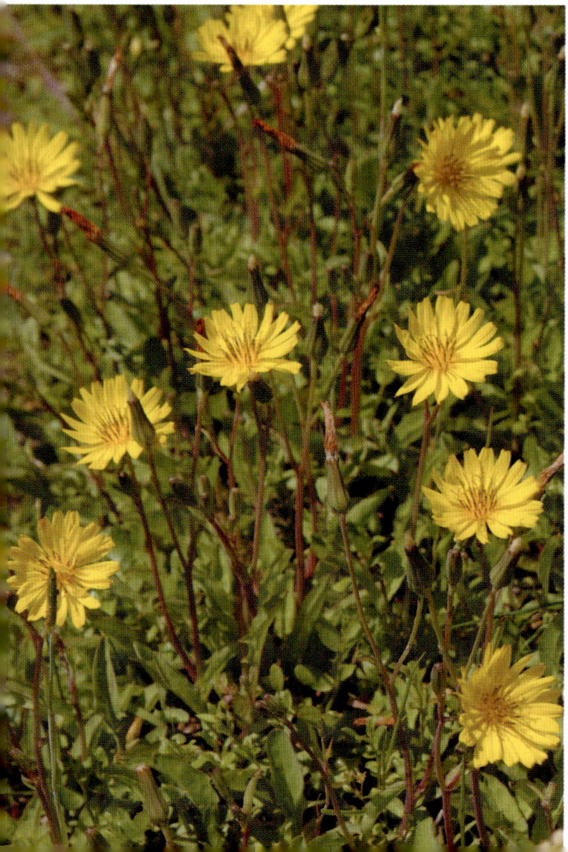

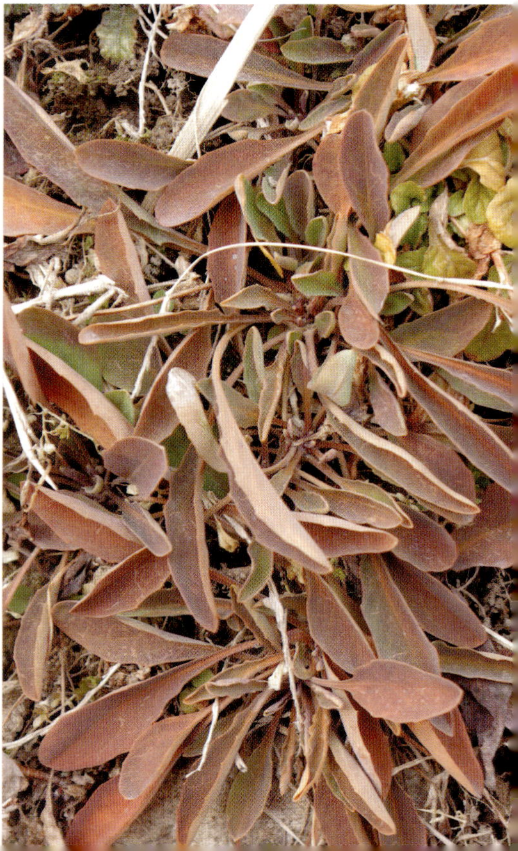

약용 한방에서 뿌리째 캔 줄기를 고채(苦菜)라 한다. 열을 내리고, 폐의 열을 식혀주며, 피를 맑게 하고, 독을 풀어주며, 염증을 가라앉히고, 새 살이 돋게 하며, 위와 장을 튼튼히 하는 효능이 있다.

위염, 간염으로 인한 황달, 폐렴, 설사, 몸이 부을 때, 고혈압, 간과 위를 보할 때, 양기를 북돋울 때, 젖멍울, 입 안이 헐 때, 암이나 종양, 골절상이나 타박상을 입었을 때 약으로 처방한다. 뿌리째 캔 줄기는 햇빛에 말려 사용한다.

민간요법		
소화가 안 되고 입맛이 없을 때, 열나고 기침할 때, 간염으로 인한 황달, 춘곤증, 변비나 설사, 소변이 붉게 나올 때	▶	뿌리째 캔 줄기 10g에 물 700㎖를 붓고 달여 마신다.
비염	▶	뿌리로 생즙을 내어 마신다.
종기나 사마귀, 타박상, 젖멍울	▶	줄기를 잘라 나오는 흰 유액을 바른다

식용 비타민 A, 탄수화물, 단백질, 지방을 함유한다.
봄에 뿌리째 캔 어린 순을 데쳐 물에 우리거나 소금물에 삭혀 나물로 먹는다. 생쌈이나 전으로 먹기도 한다. 쌉쌀하고 개운한 맛이다.

주의사항 • 몸을 차게 하는 약재이므로 배가 차고 허약한 사람은 먹지 않는다.

새순
꽃 | 겨울 모습   뿌리

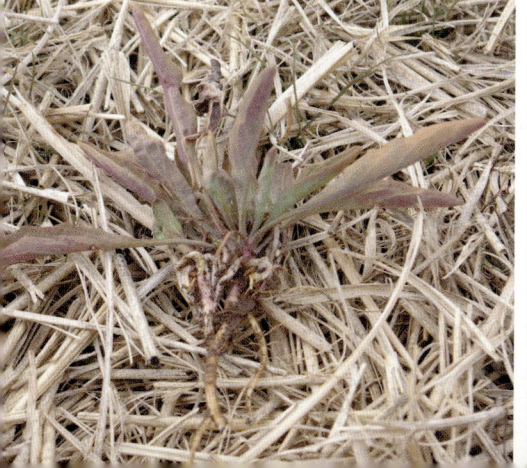
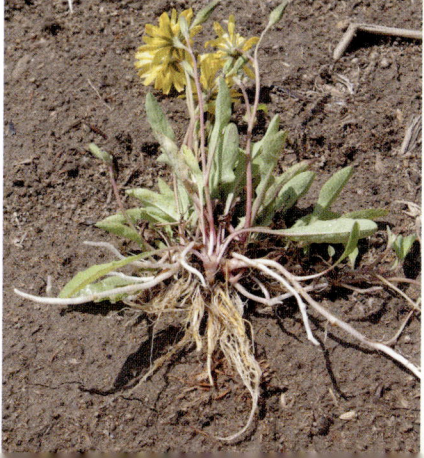

090

쇠서나물

약 식

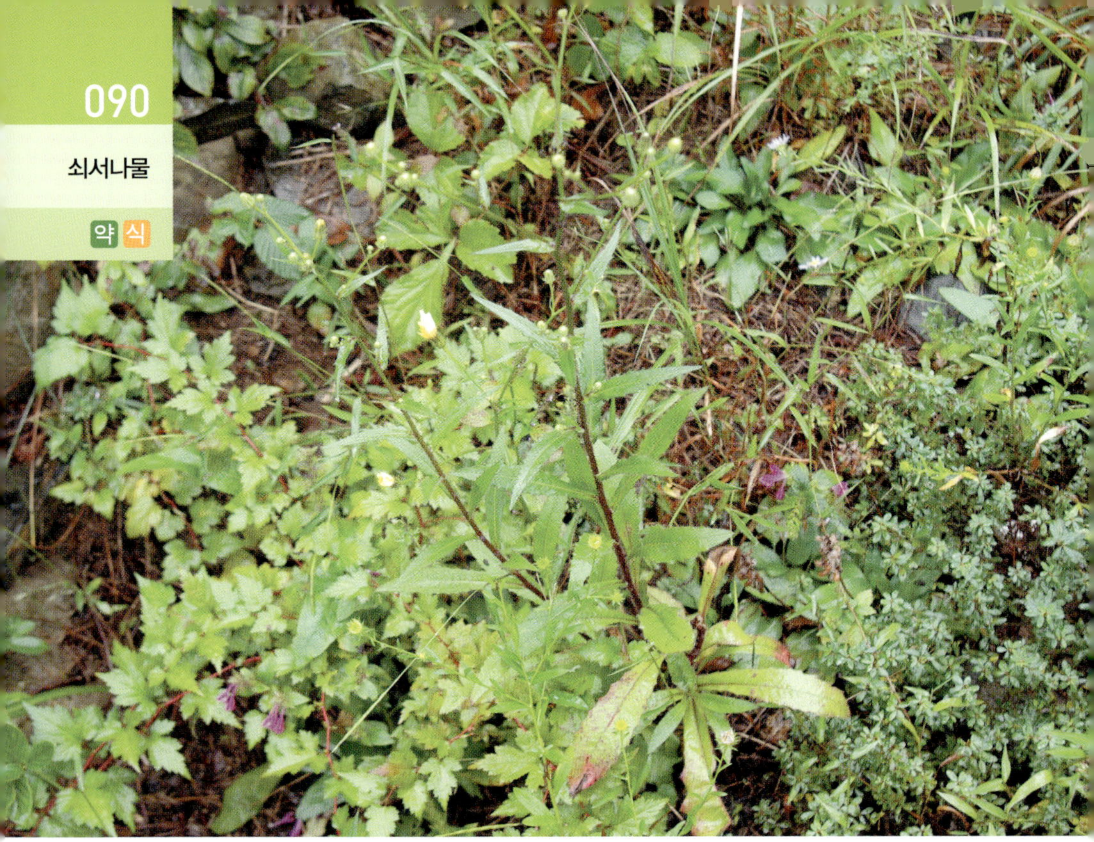

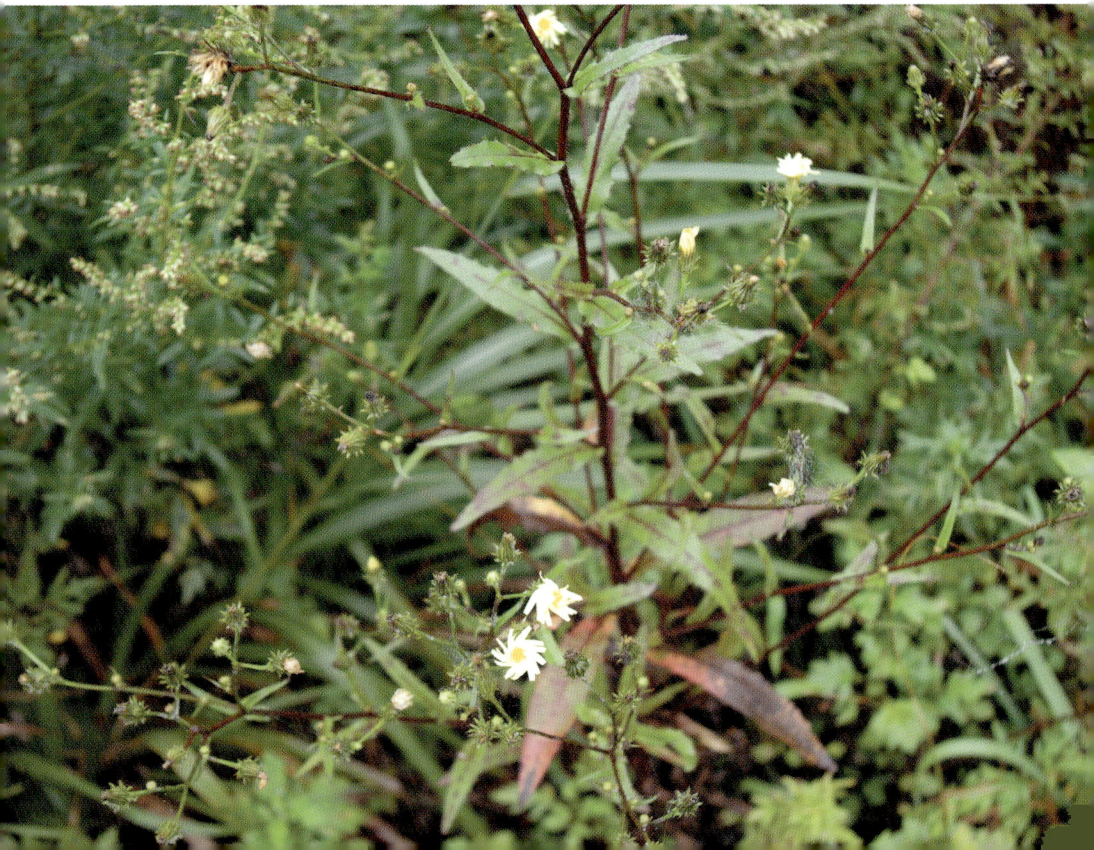

쇠서나물

Picris hieracioides var. *glabrescens* Ohwi.

약 식

- ■ 국화과 두해살이풀
- 개화기 : 6~9월
- 결실기 : 9~10월
- 분포지 : 양지바른 산기슭, 길가
- 채취기 : 봄(전체)

- 별   명 : 쇠세나물, 차근채(此根菜)
- 생약명 : 모련채(毛蓮菜)
- 유   래 : 산 속에서 줄기가 붉고 잎이 길쭉하며 온몸에 거친 털이 있는 풀을 볼 수 있는데 쇠서나물이다. 잎과 줄기가 소 혓바닥처럼 거친 나물이라 하여 쇠혀나물이라 하다가 쇠서나물이 되었다.

생태

높이 90㎝. 뿌리가 굵고 짧으며 무성하다. 뿌리껍질은 노란빛이 도는 밝은 갈색이다. 줄기는 곧고 길며, 전체가 붉은 자줏빛이고, 붉은빛의 거친 털이 있다. 잎은 매우 긴 타원형으로, 뿌리 쪽은 사방으로 퍼져 나고 간혹 붉은 얼룩이 있으며, 위쪽은 푸른 잎이 어긋난다. 잎 가장자리에는 물결모양의 톱니가 있으며, 잎 전체에 거친 털이 있다. 꽃은 6~9월에 노란색으로 피며, 가지 끝부분에 꽃대가 올라와서 2갈래로 갈라져 끝에 꽃이 달린다. 꽃잎처럼 보이는 것이 꽃 1송이로, 여러 송이가 모여 한 덩이를 이룬다. 열매는 9~10월에 둥글게 오므린 모양으로 여문다.

*유사종 _ 털쇠서나물

○ 전체 모습   꽃 | 잎 앞뒤

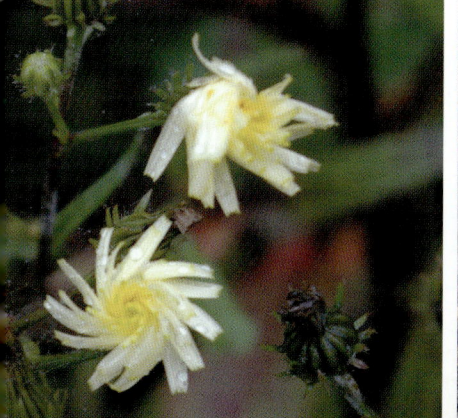

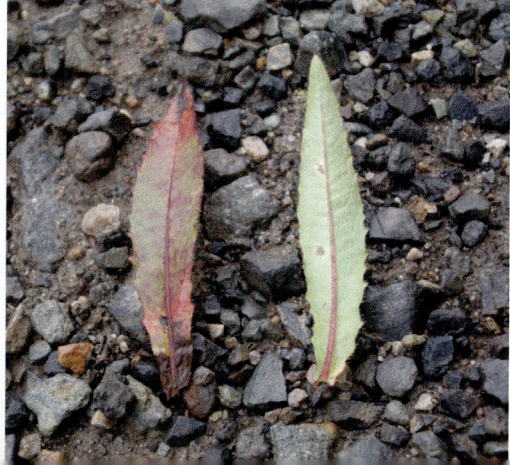

약용 한방에서 뿌리째 캔 줄기를 모련채(毛蓮菜)라 한다. 위를 튼튼히 하고, 통증을 가라앉히며, 증상을 가라앉히는 효능이 있다.

위가 안 좋을 때, 독감, 기관지염, 젖멍울, 설사에 약으로 처방한다. 뿌리째 캔 줄기는 햇빛에 말려 사용한다.

민간요법

| 위가 안 좋을 때, 독감, 기침과 가래가 심할 때, 젖멍울, 설사, 불면증 | 뿌리째 캔 줄기 10g에 물 700㎖를 붓고 달여 마신다. |

식용 타닌, 락투신을 함유한다.
봄에 어린잎을 데쳐서 물에 우렸다가 나물로 먹거나 밥을 해 먹는다. 씁쓸한 맛이다.

솔모노트
산 속을 다니다보면 봄과 여름에 땀냄새를 맡은 날파리떼가 기승을 부린다. 특히 눈쪽을 주로 파고들어 눈이 충혈되는데, 끈질기게 달라붙어 괴롭히므로 미리 안경을 준비하여 끼고 다니는 것이 좋다. 준비가 안 됐을 때는 잎이 많이 달린 나뭇가지를 꺾어 좌우로 크게 흔들어서 날파리를 쫓으면 도움이 된다. 또한 산 속에는 거미줄도 많아 얼굴이나 옷에 달라붙으면 잘 떨어지지 않고 시야를 가리는데, 이 때도 나뭇가지를 꺾어 거미줄을 걷으면서 가면 좋다.

뿌리

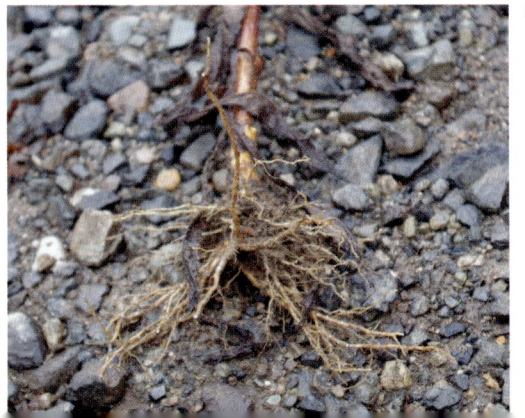

분취

Saussurea seoulensis Nakai

약 식

- ■ 국화과 여러해살이풀
- ■ 분포지 : 산 속 그늘진 숲
- 개화기 : 7~9월
- 결실기 : 10월
- 채취기 : 봄(전체)

- 생약명 : 풍모국(風毛菊)
- 유 래 : 산 속에서 잎에 하얀 솜털이 뭉쳐 있는 듯한 작은 풀을 볼 수 있는데 분취이다. 잎에 있는 솜털이 분처럼 보이는 취나물이라 하여 분취라 부른다.

생태

높이 20~80㎝. 뿌리가 길고 무성하며 잔뿌리가 많다. 뿌리껍질은 짙은 갈색이다. 잎은 긴 삽모양인데, 잎자루가 길고 넓으며, 세로로 길게 홈이 있다. 잎모양이 둥글거나 길쭉하고, 잎 끝은 뾰족하거나 둥글다. 잎에는 하얀 솜털이 있고, 잎 가장자리에는 톱니가 있다. 꽃은 7~9월에 진분홍빛으로 피는데, 긴 꽃대에 작은 꽃이 1~3송이씩 달린다. 꽃대는 붉은 갈색이며, 하얀 솜털이 있다. 꽃잎은 가늘고 길며, 꽃잎 안쪽은 연분홍색이다. 열매는 10월에 작게 여무는데, 다 익으면 하얀 털이 달린 씨앗이 바람에 날려 번식한다.

＊유사종 _ 긴분취, 두메분취, 솜분취

새순

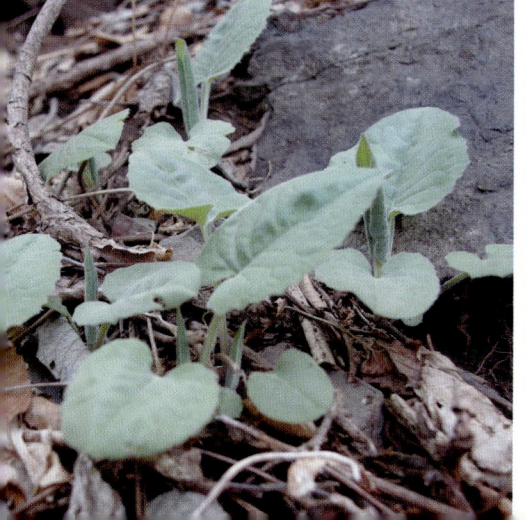
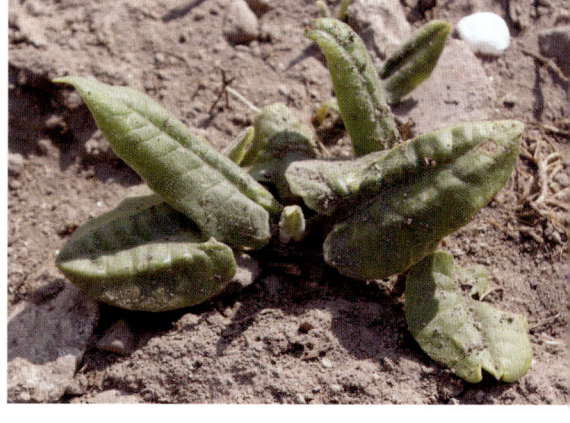

약용 한방에서 뿌리째 캔 줄기를 풍모국(風毛菊)이라 한다. 피를 멈추고, 독을 풀어주며, 염증을 가라앉히는 효능이 있다.

폐렴, 기관지염, 기침이 심할 때, 간염으로 인한 황달, 고혈압, 생리불순, 부기가 있을 때 약으로 처방한다. 뿌리째 캔 줄기는 햇빛에 말려 사용한다.

민간요법

폐렴, 심한 기침, 목이 붓고 아플 때, 눈병, 간이 안 좋을 때, 생리불순, 고혈압	뿌리째 캔 줄기 10g에 물 700㎖를 붓고 달여 마신다.
종기, 타박상	잎을 생으로 찧어 바른다.

식용 비타민, 무기질을 함유한다.

봄에 어린잎을 데쳐서 나물로 먹거나, 데친 것을 말렸다가 묵나물로 먹는다. 쌉쌀한 맛이다.

전체 모습 | 뿌리

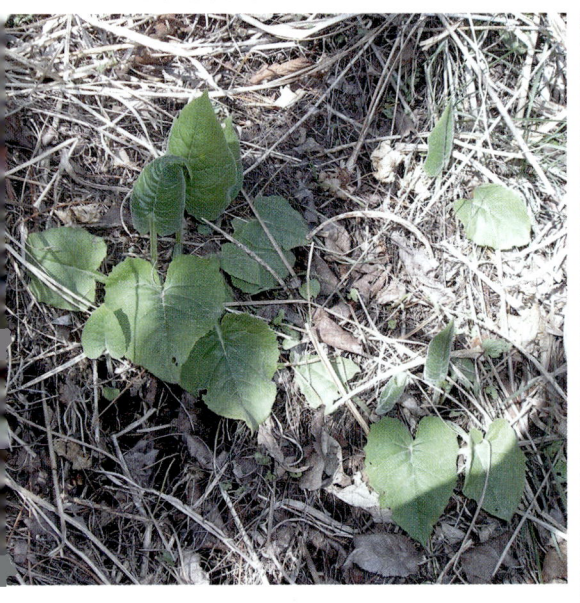
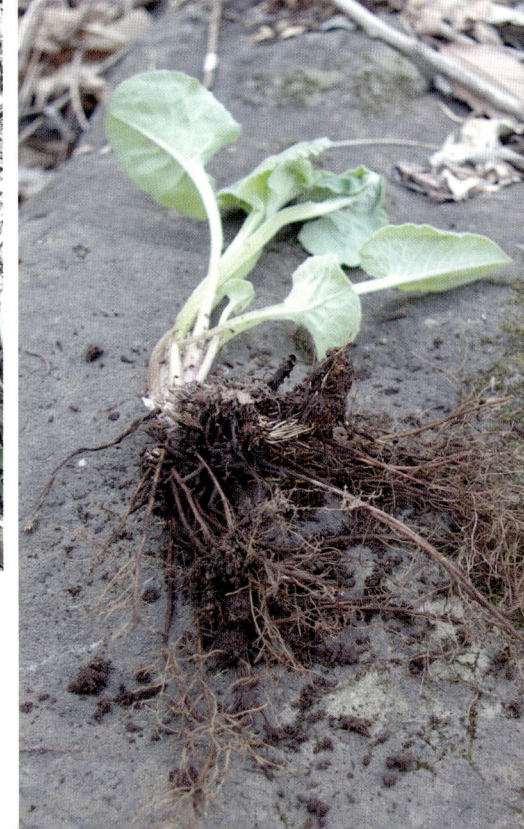

버들분취

Saussurea maximowiczii Herd

약

- 국화과 여러해살이풀
- 분포지 : 산 속 풀밭
- 개화기 : 7~9월
- 결실기 : 10월
- 채취기 : 봄(전체)

- 별 명 : 버들잎분취, 바늘분취, 아물분취
- 생약명 : 유엽풍모국(柳葉風毛菊)
- 유 래 : 산에서 삼지창처럼 갈라진 잎과 버들잎처럼 갸름한 잎이 함께 있고, 잔털이 있는 풀을 볼 수 있는데 버들분취이다. 위쪽 잎이 버들잎처럼 생긴 분취라 하여 버들분취라 부른다.

생태

높이 50~150cm. 뿌리가 곧고 길게 사방으로 뻗으며, 뿌리껍질이 붉은 갈색이다. 줄기는 굵고 길며 모가 나고, 하얀 잔털이 있다. 잎모양은 2가지인데, 줄기 밑동에 나는 잎은 잎자루가 길고 깃털처럼 깊게 갈라지며, 위쪽에 나는 잎은 길쭉한 타원형으로 끝이 뾰족하다. 잎 한가운데에는 희고 굵은 잎맥이 있고, 잎 가장자리에는 깊게 파인 톱니가 있다. 잎 앞면은 짙푸르며, 뒷면은 희고 잔털이 있다. 꽃은 7~9월에 보라색으로 피는데, 긴 꽃대가 올라와 가지를 치고 끝이 다시 여러 개로 갈라져 끝에 작은 꽃이 달린다. 꽃잎은 가늘고 길며, 닻처럼 생긴 꽃술이 길게 나온다. 꽃을 싸고 있는 비늘잎은 흰 솜털로 덮여 있으며 붉은 보랏빛이 돈다. 열매는 10월에 여무는데, 작고 어린 솔방울 같다. 열매가 다 익으면 붉은 보라색이다.

*유사종 _ 톱분취

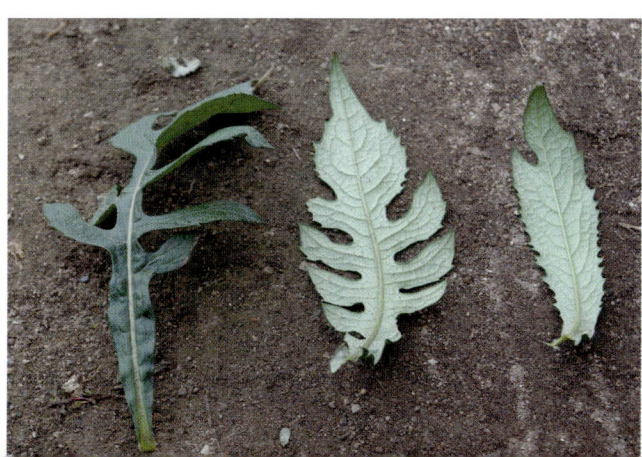

잎 앞뒤

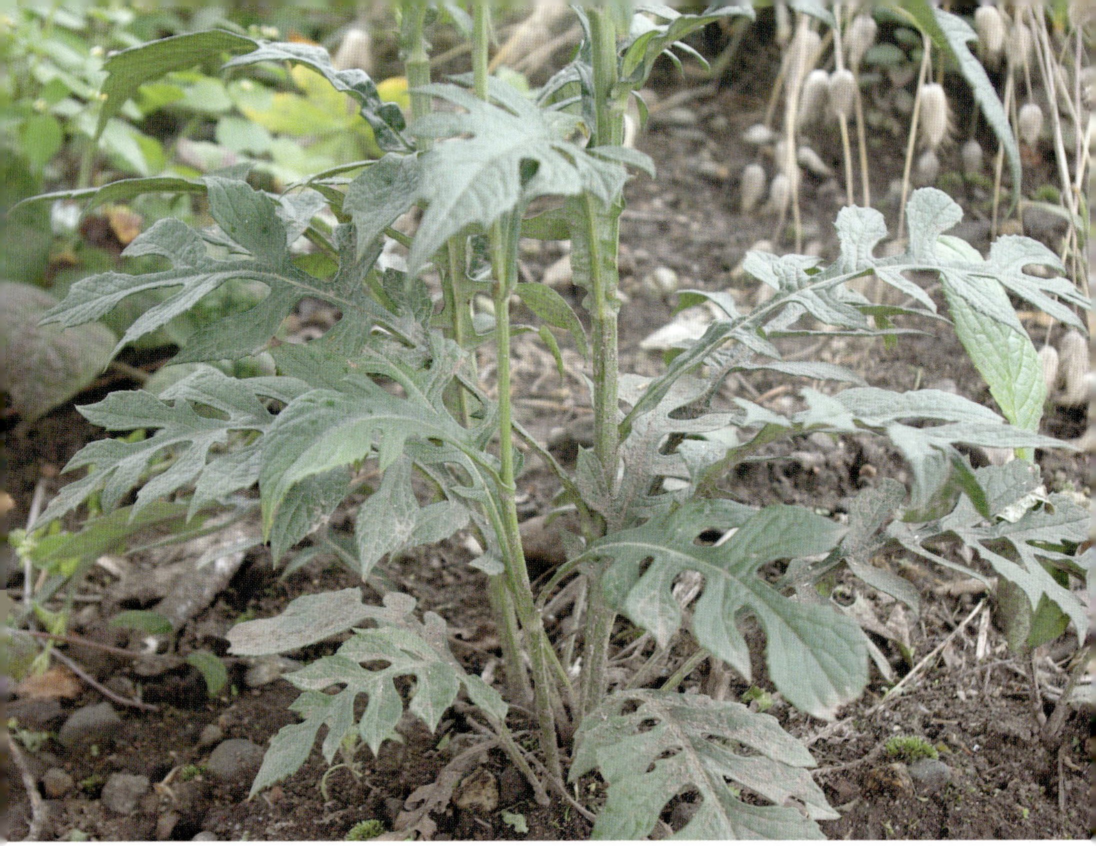

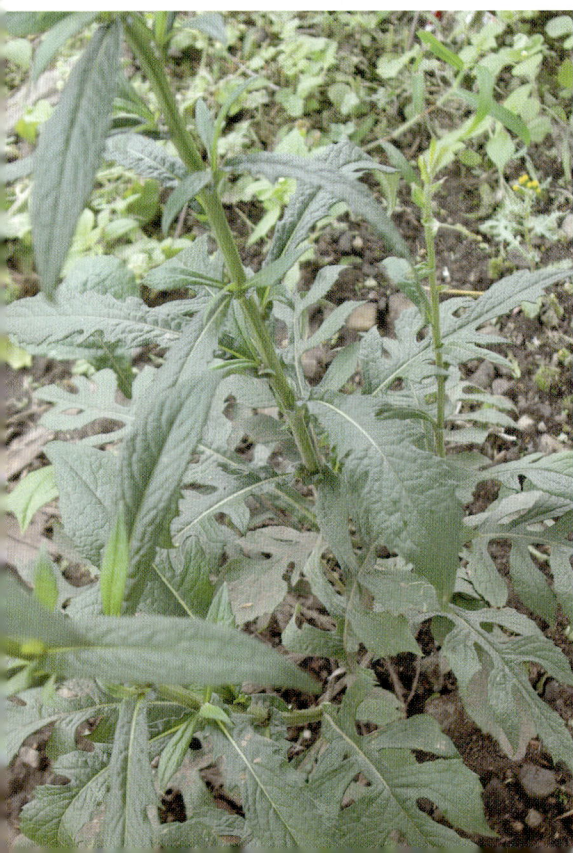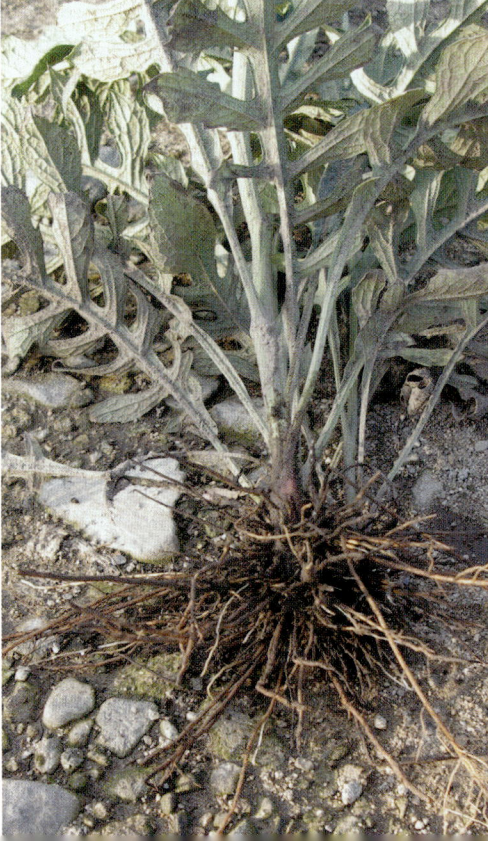

약용 한방에서 뿌리째 캔 줄기를 유엽풍모국(柳葉風毛菊)이라 한다. 약효와 사용방법은 분취와 같다.

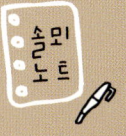

들깨가 익을 무렵에는 식물 자체의 면역력이 떨어져 깻잎 뒷면에 노란 분가루 같은 것이 생기는데, 이것을 그냥 먹으면 건강을 해친다. 다른 식물도 마찬가지인데, 예를 들어 감나무도 열매가 익을 무렵 잎 안쪽에 병이 들어 노란 점 같은 것이 생긴다.

● 전체 모습
● 전체 모습(위쪽 잎은 갈라짐이 적다) | 뿌리

꽃봉오리
열매 | 꽃

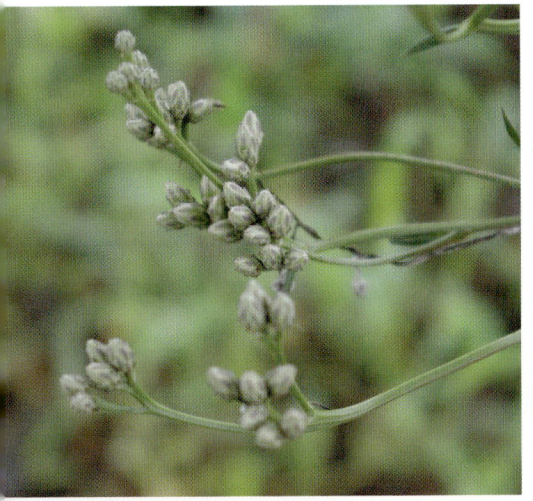
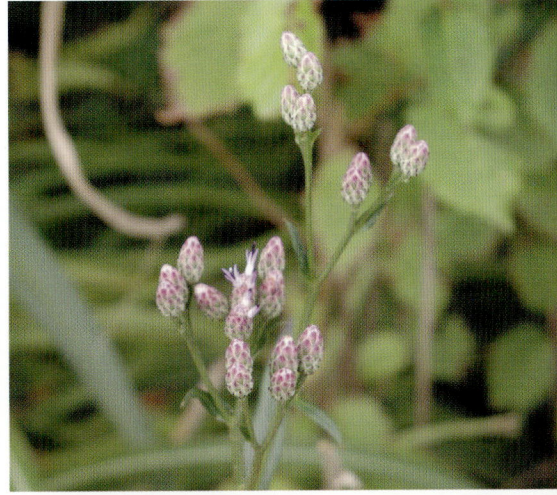
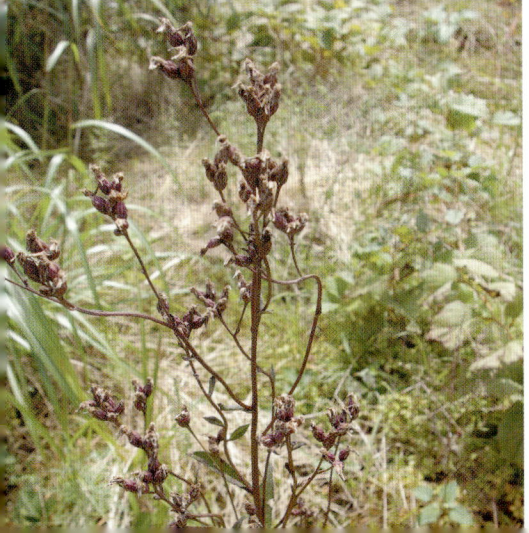
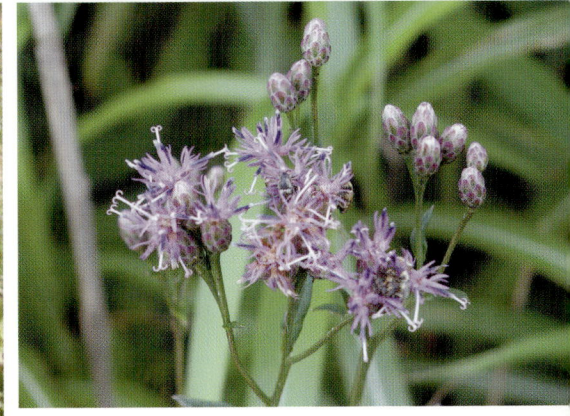

093

장대나물

약 식

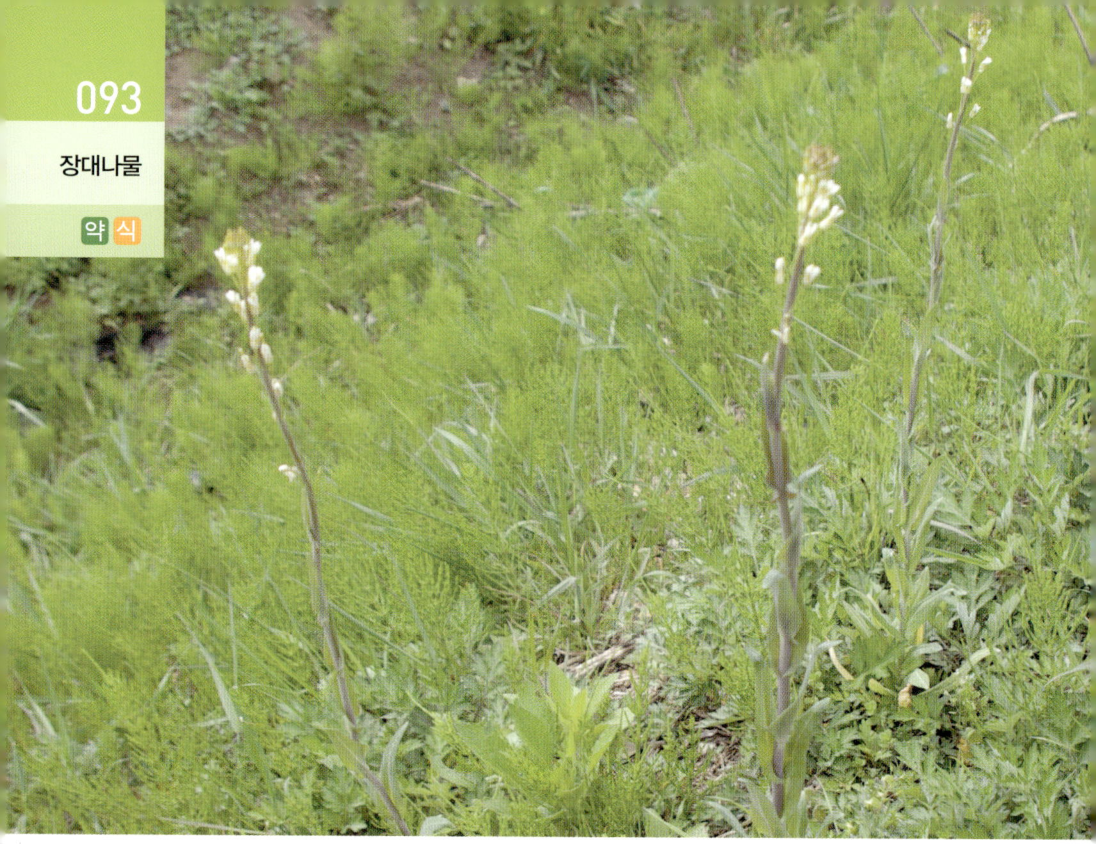

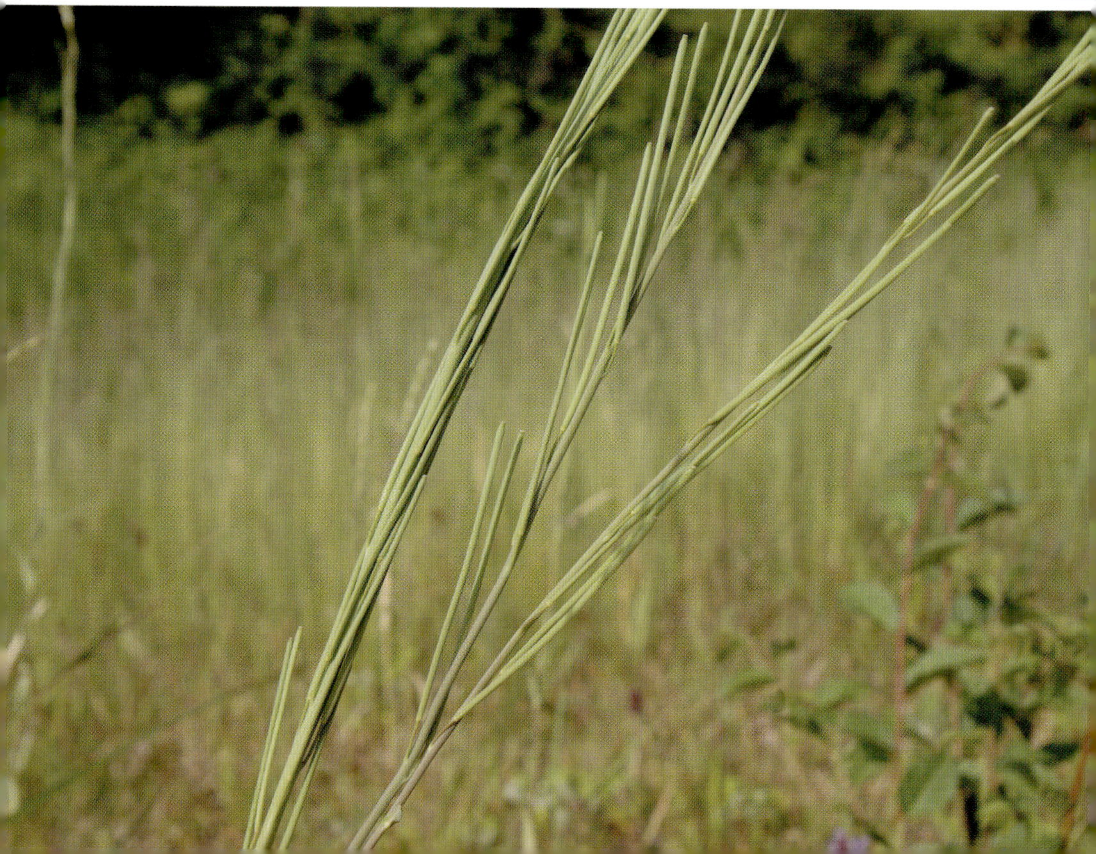

장대나물

Arabis glabra (L.) Bernh.

약 식

- ■ 십자화과 두해살이풀
- ■ 분포지 : 산과 들 양지바르고 촉촉한 풀밭, 빈터
- 개화기 : 4~6월
- 결실기 : 5~7월
- 채취기 : 봄~여름(전체)

- 별 명 : 장대, 깃대나물, 광엽남개채(光葉南芥菜)
- 생약명 : 남개채(南芥菜)
- 유 래 : 봄에 산과 들에서 줄기가 굵고 곧으며 분을 바른 듯 희고, 가느다란 회초리 같은 열매가 달리는 큰 풀을 볼 수 있는데 장대나물이다. 줄기가 장대처럼 생긴 나물이라 하여 장대나물이라 부른다. 줄기에 잎이 달린 모양이 깃대 같아서 깃대나물이라고도 한다.

생태

높이 70~100㎝. 뿌리가 굵고 땅 속 깊이 길게 뻗으며, 수염뿌리가 있다. 뿌리껍질은 밝은 갈색이다. 줄기는 굵고 길며 곧게 위로 자라고, 모난 데 없이 전체가 둥글며 허옇다. 첫해에는 줄기 없이 잎만 나오고, 다음해부터 줄기가 길게 자란다. 잎은 길고 어긋나는데, 뿌리에 나는 잎은 털이 많고 겹겹이 포개져 나온다. 줄기에 나는 잎은 드문드문 줄기를 감싸듯이 위를 향해 난다. 잎 가장자리는 밋밋하다. 꽃은 4~6월에 노란빛이 도는 흰색으로 피는데, 긴 줄기 끝에 작은 꽃들이 모여 달린다. 열매는 5~7월에 가늘고 곧은 가지모양으로 줄기 가까이 붙어서 여문다. 열매 안에는 매우 작은 타원형 씨앗이 있다.

＊유사종 _ 노란장대, 흰장대나물

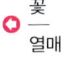
꽃
열매

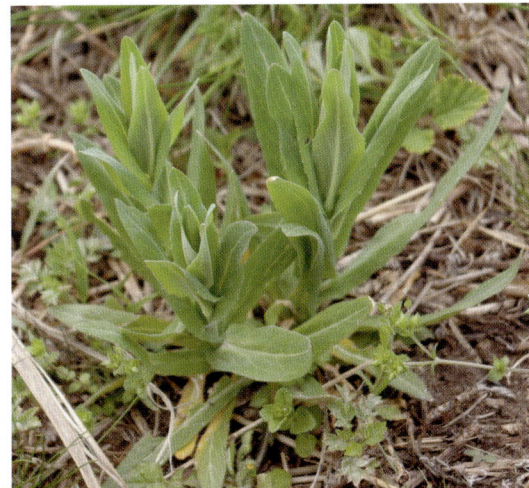
새순

약용 한방에서는 뿌리째 캔 줄기를 남개채(南芥菜)라 한다. 몸을 따뜻하게 하고, 한기를 없애며, 경락을 잘 통하게 하고, 염증을 가라앉히는 효능이 있다.

관절염, 팔다리가 쑤시고 아플 때, 기침과 가래가 심할 때, 폐에 한기가 들어 기침할 때, 목이 붓고 아플 때, 종기, 타박상에 약으로 처방한다. 뿌리째 캔 줄기는 햇빛에 말려 사용한다.

민간요법	
팔다리나 허리가 쑤시고 아플 때, 찬바람을 쏘여 기침할 때, 가래, 배가 차고 아플 때, 목이 붓고 아플 때	뿌리째 캔 줄기 10g에 물 700㎖를 붓고 달여 마신다.
종기, 타박상	뿌리째 캔 줄기로 생즙을 내어 마신다.

식용 사포닌, 시니그린을 함유한다.
봄에 어린잎을 데쳐서 나물로 먹거나 국을 끓여 먹는다. 매운맛이다.

주의사항 • 몸을 덥게 하는 약재이므로 열이 많은 사람, 치질이 있는 사람은 먹지 않는다.

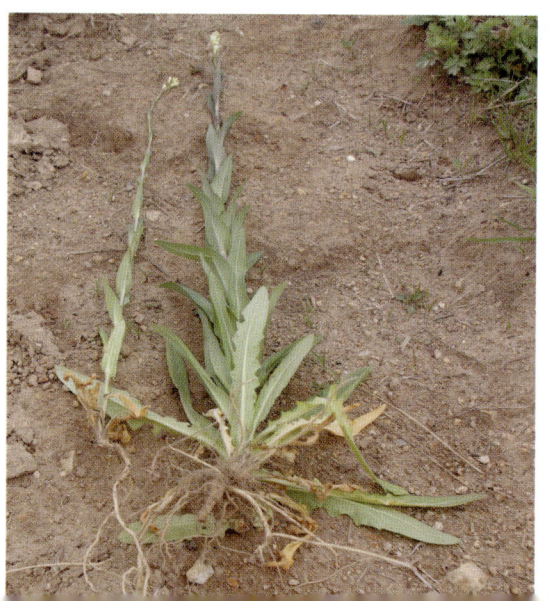

뿌리

노란장대

Sisymbrium luteum (Maxim.) O. E. Schulz

약

- 십자화과 여러해살이풀
- 분포지 : 높은 산 양지바른 풀밭, 들판
- 개화기 : 6월
- 결실기 : 8월
- 채취기 : 여름(전체)

- **생약명** : 황화산개(黃花山芥)
- **유 래** : 여름에 깊은 산에서 열매는 장대나물과 비슷하고 잎이 넓은 풀을 볼 수 있는데 노란장대라 한다. 노란 꽃이 피는 장대나물이라 하여 노란장대라 부른다.

생태

높이 80~120㎝. 뿌리가 굵고 옆으로 뻗으며, 뿌리껍질이 갈색이다. 줄기는 곧고 길게 자라며, 짧고 흰 잔털이 있다. 잎은 타원형으로 어긋나는데, 잎맥이 뚜렷하고, 잎 앞뒷면에 잔털이 있다. 잎 가장자리에는 가시돌기 같은 톱니가 있다. 꽃은 6월에 노란색으로 피는데, 긴 꽃대 끝에 작은 꽃이 여러 송이 모여 달린다. 열매는 8월에 가늘고 긴 가지모양으로 펼쳐져 여문다. 열매 안에는 매우 작은 타원형 씨앗이 있다.

*유사종 _ 장대나물

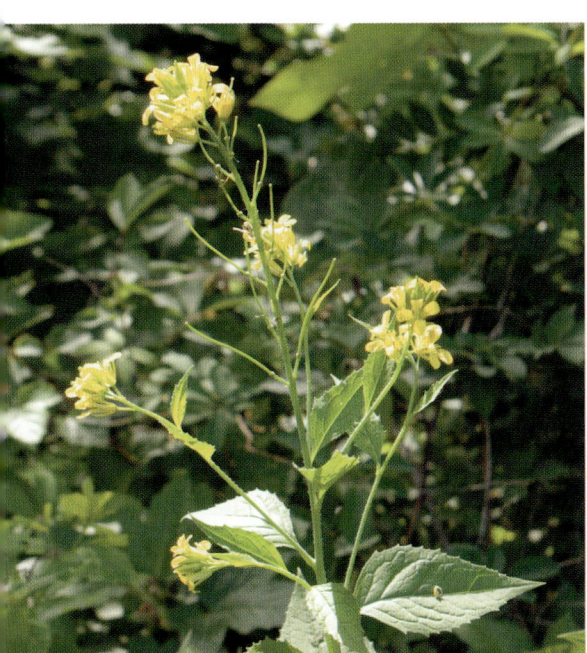

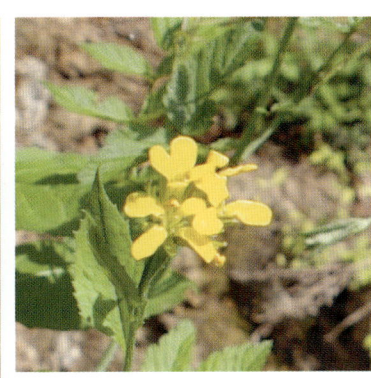

꽃

약용 한방에서 뿌리째 캔 줄기를 황화산개(黃花山芥)라 한다. 약효와 사용 방법은 장대나물과 같다.

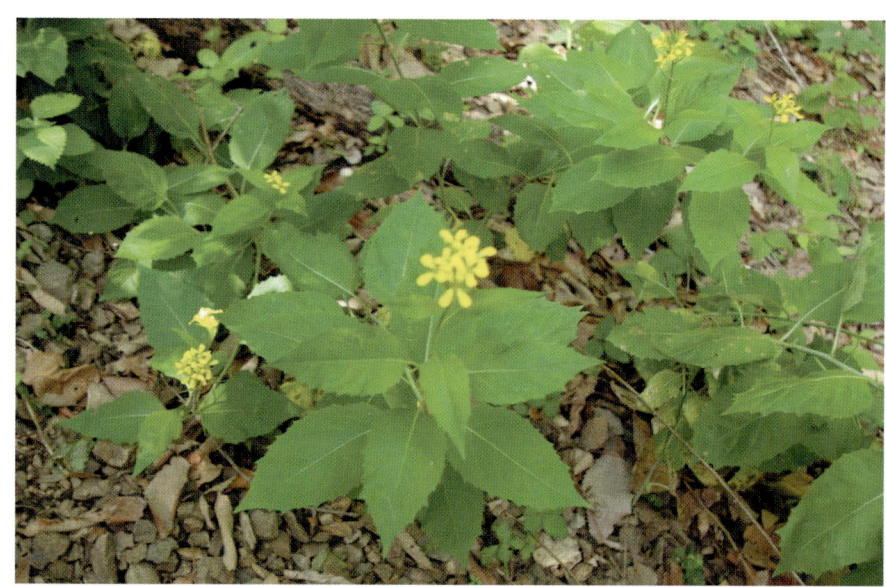

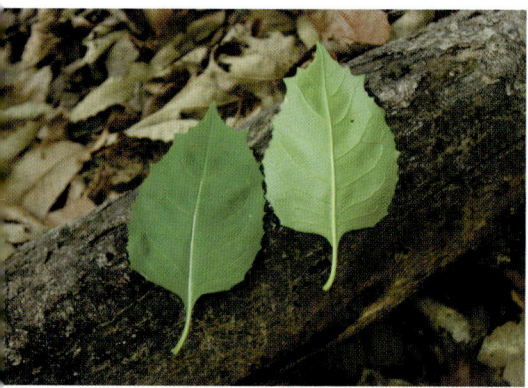

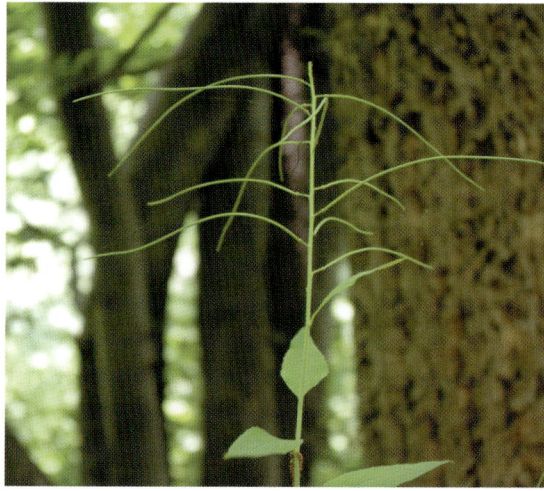

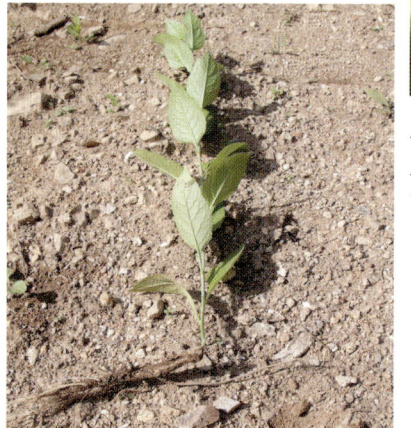

전체 모습
잎 앞뒤 | 열매
뿌리

말냉이

Thlaspi arvense L.

약 식

- ■ 십자화과 두해살이풀
- ■ 분포지 : 들판이나 밭둑
- 개화기 : 4~5월
- 결실기 : 7~8월
- 채취기 : 여름(씨앗)

- **별 명**: 마신(馬辛), 마구(馬狗), 구제(狗薺), 노제(老薺), 대제(大薺), 대즙(大蕺), 석목(晳木), 멸석(蔑菥), 영목(榮木)
- **생약명**: 석명자(菥蓂子)
- **유 래**: 여름에 들판에서 잎이 방망이 같고, 열매는 냉이와 비슷한데 윗부분이 심장 모양이고 날개가 있는 풀들이 무리지어 자라는 것을 볼 수 있는데 말냉이다. 키가 큰(말) 냉이라 하여 말냉이라 부른다.

생태

높이 20~60cm. 뿌리가 퉁퉁하고 길게 뻗으며, 뿌리껍질은 노란빛이 도는 밝은 갈색이다. 줄기는 길게 무더기로 나오고, 약간 모가 나며, 밑동이 허옇다. 가지는 여러 개로 갈라져 나온다. 잎은 방망이모양인데, 뿌리에서 나는 잎은 잎자루가 길고 사방으로 퍼져 나며, 줄기에 나는 잎은 잎자루가 없이 갸름하다. 잎 가장자리에는 아주 얕은 톱니가 드문드문 있다. 꽃은 4~5월에 하얗게 피는데, 줄기 위쪽에 가늘고 긴 꽃대가 사방으로 뻗어 나와 아주 작은 꽃들이 모여 달린다. 열매는 7~8월에 둥글납작한 모양으로 여무는데, 열매 가장자리에 날개가 빙 둘러 나고, 열매 위쪽은 오목하게 파여 있다. 열매가 다 익으면 노란빛이 도는 갈색이다.

*유사종 _ 다닥냉이

잎 앞뒤 | 새순

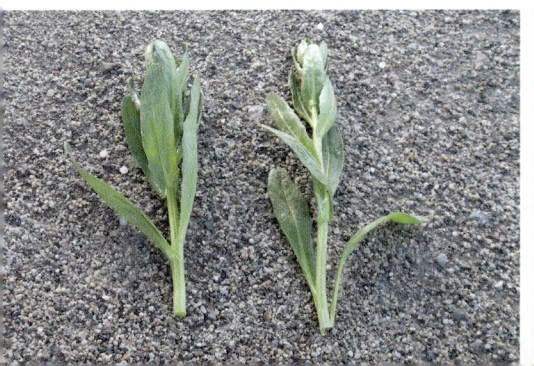
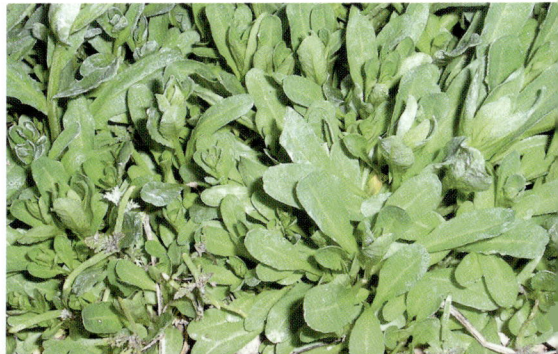

약용 한방에서 씨앗을 석명자(菥蓂子)라 한다. 눈을 밝게 하고, 마비를 풀어주며, 오장을 보하고, 균을 죽이며, 요산을 내보내며, 몸을 튼튼히 하는 효능이 있다.

고혈압, 동맥경화, 결막염, 눈이 시리고 눈물이 날 때, 통풍, 당뇨, 심근에 염증이 있을 때, 강장제로 처방한다. 씨앗은 껍질을 벗겨서 햇빛에 말려 사용한다.

민간요법

고혈압, 동맥경화, 눈이 충혈되고 아플 때, 눈이 시리고 눈물이 날 때, 통풍, 당뇨, 심장이 아플 때, 강장제	▶	씨앗 3g에 물 200㎖를 붓고 달여 마신다.
자궁 염증, 자궁암, 성기능 저하, 소변을 보기 힘들 때, 얼굴이 누렇게 떴을 때	▶	줄기와 잎 10g에 물 700㎖를 붓고 달여 마신다.

식용 비타민 A · C, 단백질, 칼슘, 철, 시니그린, 레시틴, 올레산, 리놀산을 함유한다. 봄에 어린 순을 데쳐서 나물로 먹거나 된장국을 끓여 먹는데 향긋하다.

꽃
―
풋열매 | 열매 | 뿌리

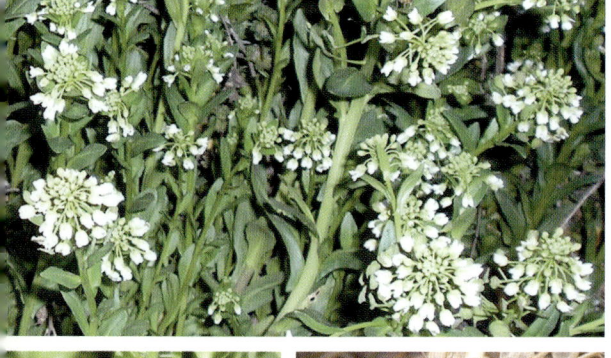
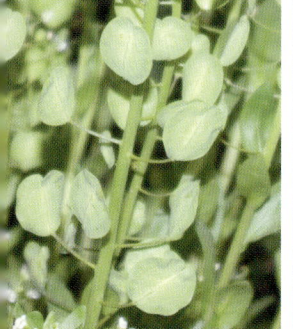
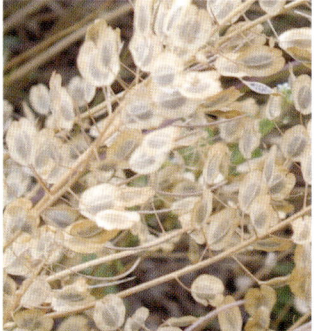
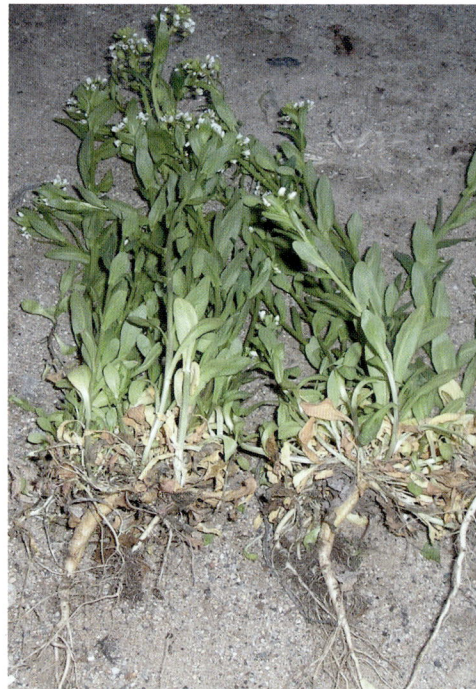

가는잎쐐기풀

Urtica angustifolia Fisch.

약 독

- ■ 쐐기풀과 여러해살이풀
- ■ 분포지 : 산 속 넓고 평평한 바위 근처, 계곡가
- 개화기 : 7~8월
- 결실기 : 8~9월
- 채취기 : 여름~가을(전체)

- 별　명 : 가는쐐기풀, 꼬리쐐기풀
- 생약명 : 담마(蕁麻), 담마근(蕁麻根)
- 유　래 : 산 속 넓고 평평한 바위 근처에서 잎이 가늘고, 손으로 건드리면 줄기와 잎자루에 있는 쐐기 같은 가시털에 쏘여 하루 종일 따가운 풀이 무더기로 자라는 것을 볼 수 있는데 가는잎쐐기풀이다. 쐐기풀이란 독충인 쐐기처럼 털이 있어서 쏘는 풀을 가리키는데, 쐐기풀 중에서도 잎이 가늘다 하여 가는잎쐐기풀이라 부른다.

생태

높이 50~100㎝. 식물 전체에 개미산이 들어 있는 가시털이 있다. 줄기는 네모지고 곧게 무더기로 올라오며, 세로로 홈이 있다. 줄기껍질은 약간 붉은 자줏빛이며, 반투명 가시털이 있다. 가지는 조금 벌어진다. 잎은 마주나는데, 어릴 때 뿌리에서 나는 잎은 넓고 붉은 자주색이며, 자라면서 줄기에 나는 잎은 길쭉하다. 잎자루는 조금 길고 오목하게 파여 있으며, 잎자루 양옆에 반투명 가시털이 2줄로 있다. 잎자루 옆에는 잎자루가 없는 턱잎이 4장씩 붙어 있다. 잎 앞면에는 반투명 가시털이 있고, 잎 뒷면에는 잎맥을 따라 가시털이 있다. 잎 가장자리에는 날카로운 톱니가 있다. 꽃은 7~8월에 초록빛이 도는 흰색으로 피는데, 잎이 난 자리에서 꽃대가 올라와 아주 작은 꽃들이 이삭처럼 모여 달린다. 열매는 8~9월에 납작한 달걀모양으로 여무는데, 주머니 같은 꽃받침에 싸여 있어 꽃처럼 보인다.

＊유사종 _ 쐐기풀, 애기쐐기풀, 큰쐐기풀

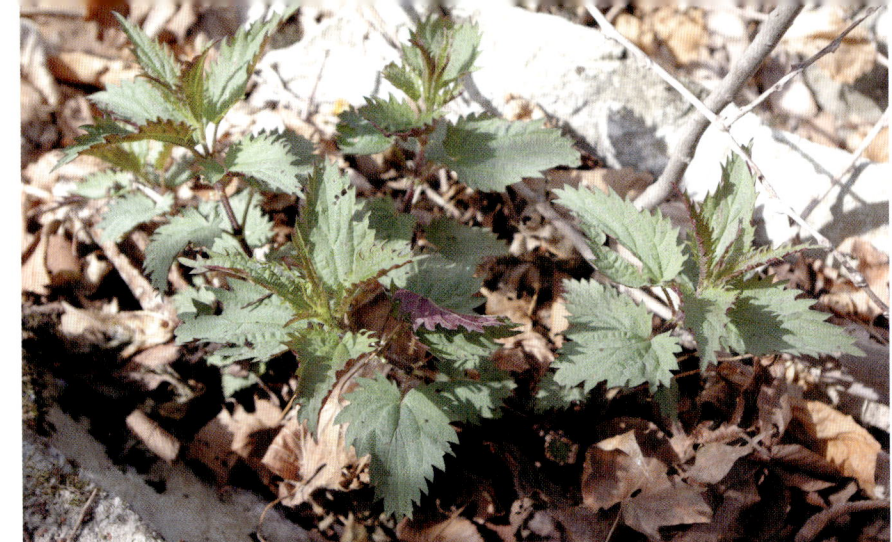
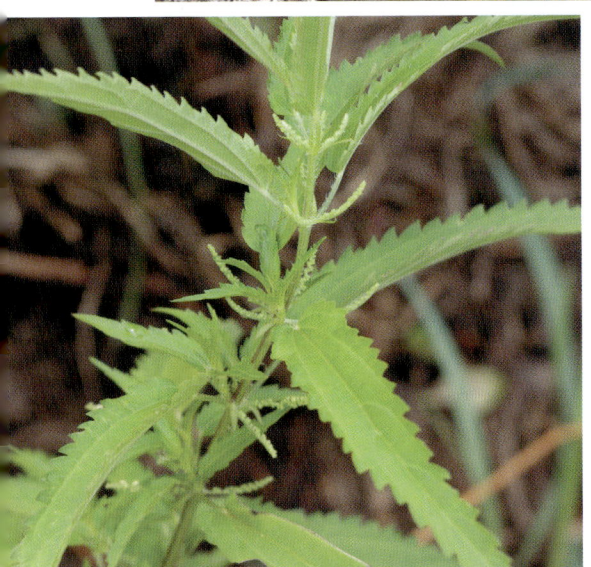
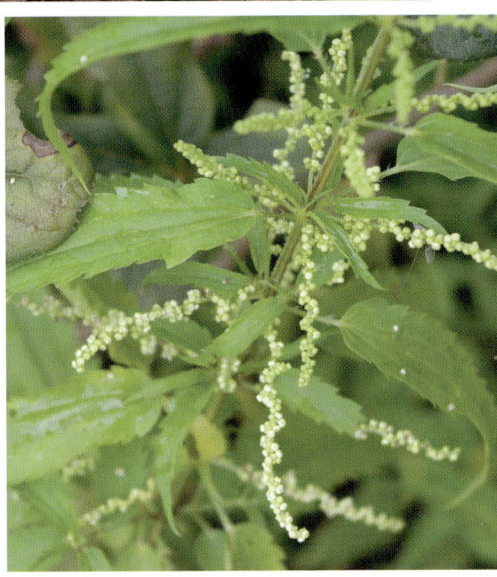
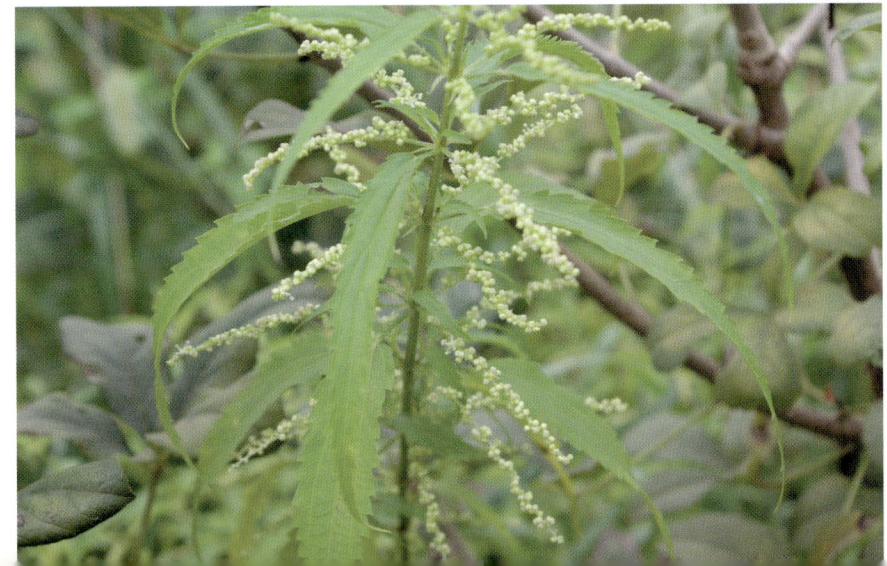

약용

한방에서 뿌리째 캔 줄기를 담마(蕁麻), 뿌리를 담마근(蕁麻根)이라 한다. 풍을 몰아내고, 피를 잘 돌게 하며, 통증을 가라앉히는 효능이 있다. 관절통이 심할 때, 소아마비, 중풍으로 인한 팔다리 마비, 산후 몸이 시리고 아플 때, 발작적으로 배가 아플 때, 아이 경기, 나병에 약으로 처방한다. 뿌리째 캔 줄기를 햇빛에 말려 사용한다.

민간요법

관절통, 소아마비, 중풍으로 인한 팔다리 마비, 고혈압, 당뇨, 산후 몸이 시리고 아플 때, 발작적으로 배가 아플 때, 아이 경기	→	뿌리째 캔 줄기 3g에 물 400㎖를 붓고 달여 마신다.
두드러기, 아토피나 습진	→	뿌리째 캔 줄기를 달인 물로 씻어낸다.

주의사항
- 꽃이 핀 후에는 잎에 독성이 생기므로 먹지 않는다.
- 약간 독성이 있는 약재로 오래 먹으면 신장에 무리를 주므로 정량만 사용한다.

새순

꽃봉오리 | 꽃
열매
전체 모습

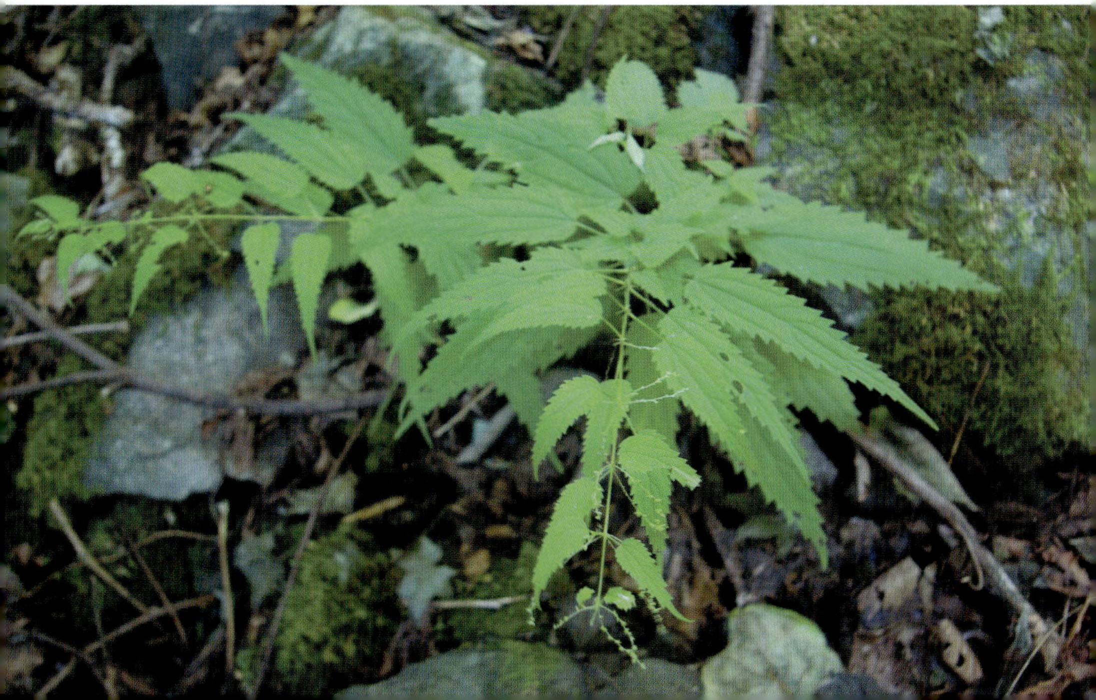

097

잔털제비꽃

약 식

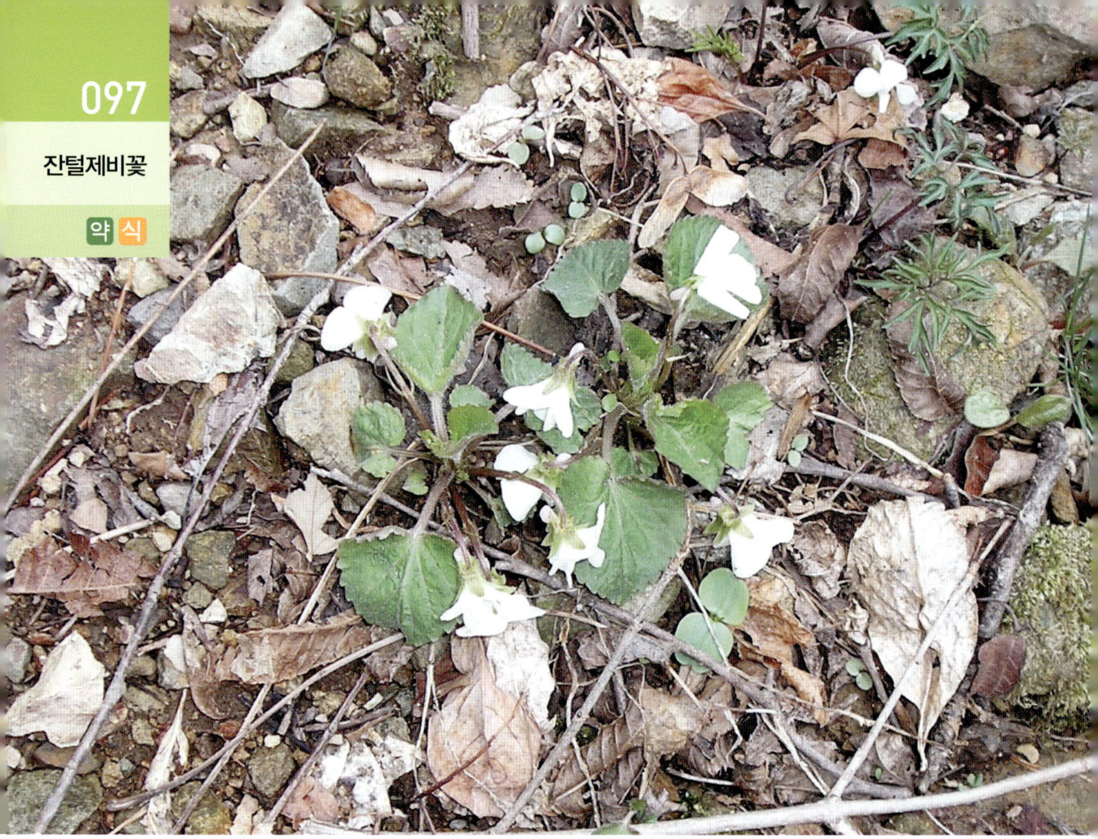

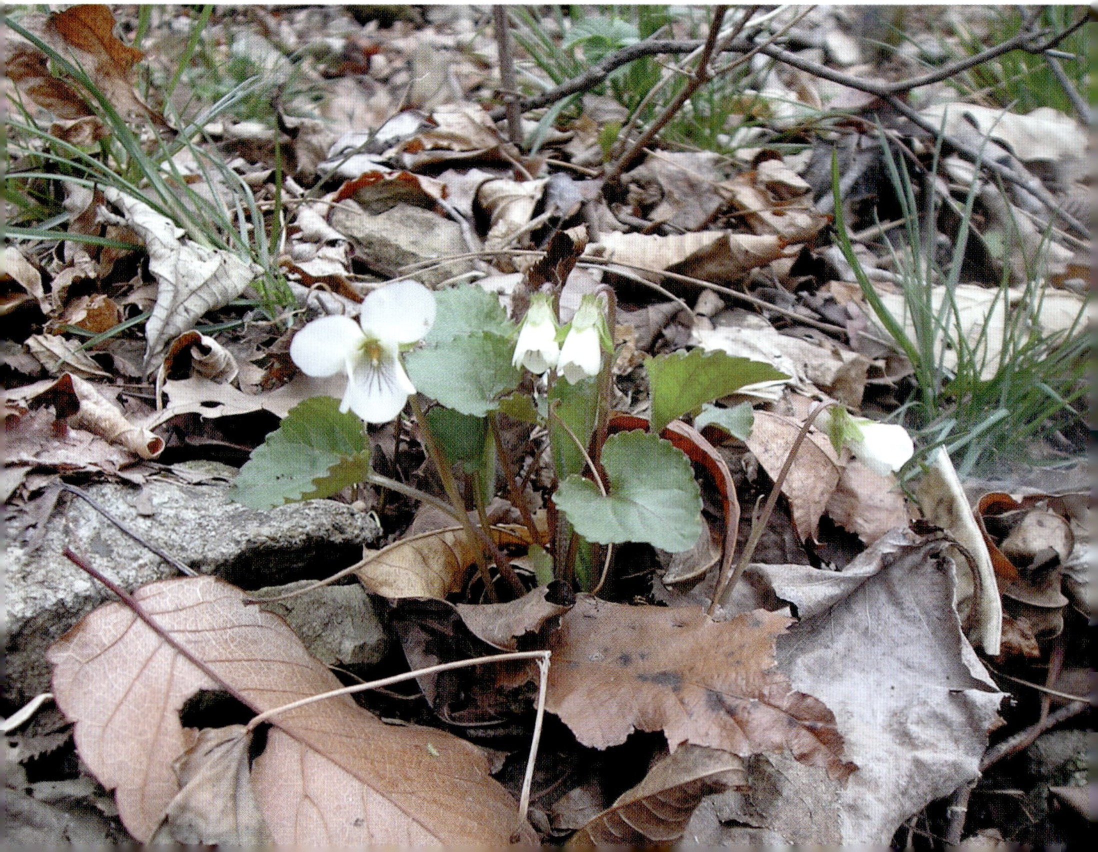

잔털제비꽃

Viola keiskei Miq.

약 식

- ■ 제비꽃과 여러해살이풀
- ■ 분포지 : 산 속 양지바른 나무 그늘 밑
- 개화기 : 4월
- 결실기 : 6~7월
- 채취기 : 봄~여름(전체)

- **별 명** : 둥근잎제비꽃, 근채(菫菜), 근근채(菫菫菜), 독행호(獨行虎), 지정초(地丁草)
- **생약명** : 지정(地丁)
- **유 래** : 봄에 산 속에서 꽃이 희고, 잎에 잔털이 있는 키가 작은 제비꽃을 볼 수 있는데 잔털제비꽃이다. 제비꽃이란 제비가 돌아오는 봄에 피어 붙여진 이름인데, 제비꽃 중에서도 잎에 잔털이 있다 하여 잔털제비꽃이라 부른다.

생태

높이 5~10㎝. 뿌리가 곧고 매우 길며, 잔뿌리가 있다. 뿌리껍질은 매우 밝은 갈색이다. 잎은 둥근 심장모양으로 뿌리에서 곧바로 무성하게 나오며, 잎자루는 길고 흰빛이 도는 자주색이다. 잎과 잎자루에 모두 조금 거친 털이 있으며, 잎 가장자리에는 둥근 톱니가 있다. 꽃은 4월에 흰색으로 피는데, 뿌리에서 길게 꽃대가 올라와 꽃이 1송이씩 옆을 향해 달린다. 꽃잎은 5장인데, 맨 아래쪽 잎에는 자주색 줄무늬가 있다. 열매는 6~7월에 끝이 뾰족한 달걀모양으로 여무는데, 다 익으면 껍질이 3갈래로 갈라져서 들깨 같은 씨앗들이 나와 번식한다.

*유사종 _ 제비꽃

전체 모습
꽃

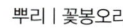
뿌리 | 꽃봉오리

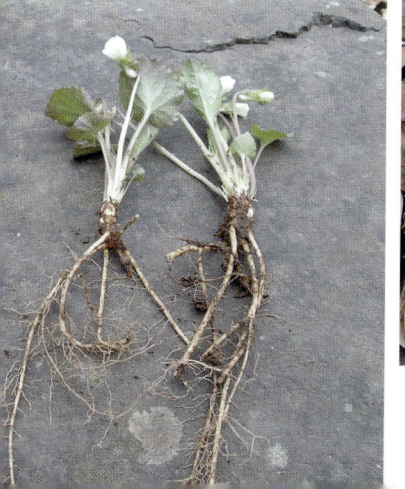
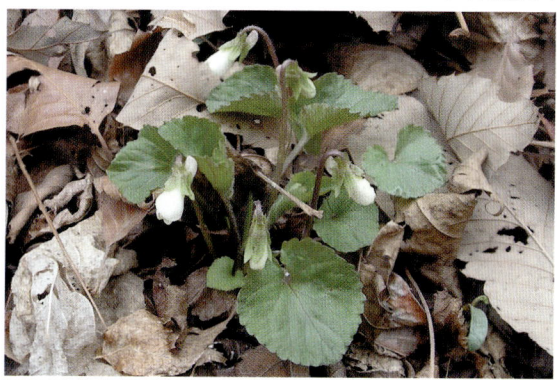

약용 한방에서 뿌리째 캔 줄기를 지정(地丁)이라 한다. 피를 맑게 하고, 열을 내리며, 통증을 없애고, 독을 풀어주며, 염증을 가라앉히는 효능이 있다.

위염, 방광염이나 전립선염, 변에 피가 섞여 나올 때, 관절통, 눈이 충혈되고 아플 때, 벌레에 물려 가려울 때 약으로 처방한다. 뿌리째 캔 줄기는 햇빛에 말려 사용한다.

민간요법		
위나 간이 안 좋을 때, 눈 피로와 충혈, 목이 붓고 아플 때, 림프선에 멍울이 생겼을 때, 소변이 잘 안 나올 때, 신열	→	뿌리째 캔 줄기 15g에 물 700㎖를 붓고 달여 마신다.
불면증, 변비	→	뿌리 10g에 물 700㎖를 붓고 달여 마신다.
심한 기침, 가래	→	꽃잎 5g에 물 400㎖를 붓고 끓여서 차처럼 마신다.
고혈압	→	꽃봉오리 200g에 소주 1.8ℓ를 붓고 6개월간 숙성시켜 마신다.
심한 신경통, 어깨 결림, 타박상, 상처가 곪고 아플 때	→	잎과 줄기를 달인 물로 찜질한다.

식용 비타민 C, 플라보노이드, 사포닌, 포화지방산, 불포화지방산을 함유한다. 봄에 어린잎을 살짝 데쳐서 물에 담가 우렸다가 나물로 먹거나 튀김을 해 먹는다. 꽃은 말려두었다가 차로 끓여 마신다. 쌉쌀한 맛이다.

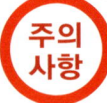
- 제비꽃 대용으로 사용한다.
- 몸을 차게 하는 약재이므로 몸이 찬 사람이나 허약한 사람은 먹지 않는다.

졸방제비꽃 *Viola acuminata* Ledeb.

약 식

- ■ 제비꽃과 여러해살이풀
- ■ 분포지 : 깊은 산 양지바르고 촉촉한 땅, 도랑가
- 개화기 : 5~6월
- 결실기 : 7~8월
- 채취기 : 봄~여름(전체)

- 별 명 : 졸방이, 졸방나물, 고경근(苦境根), 근채(菫菜)
- 생약명 : 주변강(走邊疆)
- 유 래 : 깊은 산에서 줄기가 올라와 키는 크나 꽃이 아주 작게 달리는 제비꽃을 볼 수 있는데 졸방제비꽃이다. 꽃이 작고 사랑스럽게 졸망졸망 피는 제비꽃이라 하여 졸망제비꽃이라 하다가 졸방제비꽃이 되었다.

생태

높이 20~40㎝. 뿌리가 굵고 길며, 잔뿌리가 무성하게 뒤엉켜 나온다. 뿌리껍질은 노란빛이 도는 붉은 갈색이다. 줄기는 곧게 무더기로 나오고, 약간 털이 있으며, 잎이 난 자리에 마디가 있다. 밑동은 자줏빛이고, 가지는 옆으로 벌어진다. 잎은 삼각형에 가까운 심장모양이며, 잎자루가 길고, 잎 가장자리에 얕고 둥근 톱니가 있다. 꽃은 5~6월에 연한 자줏빛이 도는 흰색으로 피는데, 줄기에서 올라온 긴 꽃대에 1송이씩 달린다. 꽃잎은 5장이며, 맨 아래쪽 꽃잎에 붉은 자주색 줄무늬가 있다. 열매는 7~8월에 끝이 뾰족한 달걀모양으로 여무는데, 다 익으면 껍질이 3갈래로 갈라져서 들깨 같은 씨앗들이 나와 번식한다.

열매

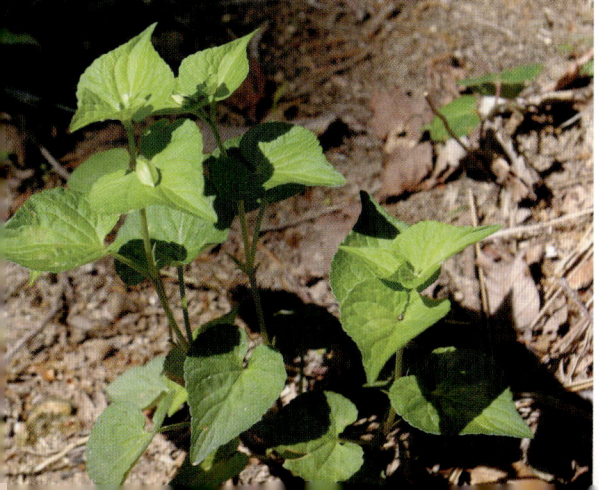
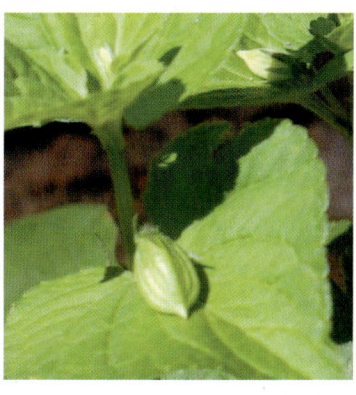

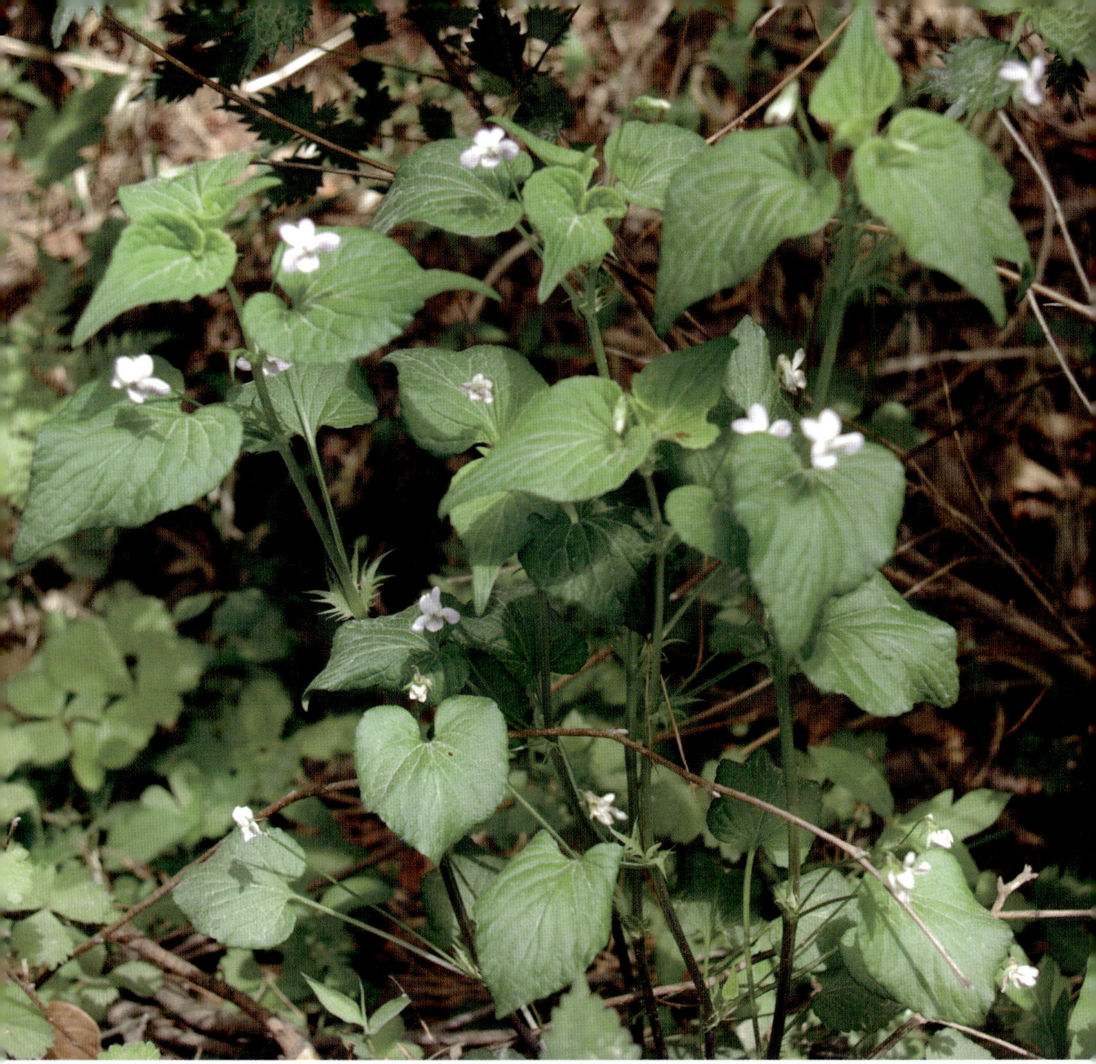

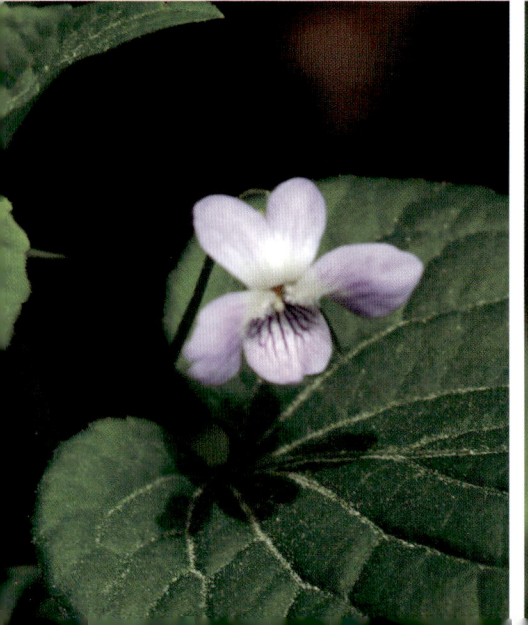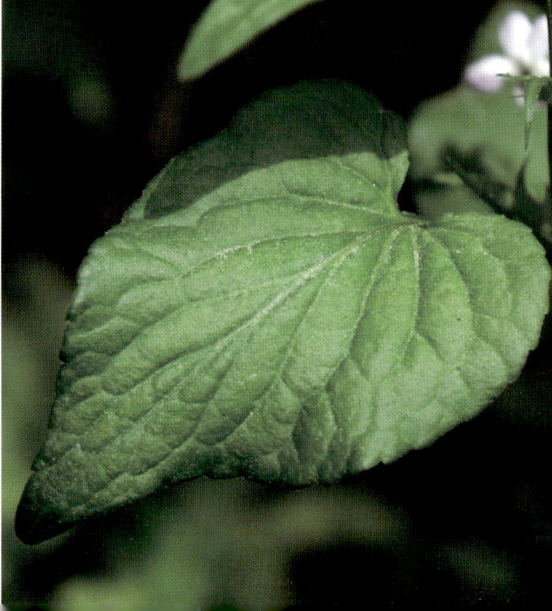

약용

한방에서 뿌리째 캔 줄기를 주변강(走邊疆)이라 한다. 열을 내리고, 풍을 몰아내며, 간을 튼튼히 하고, 독을 풀어주며, 염증을 가라앉히고, 통증을 없애는 효능이 있다.

폐에 열이 있어 기침할 때, 감기, 타박상, 피부병에 약으로 처방한다. 뿌리째 캔 줄기는 햇빛에 말려 사용한다.

민간요법

폐에 열이 있어 기침할 때, 감기, 간이 안 좋을 때	뿌리째 캔 줄기 15g에 물 700㎖를 붓고 달여 마신다.
타박상으로 붓고 아플 때, 심한 피부병	잎과 줄기를 생으로 찧어 바른다.

식용

비타민 C, 플라보노이드, 사포닌, 포화지방산, 불포화지방산을 함유한다.

봄에 어린잎을 데쳐서 물에 담가 우렸다가 나물로 먹는다. 쌉쌀한 맛이다.

주의사항
- 몸을 차게 하는 약재이므로 몸이 찬 사람이나 허약한 사람은 먹지 않는다.

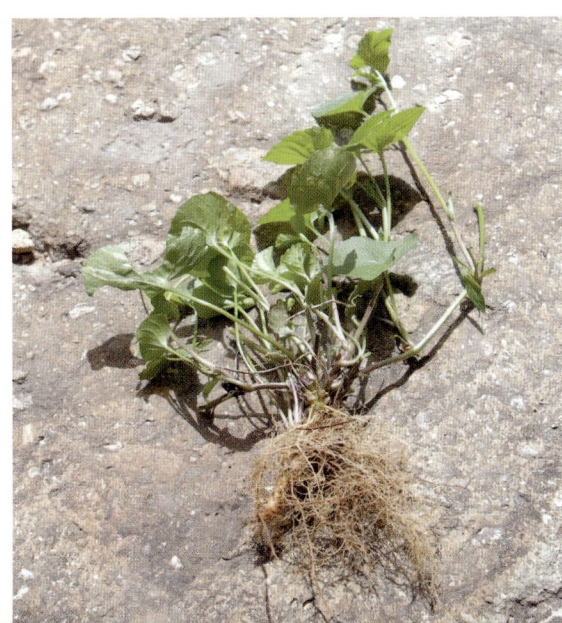

뿌리

전체 모습
꽃 | 잎

099

송이풀

약 식

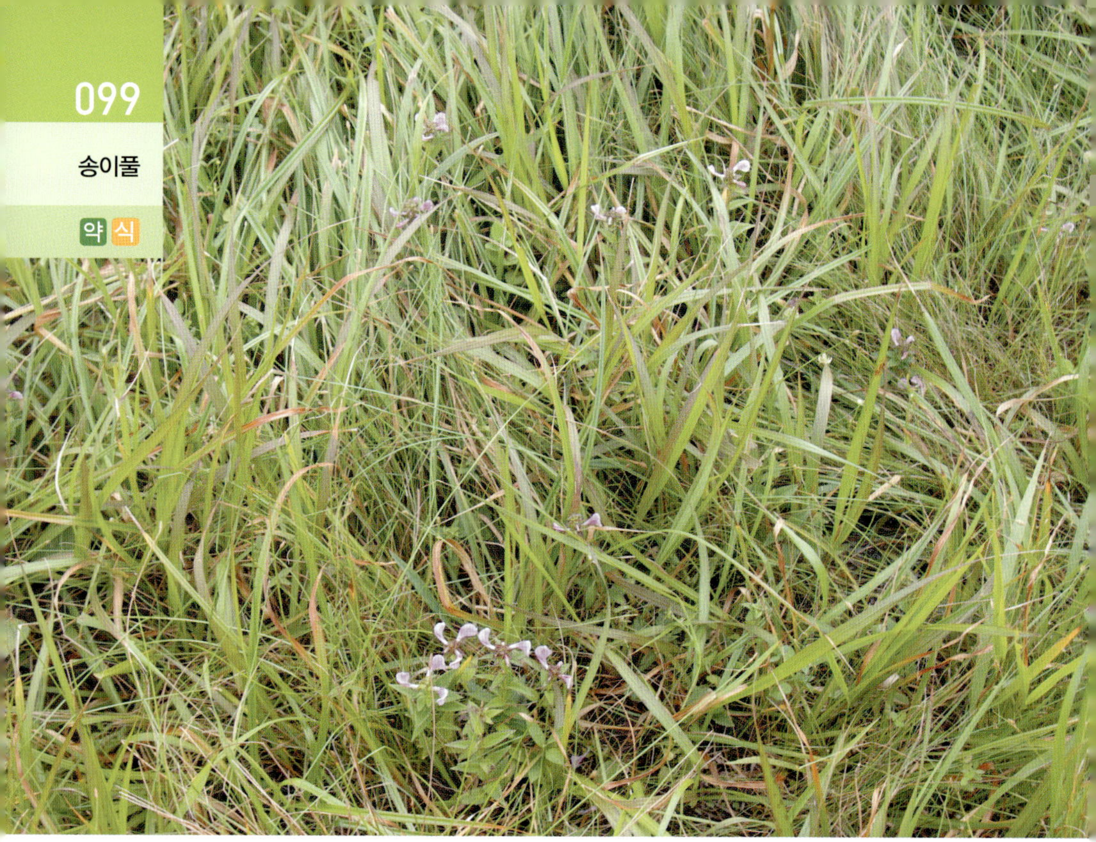

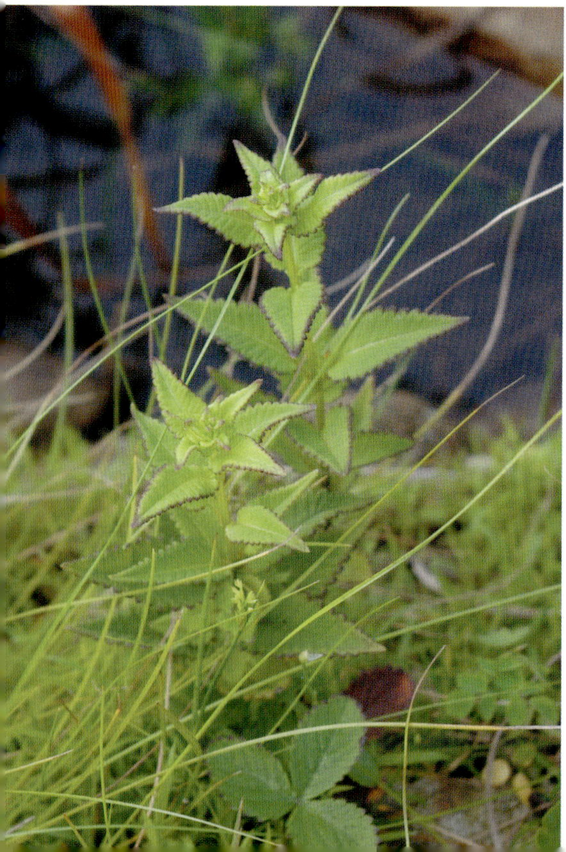

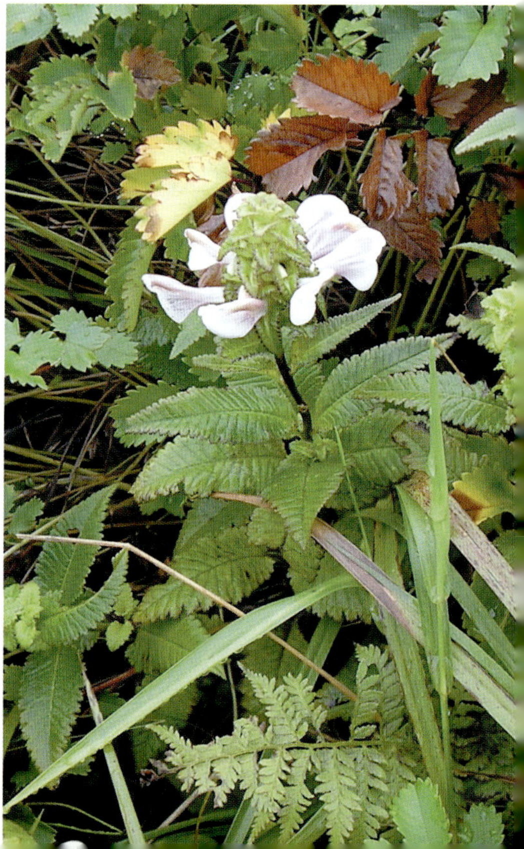

송이풀 *Pedicularis resupinata* L.
약 식

- ■ 현삼과 여러해살이풀
- ❀ 개화기 : 8~9월
- 결실기 : 9~10월
- 분포지 : 깊은 산 양지바른 숲속
- 채취기 : 여름~가을(전체)

- **별　명**: 수송이풀, 구슬송이풀, 마뇨소(馬尿燒), 마시호(馬柴蒿), 호마(虎麻), 연석초(練石草), 마신호(馬新蒿)
- **생약명**: 마선호(馬先蒿)
- **유　래**: 여름에 깊은 산에서 갸름한 잎에 촘촘한 빗살무늬 잎맥이 있고, 잎 가장자리가 약과 둘레처럼 생긴 풀을 볼 수 있는데 송이풀이다. 꽃이 피기 전 줄기 끝에 잎들이 꽃송이처럼 모여 달리는 풀이라 하여 송이풀이라 부른다.

생태

높이 30~60㎝. 뿌리가 굵고 길게 사방으로 뻗으며, 뿌리껍질이 노란빛이 도는 밝은 갈색이다. 줄기는 곧고 길며 모가 나고, 한 뿌리에서 여러 개가 동시에 올라온다. 가지는 밑둥에서 갈라져 나온다. 잎은 좁은 타원형으로 마주나거나 어긋나는데, 잎자루가 짧고, 잎 끝이 뾰족하다. 잎 앞면에는 빗살무늬 잎맥이 촘촘하게 있으며, 잎 가장자리에는 둥글면서도 날카로운 이중톱니가 있다. 꽃은 8~9월에 분홍빛이 도는 연한 자주색으로 피는데, 꽃자루가 없이 줄기 끝에 여러 송이가 사방으로 모여 달린다. 꽃잎은 위 아래로 갈라지는데, 위쪽 꽃잎은 구름모양으로 넓게 펼쳐지고, 아래쪽 꽃잎은 색이 진하며 새부리처럼 뾰족하다. 열매는 9~10월에 끝이 뾰족한 타원형으로 여문다.

*유사종 _ 애기송이풀, 큰송이풀

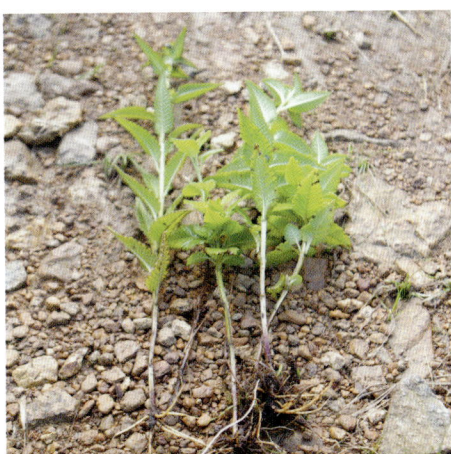

군락
———
전체 모습 | 꽃　　　　　　뿌리

약용 한방에서 뿌리째 캔 줄기를 마선호(馬先蒿)라 한다. 풍을 몰아내고, 습한 기운을 내보내며, 염증을 가라앉히고, 소변이 잘 나오게 하는 효능이 있다.

관절염, 소변이 잘 안 나올 때, 요로결석, 방광염에 약으로 처방한다. 뿌리째 캔 줄기는 햇빛에 말려 사용한다.

민간요법

| 관절염, 소변이 잘 안 나올 때, 요로결석, 방광염 | 뿌리째 캔 줄기 6g에 물 400㎖를 붓고 달여 마신다. |

식용 사포닌, 알칼로이드를 함유한다.
봄에 어린 순을 데쳐서 나물로 먹는다. 약간 쌉쌀하다.

주의 사항 • 현삼과의 흰송이풀을 대신 사용하기도 한다.

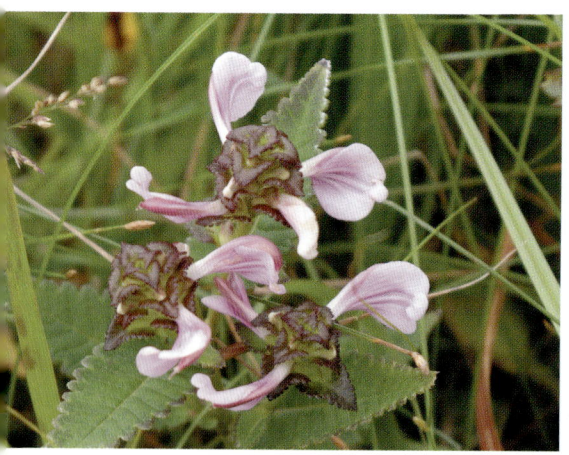
꽃

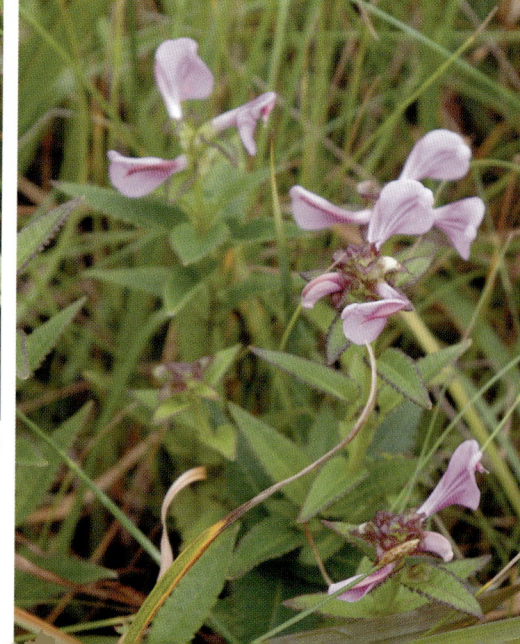

파드득나물 *Cryptotaenia japonica* Hassk.
약 식

- ■ 산형과 여러해살이풀
- ■ 분포지 : 산과 들 반그늘의 촉촉한 곳
- 개화기 : 6~7월
- 결실기 : 8~9월
- 채취기 : 여름(전체), 가을(씨앗)

- 별   명 : 반디나물, 삼엽채(三葉菜)
- 생약명 : 압아근(鴨兒芹), 압아근근(鴨兒芹根), 압아근과(鴨兒芹果)
- 유   래 : 산과 들에서 넓은 타원형 잎이 3장씩 붙어 나고, 깨알 같은 흰 꽃이 피는 풀을 볼 수 있는데 파드득나물이다. 바람이 불면 잎들이 파드득 소리를 낸다 하여 파드득나물이라고 부른다. 열매가 반딧불이를 닮은 나물이라 하여 반디나물이라고도 한다. 흔히 참나물이라고도 하는데, 참나물과는 학명이 다르다.

생태

높이 30~60cm. 뿌리가 굵고 잔뿌리가 많다. 뿌리껍질은 밝은 갈색이다. 줄기는 굵고 약간 굽거나 곧으며, 잎이 난 자리에 마디가 있다. 가지는 밑동에서 벌어져 나온다. 잎은 넓은 타원형으로 어긋나는데, 밑동에 나는 잎은 잎자루가 길고, 줄기 끝에 나는 잎은 좁으며, 3장씩 빙 둘러 난다. 잎 뒷면은 조금 희고 윤기가 나며, 잎 가장자리에 날카로운 톱니가 있다. 꽃은 6~7월에 흰색 또는 연한 자주색으로 피는데, 줄기나 가지 끝에 짧은 꽃대가 올라와서 여러 갈래로 갈라져 끝에 아주 작은 꽃들이 달린다. 열매는 8~9월에 길쭉한 타원형으로 여문다.

열매 | 잎 앞뒤

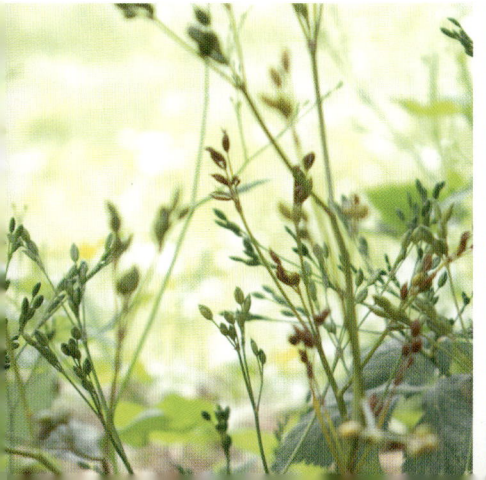
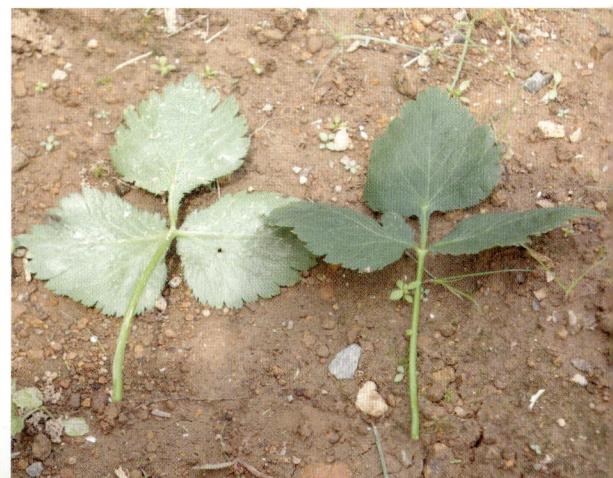

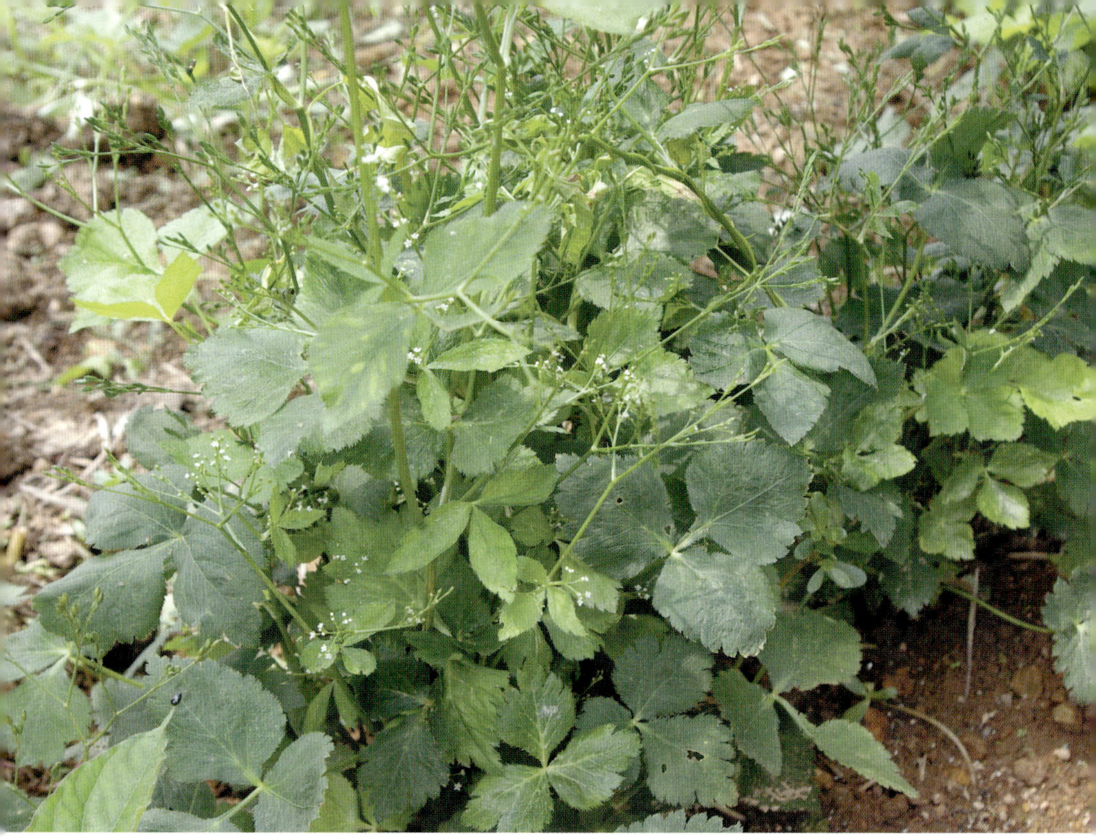

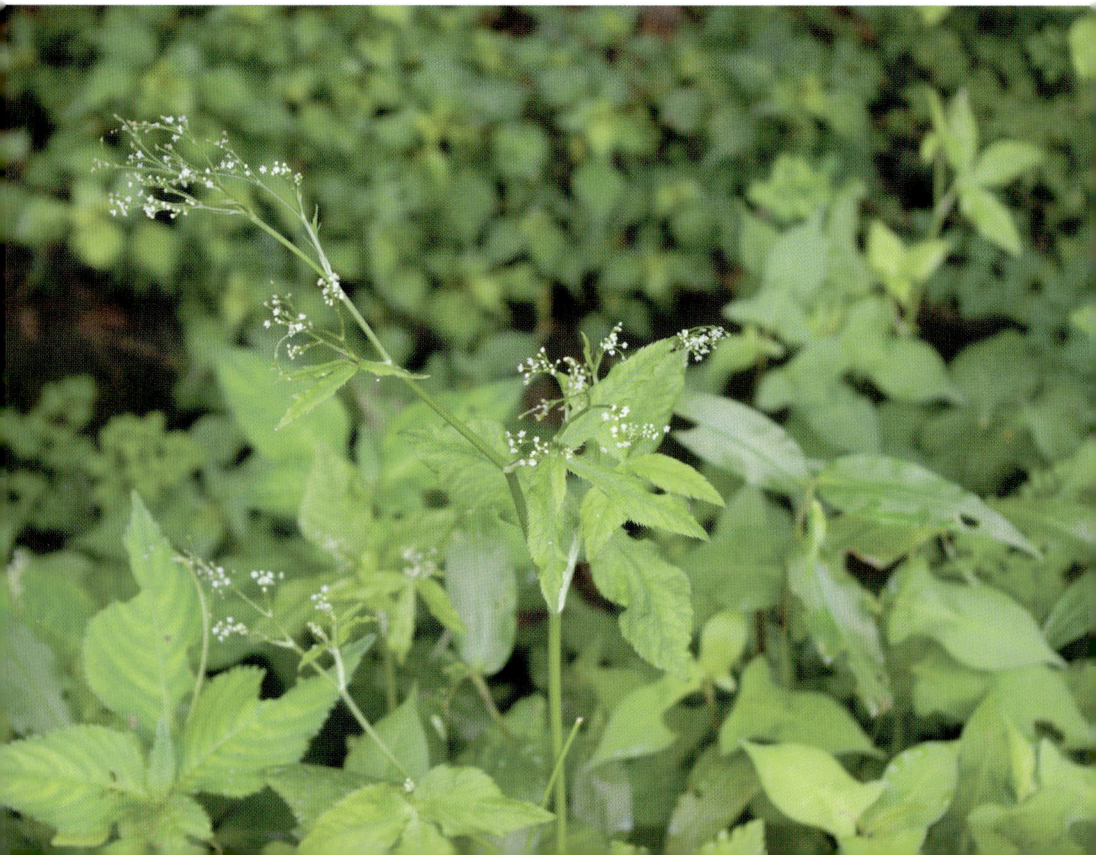

약용 한방에서 줄기와 잎을 압아근(鴨兒芹), 뿌리를 압아근근(鴨兒芹根), 씨앗을 압아근과(鴨兒芹果)라 한다. 기와 피가 잘 돌게 하고, 한기를 흩어 주며, 염증을 가라앉히고, 독을 풀어주며, 몸 속 노폐물을 내보내는 효능이 있다.

폐렴, 찬바람을 쏘여 감기에 걸렸을 때, 기침이 심할 때, 소화가 안 될 때, 고환이 붓고 아플 때, 치통, 종기, 아토피나 습진, 타박상에 약으로 처방한다. 뿌리째 캔 줄기와 열매는 그늘에 말려 사용한다.

민간요법

폐렴, 갑상선이 부었을 때, 심한 치통, 고환이 붓고 아플 때	줄기와 잎 15g에 물 700㎖를 붓고 달여 마신다.
폐렴, 찬바람을 쏘여 감기에 걸렸을 때, 심한 기침	뿌리 10g에 물 700㎖를 붓고 달여 마신다.
소화가 안 될 때	씨앗 9g에 물 700㎖를 붓고 달여 마신다.
아토피나 습진, 대상포진	뿌리째 캔 줄기를 생으로 찧어 바른다.
타박상	뿌리를 생으로 찧어 바른다.

식용 비타민 C, 철분, 칼슘, 카로틴, 정유를 함유한다.
봄에 어린잎과 줄기를 쌈으로 먹거나 살짝 데쳐서 나물로 먹는다. 튀김을 하거나 김치를 담가 먹거나 매운탕에 넣기도 한다. 향긋하다.

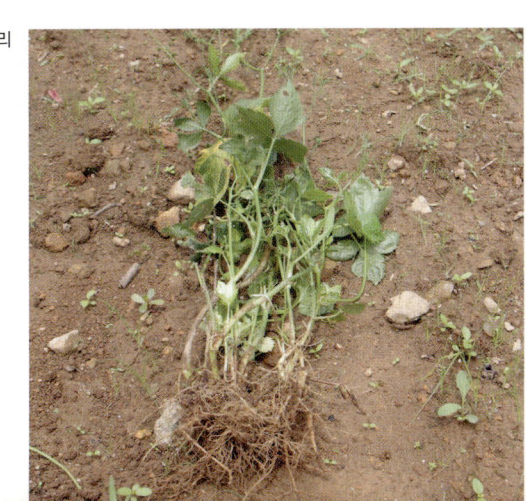

뿌리

전체 모습
꽃

타래난초 *Spiranthes sinensis* (Pers.) Ames

- ■ 난초과 여러해살이풀
- ■ 분포지 : 산 속 절벽, 들판 양지바른 풀밭, 논둑
- 개화기 : 5~8월
- 결실기 : 8~9월
- 채취기 : 봄~여름(전체)

- 별 명 : 타래란, 일난초, 용포(龍抱), 토양삼(土洋蔘), 수초(綬草)
- 생약명 : 반룡삼(盤龍蔘)
- 유 래 : 산 속에서 꽃대가 꽈배기처럼 꼬이고, 아주 작은 진분홍색 꽃들이 층층이 달리는 풀을 볼 수 있는데 타래난초이다. 꽃대가 실타래를 꼬아놓은 것처럼 생긴 난초라 하여 타래난초라 부른다.

생태

10~40㎝. 뿌리가 통통하고 짧으며, 사방으로 무성하게 뻗는다. 줄기는 가늘고 곧게 올라온다. 잎은 좁고 길쭉한데, 뿌리에서 나는 잎은 무성하고 포개지며, 줄기에서 나는 잎은 어긋나고 드문드문 난다. 꽃은 5~8월에 진분홍색으로 피는데, 줄기 끝에 길게 꽃대가 올라와 위아래로 촘촘히 가지를 치고, 이 가지들이 꽃대를 감아 올라가듯이 꼬인 끝에 아주 작은 꽃들이 달린다. 꽃대에 잔털이 있다. 열매는 8~9월에 타원형으로 여문다.

* 유사종 _ 흰타래난초

전체 모습 | 뿌리

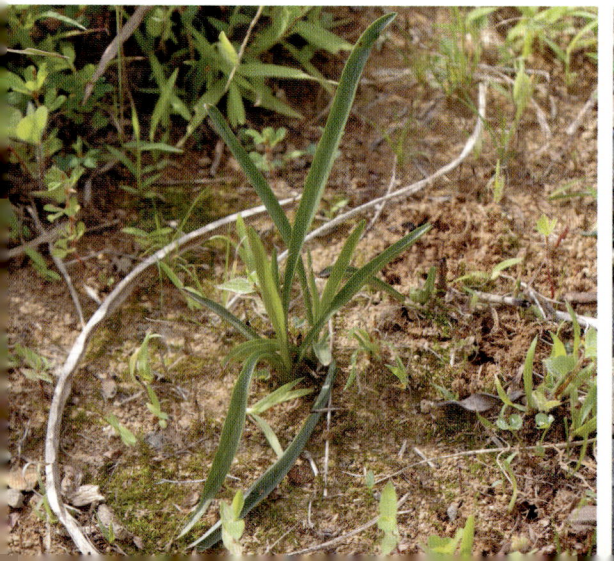
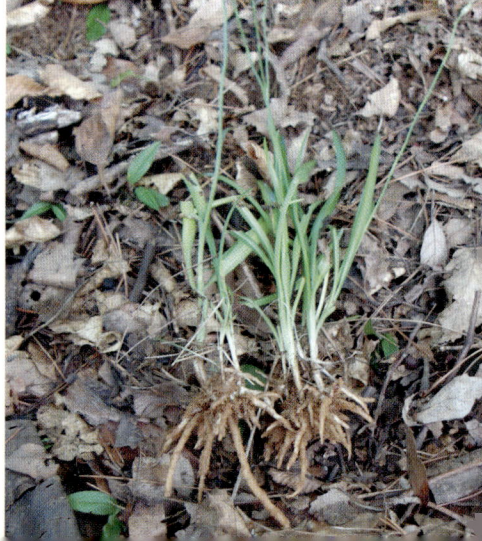

약용 한방에서 뿌리째 캔 줄기를 반룡삼(盤龍蔘)이라 한다. 음기를 보하고, 열을 내리며, 기침을 가라앉히고, 독을 풀어주며, 염증을 가라앉히는 효능이 있다. 몸이 허약할 때, 병후 기력이 떨어졌을 때, 기침, 편도선염, 목이 붓고 아플 때, 종기에 약으로 처방한다. 뿌리째 캔 줄기는 햇빛에 말려 사용한다.

민간요법	
몸이 허약할 때, 병후 기력이 떨어졌을 때, 어지러울 때, 기침, 편도선염, 목이 붓고 아플 때	뿌리째 캔 줄기 20g에 물 1.4ℓ를 붓고 달여 마신다.
종기	뿌리째 캔 줄기를 생으로 찧어 바른다

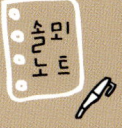

야산에서 난을 캐려면 멀리서 보았을 때 10~25년생 소나무가 자라고, 해가 뜨면 서쪽에서 남쪽 방향으로 햇살이 비치는 곳에 가는 것이 좋다. 이런 곳에서 난을 많이 볼 수 있다.

꽃봉오리 | 꽃

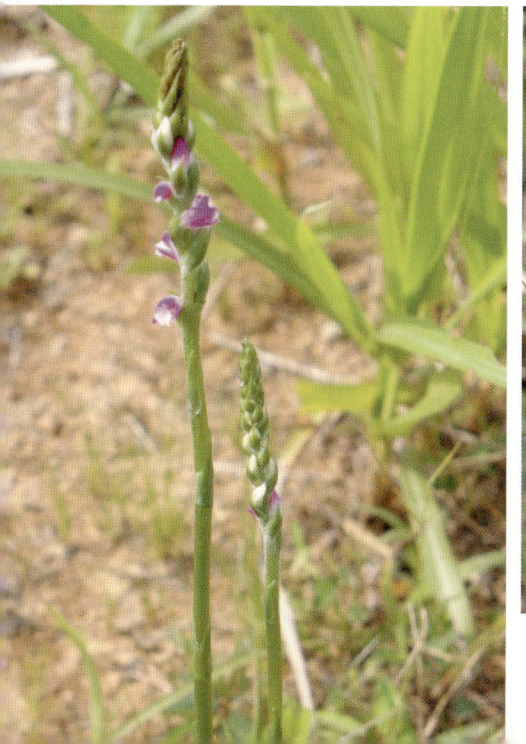
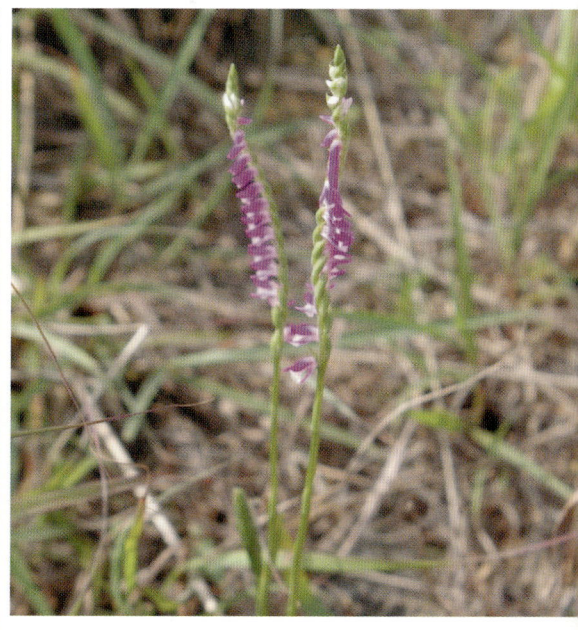

102 좀깨잎나무
약 식

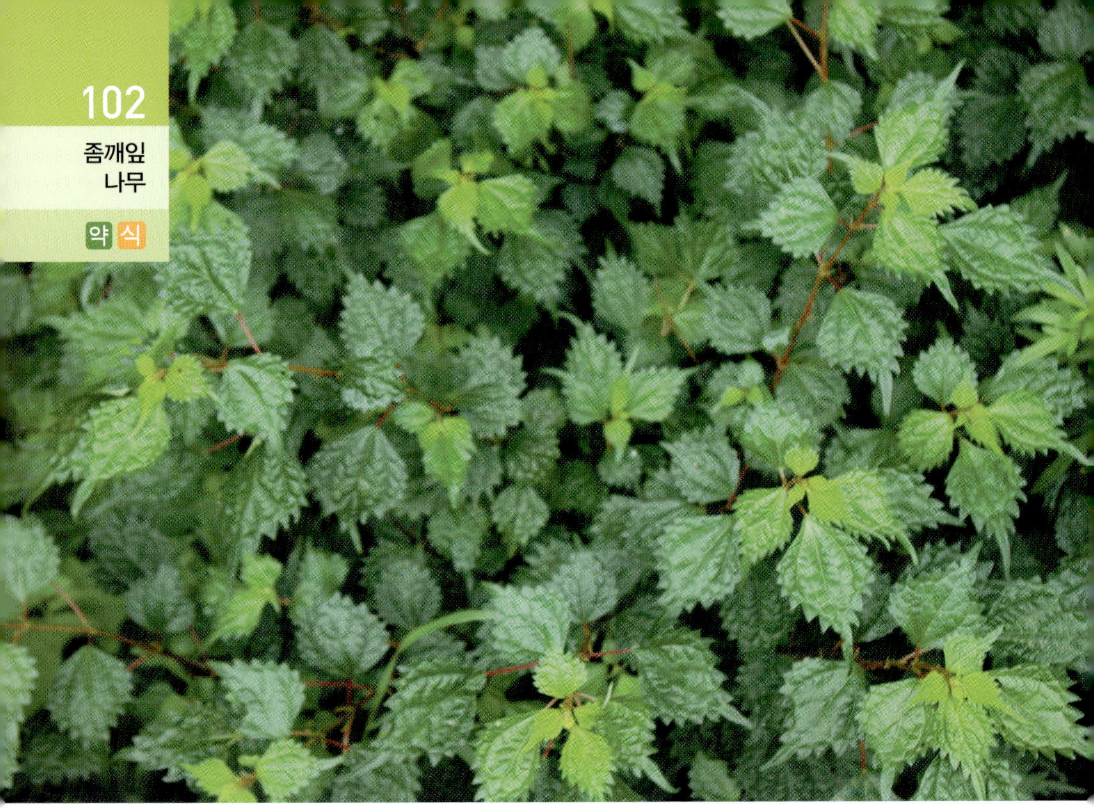

군락

줄기

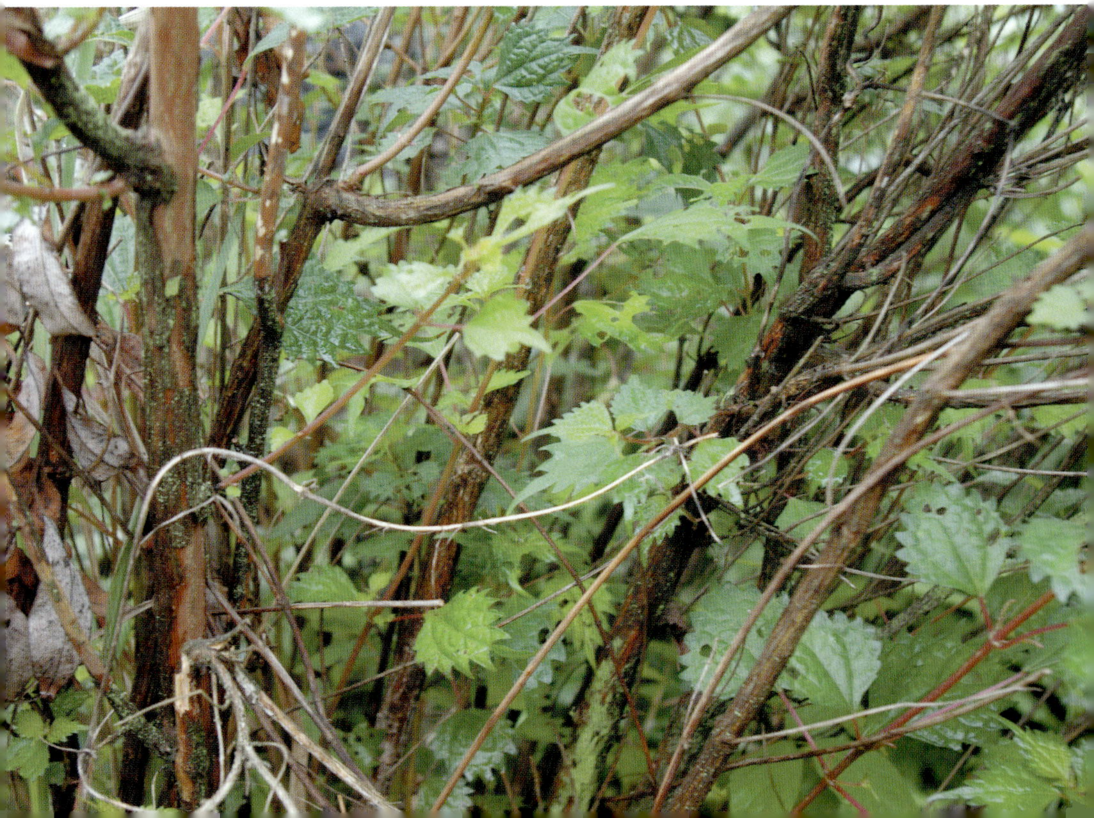

좀깨잎나무

Boehmeria spicata Thunberg

약 식

- ■ 쐐기풀과 반 풀 반 작은키나무
- ■ 분포지 : 산골짜기 양지바른 자갈밭, 개울가, 숲가
- 개화기 : 7~8월
- 결실기 : 10월
- 채취기 : 봄~가을(줄기·뿌리)

- 별   명 : 새끼거북꼬리, 물진섭
- 생약명 : 소홍활마(小紅活麻), 소적마근(小赤麻根)
- 유   래 : 봄에 산 속 자갈밭에서 줄기가 딱딱하고 해마다 새 줄기가 나오며, 깻잎처럼 생긴 잎이 달린 나무를 볼 수 있는데 좀깨잎나무이다. 조그만(좀) 깻잎이 달리고 밑동이 나무처럼 겨울을 난다 하여 좀깨잎나무라 부른다. 잎모양이 새끼거북이 꼬리 같다 하여 새끼거북꼬리라고도 한다.

생태

높이 50~100㎝. 뿌리가 굵고 길며 무성하고, 잔뿌리가 많다. 뿌리껍질은 짙은 갈색이다. 줄기는 곧고 섬유질이 많아 질기며, 줄기껍질은 붉은 갈색이다. 묵은 줄기가 말라 죽고 해마다 봄에 새 줄기가 나오며, 묵은 줄기껍질이 세로로 얇게 벗겨져 가죽처럼 붙어 있다. 가지는 가을에 가늘게 뻗어 나온다. 잎은 마주나고 마름모모양이며, 잎자루는 길고 붉은빛이다. 잎 끝은 매우 길고 뾰족하며, 잎 앞면은 울퉁불퉁하고, 잎맥이 뚜렷하다. 잎 가장자리에는 크고 깊게 파인 톱니가 있다. 꽃은 7~8월에 하얗게 피는데, 긴 꽃대가 여러 대 올라와 아주 작은 꽃들이 층층이 달린다. 열매는 10월에 아주 작은 멍게같이 여무는데, 여러 개가 주렁주렁 모여 달린다.

*유사종 _ 거북꼬리, 왜모시풀, 개모시풀

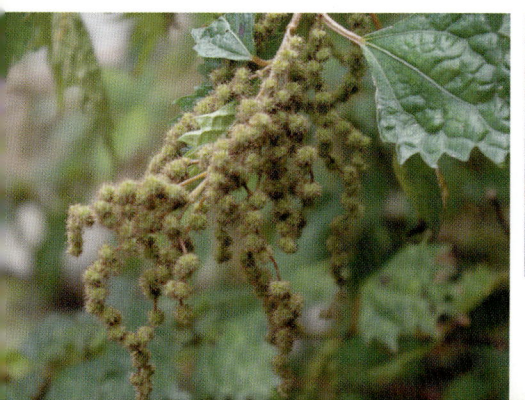
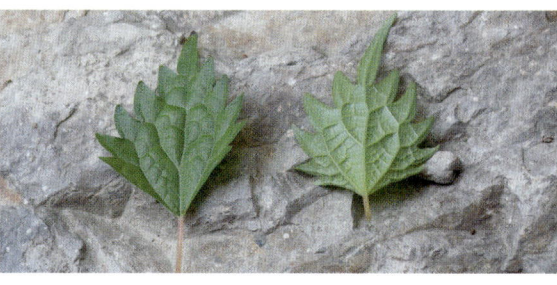

열매 | 잎 앞뒤

약용 한방에서 줄기를 소홍활마(小紅活麻), 뿌리를 소적마근(小赤麻根)이라 한다. 열을 내리고, 피를 멎게 하며, 독을 풀어주고, 염증을 가라앉히는 효능이 있다.

소아마비, 아토피, 피부병이 심할 때, 종기에 독이 올랐을 때, 소변이 붉게 나올 때, 피를 토할 때, 뱀에 물렸을 때 약으로 처방한다.

민간요법

소아마비, 어린이 아토피나 습진, 소변이 붉게 나올 때, 피를 토할 때	➡	뿌리나 줄기 10g에 물 800㎖를 붓고 달여 마신다.
심한 피부병, 종기에 독이 올랐을 때, 뱀에 물렸을 때	➡	줄기와 잎을 생으로 찧어 바른다.

식용 비타민을 함유한다. 봄에 어린 순을 데쳐 나물로 먹는다.

솔모노트 멀리서 산세를 보고 그 지형을 파악하면 그곳에 자생하는 약초를 알 수 있다. 산생활을 오래 해보면 지형만 보고도 감으로 그곳에 어떤 식물이 분포하는지 알 수 있기 때문이다.

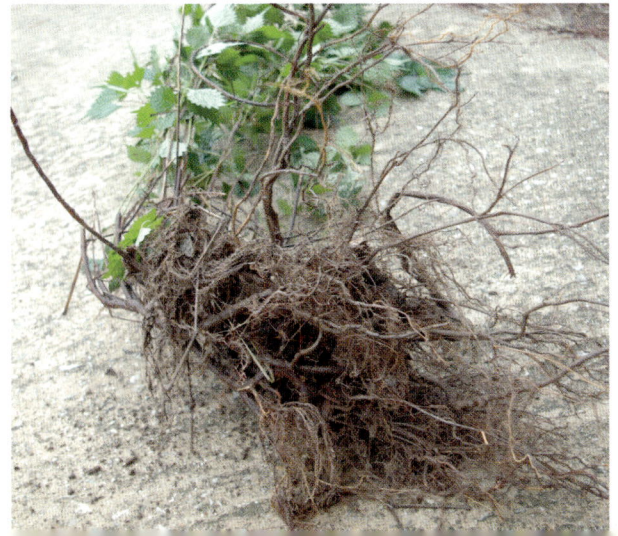

뿌리

소태나무 약

Picrasma quassioides (D. Don) Benn.

- ■ 소태나무과 잎지는 작은큰키나무
- ■ 분포지 : 산골짜기나 산 중턱 양지바른 곳
- 개화기 : 5~6월
- 결실기 : 9월
- 채취기 : 봄과 가을(줄기껍질 · 뿌리껍질)

- **별   명** : 고목(苦木), 황동수(黃棟樹)
- **생약명** : 고수피(苦樹皮)
- **유   래** : 산 속 양지 쪽에 줄기가 붉은빛을 띠고 옅은 점이 있으며, 잎을 씹으면 입 안에 쓴맛이 아주 오래 감도는 나무가 있는데 바로 소태나무이다. 잎에서 소의 태반처럼 지독하게 쓴맛이 난다 하여 소태나무라 부른다.

생태

높이 10~12m. 줄기가 검붉은 회색빛이고 옅은 점무늬가 있다. 줄기 속살은 매우 단단하며, 심은 짙은 노란색이다. 줄기껍질은 질기면서도 부드러워 잘 갈라지지 않는다. 가지는 수평에 가깝게 옆으로 뻗는다. 잎은 매우 길쭉하고, 겉면이 매끄럽고 윤기가 있으며, 잎 가장자리는 물결모양으로 약간 너울거린다. 가을에 노랗게 단풍이 든다. 꽃은 5~6월에 노란빛이 도는 흰색으로 피는데, 꽃대가 우산살처럼 여러 갈래로 벌어져 작은 꽃들이 많이 모여 달린다. 열매는 9월에 붉은 작은 콩처럼 여문다.

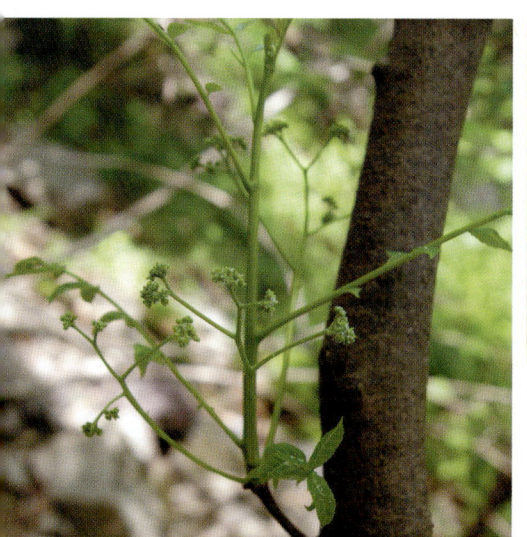 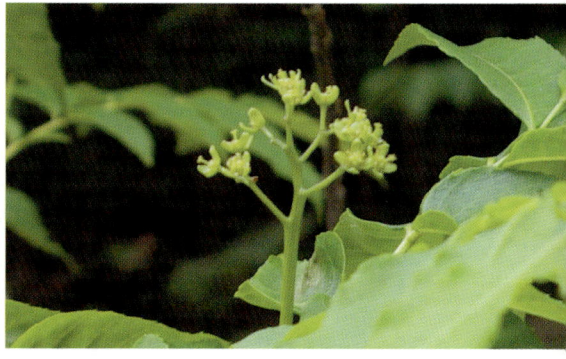

새순과 꽃 | 꽃

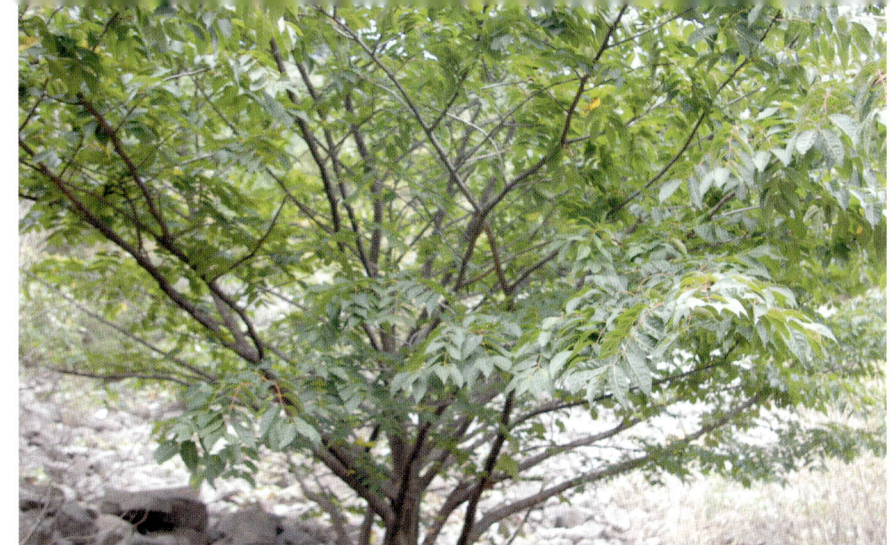
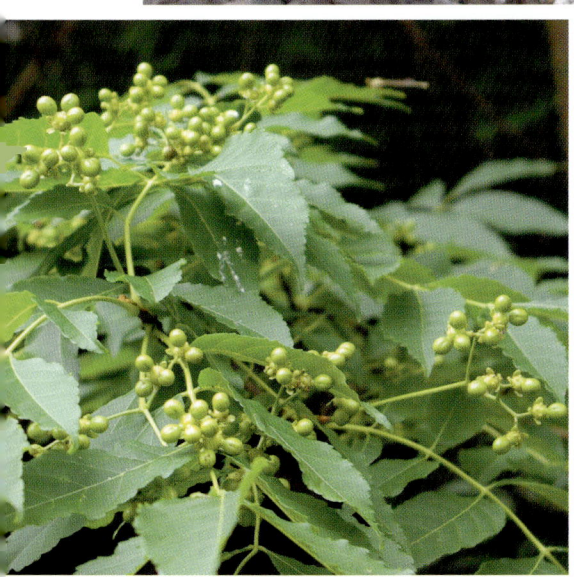
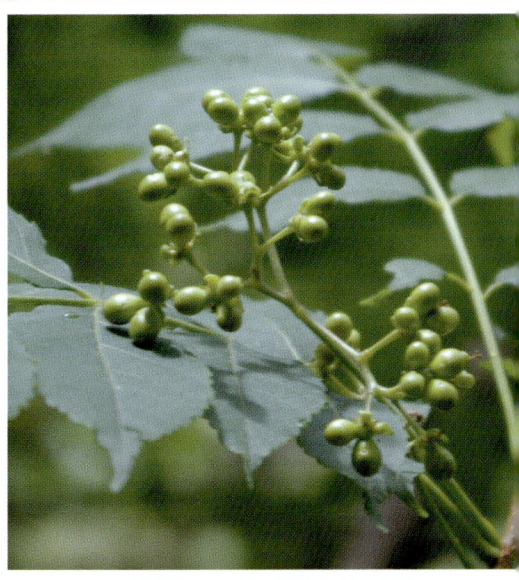
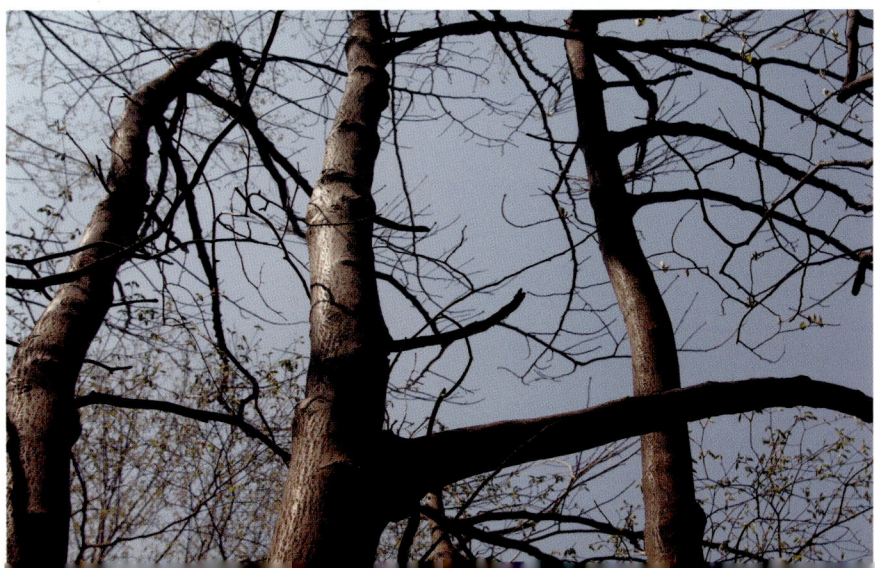

약용

한방에서 줄기껍질과 뿌리껍질을 고수피(苦樹皮)라 한다. 균과 독을 없애고, 염증을 가라앉히며, 열을 내리고, 습한 기운을 조절하는 효능이 있다.

설사, 위나 담의 염증, 소화불량, 편도선, 습진, 화상에 약으로 처방한다. 줄기껍질과 뿌리껍질은 햇빛에 말려 사용한다.

민간요법

증상	방법
장염, 식중독으로 인한 설사, 기생충 구제, 피부병	줄기껍질이나 뿌리껍질 10g에 물 약 700㎖를 붓고 달여 마신다.
편도선염, 목이 부었을 때, 갑상선이 안 좋을 때	줄기껍질을 볶아서 가루를 내어 조금씩 먹는다.
위가 안 좋아 소화가 안 될 때	뿌리껍질 10g에 물 약 700㎖를 붓고 진하게 달여 마신다.
골수염	줄기껍질을 항아리에 넣고 태워서 나온 기름을 바른다.
습진이나 아토피, 화상	줄기껍질이나 뿌리껍질을 달인 물로 찜질한다.

전체 모습
○ 풋열매 | 열매
겨울 모습

뿌리 | 줄기

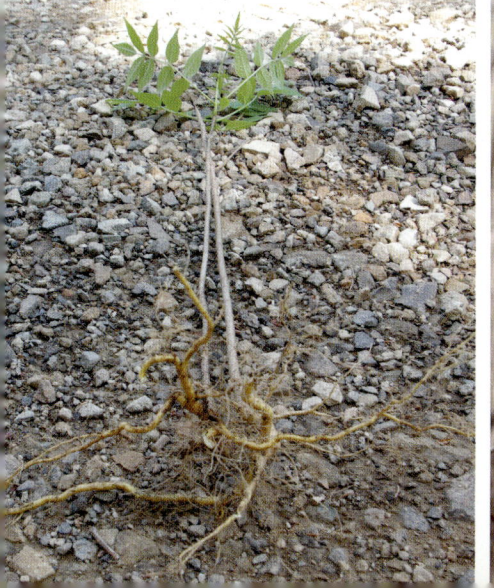
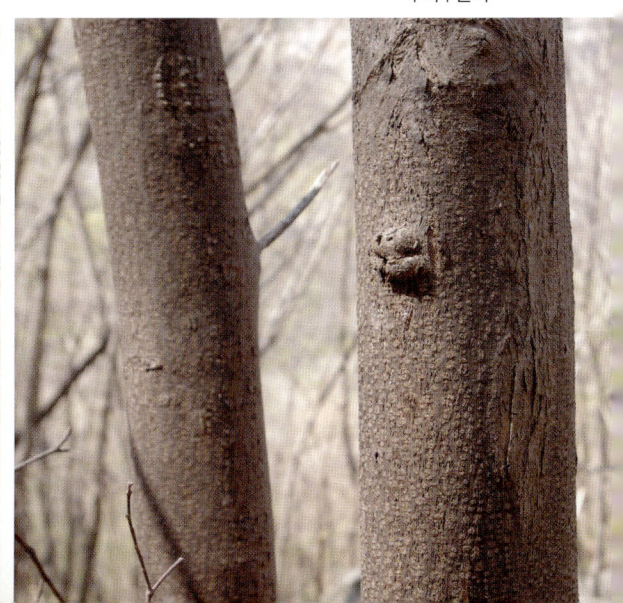

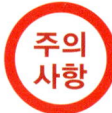

• 약성이 강하므로 임산부는 먹지 않는다.

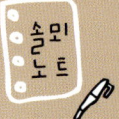

줄기 속에 짙은 심이 있는 나무 종류는 주로 약재로 쓴다. 옻나무나 소태나무 같은 경우는 심이 노랗다. 또한 때죽나무처럼 나무껍질이 얇고 검은 종류는 주로 독성이 있다.

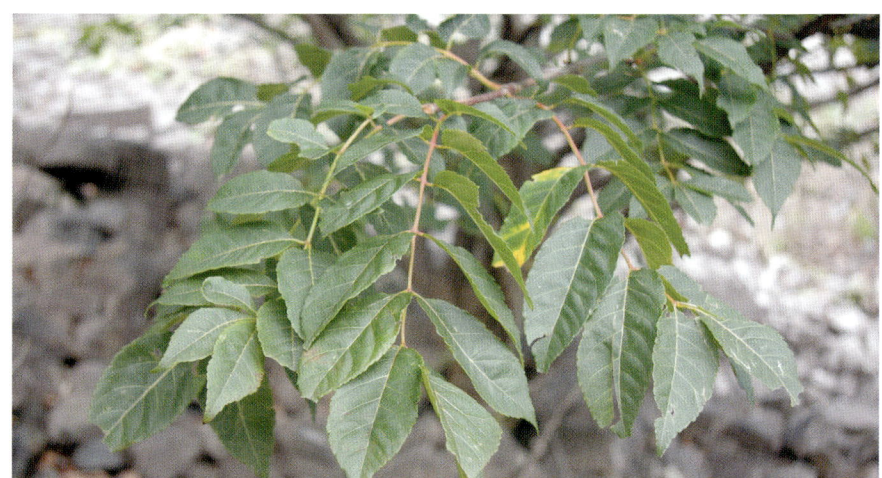

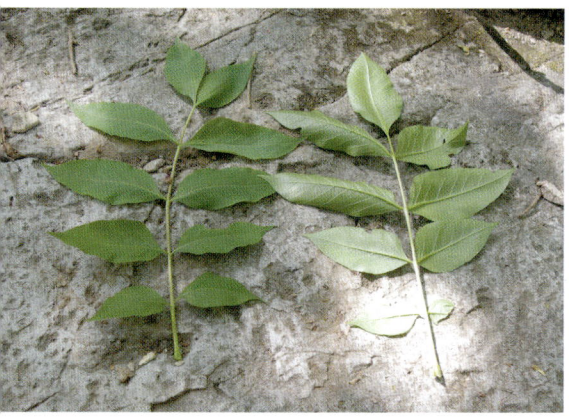

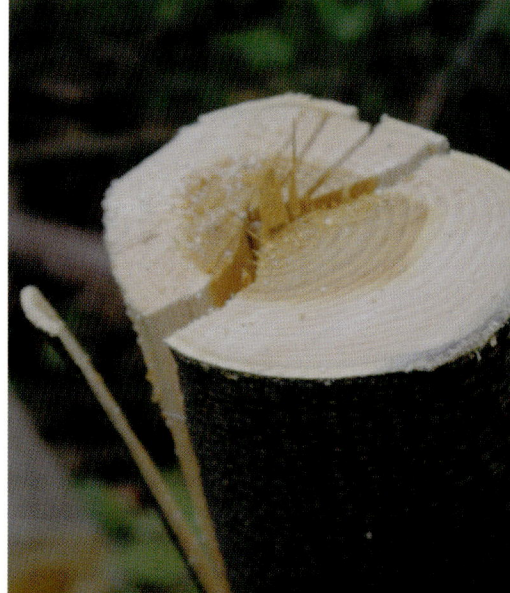

잎
잎 앞뒤 | 줄기 속 모양

가죽나무

Ailanthus altissima (Mill.) Swingle

약 독

- 소태나무과 잎지는 큰키나무
- 분포지 : 낮은 산과 들
- 개화기 : 6~7월
- 결실기 : 9월
- 채취기 : 봄(줄기껍질·뿌리껍질)

- **별   명** : 개가죽나무, 가중나무, 가승목(假僧木), 저피(樗皮), 소백피(小白皮), 춘피(椿皮), 춘백피(椿白皮), 호목수(虎目樹)
- **생약명** : 저근백피(樗根白皮)
- **유   래** : 낮은 산에 참죽나무와 비슷하나 줄기가 붉지 않고, 잎 가장자리에 톱니가 없으며, 톡 쏘는 냄새가 나는 큰 나무가 있는데 가죽나무이다. 어린잎을 먹는 참죽나무와 달리 나물로 먹을 수 없는 가짜(假) 참죽나무라 하여 가죽나무라 한다. 경상도에서는 참죽나무를 가죽나무, 가죽나무를 개가죽나무라고 부른다.

생태 높이 20~25m. 줄기가 곧고, 줄기껍질이 매끄러우며 어두운 갈색이다. 줄기가 빨리 자라며, 위쪽에서 가지가 벌어진다. 잎은 긴 잎자루에 어긋나는데, 넓은 타원형이고 위쪽이 뾰족하다. 잎 가장자리는 밋밋하며, 잎 아래 양쪽에 냄새 액을 분비하는 무딘 톱니가 하나씩 있다. 꽃은 6~7월에 초록빛이 도는 흰색으로 피는데, 긴 꽃대가 사방으로 갈라져 끝에 아주 작은 꽃들이 수없이 많이 달린다. 열매는 9월에 여무는데, 약간 비틀린 모양의 꼬투리가 주렁주렁 달리고, 안에 씨앗이 1개씩 들어 있다. 열매가 다 익으면 붉은 갈색이며, 프로펠러처럼 생긴 날개가 있어서 바람에 날려 가까운 곳에 떨어져 번식한다.

＊유사종 _ 붉은가죽나무

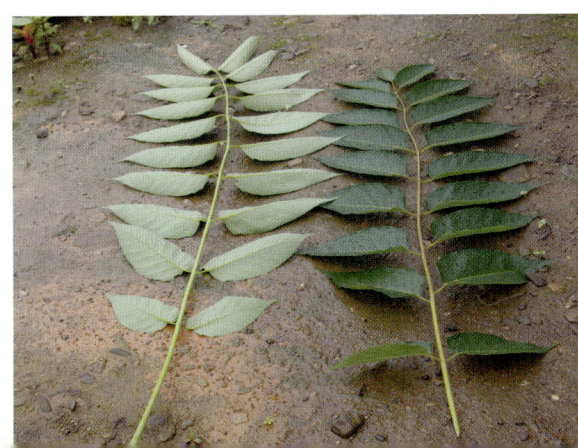

잎 앞뒤

약용 한방에서 뿌리껍질과 줄기껍질을 저근백피(樗根白皮)라 한다. 열을 내리고, 습한 기운을 내보내며, 피를 멎게 하고, 염증을 가라앉히는 효능이 있다.

이질 설사, 대변에 피가 섞여 나올 때, 치질, 위궤양에 약으로 처방한다. 뿌리껍질과 줄기껍질은 식초에 볶아 햇빛에 말리거나 꿀을 발라 구워서 사용한다.

민간요법

오래된 설사, 장염, 치질, 위궤양 → 뿌리껍질이나 줄기껍질 4g에 물 700㎖를 붓고 진하게 달여 마신다.

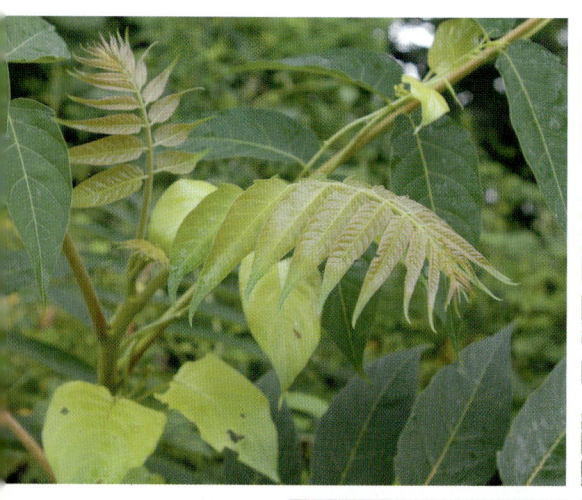

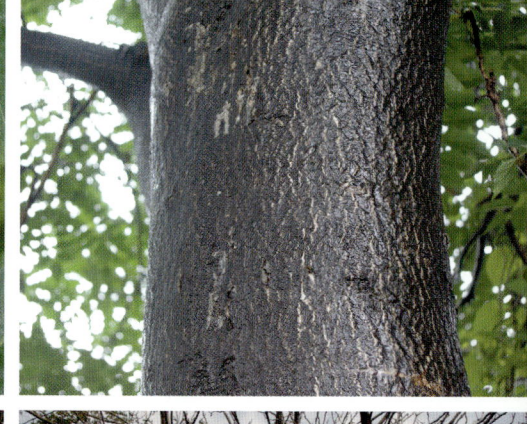

새순 | 줄기
줄기단면 | 겨울 모습

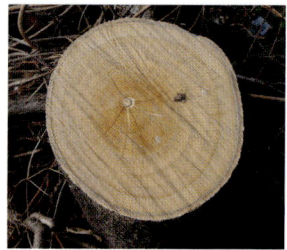

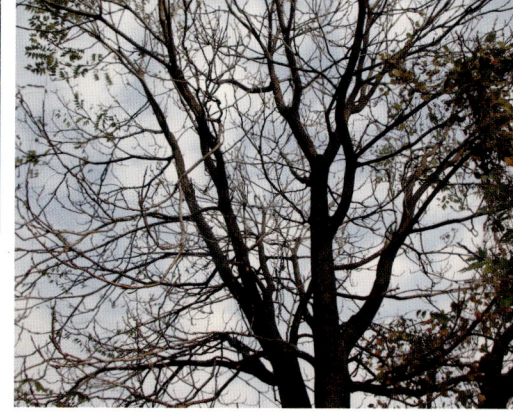

주의 사항
- 약간 독성이 있는 약재로 많이 먹으면 신장에 무리가 되므로 정량만 사용한다.
- 차가운 성질의 약재이므로 배가 차고 위가 약한 사람, 신장이 약한 사람은 먹지 않는다.
- 기름, 밀가루 음식과 함께 먹지 않는다.

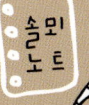
솔모 노트
음나무를 번식시키려는 경우 가을에 뿌리를 15~20㎝ 잘라 땅에 심으면 대부분 싹이 올라와 잘 자란다. 봄에 뿌리를 잘라 심으면 싹은 나오지만 올라오다가 죽는데, 봄에는 나무가 물을 많이 빨아올려서 뿌리에도 물기가 많아 쉽게 썩기 때문이다. 반대로 가을철 낙엽이 떨어질 무렵에는 나무에 물이 적으므로 뿌리를 잘라도 잘 썩지 않는다. 뿌리를 잘라 번식시키는 오갈피나무, 가죽나무 역시 가을에 뿌리를 잘라 심는 것이 좋다.

풋열매 | 열매
전체 모습

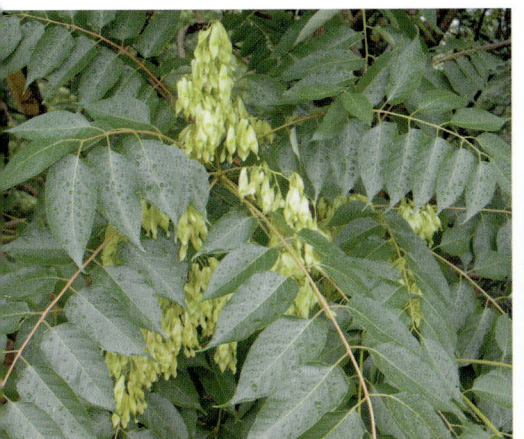
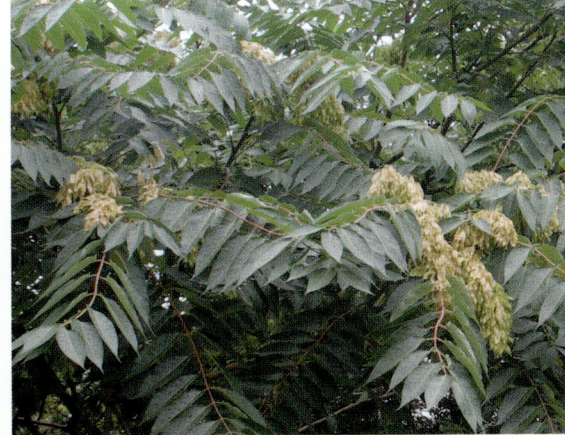
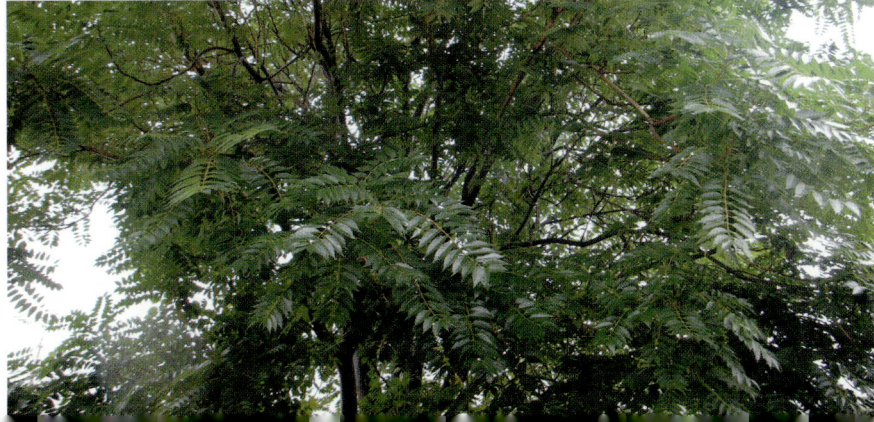

105
예덕나무

약 식 독

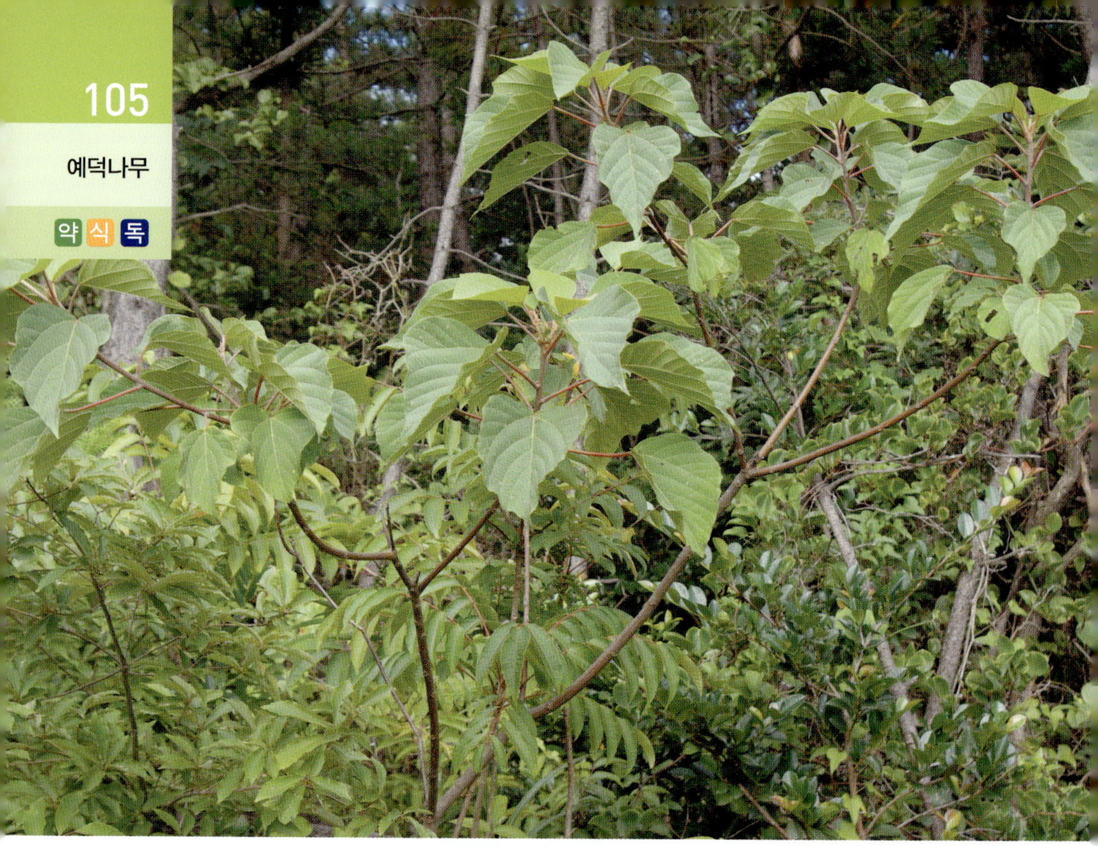

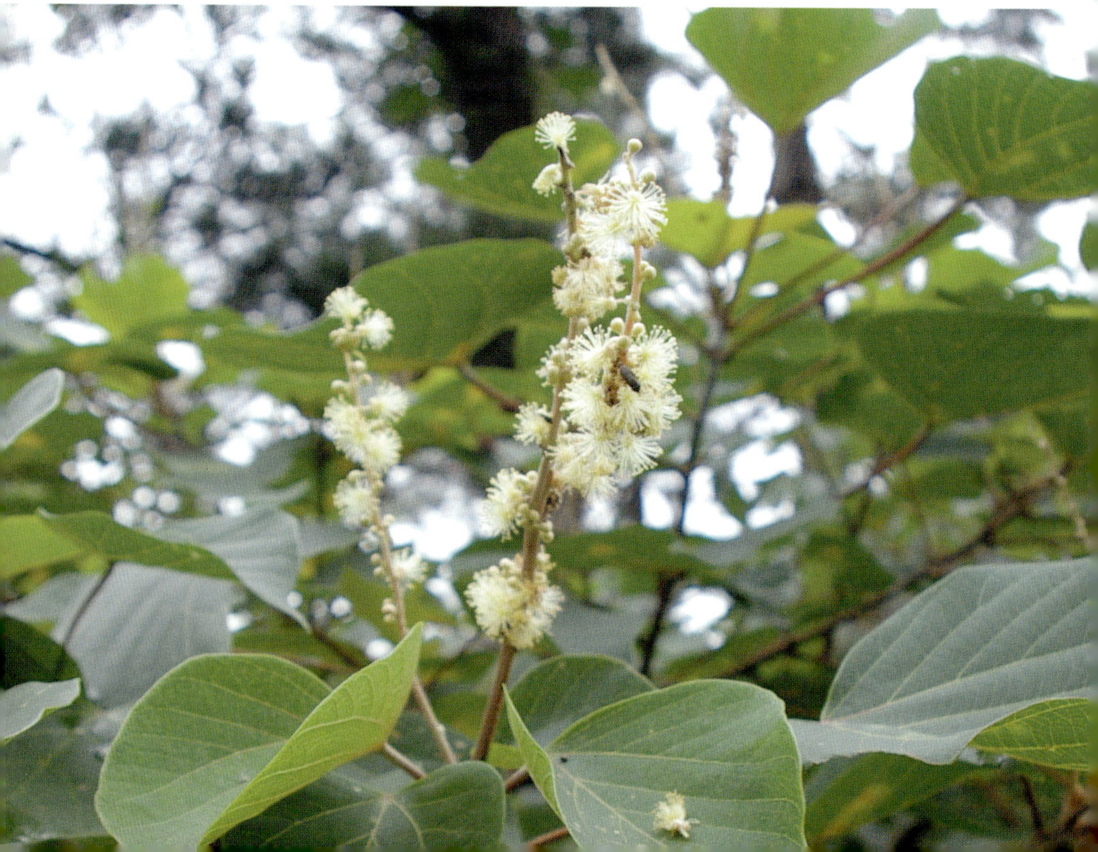

예덕나무

Mallotus japonicus Muell. Arg.

약 식 독

- ■ 대극과 잎지는 작은큰키나무
- ■ 분포지 : 남쪽 바닷가
- 개화기 : 6월
- 결실기 : 10월
- 채취기 : 봄과 가을(줄기껍질·뿌리껍질)

- 별   명 : 예닥나무, 야동(野桐), 비당나무, 비덕나무, 다근죽낭, 적아백(赤芽柏), 채성엽(採盛葉)
- 생약명 : 야오동(野梧桐)
- 유   래 : 봄철에 남쪽 바닷가에서 잎이 오동나무처럼 크나 잎맥이 불규칙하지 않고 사선으로 규칙적인 나무가 무리지어 자라는 것을 볼 수 있는데 예덕나무이다. 야생하는 오동나무처럼 생겼다 하여 야동(野桐)나무라 부르다가, 몸에 좋은 효능이 있다 하여 덕망을 뜻하는 예덕을 붙여 예덕나무가 되었다.

생태

높이 10m. 뿌리가 곧게 옆으로 뻗고, 뿌리껍질은 붉은 갈색이다. 줄기가 곧고, 어릴 때는 붉은빛이 도는 갈색이지만 자라면서 회색을 띠며, 세로 줄무늬가 드문드문 있다. 가지는 줄기에 비해 굵다. 잎은 타원형으로 어긋나는데, 잎자루가 붉고 길며, 잎맥이 사선으로 규칙적이다. 잎 끝은 뾰족하고 둥근 것도 섞여 있으며, 잎 가장자리는 밋밋하다. 꽃은 6월에 암꽃과 수꽃이 함께 피는데, 초록빛이 도는 노란색이며, 긴 꽃대에 작은 꽃이 층층이 사방으로 달린다. 열매는 10월에 노란빛이 도는 갈색으로 여무는데, 모양은 멍게 같다. 열매가 다 익으면 갈색이며, 껍질이 갈라져 검은 타원형 씨앗이 나온다.

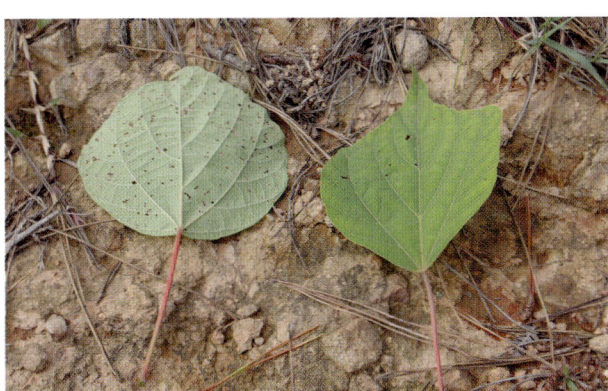

잎 앞뒤

전체 모습
꽃과 열매

약용 한방에서 줄기껍질과 뿌리껍질을 야오동(野梧桐)이라 한다. 염증을 가라앉히고, 독을 풀어주며, 통증을 없애고, 위를 튼튼히 하며, 몸 속의 결석을 녹이는 효능이 있다.

위궤양이나 십이지장궤양, 신장결석이나 방광결석, 치질에 약으로 처방한다. 봄과 가을에 줄기껍질과 뿌리껍질을 벗겨 햇빛에 말려 사용한다.

민간요법		
위궤양이나 십이지장궤양, 소화가 안 되고 입맛이 없을 때, 담석증	→	줄기껍질 10g에 물 800㎖를 붓고 달여 마신다.
유방에 멍울이 생겼을 때, 종기, 치질	→	잎과 줄기를 달인 물로 찜질한다.
덧난 상처	→	생잎을 태워서 재를 바른다.

풋열매 | 열매

채취한 줄기 | 줄기

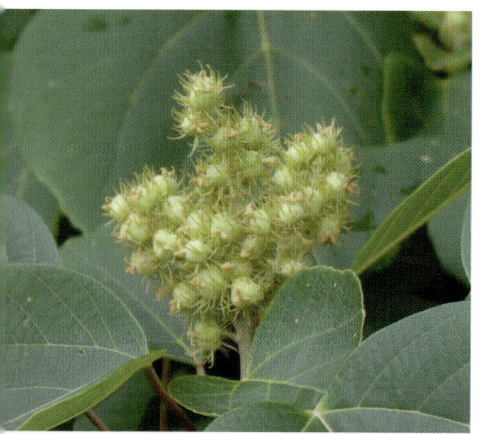
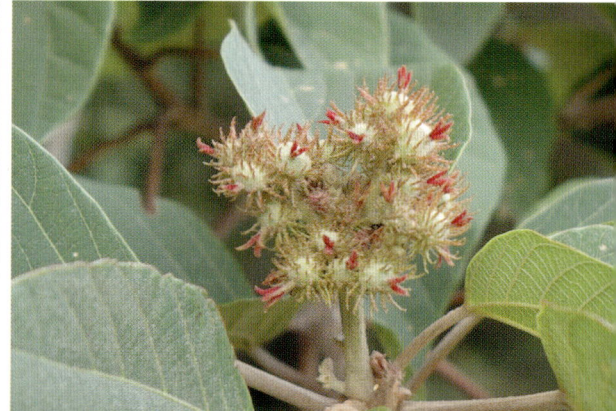
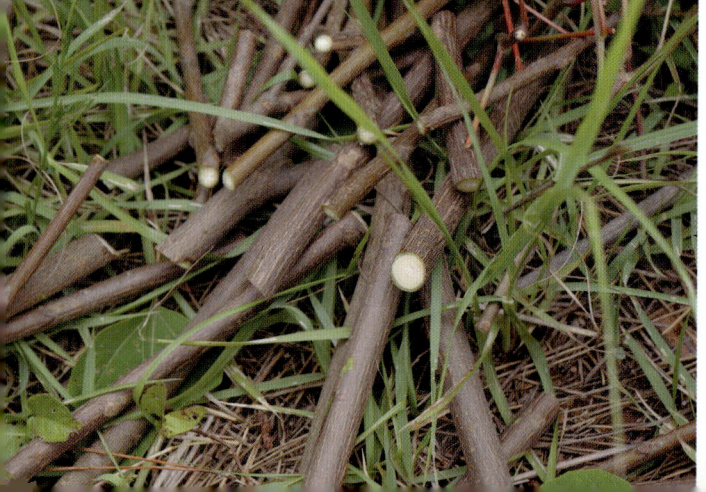
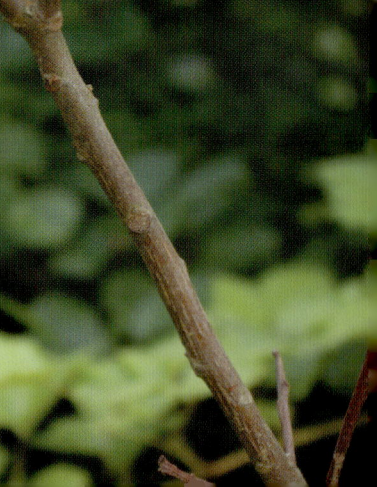

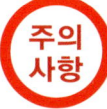 타닌, 루틴, 이눌린, 알칼로이드를 함유한다. 봄에 어린잎을 데쳐서 물에 담갔다가 나물로 먹는다. 향긋하고 씹히는 맛이 있다.

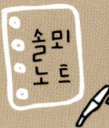
- 약간 독성이 있는 약재이므로 소량만 사용한다.

대극과 식물은 대부분 약용하지만 독성이 강하므로 주의해서 사용해야 한다. 또한 대극과 식물은 잎을 뜯으면 흰 유액이 나온다.

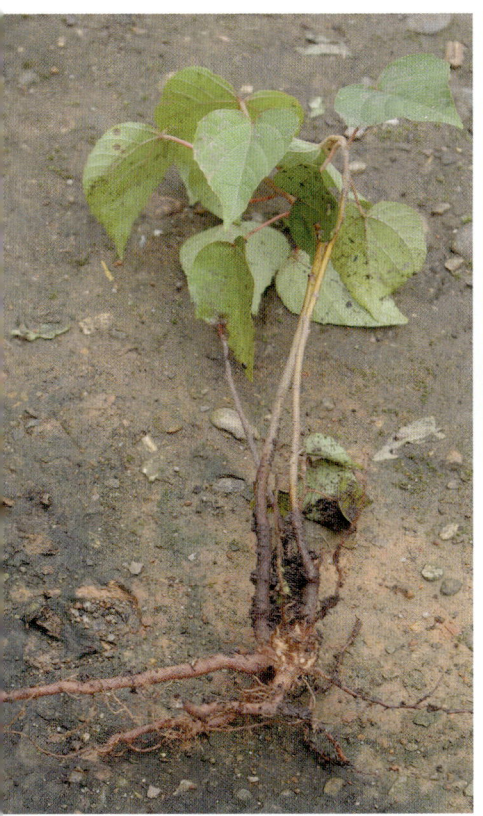
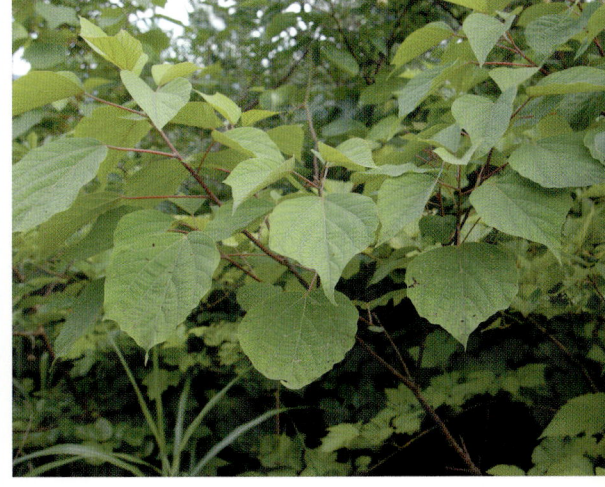

뿌리 | 잎

106 함박꽃나무

약 독

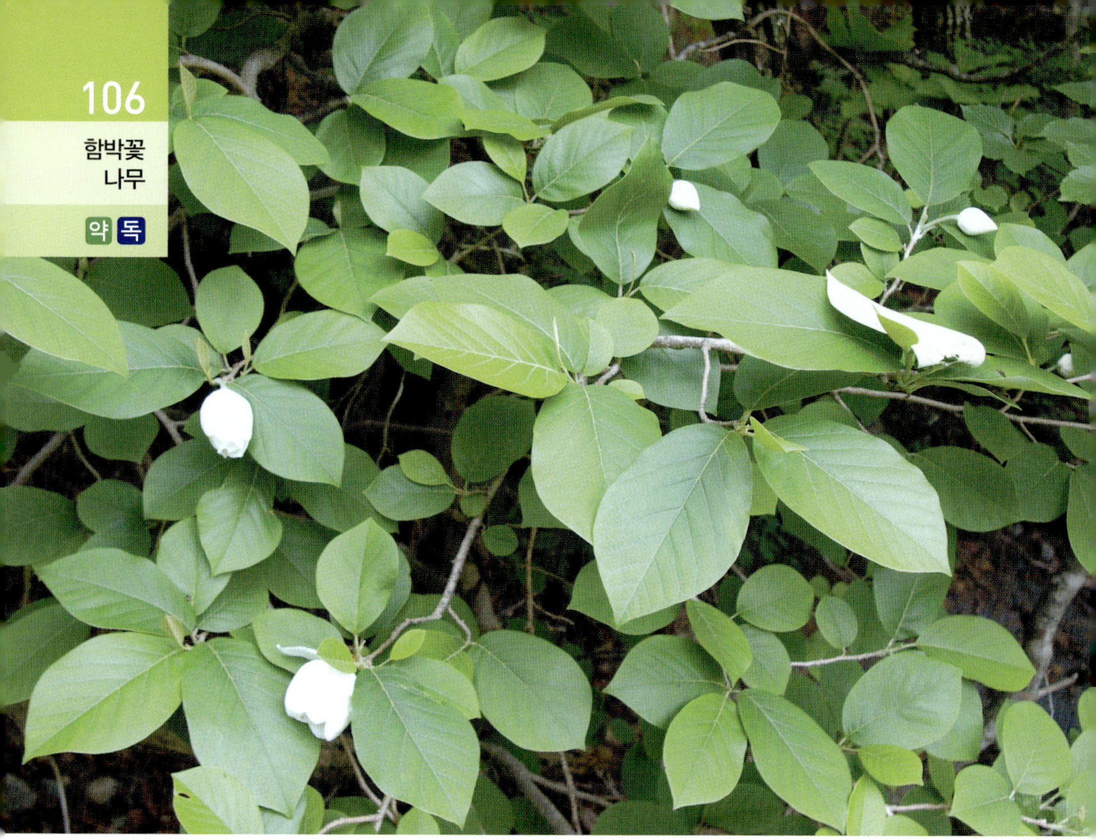

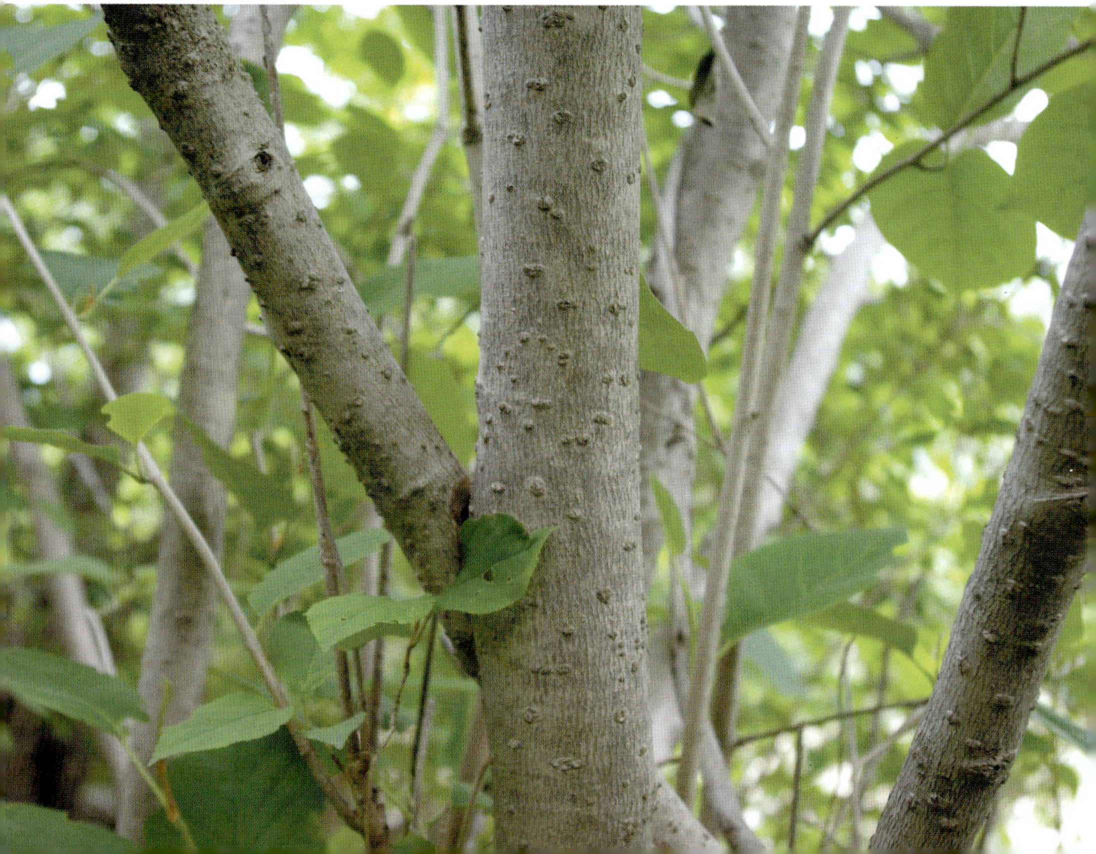

함박꽃나무

Magnolia sieboldii K. Koch

약 독

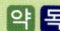

106 함박꽃나무
약 독

- 목련과 잎지는 작은큰키나무
- 분포지 : 깊은 산골짜기 숲속 그늘, 계곡가
- 개화기 : 5~6월
- 결실기 : 9월
- 채취기 : 봄(꽃봉오리), 봄~여름(잎), 가을(씨앗), 수시로(줄기껍질·뿌리)

- **별　명**: 함박꽃, 함박이, 개목련, 목란(木蘭), 옥란(玉蘭), 천녀목란(天女木蘭), 천녀화(天女花), 대백화(大白花), 북향화(北向花), 용화수(龍花樹)
- **생약명**: 산목련(山木蓮), 신이(辛夷), 옥란화(玉蘭花)
- **유　래**: 봄에 깊은 산에서 백목련과 비슷한 하얀 꽃이 피는 나무를 볼 수 있는데 함박꽃나무이다. 함지박처럼 소담스럽게 꽃이 피는 나무라 하여 함박꽃나무라 부른다. 산에 피는 목련이라 하여 산목련이라고도 한다.

생태

높이 7m. 뿌리가 곧게 자라며 잔뿌리가 있다. 줄기는 한 뿌리에서 여러 개가 곧게 올라오는데, 키에 비해 굵게 자라지 않으며, 줄기껍질은 회색빛이 도는 갈색이다. 가지는 여러 갈래로 나오고, 노란빛이 도는 회갈색이며, 어린 가지에는 잔털이 있다. 잎은 넓은 타원형으로 어긋나는데, 잎자루가 길고, 잎 끝이 뾰족하다. 잎 뒷면은 회색빛이 돌며, 잎 가장자리는 밋밋하다. 꽃은 5~6월에 흰색으로 피는데, 꽃잎은 6~9장으로 백목련보다 많고 조금 둥글며, 향기가 있다. 꽃술은 선명한 붉은색이다. 열매는 9월에 길쭉한 달걀모양으로 여무는데, 껍질이 울퉁불퉁하고 가시모양의 돌기가 있다. 열매가 다 익으면 붉은색이며, 껍질이 터져서 작은 달걀모양의 씨앗들이 나온다. 씨앗은 새가 먹고 배설물과 함께 멀리 퍼트려 번식한다.

*유사종 _ 겹함박꽃나무
　　　　얼룩함박꽃나무

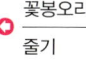

꽃봉오리
─────
줄기

잎 앞뒤

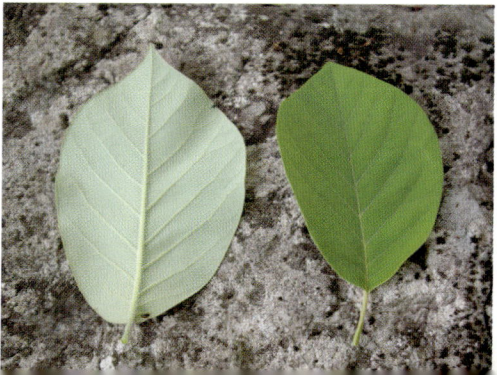

약용

한방에서 뿌리와 줄기 속껍질을 산목련(山木蓮), 꽃봉오리를 신이(辛夷), 꽃을 옥란화(玉蘭花)라 한다. 풍을 몰아내고, 혈압을 낮추며, 소변이 잘 나오게 하고, 막힌 것을 뚫어주며, 피를 만들고 멎게 하며, 자궁을 수축시키고, 폐를 보호하고 윤택하게 하며, 근육을 풀어주고, 경련을 가라앉히며, 통증을 없애고, 염증을 가라앉히며, 균을 죽이는 효능이 있다.

심한 기침과 가래, 두통, 치통, 심한 생리통, 축농증에 약으로 처방한다. 꽃과 꽃봉오리는 그늘에 말리고, 뿌리와 줄기 속껍질은 햇빛에 말려 사용한다.

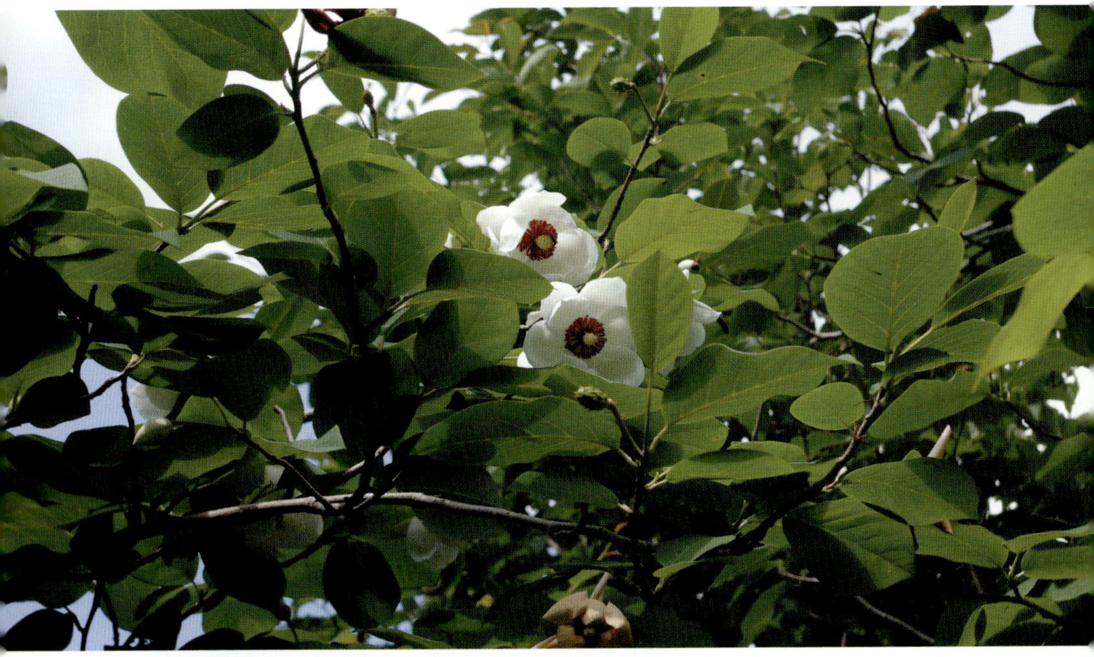

꽃

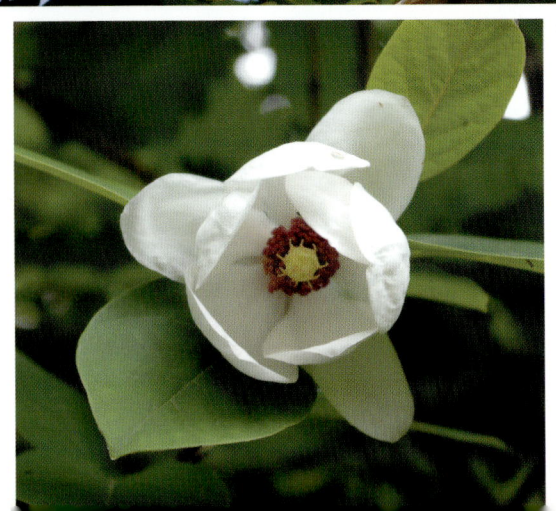

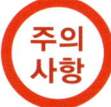

민간요법	
얼굴 마비, 고혈압, 오한, 치통, 갑상선이 안 좋을 때, 심한 기침과 가래, 목이 붓고 아플 때, 눈이 침침할 때	꽃봉오리 3g에 물 400㎖를 붓고 달여 마신다.
심한 생리통	꽃봉오리 5g을 꿀에 재웠다 물 700㎖를 붓고 달여 마신다.
소화불량이고 자주 체할 때	말린 꽃봉오리 3g을 가루를 내어 먹는다.
습진, 술병, 몸에 열이 있어 변비가 생겼을 때	줄기껍질 3g에 물 400㎖를 붓고 달여 마신다.
노인의 마른기침	열매 15g에 물 1.4ℓ를 붓고 달여 마신다.
심한 축농증, 두통	꽃봉오리 100g에 소주 1.8ℓ를 붓고 1개월간 숙성시켜 마신다.
코가 자주 막히고 염증이 있을 때	꽃봉오리를 생으로 찧어 콧속에 넣는다.
기미나 주근깨, 여드름, 거친 피부	꽃봉오리를 소주에 담갔다가 그 물을 바른다.

주의사항
- 목련, 백목련, 자목련을 대신 사용하기도 한다.
- 줄기 속껍질은 약간 독성이 있으므로 정량만 사용한다.

풋열매 | 열매 | 열매

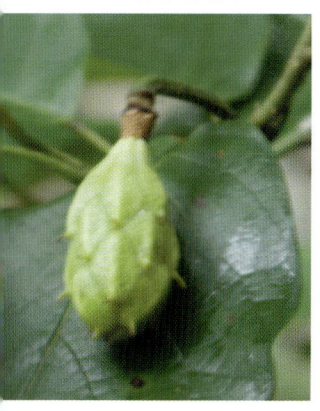
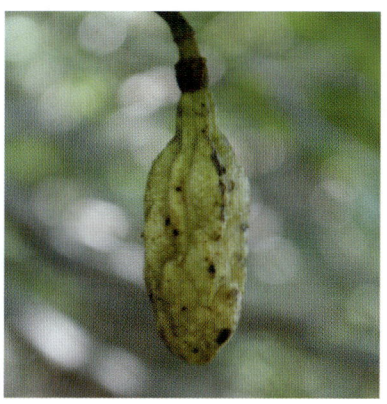
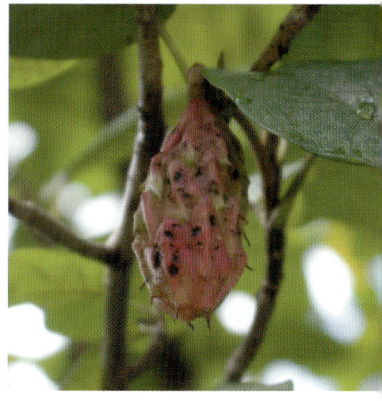

회양목 *Buxus microphylla* var. *koreana*

- 회양목과 늘푸른 작은키나무
- 분포지 : 산골짜기 석회암 많은 곳, 인가 근처
- 개화기 : 4~5월
- 결실기 : 6~7월
- 채취기 : 수시로(줄기·뿌리·잎)

- 별 명 : 고양나무, 도장나무
- 생약명 : 황양목(黃楊木), 황양근(黃楊根), 황양엽(黃楊葉), 황양자(黃楊子)
- 유 래 : 산 속에 가지가 푸르고, 작은 혓바닥처럼 생긴 도톰한 잎이 달린 작은 나무가 있는데 회양목이다. 북한에 있는 강원도 이북 회양지방에 나는 나무라 하여 회양목이라 부른다.

생태

높이 7m. 줄기가 가늘고 단단하며, 아주 조금씩 천천히 굵어진다. 줄기껍질은 노란빛이 도는 짙은 갈색이다. 가지는 약간 네모지고 밑동에서 갈라져 나오며, 어린 가지는 푸른빛을 띤다. 잎은 타원형으로 아주 작고 도톰하며 마주나는데, 잎 가운데가 살짝 접힌다. 꽃은 4~5월에 노란색으로 피는데, 작은 꽃들이 여러 송이 모여 달린다. 꽃술은 길게 여러 개가 나온다. 열매는 6~7월에 작은 석류모양으로 여무는데, 다 익으면 갈색이다.

*유사종 _ 긴잎회양목, 섬회양목

전체 모습(잎)

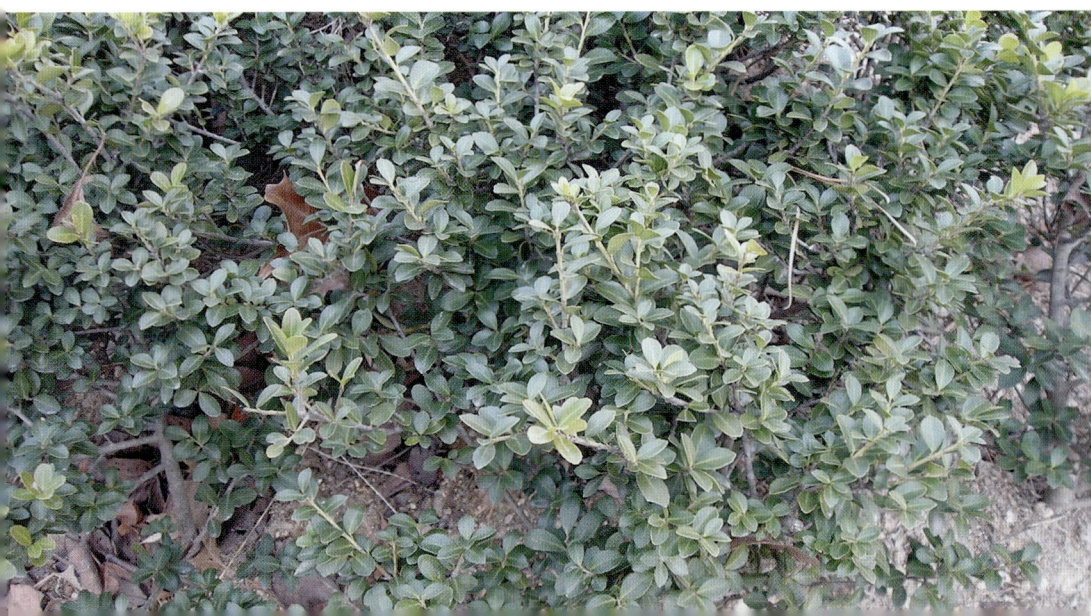

약용 한방에서 줄기와 가지를 황양목(黃楊木), 뿌리를 황양근(黃楊根), 열매를 황양자(黃楊子), 잎을 황양엽(黃楊葉)이라 한다. 풍과 습한 기운을 몰아내고, 기운을 북돋우며, 통증을 가라앉히는 효능이 있다.

심한 기침, 폐결핵, 관절염, 심한 두통, 붉은 설사, 눈병, 백일해에 약으로 처방한다. 뿌리, 줄기, 열매는 햇빛에 말려 사용한다.

민간요법		
	심한 기침, 폐결핵, 심한 두통, 붉은 설사, 눈병, 백일해	줄기나 가지 5g에 물 400㎖를 붓고 달여 마신다.
	관절염, 습진이나 아토피, 타박상	줄기나 가지를 달인 물로 찜질한다.
	여드름	생열매를 찧어 바른다.

꽃

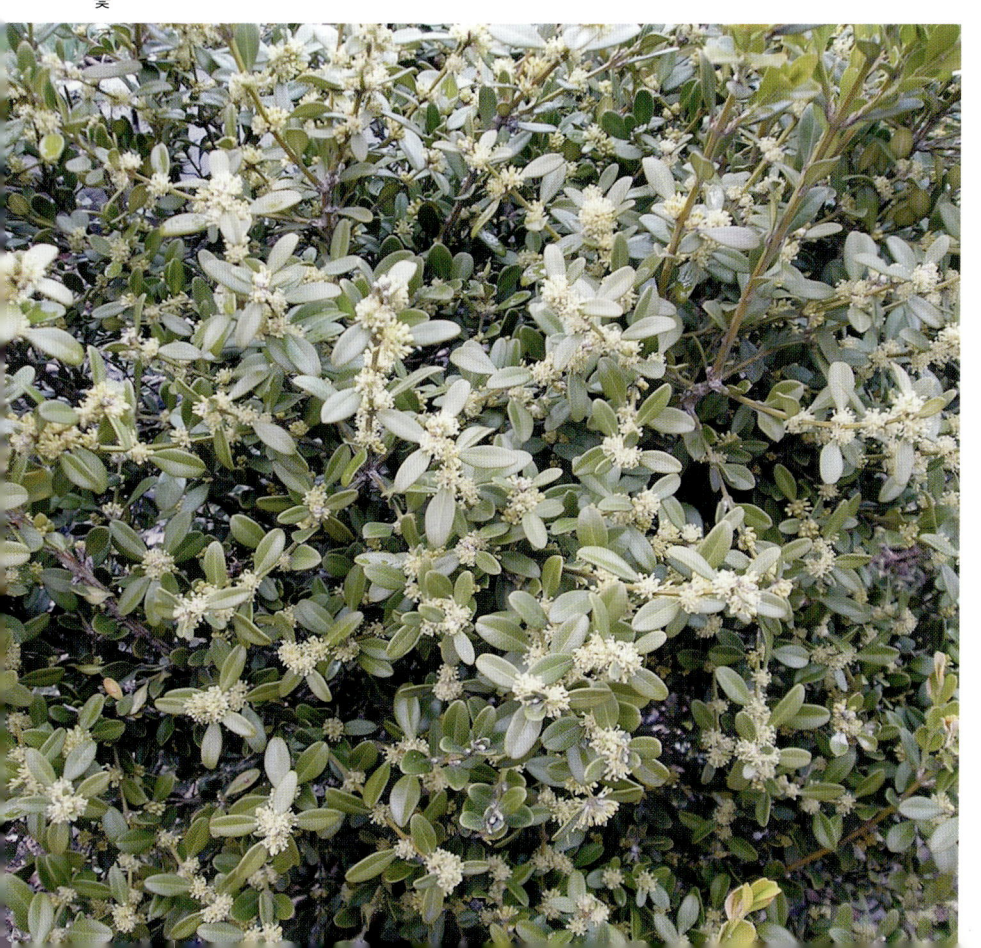

주의사항
- 약간 독성이 있어 구토, 설사, 어지럼증이 생길 수 있으므로 소량만 사용한다.

솔모노트

작은키나무들은 뿌리에서 싹이 나와 줄기가 여러 개 나오는 경우가 많은데, 뿌리를 잘라 심거나 꺾꽂이하여 번식시켜도 잘 산다. 왜냐하면 키가 작은 나무들은 큰 나무 그늘 아래에서 자라기 때문에 생존전략상 씨앗과 뿌리 모두 번식력이 강하게 적응해왔다. 반면, 줄기가 곧고 키가 큰 나무들은 뿌리에서 굵은 줄기 하나만 올라오며, 뿌리를 잘라 심거나 꺾꽂이를 해도 번식이 잘 안 되고 씨앗을 파종해야 한다. 키가 큰 나무들은 경쟁상대가 없어서 씨앗만 퍼트려도 충분하기 때문에 주로 씨앗으로 번식한다.

열매

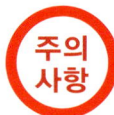

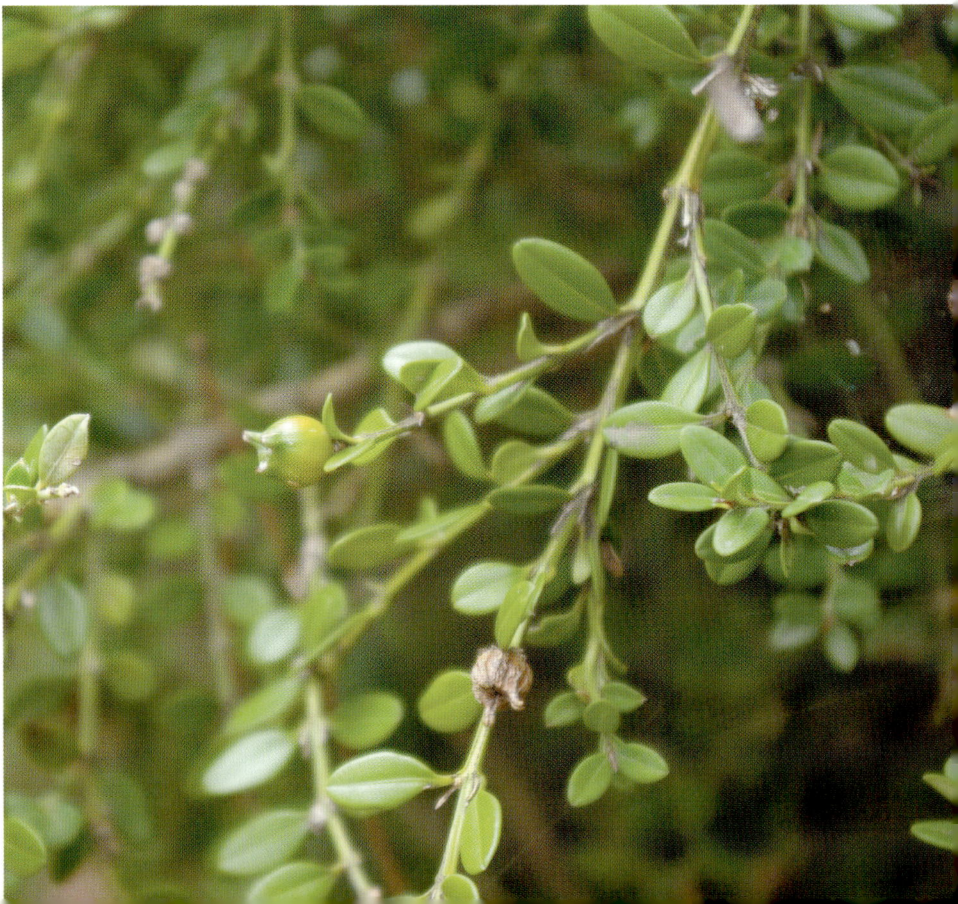

잎줄기를 이용하는
산 속 식물

PART 3

자작나무 / 귀룽나무 / 주목 / 마삭줄 / 솔나물 / 박하 / 산박하 / 방아풀 / 송장풀 / 물레나물 / 고추나물 / 긴산꼬리풀 / 참반디 / 왜우산풀 / 갈퀴나물 / 활나물 / 물매화 / 봉의꼬리 / 속새 / 마디풀 / 털진득찰 / 방가지똥 / 제비쑥 / 그늘쑥 / 노루발 / 꿩의비름 / 바위떡풀 / 산괭이눈 / 괭이밥 / 부처꽃 / 이질풀

108 자작나무
약

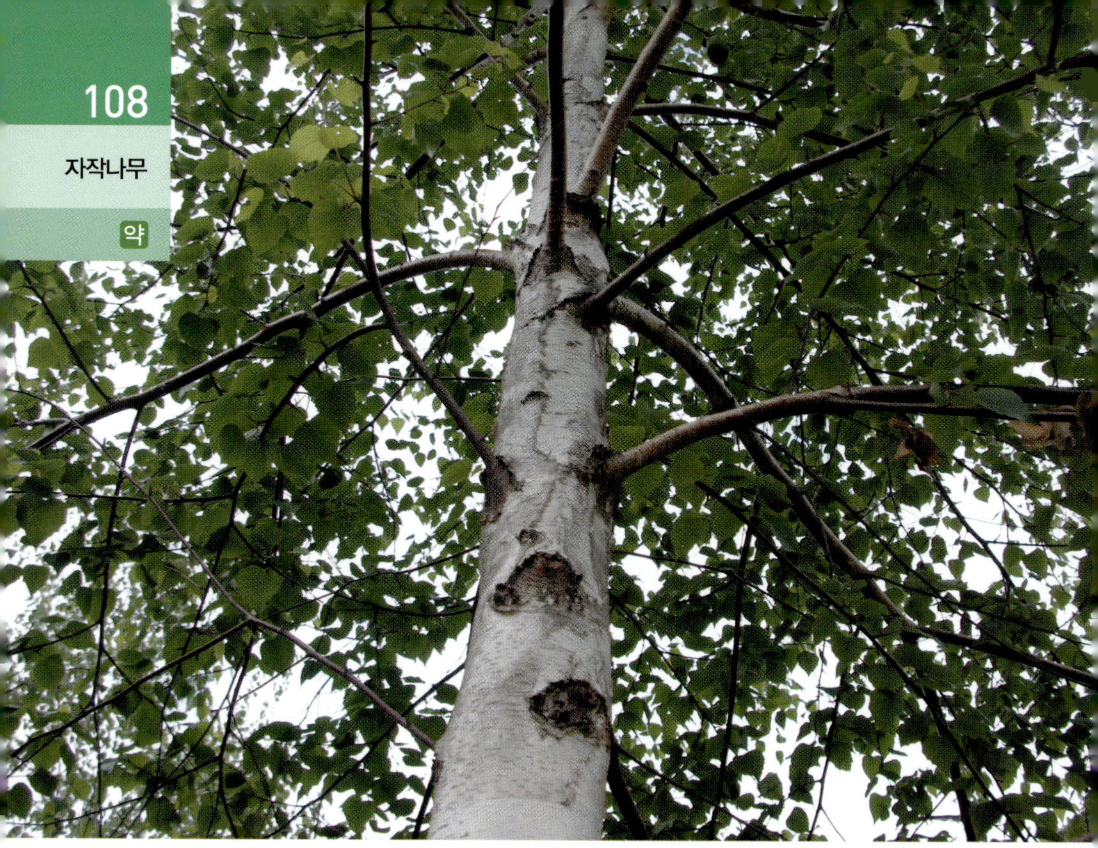

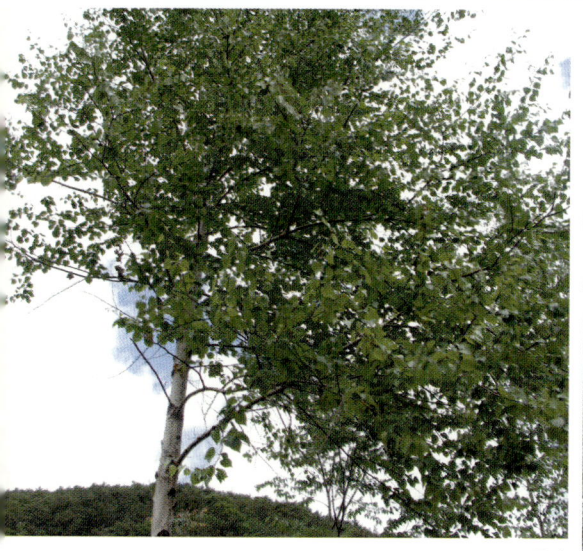

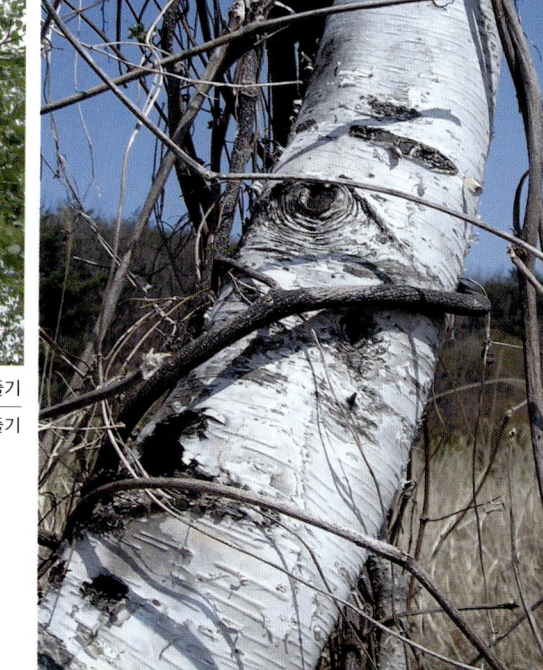

전체 모습 | 줄기

자작나무 *Betula platyphylla* var. *japonica* 약

자작나무 약

- 자작나무과 잎지는 큰키나무
- 분포지 : 깊은 산 양지바르고 기름진 땅, 산불 자리
- 개화기 : 4월
- 결실기 : 9월
- 채취기 : 봄(수액), 수시로(줄기껍질·뿌리껍질)

- **별　명** : 화피(樺皮), 백단수(白檀樹), 백수(白樹), 사목(沙木)
- **생약명** : 백화피(白樺皮), 화수액(樺樹液)
- **유　래** : 깊은 산에서 줄기껍질이 희고 종잇장처럼 얇게 가로로 벗겨지며, 커다란 눈모양의 무늬가 있는 큰 나무를 볼 수 있는데 자작나무이다. 껍질에 부패를 막는 기름이 많아 불에 탈 때 자작자작 소리를 낸다 하여 자작나무라 부른다.

생태

높이 20m. 줄기가 곧고, 줄기껍질이 매우 밝은 회색이며 가로로 얇게 벗겨진다. 줄기가 자라면서 묵은 가지가 떨어져 나간 자리마다 눈모양의 무늬가 있다. 가지는 위로 뻗고, 줄기와 달리 붉은빛이 도는 갈색이다. 잎은 어긋나는데, 둥글고 끝이 뾰족하며, 잎 가장자리에 파도처럼 불규칙한 잔 톱니가 있다. 잎자루는 길고 붉은색이다. 꽃은 4월에 녹색으로 피는데 모양이 벼이삭 같으며, 암꽃은 하늘을 향하고 수꽃은 땅을 향한다. 열매는 9월에 갈색으로 여무는데, 작고 얇은 접시를 포개놓은 모양이다.

꽃 | 잎 앞뒤

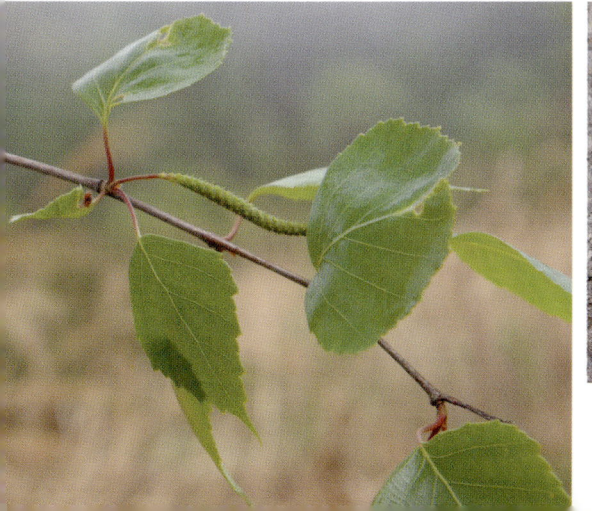
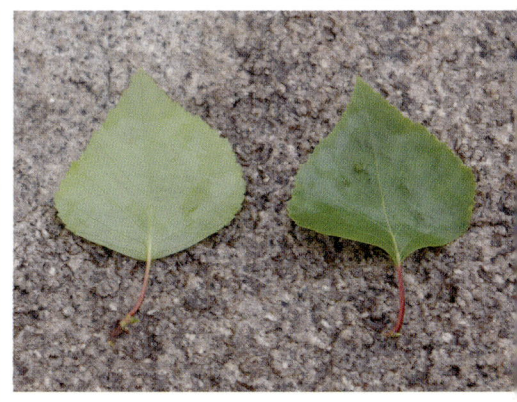

약용 한방에서 줄기껍질과 뿌리껍질을 백화피(白樺皮), 수액을 화수액(樺樹液)이라 한다. 열을 내리고, 습한 기운을 내보내며, 독을 풀어주고, 염증을 가라앉히는 효능이 있다.

기관지염이나 폐결핵, 편도선, 위염, 간경화로 인한 황달, 잇몸 염증, 통풍에 약으로 처방한다. 줄기껍질과 뿌리껍질은 햇빛에 말려 사용한다.

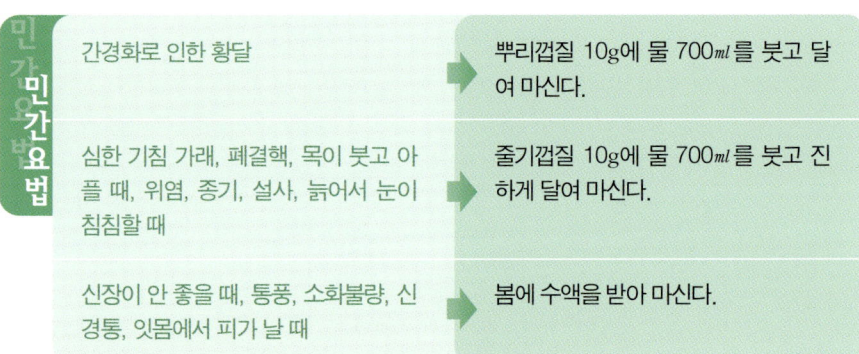

민간요법	
간경화로 인한 황달	뿌리껍질 10g에 물 700㎖를 붓고 달여 마신다.
심한 기침 가래, 폐결핵, 목이 붓고 아플 때, 위염, 종기, 설사, 늙어서 눈이 침침할 때	줄기껍질 10g에 물 700㎖를 붓고 진하게 달여 마신다.
신장이 안 좋을 때, 통풍, 소화불량, 신경통, 잇몸에서 피가 날 때	봄에 수액을 받아 마신다.

솔뫼노트
여름철 우기가 되면 나무가 모두 젖어 깊은 산에서 불을 피울 경우 애를 먹는다. 이 때 참꽃나무, 싸리, 자작나무 등 서 있는 나무 죽은 것 중에서 윗가지나 잔가지를 골라 층층이 쌓아 불을 놓으면 잘 붙는다. 죽은 나무 위쪽의 잔가지는 말라 있기 때문이다. 그리고 일단 잔가지에 불이 붙으면 위에 죽은 나무의 굵은 가지를 올려놓아도 불이 잘 산다.

겨울 모습

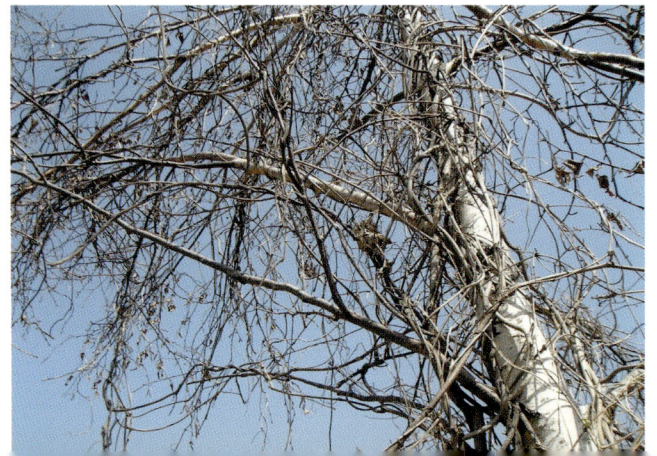

귀룽나무 *Prunus padus* L. for. *padus*
약 식

- 장미과 잎지는 큰키나무
- 분포지 : 깊은 산골짜기, 계곡가
- 개화기 : 5월
- 결실기 : 6~7월
- 채취기 : 수시로(줄기껍질·가지)

- 별 명 : 귀롱나무, 구름나무, 귀룡목(龜龍木), 귀중목
- 생약명 : 구룡목(九龍木), 앵액(櫻額)
- 유 래 : 깊은 산에 가지가 길고, 어린 가지에서 톡 쏘는 듯한 냄새가 나는 큰 나무가 있는데 귀룽나무이다. 줄기껍질이 거북이(龜) 등 같고, 줄기가 용(龍) 트림을 하는 것 같은 나무(木)라 하여 귀룡목이라 하다가 귀룽나무가 되었다.

생태 높이 10~15m. 줄기가 굵고 약간 휘어져 자라며, 줄기껍질이 갈색이고 얕게 갈라진다. 가지는 가늘고 길게 뻗으며, 땅 위까지 휘어져 자라기도 한다. 잎 앞면은 윤이 나고 잎맥이 얕게 사선으로 있으며, 잎 뒷면은 조금 하얗다. 잎 가장자리에는 잘고 완만한 톱니가 있다. 꽃은 5월에 하얗게 피는데, 긴 꽃대에 작은 꽃들이 어긋나고 꽃대가 땅쪽으로 늘어진다. 꽃잎은 5장으로 갈라지며, 긴 꽃술이 사방으로 펼쳐진다. 열매는 6~7월에 작은 공모양으로 여무는데, 다 익으면 검은색이다.

*유사종 _ 흰귀룽나무, 흰털귀룽나무

잎 앞뒤

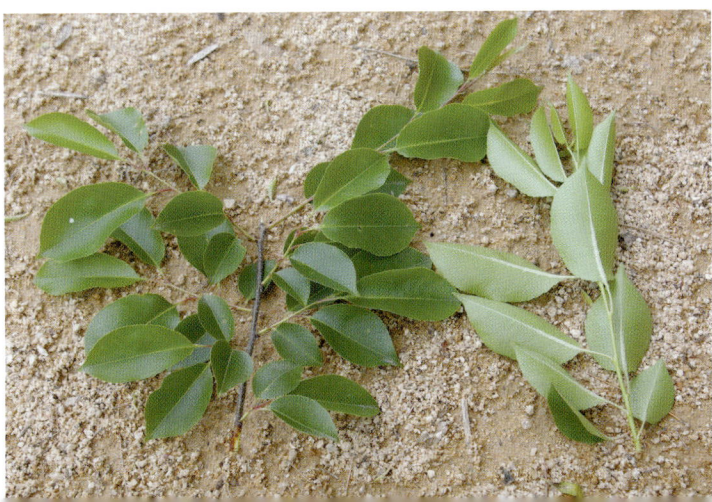

약용

한방에서 줄기껍질과 가지를 구룡목(九龍木), 열매를 앵액(櫻額)이라 한다. 간의 열을 내리고, 비장을 보하며, 소화가 잘 되게 하고, 염증을 가라앉히는 효능이 있다.

중풍으로 인한 팔다리 마비, 관절이나 척수에 염증이 있을 때, 간질환, 기관지염에 약으로 처방한다. 줄기껍질과 가지는 그늘에 말려 사용한다.

민간요법

증상	처방
중풍으로 인한 팔다리 마비, 척추가 안 좋을 때, 장이 안 좋아 설사할 때, 심한 기침과 가래, 소화불량	줄기껍질 5g에 물 400㎖를 붓고 달여 마신다.
신경통, 근육통, 간질환, 혈액순환이 안 될 때	줄기껍질이나 잔가지, 잔뿌리 200g에 소주 1.8ℓ를 붓고 6개월간 숙성시켜 마신다.
허리가 쑤시고 아플 때, 자양강장제	열매 200g에 소주 1.8ℓ를 붓고 3개월간 숙성시켜 마신다.
다리 부스럼	잎으로 생즙을 내어 바른다.

줄기

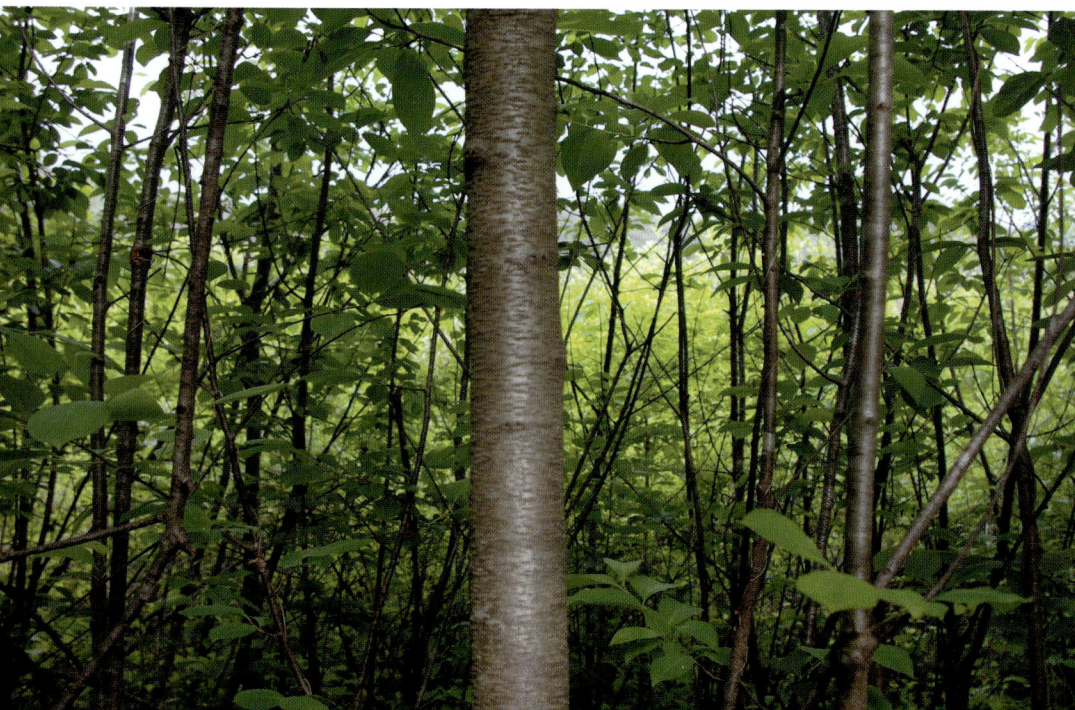

식용

타닌, 프루나신, 당분을 함유한다.
봄에 어린잎을 데쳐서 물에 담가 쓴맛을 우려낸 후 갖은 양념을 하여 나물로 먹거나 튀김, 찜을 해 먹는다. 약간 매콤하고 쌉쌀한 맛이다. 열매는 생으로 먹는데 맛이 달달하다.

주의 사항

- 몸을 차게 하는 약재이므로 오래 먹지 않는다.

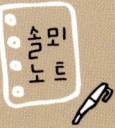

솔민노트

나무는 햇빛이 잘 드는 동쪽으로 가지를 많이 뻗는데, 땅속뿌리도 가지가 많은 쪽으로 많이 뻗는다. 또한 산비탈로도 뿌리를 많이 뻗는데, 이는 경사진 곳이 토질이 좋기 때문이다. 태풍이 불면 나무가 비탈진 곳으로 쓰러지는 것도 뿌리가 적은 쪽에서 많은 쪽으로 쓰러지기 때문이다.

꽃 | 잎

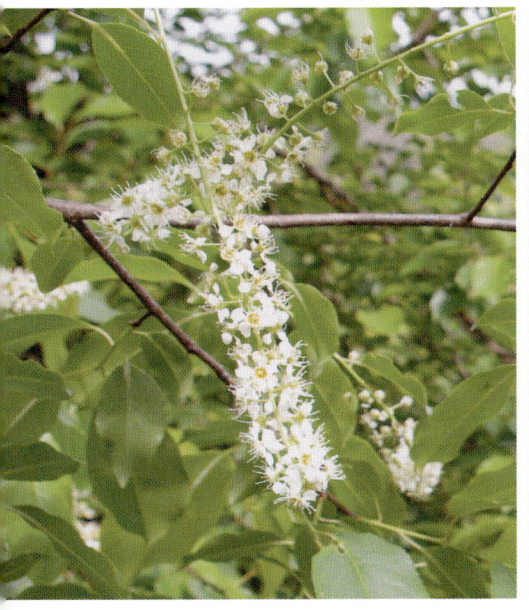
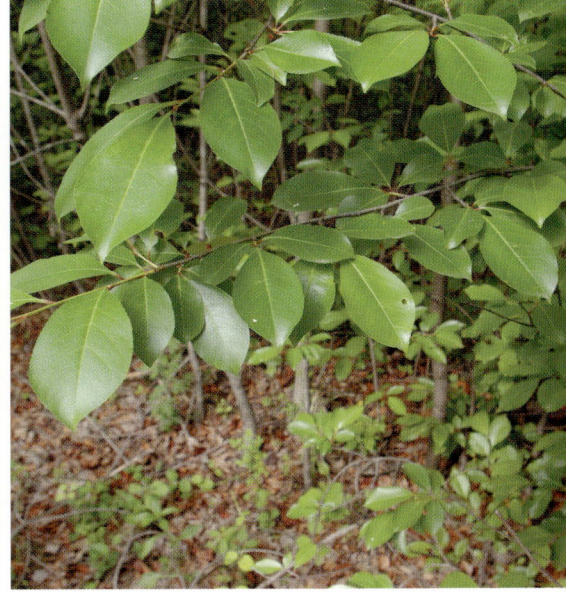

110

주목

주목

Taxus cuspidata Sieb. et Zucc.
약 독

- 주목과 늘푸른 큰키나무
- 분포지 : 높은 산 그늘진 숲속
- 개화기 : 4~5월
- 결실기 : 8~9월
- 채취기 : 봄~가을(줄기껍질·가지·잎)

- **별　명** : 적목(赤木), 적벽, 경목(慶木), 노가리나무, 노가리낭, 미수, 수송, 의기송, 일위목, 자빈, 저목, 자백송, 적백송(赤白松), 홍두삼(紅豆杉), 화솔나무
- **생약명** : 자삼(紫杉)
- **유　래** : 깊은 산에 줄기가 향나무보다 붉고, 잎이 비자나무와 비슷하나 사방으로 돌려나며 키가 매우 큰 바늘잎나무가 있는데 주목이다. 줄기의 겉과 속이 모두 붉은(朱) 나무(木)라 주목이라 부른다. 예부터 악귀가 붉은빛을 싫어한다 하여 이 나무로 가구나 지팡이를 만들어왔다.

생태

높이 20m. 뿌리가 굵고, 뿌리껍질이 붉은빛이 도는 갈색이다. 줄기는 곧고 굵으며, 자라는 속도가 매우 느리나 속은 무르다. 줄기 겉껍질은 붉은빛이 도는 갈색이고, 속살은 매우 붉다. 가지는 위를 향해 뻗는다. 잎은 가늘고 길며 조금 평평하고 사방으로 돌려나는데, 앞면은 짙은 녹색이고, 뒷면은 노란빛이 도는 녹색이며 세로줄이 있다. 잎을 만져보면 부드럽다. 꽃은 4~5월에 암수한 그루에 피는데, 연노랗고 작으며, 밥풀모양의 비늘에 싸여 있다. 열매는 8~9월에 빨갛게 여물며, 둥근 항아리처럼 구멍이 있고 안에 짙은 갈색 씨앗이 있다. 씨앗은 새가 먹어 배설물과 함께 멀리 퍼트린다.

전체 모습

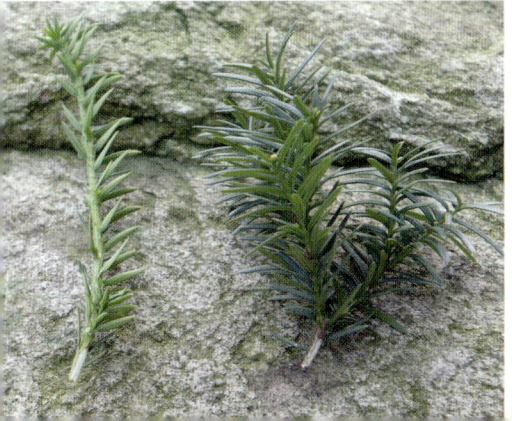

잎 앞뒤 | 열매

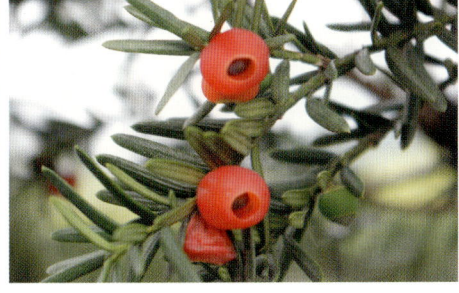

약용 한방에서 줄기껍질, 가지, 잎을 자삼(紫杉)이라 한다. 혈압과 혈당을 내리고, 소변이 잘 나오게 하며, 생리를 순조롭게 하는 효능이 있다.

신장병, 당뇨, 고혈압, 여성암, 생리통이 심할 때 약으로 처방한다. 양방에서 자궁암과 유방암의 항암제 원료로도 사용된다. 가지와 줄기는 날계란과 함께 반나절 동안 삶아 햇빛에 말려 사용한다.

민간요법

신장이 안 좋아 얼굴이 부을 때, 고혈압, 여성암, 심한 생리통	가지나 줄기껍질 3g에 물 400㎖를 붓고 달여 마신다.
당뇨	잎 5g에 물 400㎖를 붓고 달여 마신다.

잎
―
꽃

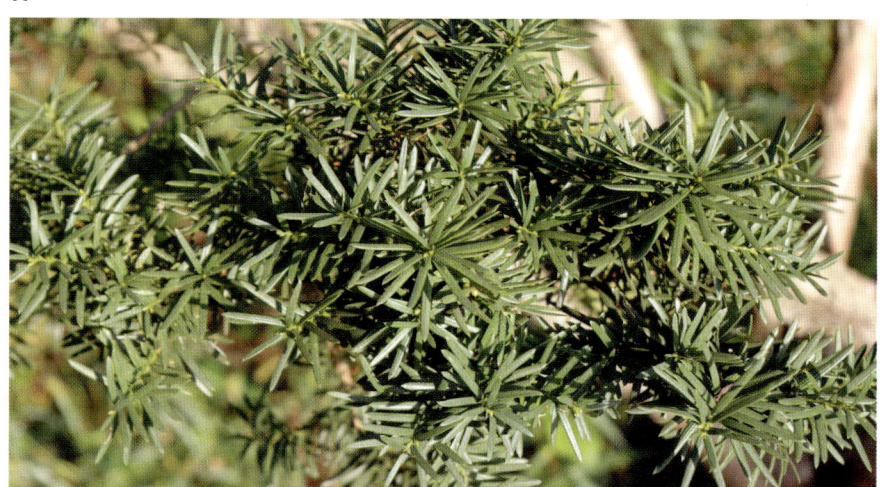

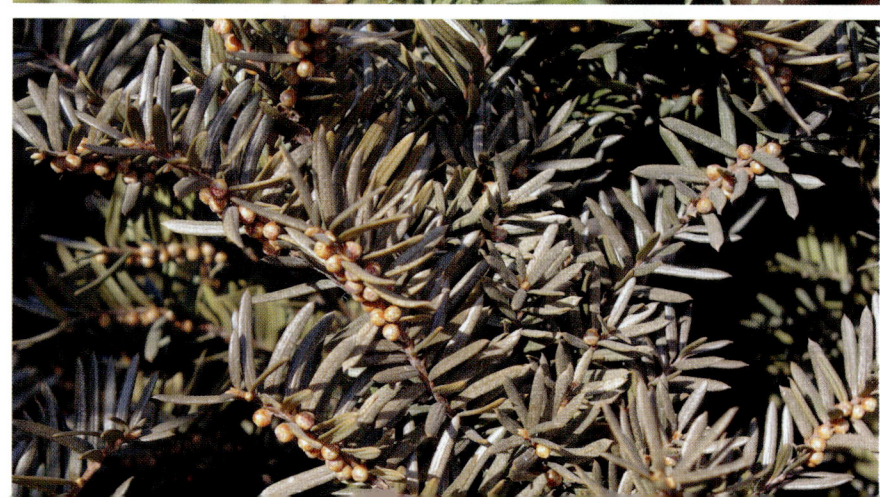

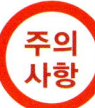

- 독성이 있는 약재이므로 정량만 사용한다.
- 열매는 달콤하나 독성이 있어 설사를 할 수 있으므로 먹지 않는다.

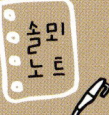

대체로 굵고 늙은 나무는 밑둥치를 자르면 잘 죽으며, 육송은 수령과 상관없이 밑둥치를 자르면 모두 죽는다. 반면 수령 10년 이하의 헛개나무나 줄기가 가는 잡목들은 밑둥치를 잘라도 뿌리가 살아 있어 다시 살아나며, 오갈피나무는 밑둥치를 자를수록 굵어지고 새 가지가 많이 나온다. 참고로, 모든 나무는 겨울에 자르면 줄기에 수분이 올라오지 않기 때문에 말라 죽는다.

줄기

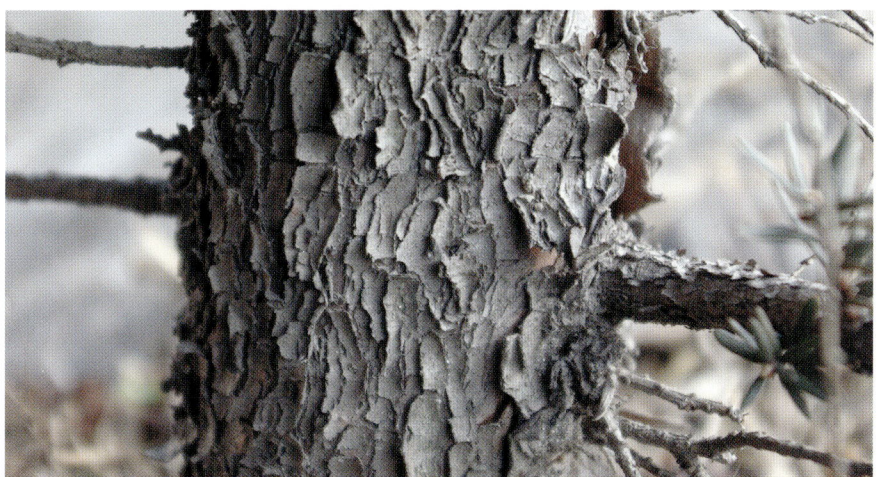

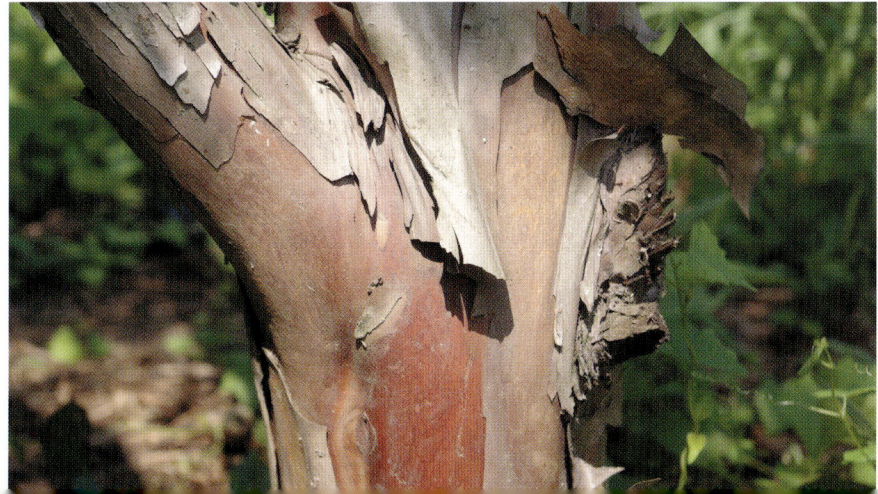

111 마삭줄

약

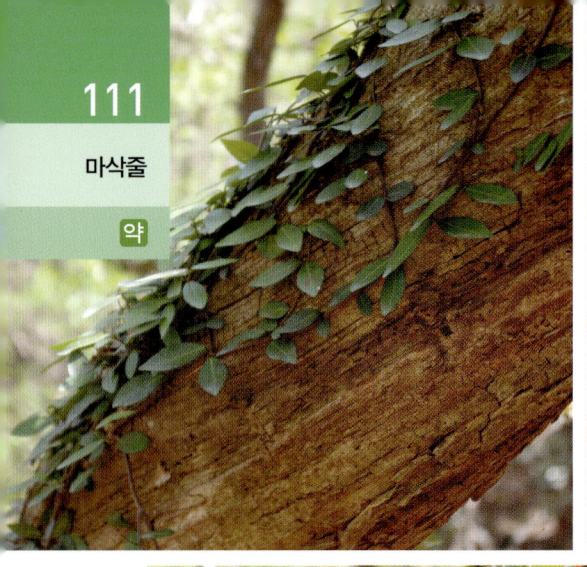
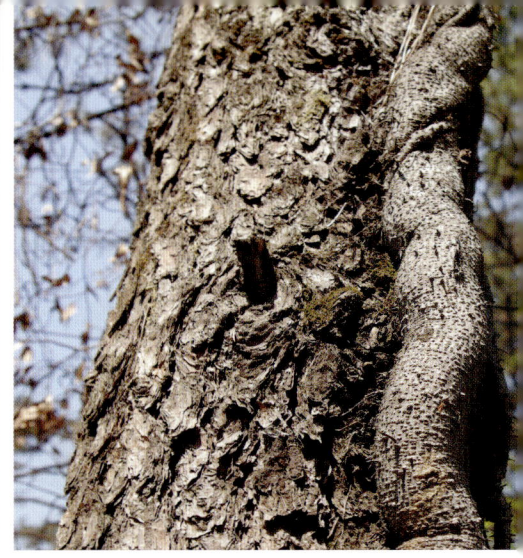
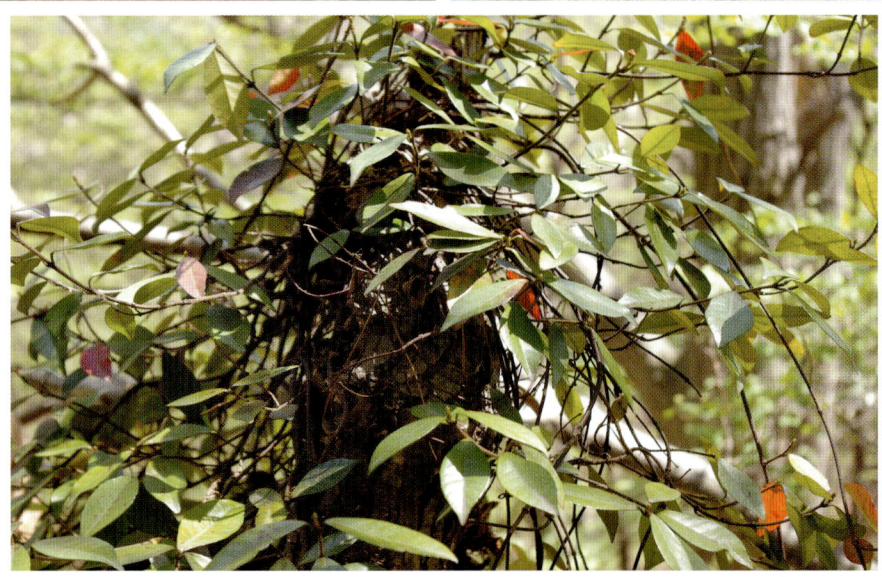
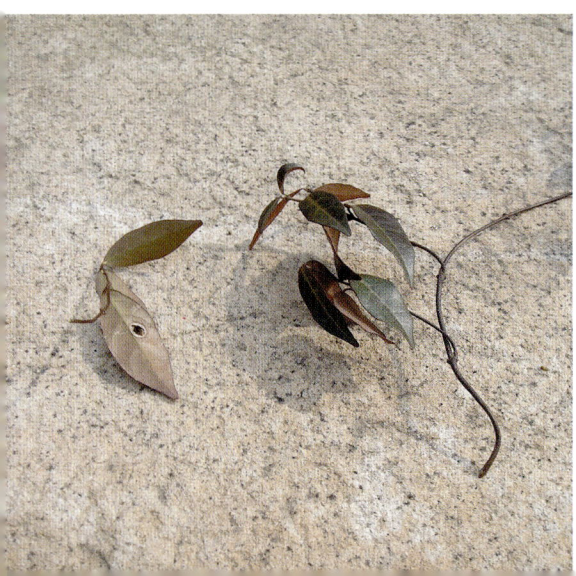
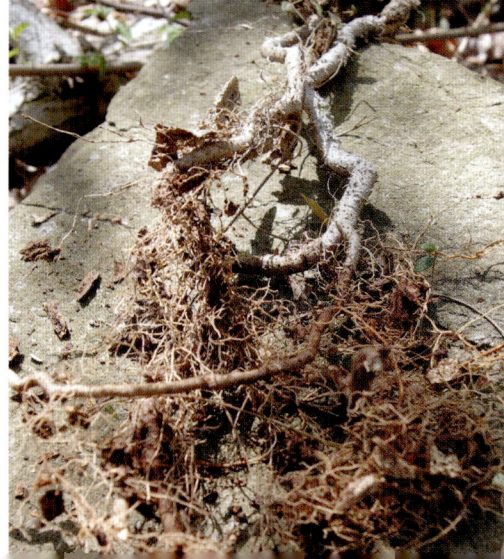

마삭줄

Trachelospermum asiaticum var. *intermedium* Nakai

약

- 협죽도과 늘푸른 덩굴나무 ■ 분포지 : 바위가 있는 산기슭, 들판 자갈밭, 황무지, 바닷가
- 개화기 : 5~6월 결실기 : 9~11월 채취기 : 여름(풋열매), 가을(줄기·잎)

- 별 명: 마삭덩굴, 마삭나무, 낙석(絡石), 석혈(石血), 비단덩굴, 백화등(白花藤), 귀번요(鬼繁腰), 내동(耐冬), 운영(云英)
- 생약명: 낙석등(絡石藤), 낙석과(絡石果)
- 유 래: 봄에 산과 들에서 작은 바람개비처럼 생긴 흰 꽃이 수없이 많이 피고, 덩굴이 다른 나무를 온통 휘감은 나무를 볼 수 있는데 마삭줄이다. 줄기가 삼으로 꼰 밧줄인 마삭(麻索)줄처럼 생겼다 하여 마삭줄이라 부른다. 돌에 뒤얽혀 있는(絡石) 덩굴(藤)이라 하여 낙석등이라고도 한다.

생태

길이 5m. 뿌리가 굵고 매우 길며, 조금 구불구불하게 뻗는다. 수염뿌리도 매우 길며, 잔뿌리가 많다. 뿌리껍질은 노란빛이 도는 갈색이다. 줄기는 길게 꼬여 올라가며, 가지를 많이 뻗는다. 줄기와 가지 끝에 덩굴손이 있어 주변 나무나 바위를 감아 올라간다. 줄기껍질은 회색이 도는 갈색이고, 사마귀가 난 듯이 우툴두툴하며, 잘라보면 흰 유액이 나온다. 가지껍질은 붉은빛이 도는 어두운 회색이다. 잎은 양 끝이 뾰족한 타원형으로 마주나는데, 잎자루가 매우 짧다. 잎은 두껍고 질기며, 앞면에 윤기가 있고, 가장자리는 밋밋하다. 꽃은 5~6월에 흰색으로 무리지어 피는데, 꽃대가 올라와 끝이 여러 개로 갈라지고 끝에 작은 꽃들이 달린다. 꽃잎은 5장으로 바람개비 모양으로 갈라지며, 깊은 향이 있다. 열매는 9~11월에 매우 길고 가늘게 여무는데, 열매가 2개씩 붙어 있어 시옷(ㅅ)자 모양이다. 열매가 다 익으면 껍질이 터져 작은 씨앗이 나온다.

* 유사종 _ 민마삭줄, 털마삭줄

전체 모습 | 덩굴
잎과 줄기
잎 앞뒤 | 뿌리

약용 한방에서 줄기와 잎을 낙석등(絡石藤), 열매를 낙석과(絡石果)라 한다. 열을 내리고, 풍을 몰아내며, 경락을 잘 통하게 하고, 어혈을 풀어주며, 피를 멎게 하고, 통증을 없애주며, 생리혈이 나오게 하고, 뼈와 근육을 튼튼하게 하며, 관절을 부드럽게 하는 효능이 있다.

팔다리가 저리고 아플 때, 풍으로 팔다리 마비, 후두암, 피를 토할 때, 산후 오로(출산 후 나오는 혈액이나 점액 등의 액체)가 나오지 않을 때 약으로 처방한다. 줄기, 잎, 열매는 햇빛에 말려 사용한다.

전체 모습

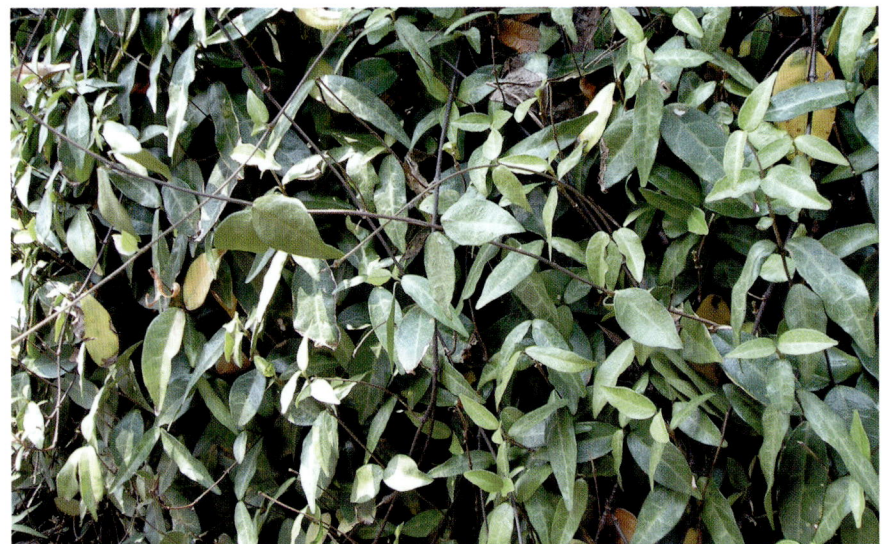

열매

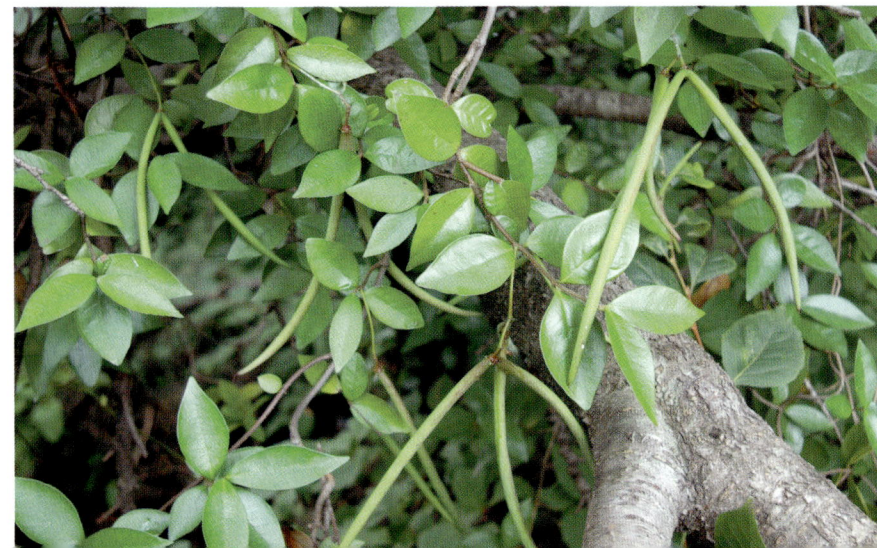

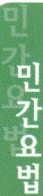

민간요법		
풍기, 풍으로 팔다리 마비, 고혈압, 후두암, 편도선이 부었을 때, 산후 오로가 나오지 않을 때, 방광염, 설사	➡	줄기와 잎 10g에 물 700㎖를 붓고 진하게 달여 마신다.
뼈와 근육이 아플 때, 허리가 쑤시고 아플 때	➡	풋열매 5g에 물 700㎖를 붓고 달여 마신다.
신경통	➡	줄기와 잎 200g에 소주 1.8ℓ를 붓고 3개월간 숙성시켜 마신다.
피부병	➡	줄기나 잎을 달인 물로 씻어낸다.

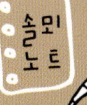

솔미노트 바닷가 식물들은 거친 해풍과 염분을 극복하기 위해 잎이 두툼하고 거칠다. 예를 들어, 바닷가에 서식하는 해송은 잎이 거칠고 단단하여 찔리면 아프다. 반면, 내륙 식물들은 잎이 연하다. 예를 들어 내륙에 사는 육송은 해송보다 잎이 연하다. 또한 바닷가 식물들은 내륙 식물보다 향기가 강하고 독성이 있는 경우가 많다.

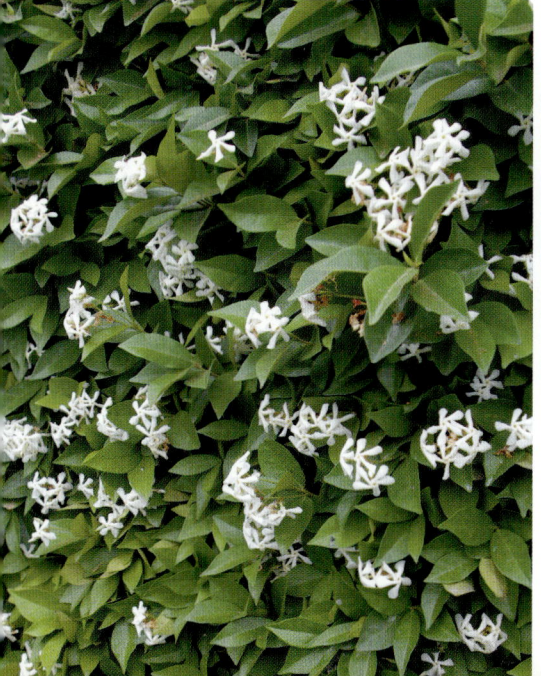

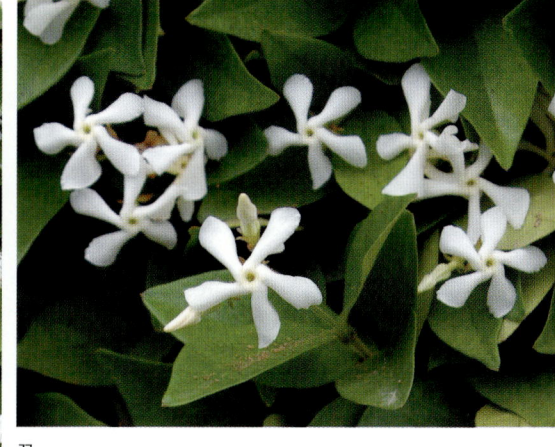

꽃

112 솔나물

약 식

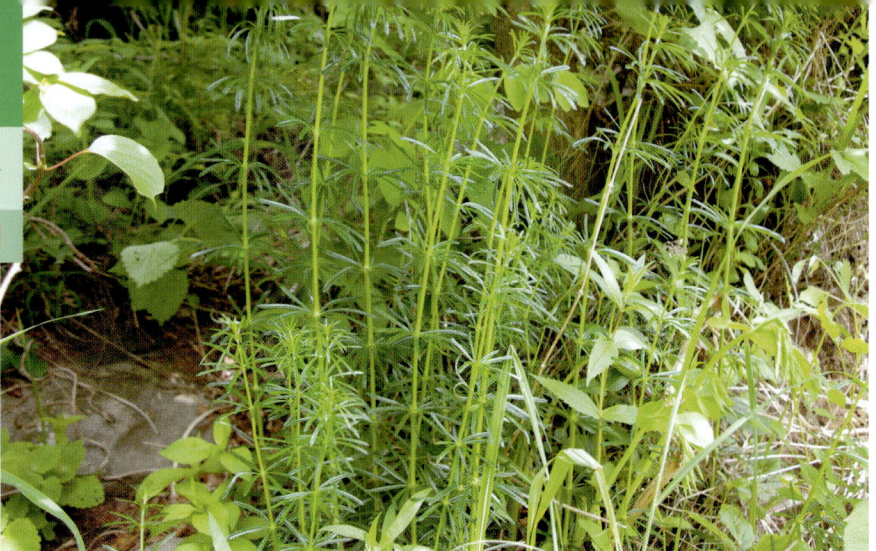
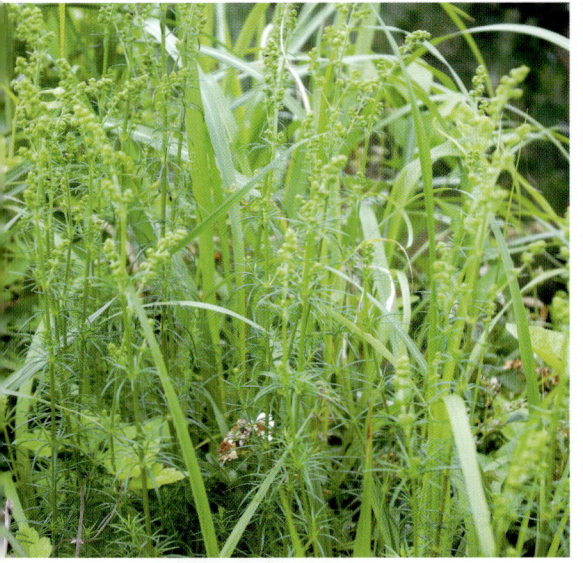
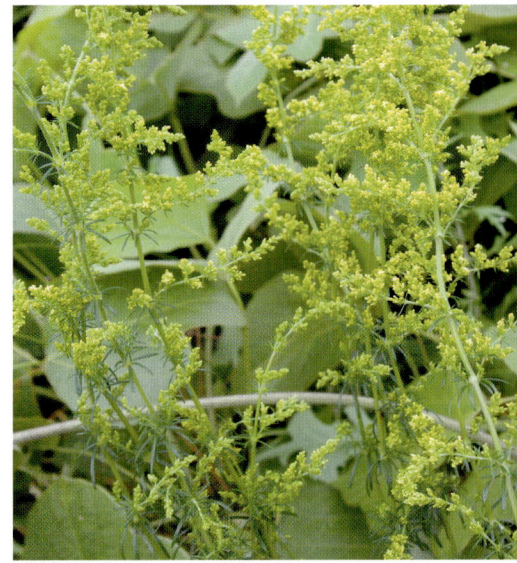
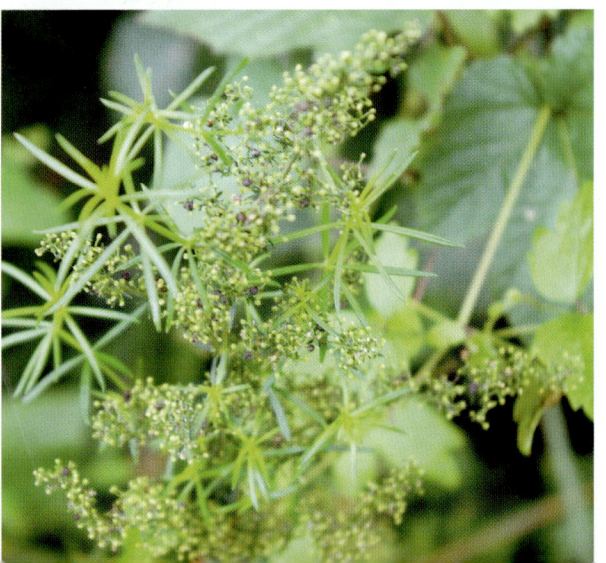

전체 모습
꽃봉오리 | 꽃
열매

솔나물 *Galium verum* var. *asiaticum* Nakai
약 식

- ■ 꼭두서니과 여러해살이풀
- ■ 분포지 : 산기슭이나 들판 양지바른 풀밭
- 개화기 : 7~8월
- 결실기 : 8월
- 채취기 : 여름(잎·줄기)

- **별 명** : 송엽초(松葉草), 황미화(黃米花), 황우미(黃牛尾)
- **생약명** : 봉자채(蓬子菜)
- **유 래** : 여름에 산과 들에서 잎이 솔잎 같고, 노란 쌀알처럼 생긴 꽃이 피는 풀을 흔히 볼 수 있는데 솔나물이다. 솔잎처럼 생긴 잎이 달리는 나물이라 하여 솔나물이라 부른다.

생태 높이 70~100cm. 뿌리가 매우 굵고 길게 뻗으며, 뿌리껍질이 짙은 갈색이다. 줄기는 곧고 길며, 네모지고, 잎이 난 자리에 마디가 있다. 가지는 꽃필 무렵 조금 벌어져 나온다. 잎은 바늘모양으로 줄기에 빙 둘러 나며, 잎 가운데에 세로로 긴 홈이 있고 질기다. 꽃은 7~8월에 노랗게 피는데, 짧은 꽃대가 여러 개로 벌어져 아주 작은 꽃들이 모여 달린다. 꽃잎은 4장이며 가늘다. 열매는 8월에 둥글게 여문다.

＊유사종 _ 개솔나물, 애기솔나물, 털솔나물, 털잎솔나물, 흰솔나물

새순

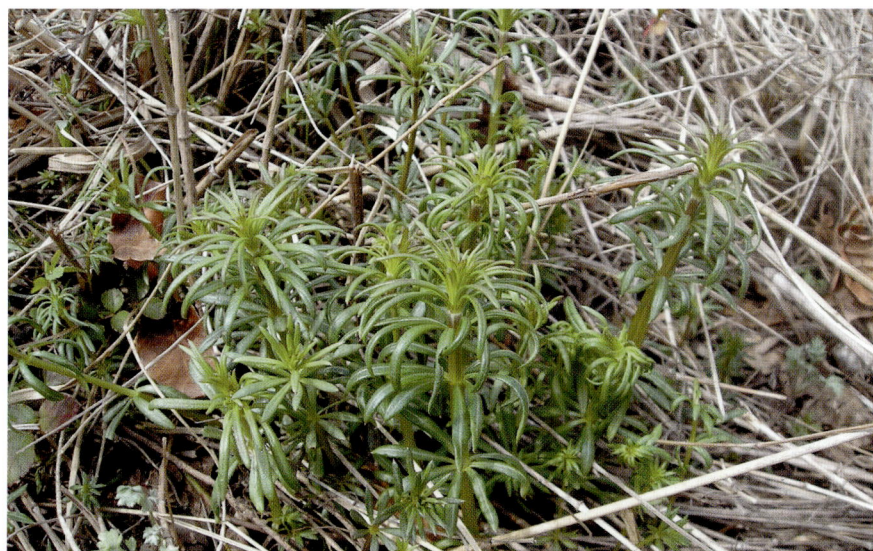

약용 한방에서 잎과 줄기를 봉자채(蓬子菜)라 한다. 쓸개에 좋고, 통증과 경련을 가라앉히며, 피를 멎게 하고, 가려움을 가라앉히며, 염증을 없애고, 부패를 막아주는 효능이 있다.

간염, 폐렴이나 폐결핵, 편도선염, 당뇨, 신장결석, 소변이 잘 안 나올 때, 생리통이 심할 때, 아토피나 습진으로 심하게 가려울 때 약으로 처방한다. 잎과 줄기는 햇빛에 말려 사용한다.

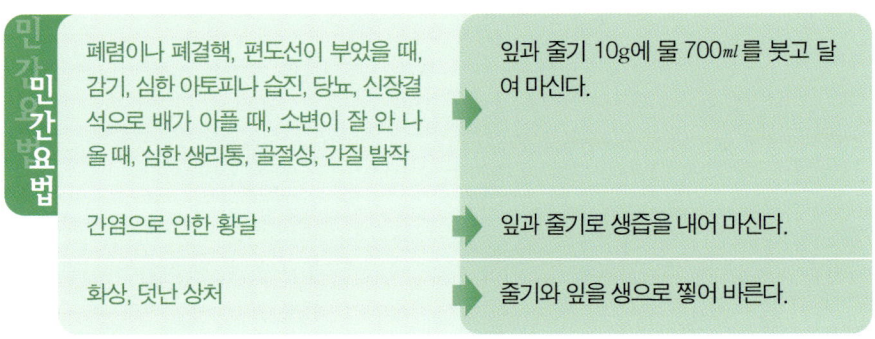

민간요법		
	폐렴이나 폐결핵, 편도선이 부었을 때, 감기, 심한 아토피나 습진, 당뇨, 신장결석으로 배가 아플 때, 소변이 잘 안 나올 때, 심한 생리통, 골절상, 간질 발작	잎과 줄기 10g에 물 700㎖를 붓고 달여 마신다.
	간염으로 인한 황달	잎과 줄기로 생즙을 내어 마신다.
	화상, 덧난 상처	줄기와 잎을 생으로 찧어 바른다.

식용 비타민, 칼슘, 나트륨, 인, 칼륨, 철, 타닌, 알칼로이드, 엘라보노이드, 쿠마린을 함유한다. 봄에 어린 순을 데쳐서 나물로 먹는데 향긋하다.

잎 앞뒤 | 뿌리

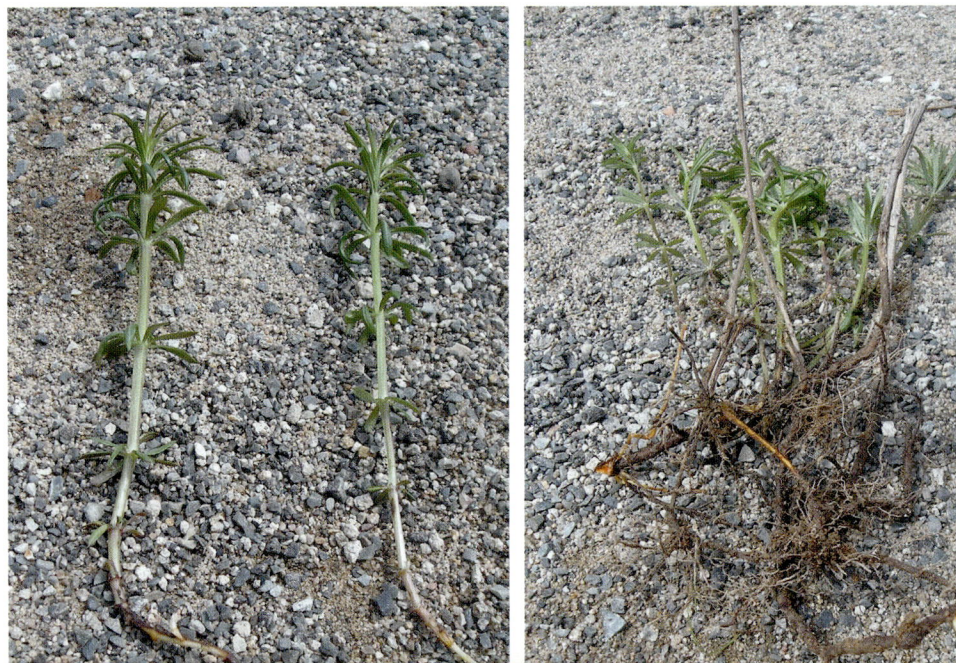

박하

Mentha arvensis var. *piperascenes*

약 식

- ■ 꿀풀과 여러해살이풀
- ■ 분포지 : 냇가, 습기 있는 들판
- 개화기 : 7~9월
- 결실기 : 9~10월
- 채취기 : 여름(줄기 · 잎)

- **별　명** : 눈풀, 구박하(歐薄荷), 연전초(連錢草), 지전초(地錢草), 승양채(升陽菜), 영생(英生), 야식향(夜息香), 인단초(仁丹草), 적설초(積雪草), 해소(海蘇), 번하채(蕃荷菜)
- **생약명** : 박하(薄荷), 박하엽(薄荷葉), 박하유(薄荷油), 박하뇌(薄荷腦), 박하빙(薄荷氷), 박하상(薄荷霜), 박하수(薄荷水), 박하정(薄荷精), 박하정유(薄荷精油)
- **유　래** : 들에서 아주 연한 보라색 꽃들이 줄기에 층층이 빙 둘러 피고, 잎에서 옅은 향이 나는 풀을 볼 수 있는데 박하이다. 가까이(薄) 맞붙어 자디잔(荷) 꽃들이 핀다 하여 박하라 부른다.

생태

높이 60~100㎝. 뿌리가 조금 굵고 잔뿌리가 있다. 뿌리껍질은 자줏빛이 도는 짙은 갈색이다. 줄기는 곧고 네모지며, 잔털이 있다. 줄기 밑동은 붉은 자주색이다. 잎은 길쭉한 타원형으로 마주나는데, 잎자루가 짧고, 잎 끝이 뾰족하다. 잎 표면에는 기름샘이 있으며, 잎 가장자리에는 날카로운 톱니가 있다. 꽃은 7~9월에 아주 연한 보라색으로 피는데, 잎이 난 자리에 매우 작은 꽃들이 빙 둘러 층층이 달린다. 꽃잎은 종모양이고, 4장으로 갈라진다. 꽃잎에 보라색 반점이 있고, 꽃술은 매우 길게 나온다. 열매는 9~10월에 깨알처럼 작게 여문다.

*유사종 _ 개박하, 긴잎산박하

잎 앞뒤

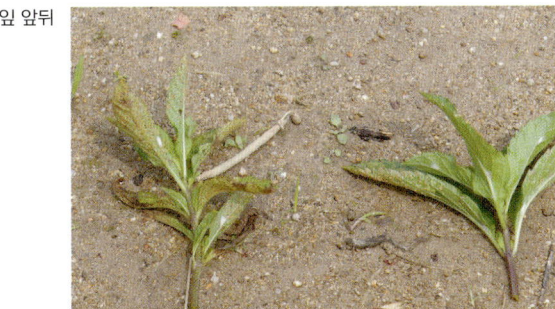

약용 한방에서 줄기와 잎을 박하(薄荷), 잎을 박하엽(薄荷葉), 잎으로 짠 기름을 박하유(薄荷油), 박하유와 알코올을 섞은 것을 박하정(薄荷精)이라 한다. 바람을 쐬서 열이 나는 것을 내리고, 목에 뭉친 열을 풀어주며, 위를 튼튼하게 하고, 소변을 맑게 하며, 눈을 밝게 하고, 독을 풀어주는 효능이 있다. 〈동의보감〉에서는 "박하는 땀을 내어 독을 내보내고, 피로를 풀어주며, 머리와 눈을 맑게 하고, 심열을 없앤다"고 하였다.

감기, 심한 두통, 목이 아플 때, 습진이나 아토피에 약으로 처방한다. 줄기와 잎은 그늘에 말려 사용한다.

전체 모습 | 군락
꽃

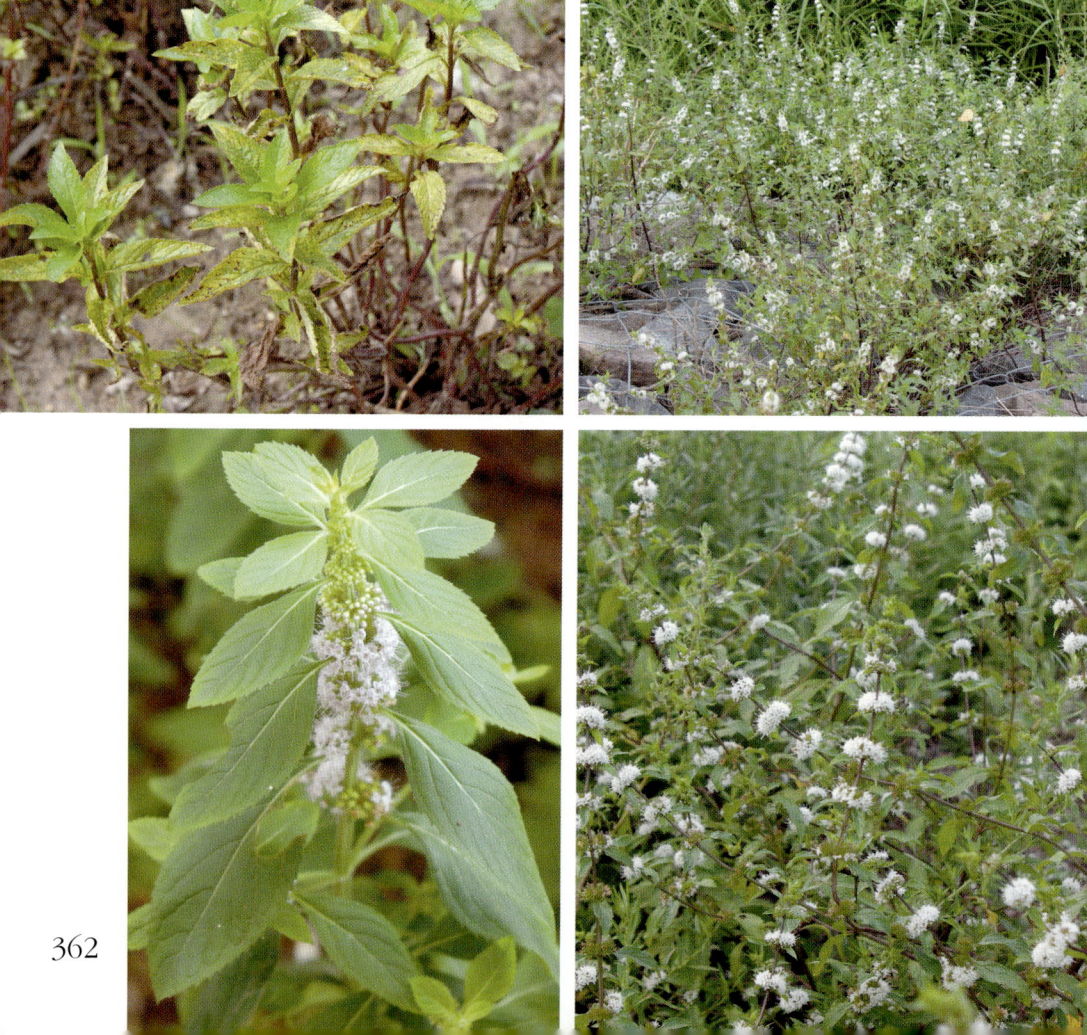

민간요법	
감기, 목이 잠겼을 때, 천식, 가래, 소화가 안 되고 배가 아플 때, 위경련, 장에 가스가 찼을 때	줄기와 잎 4g에 물 200㎖를 붓고 살짝 끓여 마신다.
위나 장이 안 좋을 때, 입맛이 없을 때, 비염, 심한 두통, 피로 누적	잎 150g에 소주 1.8 l 를 붓고 2개월 간 숙성시켜 마신다.
심한 치통	잎을 달인 물로 양치질한다.
습진이나 아토피로 심하게 가려울 때, 벌레에 물렸을 때	잎으로 짠 기름을 물에 타서 바른다.

식용

멘톨, 정유를 함유한다.

봄에 어린 순을 데쳐서 나물로 먹는다. 향긋하고 시원한 맛이다.

주의사항

- 몸을 차게 하는 약재이므로 몸이 약하여 식은땀이 많이 나는 사람은 먹지 않는다.
- 오래 달이면 약 성분이 없어지므로 살짝 끓인다.

뿌리

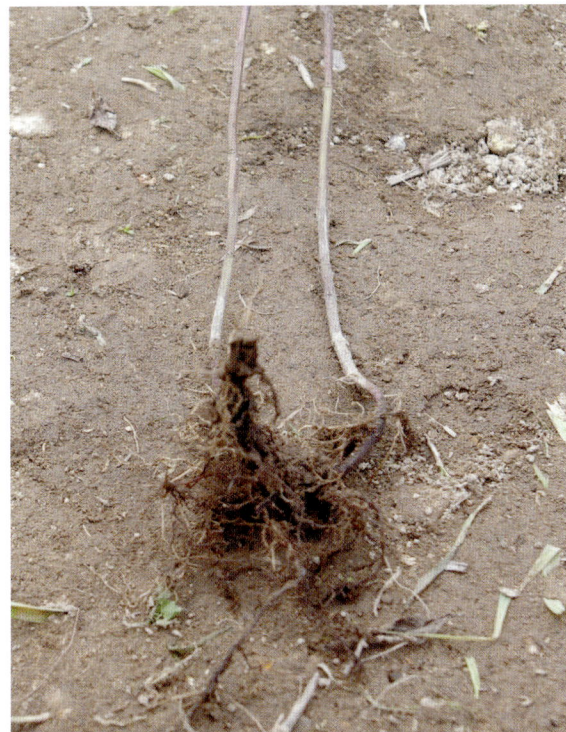

114 산박하 *Isodon inflexus* (Thunb.) Kudo

약 식

- 꿀풀과 여러해살이풀
- 분포지 : 깊은 산 풀숲
- 개화기 : 6~8월
- 결실기 : 9~10월
- 채취기 : 여름(줄기·잎)

- 별 명 : 깻잎나물, 깻잎오리방풀, 산박하향다채(山薄荷香茶菜), 연전초(連錢草), 독각구
- 생약명 : 산박하(山薄荷)
- 유 래 : 여름철 깊은 산에서 뱀이 입을 벌린 모양으로 아주 작은 청보라색 꽃들이 피어 있는 것을 볼 수 있는데 산박하이다. 박하 향기는 거의 안 나지만, 산에서 자라고 방아(방하)와 비슷하다 하여 산방하라 하다가 산박하가 되었다.

생태

높이 40~100㎝. 뿌리가 곧고 길며 무성하다. 줄기는 여러 갈래로 굵게 올라오며, 약간 모가 나고, 잔털이 있다. 가지는 밑동 위쪽에서부터 여러 갈래로 나온다. 잎은 삼각형이고 마주나며, 잎자루에 날개가 있고, 잎 앞뒷면에 잎맥이 촘촘히 있어 우글쭈글하다. 잎 가장자리에는 둔한 톱니가 있다. 꽃은 6~8월에 연한 청보라색으로 피는데, 잎이 난 자리에서 여러 개의 짧은 꽃대가 한 방향으로 올라와 아주 작은 꽃이 달린다. 꽃잎은 입을 벌린 모양으로 갈라지며, 꽃잎 안쪽에 여러 개의 짙은 줄무늬가 있다. 열매는 9~10월에 작고 둥글게 여무는데, 희고 자주색 얼룩이 있으며 딱딱하다.

*유사종 _ 깨나물, 털산박하, 긴잎산박하

잎 앞뒤 | 잎

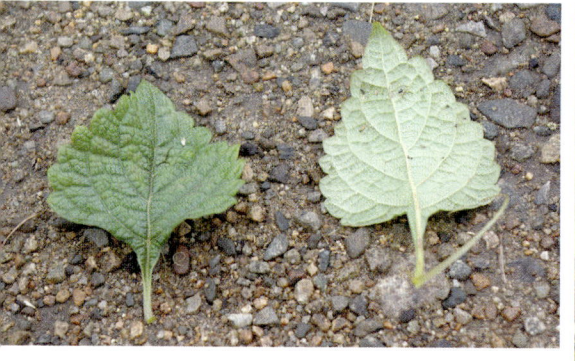
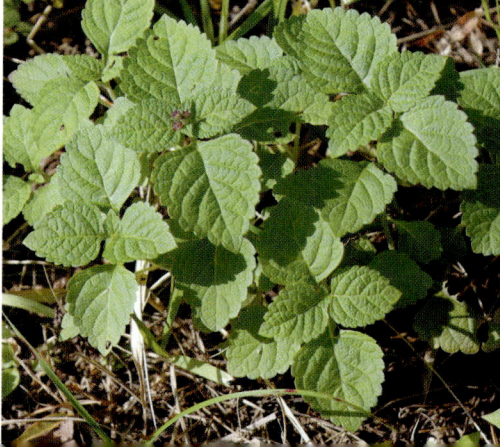

약용 한방에서 줄기와 잎을 산박하(山薄荷)라 한다. 풍을 몰아내고, 열을 내리며, 담즙이 잘 나오게 하고, 위를 튼튼히 하며, 통증을 없애고, 염증을 가라앉히며, 독을 풀어주는 효능이 있다.

소화가 안 되고 입맛이 없을 때, 급성 담낭염, 감기에 약으로 처방한다. 줄기와 잎은 햇빛에 말려 사용한다.

민간요법	
명치 끝이 아프고 위경련이 일어날 때, 식중독, 감기, 목이 붓고 아플 때	줄기와 잎 10g에 물 700㎖를 붓고 달여 마신다.
피부 발진	줄기와 잎을 생으로 찧어 바른다.

전체 모습 | 군락
꽃

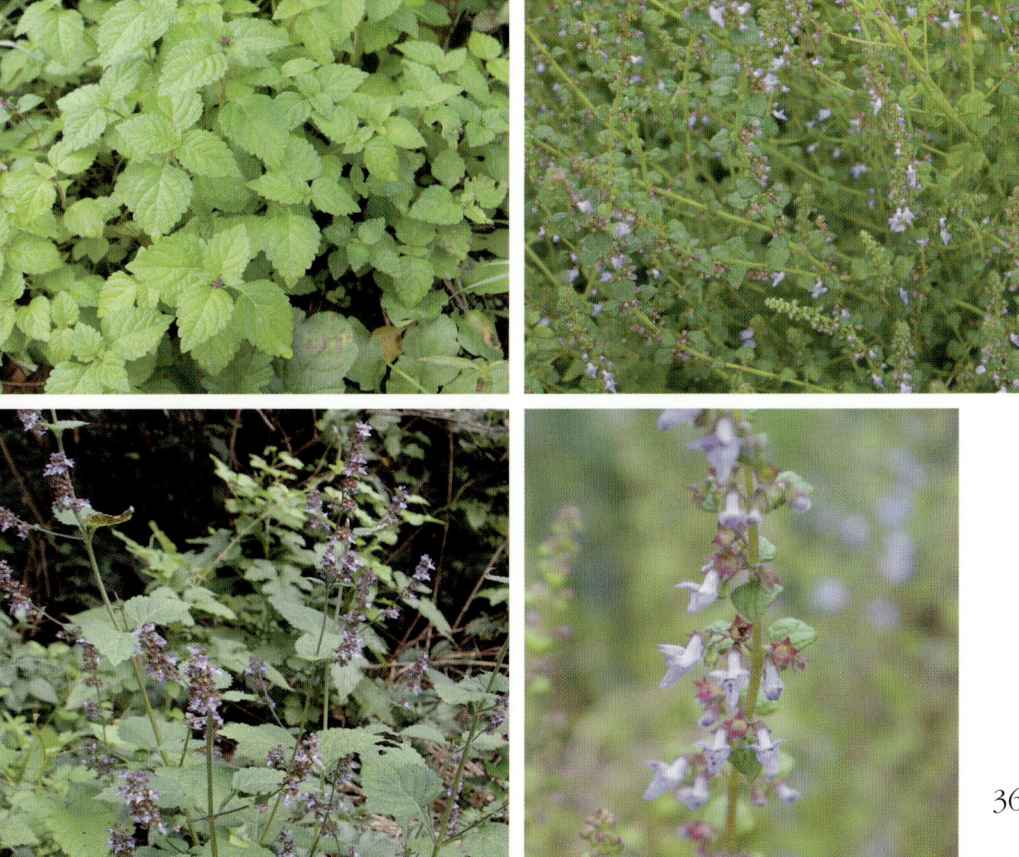

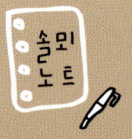 플렉트란틴, 에니민, 이소도닌을 함유한다. 봄에 어린 순을 데쳐서 물에 담가 우렸다가 나물로 먹는다. 약간 쌉쌀한 맛이다.

> **솔모노트**
> 2~3일 약초를 캐러 갈 때는 여름철이라도 반드시 두꺼운 옷을 챙겨야 한다. 여름철에도 새날씨라 하여 비가 오고 기온이 내려갈 수 있는데, 잘못하면 저체온증이 되어 몸이 마비되거나 자칫 생명을 잃을 수도 있기 때문이다. 일단 저체온증이 되면 즉시 산행을 중지하고 몸을 비벼 열을 내거나 뜨거운 차를 마시면서 주변에 도움을 요청한다.

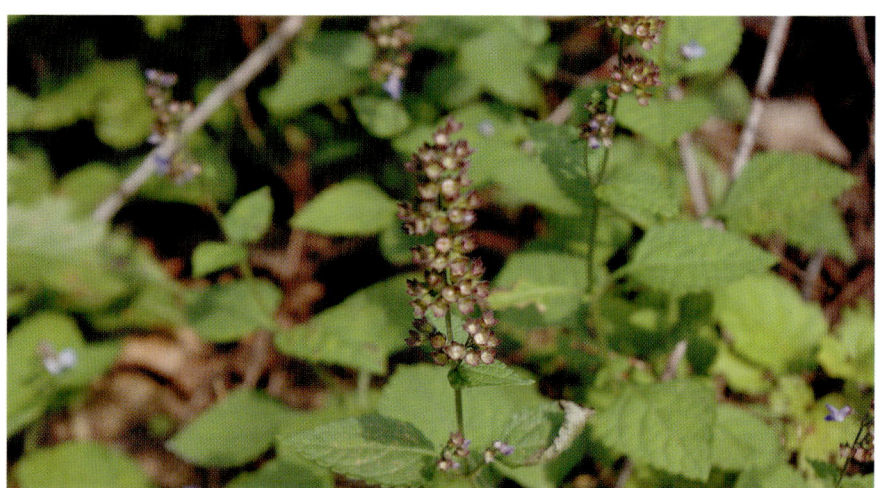

열매

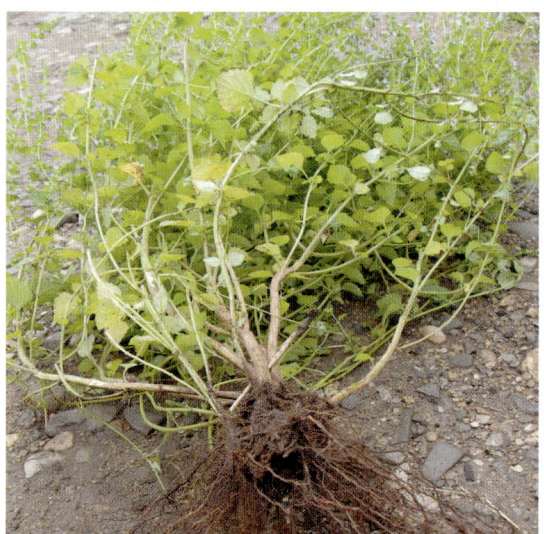

뿌리

방아풀

Isodon japonicus (Burm.) Hara

약 식

- ■ 꿀풀과 여러해살이풀
- ■ 분포지 : 야산과 들판 양지바른 자갈밭, 논둑, 밭둑
- 개화기 : 8~9월
- 결실기 : 10월
- 채취기 : 여름(줄기 · 잎)

- 별   명 : 깻잎나물, 산들깨, 회채화(回菜花)
- 생약명 : 연명초(延命草)
- 유   래 : 산 속에서 산박하와 비슷하나 꽃색이 조금 짙은 풀을 볼 수 있는데 방아풀이다. 박하처럼 향이 나는 풀이라 하여 박하풀이라 하다가 방아풀이 되었다. 깻잎을 닮은 나물이라 하여 깻잎나물, 죽어가는 환자를 연명(延命)시키는 풀(草)이라 하여 연명초라고도 한다.

생태

높이 50~100㎝. 뿌리가 굵고 길게 사방으로 뻗으며, 잔뿌리가 많다. 뿌리껍질은 갈색이다. 줄기가 곧고 길며 네모지고, 줄기 밑동은 붉은 빛이 도는 갈색이다. 가지는 여러 갈래로 뻗는다. 잎은 갸름한 타원형이고 마주나며, 잎 끝이 뾰족하다. 잎자루는 길며, 위쪽에 잎 아래쪽이 좁아져 생긴 날개가 있다. 잎 앞면은 깻잎처럼 잎맥이 우툴두툴하며, 잎 가장자리에 약간 깊은 톱니가 있다. 꽃은 매우 연한 보라색으로 피는데, 짧은 자주색 꽃대가 올라와서 가지를 치고, 끝에 여러 송이가 모여 달린다. 꽃잎은 위아래로 갈라지는데, 위쪽 꽃잎은 갈라져서 나비모양으로 젖혀지고 짙은 보라색 반점이 있다. 아래쪽 꽃잎은 길고 희며, 꽃술이 꽃잎 위로 길게 나온다. 열매는 10월에 납작한 타원형으로 여문다.

*유사종 _ 자주방아풀

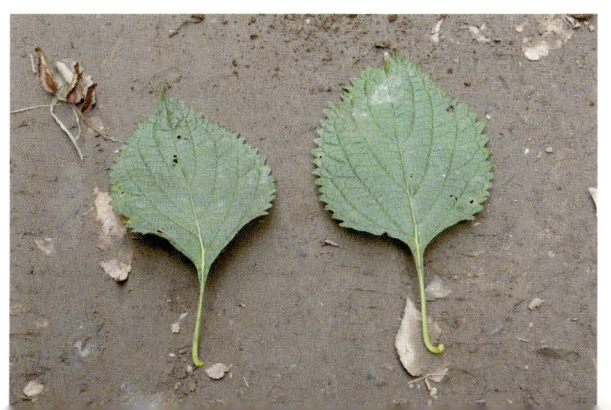

잎 앞면

약용 한방에서 줄기와 잎을 연명초(延命草)라 한다. 피를 맑게 하고 잘 돌게 하며, 위 기능이 좋아지고, 통증을 가라앉히며, 독을 풀어주고, 염증을 가라앉히는 효능이 있다.

소화가 안 되고 배가 아플 때, 입맛이 없을 때, 암, 타박상, 종기, 뱀에 물렸을 때 약으로 처방한다. 줄기와 잎은 그늘에 말려 사용한다.

민간요법		
담석증, 소화가 안 되고 배가 아플 때, 음식을 잘못 먹어 탈이 났을 때, 입맛이 없을 때, 폭음으로 위가 안 좋을 때, 암	▶	줄기와 잎 15g에 물 400㎖를 붓고 살짝 끓여 마신다.
더위를 많이 탈 때	▶	줄기와 잎 15g에 물 400㎖를 붓고 살짝 끓인 후 식혀서 마신다.
타박상, 종기, 뱀에 물렸을 때	▶	생잎을 찧어 바른다.

전체 모습 | 꽃

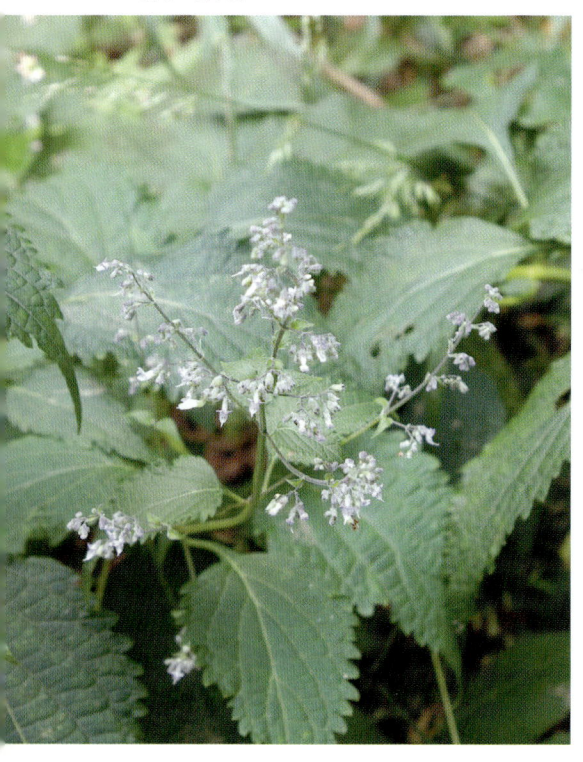
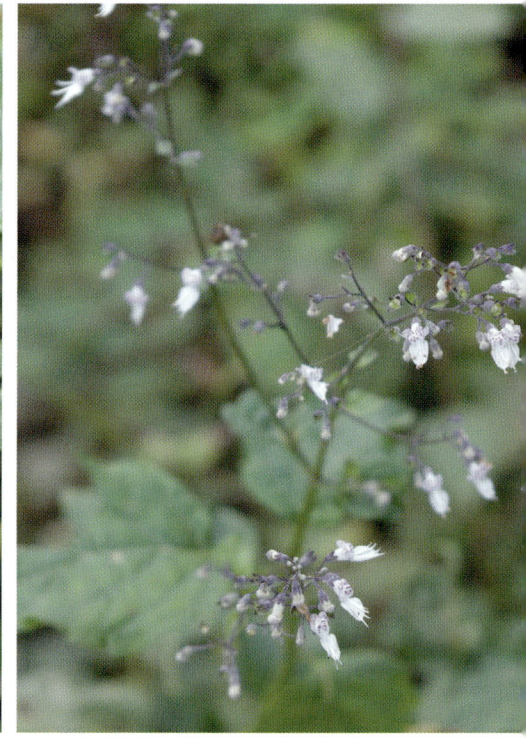

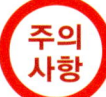 로즈마린산을 함유한다.
봄에 어린잎을 쌈으로 먹거나 살짝 데쳐서 나물로 먹는다. 장떡을 지져 먹거나 각종 탕에 향신료로 이용하기도 한다.

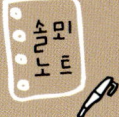
- 꿀풀과의 오리방풀을 대신 사용하기도 한다.
- 독특한 향이 있고 기가 잘 통하게 하는 약재이므로 비위가 약하여 잘 토하는 사람, 열이 있는 사람은 먹지 않는다.
- 오래 달이면 약 성분이 날아가므로 살짝 끓인다.

꽃향기는 맑은 날 강하고, 흐린 날은 적으며, 비오는 날은 향기가 나지 않는다.

줄기 | 뿌리

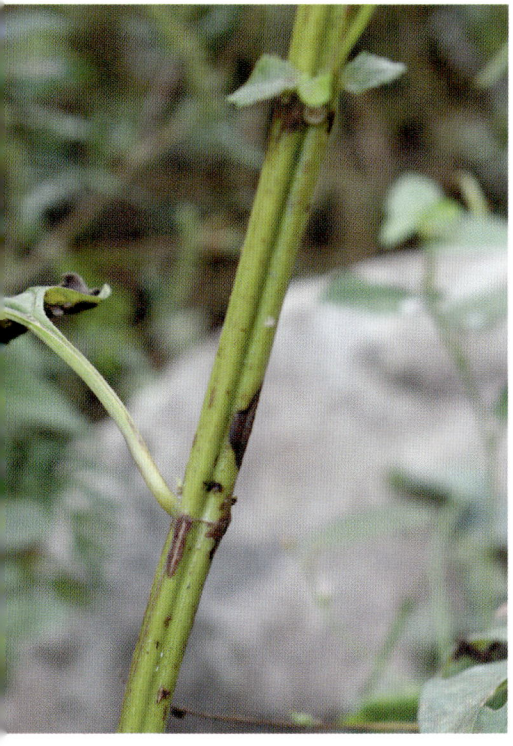
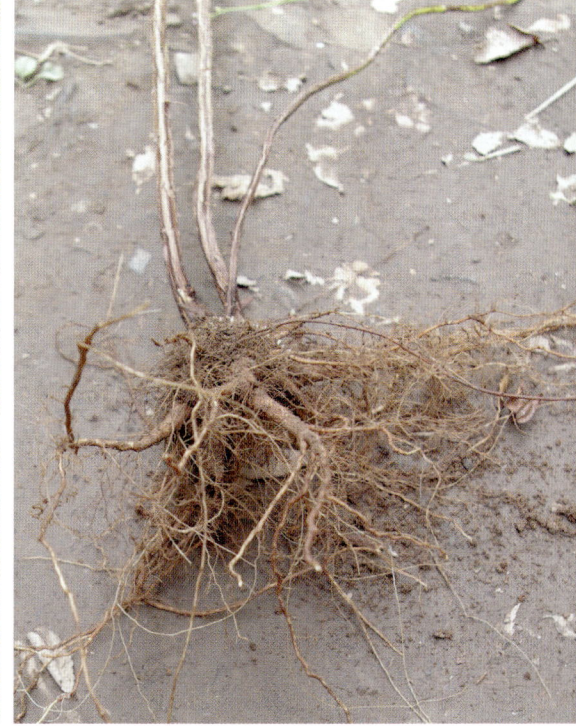

116 송장풀

약 독

꽃
꽃봉오리

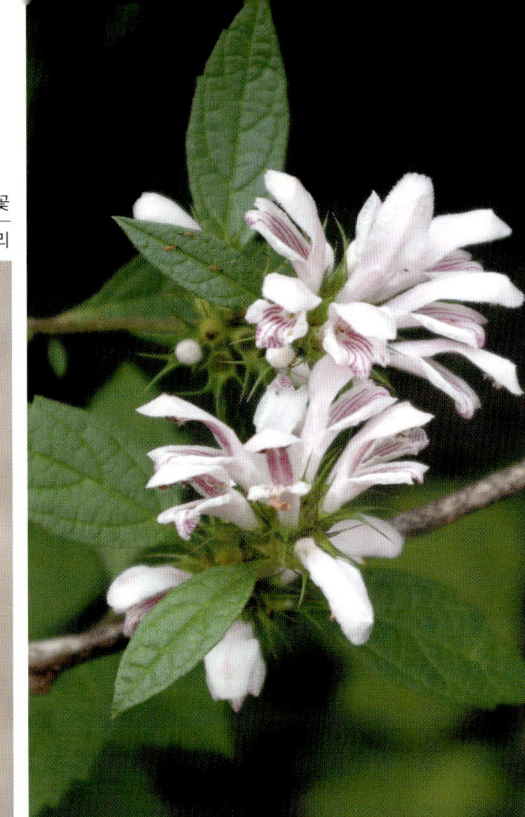
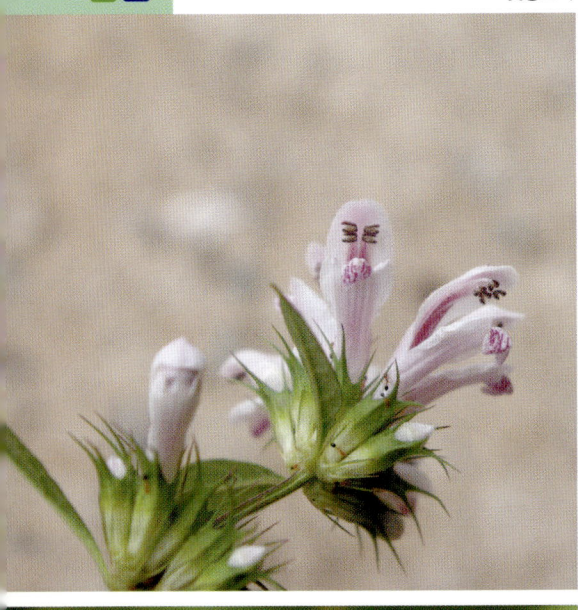
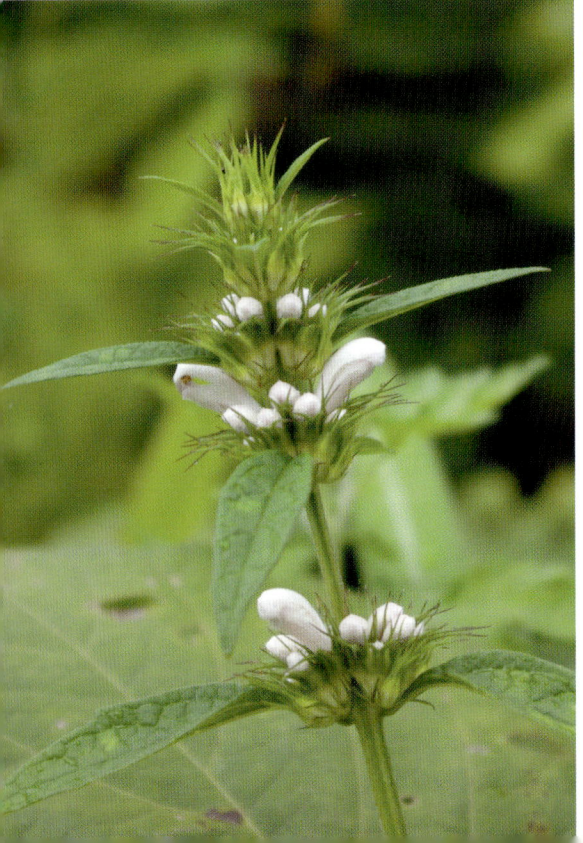
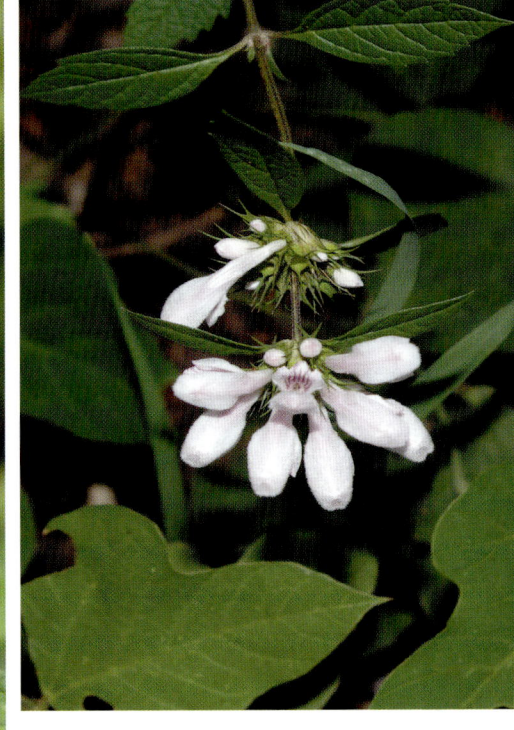

송장풀

Leonurus macranthus Max.

약 독

- ■ 꿀풀과 여러해살이풀
- ■ 분포지 : 산 속 비탈진 잡목숲이나 풀밭
- 개화기 : 8월
- 결실기 : 10월
- 채취기 : 여름(줄기·잎)

- 별　명 : 개속단, 개방아, 개방앳잎, 주리풀, 산익모초(山益母草)
- 생약명 : 대화익모초(大花益母草)
- 유　래 : 산 속에서 줄기가 덩굴처럼 길고, 솜털이 보송보송한 연보라색 꽃이 달리는 풀을 볼 수 있는데 송장풀이다. 꽃봉오리가 솜 달린 곤장처럼 생긴 풀이라 하여 솜장풀이라 하다가 송장풀이 되었다.

생태

높이 1m. 뿌리가 굵고 수염뿌리가 무성하며, 뿌리껍질은 짙은 갈색이다. 줄기는 가늘고 길게 굽어 올라오며, 네모지고, 갈색 잔털이 있다. 줄기 밑동은 붉은 갈색이다. 잎은 마주나며 잎자루가 있고, 잎 끝이 뾰족하며, 잔털이 많다. 줄기 밑동에 나는 잎은 타원형이고, 잎 가장자리에 큰 톱니가 있다. 줄기 위쪽에 나는 잎은 갸름한 타원형이며, 줄기나 가지 끝에 나는 잎에는 톱니가 없다. 꽃은 8월에 매우 연한 자주색으로 피는데, 잎이 난 자리에 길쭉한 꽃송이가 사방으로 층층이 모여 달린다. 꽃잎은 2장으로 입술처럼 위아래로 갈라지는데, 꽃잎 바깥쪽은 흰 털로 덮여 있고, 안쪽에는 짙은 자주색 줄무늬가 있다. 꽃술은 길게 위쪽 꽃잎에 붙듯이 나온다. 열매는 10월에 검은색으로 여문다.

잎 앞뒤

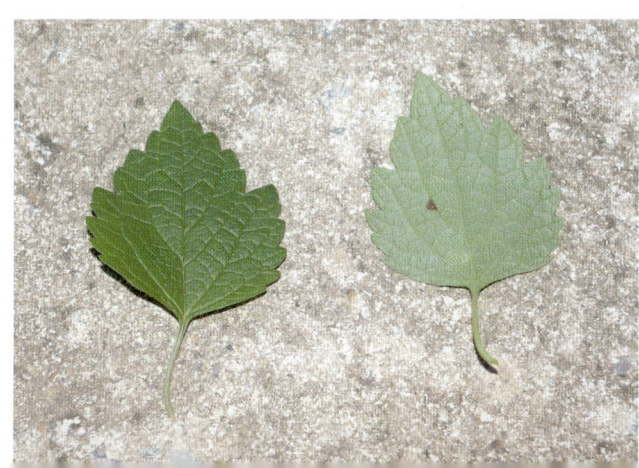

약용 한방에서 줄기와 잎을 대화익모초(大花益母草)라 한다. 혈압을 내리고, 피를 멎게 하며, 심장을 튼튼히 하고, 자궁을 수축시키며, 소변이 잘 나오게 하는 효능이 있다.

고혈압, 협심증, 산후 아랫배가 아프고 출혈이 있을 때, 산후 몸이 허해졌을 때, 생리통이 심하거나 생리불순일 때 약으로 처방한다. 줄기와 잎은 햇빛에 말려 사용한다.

민간요법

| 산후 어혈이 쌓여 배가 아플 때, 생리불순, 신장이 안 좋아 몸이 부을 때 | ➡ | 말린 줄기와 잎 8g에 물 700㎖를 붓고 달여 마신다. |

주의사항
- 익모초와 달리 약간 독성이 있는 약재이므로 정량만 사용한다.

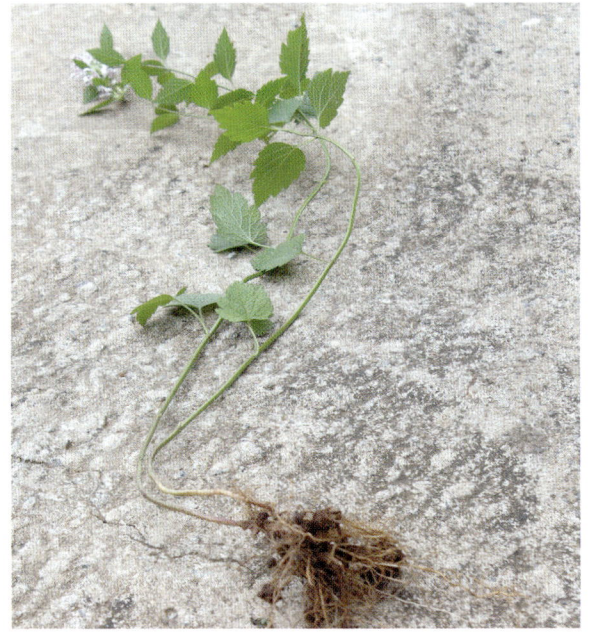

뿌리

물레나물

Hypericum ascyron L.

약 식 독

- ■ 물레나물과 여러해살이풀   ■ 분포지 : 산과 들 양지바르고 토질이 좋은 숲가, 논둑, 밭둑
- 개화기 : 6~8월   결실기 : 9~10월   채취기 : 여름(잎·꽃·풋열매)

- **별 명**: 메밀나물, 매대채, 연교(連翹), 가연교(假連翹), 대연교(大連翹), 소연교(小連翹), 호남연교(湖南連翹), 대황심초(大黃心草), 방심초(房心草), 일지전(一枝箭), 지이초(地耳草), 대금작(大金雀), 대정혈(大精血), 금사호접(金絲胡蝶), 금사도(金絲挑), 조선장주금사도(朝鮮長柱金絲挑), 양풍초(凉風草), 파초수, 한련초(旱蓮草), 황해당(黃海棠)
- **생약명**: 홍한련(紅旱蓮)
- **유 래**: 여름에 산과 들에서 긴 줄기에 잎이 층층이 나고, 바람개비 모양의 노란 꽃이 피는 풀을 볼 수 있는데 물레나물이다. 위에서 보면 꽃이 물레바퀴처럼 보이는 나물이라 하여 물레나물이라 부른다.

생태

높이 1m. 뿌리가 나무뿌리처럼 굵고 길며 옆으로 뻗는다. 뿌리껍질은 노란빛이 도는 갈색이다. 줄기는 곧고 길며, 한 뿌리에서 여러 개가 나오고, 밑동이 나무처럼 딱딱하다. 줄기는 모가 나고, 잎이 난 자리마다 마디가 있으며, 밑동이 약간 붉은빛이다. 겨울에도 묵은 줄기가 남아 있으며, 가지는 조금 벌어져 나온다. 잎은 조금 넓고 길쭉한 모양으로 마주나는데, 잎자루가 없고, 줄기를 반쯤 감싸듯이 나온다. 잎 끝은 뾰족하지 않고 무디며, 잎 가장자리는 밋밋하다. 꽃은 6~8월에 노랗게 피는데, 꽃대가 없이 줄기나 가지 끝에 달린다. 꽃잎은 5장으로 길쭉한 타원형이며, 한쪽 방향으로 틀어져 바람개비 모양이다. 꽃술은 가늘고 많으며, 크고 둥글게 벌어진다. 열매는 9~10월에 밑이 넓은 달걀모양으로 여무는데, 다 익으면 붉은색이고 껍질이 갈라져 작은 씨앗이 나온다.

＊유사종 _ 큰물레나물

약용 한방에서 잎, 꽃, 풋열매를 홍한련(紅旱蓮)이라 한다. 간의 기운을 다스리고, 심장을 튼튼히 하며, 피를 멎게 하고, 새살이 돋게 하는 효능이 있다.

고혈압, 머리가 아플 때, 림프선염, 간염, 위를 튼튼히 할 때, 피를 토할 때, 자궁에서 피가 날 때, 코피, 종기가 났을 때 약으로 처방한다. 잎, 꽃, 풋열매는 데쳐서 햇빛에 말려 사용한다.

민간요법	
갑상선이나 림프선 멍울, 고혈압, 두통, 간이 안 좋아 얼굴이 누렇게 떴을 때, 위가 안 좋을 때, 피를 토할 때, 자궁 출혈, 생리불순, 장염, 소변을 보기 힘들 때, 코피	줄기와 잎 10g에 물 700㎖를 붓고 달여 마신다.
신장이 안 좋아 몸이 부을 때	줄기와 잎으로 생즙을 내어 마신다.
열이 날 때, 심한 근육통	열매 100g에 소주 1.8ℓ를 붓고 5개월간 숙성시켜 마신다.
아토피나 습진, 종기나 뾰두라지, 화상, 젖멍울, 뱀에 물렸을 때, 타박상	줄기와 잎을 생으로 찧어 바른다.
베인 상처에서 피가 날 때	꽃잎을 생으로 찧어 바른다.

꽃봉오리

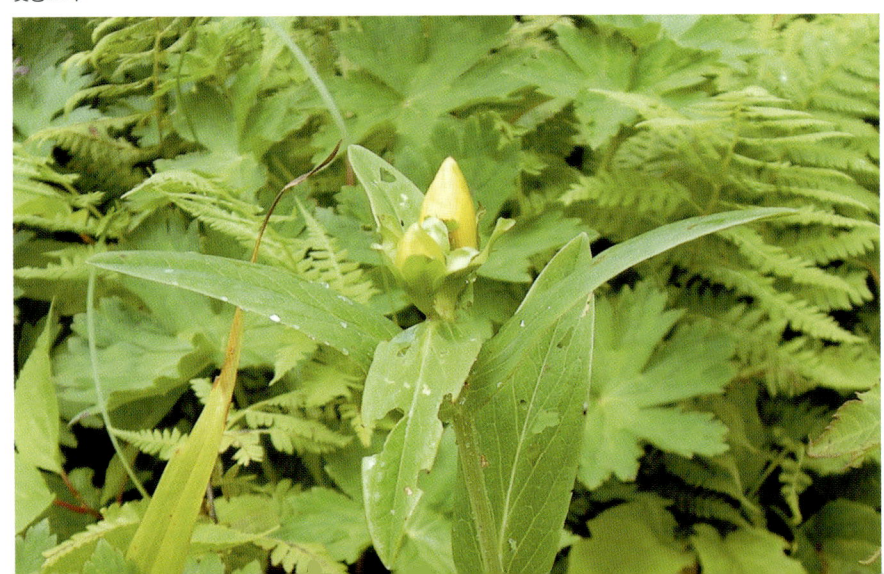

식용 비타민 B, 카로틴, 단백질, 타닌, 사포닌, 플라보노이드, 아미노산, 니코틴산, 정유를 함유한다.

약간 독성이 있으나 예전에는 봄에 어린 순을 데쳐서 나물로 먹었다.

주의사항
- 물레나물과의 고추나물을 대신 사용하기도 한다.
- 약간 독성이 있는 약재로 많이 먹으면 피부에 염증이 생길 수 있으므로 정량만 사용한다.

꽃 | 뿌리
겨울 모습 | 겨울 뿌리

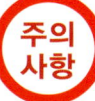

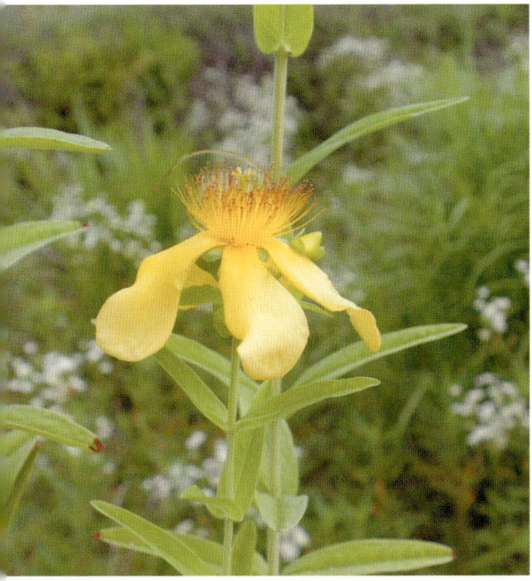

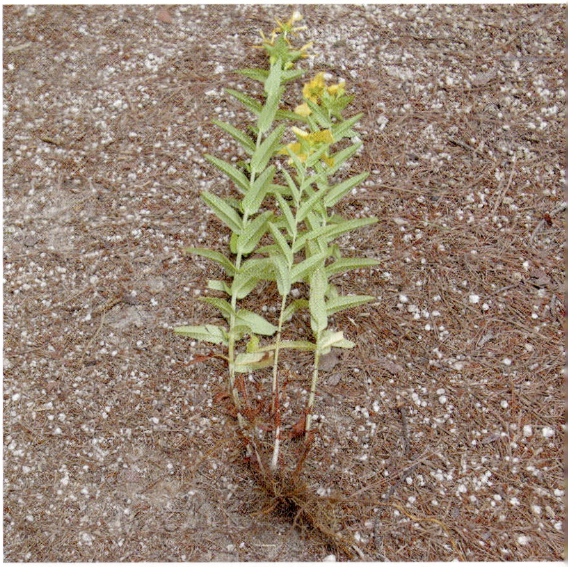

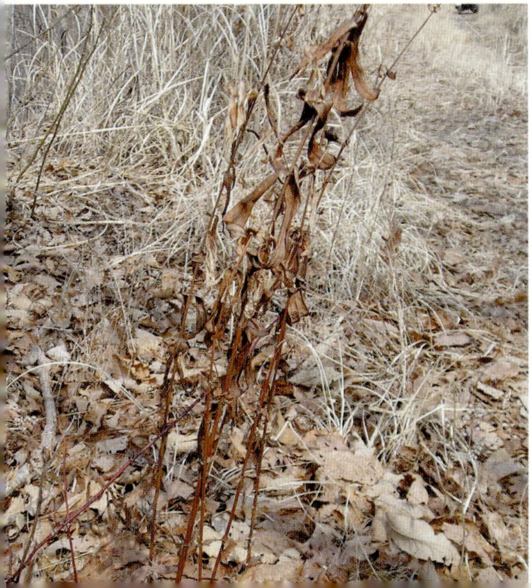

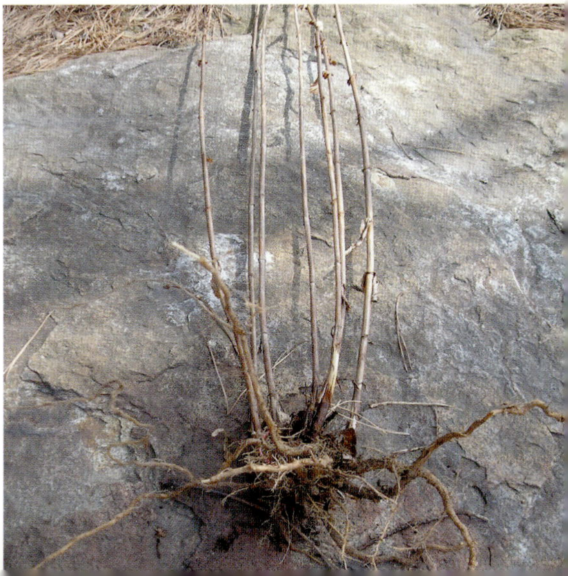

118 고추나물

약 식

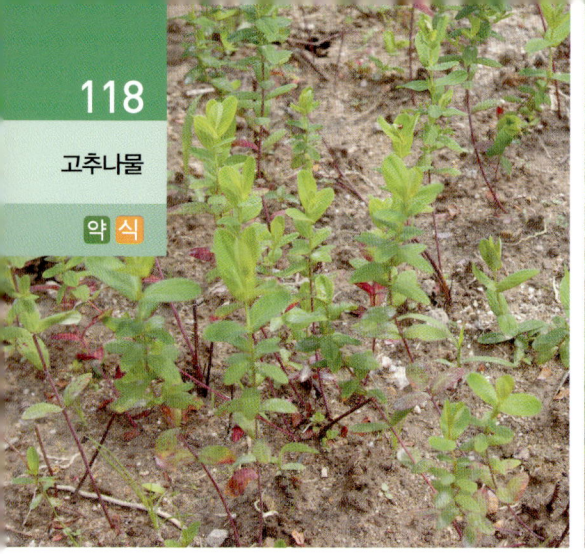
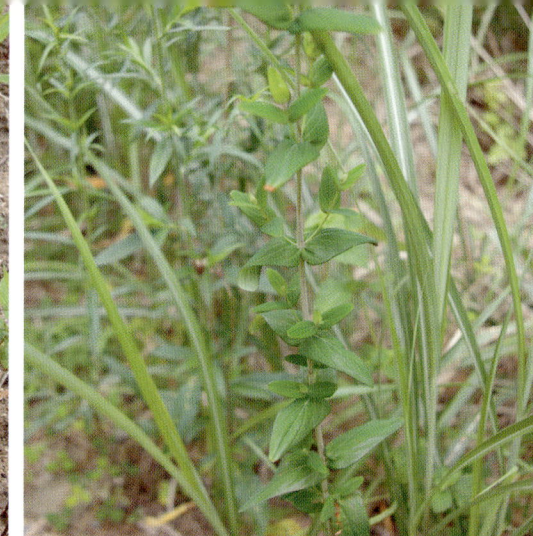

전체 모습 | 줄기
꽃 | 뿌리
열매

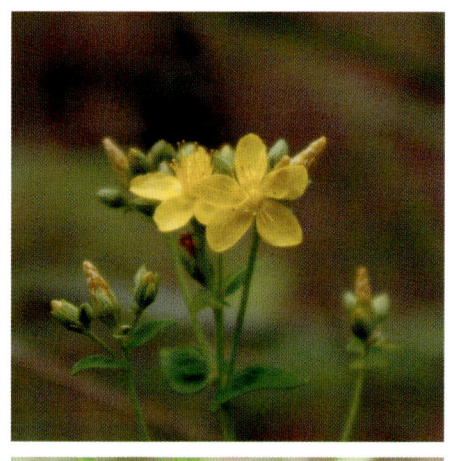
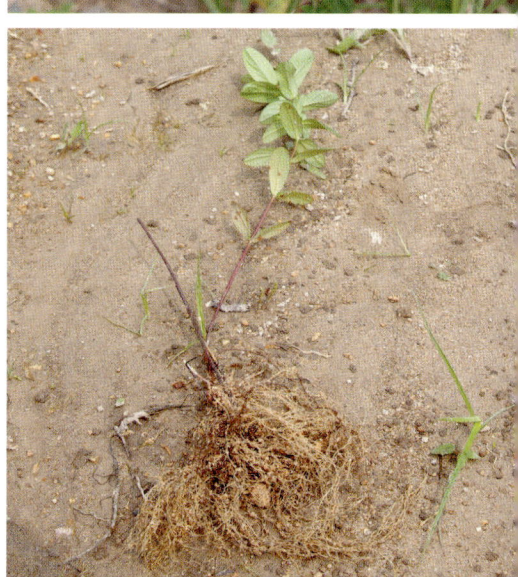
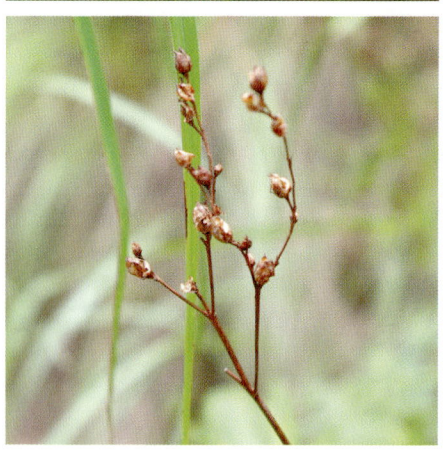
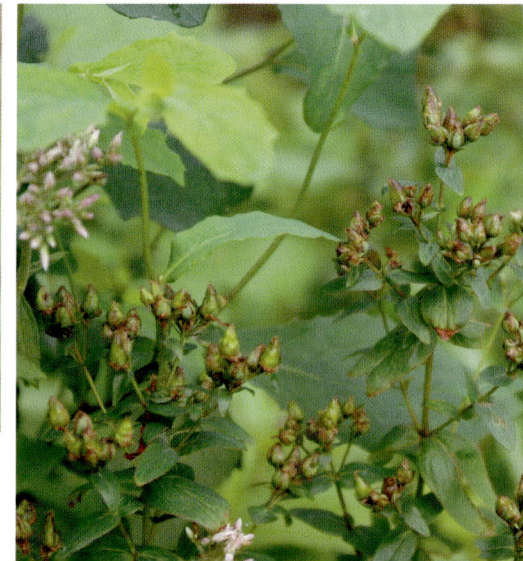

고추나물

Hypericum erectum Thunb.
약 식

- 물레나물과 여러해살이풀
- 분포지 : 산과 들 약간 습한 곳, 논두렁
- 개화기 : 7~8월
- 결실기 : 10월
- 채취기 : 여름(잎·꽃·풋열매)

- 별 명 : 소교(小翹), 서향초(西向草)
- 생약명 : 소연교(小連翹)
- 유 래 : 산과 들의 습한 곳에서 줄기에 잎이 난 모양이 물레나물과 비슷하나, 잎이 짧고 아주 작은 꽃이 달리는 풀을 볼 수 있는데 고추나물이다. 줄기가 곧추 서 있는 나물이라 하여 곧추나물이라 하다가 고추나물이 되었다.

생태

높이 20~60㎝. 뿌리가 가늘고 길며, 수염처럼 무성하게 뒤엉켜 나온다. 줄기는 곧고 길며, 한 뿌리에서 여러 개가 올라오고, 밑동이 붉은 자줏빛이다. 가지는 조금 벌어져 나온다. 잎은 둥글거나 길쭉한 타원형으로 마주 나는데, 잎자루가 없이 줄기에 반쯤 포개져서 나온다. 잎 끝은 무디거나 뾰족하고, 잎 가장자리는 밋밋하다. 꽃은 7~8월에 노랗게 피는데, 줄기나 가지 끝에 짧은 꽃대가 여러 개 올라와 아주 작은 꽃들이 모여 달린다. 꽃잎은 5장이고 타원형이다. 열매는 10월에 매우 작은 달걀모양으로 여무는데, 다 익으면 붉은색이며 껍질이 터져 작은 씨앗이 나온다.

*유사종 _ 애기고추나물

약용

한방에서 잎, 꽃, 열매를 소연교(小連翹)라 한다. 약효와 사용방법은 물레나물과 같다.

식용

단백질, 카로틴, 타닌, 니코틴산, 루틴, 정유를 함유한다.
봄에 어린 순을 데쳐서 나물로 먹는데 담백한 맛이다.

119 긴산꼬리풀

약 식

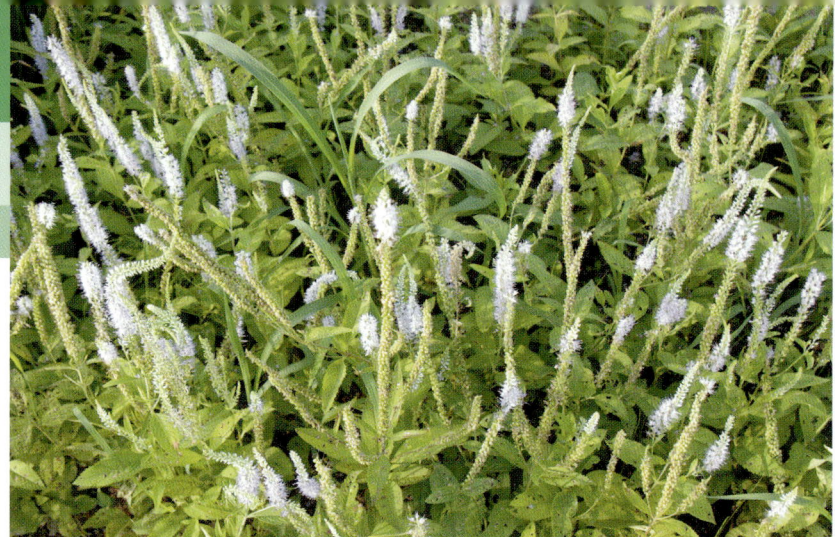
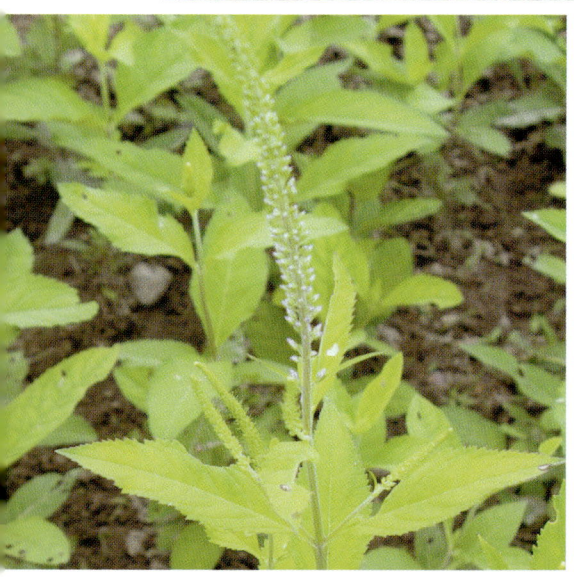
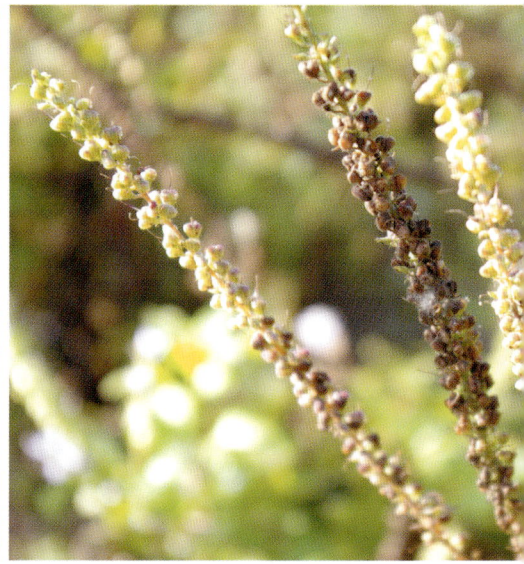
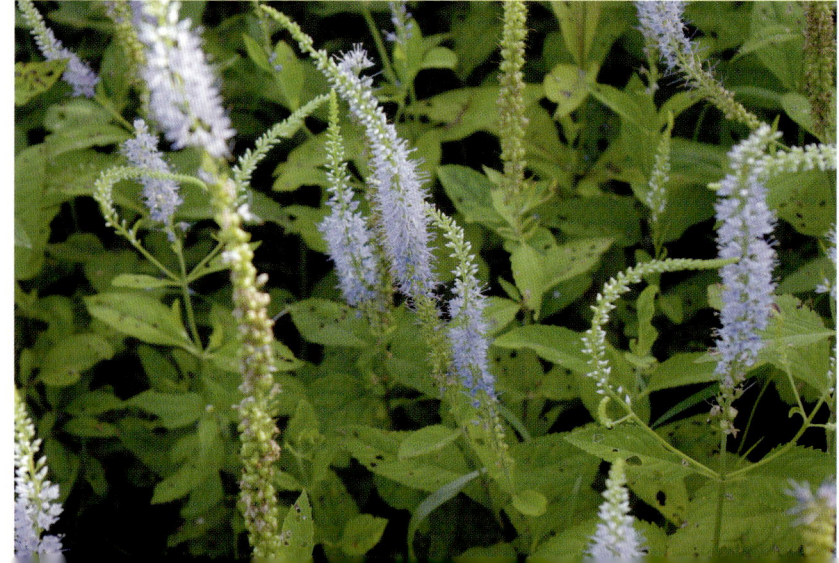

119 긴산꼬리풀

긴산꼬리풀
Veronica longifolia L.
약 식

- ■ 현삼과 여러해살이풀
- ■ 분포지 : 깊은 산 약간 메마른 풀밭
- 개화기 : 7~8월
- 결실기 : 10월
- 채취기 : 여름(줄기·잎)

- **별　명** : 싸할꼬리풀, 가장엽파파납, 일지향(一枝香), 수만청(水蔓靑)
- **생약명** : 마미파파납(馬尾婆婆納)
- **유　래** : 여름철 깊은 산에서 긴 줄기 끝에 연한 청보라색 작은 꽃들이 동물 꼬리처럼 뭉쳐서 피는 풀을 볼 수 있는데 긴산꼬리풀이다. 꼬리풀이란 꽃이 꼬리처럼 생긴 풀이라 하여 붙여진 이름인데, 꼬리풀 중에서도 깊은 산에 살고 줄기가 길다 하여 긴산꼬리풀이라 부른다.

생태

높이 1m 이상. 뿌리가 굵고 길게 뒤엉켜 나오며, 잔뿌리가 많다. 뿌리 껍질은 밝은 갈색이다. 줄기는 길고, 밑동이 붉은 자줏빛이며, 잔털이 조금 있다. 잎은 타원형으로 마주나는데, 잎자루가 짧고, 잎자루 양쪽에 작은 잎이 달리기도 한다. 잎은 끝이 뾰족하고, 뒷면이 조금 희며, 앞뒷면에 잔털이 조금 있다. 잎 가장자리에는 불규칙한 잔 톱니가 있다. 꽃은 7~8월에 연한 청보라색으로 피는데, 꼬리풀은 꽃이 연한 청보라색이고, 산꼬리풀은 보라색이며, 큰산꼬리풀은 몸에 털이 없고 짙은 하늘색 꽃이 피며, 구와꼬리풀은 꽃이 청보라색이고 잎 모양이 국화 같다. 꽃대는 줄기 끝에 3갈래로 길게 벌어져 나오고, 아주 작은 꽃들이 사방으로 달린다. 꽃잎은 4개로 갈라지고, 꽃술이 길게 나와 전체 모습이 털 달린 꼬리처럼 보인다. 열매는 10월에 조금 납작한 타원형으로 여무는데, 다 익으면 갈색이며 껍질이 터져 씨앗이 나온다.

*유사종 _ 꼬리풀, 산꼬리풀, 큰산꼬리풀, 구와꼬리풀

군락
꽃봉오리 | 열매
꽃

약용 한방에서 줄기와 잎을 마미파파납(馬尾婆婆納)이라 부른다. 풍을 몰아내고, 기침을 가라앉히며, 알레르기를 치료하고, 균을 죽이며, 염증을 가라앉히는 효능이 있다.

풍기, 심한 기침과 가래, 기관지염, 천식, 방광염, 허리가 아플 때 약으로 처방한다. 줄기와 잎은 햇빛에 말려 사용한다.

민간요법 풍기, 기침과 가래가 낫지 않을 때, 천식, 소변을 보기 힘들 때, 허리가 아플 때 → 줄기와 잎 6g에 물 400㎖를 붓고 달여 마신다.

식용 플라보노이드, 이리도이드, 만니톨을 함유한다.
봄에 어린 순을 데쳐서 나물로 먹는다. 약간 매운맛이다.

솔민노트 미나리과의 당귀는 깊은 산 물 흐르는 계곡의 큰 바위 주변이나 축축한 절벽가 낙엽이 쌓여 썩은 곳에서 많이 볼 수 있다. 이런 곳은 늘 축축하여 미끄러지기 쉽고, 추락사고가 나기 쉬우므로 조심한다.

잎 앞뒤 | 뿌리

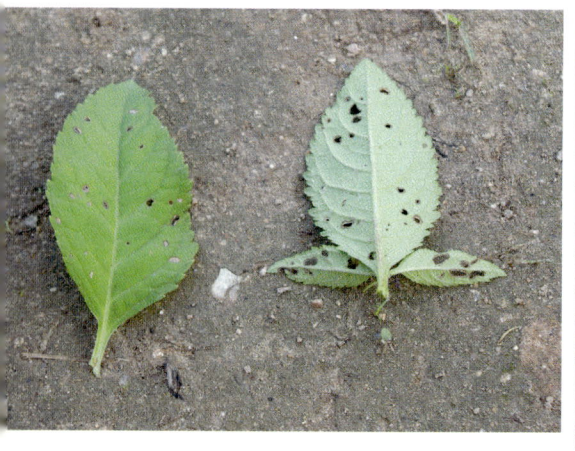
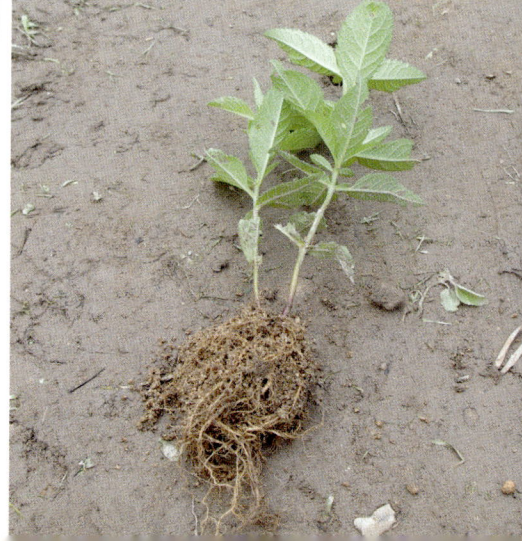

참반디

Sanicula chinensis Bunge

약 식

- ■ 미나리과 여러해살이풀
- ■ 분포지 : 깊은 산 응달진 숲속
- 개화기 : 7월
- 결실기 : 9월
- 채취기 : 여름(줄기·잎)

- 별　명 : 변두채(變豆菜), 산개채(山芥菜)
- 생약명 : 대폐근초(大肺筋草)
- 유　래 : 깊은 산에서 갸름한 잎이 3~5장씩 사방으로 붙어 나는 키가 큰 풀을 볼 수 있는데 참반디이다. 원래 반디나물(파드득나물)은 열매가 반딧불이처럼 생긴 나물이라 하여 붙여진 이름인데, 반디나물과 비슷하고 깊은 산에 나는 참된 나물이라 하여 참반디라 부른다.

생태

높이 15~100㎝. 뿌리가 짧고 굵으며 옆으로 뻗는다. 뿌리껍질은 붉은 빛이 도는 갈색이다. 줄기는 곧게 올라오는데, 한 뿌리에서 여러 개가 나오며, 세로로 길게 홈이 있다. 줄기 밑동은 붉은 자줏빛이다. 잎은 갸름한 타원형으로 어긋나며, 긴 잎자루에 3~5장씩 마주난다. 잎 가장자리에는 날카로운 톱니가 있다. 꽃은 7월에 흰색으로 피는데, 줄기 끝에 짧은 꽃대가 여러 개 올라와 아주 작은 꽃들이 모여 달린다. 열매는 9월에 타원형으로 여무는데, 껍질에 갈고리모양의 가시가 있어 동물 털에 붙어 멀리 이동하여 번식한다.

* 유사종 _ 붉은참반디, 애기참반디

잎 앞뒤 | 뿌리

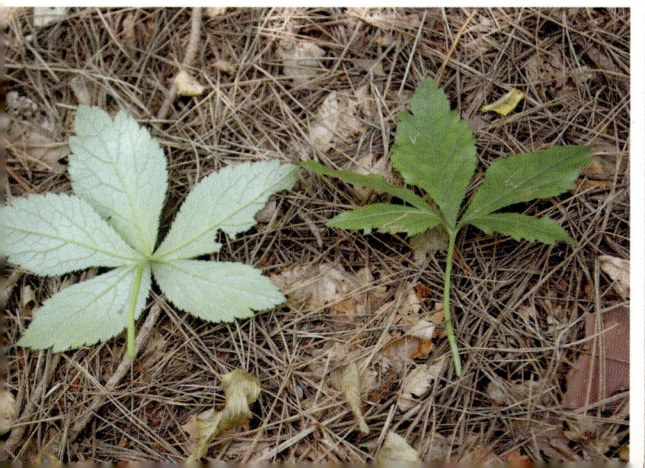
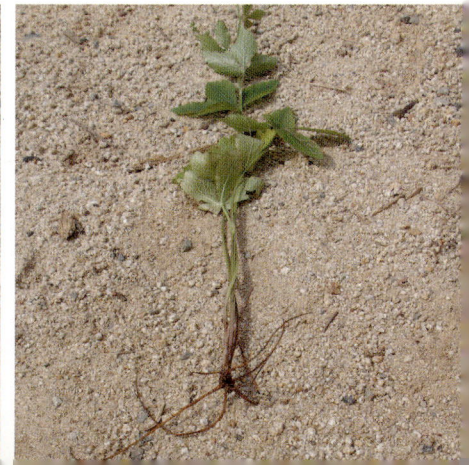

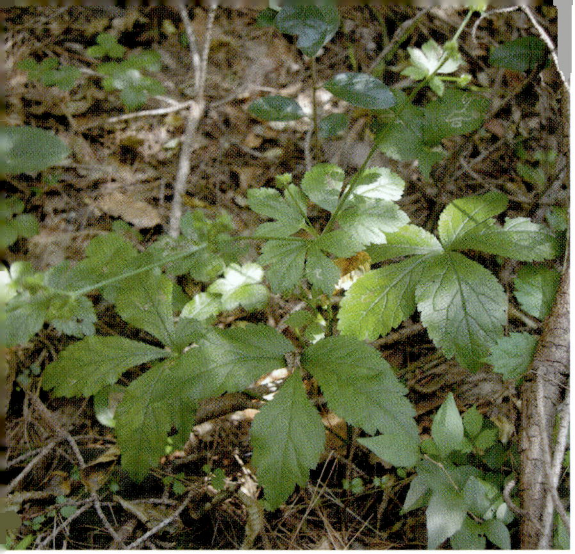

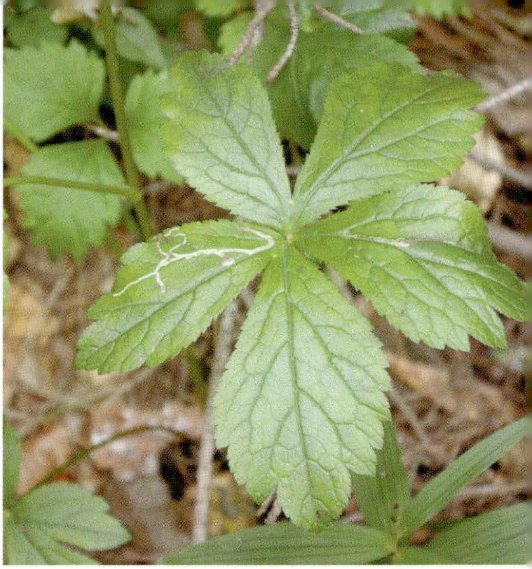

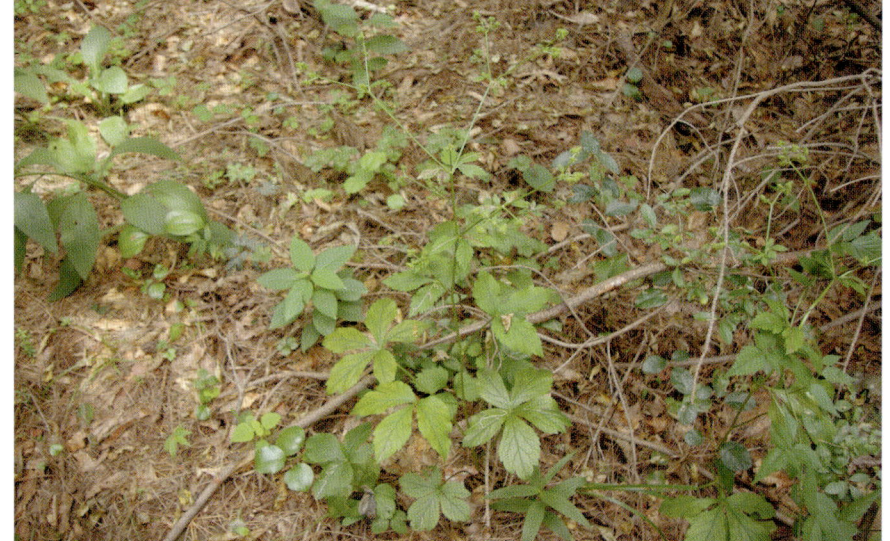
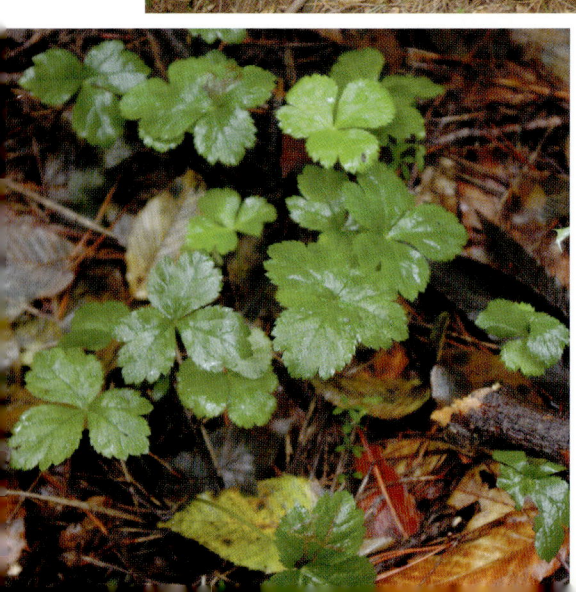
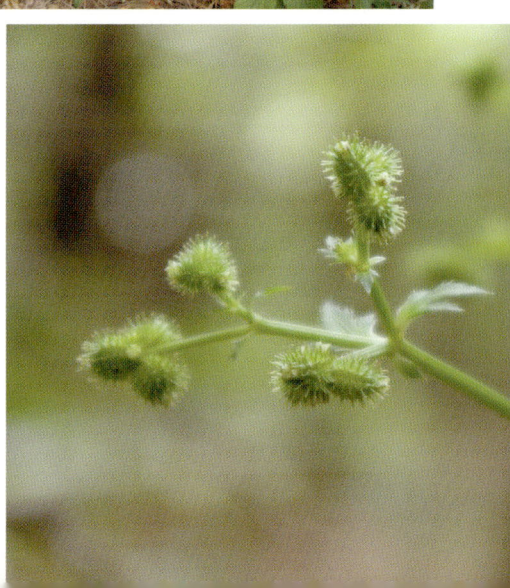

약용 한방에서 줄기와 잎을 대폐근초(大肺筋草)라 한다. 열을 내리고, 풍을 흩어주며, 폐를 맑게 하고, 피를 잘 돌게 하며, 기침을 가라앉히고, 독을 풀어주며, 소변이 잘 나오게 하고, 통증을 가라앉히는 효능이 있다.

기침감기, 천식, 심한 생리통이나 요통, 뼈가 쑤시고 아플 때, 땀을 비 오듯 흘릴 때 약으로 처방한다. 줄기와 잎은 햇빛에 말려 사용한다.

민간요법

| 기침감기, 천식, 열, 심한 생리통이나 요통, 뼈가 쑤시고 아플 때, 땀을 비 오듯 흘릴 때 | ➡ | 줄기와 잎 15g에 물 700㎖를 붓고 달여 마신다. |

식용 비타민 A · C, 칼륨, 인, 철, 니코틴산, 베타카로틴, 쿠마린, 정유를 함유한다. 봄에 어린 순을 데쳐서 나물로 먹는다. 조금 단맛이 있다.

주의사항
• 붉은참반디, 애기참반디를 대신 사용하기도 한다.

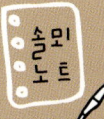

솔모노트 산에 갔을 때 안개가 끼면 방향 감각을 잃기 쉬운데, 이 때 동서남북을 구분하는 것이 중요하다. 먼저 나무의 줄기껍질이나 바위에 이끼가 낀 쪽은 햇빛이 잘 안 드는 북서쪽이므로, 그곳을 기준으로 방향을 판단하는 것이 좋다.

전체 모습 | 잎
○ 전체 모습
새순 | 열매

121

왜우산풀

약 식 독

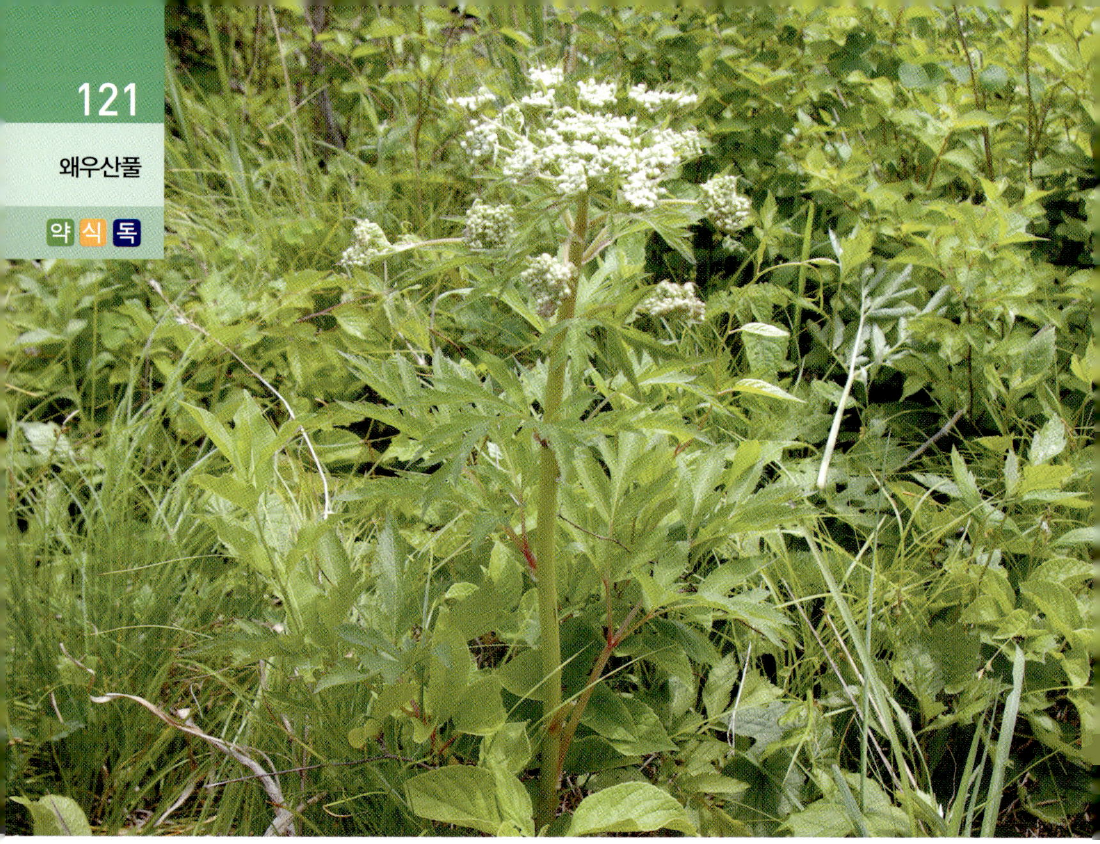

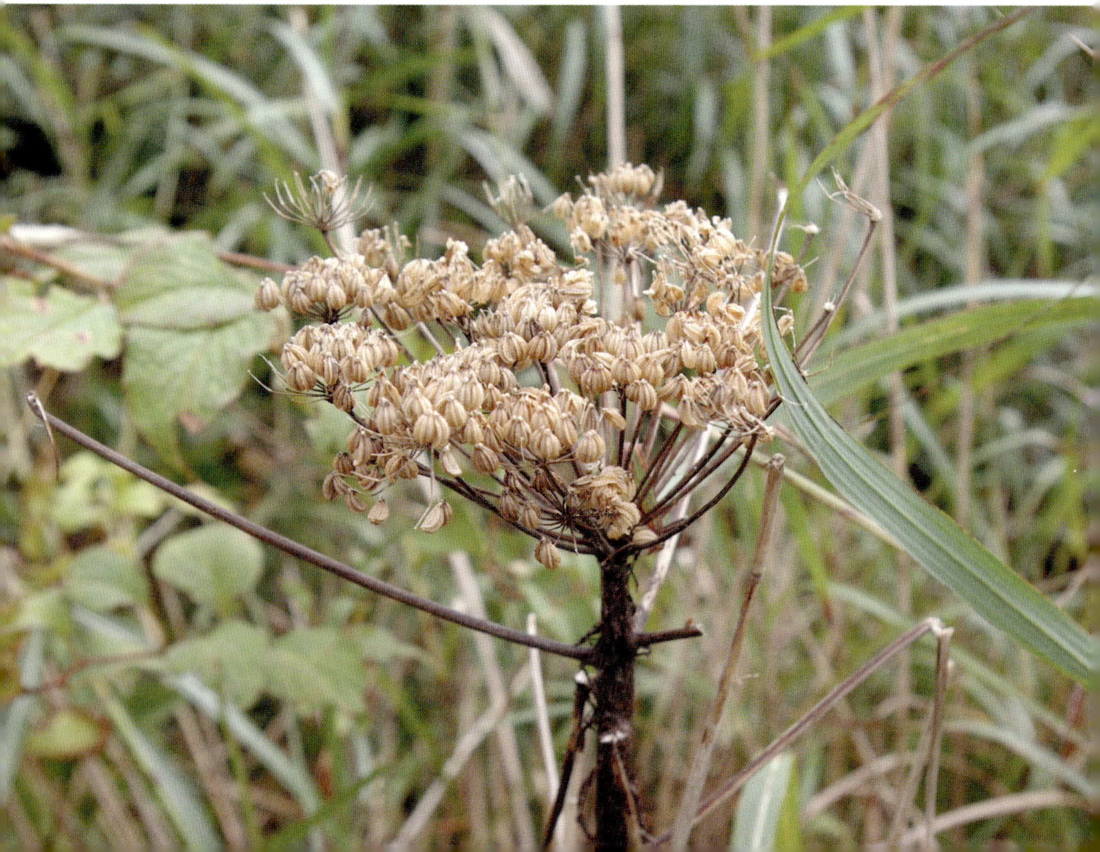

왜우산풀

Pleurospermum camtschaticum Hoffm.

■ 미나리과 여러해살이풀　　■ 분포지 : 깊은 산 그늘지거나 양지바른 습한 곳
❀ 개화기 : 6~7월　　❀ 결실기 : 9~10월　　❀ 채취기 : 봄(줄기·잎)

- 별　명 : 누룩치, 누룩취, 누룩취나물, 누리대, 누르대, 노리대, 유리대, 개우산풀, 왜우산나물
- 생약명 : 약회향(藥茴香), 능자근(棱子芹)
- 유　래 : 깊은 산에서 잎모양은 당귀와 비슷하고, 꽃모양은 독성이 있는 개당귀와 비슷하며, 잎에서 누릿한 냄새가 나는 풀을 볼 수 있는데 왜우산풀이다. 줄기 속이 비어 일본의 우산대를 닮은 풀이라 하여 왜우산풀이라 부른다. 누룩 냄새가 나는 취나물이라 하여 누룩취, 누릿한 냄새가 나는 줄기라 하여 누리대라고도 한다.

생태

높이 50~100㎝. 뿌리가 굵고 길게 여러 갈래로 뻗으며, 잔뿌리가 많다. 뿌리껍질은 짙은 갈색이다. 줄기는 단단하고 개당귀와 달리 굵은데, 단면이 둥글고 속이 비어 있으며 연하다. 줄기는 당귀와 달리 세로로 파인 홈이 없다. 가지는 밑동에서부터 굵게 올라온다. 잎은 마주나고, 긴 잎자루에 길쭉한 잎들이 달리며, 개당귀와 달리 잎 끝이 완전히 갈라지지 않고 붙어 있다. 꽃은 6~7월에 하얗게 피는데, 줄기나 가지 끝에서 꽃대가 길게 옆으로 나와 우산살처럼 가지를 치고 끝에 아주 작은 꽃들이 모여 달린다. 열매는 9~10월에 매우 작은 바나나모양으로 여문다.

잎 앞뒤

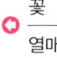
꽃
열매

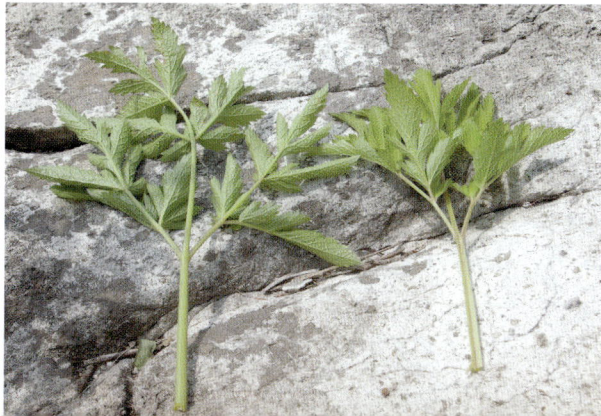

약용

한방에서 줄기와 잎을 약회향(藥茴香) 또는 능자근(棱子芹)이라 한다. 열을 내리고, 피를 맑게 하며, 독을 풀어주고, 위를 튼튼히 하는 효능이 있다.

고지혈증, 간질환, 소화가 안 되고 배가 아플 때, 입맛이 없을 때, 소변을 보기 힘들 때, 변비가 오래되었을 때 약으로 처방한다. 줄기와 잎은 햇빛에 말려 사용한다.

민간요법

고지혈증, 간이 안 좋을 때, 소화가 안 되고 배가 아플 때, 체했을 때, 입맛이 없을 때, 소변을 보기 힘들 때, 오래된 변비

→ 줄기와 잎 8g에 물 800㎖를 붓고 달여 마신다.

식용

비타민 A · B · C · U, 철, 칼륨, 칼슘, 나트륨, 인을 함유한다. 봄에 어린 순을 쌈으로 먹거나 초무침, 장아찌, 부침을 해서 먹는다. 누릿한 냄새와 아린 맛이 있다.

주의 사항
• 뿌리는 독성이 강하므로 반드시 제거하고 사용한다.

뿌리

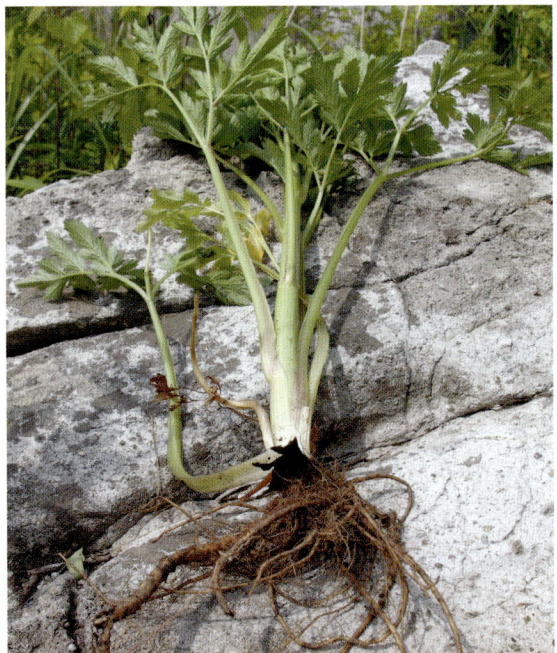

갈퀴나물

Vicia amoena Fischer

약 식

- 콩과 덩굴성 여러해살이풀
- 분포지 : 산과 들 잡목숲, 촉촉한 풀밭
- 개화기 : 6~9월
- 결실기 : 8~10월
- 채취기 : 여름~가을(줄기·잎)

- **별 명** : 칼키나물, 말굴레풀, 말너울, 얼치기완두, 산완두(山豌豆), 산흑두(山黑豆), 산두묘(山豆苗), 노두묘(路豆苗), 녹두두미, 숙근소채(宿根蔬菜), 대소채(大蔬菜), 숙근초등(宿根草藤), 장엽초등(莊葉草藤), 야두각(野豆殼), 투골초(透骨草)
- **생약명** : 산야완두(山野豌豆)
- **유 래** : 산과 들에서 잎 끝이 넓고 작은 잎들이 깃털처럼 나는 덩굴풀을 볼 수 있는데 갈퀴덩굴이다. 줄기와 가지 끝 덩굴손이 갈퀴처럼 생긴 나물이라 하여 갈퀴나물이라 부른다.

생태

길이 80~180㎝. 뿌리가 가늘고 길게 뒤엉켜 나고, 중간 중간에 뿌리혹이 있다. 뿌리껍질은 매우 밝은 갈색이다. 줄기는 길고 모가 나며, 세로로 길게 홈이 있다. 줄기 밑동은 붉은 갈색이며, 밑동에서 여러 갈래로 가지가 갈라져 나온다. 줄기와 가지 끝에 덩굴손이 있어 주변 나무를 감아 올라가며 자란다. 잎은 길쭉한 타원형으로 어긋나며, 긴 잎자루에 작은 잎들이 깃털모양으로 달린다. 잎 끝이 점점 넓어지고, 약간 오목하게 접혀 있다. 꽃은 6~9월에 붉은 자주색으로 피는데, 길게 꽃대가 올라와 작은 꽃들이 한쪽 방향으로 층층이 달린다. 열매는 8~10월에 통통하고 짧은 콩 꼬투리모양으로 여문다. 열매가 다 익으면 껍질이 벌어져 완두콩 같은 씨앗이 나온다.

*유사종 _ 가는갈퀴나물, 네잎갈퀴나물, 등갈퀴나물

뿌리

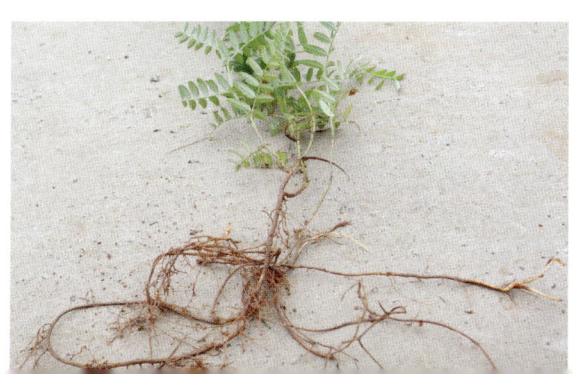

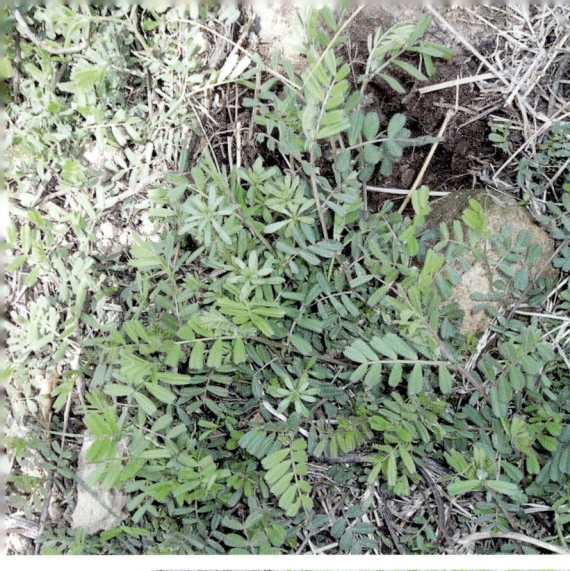
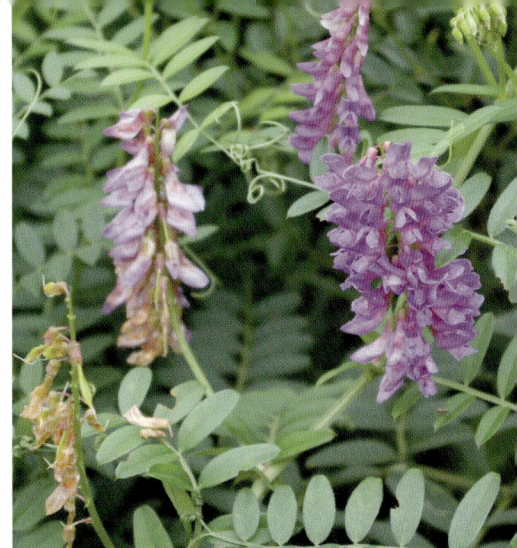
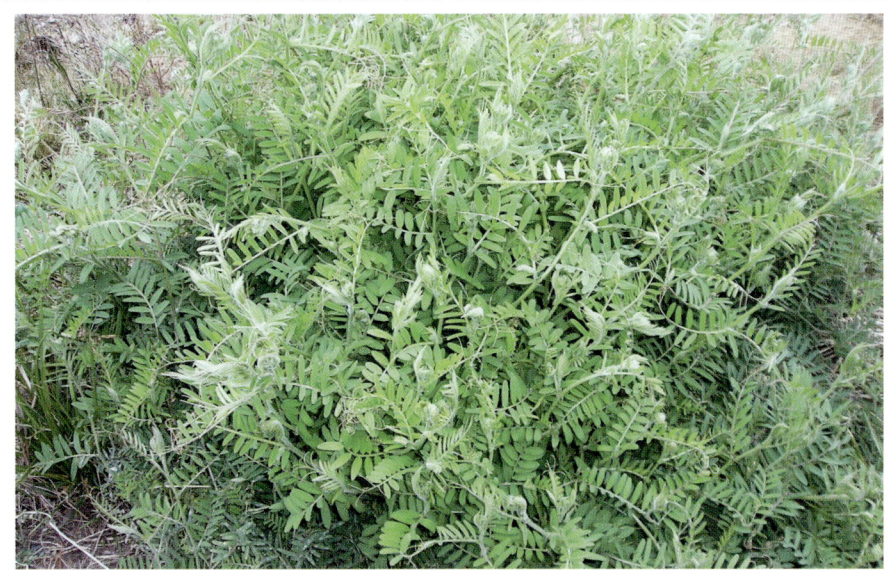
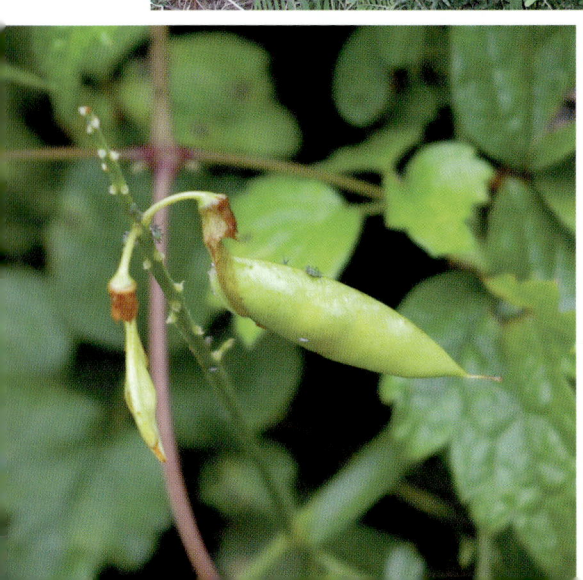
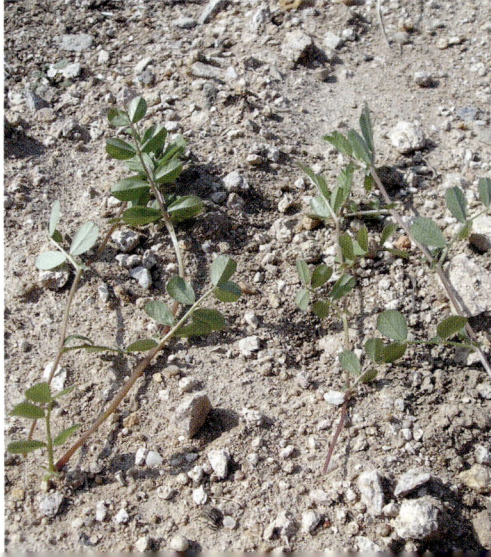

약용 한방에서 줄기와 잎을 산야완두(山野豌豆)라 부른다. 풍과 습한 기운을 몰아내고, 피를 잘 돌게 하며, 근육을 풀어주고, 통증을 가라앉히는 효능이 있다.

관절통, 관절 탈구, 종기, 음낭에 습진이 있을 때 약으로 처방한다. 줄기와 잎은 햇빛에 말려 사용한다.

민간요법

관절통, 음낭에 습진이 있을 때	줄기와 잎 15g에 물 800㎖를 붓고 달여 마신다.
관절 탈구, 심한 근육통, 종기	줄기와 잎을 생으로 찧어 바른다.

식용 트립신, 정유를 함유한다.
봄에 어린 순을 데쳐서 나물로 먹는다. 담백한 맛이다.

주의사항
- 등갈퀴나물을 대신 사용하기도 한다.

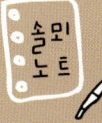
솔민노트
우리나라 기후는 온대에서 아열대로 바뀌고 있는데, 아열대기후가 되면 식물이 게을러져 열매를 잘 맺지 않고 잎만 무성해진다. 또한 우기가 길어져서 식물이 가늘고 길게 자라며, 벌레도 많아져 농산물에 농약을 많이 칠 수밖에 없다. 더욱이 우기가 길어지고 산에 안개가 자주 끼면 열매를 잘 맺지 못하고, 맺힌 열매도 햇빛을 못 받아 잘 떨어진다. 앞으로 지구온난화가 가속되면서 우박이 자주 올 수 있으므로 과실나무에 그물을 치는 등 미리 대비한다.

새순 | 잎과 꽃
⊙ 전체 모습
열매 | 잎 앞뒤

123

활나물

약 식 독

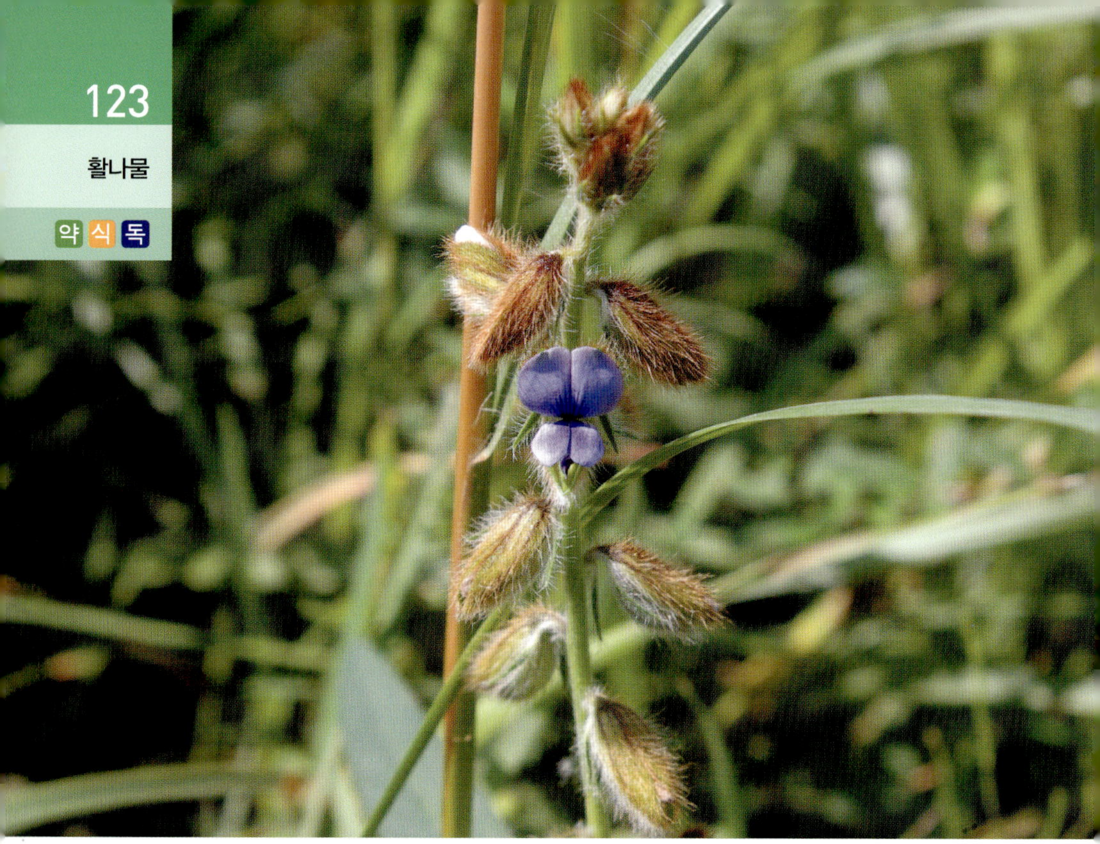

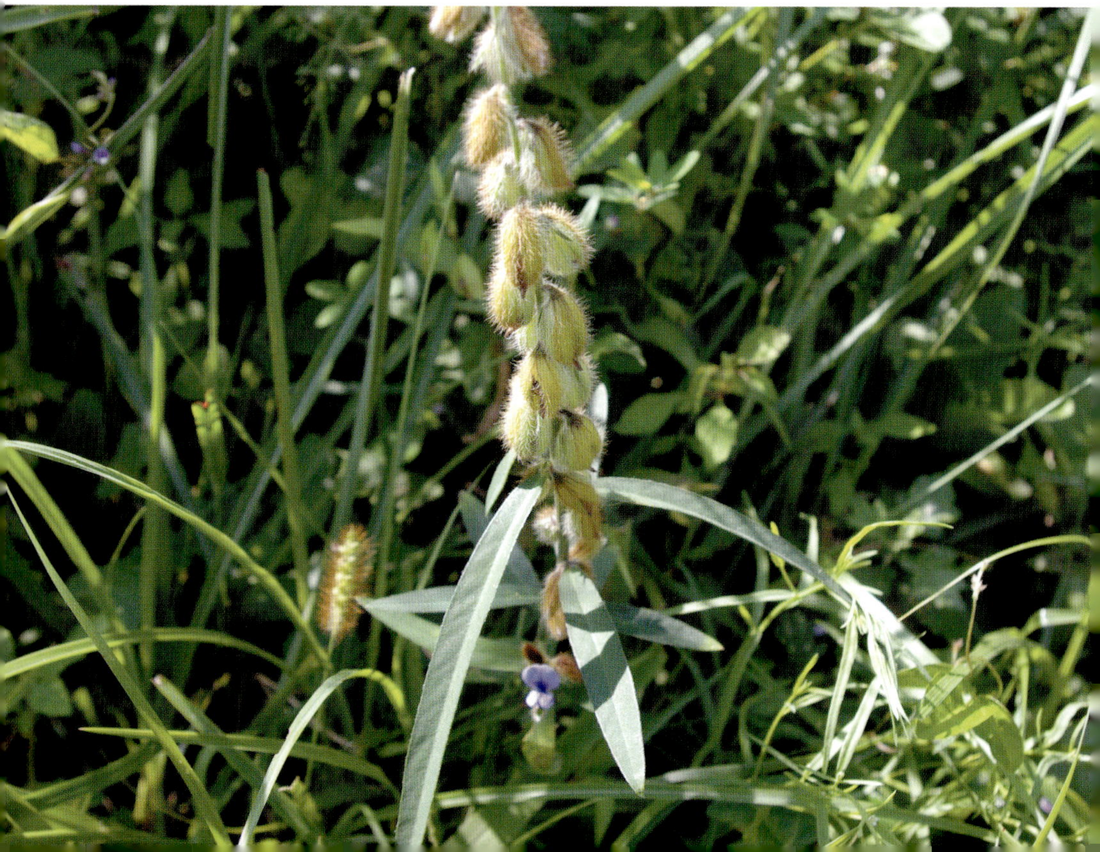

활나물

Crotalaria sessiliflora L.

약 식 독

- 콩과 한해살이풀
- 개화기 : 7~9월
- 결실기 : 9~10월
- 분포지 : 산과 들 메마른 풀밭이나 빈터
- 채취기 : 여름(줄기 · 잎)

- 별　명 : 야백합(野百合)
- 생약명 : 농길리(農吉利)
- 유　래 : 가을에 산과 들에서 잎이 좁고, 줄기 끝에 털이 있는 타원형 열매가 주렁주렁 달리는 풀을 볼 수 있는데 활나물이다. 길쭉한 잎모양이 화살(활살) 깃을 닮은 나물이라 하여 활나물이라 부른다.

생태

높이 20~70㎝. 뿌리가 가늘게 뭉쳐 나오며, 뿌리껍질이 짙은 갈색이다. 줄기는 곧고 길게 올라오는데, 위쪽은 약간 모가 나고, 전체에 갈색 털이 있다. 가지는 위쪽에서 갈라져 나온다. 잎은 길쭉한 선모양으로 어긋나며, 잎자루가 없고, 잎 끝이 뾰족하다. 잎 뒷면은 잔털로 덮여 있으며, 잎 가장자리는 밋밋하다. 꽃은 7~9월에 청보라색으로 피는데, 줄기 끝에 길게 꽃대가 올라와 사방으로 아주 작은 꽃들이 모여 달린다. 열매는 9~10월에 타원형으로 여무는데, 흰 털과 갈색 털이 길게 있다. 열매가 다 익으면 아래쪽이 벌어져 갈색 씨앗이 나온다.

잎 앞뒤

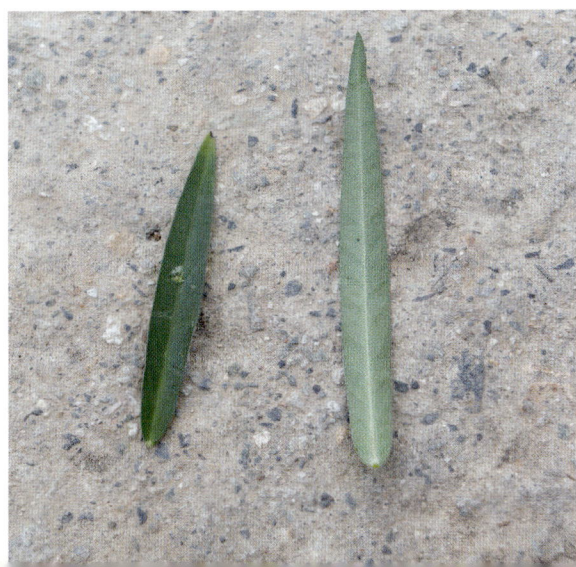

꽃과 열매
열매

약용 한방에서 줄기와 잎을 농길리(農吉利)라 한다. 양기를 북돋우고, 열을 내리며, 소변이 잘 나오게 하고, 독을 풀어주며, 염증을 가라앉히는 효능이 있다.
오래된 기관지염, 염증이 있어 열이 날 때, 암, 고혈압, 소변이 잘 안 나올 때, 복수가 찼을 때, 몸이 부었을 때, 이명과 어지럼증, 노인이 몸이 쇠하여 소변을 많이 볼 때, 양기 부족으로 쇠약해졌을 때 약으로 처방한다. 줄기와 잎은 햇빛에 말려 사용한다.

민간요법 기침과 가래가 낫지 않을 때, 암, 백혈병, 고혈압, 소변이 잘 안 나올 때, 복수가 찼을 때, 몸이 부었을 때, 이명과 어지럼증, 노인이 몸이 쇠하여 소변을 많이 볼 때, 양기 부족으로 쇠약해졌을 때 → 줄기와 잎 15g에 물 800㎖를 붓고 달여 마신다.

식용 아미노산, 페놀, 모노크로탈린을 함유한다.
약간 독성이 있으나 예전에는 봄에 어린 순을 데쳐서 물에 오래 담가 우렸다가 햇빛에 말려 묵나물로 먹기도 하였다.

주의사항 • 약간 독성이 있는 약재로 오래 먹으면 속이 메스껍고 설사를 하거나, 간이나 콩팥에 무리가 될 수 있으므로 정량만 사용한다.

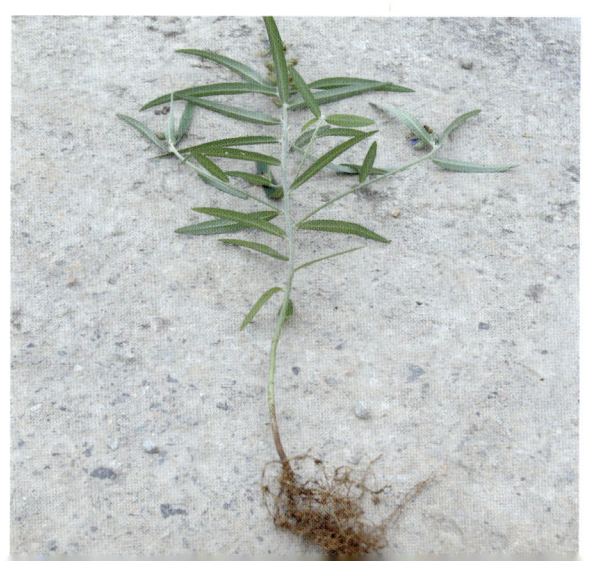

뿌리

물매화 *Parnassia palustris* L.
약

- 범의귀과 여러해살이풀
- 개화기 : 7~8월
- 결실기 : 9~10월
- 분포지 : 높은 산 양지바른 습지
- 채취기 : 여름(줄기 · 잎)

- 별   명 : 물매화풀
- 생약명 : 매화초(梅花草)
- 유   래 : 여름에 깊은 산 습지에서 가느다란 줄기에 잎도 하나, 꽃도 하나씩 달리는 작은 풀을 볼 수 있는데 물매화이다. 물기 있는 곳에 피는 매화라 하여 물매화라 부른다.

생태 높이 10~40㎝. 뿌리가 짧으며, 뿌리껍질이 매우 밝은 갈색이다. 줄기는 가늘고 길게 여러 개가 뭉쳐 올라오는데, 모가 나고 밑동이 붉은빛이다. 잎은 둥근 모양으로 하나씩 나는데, 잎자루가 없으며, 잎 끝이 좁고 무디다. 뿌리에서 나는 잎은 뭉쳐 나오고, 줄기에서 나는 잎은 줄기를 완전히 감싸는 모양이다. 꽃은 7~8월에 하얗게 피는데, 줄기 끝에 아주 작은 꽃이 1송이씩 달린다. 꽃잎은 5장이고, 세로 주름이 많으며, 연녹색 수술이 공모양으로 뭉쳐 있다. 열매는 9~10월에 넓은 타원형으로 여무는데, 다 익으면 껍질이 4개로 갈라져서 아주 작은 씨앗들이 나온다.

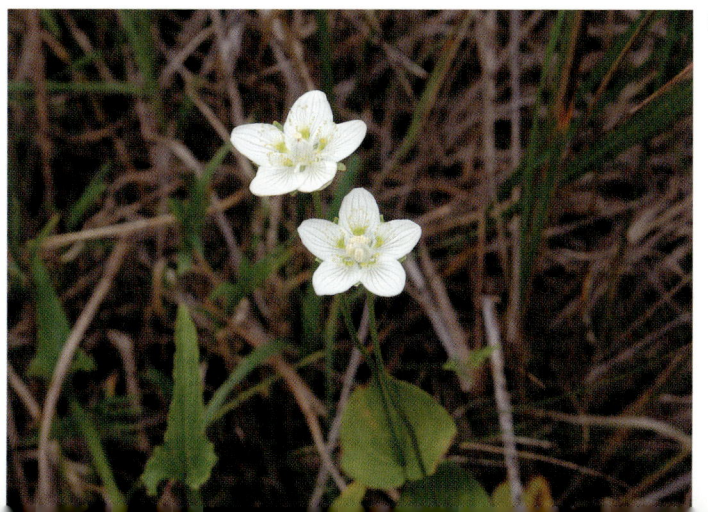

꽃

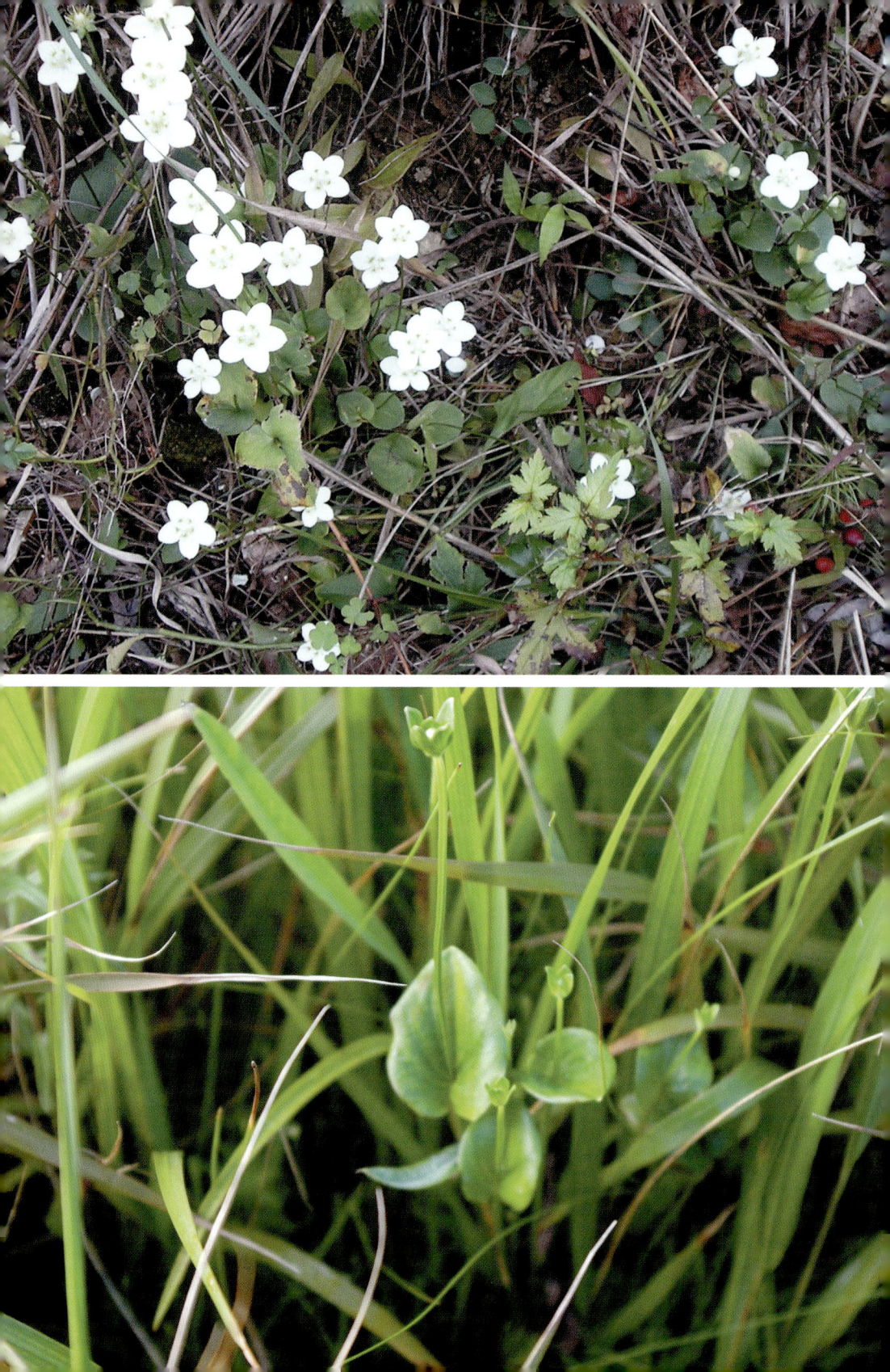

약용

한방에서 줄기와 잎을 매화초(梅花草)라 한다. 열을 내리고, 염증을 가라앉히며, 독을 풀어주는 효능이 있다.

급성 간염으로 인한 황달, 동맥염, 종기에 약으로 처방한다. 줄기와 잎은 햇빛에 말려 사용한다.

민간요법

급성 간염, 간이 안 좋아 황달이 왔을 때, 혈관 염증, 종기나 뾰두라지

➡ 줄기와 잎 10g에 물 700㎖를 붓고 달여 마신다.

주의사항

• 애기물매화를 대신 사용하기도 한다.

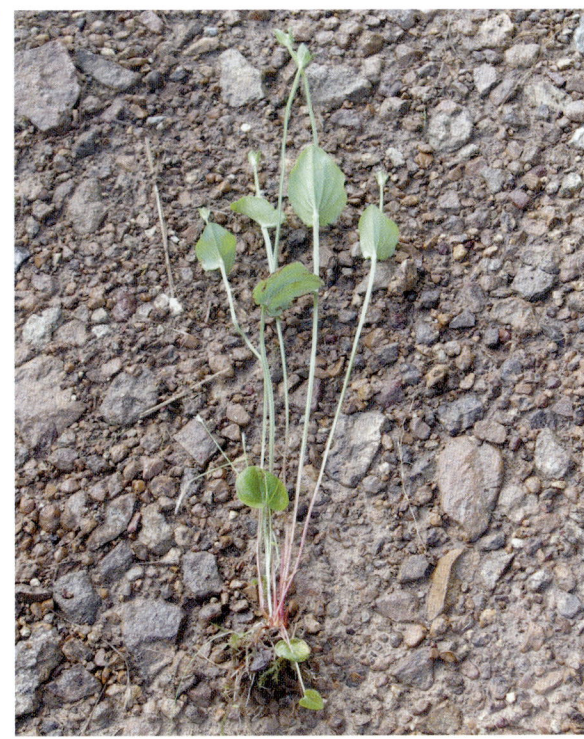

뿌리

군락
전체 모습

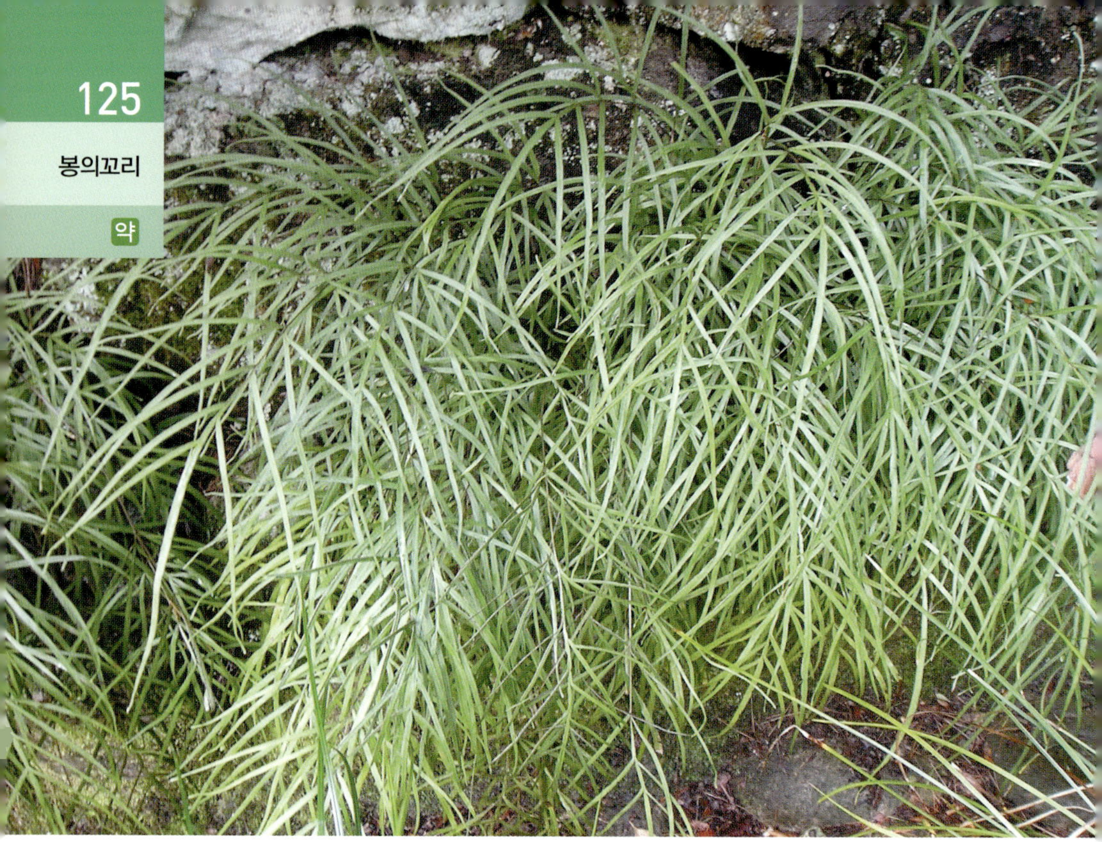

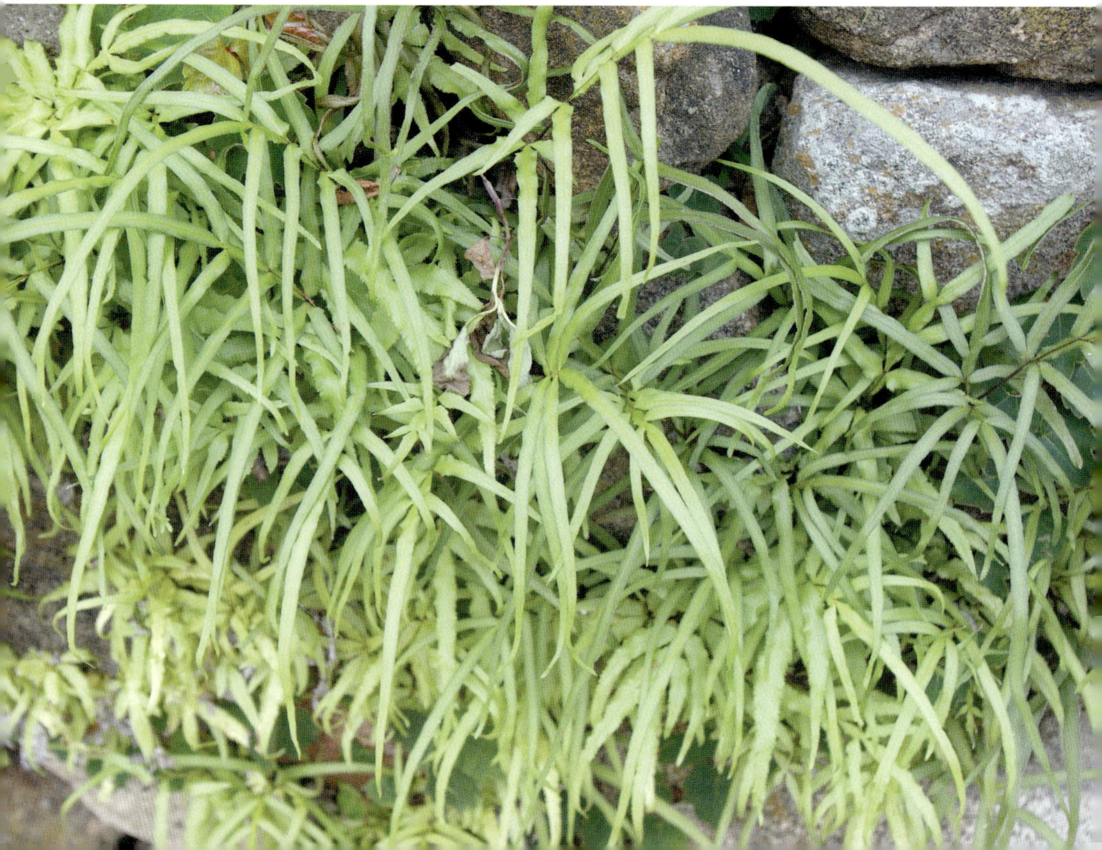

125

봉의꼬리

약

봉의꼬리 *Pteris multifida* Poir.
약

- 고사리과 늘푸른 여러해살이풀
- 분포지 : 남쪽지방 산 속 양지바른 숲가, 바위틈
- 개화기 : ×
- 결실기 : ×
- 채취기 : 가을(줄기·잎)

• 생약명 : 봉미초(鳳尾草)
• 유 래 : 겨울에 남쪽지방의 산 속 바위틈에서 잎이 길고 가는 풀을 볼 수 있는데 봉의꼬리이다. 잎모양이 상상의 동물인 봉황의 긴 꼬리와 닮았다 하여 봉의꼬리라 부른다.

생태

길이 20~60㎝. 뿌리가 짧고 옆으로 뻗으며, 짙은 색 털이 있다. 줄기는 가늘고 길며 약간 모가 나고, 밑둥이 검붉은 빛이 도는 갈색이다. 잎은 탄소동화작용으로 영양을 만들어내는 영양엽과 번식을 하는 포자엽으로 나뉜다. 영양엽은 잎이 넓고, 잎 가장자리에 매우 잔 톱니가 있다. 포자엽은 잎이 매우 길며, 잎 가장자리에 작은 날개가 있어 날개가 뒤로 말리며, 날개 뒤쪽에 좁쌀모양의 포자낭이 달린다. 꽃은 피지 않으며, 포자낭이 다 익으면 가까운 곳에 떨어져 번식한다.

* 유사종 _ 큰봉의꼬리

전체 모습
포자엽

영양엽 | 잎 앞뒤

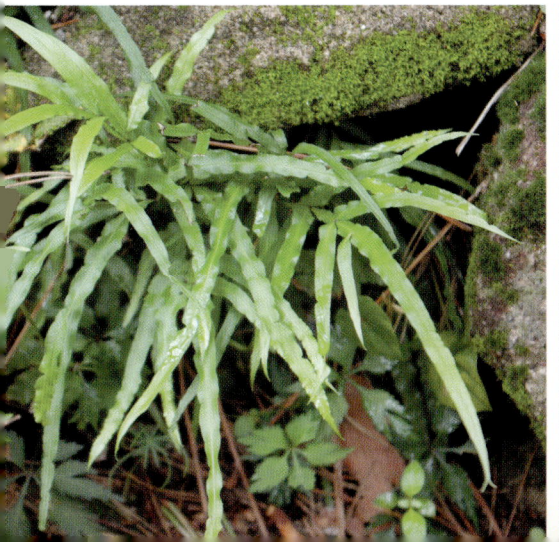
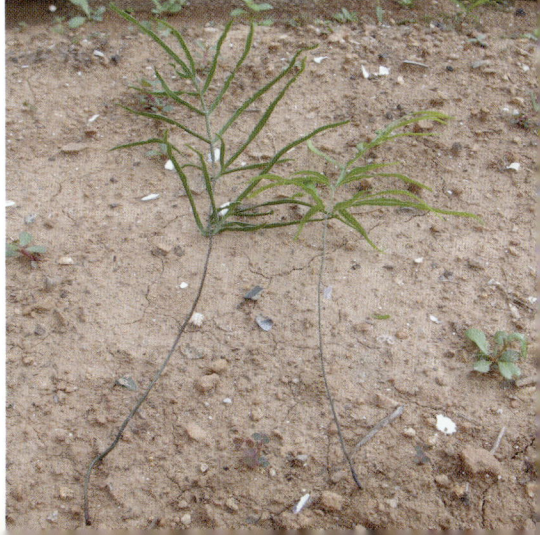

약용 한방에서 줄기와 잎을 봉미초(鳳尾草)라 한다. 피를 맑게 하고, 피를 멎게 하며, 열을 내리고, 몸 속 열로 인한 발진을 가라앉히며, 종양을 삭이고, 새살을 돋게 하는 효능이 있다.

대장암이나 자궁경부암, 간염으로 인한 황달, 편도선염, 유행성 귀밑샘염, 헛배가 부르고 입맛이 없을 때, 이질 설사, 소변이 탁할 때, 피를 토할 때, 아토피나 습진, 상처나 종기가 덧났을 때 약으로 처방한다. 줄기와 잎은 햇빛에 말려 사용한다.

민간요법	
대장암이나 자궁경부암, 간염으로 인한 황달, 편도선염, 유행성 귀밑샘염, 헛배가 부르고 입맛이 없을 때, 이질 설사, 소변이 탁할 때, 피를 토할 때	줄기와 잎 15g에 물 700㎖를 붓고 달여 마신다.
아토피나 습진, 치질	줄기와 잎을 달인 물로 씻어낸다.
상처나 종기가 덧났을 때	줄기와 잎을 생으로 찧어 바른다.
고환이 아플 때	말린 줄기와 잎을 가루를 내어 바른다.

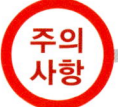

주의사항
- 몸을 차게 하는 약재이므로 몸이 허약하여 땀이 나는 사람, 배가 차서 설사하는 사람, 설사를 했다 안 했다 하는 사람, 노인은 먹지 않는다.
- 몸 속의 멍울을 풀어주는 약재이므로 임산부는 먹지 않는다.

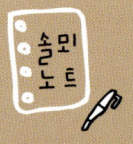

솔민노트 겨울철에 동굴 속에서 잠을 자면 갑자기 쾅쾅 소리가 나는데, 돌이 떨어져서 나는 소리가 아니라 밤에 바위가 얼어붙으면서 수축되어 나는 소리이므로 놀라지 않도록 한다. 또한 장마철에 큰산에서 웅~ 하며 우는 소리가 날 때가 있는데, 곧 산사태가 날 조짐이므로 그곳에서 빨리 벗어난다.

속새

Equisetum hyemale Linne

약 독

- ■ 속새과 늘푸른 여러해살이풀
- 🌸 개화기 : 꽃과 열매 없이 포자낭으로 번식
- ■ 분포지 : 깊은 산 촉촉한 나무 그늘 밑
- 🌿 채취기 : 여름~가을(줄기)

- • 별   명 : 덕욱새, 상자풀, 절절초(節節草), 목적초(木賊草), 좌초(銼草), 절골초(節骨草), 주석초(柱石草)
- • 생약명 : 목적(木賊)
- • 유   래 : 깊은 산에서 잎도 없고 가지도 없는 길쭉한 줄기에 검은 마디가 있는 풀들이 무리지어 자라는 것을 볼 수 있는데 속새이다. 속이 빈 풀(새)이라 하여 속새라 부른다.

생태 높이 30~60㎝. 뿌리가 짧고 무성하며, 옆으로 뻗는다. 줄기는 가늘고 길며, 속이 비어 있고, 세로로 긴 홈이 많다. 가지는 없다. 잎은 딱딱하게 마디 같은 잎집 모양으로 퇴화되고, 잎 가장자리에 짙은 갈색 톱니가 있다. 꽃은 피지 않으며, 줄기 끝에 뾰족한 갈색 포자낭이 달려 번식한다.

*유사종 _ 개속새

포자낭(줄기 끝부분)

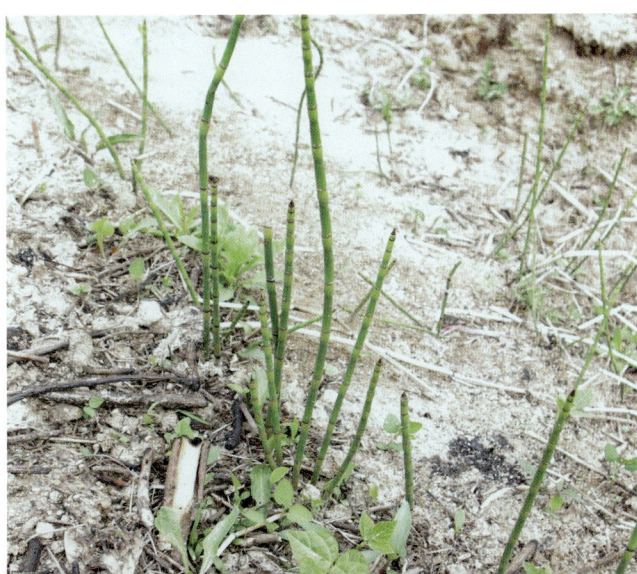

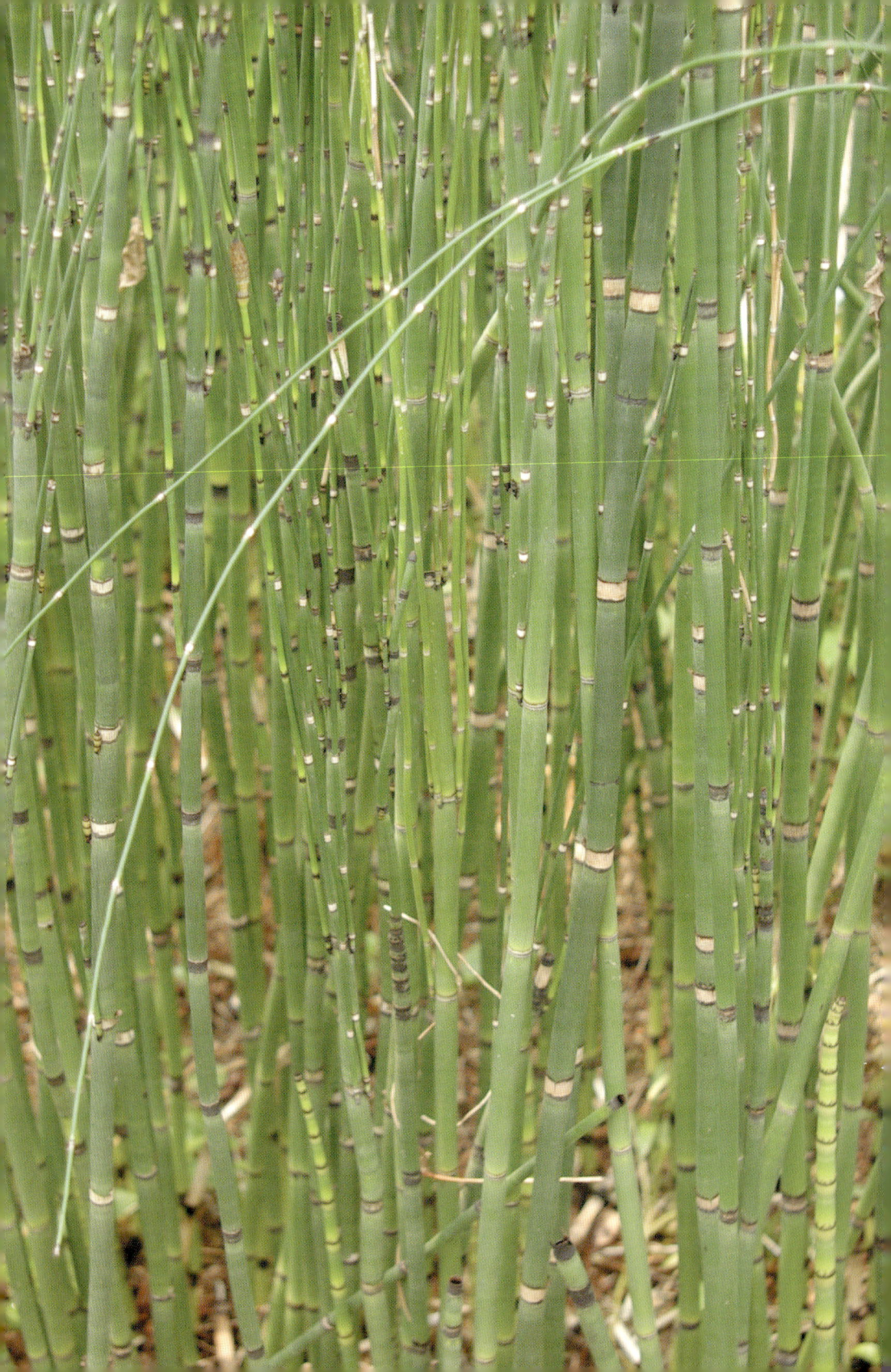

약용 한방에서 줄기를 목적(木賊)이라 한다. 풍을 몰아내고, 혈압과 열을 내리며, 피를 멎게 하고, 염증을 가라앉히며, 독을 풀어주고, 드러난 증상을 흩어주는 효능이 있다.

급성 결막염, 간염으로 인한 황달, 자궁 출혈, 생리량 과다, 요로결석, 신우신염, 이질 설사, 치질로 인한 탈항, 종기에 독이 올랐을 때, 땀띠에 약으로 처방한다. 줄기는 햇빛에 말려 사용한다.

민간요법

간염이나 간경화, 자궁 출혈, 생리량 과다, 요로결석, 요실금, 설사, 수은 중독	줄기 6g에 물 400㎖를 붓고 달여 마신다.
급성 결막염, 눈이 침침하고 눈물이 날 때, 치질로 인한 탈항, 모낭염, 종기에 독이 올랐을 때, 땀띠	줄기를 달인 물로 씻어낸다.

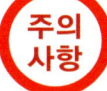

- 개속새나 물속새를 대신 사용하기도 한다.
- 약간 독성이 있는 약재로 많이 먹으면 간에 무리가 가므로 정량만 사용한다.
- 허약한 사람, 병이 오래된 사람, 혈기가 오른 사람, 더위를 먹어 열이 오른 사람은 먹지 않는다.

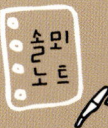

야생 식물의 경우 자랄 때 사람이 지나가면 땅이 다져져서 잘 자란다. 반면, 땅 위에서 자라는 버섯은 자랄 때 사람이 쳐다보거나 바로 옆을 지나가면 땅이 쿵쿵 울려서 포자 번식이 잘 안 되고, 사람의 열기가 가까이 닿아 열에 민감한 버섯이 잘 자라지 않기 때문에 며칠 후 다시 가보면 성장속도가 매우 느려졌다. 오히려 그 근처에서 사람이 지나가지 않은 땅 위에 새로 같은 종류의 버섯이 올라와 훨씬 더 빨리 자라는 것을 볼 수 있다. 그러므로 버섯을 딸 때는 자라는 것을 미리 가서 보지 말고 채취시기에 간다.

○ 군락

127

마디풀

약 식

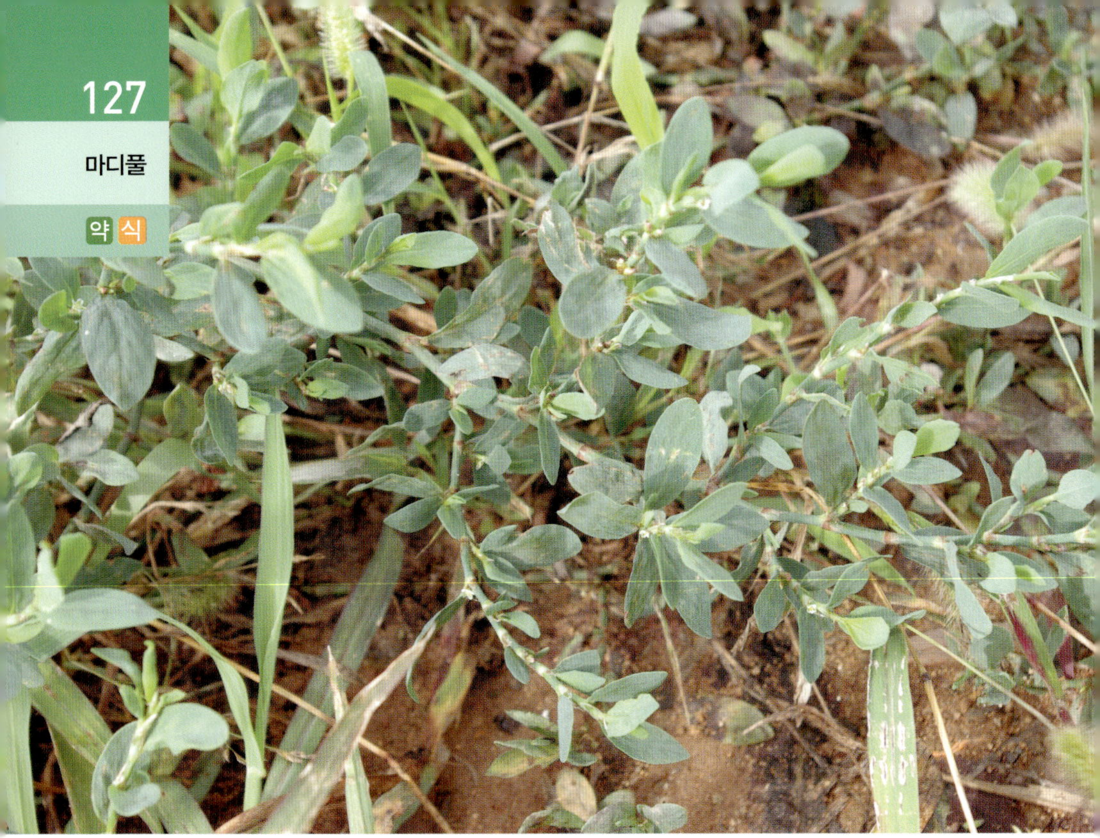

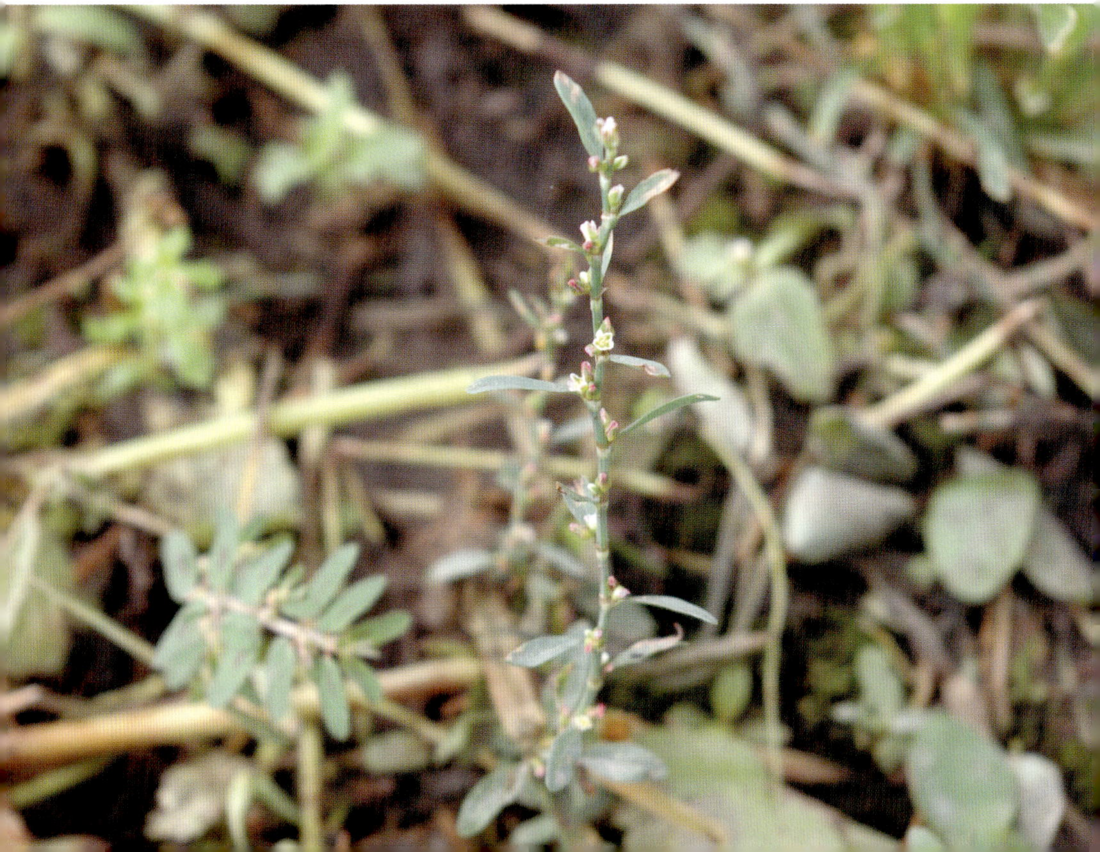

마디풀

Polygonum aviculare Linne

약 식

- 마디풀과 한해살이풀
- 분포지 : 낮은 산이나 들판 양지바른 곳, 길가
- 개화기 : 6~7월
- 결실기 : 9월
- 채취기 : 여름(줄기 · 잎)

- **별　　명**: 매듭나물, 은매듭, 옥매듭풀, 편축(篇蓄), 편축료(篇蓄蓼), 편죽(扁竹), 노변초(路邊草), 도생초(道生草), 백절(百節), 분절초(粉節草), 저아채(猪牙菜)
- **생약명**: 편축(篇蓄)
- **유　　래**: 길가에서 줄기가 땅에 눕듯이 자라고, 붉은 마디가 많이 있는 풀을 볼 수 있는데 마디풀이다. 줄기에 마디가 있는 풀이라 하여 마디풀이라 부른다. 백(百) 개의 마디(節)가 있다 하여 백절, 대나무 책(篇)을 쌓아놓은(蓄) 것 같다 하여 편축이라고도 한다.

생태

길이 10~40㎝. 뿌리가 길고 딱딱하며, 뿌리껍질은 갈색이다. 줄기는 굵고 길며 단단하고, 붉은빛이 도는 마디가 있다. 가지는 밑동에서 많이 갈라져 나와 옆으로 뻗는다. 잎은 갸름하거나 긴 타원형이고, 마주나며, 잎자루가 매우 짧고, 잎이 난 자리마다 마디가 있다. 꽃은 6~7월에 연녹색이나 붉은빛이 도는 흰색으로 피는데, 꽃대가 없이 잎이 난 자리마다 아주 작은 꽃들이 달린다. 꽃잎이 없으며, 꽃잎처럼 보이는 꽃받침 안에 꽃술이 들어 있다. 열매는 9월에 아주 작은 세모모양으로 여문다.

*유사종 _ 개마디풀

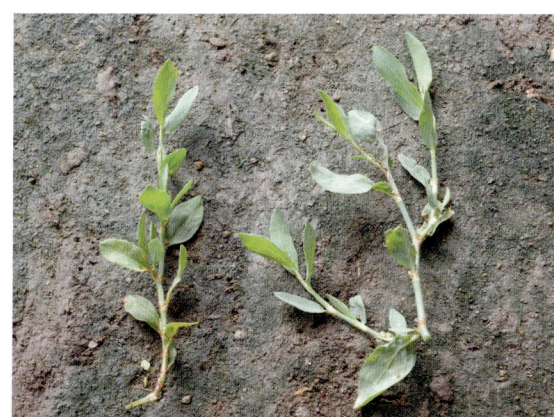

잎 앞뒤

전체 모습
꽃

약용 한방에서 줄기와 잎을 편축(篇蓄)이라 한다. 열을 내리고, 소변이 잘 나오게 하며, 균을 죽이고, 가려움을 멎게 하는 효능이 있다.

몸 속의 습한 열로 인한 황달, 심한 천식, 위궤양이나 십이지장궤양, 열로 소변이 잘 안 나올 때, 몸에 수분이 쌓였을 때, 신장결석이나 방광결석, 아토피나 습진, 치질에 약으로 처방한다. 줄기와 잎은 햇빛에 말려 사용한다.

민간요법		
황달, 심한 천식, 위궤양이나 십이지장궤양, 소화불량과 심한 설사, 붉은 설사, 소변이 잘 안 나오고 아플 때, 신장결석이나 방광결석, 치질로 항문에 궤양이 생겼을 때, 큰 종기	→	줄기와 잎 10g에 물 700㎖를 붓고 달여 마신다.
신장염으로 단백뇨가 나올 때	→	줄기와 잎으로 생즙을 내어 마신다.
아토피나 습진, 버짐	→	줄기와 잎 달인 물로 씻어낸다.

식용 옥살산, 규산, 카페산, 갈산, 카테콜을 함유한다.
봄에 어린 순을 삶아서 나물로 먹는다. 약간 씁쌀하면서 단맛이다.

주의사항
- 소변을 내보내는 약재로 많이 먹으면 방광에 무리가 갈 수 있으므로 정량만 사용한다.

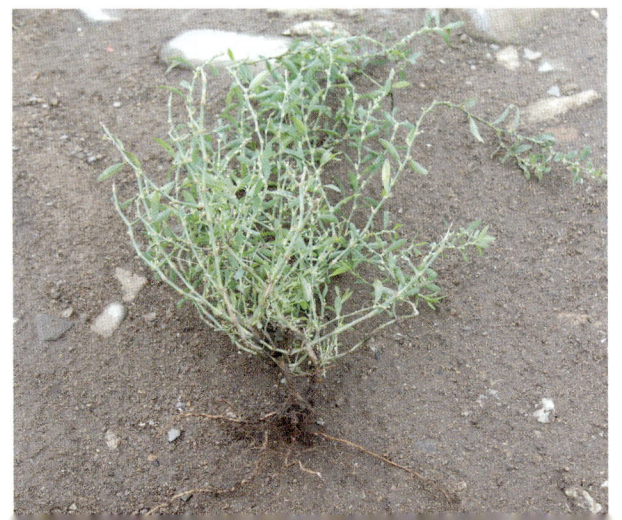

뿌리

128. 털진득찰

Siegesbeckia pubescens Makino

약 식

- 국화과 여러해살이풀
- 분포지 : 산과 들의 경계, 수풀, 길가, 바닷가
- 개화기 : 8~9월
- 결실기 : 9~10월
- 채취기 : 여름(줄기·잎)

- **별 명** : 진동찰, 찐득찰, 범불레, 희선(希仙), 희첨(豨簽), 희렴초(稀簽草), 화렴(火薟), 점호채(粘糊菜), 화험초(火枚草)
- **생약명** : 희렴(稀薟)
- **유 래** : 가을에 들판에서 잎이 손바닥처럼 넓고 줄기에 털이 많으며, 꽃이 끈적거리는 풀을 볼 수 있는데 털진득찰이다. 진득찰이란 꽃받침이 진득거린다 하여 붙여진 이름인데, 진득찰 종류 중에서도 몸에 털이 많아 털진득찰이라 부른다.

생태

높이 50~100㎝. 줄기가 곧고 길며, 길고 흰 털이 많다. 줄기 밑동은 어두운 자줏빛이다. 가지는 옆으로 벌어져 나온다. 잎은 모서리가 둥근 삼각형이고 마주나는데, 긴 잎자루 맨 밑에서부터 날개모양의 잎이 있으며, 잎 끝이 뾰족하다. 잎 앞면에는 잎맥이 3개 있고, 잎 가장자리에 불규칙한 잔 톱니가 있다. 꽃은 8~9월에 노랗게 피는데, 꽃대가 길게 올라와 여러 번 가지를 치고 끝에 아주 작은 꽃들이 달린다. 꽃받침은 5개로 꽃보다 길고, 방망이모양이며, 끈적한 점액이 나온다. 열매는 10~11월에 길쭉한 타원형으로 여문다. 열매가 다 익으면 벌어져서 씨앗이 나와 동물털에 붙어 멀리 옮겨가 번식한다.

＊유사종 _ 진득찰

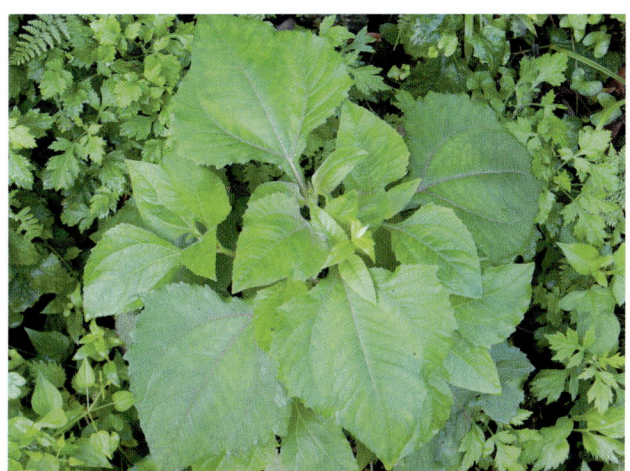

잎

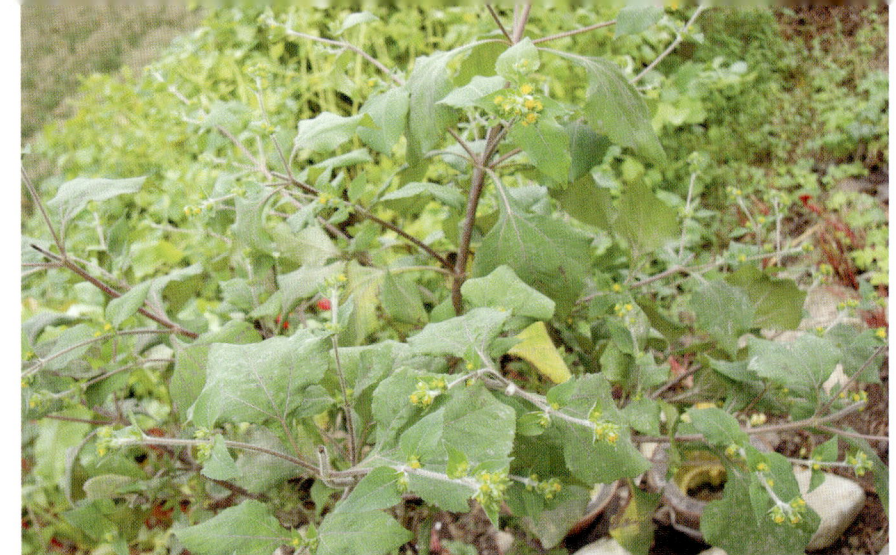
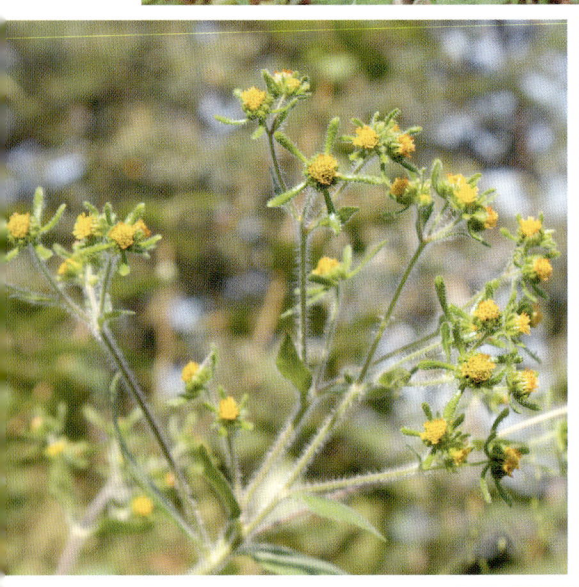
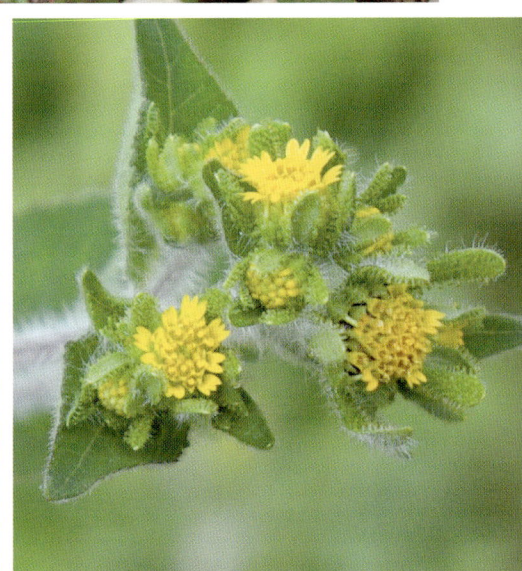
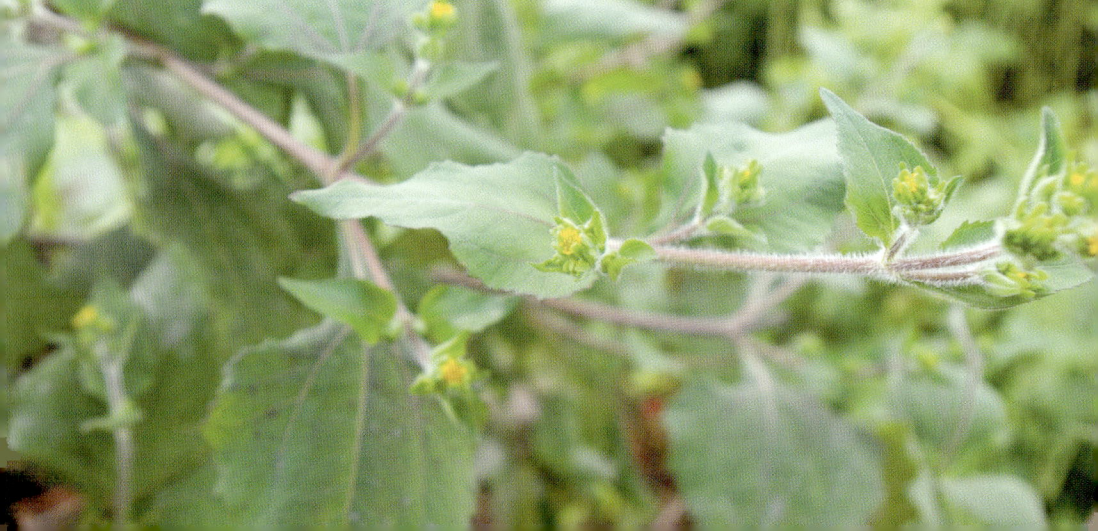

약용 줄기와 잎을 희렴(稀薟)이라 한다. 풍과 습한 기운을 몰아내고, 경락을 잘 통하게 하며, 피를 보하고, 열을 내리며, 독을 풀어주고, 염증을 가라앉히는 효능이 있다. 〈동의보감〉에서는 "중풍이 오래된 것을 낫게 하며, 꾸준히 먹으면 눈이 밝아지고 몸이 튼튼해지며, 머리털이 흰 것을 다시 검게도 한다"고 하였다.

관절이 붓고 아플 때, 팔다리가 시리고 힘이 없을 때, 중풍으로 팔다리 마비, 고혈압, 머리가 아프고 어지러울 때, 간염으로 인한 황달, 종기, 습진이나 아토피, 뱀이나 벌레에 물렸을 때 약으로 처방한다. 줄기와 잎은 꿀을 섞은 술에 9번 쪄서 그늘에 말려 사용한다.

민간요법

관절이 붓고 아플 때, 팔다리가 시리고 힘이 없을 때, 중풍으로 팔다리가 마비되거나 입이 돌아갔을 때, 고혈압, 두통과 어지럼증, 간염으로 인한 황달	→	줄기와 잎 20g에 물 800㎖를 붓고 달여 마신다.
종기, 습진이나 아토피, 뱀이나 벌레에 물렸을 때	→	줄기와 잎을 생으로 찧어 바른다.

식용 사포닌, 알칼로이드, 다루틴, 정유를 함유한다.
봄에 어린 순을 데쳐서 나물로 먹거나 국을 끓여 먹는다. 삶은 것을 말려서 묵나물로 먹기도 한다.

주의사항
- 진득찰 대신 사용하기도 한다.
- 술에 찌지 않은 것은 많이 먹으면 토하므로 정량만 사용한다.

전체 모습
○ 꽃
줄기와 꽃

129
방가지똥

약 식

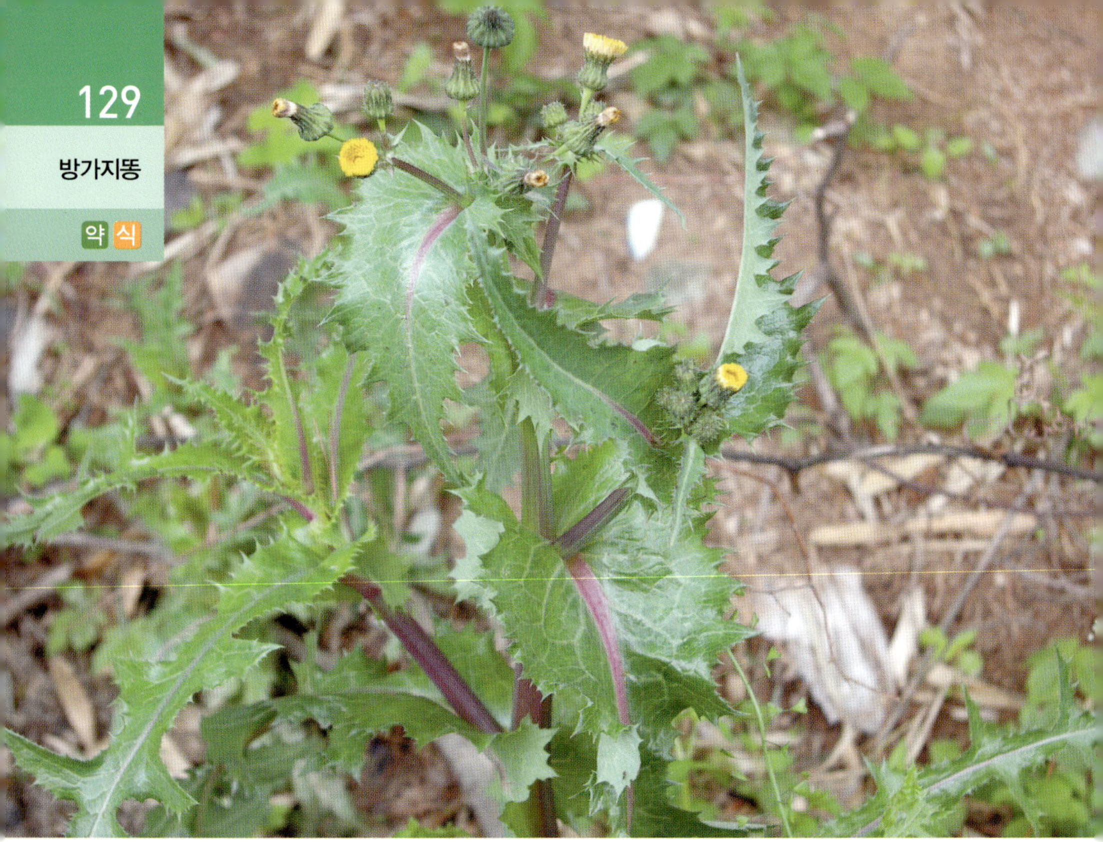

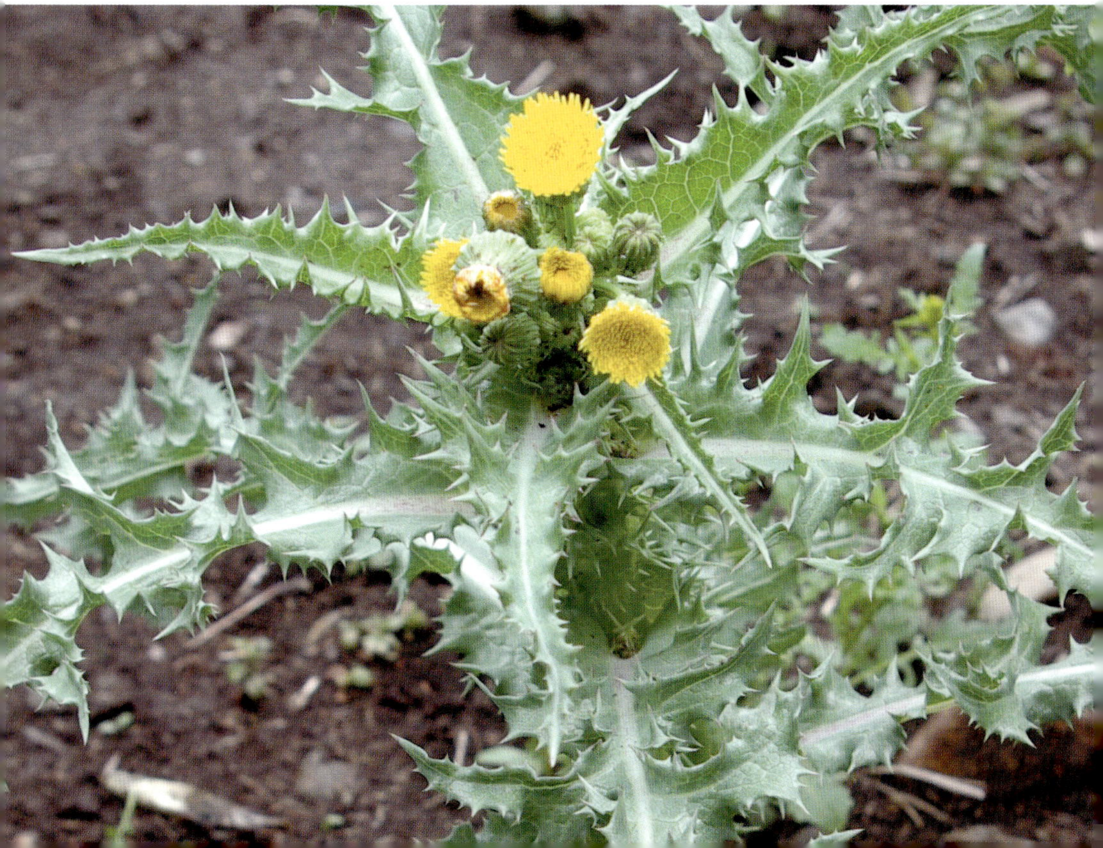

방가지똥 *Sonchus oleraceus* L.
약 식

- ■ 국화과 한두해살이풀
- ■ 분포지 : 들판 양지바른 곳
- 개화기 : 5~9월
- 결실기 : 10월
- 채취기 : 여름~가을(줄기 · 잎)

- 별 명 : 방가지풀, 고채(苦菜), 고거채(苦苣菜), 고마채(苦馬菜), 동화채(冬花菜)
- 생약명 : 속단국(續斷菊)
- 유 래 : 겨울에 들에서 줄기가 붉고, 날카롭게 찢어진 긴 잎이 달리는 풀을 볼 수 있는데 방가지똥이다. 줄기 속이 비어 있고, 잘라보면 흰 유액(똥)이 나와 빈가지똥이라 하다가 방가지똥이 되었다.

생태

높이 30~100㎝. 뿌리가 가늘고 무성하며, 뿌리껍질이 밝은 갈색이다. 줄기는 굵고 곧게 올라오는데, 넓은 세로 홈이 있고 붉은 자줏빛이다. 줄기 속은 비어 있으며, 자르면 흰 유액이 나온다. 잎은 매우 길쭉한 삼각형으로 나는데, 뿌리에서 나는 잎은 사방으로 퍼져 나고, 줄기에 나는 잎은 어긋난다. 잎은 깃털모양으로 구불거리며, 심하게 갈라지고 뒤틀린다. 잎 가장자리에는 가시처럼 날카로운 톱니가 있다. 꽃은 5~9월에 노랗게 피는데, 줄기 끝에 짧은 꽃대가 여러 개 올라와 작은 꽃들이 모여 달린다. 열매는 10월에 여무는데, 다 익으면 하얀 솜털이 달린 씨앗들이 바람에 날려 번식한다.

*유사종 _ 큰방가지똥, 자주방가지똥

전체 모습
꽃

새순 | 잎 앞뒤

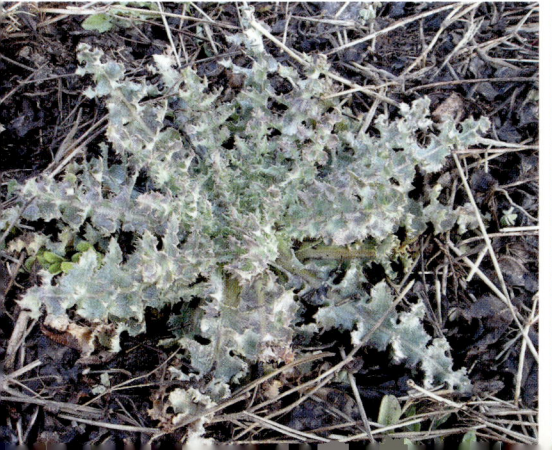

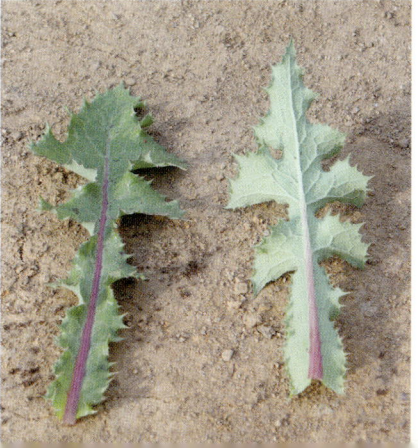

약용 한방에서 줄기와 잎을 속단국(續斷菊)이라 한다. 열을 내리고, 독을 풀어주며, 피를 맑게 하고, 어혈을 삭이며, 피를 멎게 하고, 염증을 가라앉히는 효능이 있다.

　이질 설사, 소변이 붉게 나올 때, 코피, 황달, 화상, 종기에 약으로 처방한다. 줄기와 잎은 햇빛에 말려 사용한다.

민간요법		
갑자기 목이 붓고 아플 때, 이질 설사, 붉은 소변, 코피	▶	줄기와 잎 15g에 물 700㎖를 붓고 달여 마신다.
눈병	▶	꽃 6g에 물 400㎖를 붓고 달여 마신다.
얼굴이 누렇게 떴을 때	▶	줄기와 잎으로 생즙을 내어 마신다.
화상, 종기	▶	줄기와 잎을 생으로 찧어 바른다.
치질	▶	줄기와 잎 달인 물로 씻어낸다.

식용 카로틴, 비타민 C, 알칼로이드를 함유한다.
　봄에 어린잎을 쌈으로 먹거나 살짝 데쳐서 나물로 먹는다. 약간 쌉쌀한 맛이다.

열매 | 뿌리

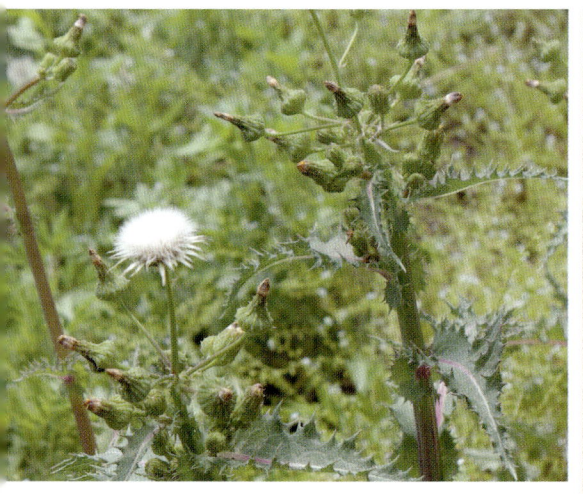
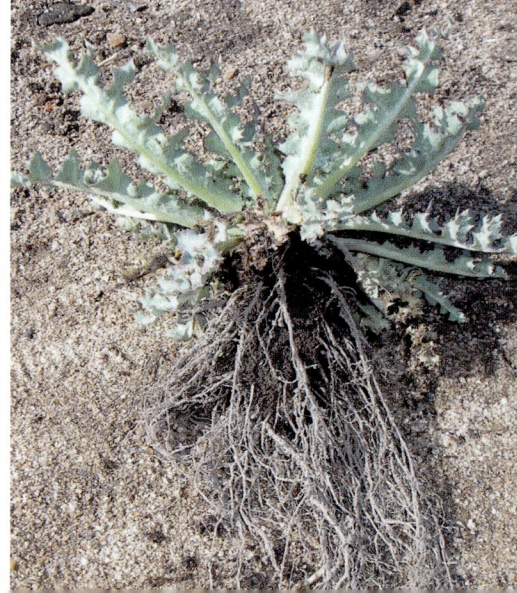

제비쑥 *Artemisia japonica* Thunb.
약 식

- 국화과 여러해살이풀
- 분포지 : 낮은 산과 들 풀밭
- 개화기 : 7~9월
- 결실기 : 10월
- 채취기 : 여름(줄기·잎)

- **별　명** : 모호(牡蒿), 야란호(野蘭蒿), 청호(菁蒿), 향호(香蒿), 초고(草高)
- **생약명** : 초호(草蒿)
- **유　래** : 산과 들에서 잎이 조금 두껍고, 새 꼬리처럼 갈라진 풀을 볼 수 있는데 제비쑥이다. 잎모양이 제비꼬리처럼 생긴 쑥이라 하여 제비쑥이라 부른다.

생태 높이 35~90㎝. 뿌리가 짧고 굵게 옆으로 뻗으며 무성하다. 뿌리껍질은 갈색이다. 줄기는 굵고 곧게 올라오며, 밑동이 붉은 자줏빛이고, 잔털이 있다. 가지는 줄기 위쪽에서 여러 개로 갈라진다. 잎은 주걱모양으로 어긋나는데, 짙푸르고 잎 끝이 조금 깊게 갈라지며, 잎 앞뒷면에 잔털이 있다. 꽃은 7~9월에 노란빛이 도는 연녹색으로 피는데, 줄기와 가지 끝에 깨알처럼 작은 꽃들이 이삭처럼 모여 달린다. 열매는 10월에 깨알처럼 작은 타원형으로 여문다.

＊유사종 _ 섬제비쑥, 실제비쑥

열매 | 뿌리

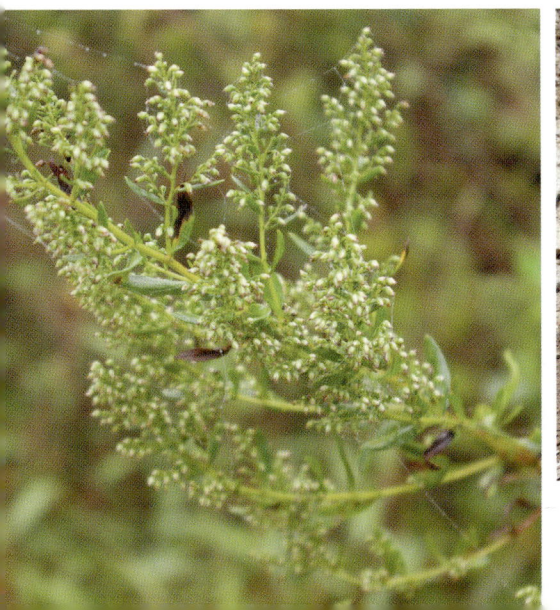
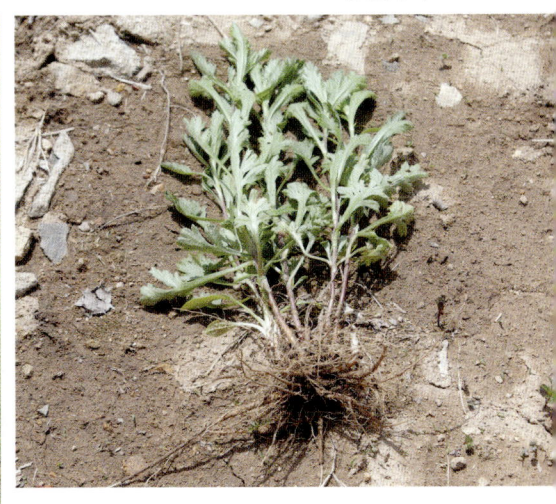

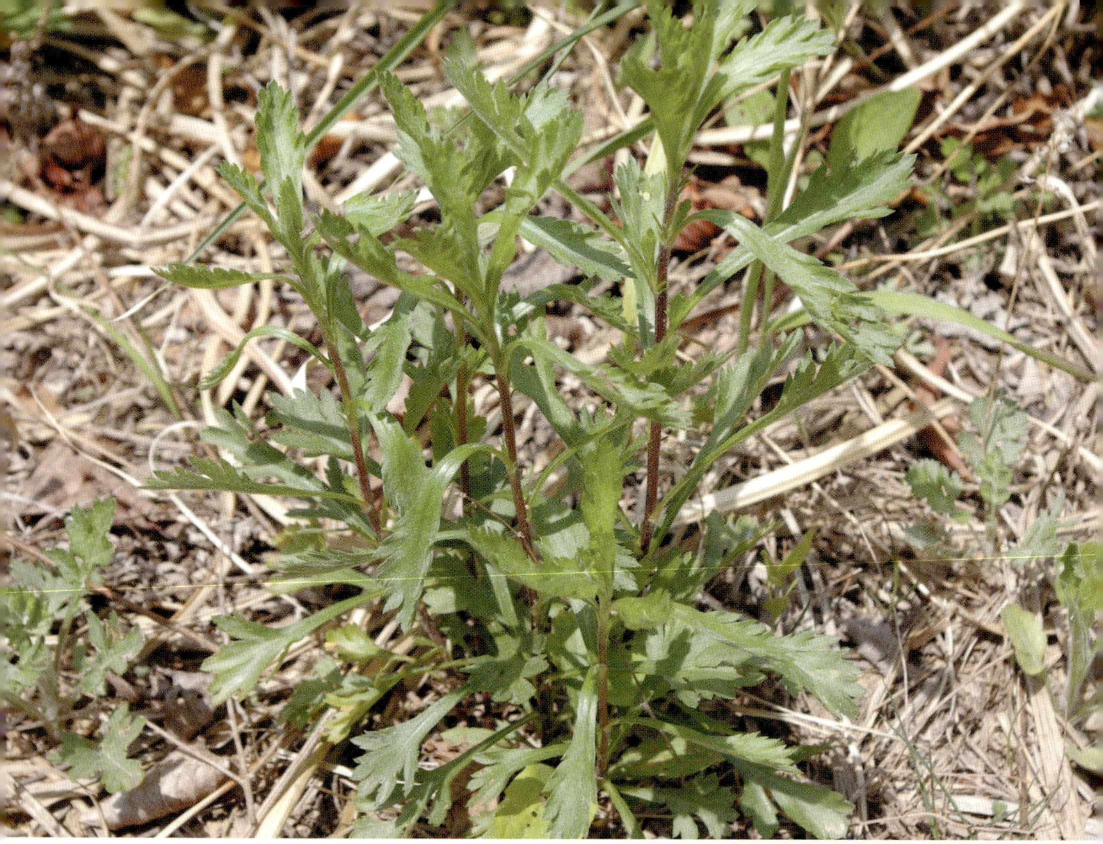

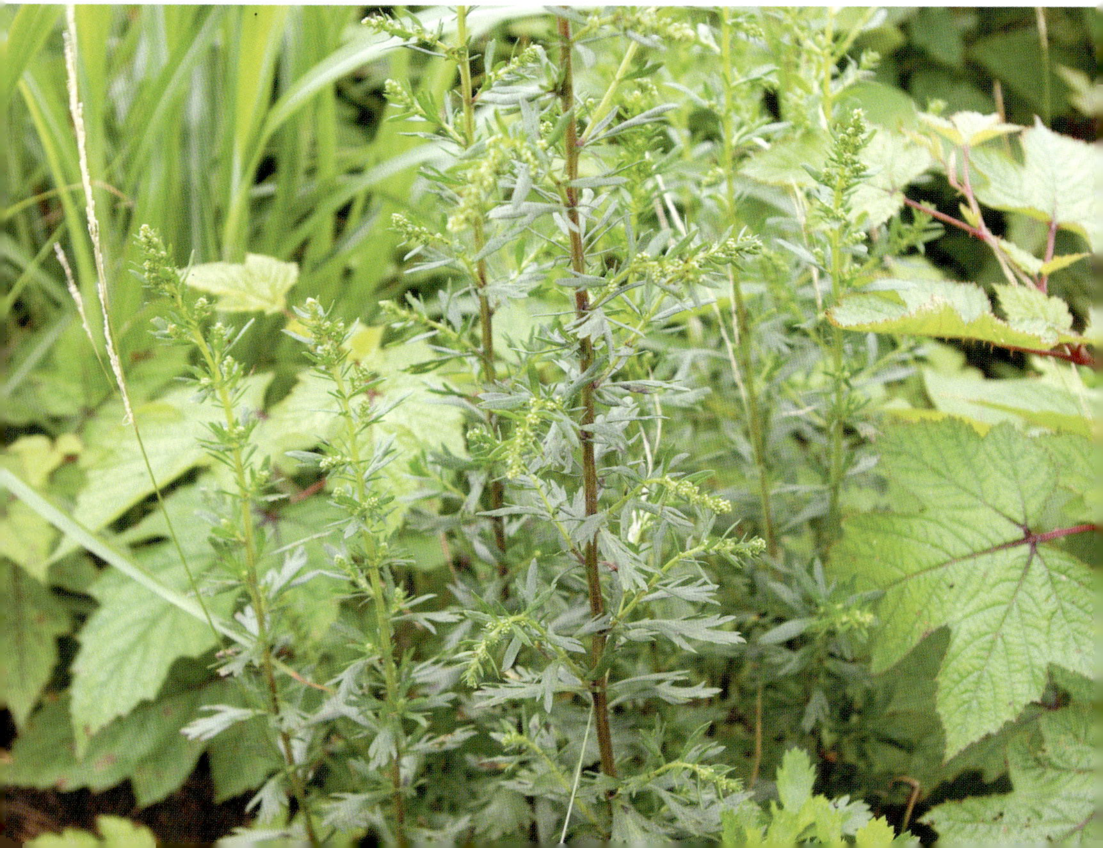

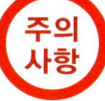 한방에서 줄기와 잎을 초호(草蒿)라 한다. 피를 맑게 하고, 간과 담의 열을 내리며, 허한 기운을 보하고, 균을 죽이며, 눈을 밝게 하고, 증상을 바깥으로 흩어주는 효능이 있다.

감기, 신열, 피로하여 기침이 날 때, 입 안이 헐었을 때, 술독, 하혈, 습진이나 아토피에 약으로 처방한다. 줄기와 잎은 그늘에 말려 사용한다.

민간요법	
기침감기, 식은땀, 열나고 얼굴이 누렇게 떴을 때, 입 안이 헐었을 때, 술독, 하혈, 습진이나 아토피, 더위를 먹었을 때	줄기와 잎 15g에 물 700㎖를 붓고 달여 마신다.
베인 상처에서 피가 날 때	생잎을 찧어 바른다.

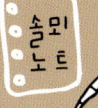 비타민 A · B · C, 철분, 칼슘, 칼륨, 인을 함유한다.
봄에 어린 순을 데쳐서 나물로 먹거나 된장국을 끓여 먹는다. 향긋하다.

주의 사항
- 열을 내리는 약재이므로 배가 차고 설사하는 사람, 땀이 많이 나는 사람은 먹지 않는다.

솔미노트 산에서 풀이나 낫에 베였는데 비상약이 없을 때는 쑥을 찧어 바르거나 보드라운 황토흙 가루를 바르면 지혈 효과가 있고 상처도 잘 아문다.

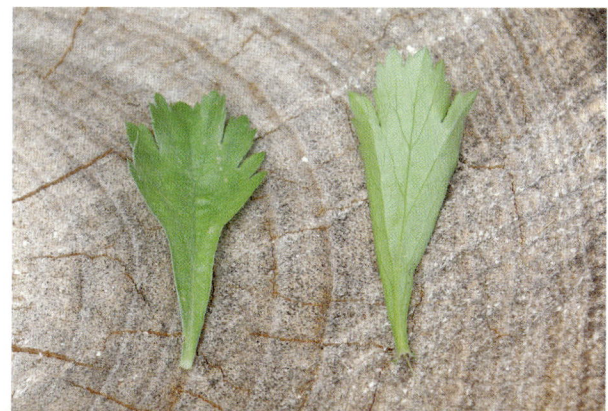

잎 앞뒤

● 전체 모습
  꽃

131 그늘쑥

약 식

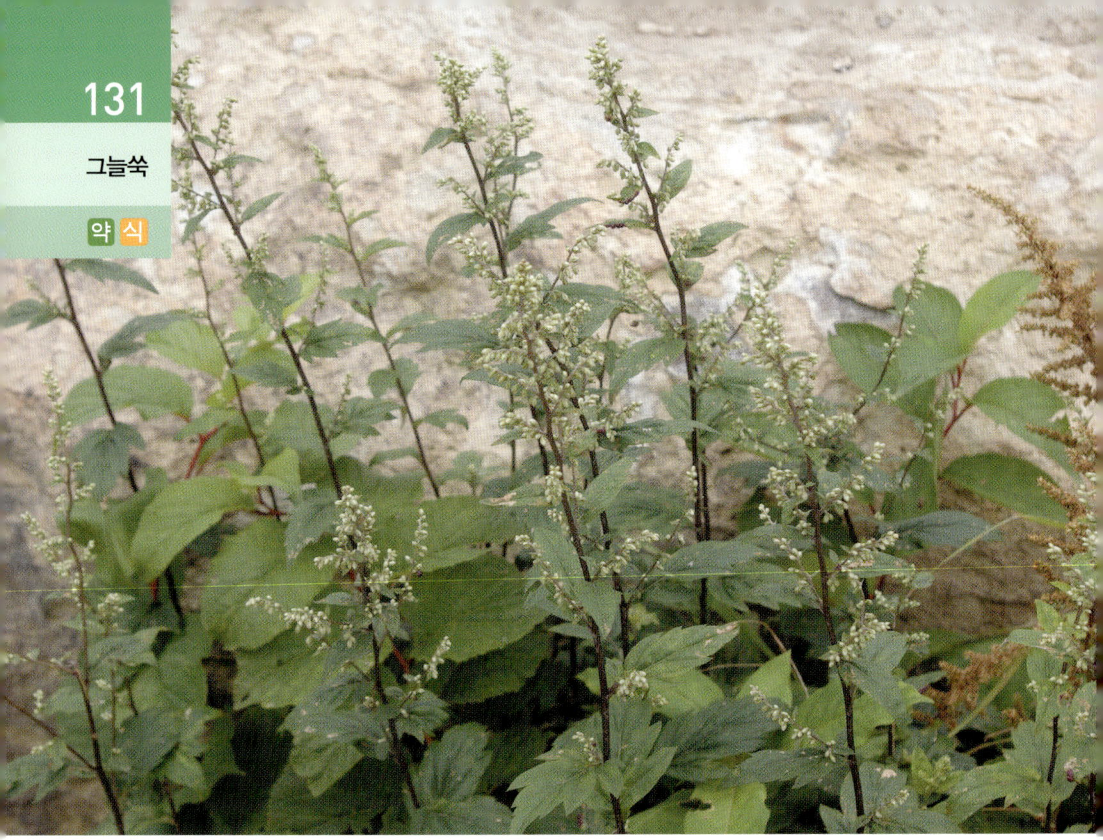

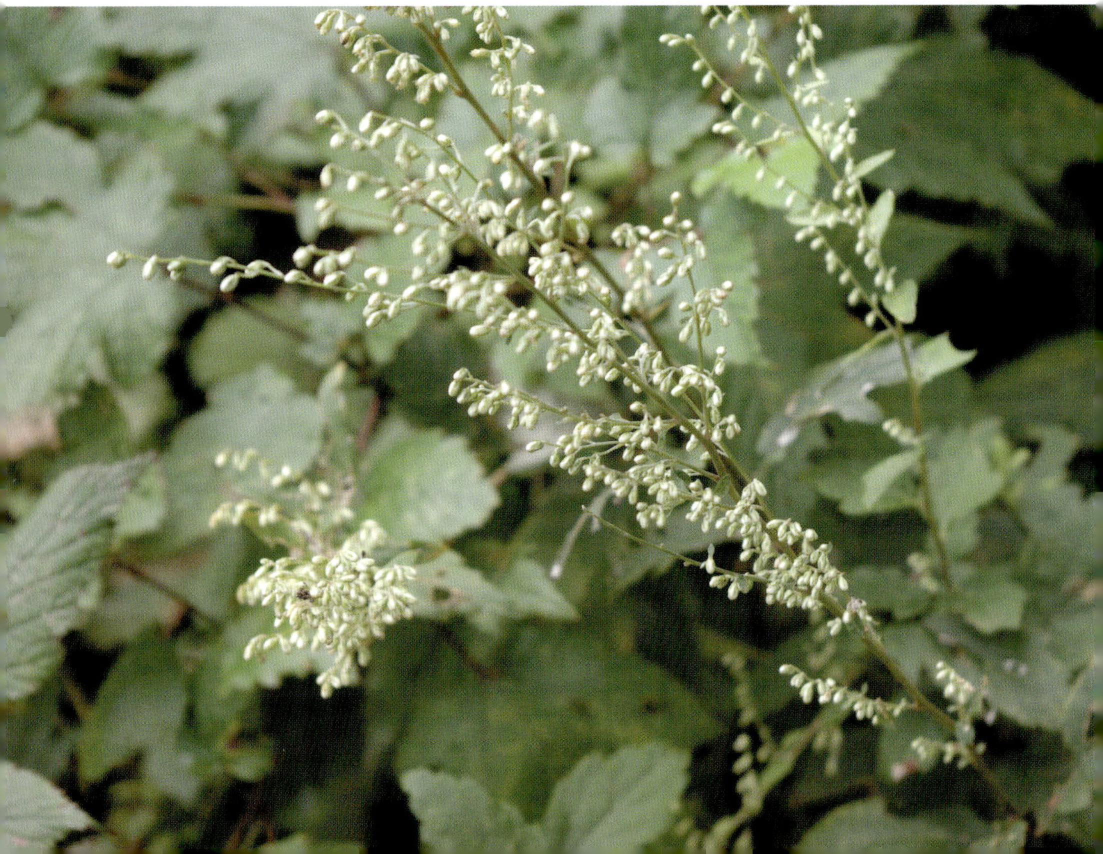

그늘쑥

Artemisia sylvatica Maxim.

약 식

- 국화과 여러해살이풀
- 분포지 : 깊은 산 그늘진 곳
- 개화기 : 8~10월
- 결실기 : 10월
- 채취기 : 여름(줄기·잎)

- 생약명 : 음지호(陰地蒿)
- 유 래 : 여름에 산과 들에서 줄기가 곧고 잎이 넓은 풀이 무리지어 자라는 것을 볼 수 있는데 그늘쑥이다. 그늘에 나는 쑥이라 하여 그늘쑥이라 부른다.

생태

높이 1m. 뿌리가 가늘고 길게 뻗으며, 잔뿌리가 무성하다. 뿌리껍질은 갈색이다. 줄기는 어릴 때부터 곧게 올라오는데, 세로로 길게 홈이 있다. 가지는 위를 향해 뻗으며, 갈색 잔털이 있다. 잎은 타원형으로 어긋나는데, 뿌리에 나는 잎은 넓고, 줄기에 나는 잎은 갸름하다. 잎 앞면은 푸르고, 뒷면은 회색빛이 도는 흰 털이 있다. 잎 가장자리는 여러 갈래로 깊게 갈라지고, 불규칙한 톱니가 있다. 꽃은 갈색빛이 도는 연노란색으로 피는데, 긴 꽃대에 사방으로 아주 작은 꽃들이 달린다. 열매는 10월에 타원형으로 여문다.

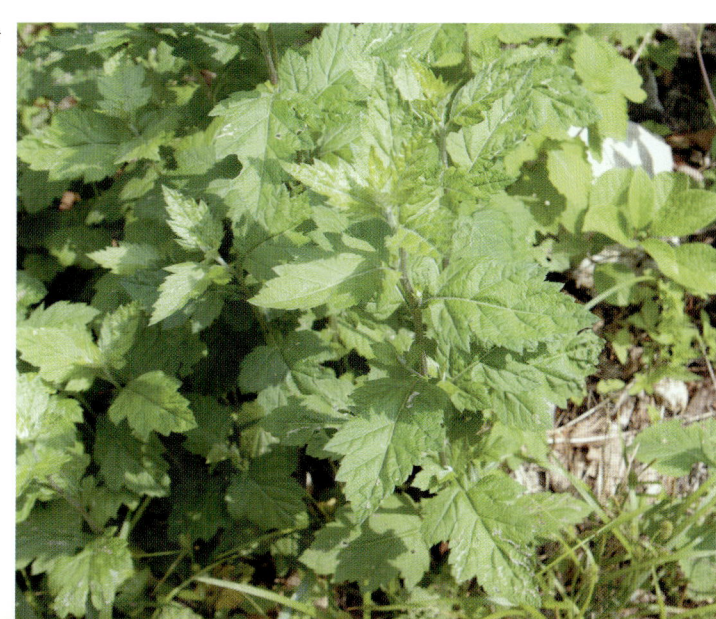

새순

○ 꽃

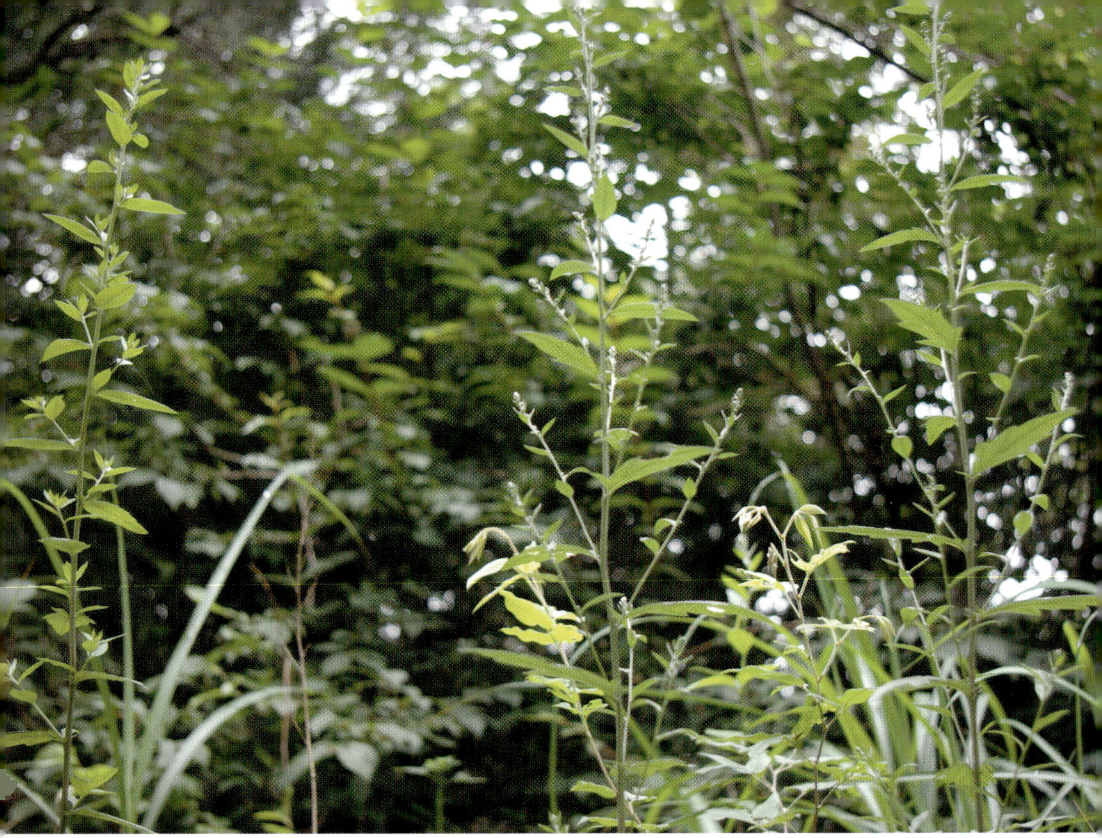

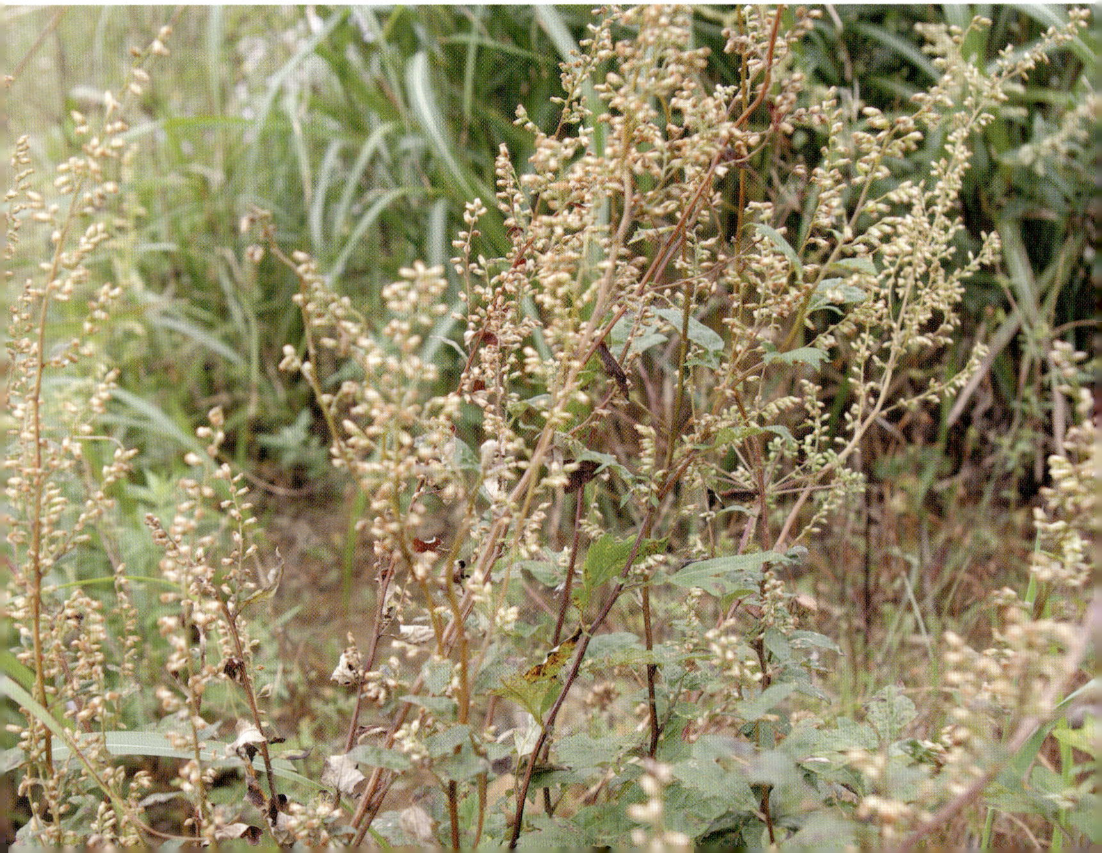

약용

한방에서 줄기와 잎을 음지호(陰地蒿)라 한다. 습한 기운을 몰아내고, 소변이 잘 나오게 하며, 피를 맑게 하는 효능이 있다.

소변을 보기 힘들 때, 배가 차고 설사할 때, 몸이 부을 때 약으로 처방한다. 줄기와 잎은 햇빛에 말려 사용한다.

민간요법

| 소변이 잘 안 나올 때, 아랫배가 찰 때, 배탈이 나서 설사할 때, 몸이 부을 때 | ➡ | 줄기와 잎 15g에 물 700㎖를 붓고 달여 마신다. |

식용

비타민 A·B·C, 철분, 칼슘, 칼륨, 인, 정유를 함유한다. 봄에 어린 순을 데쳐서 나물로 먹거나 된장국을 끓여 먹는데 향긋하다.

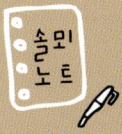

솔모 노트 아토피나 피부질환이 있을 때는 흙집 방바닥에 쑥을 두툼하게 깔고 아궁이에 불을 지펴 따듯하게 자면 증세가 호전된다. 깨끗한 산 속 황토흙을 물에 풀어서 목욕하는 것도 도움이 된다.

꽃봉오리
열매

잎 앞뒤 | 뿌리

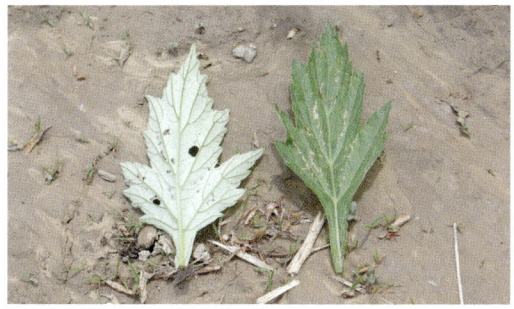

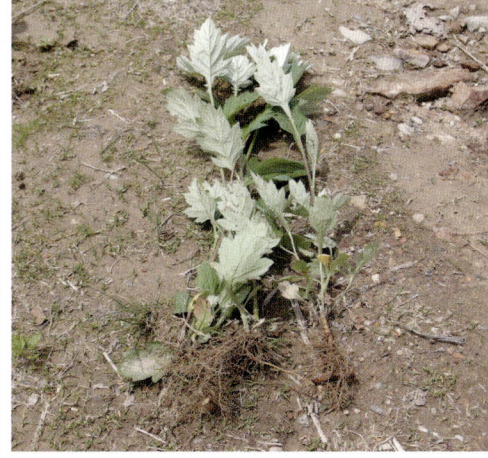

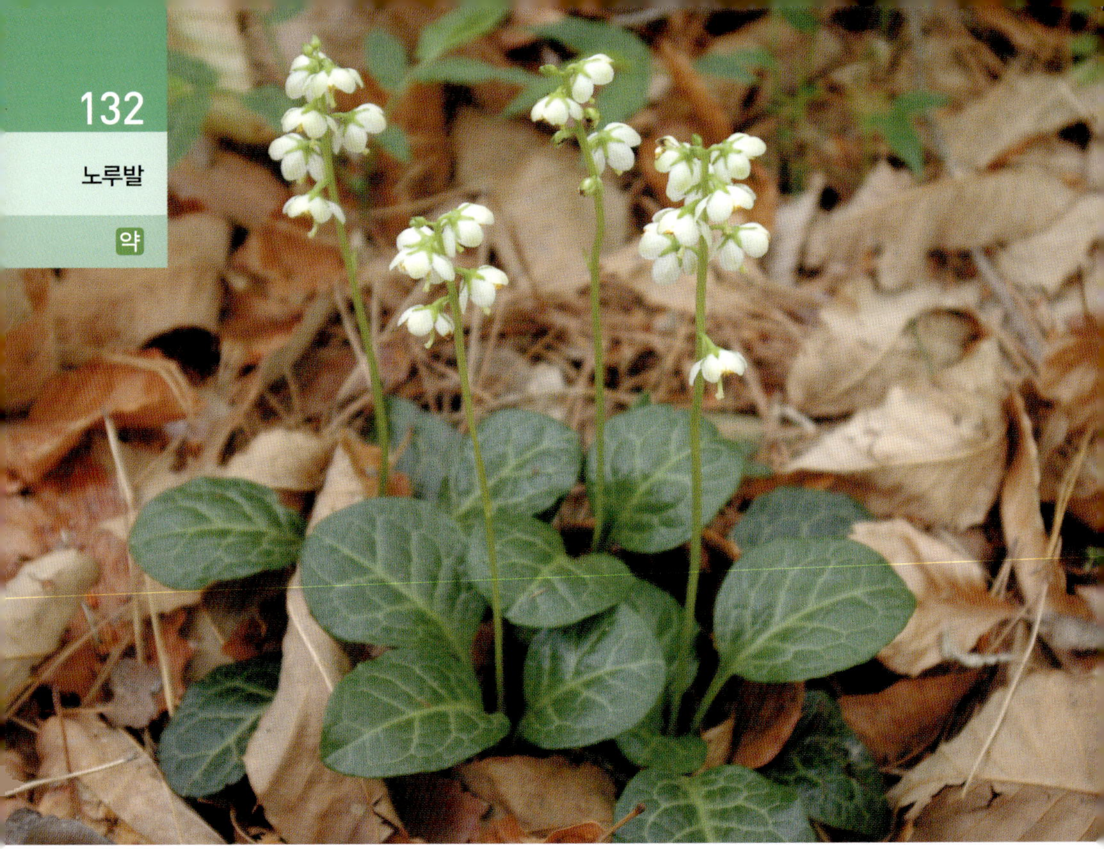

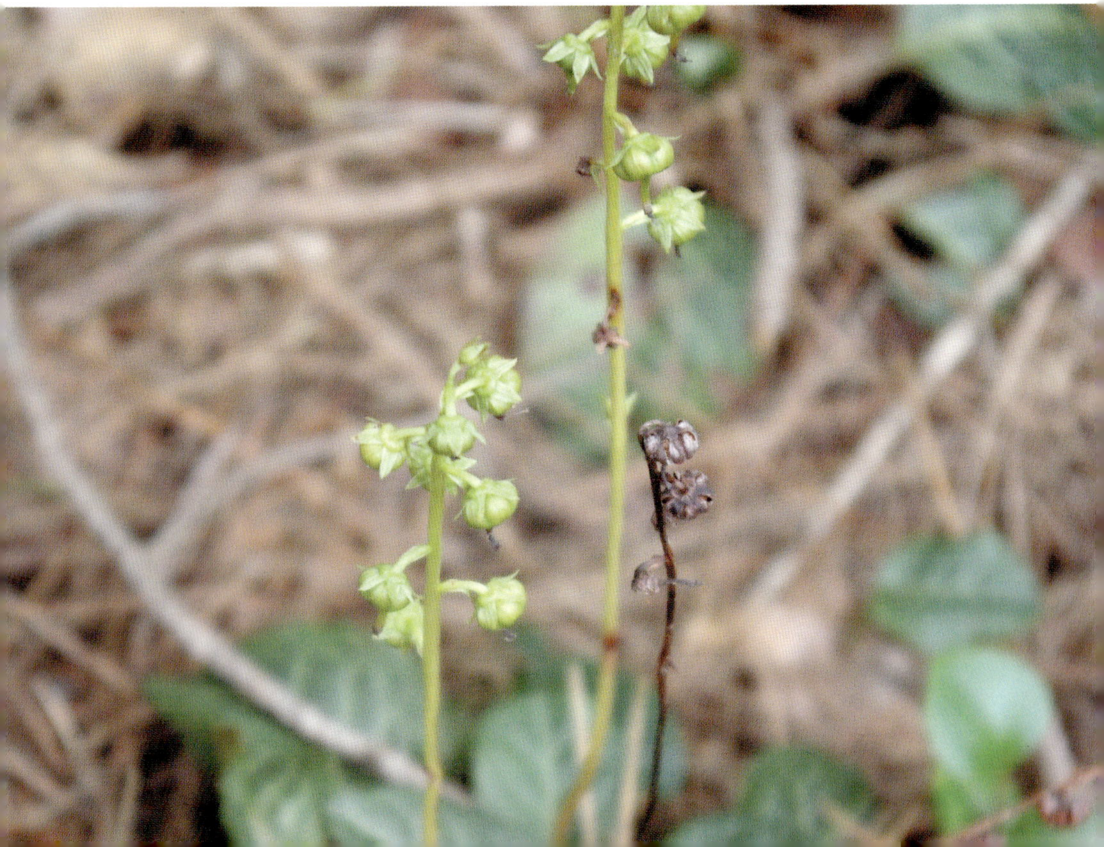

132

노루발

약

노루발 약

Pyrola japonica Klenze

- ■ 노루발과 늘푸른 여러해살이풀
- ■ 분포지 : 산 속 나무 그늘 밑
- 개화기 : 6~7월
- 결실기 : 9월
- 채취기 : 늦여름(줄기·잎)

- 별   명 : 노루발풀, 사슴풀, 녹수초(鹿壽草), 녹함초(鹿銜草), 원엽녹제초(圓葉鹿蹄草), 지배금우초(紙背金牛草), 대폐근초(大肺筋草), 홍폐근초(紅肺筋草), 동록(冬綠), 파혈단(破血丹), 녹수차(鹿壽茶), 녹안차(鹿安茶)
- 생약명 : 녹제초(鹿蹄草)
- 유   래 : 겨울에 산 속에서 둥글고 끝이 갸름한 잎들이 땅에 붙어서 나는 풀을 볼 수 있는데 노루발이다. 땅 위에 노루발자국이 찍힌 것처럼 잎이 난다 하여 노루발이라 부른다. 사슴이 뜯어먹는 풀이라 하여 사슴풀이라고도 한다.

생태

높이 20~30㎝. 뿌리가 짧고 가늘며, 옆으로 뻗는다. 뿌리껍질은 밝은 갈색이다. 줄기는 곧고 길며, 밑동이 붉은 자줏빛이다. 잎은 둥글고 밑동에 퍼져 나는데, 잎자루가 길고, 잎 끝이 갸름하며 두껍다. 잎 앞면에는 밝은 색 잎맥이 선명하고, 앞뒷면이 우툴두툴하다. 잎 가장자리에는 얕은 톱니가 있다. 꽃은 노란빛이 도는 흰색이며, 줄기 끝에 작은 꽃들이 땅을 향해 모여 달린다. 꽃잎은 5장으로 타원형이며, 꽃술은 노랗다. 열매는 9월에 납작한 공처럼 여무는데, 다 익으면 검은 갈색이며, 껍질이 5개로 갈라져 작은 씨앗이 나온다.

*유사종 _ 분홍노루발

잎 앞뒤 | 뿌리

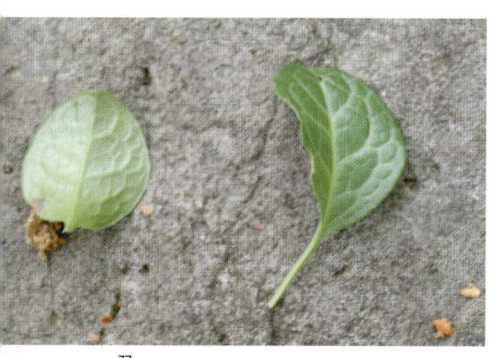

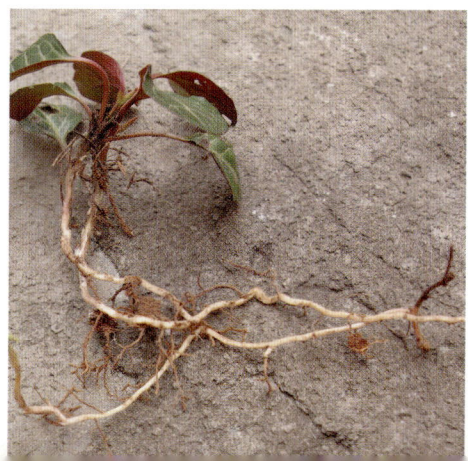

꽃
열매

약용 한방에서 줄기와 잎을 녹제초(鹿蹄草)라 한다. 허한 기운을 보하고, 신장을 보하며, 풍과 습한 기운을 몰아내고, 피를 멎게 하며, 뼈와 근육을 튼튼하게 하고, 염증을 가라앉히는 효능이 있다.

몸이 허약하여 기침이 날 때, 피를 토할 때, 생리불순, 중풍으로 인한 팔다리 마비, 관절통, 팔다리에 힘이 없을 때, 상처에서 피가 날 때, 개에게 물렸을 때 약으로 처방한다. 줄기와 잎은 햇빛에 말려 사용한다.

민간요법	
몸이 허약하여 기침이 날 때, 늑막염, 생리불순, 자궁 출혈, 잦은 코피, 중풍으로 인한 팔다리 마비, 장이 좋지 않을 때, 잦은 설사, 탁한 소변	줄기와 잎 10g에 물 700㎖를 붓고 달여 마신다.
중증 신경통이나 근육통, 팔다리에 힘이 없을 때, 뼈와 근육이 약할 때	줄기와 잎 200g에 소주 1.8ℓ를 붓고 3개월간 숙성시켜 마신다.
아토피나 습진	줄기와 잎을 달인 물로 씻어낸다.
심한 치통, 입 안 염증	줄기를 달인 물로 양치질한다.
상처에서 피가 날 때, 개에게 물렸을 때	줄기와 잎을 생으로 찧어 바른다.

새순 | 꽃봉오리

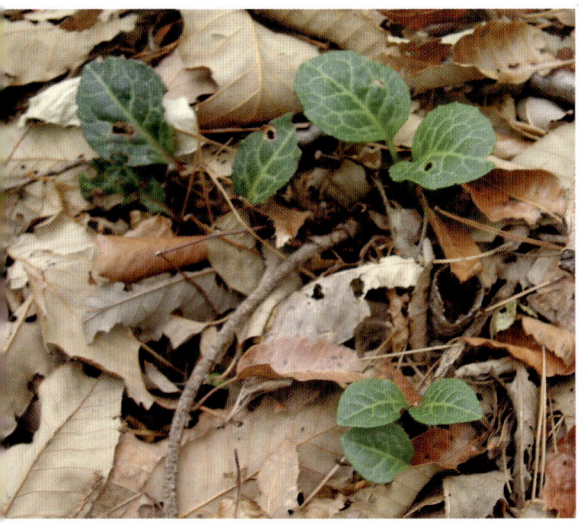
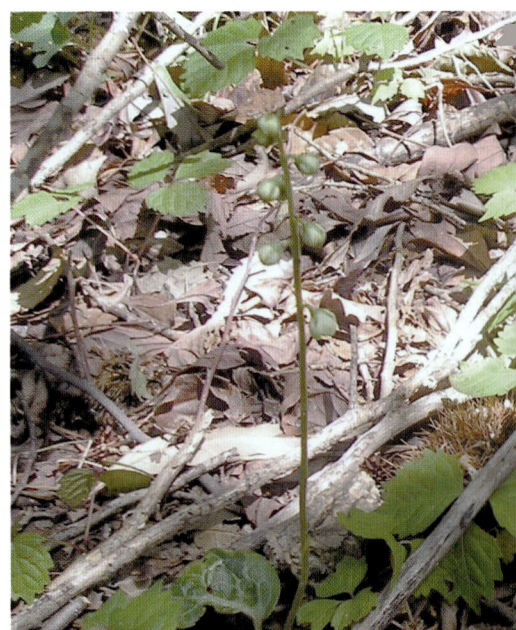

꿩의비름

Hylotelephium erythrostictum Miq.

약 식

- 돌나물과 여러해살이풀
- 분포지 : 높은 산 양지바른 풀밭
- 개화기 : 8~9월
- 결실기 : 10월
- 채취기 : 여름~초가을(줄기·잎)

- 별　　명 : 꿩비름, 지붕지기, 신화(愼火), 신화초(愼火草), 대엽경천(大葉景天)
- 생약명 : 경천(景天)
- 유　　래 : 여름에 높은 산 풀밭에서 줄기가 허옇고 통통하며, 잎이 송편처럼 생긴 풀을 볼 수 있는데 꿩의비름이다. 꿩이 사는 산 속 풀밭에 나고, 잎을 훑으면 비듬처럼 떨어진다 하여 꿩의비름이라 부른다.

생태

높이 15~30㎝. 뿌리가 굵고 길며 무성하다. 뿌리껍질은 매우 밝은 갈색이다. 줄기는 길고, 한 뿌리에서 여러 개가 나오며, 물기가 많다. 줄기껍질은 매우 연한 녹색이며, 잎이 난 자리에 불그스름한 마디가 있다. 잎은 타원형으로 마주나거나 어긋나는데, 조금 두껍고 물기가 많다. 잎에 잎자루가 있는데, 줄기 끝에 나는 잎은 잎자루가 없다. 잎은 끝이 갸름하면서 둥글고, 앞면이 평평하며, 잎 가장자리가 밋밋하다. 꽃은 8~9월에 연분홍빛이 도는 흰색으로 피는데, 꽃대가 올라와 가지를 치고 또 가지를 치며 끝에 아주 작은 꽃들이 둥그렇게 모여 달린다. 꽃잎은 5장으로 별모양이며, 꽃술이 길게 나온다. 열매는 10월에 길쭉하게 마늘쪽모양으로 여무는데, 다 익으면 붉은색이다.

*유사종 _ 큰꿩의비름

잎 앞뒤

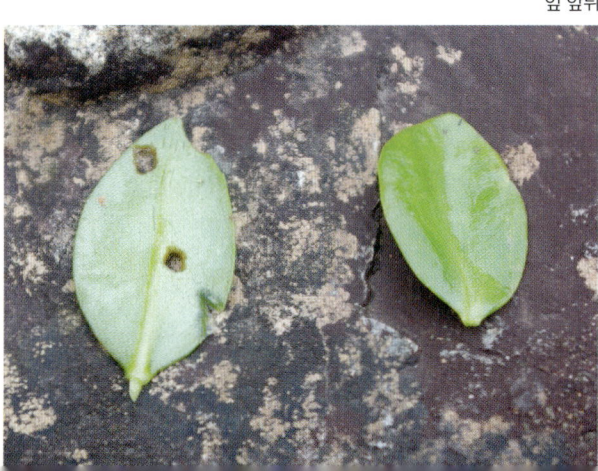

약용 한방에서 줄기와 잎을 경천(景天)이라 한다. 열을 내리고, 한기를 없애며, 몸의 기운을 보하고, 독을 풀어주며, 피를 멎게 하고, 염증을 가라앉히는 효능이 있다.

한기와 열이 번갈아 올 때, 열병으로 몸에 열꽃이 필 때, 간질 발작, 피를 토할 때, 상처 출혈이 심할 때, 눈이 충혈되고 아플 때, 아토피나 습진, 종기에 약으로 처방한다. 줄기와 잎은 햇빛에 말려 사용한다.

민간요법		
춥고 열날 때, 장이 안 좋을 때, 기력 저하, 혈액순환이 안 될 때	▶	줄기와 잎 8g에 물 400㎖를 붓고 달여 마신다.
피를 토할 때, 상처 출혈이 심할 때	▶	줄기와 잎으로 생즙을 내어 마신다.
눈병, 종기의 고름	▶	줄기와 잎을 달인 물로 씻어낸다.
아토피나 습진, 땀띠, 상처에서 피가 날 때, 뱀이나 벌레에 물렸을 때	▶	생잎을 찧어 바른다.

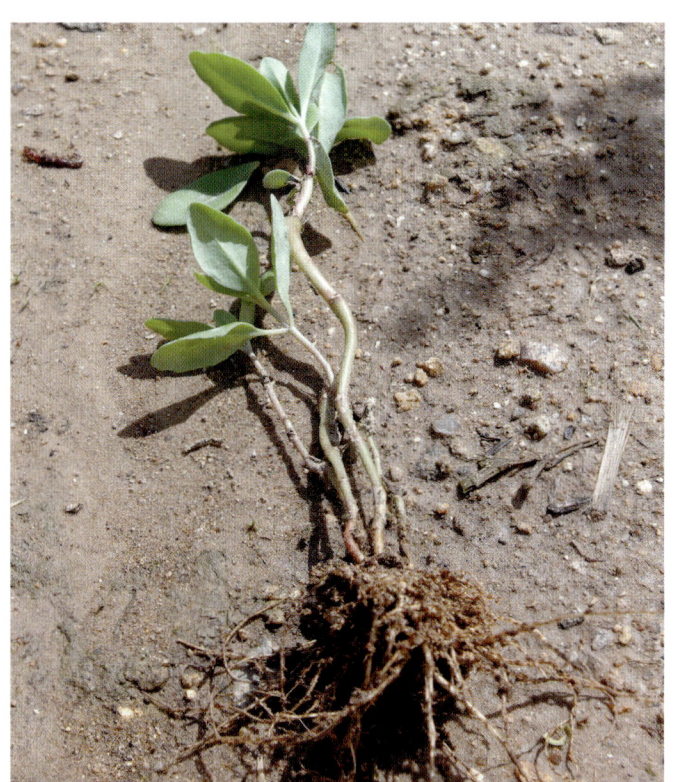

뿌리

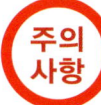 **식용** 비타민 C, 인산, 칼슘, 세도헵톨로오스를 함유한다.
봄에 어린 순을 생으로 무쳐 먹는다. 약간 시큼하면서 시원한 맛이다.

주의 사항
• 꿩의비름 종류는 약효가 비슷하다.

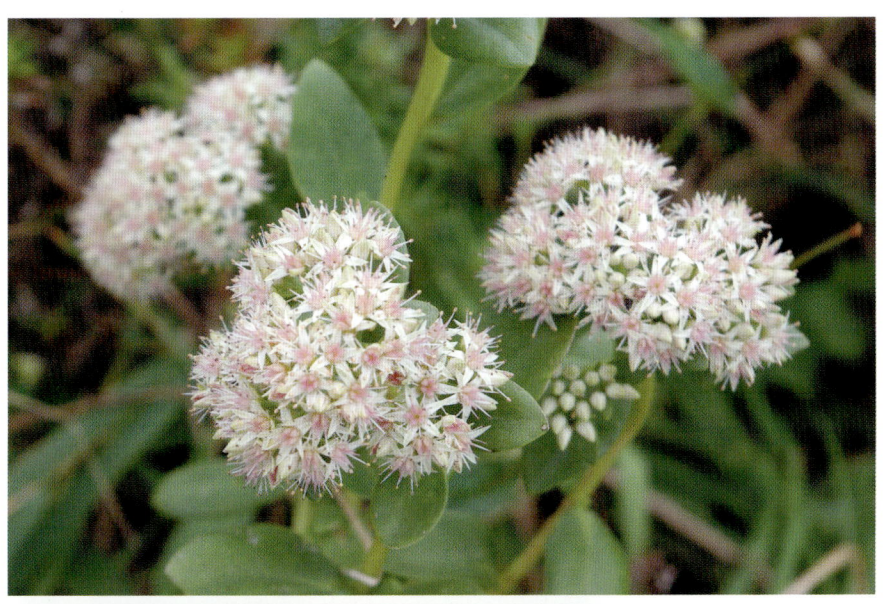

꽃
―
열매

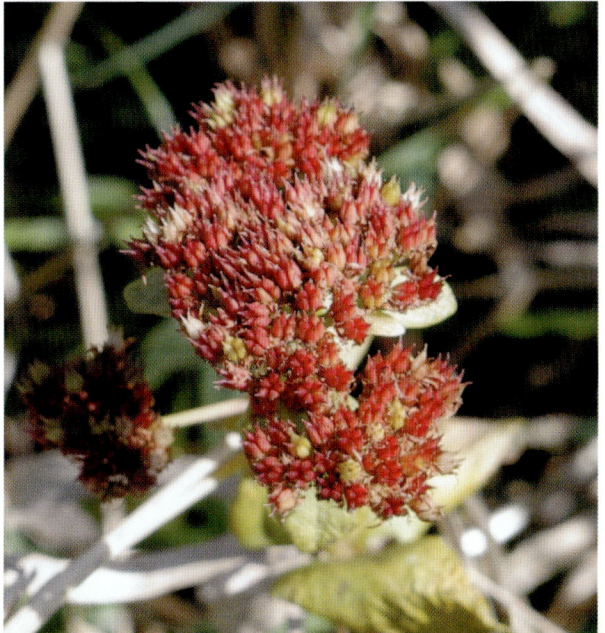

134 바위떡풀

Saxifraga fortunei var. *incisolobata* Nakai

- ■ 범의귀과 여러해살이풀
- ■ 분포지 : 깊은 산 물가 그늘진 바위틈
- 개화기 : 7~8월
- 결실기 : 10월
- 채취기 : 여름~가을(줄기 · 잎)

• 별 명 : 광엽복특호이초(光葉福特虎耳草), 대문자초(大文字草), 대문자꽃
• 생약명 : 화중호이초(華中虎耳草)
• 유 래 : 깊은 산 축축한 바위틈에서 잎 끝이 동글동글하고, 잎 앞면이 밋밋한 작은 풀들이 무리지어 자라는 것을 볼 수 있는데 바위떡풀이다. 바위턱에 자라는 풀이라 하여 바위턱풀이라 하다가 바위떡풀이 되었다. 꽃잎이 벌어진 모양이 큰 대(大) 자(文字)로 보이는 풀이라 하여 대문자초라고도 부른다.

생태

높이 30㎝. 뿌리가 길고 무성하며, 옆으로 뻗으면서 새싹이 나온다. 뿌리껍질은 검붉은 빛이 도는 갈색이다. 잎은 둥글고 뿌리에서 나오는데, 잎자루가 길고 붉으며 잔털이 있다. 잎 앞면은 평평하고 푸르며, 뒷면은 희고 잔털이 있다. 잎 가장자리에는 둥근 톱니가 있다. 꽃은 7~8월에 하얗게 피는데, 꽃대가 길게 올라와 위쪽에서 조금 가지를 치고, 끝에 작은 꽃들이 달린다. 꽃잎은 5장으로 길쭉한 타원형이며, 2장은 작고 3장은 크다. 열매는 10월에 작은 달걀모양으로 여문다.

＊유사종 _ 지리산바위떡풀, 털바위떡풀

꽃봉오리 | 꽃 | 뿌리

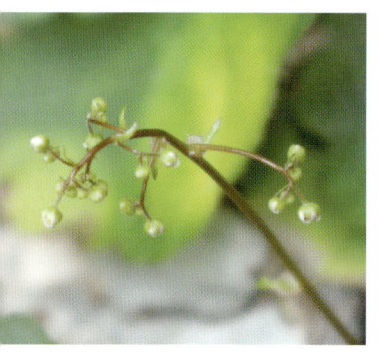 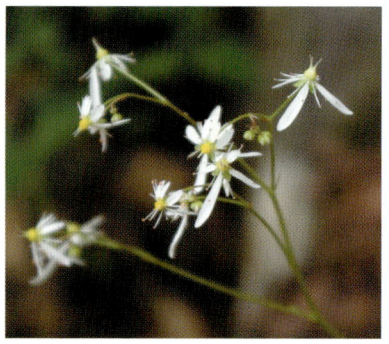 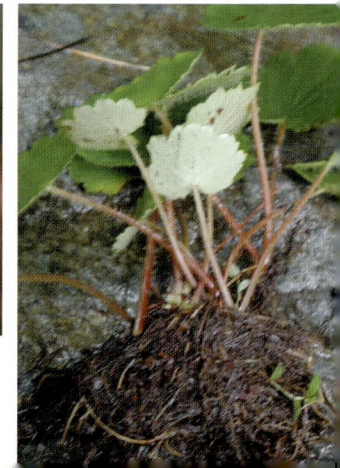

약용 한방에서 줄기와 잎을 화중호이초(華中虎耳草)라 한다. 풍을 내보내고, 열을 내리며, 피가 맑아지고, 독을 풀어주며, 위와 장이 튼튼해지고, 염증을 가라앉히는 효능이 있다.

기관지염, 폐결핵, 어린이 풍진, 자궁 출혈, 풍기, 아토피나 습진, 중이염, 치질에 약으로 처방한다. 줄기와 잎은 햇빛에 말려 사용한다.

민간요법	
감기, 위와 장이 안 좋을 때, 심장이 약할 때, 어린이 풍진, 아이가 허약할 때, 자궁 출혈, 풍기	줄기와 잎 15g에 물 700㎖를 붓고 달여 마신다.
치질	줄기와 잎을 달인 물로 찜질한다.
기침감기나 목감기	줄기와 잎을 달인 물로 양치질한다.
중이염	줄기와 잎으로 생즙을 내어 바른다.
아토피나 습진, 기미나 주근깨, 화상, 독충에 물렸을 때	줄기와 잎을 생으로 찧어 바른다.

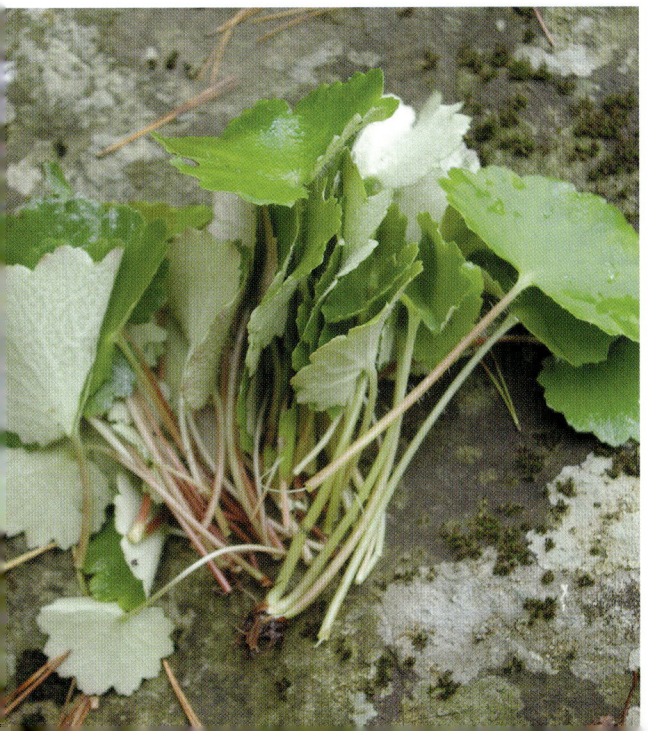

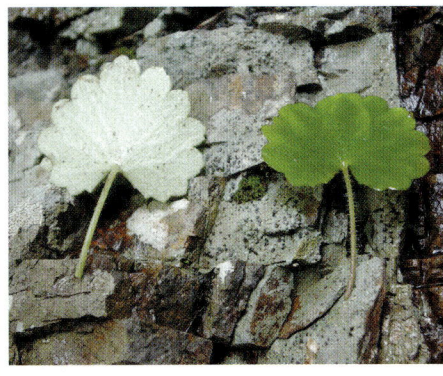

채취한 잎 | 잎 앞뒤

식용 칼륨, 알칼로이드, 질산, 염화칼륨, 알부틴을 함유한다. 봄에 어린잎을 쌈으로 먹거나 살짝 데쳐서 나물로 먹는다. 약간 쌉쌀하면서 사각사각한 느낌이다.

> **솔뫼노트**
> 예부터 잎 뒷면이 흰빛을 띠는 식물들은 대개 떡을 해서 먹었는데, 색과 향이 뛰어나고 잘 상하지 않아 오래 보존할 수 있을 뿐 아니라 몸에 좋은 약 성분도 들어 있어 건강식으로 좋다. 예를 들어 떡을 해 먹는 쑥, 떡쑥, 수리취, 모시풀 등이 있다.

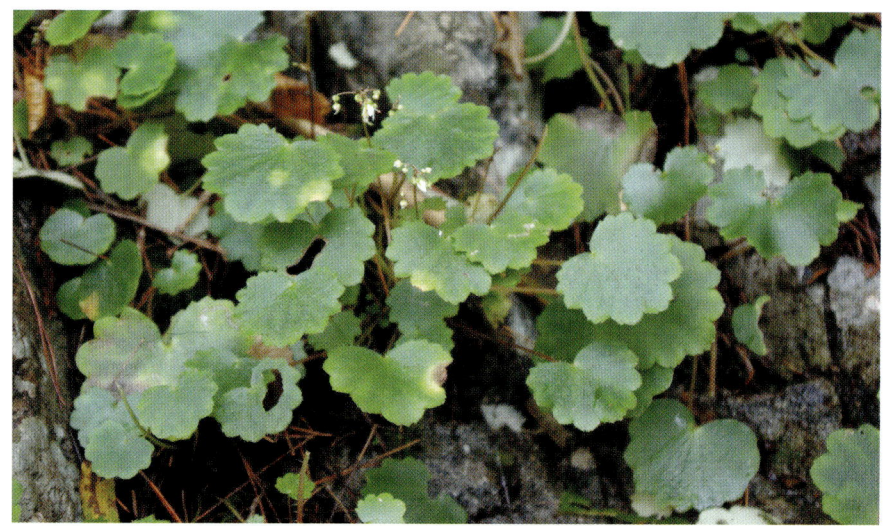

군락

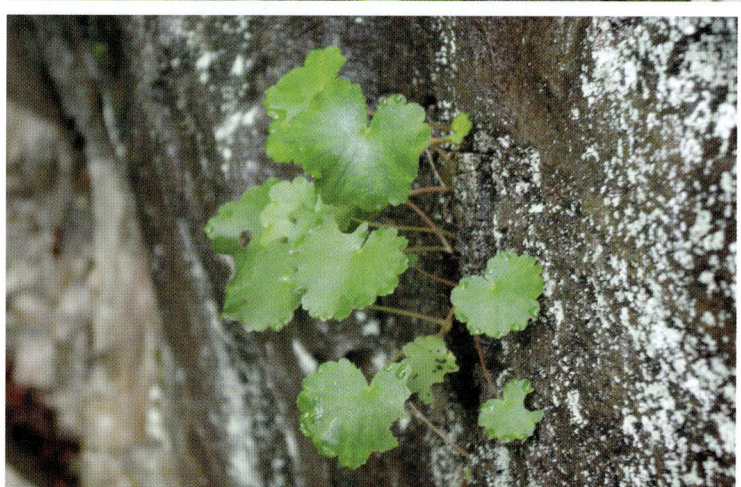

전체 모습

135 산괭이눈

Chrysosplenium japonicum (Maxim.) Makino
약 식

- 범의귀과 여러해살이풀
- 분포지 : 깊은 산기슭 그늘지고 습한 곳
- 개화기 : 3~5월
- 결실기 : 7월
- 채취기 : 초여름(줄기·잎)

- 별 명 : 금요자(金腰子)
- 생약명 : 금전고엽초(金錢苦葉草)
- 유 래 : 이른 봄 깊은 산에서 잎자루에 털이 있으며, 노랗고 네모진 꽃이 달린 풀이 무리지어 있는 것을 볼 수 있는데 산괭이눈이다. 괭이눈이란 꽃이 약간 벌어졌을 때 모습이 고양이(괭이) 눈 같다 하여 붙여진 이름인데, 괭이눈 중에서도 깊은 산에서 자란다 하여 산괭이눈이라 부른다.

생태

높이 10~15㎝. 뿌리가 굵고 매우 길다. 뿌리껍질은 자줏빛이 도는 밝은 갈색이다. 줄기는 굵고 곧게 올라오는데, 괭이눈과는 달리 털이 있으며, 줄기껍질이 갈색이다. 가지는 뻗지 않는데, 비슷하게 생긴 털괭이눈은 가지가 있다. 잎은 끝이 넓으며, 잎자루는 조금 길고 털이 있다. 뿌리에서 나는 잎은 조금 둥글고 털이 있으며, 줄기에서 나는 잎은 조금 길쭉하고 털이 없다. 잎은 앞뒷면이 평평하고 두꺼우며, 끝에 둥근 물결모양의 톱니가 있다. 꽃은 3~5월에 초록빛이 도는 노란색으로 피는데, 줄기 끝에 아주 작은 꽃들이 모여 달린다. 꽃잎은 없으며, 꽃잎처럼 보이는 꽃받침 4장이 꽃술을 에워싸서 네모모양이다. 꽃필 무렵이면 꽃 가까이 있는 잎들은 노란색이 된다. 열매는 7월에 누에고치 모양으로 여무는데, 다 익으면 껍질이 길쭉한 종지모양이며 갈라져 검붉은 씨앗이 나온다.

＊유사종 _ 괭이눈, 털괭이눈, 오대산괭이눈

새순 | 꽃

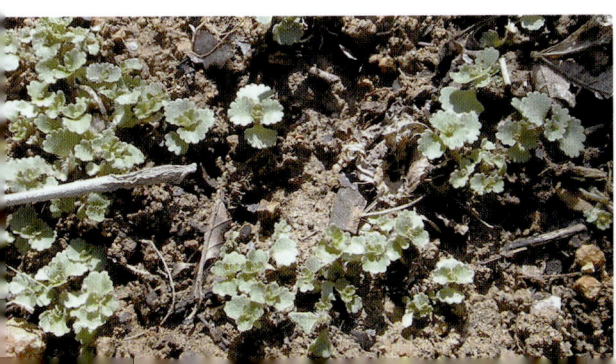
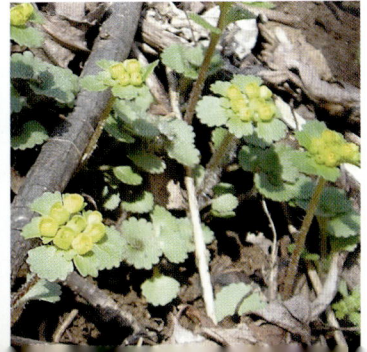

약용 한방에서 줄기와 잎을 금전고엽초(金錢苦葉草)라 한다. 독을 풀어주고, 염증을 가라앉히며, 고름을 빼내는 효능이 있다.

　간염으로 인한 황달, 방광결석, 요도 감염, 중증 피부병에 약으로 처방한다. 줄기와 잎은 햇빛에 말려 사용한다.

민간요법		
간염으로 인한 황달, 방광결석, 요도 감염	→	줄기와 잎 6g에 물 400㎖를 붓고 달여 마신다.
중증 피부병, 종기의 고름	→	줄기와 잎에 소금물을 넣어 생으로 찧어 바른다.

 식용 플라보노이드를 함유한다.
　봄에 어린 순을 데쳐서 물에 담가 우렸다가 나물로 먹는데 씁쓸하다.

뿌리 | 군락

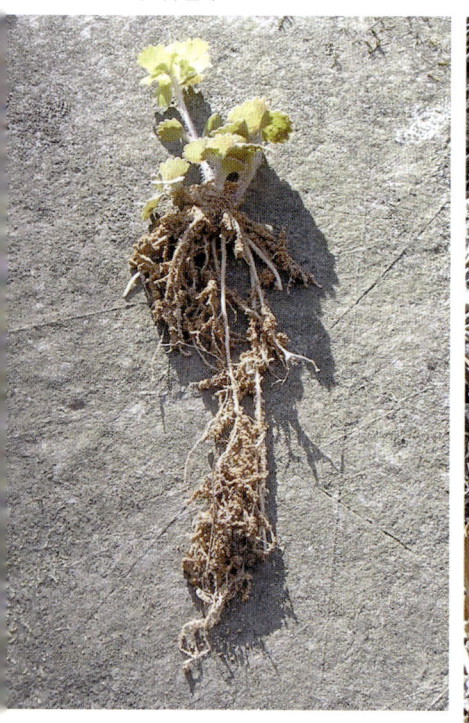
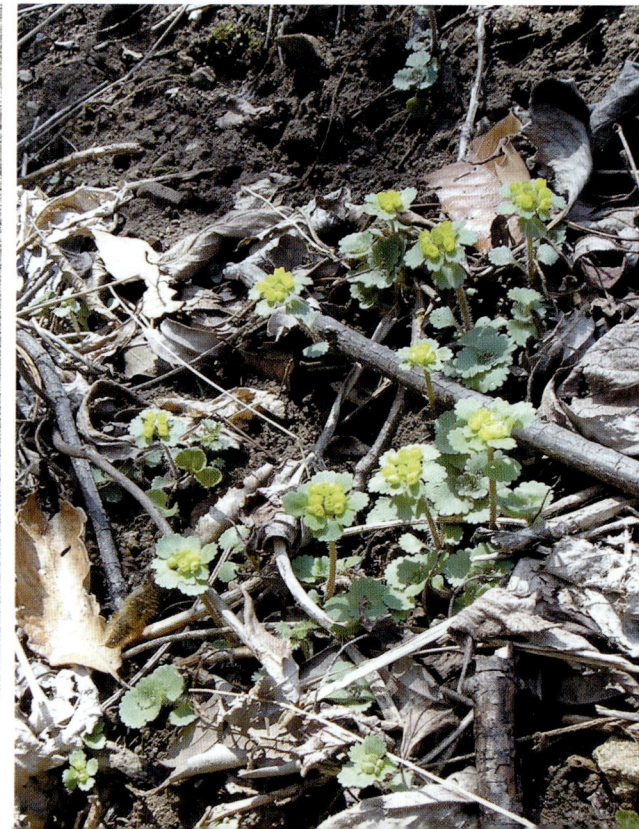

괭이밥 *Oxalis corniculata* L.
약 식

- ■ 괭이밥과 여러해살이풀
- ■ 분포지 : 산과 들 양지바른 풀밭, 길가, 밭둑
- 개화기 : 5~8월
- 결실기 : 9월
- 채취기 : 여름(줄기·잎)

- 별 명 : 시금초, 괴승애, 괴싱이, 산거초(酸車草), 산모초(酸母草), 산장초(酸漿草), 삼엽산장초(三葉酸漿草)
- 생약명 : 초장초(酢漿草)
- 유 래 : 산과 들에서 토끼풀과 비슷하나 잎에 줄무늬가 없고, 잎 끝이 오목하게 파인 풀들이 무리지어 자라는 것을 흔히 볼 수 있는데 괭이밥이다. 고양이(괭이)가 배가 아플 때 이 풀을 먹는다 하여 괭이밥이라 부른다. 시큼한 맛이 난다 하여 시금초라고도 한다.

생태

높이 10~30㎝. 뿌리가 굵고 길며, 수염뿌리가 있다. 뿌리껍질은 붉은빛이 도는 갈색이다. 줄기는 길고 여러 개가 함께 올라오며, 붉은빛이다. 가지는 밑동에서 갈라져 나온다. 잎은 심장모양으로 3장씩 마주나며, 잎자루는 길고 잔털이 조금 있다. 잎에도 잔털이 있으며, 잎 가장자리는 밋밋하다. 꽃은 5~8월에 노랗게 피는데, 긴 꽃대에 아주 작은 꽃이 1송이씩 달린다. 꽃잎은 5장이며, 길쭉한 타원형이다. 열매는 9월에 끝이 뾰족한 타원형으로 여무는데, 모가 나고 흰 털이 많다.

*유사종 _ 큰괭이밥, 자주괭이밥

새순 | 잎 앞뒤

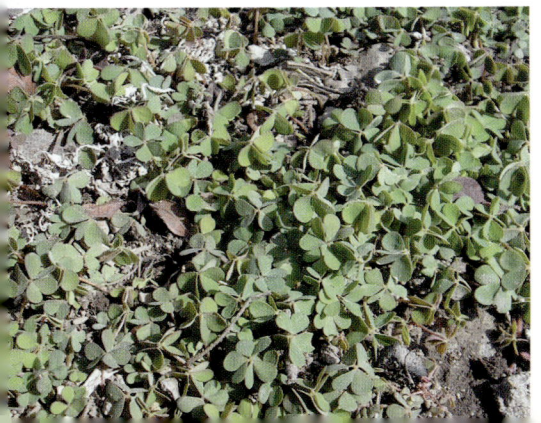
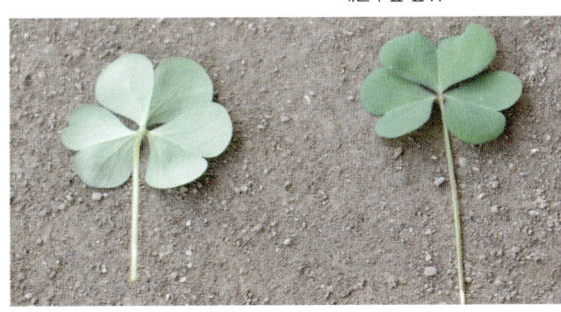

약용 한방에서 줄기와 잎을 초장초(酢漿草)라 한다. 열을 내리고, 피를 삭이며, 피를 맑게 하고, 어혈을 풀어주며, 습한 기운을 내보내고, 독을 풀어주며, 염증을 가라앉히고, 균을 죽이며, 썩는 것을 막는 효능이 있다.

　설사, 습한 기운과 열로 인한 황달, 피를 토할 때, 코피, 소변을 보기 힘들 때, 치질, 젖멍울, 타박상이나 화상, 벌레에 물렸을 때, 피부병에 약으로 처방한다. 줄기와 잎은 햇빛에 말려 사용한다.

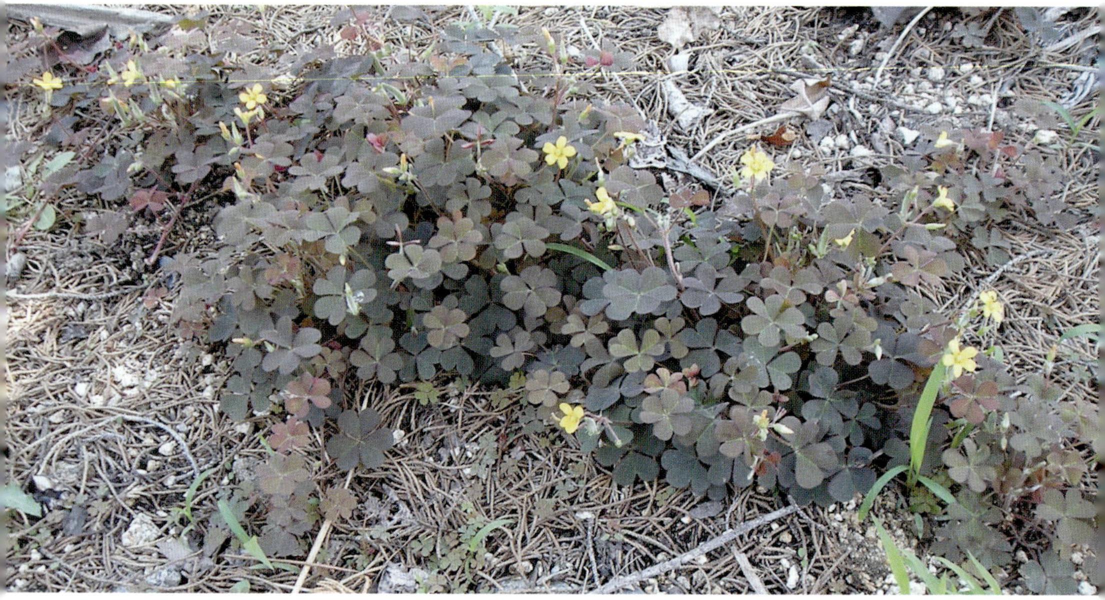

군락

뿌리 | 전체 모습

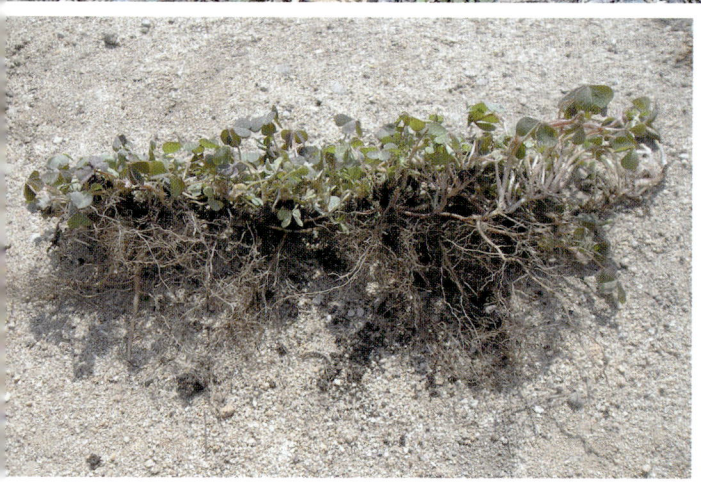

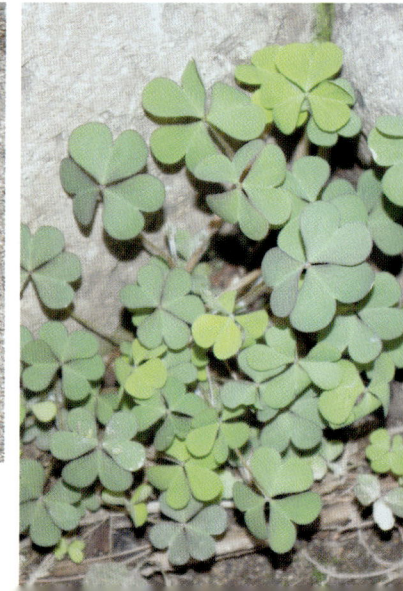

민간요법	
설사, 습한 기운과 열로 인한 황달, 피를 토할 때, 잇몸에서 피가 날 때, 목이 붓고 아플 때, 불면증, 소변을 보기 힘들 때	줄기와 잎 10g에 물 700㎖를 붓고 달여 마신다.
치질로 탈항이 되거나 변을 보기 힘들 때, 젖멍울, 코피, 타박상이나 화상, 벌레에 물렸을 때, 피부병	줄기와 잎을 생으로 찧어 바른다.

식용 비타민, 수산, 시트르산, 타르타르산, 염분을 함유한다. 봄에 어린 순을 생으로 무쳐 먹거나 생즙을 내어 마신다. 약간 시큼한 맛이다.

주의사항
- 큰괭이밥, 자주괭이밥을 대신 사용하기도 한다.

꽃 | 꽃 — 열매

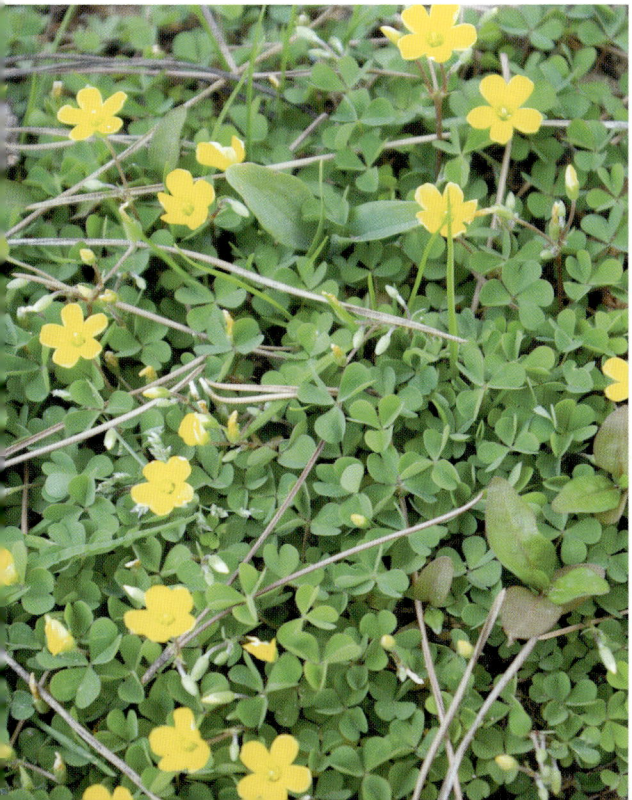
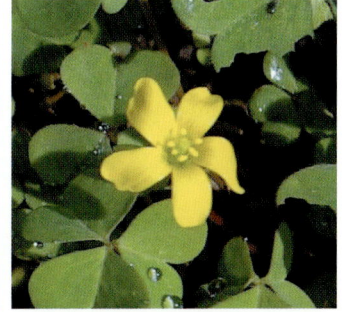
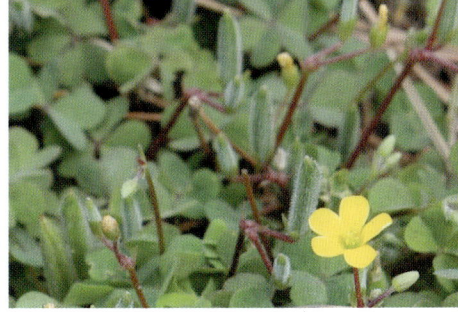

137 부처꽃 [약]

Lythrum anceps (koehne) Makino

- ■ 부처꽃과 여러해살이풀
- ■ 분포지 : 산과 들 양지바른 풀밭, 냇가
- 개화기 : 6~8월
- 결실기 : 9월
- 채취기 : 여름(줄기·잎)

- 별   명 : 두렁꽃
- 생약명 : 천굴채(千屈菜)
- 유   래 : 여름에 산과 들에서 짧고 뾰족한 잎이 2장씩 층층이 나고, 긴 꽃대에 진홍색 꽃이 많이 달린 풀들이 무리지어 자라는 것을 볼 수 있는데 부처꽃이다. 백중날 부처님 전에 올리는 꽃이라 하여 부처꽃이라 부른다.

생태

높이 1m. 뿌리가 가늘고 무성하며, 뿌리껍질이 밝은 갈색이다. 줄기는 굵고 곧게 올라오며, 밑동이 갈색이다. 가지는 사방으로 갈라진다. 잎은 짧고 뾰족하며 마주나는데, 잎자루가 없고, 2장씩 층층이 빙 둘러 난다. 잎 가장자리는 밋밋하다. 꽃은 6~8월에 진홍색으로 피는데, 붉고 긴 꽃대가 올라와 작은 꽃들이 사방으로 뭉쳐 달린다. 꽃잎은 6장으로 길쭉한 타원형이다. 열매는 9월에 타원형으로 여무는데, 다 익으면 갈색이며 껍질이 갈라져 씨앗이 나온다.

*유사종 _ 털부처꽃

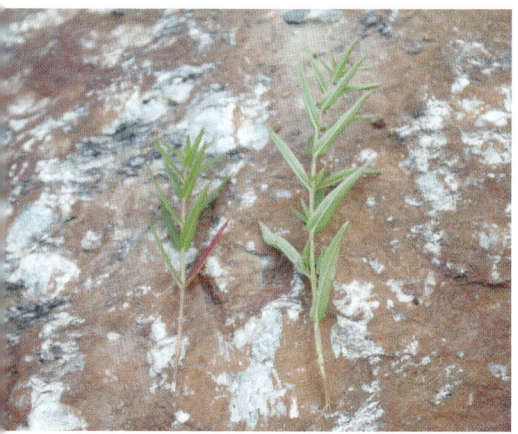

잎 앞뒤 | 열매

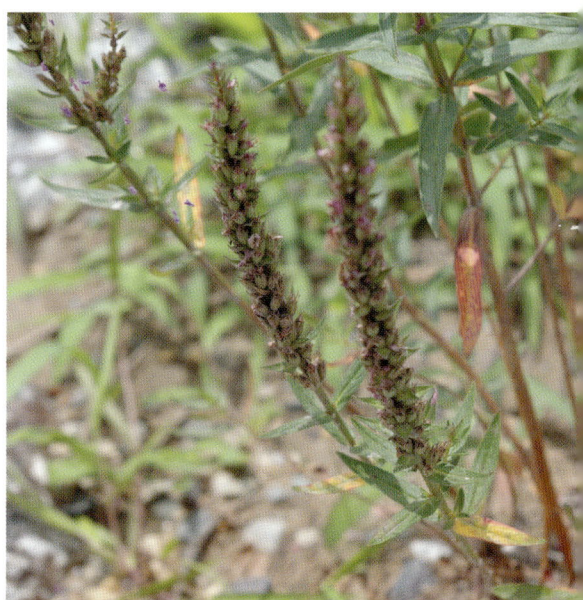

약용 한방에서 줄기와 잎을 천굴채(千屈菜)라 한다. 피가 맑아지고, 피를 멎게 하며, 열을 내리고, 균을 죽이며, 소변이 잘 나오게 하는 효능이 있다.

방광염, 이질 설사, 자궁 출혈, 암, 피부 궤양, 몸이 부었을 때 약으로 처방한다. 줄기와 잎은 햇빛에 말려 사용한다.

민간요법		
소변을 보기 힘들 때, 붉은 설사, 자궁 출혈, 암, 몸이 부었을 때	▶	줄기와 잎 10g에 물 400㎖를 붓고 달여 마신다.
피부 궤양, 종기	▶	줄기와 잎을 가루를 내어 바른다.

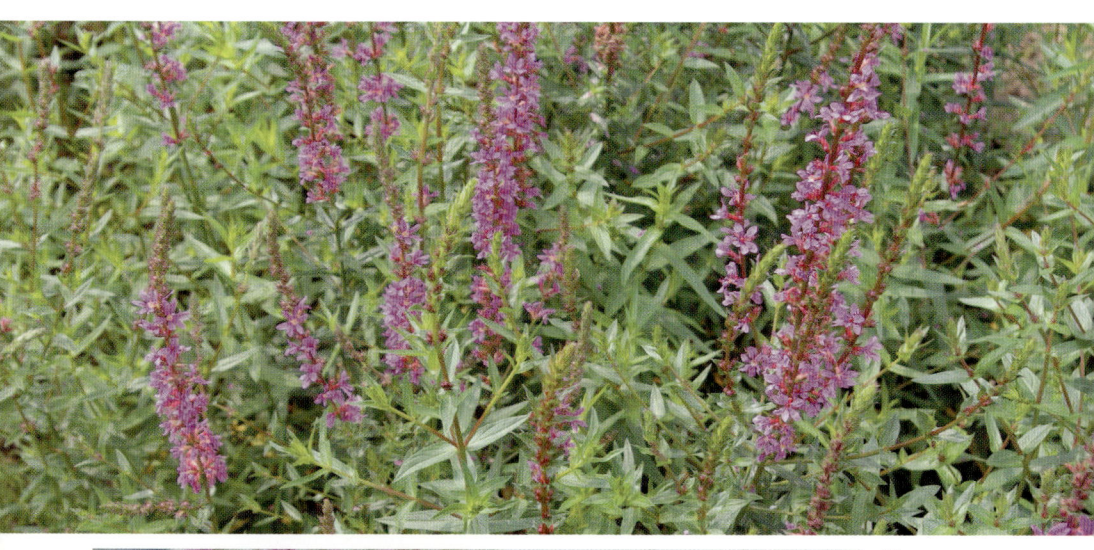

꽃

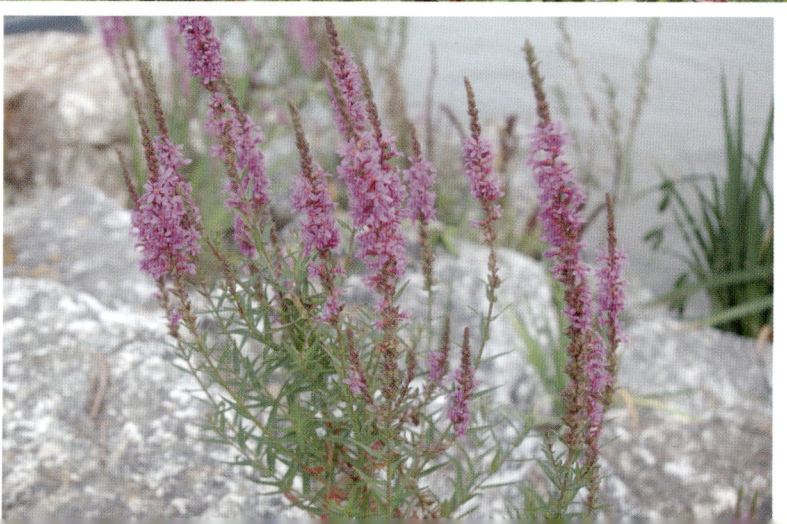

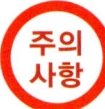
주의사항

• 좀부처꽃, 털부처꽃을 대신 사용하기도 한다.

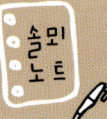
솔모노트

암을 억제하는 약초로는 상황버섯(각종 암), 겨우살이, 꾸지뽕나무(위암, 간암, 폐암, 피부암), 느릅나무(위암, 폐암), 바위솔(폐암), 꿀풀(=하고초) 등이 있다.

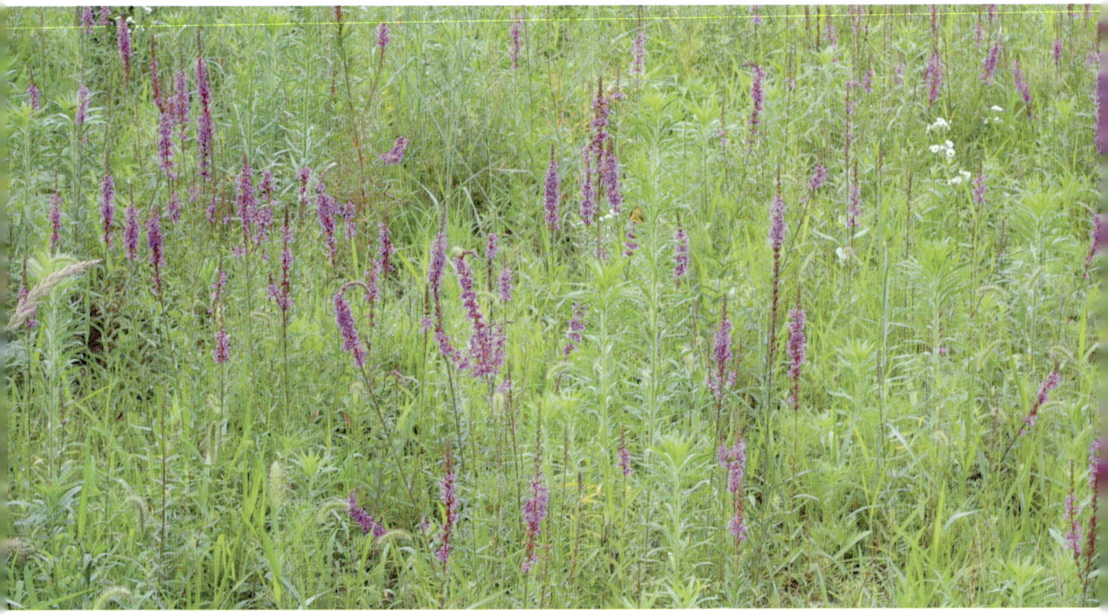

군락

뿌리

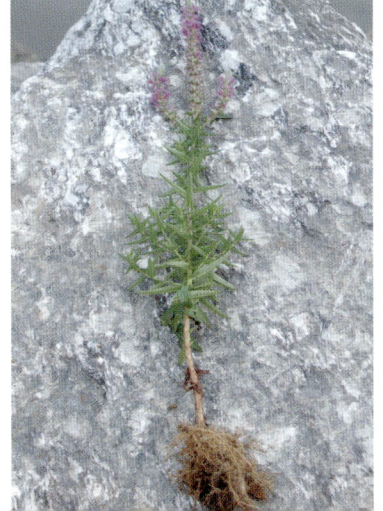

이질풀 *Geranium nepalense subsp. thunbergii* HARA
약 식

- ■ 쥐손이풀과 여러해살이풀
- ■ 분포지 : 산이나 들 양지바른 풀밭, 길가
- 개화기 : 8~9월
- 결실기 : 10월
- 채취기 : 가을(줄기·잎)

- 별   명 : 현지초(玄之草), 노관초(老琯草), 노학초(老鶴草), 서장초(鼠掌草), 공등(公藤), 풍노초(風老草), 관근, 광지풀
- 생약명 : 현초(玄草)
- 유 래 : 산과 들에서 줄기가 땅 위를 기면서 자라고, 잎이 손바닥모양으로 깊이 갈라지는 풀을 볼 수 있는데 이질풀이다. 이질 설사를 낫게 하는 풀이라 하여 이질풀이라 부른다.

생태 길이 30~50cm. 뿌리가 굵고 짧으며, 뿌리껍질이 짙은 갈색이다. 줄기는 가늘고 길며, 땅 위를 기듯이 비스듬히 자라고, 잔털이 많다. 가지는 여러 갈래로 갈라진다. 잎은 손바닥모양으로 마주나는데, 잎자루가 길고 3~5장으로 갈라져 있다. 잎 뒷면에는 잎맥을 따라 잔털이 있으며, 둥글면서 끝이 뾰족한 톱니가 드문드문 있다. 꽃은 8~9월에 진분홍색, 연분홍색, 흰색으로 피는데, 털 달린 긴 꽃대가 올라와 끝이 2개로 갈라지고 끝에 작은 꽃이 달린다. 꽃잎은 5장으로 타원형이며, 세로로 흐린 얼룩이나 진한 줄무늬가 있다. 열매는 10월에 가늘고 길쭉한 모양으로 여물며, 열매껍질에 연한 세로 줄무늬와 잔털이 있다. 열매가 다 익으면 껍질이 5개로 갈라져 뒤로 말리면서 씨앗들이 튀어나와 번식한다.

*유사종 _ 둥근이질풀, 선이질풀, 쥐손이풀

잎 앞뒤

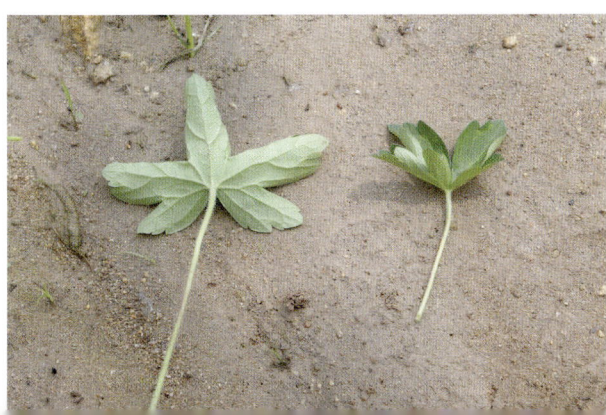

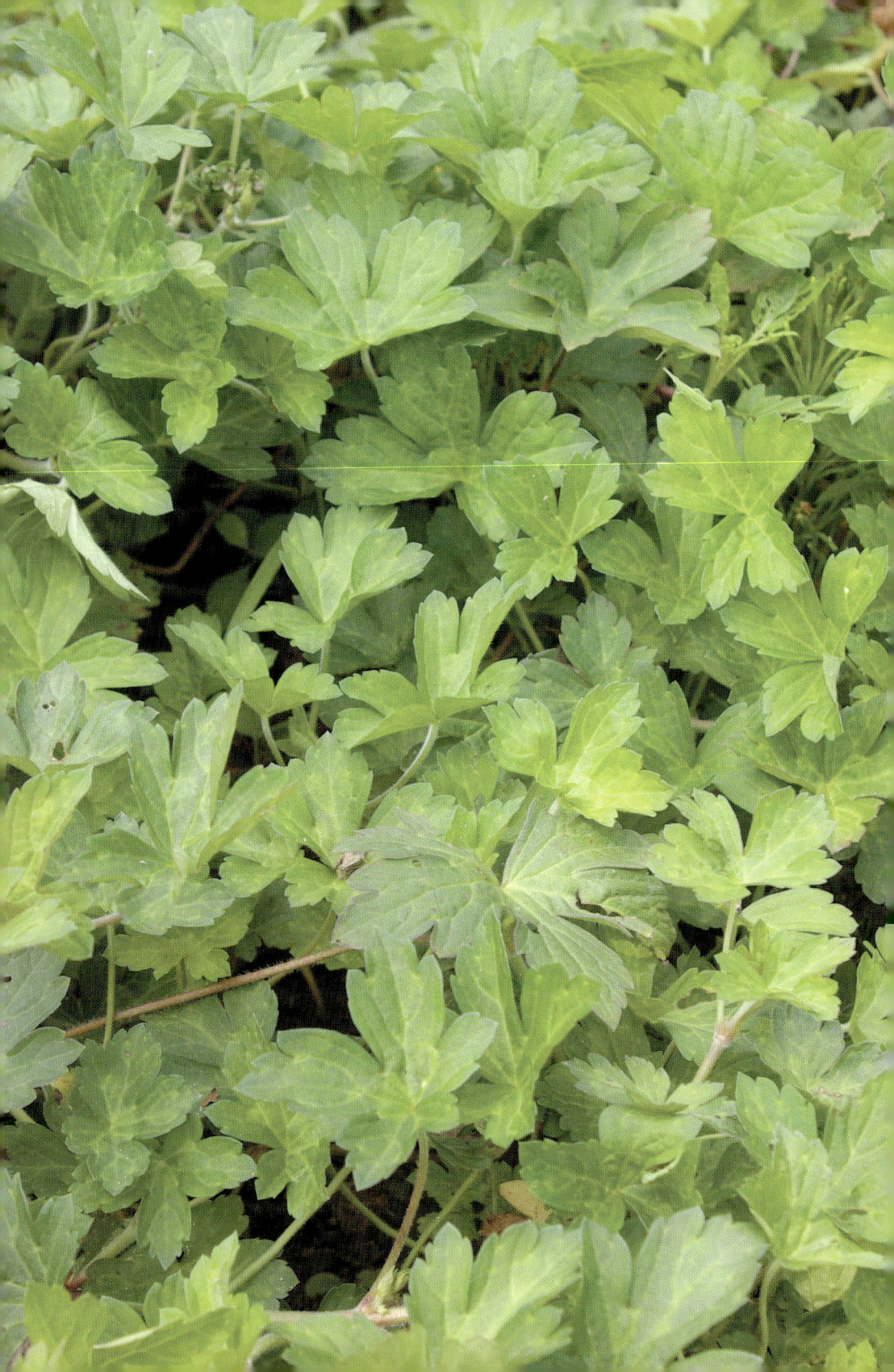

약용

한방에서 줄기와 잎을 현초(玄草)라 한다. 풍과 습한 기운을 몰아내고, 경락이 잘 돌게 하며, 피를 멎게 하고, 뼈와 근육이 튼튼해지며, 증상을 완화시키고, 설사를 멎게 하며, 염증을 가라앉히고, 균을 죽이는 효능이 있다.

아랫배가 아프고 설사를 자주 할 때, 이질 설사, 장염, 팔다리 마비, 뼈와 근육이 쑤시고 아플 때, 종기, 아토피나 습진, 타박상에 약으로 처방한다. 줄기와 잎은 햇빛에 말려 사용한다.

민간요법

아랫배가 아프고 설사를 자주 할 때, 이질 설사, 장염, 변비, 위궤양이나 십이지장궤양, 팔다리 마비, 뼈와 근육이 쑤시고 아플 때, 빈혈, 감기	➡ 줄기와 잎 20g에 물 800㎖를 붓고 달여 마신다.
종기, 아토피나 습진, 타박상	➡ 줄기와 잎을 달인 물을 바른다.

● 전체 모습   열매

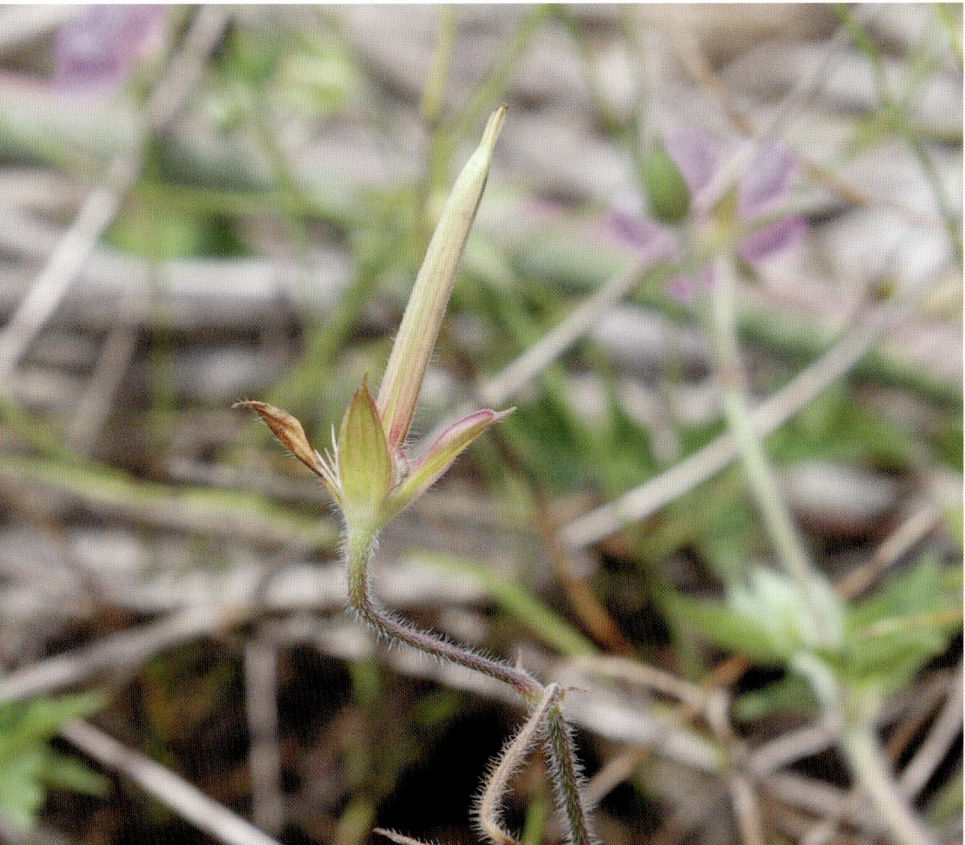

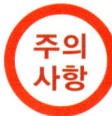 타닌과 케르세틴을 함유한다. 봄에 어린 순을 데쳐서 물에 오래 담가 우렸다가 나물로 먹는데 쌉쌀하다.

- 둥근이질풀, 선이질풀, 쥐손이풀, 부전쥐손이를 대신 사용하기도 한다.

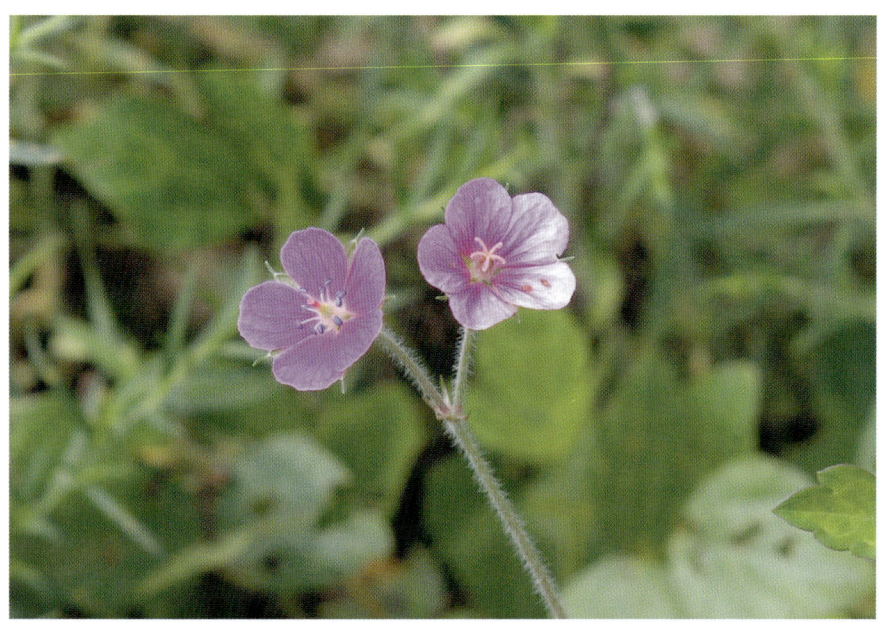

꽃
뿌리

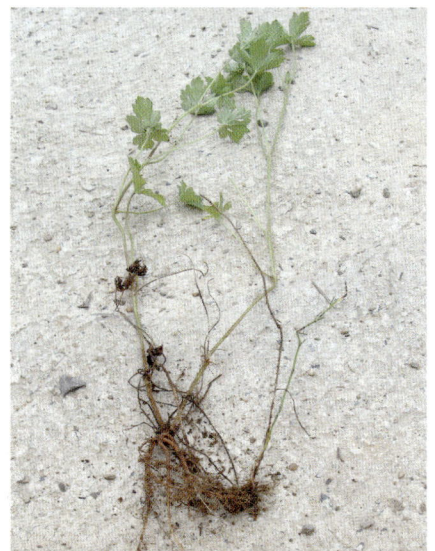

꽃과 열매를 이용하는 산 속 식물

PART 4

산국 / 쉬나무 / 개비자나무 / 개다래 / 쥐방울덩굴 / 긴강남차 / 활량나물 / 마름 / 꽃다지 / 회향

139

산국

약 독

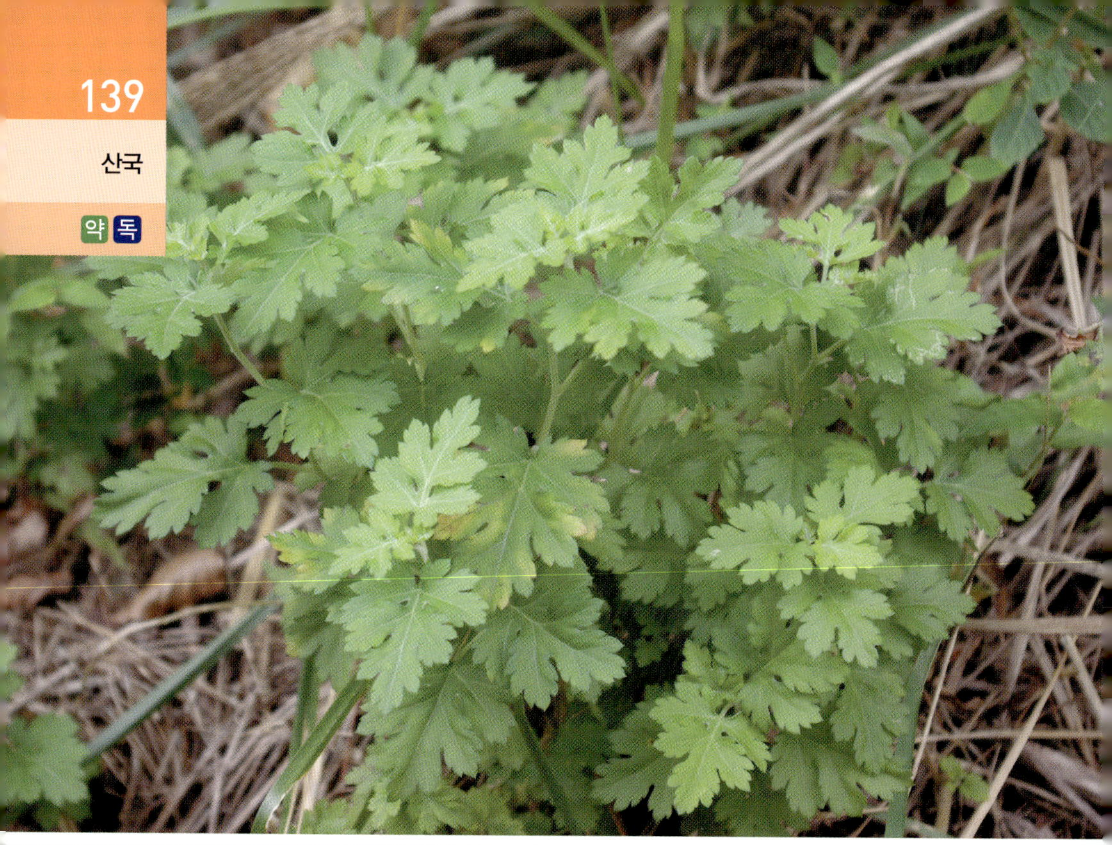

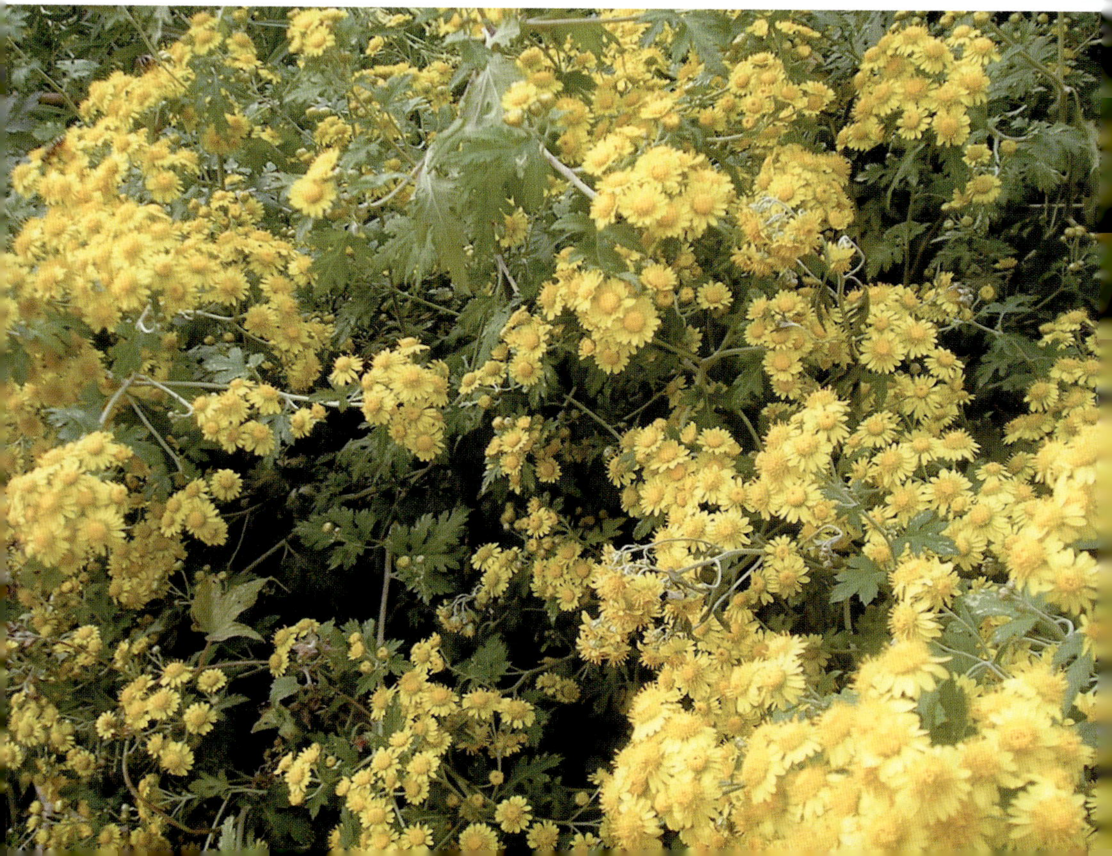

산국

Chrysanthemum boreale Makino

약 독

■ 국화과 여러해살이풀　■ 분포지 : 산과 들이 만나는 비탈, 들판 잡목 숲가
개화기 : 9~10월　결실기 : 10~11월　채취기 : 가을(꽃봉오리)

- 별　　명 : 야국(野菊), 야국화(野菊花), 야황국(野黃菊), 고의(苦薏), 의화(薏花), 봉래화(蓬萊花), 향엽국(香葉菊), 개국화, 들국
- 생약명 : 고의(苦薏)
- 유　　래 : 늦가을 산과 들이 만나는 곳에서 인진쑥과 비슷하나 가지를 많이 치고, 줄기 끝에 노란 꽃들이 모여 피는 풀들이 무리지어 자라는 것을 볼 수 있는데 산국이다. 산(山)에 피는 국화(菊)라 하여 산국이라 한다. 들(野)에 피는 국화(菊)라 하여 야국이라고도 부른다.

생태

높이 1m. 뿌리가 굵고 길게 뭉쳐 나며, 옆으로 뻗기도 한다. 뿌리껍질은 밝은 갈색이다. 줄기는 가늘고 길게 무더기로 나오는데, 조금 희고 솜털이 있다. 묵은 줄기는 겨울에도 남아 있으며, 봄에 묵은 줄기 밑에서 새순이 나온다. 가지는 밑동에서 많이 갈라진다. 잎은 어긋나는데, 잎자루가 길고 5갈래로 깊게 갈라진다. 잎 가장자리에는 둥글고 깊은 톱니가 있다. 꽃은 9~10월에 노랗게 피는데, 줄기나 가지 끝에 여러 송이가 둥글게 뭉쳐 달린다. 꽃잎처럼 보이는 것은 씨를 못 맺는 가짜 꽃 1송이이고, 꽃술처럼 보이는 것이 씨를 맺는 진짜 꽃 1송이다. 열매는 10~11월에 깨알처럼 작게 여문다. *유사종 _ 감국

전체 모습
꽃

꽃봉오리 | 꽃

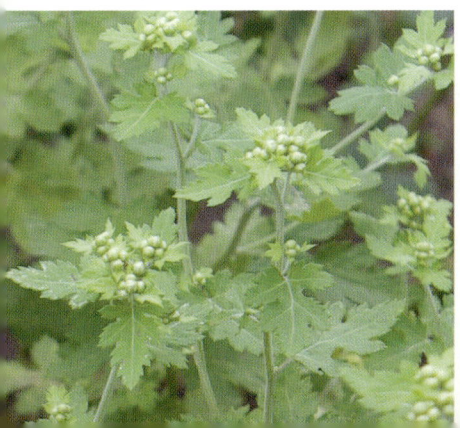
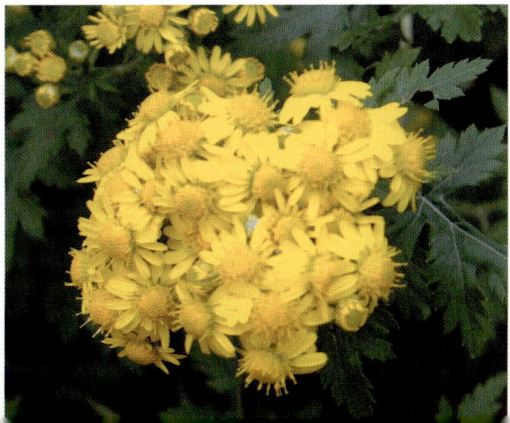

약용 한방에서 꽃을 고의(苦薏)라 한다. 열을 내리고, 풍기를 다스리며, 땀이 나오게 하고, 독을 풀어주며, 염증을 가라앉히는 효능이 있다.

뿌리 깊은 종기, 피부가 곪고 딱지가 졌을 때, 아토피나 습진에 약으로 처방한다. 꽃봉오리는 그늘에 말리거나 볶아서 사용한다.

민간요법		
	열감기, 가슴에 열이 나고 답답할 때, 심한 어지럼, 두통, 목이 붓고 아플 때, 설사	꽃봉오리 8g에 물 400㎖를 붓고 달여 마신다.
	뿌리 깊은 종기, 피부가 곪고 딱지가 졌을 때, 아토피나 습진	꽃봉오리 달인 물을 바른다.

묵은대와 새순

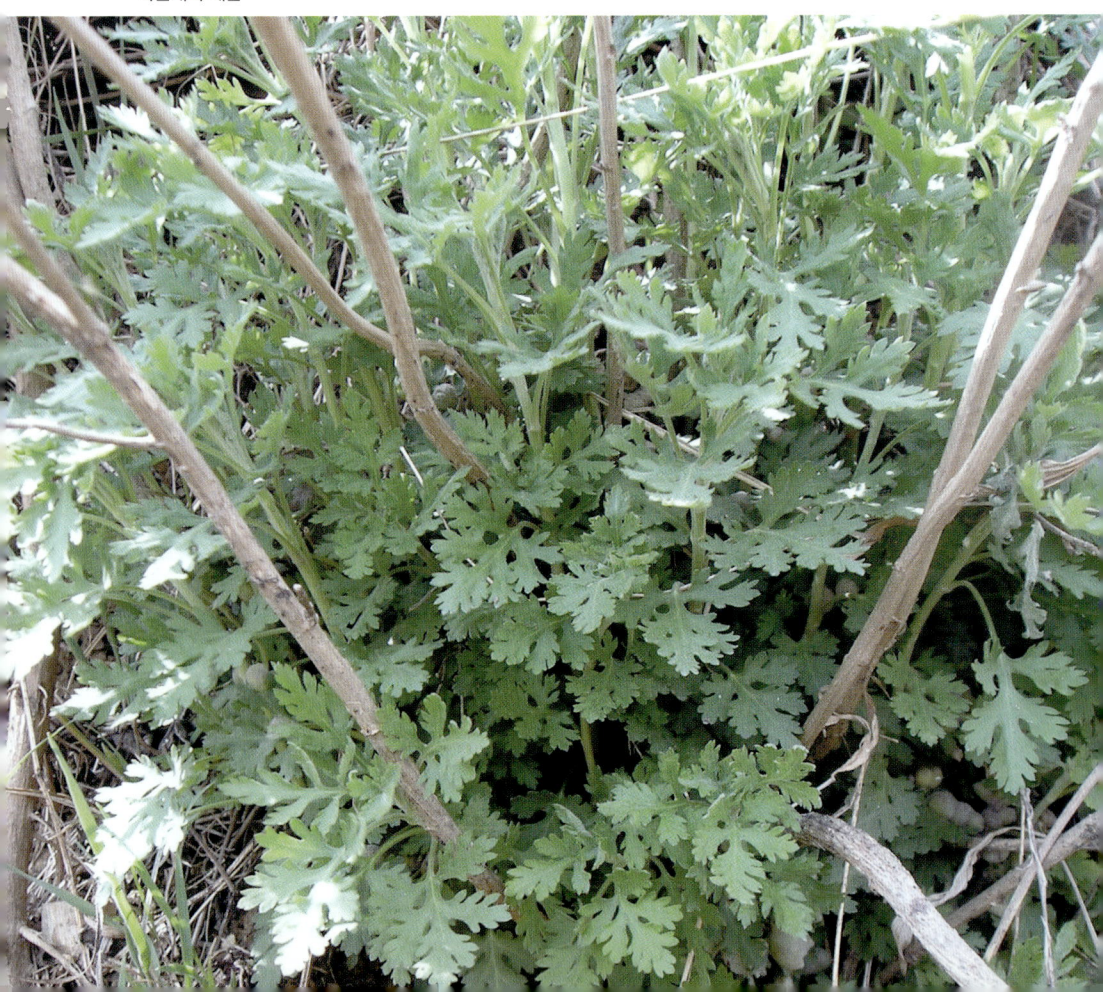

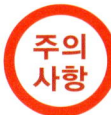 **주의사항**
- 약간 독성이 있는 약재로 많이 먹으면 위에 무리가 가므로 정량만 사용한다.
- 몸을 차게 하는 약재이므로 찬바람을 쏘여 머리가 아픈 사람, 오한이 나면서 관절이 아픈 사람, 배가 차고 설사하는 사람은 먹지 않는다.

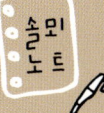 꽃을 따서 차를 만들 때는 약간 꽃이 피려고 하는 꽃봉오리 상태에서 따야 향이 좋다. 꽃술도 약간만 핀 것이 좋다. 꽃이 완전히 핀 것은 향이 많이 날아가고 약효도 떨어지며, 말리면 벌레가 많이 나온다. 꽃차를 만들 수 있는 것으로는 국화, 칡꽃 등이 있다.

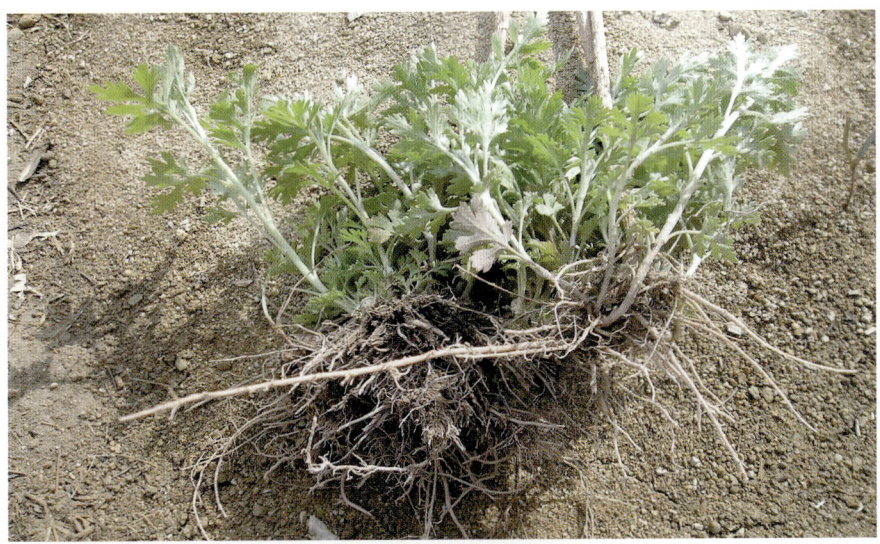

뿌리

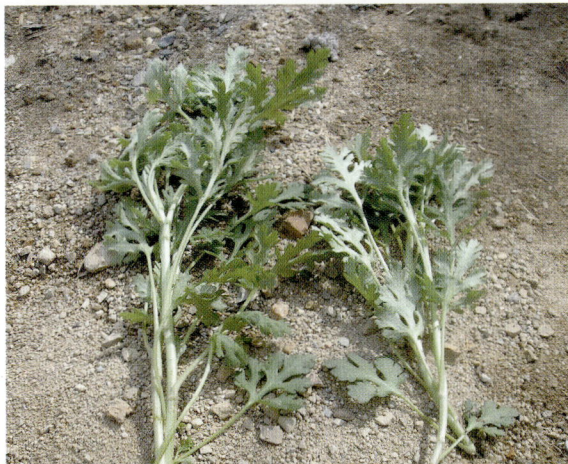

잎 앞뒤

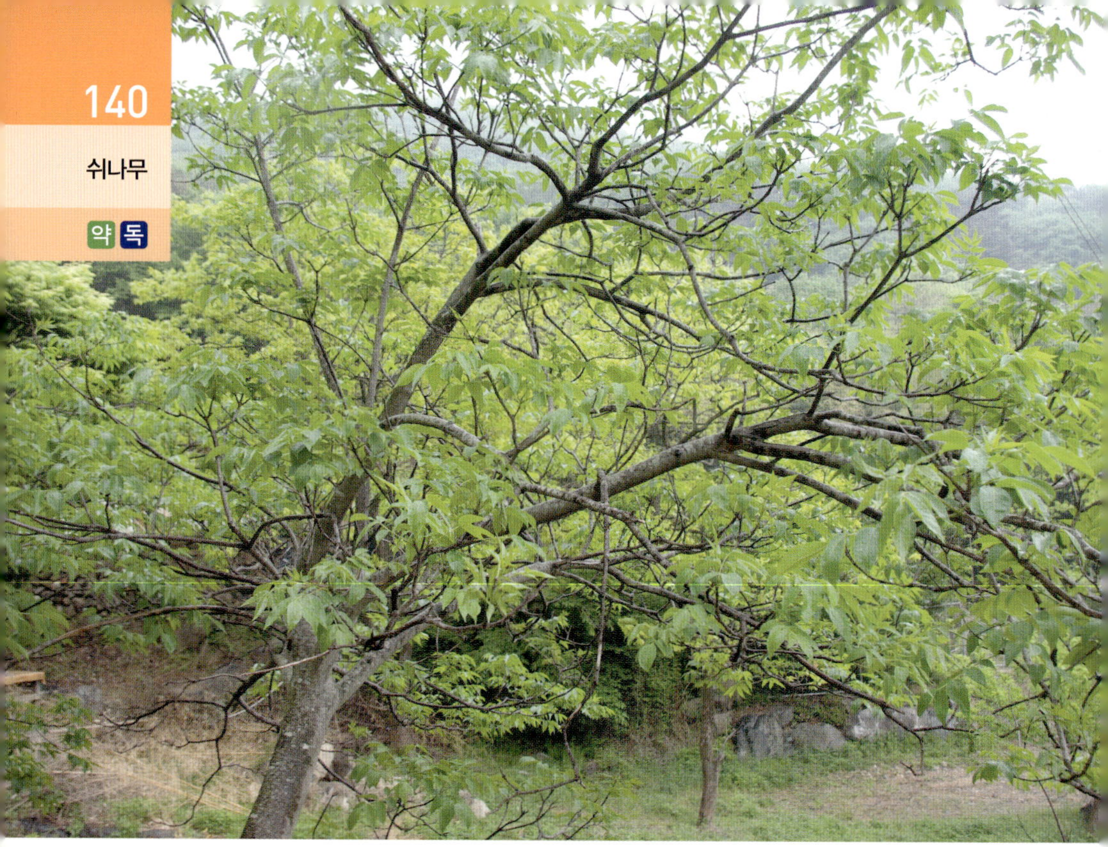

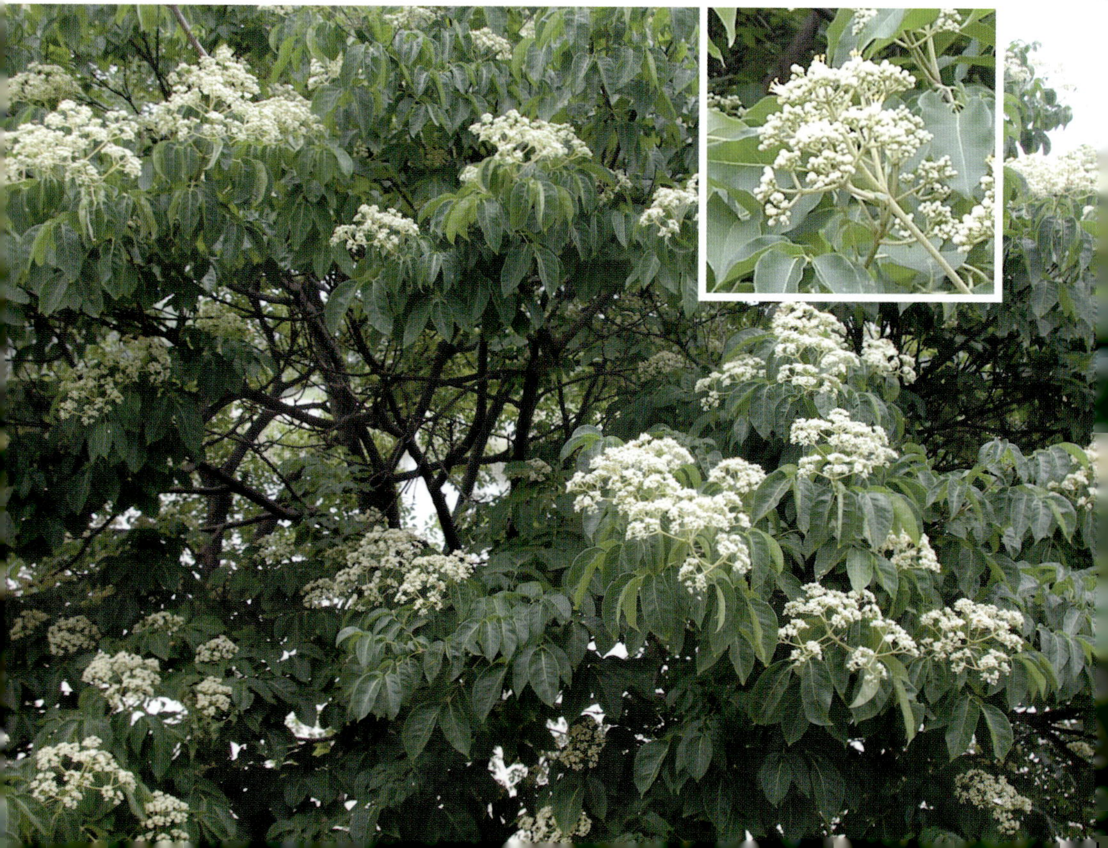

140

쉬나무

약 독

쉬나무

Evodia daniellii Hemsl.

약 독

- 운향과 잎지는 큰키나무
- 분포지 : 마을 근처 돌무더기 주변, 개울가
- 개화기 : 8월
- 결실기 : 10월
- 채취기 : 가을(풋열매)

- 별   명 : 수유나무, 소동나무, 소등나무, 쇠동백나무
- 생약명 : 오수유(吳茱萸)
- 유   래 : 마을 근처에서 잎모양이 오수유나무와 비슷하나, 잎 끝이 꼬리처럼 뾰족한 큰 나무를 볼 수 있는데 쉬나무이다. 중국의 오수유나무와 비슷하다 하여 수유나무라 하다가 쉬나무가 되었다.

생태

높이 15m. 줄기껍질은 회색이 도는 붉은 갈색이고, 약간 푸른빛이 도는 작은 돌기가 있으며, 빨리 자란다. 가지는 회색이 도는 갈색이며, 어린 가지에는 잔털이 있다. 잎은 넓고 길쭉하며 마주나고, 긴 잎자루에 깃털처럼 잎이 달리며, 잎 끝은 꼬리처럼 뾰족하고 길다. 잎 가장자리에는 희미하게 아주 얕은 톱니가 있다. 꽃은 8월에 하얗게 피는데, 꽃대가 길게 올라와 여러 갈래로 가지를 치고 끝에 아주 작은 꽃들이 모여 달린다. 이와 달리 오수유나무는 꽃이 5~6월에 피며, 녹색이 도는 노란색이다. 열매는 10월에 끝이 뾰족한 타원형으로 여무는데, 다 익으면 껍질이 5개로 갈라져 검고 둥근 씨앗이 나온다.

전체 모습
꽃   열매

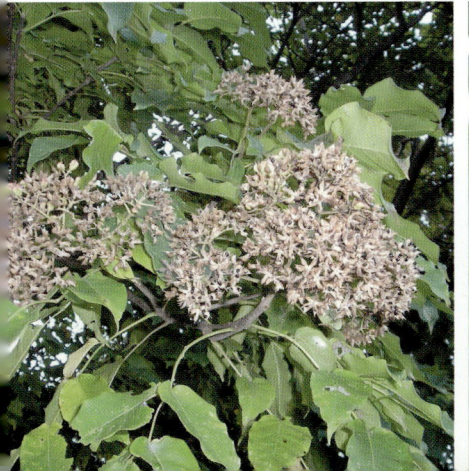
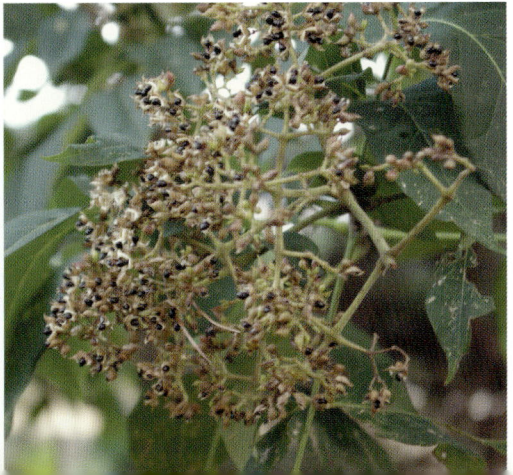

약용 한방에서 풋열매를 오수유(吳茱萸)라 한다. 몸이 따듯해지고, 한기를 흩어주며, 습한 기운을 몰아내고, 경락을 잘 돌게 하며, 중추신경을 흥분시키고, 균을 죽이며, 통증과 구역질을 가라앉히는 효능이 있다.

토사곽란, 윗배가 차고 구역질이 날 때, 간이 냉하여 머리가 아플 때, 치통, 심한 아토피나 습진에 약으로 처방한다. 풋열매는 감초 달인 물에 담갔다 햇빛에 말려 사용한다.

민간요법		
토하고 설사할 때, 배가 차고 구역질할 때, 두통이나 치통, 허리가 쑤시고 아플 때	→	풋열매나 잎 12g에 물 400㎖를 붓고 달여 마신다.
심한 아토피나 습진	→	풋열매 달인 물로 씻어낸다.

잎
잎 앞뒤 | 꽃봉오리

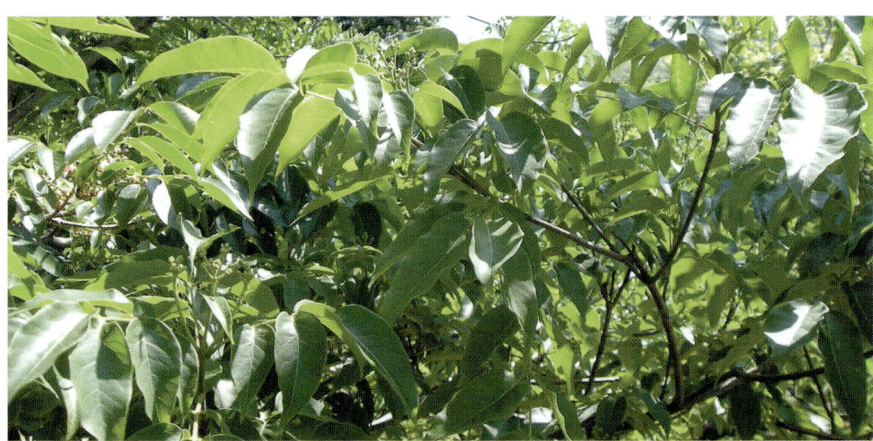

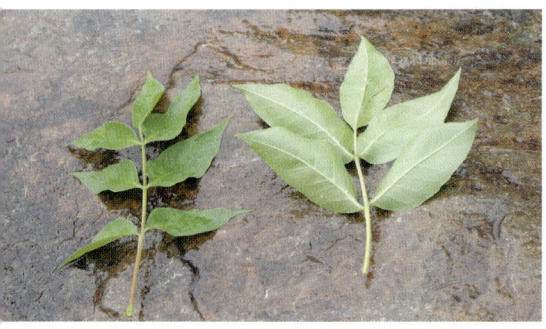

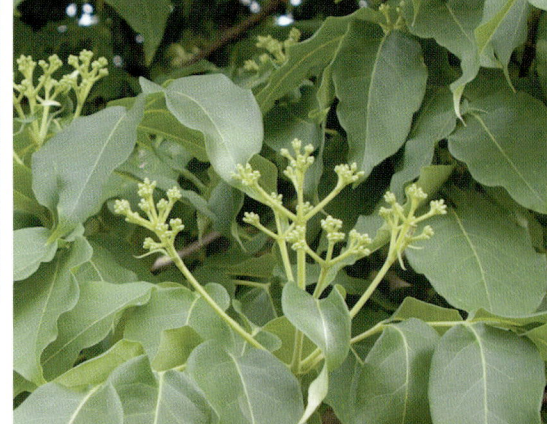

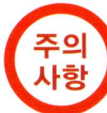
- 약간 독성이 있으므로 정량만 사용한다.
- 몸을 따뜻하게 하는 약재이므로 기력이 없고 열나는 사람은 먹지 않는다.

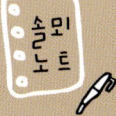
산 속에 서식하는 키가 큰 나무들은 보통 꽃이 피더라도 열매를 맺는 시기가 늦기 때문에 수령 10~15년이 되어야 열매를 맺는다. 예를 들어, 돌배나무나 상수리나무는 수령이 10년 정도 돼도 꽃은 피나 열매는 잘 맺지 못한다. 그에 비해 사람이 가꾸는 나무들은 키와 상관없이 수령 4~5년이면 열매를 맺기 시작한다. 주로 과실이 달리는 장미과 나무들이 그렇다. 그리고 나무가 어리면 열매가 달고 구수하며, 나무가 늙을수록 열매의 당도가 떨어진다. 예를 들어, 단감이나 밤나무는 어린 나무에 달리는 열매가 훨씬 맛있으며, 늙은 나무에 달리는 열매는 밍밍하다.

겨울 모습 | 줄기

줄기

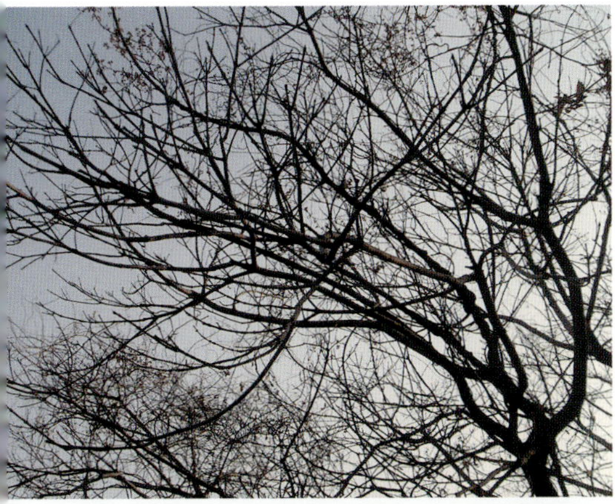

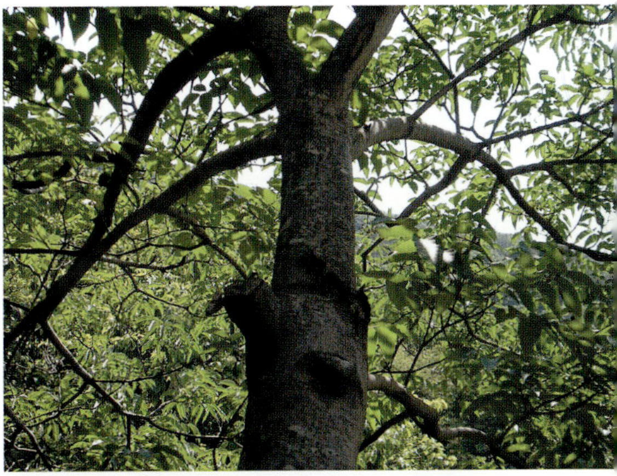

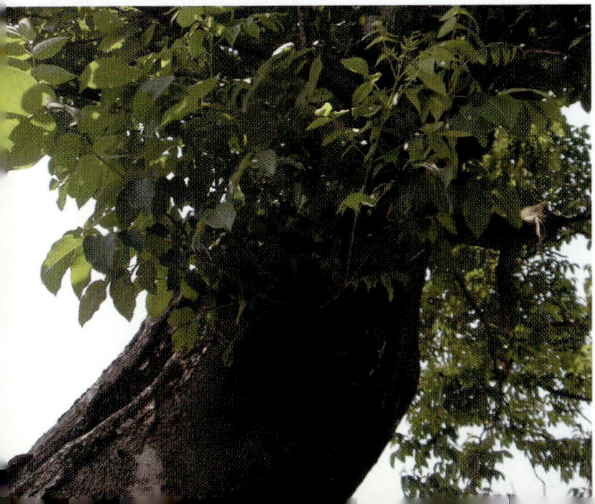

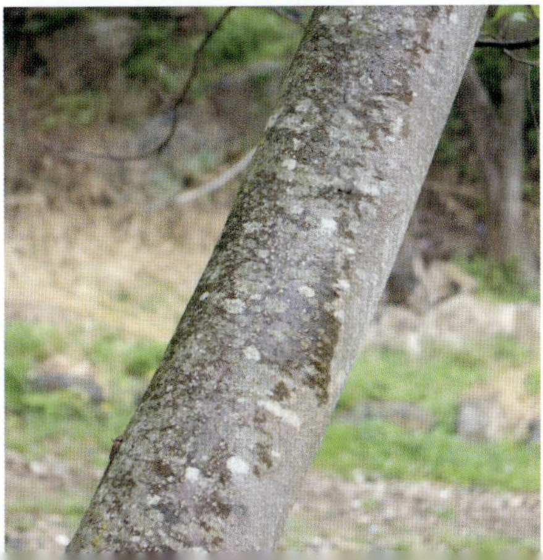

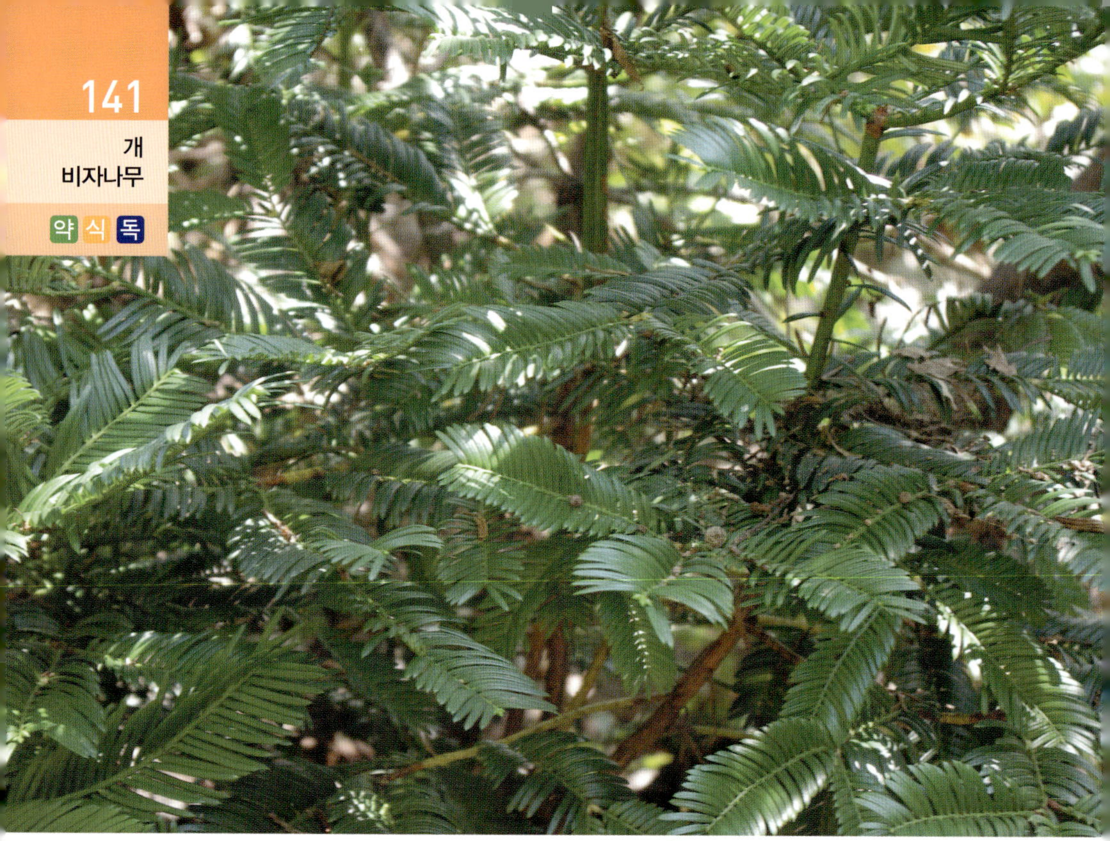

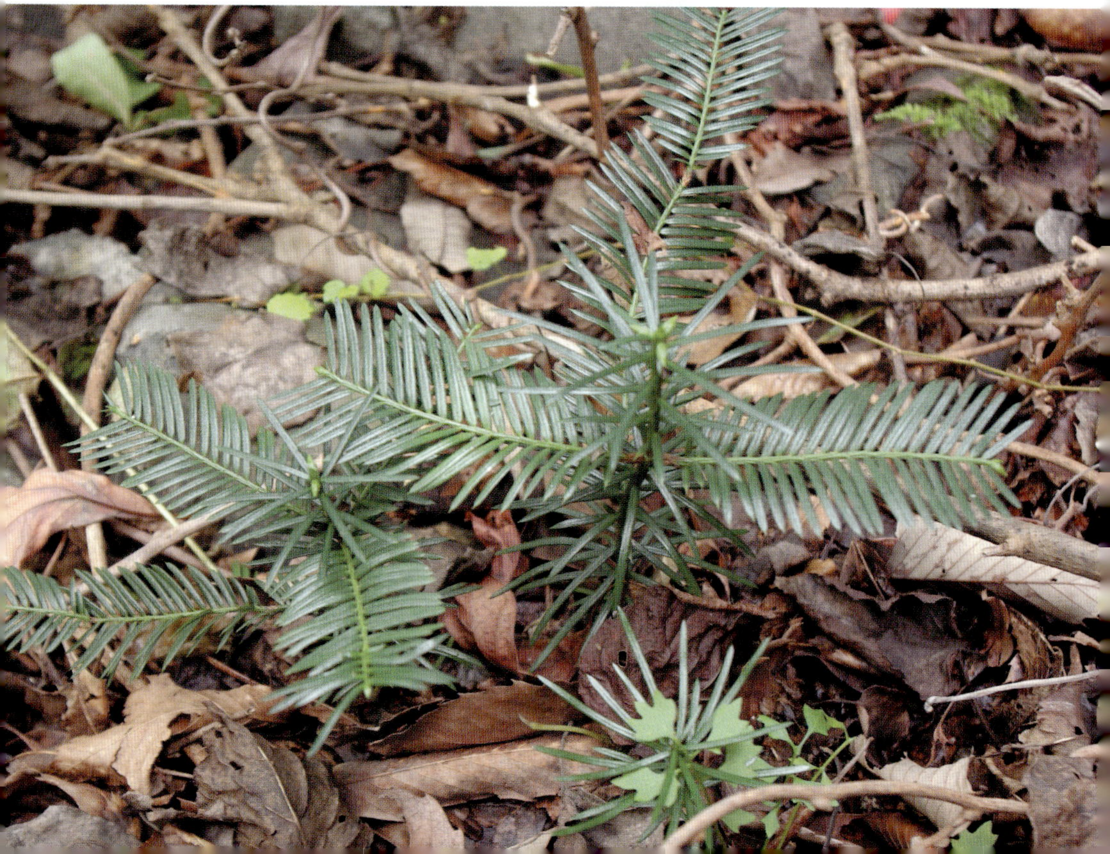

141 개비자나무
약 식 독

개비자나무

Cephalotaxus koreana Nakai

약 식 독

- ■ 주목과 늘푸른 작은키나무
- ■ 분포지 : 깊은 산 좁은 골짜기나 계곡가, 자갈밭
- 개화기 : 4월
- 결실기 : 8~9월
- 채취기 : 가을(열매)

- **별 명** : 좀비자나무, 향비(香榧), 조비(粗榧), 조선조비(朝鮮粗榧), 목비(木榧), 옥비(玉榧), 적과(赤果)
- **생약명** : 토향비(土香榧)
- **유 래** : 가을에 깊은 산골짜기에서 바닷가에 사는 비자나무와 비슷하나, 열매가 갈색이 아닌 붉은색으로 달리는 작은 나무를 볼 수 있는데 개비자나무이다. 작은 (개) 비자나무라 하여 개비자나무라 부른다.

생태

높이 3~6m. 뿌리가 굵고 옆으로 뻗으며, 잔뿌리가 많다. 뿌리껍질은 노란빛이 도는 붉은 갈색이다. 줄기껍질은 노란빛이 도는 갈색이며, 세로로 불규칙하게 갈라져 있다. 가지는 옆으로 갈라져 나오며, 어린 가지는 푸른빛이다. 잎은 납작한 바늘모양이며, 길고 울퉁불퉁한 잎자루 양쪽으로 작은 잎들이 빗살모양으로 촘촘히 달린다. 잎은 뒤로 약간 휘어 앞면은 조금 볼록하고, 뒷면은 오목하면서 세로 잎맥이 뚜렷하다. 잎 끝은 바늘처럼 뾰족하나 날카롭지는 않다. 꽃은 4월에 녹색으로 피는데, 암수가 따로 있다. 암나무에는 길쭉한 암꽃이 2송이씩 달리며, 수나무에는 납작한 공 같은 수꽃이 잎자루 끝에 20~30송이씩 뭉쳐 달린다. 열매는 8~9월에 길쭉한 타원형으로 여무는데, 다 익으면 붉은색이다.

*유사종 _ 비자나무, 선개비자나무, 눈개비자나무

전체 모습(위), 새순(아래)   잎 앞뒤 | 발아한 모습

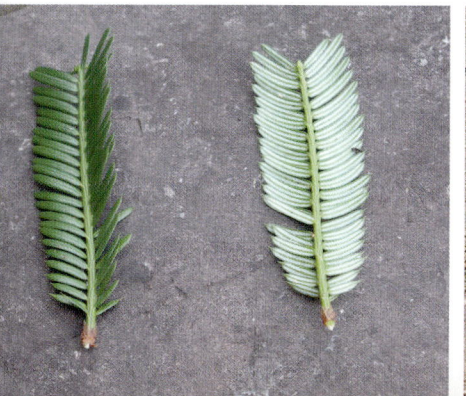
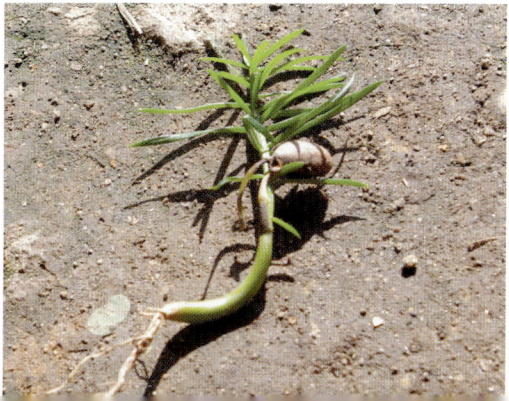

약용 한방에서 열매를 토향비(土香榧)라 한다. 벌레를 죽이고, 폐와 장이 촉촉해지며, 몸에 쌓인 독소를 풀어주고, 눈이 밝아지며, 자궁을 수축시키는 효능이 있다.

체했을 때, 마른기침, 끈적한 가래, 변비, 기생충 구충에 약으로 처방한다. 열매는 속껍질을 벗겨서 햇빛에 말려 사용한다.

민간요법		
	체했을 때, 마른기침, 끈적한 가래, 기생충 구충, 여성의 아랫배와 허리가 아플 때, 눈이 침침할 때, 치질, 변비	열매 10g에 물 400㎖를 붓고 달여 마신다.
	강장제	열매를 불에 구워 먹는다.
	머리카락이 빠질 때	열매를 담갔던 물로 머리를 감는다.

꽃 | 열매
열매 | 채취한 열매

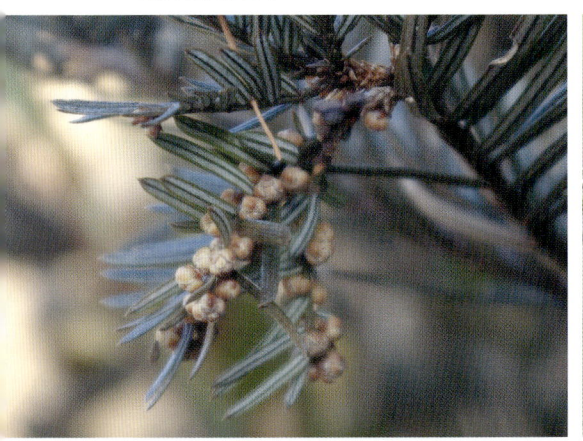
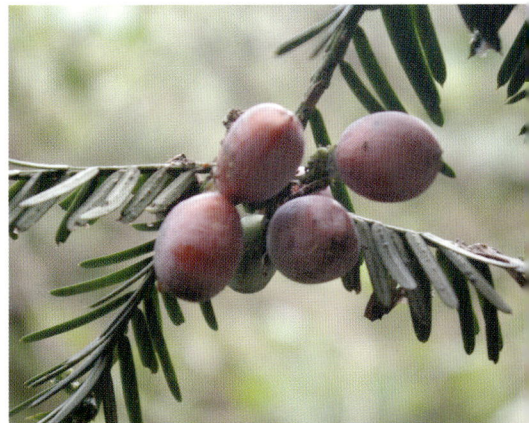
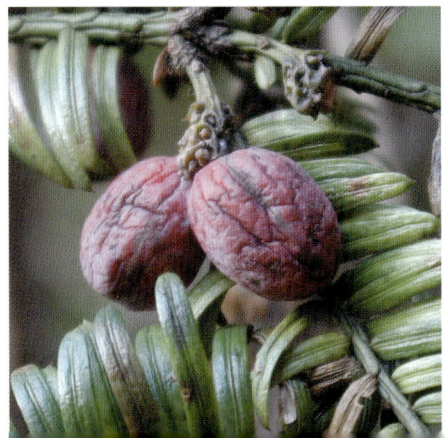
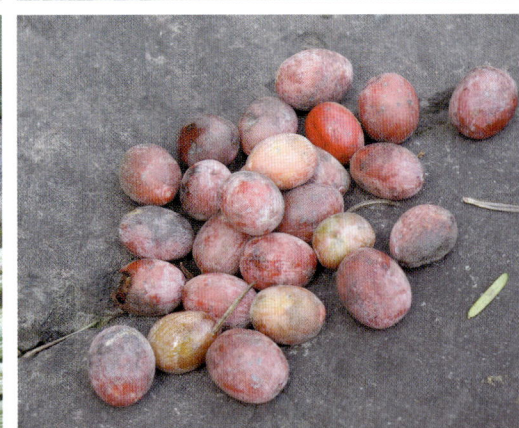

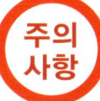

식용 타닌, 정유, 팔미트산, 올레산, 택솔, 다당류를 함유한다.
열매를 과실로 먹으며, 강정을 만들거나 기름을 짜서 먹기도 한다. 첫 맛은 달달하고 나중은 조금 떫다.

주의사항
- 비자나무 대신 사용한다.
- 약간 독성이 있는 약재로 많이 먹으면 설사를 하므로 소량만 사용한다.
- 자궁이 수축되고 몸 안의 것을 내보내는 성질이 있으므로 임산부는 먹지 않는다.

솔모 노트
모든 과일은 가지 위쪽에서부터 익어 내려오기 때문에 윗가지의 열매가 굵고 당도도 높다. 이것은 나무뿌리에서 올라온 영양분이 줄기 위쪽부터 공급되기 때문이다.

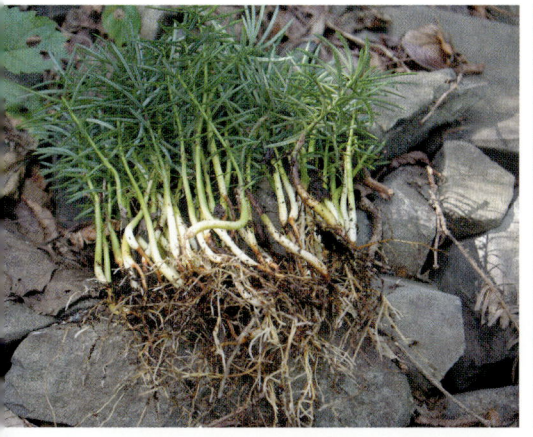

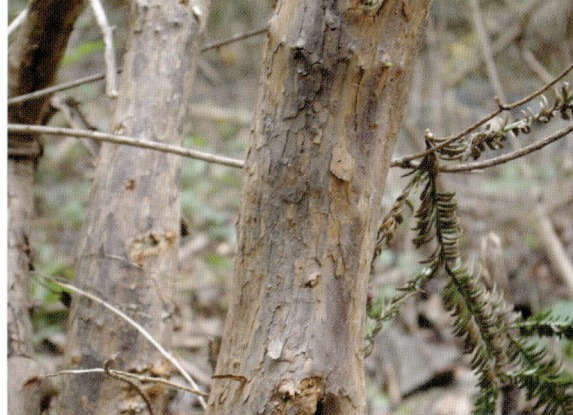

묘목 | 줄기
뿌리

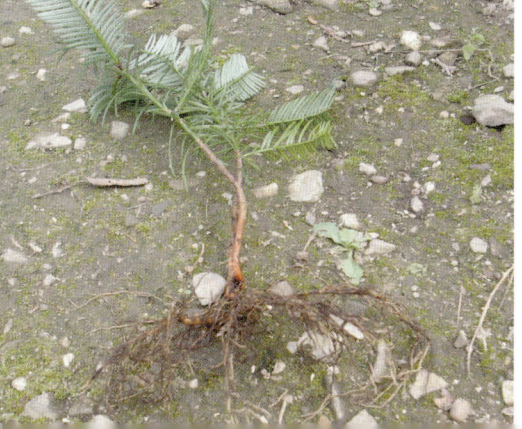

142

개다래

약 독

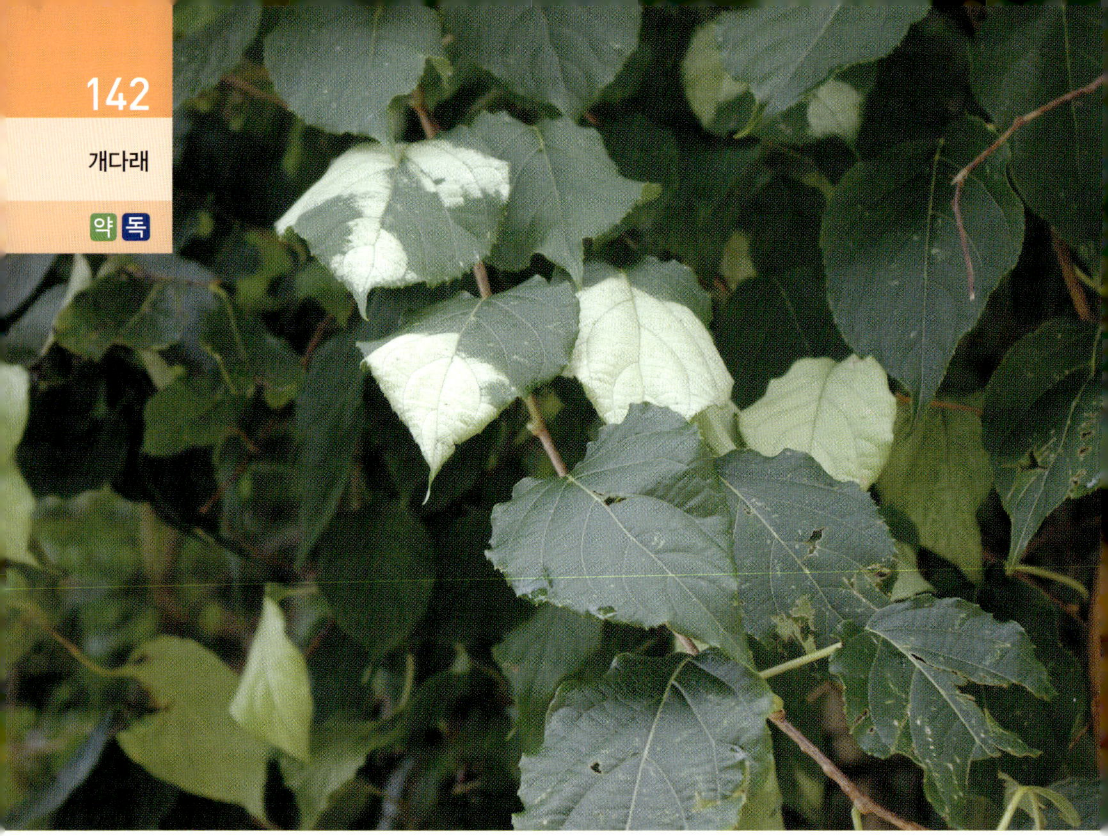

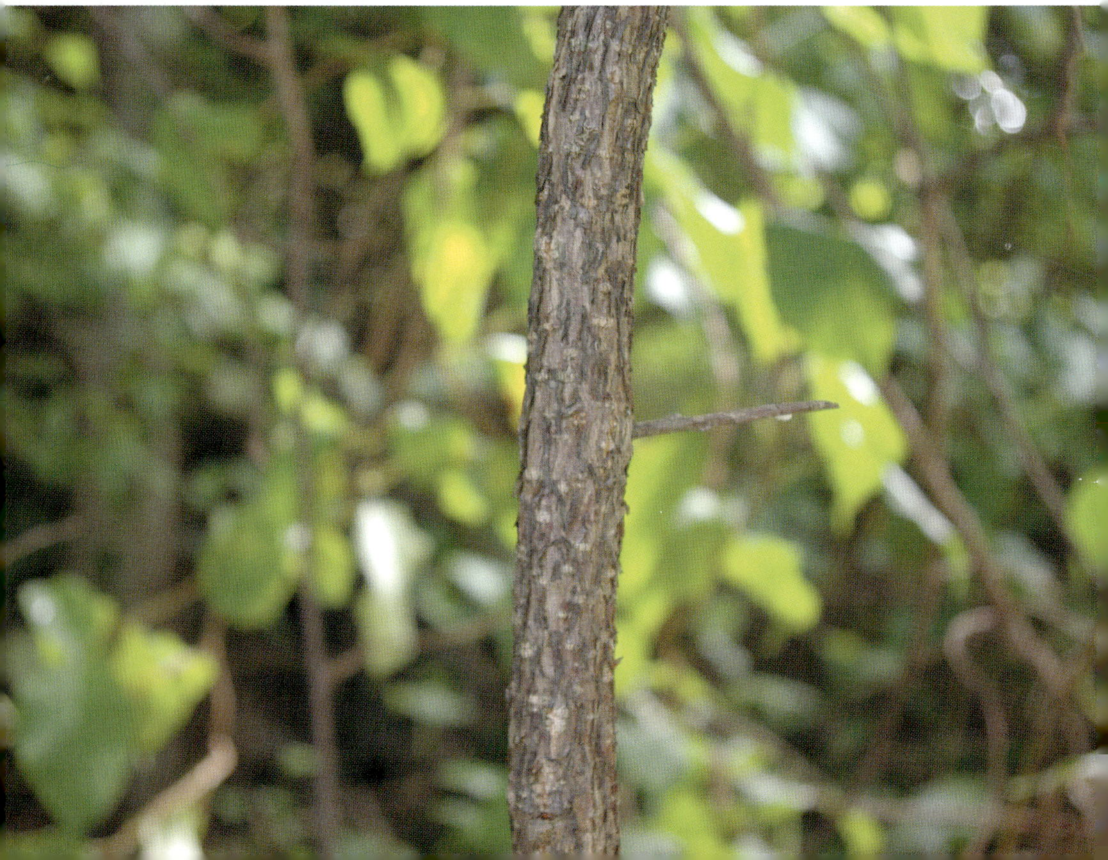

개다래 *Actinidia polygama* (S. et Z.) Max.
약 독

- 다래나무과 잎지는 덩굴나무
- 분포지 : 깊은 산 그늘진 골짜기나 계곡가
- 개화기 : 6~7월
- 결실기 : 9~10월
- 채취기 : 가을(벌레집 있는 열매)

- 별 명 : 말다래나무, 천료목(天蓼木)
- 생약명 : 목천료(木天蓼), 목천료자(木天蓼子)
- 유 래 : 깊은 산에서 다래나무와 비슷하나 군데군데 하얀 잎이 섞여 있어 전체가 허옇게 보이고, 열매가 딱딱하면서 길쭉한 덩굴나무를 볼 수 있는데 개다래이다. 열매가 딱딱하여 과실로 먹을 수 없는 다래라 하여 개다래라 부른다.

생태

길이 5~10m. 줄기껍질이 붉은빛이 도는 갈색이며, 세로로 불규칙하게 갈라지고, 작은 돌기가 있다. 가지는 여러 갈래로 뻗으며, 어린 가지에는 털이 있다. 줄기와 가지 끝에 덩굴손이 있어 주변 나무를 감아 올라가며 자란다. 잎은 넓은 타원형으로 어긋나는데, 잎자루가 길고, 잎 끝이 꼬리처럼 뾰족하다. 잎 앞면에는 흰 얼룩이 드문드문 있는데, 쥐다래는 흰색과 분홍색 얼룩이 섞여 있다. 잎 가장자리에는 희미하게 얕고 뾰족한 톱니가 있다. 꽃은 6~7월에 하얗게 피는데, 잎이 달린 자리에 짧은 꽃대가 올라와 가지를 여러 개 치고 끝에 꽃이 달린다. 꽃잎은 5장으로 둥글며, 꽃술은 노랗다. 열매는 9~10월에 끝이 뾰족하고 길쭉한 타원형으로 여무는데, 곳곳에 벌레가 집을 지은 구멍이 있다. 열매가 다 익으면 노란색이다.

*유사종 _ 쥐다래

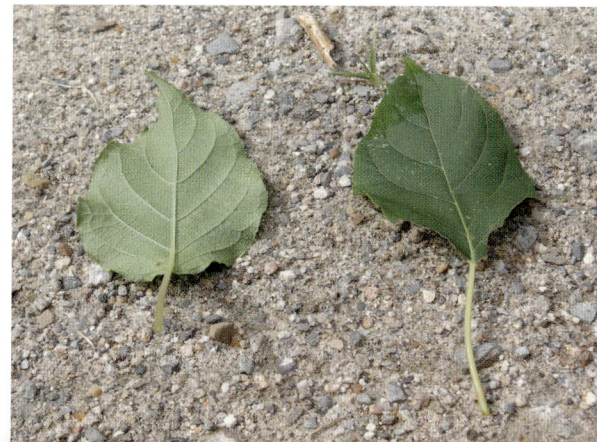

잎
줄기

잎 앞뒤

약용

한방에서 잎을 목천료(木天蓼), 벌레집 있는 열매를 목천료자(木天蓼子)라 한다. 몸이 따뜻해지고, 심장과 뼈와 근육이 튼튼해지며, 몸 속의 멍울을 풀어주고, 피를 잘 돌게 하며, 기력을 북돋우고, 통증을 가라앉히며, 요산을 내보내는 효능이 있다.

중풍으로 인한 팔다리 마비, 관절염, 몸이 찰 때, 감기 오한, 변비에 약으로 처방한다. 벌레집 있는 열매는 찌거나 뜨거운 물에 담갔다가 햇빛에 말려 사용한다.

민간요법

증상	처방
중풍으로 팔다리가 마비되거나 입이 돌아갔을 때, 배가 차고 아플 때, 관절염, 몸이 찰 때, 감기 오한, 변비	벌레집 있는 열매와 잎 10g에 물 700㎖를 붓고 달여 마신다.
통풍, 관절이 붓고 아플 때	벌레집 있는 열매 말린 것 4g을 가루를 내어 먹는다.
양기 저하, 신장이 약하여 허리가 아플 때, 여성의 몸이 찰 때	벌레집 있는 열매 200g에 소주 1.8ℓ를 붓고 6개월간 숙성시켜 마신다.
손발이 저리고 혈액순환이 안 될 때, 산모의 몸이 안 좋을 때, 설사, 변비	벌레집 있는 열매에 같은 양의 흑설탕을 넣고 1년간 발효시킨 액을 물에 타서 먹는다.
신경통	벌레집 있는 열매를 달인 물로 찜질한다.

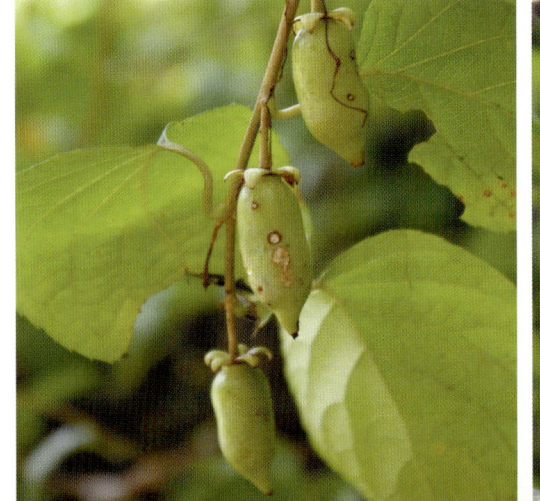
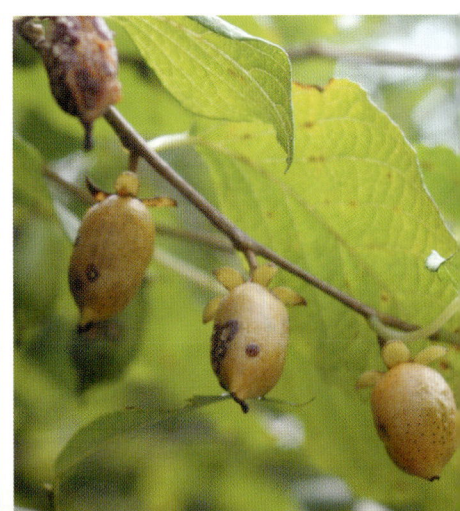

벌레 먹은 열매

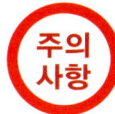

주의사항
- 쥐다래나무의 벌레 먹은 열매를 대신 사용하기도 한다.
- 열매 안에 벌레가 기생하므로 반드시 찌거나 뜨거운 물에 담갔다 사용한다.
- 줄기나 가지에는 약간 독성이 있으므로 먹지 않는다.

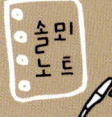

● 식물마다 서식하는 벌레가 다른데, 이는 벌레마다 선호하는 식물이 있기 때문이다. 예를 들어 배추에는 배추벌레가 붙고, 참나리에는 진드기가 많이 붙는데 특히 꽃이 질 무렵에는 진드기의 산란처가 된다. 도토리가 열리는 참나무에도 벌레가 있는데, 늦여름 풋열매에 알을 낳은 후 부화를 돕기 위해 열매 달린 가지를 갉아 먹어 열매를 떨어뜨린다.

● 멀리서 보았을 때 Y자형 계곡 중 V자 안에 약초가 많다. 그곳에는 고로쇠나무, 말채나무, 두릅나무, 느릅나무, 다래나무 등 약초의 40~50%가 자란다.

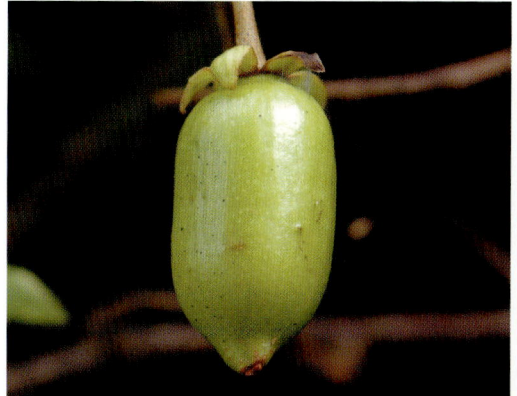

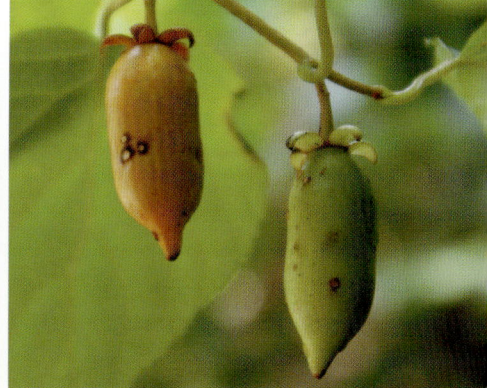

풋열매 | 열매
채취한 풋열매

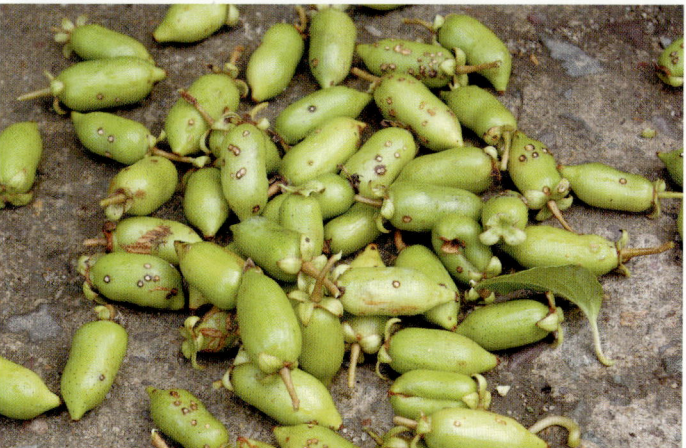

143
쥐방울
덩굴

약 | 독

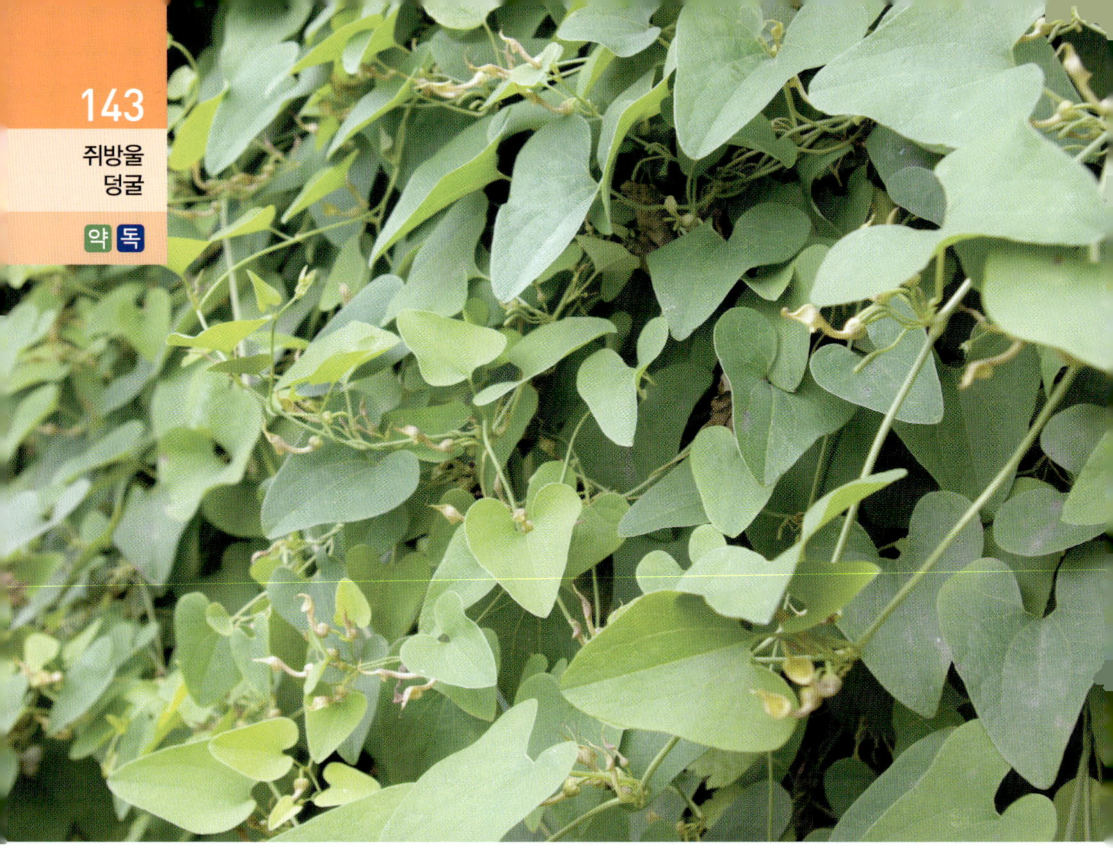

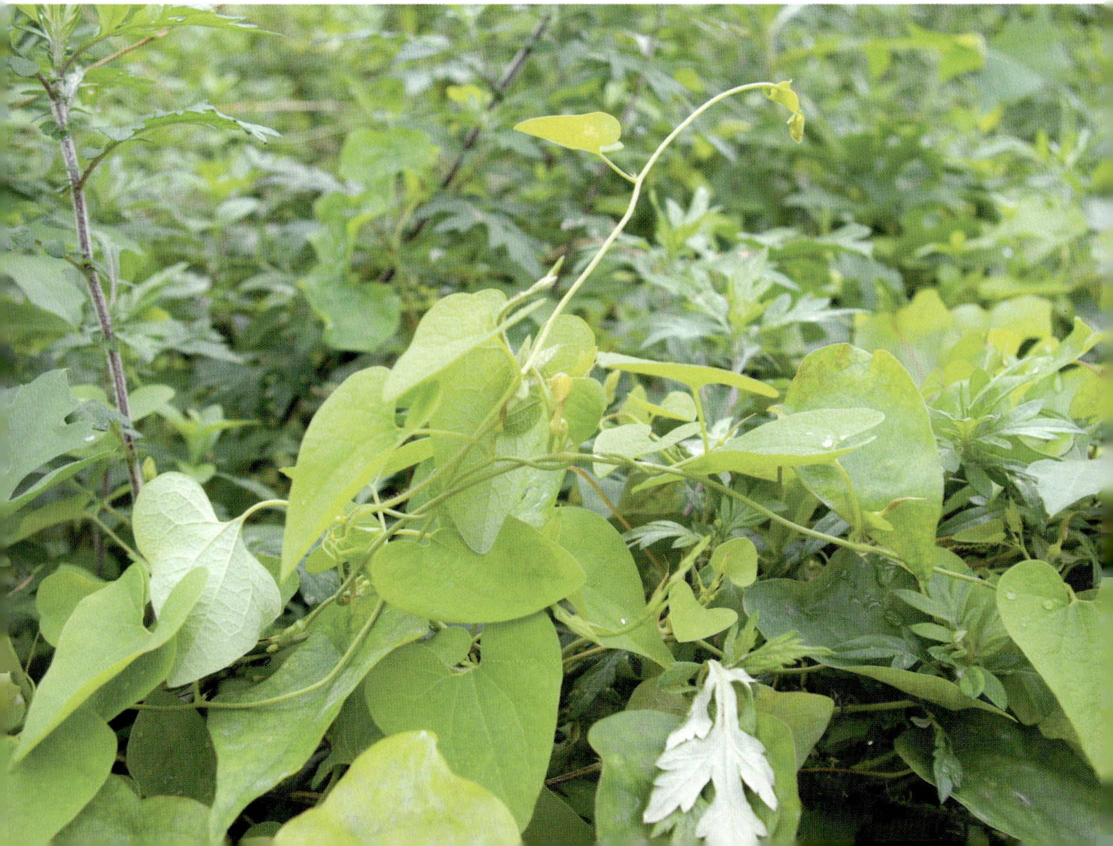

쥐방울덩굴

Aristolochia contorta Bunge

약 독

143 쥐방울덩굴 약 독

- 쥐방울덩굴과 덩굴성 여러해살이풀
- 분포지 : 들판 양지바른 숲이나 비탈, 인가 근처
- 개화기 : 7~8월
- 결실기 : 8~9월
- 채취기 : 가을(열매), 수시로(뿌리)

- 별　명 : 방울풀열매, 두령(兜鈴), 마도령(馬道鈴), 목마향과(木馬香果)
- 생약명 : 마두령(馬兜鈴), 청목향(靑木香)
- 유　래 : 여름에 들판에서 잎이 심장모양이고, 아기새가 입 벌린 모양의 연노란 꽃이 피는 덩굴풀을 볼 수 있는데 쥐방울덩굴이다. 꼬리 달린 열매모양이 쥐 같기도 하고 방울 같기도 한 덩굴이라 하여 쥐방울덩굴이라 부른다.

생태

길이 1~5m. 뿌리가 가늘고 길며, 옆으로 뻗는다. 뿌리껍질은 밝은 갈색이다. 줄기는 길며 약간 모가 나고, 잎이 난 자리에 마디가 있다. 줄기껍질은 흰빛이 도는 녹색이다. 잎은 심장모양으로 어긋나고, 긴 잎자루를 에워싸며, 잎 끝이 뾰족하다. 잎 가장자리는 밋밋하다. 꽃은 7~8월에 녹색이 도는 연노란색으로 피는데, 잎이 난 자리에 짧은 꽃대가 여러 개 올라와 꽃이 달린다. 꽃잎은 없으며, 나팔모양의 꽃받침 속에 꽃술이 있다. 열매는 8~9월에 꼬리 달린 참외모양으로 여무는데, 세로로 얕은 홈이 6개 있고, 꽃대에 매달려 있다. 열매가 다 익으면 갈색이며, 열매껍질이 벌어져 씨앗이 나온다.

전체 모습
줄기와 잎

새순 | 잎 앞뒤

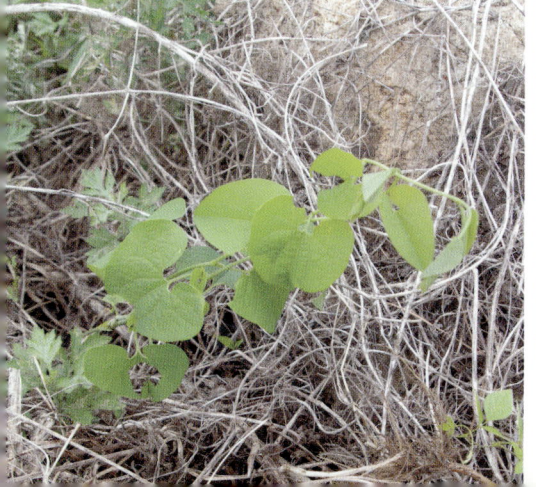
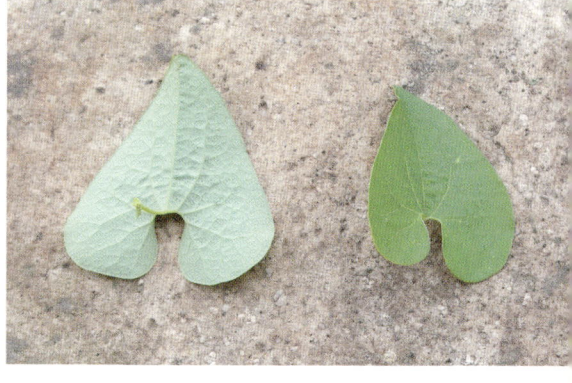

약용 한방에서 열매를 마두령(馬兜鈴), 뿌리를 청목향(靑木香)이라 한다. 폐를 맑게 하고, 상체에 몰린 습한 기운을 아래로 내려주며, 대장의 열을 내리고, 혈압을 내리며, 기침을 가라앉히고, 통증을 가라앉히는 효능이 있다.

폐에 열이 있어 기침할 때, 천식, 피를 토할 때, 눈앞이 캄캄하고 어지러울 때, 목이 쉬었을 때, 배가 아플 때, 고환이 붓고 아플 때, 관절이 붓고 아플 때, 치질, 종기에 약으로 처방한다. 열매와 뿌리는 그늘에 말려 사용한다.

민간요법	
심한 기침, 가래에 피가 섞여 나올 때, 천식, 피를 토할 때, 목이 쉬었을 때, 배가 아플 때, 고환이 붓고 아플 때, 관절이 붓고 아플 때, 항문에서 고름이 나올 때, 고혈압	열매 5g에 물 400㎖를 붓고 달여 마신다.
이질 설사, 장염, 속이 더부룩하고 가스가 찰 때	뿌리 5g에 물 400㎖를 붓고 달여서 마신다.

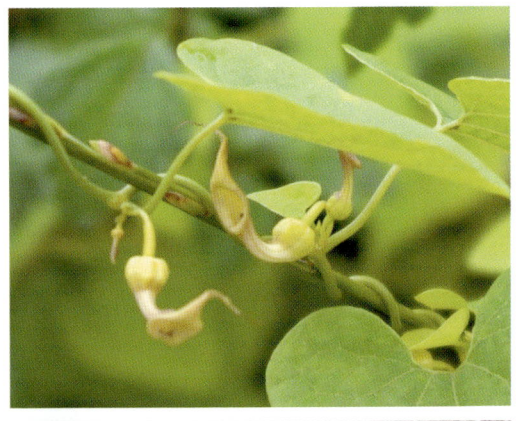
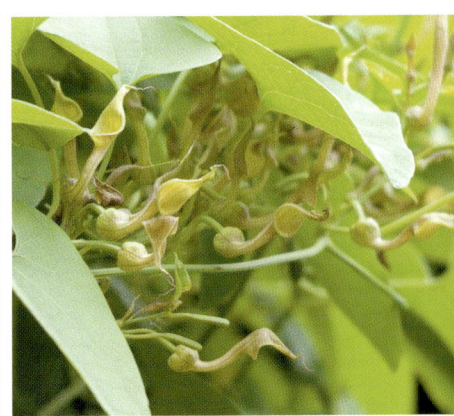

꽃
뿌리

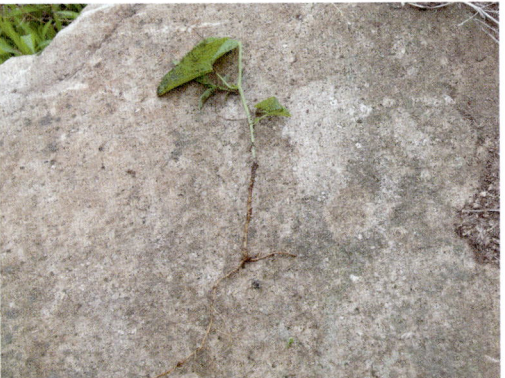

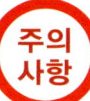

주의사항

• 2005년 발암물질로 추정되는 아리스톨로크산이 발견되어 판매와 사용이 금지된 약재이므로 안전성이 검증될 때까지 사용하지 않는다.

덩굴을 뻗는 식물 중 맨 윗줄기가 혹처럼 굵게 뭉치고 그곳에서 순이 나오는 종류인 경우, 어린 것은 뿌리를 캐먹고 혹처럼 생긴 윗줄기만 묻어도 새 뿌리를 잘 내리고 다시 살아난다. 예를 들어 칡, 찔레나무, 머루, 마 같은 종류는 뿌리가 없이 혹줄기만 묻어도 잘 사는데, 늙은 것은 그렇지 않다. 반면, 하수오 같은 식물은 나무와 달리 뿌리를 캐내고 혹줄기만 묻어도 나이와 상관 없이 뿌리를 잘 내린다.

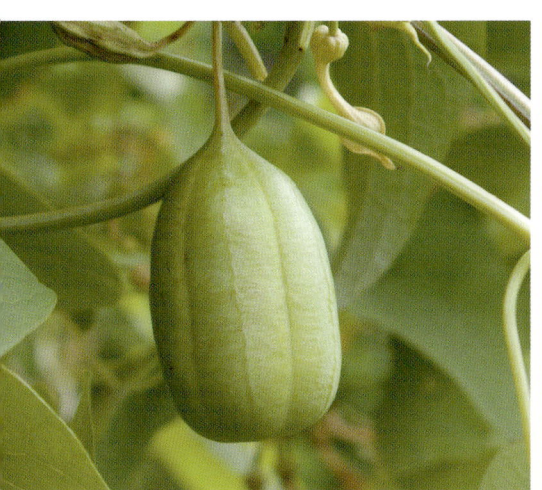
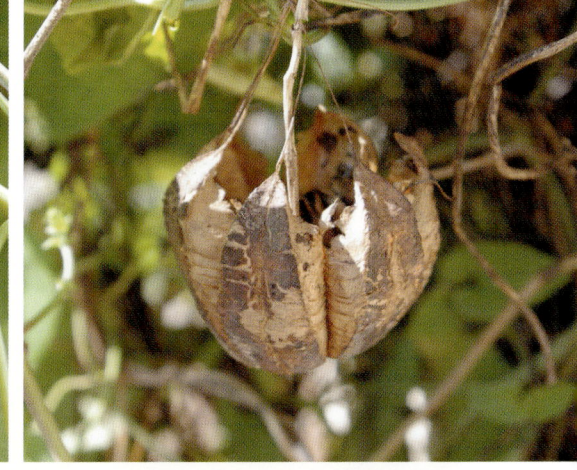

풋열매 | 열매
채취한 열매

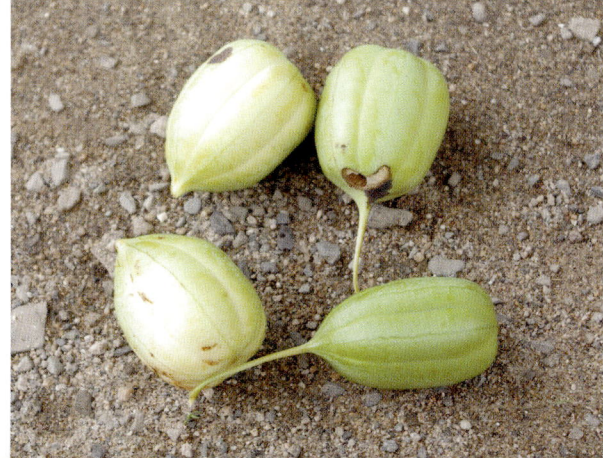

459

144

긴강남차
(결명차)

약 식

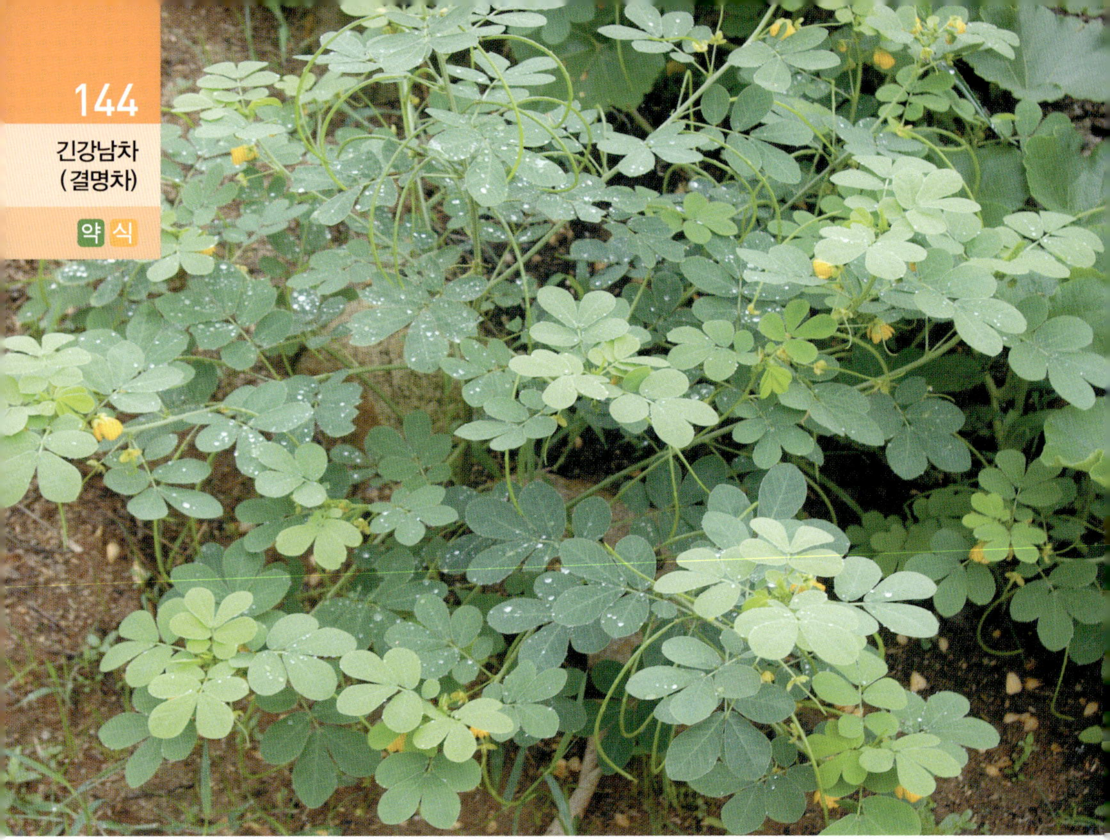

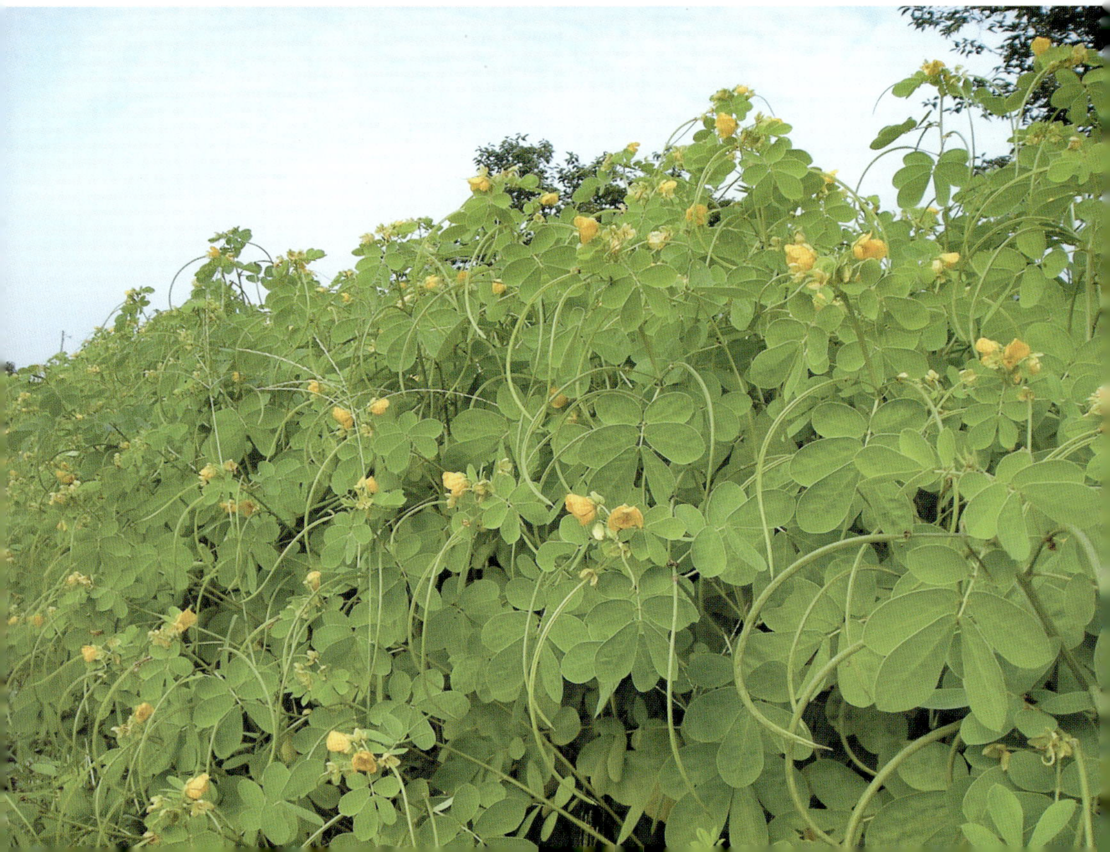

긴강남차(결명차) *Cassia tora* Linne
약 식

- 콩과 한해살이풀
- 개화기 : 6~8월
- 결실기 : 10월
- 분포지 : 밭
- 채취기 : 가을(씨앗)

- **별　명**: 결명초(決明草), 초결명(草決明), 마제결명(馬蹄決明), 결완자(決豌子), 환동자(環瞳子), 야녹두(野綠豆), 가녹두(茍綠豆), 양각(羊角), 양명(羊明)
- **생약명**: 결명자(決明子)
- **유　래**: 가을에 밭에서 끝이 둥근 타원형 잎이 6장씩 붙어 나고, 줄처럼 긴 꼬투리가 달리는 풀을 볼 수 있는데 긴강남차이다. 열매 꼬투리가 길고 중국 강남에 나는 차라 하여 긴강남차라 부른다. 눈병을 낫게(決) 하고 눈을 밝게(明) 하는 씨앗(子)이라 하여 결명자라고도 부른다.

생태

높이 1m. 줄기가 가늘고 길며, 모가 나고 잔털이 있다. 가지는 길게 옆으로 뻗는다. 잎은 끝이 넓고 둥근 타원형으로 어긋나는데, 긴 잎자루에 6장이 촘촘히 붙어 나며, 잎 가장자리가 밋밋하다. 꽃은 6~8월에 진노란색으로 피는데, 짧은 꽃대가 2개씩 올라와 꽃이 달린다. 꽃잎은 5장으로 타원형이다. 열매는 10월에 매우 길고 가는 초승달모양으로 여무는데, 다 익으면 꼬투리가 벌어져서 짙은 갈색의 작고 네모진 씨앗들이 나온다.

＊유사종 _ 석결명

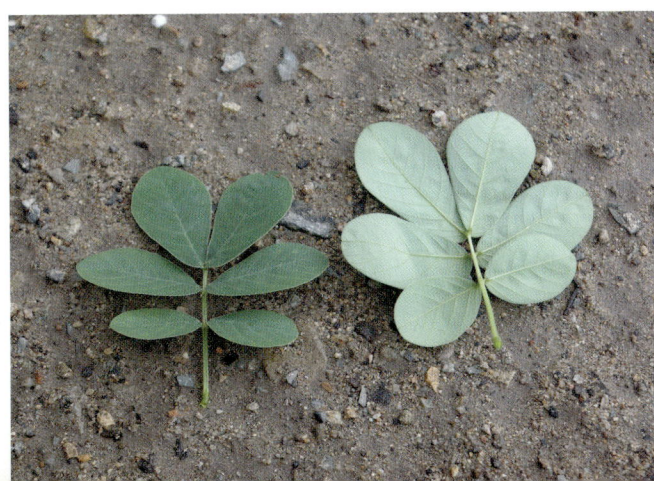

잎 앞뒤

전체 모습
꽃과 열매

약용 한방에서 씨앗을 결명자(決明子)라 한다. 열을 내리고, 피를 잘 돌게 하며, 간이 맑아지고, 눈이 밝아지며, 위가 튼튼해지고, 혈압을 내리며, 장 기능을 돕고, 소변이 잘 나오며, 자궁을 수축시키고, 독을 풀어주는 효능이 있다.

결막염, 눈이 충혈되고 눈물이 자주 날 때, 야맹증, 시력 저하, 몸에 열이 있거나 장이 건조하여 변비일 때, 소화가 안 되고 배가 아플 때, 고혈압, 동맥경화에 약으로 처방한다. 씨앗은 껍질을 벗겨서 볶거나 햇빛에 말려 사용한다.

민간요법

증상	처방
눈이 충혈되고 아플 때, 눈이 시리고 눈물이 자주 날 때, 야맹증, 시력 저하, 눈병이 나서 어지러울 때, 방광염, 당뇨, 고혈압으로 머리가 아플 때, 동맥경화, 심장이 안 좋을 때, 산후 몸이 안 좋을 때, 더위를 먹었을 때, 강장제	씨앗 10g에 물 700㎖를 붓고 달여 마신다.
소화가 안 되고 배가 아플 때, 눈앞이 뿌옇게 보일 때	씨앗 5g을 가루를 내어 물에 우려 마신다.
변비	씨앗 5g을 가루를 내어 먹는다.
심한 편두통	씨앗으로 베개를 만들어 베고 잔다.

열매

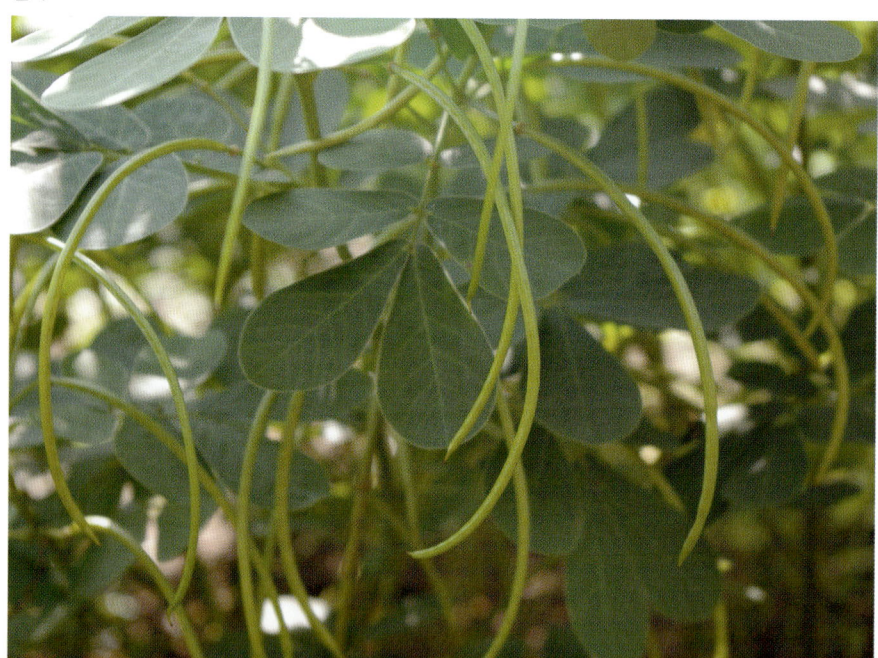

식용 비타민 A · C, 카로틴, 레인, 이모딘, 캠퍼롤, 안트라퀴논, 필수지방산을 함유한다.

볶은 씨앗을 찹쌀과 함께 가루를 내어 죽을 쑤어 먹거나 기름에 지져 먹는다. 약간 달고 씁쌀한 맛이다.

주의사항
- 장 기능을 돕고 피를 잘 돌게 하는 약재이므로 설사하는 사람, 저혈압인 사람은 먹지 않는다.
- 국산은 색이 밝고 윤이 나며, 중국산은 크고 무르다.

꽃과 열매

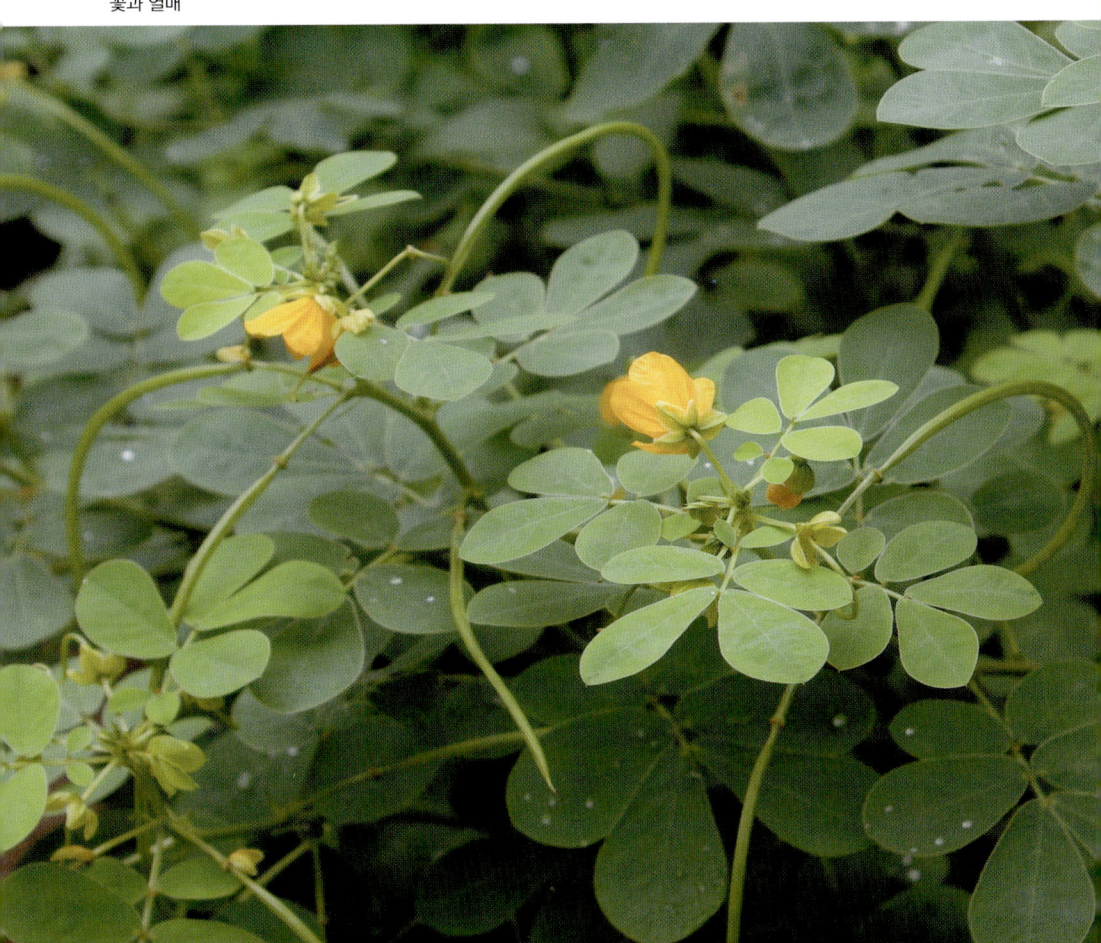

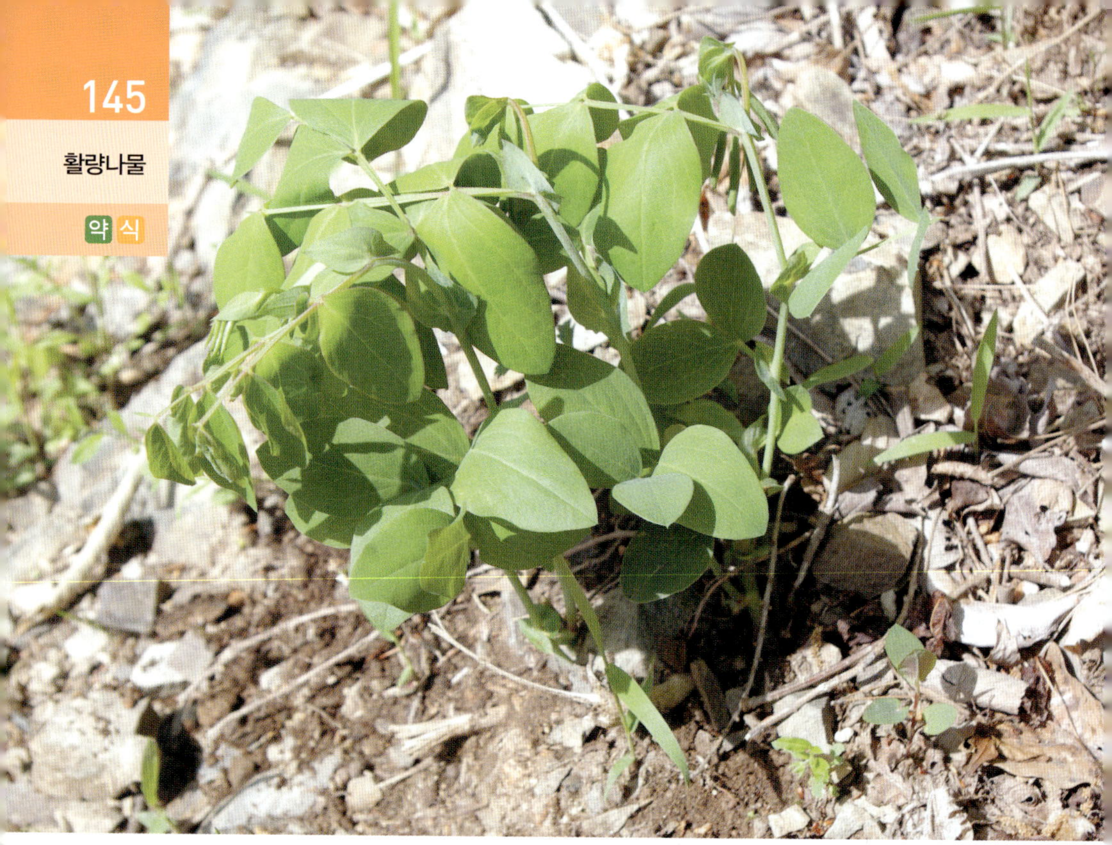

145
활량나물
약 식

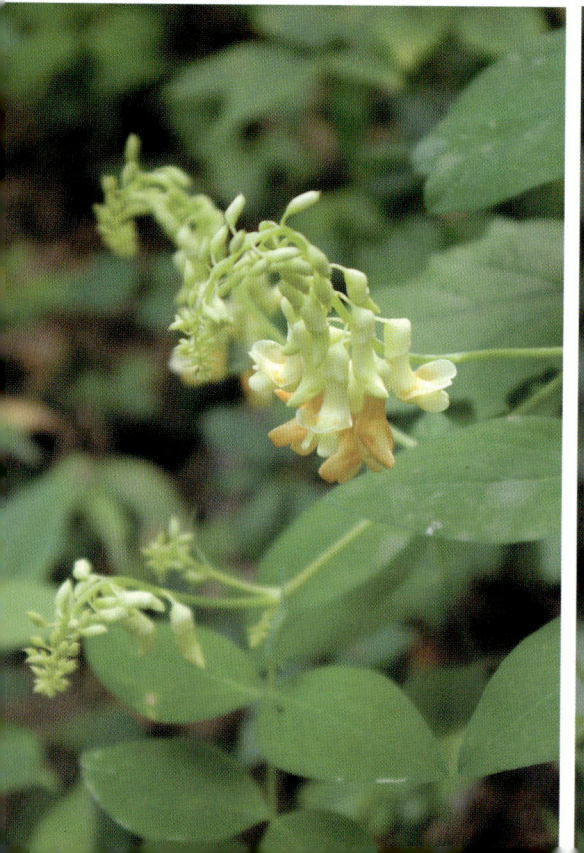
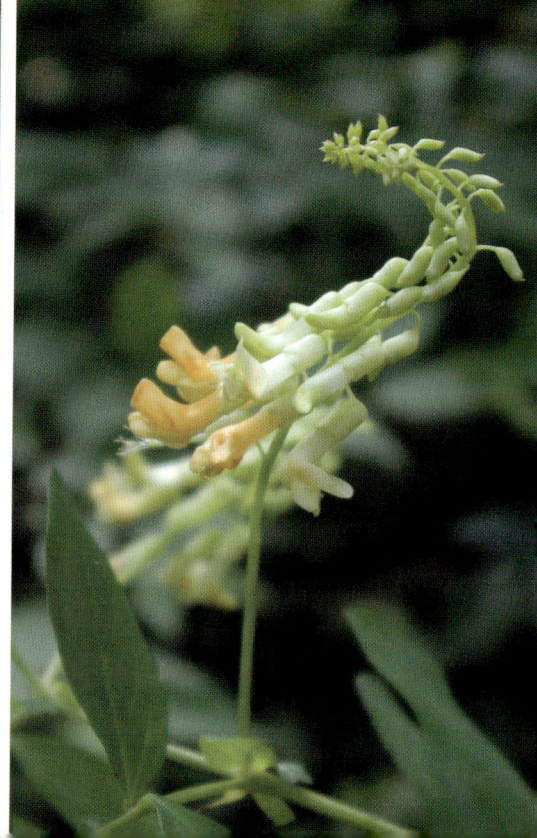

활량나물

Lathyrus davidii Hance

약 식

- 콩과 여러해살이풀
- 개화기 : 6~8월
- 결실기 : 10월
- 분포지 : 산기슭이나 들판 양지바른 곳
- 채취기 : 가을(씨앗)

- 별 명 : 강망결명(豇網決明), 강망향완두(豇網香豌豆), 산강두(山豇豆)
- 생약명 : 대산여두(大山藘豆)
- 유 래 : 산과 들에서 긴 잎자루에 타원형 잎이 깃털처럼 달리고, 완두콩과 비슷한 열매가 달리는 풀을 볼 수 있는데 활량나물이다. 잎이 어릴 때 할랑할랑 흔들리는 나물이라 하여 할랑나물이라 하다가 활량나물이 되었다.

생태

높이 80~120㎝. 뿌리가 굵고 길며, 무성하게 옆으로 뻗는다. 뿌리껍질은 노란빛이 도는 짙은 갈색이다. 줄기는 곧은데, 밑동이 굵고 붉은 빛이며, 위쪽은 가늘고 약간 각지다. 가지는 밑동에서 가늘게 갈라져 나온다. 잎은 타원형이며, 긴 잎자루에 깃털처럼 잎들이 붙어 난다. 잎자루는 앞면이 오목하고, 층층이 잎이 마주달린 자리마다 급격히 가늘어지며, 맨 위쪽은 덩굴손처럼 구부러진다. 잎 끝은 뾰족하거나 무디고, 잎 뒷면은 희고 비늘 같은 잎맥이 뚜렷하며, 잎 가장자리는 밋밋하다. 꽃은 6~8월에 흰빛이 도는 노란색으로 피는데, 잎이 난 자리에 길게 꽃대가 올라와 여러 개로 가지가 벌어지고, 끝에 작은 꽃 여러 송이가 사방으로 모여 달린다. 꽃봉오리는 버선모양이며, 꽃잎이 5장으로 벌어진다. 꽃잎이 벌어지면 갈색이 도는 노란색으로 변한다. 열매는 10월에 길쭉한 콩깍지모양으로 여문다. 열매가 다 익으면 노란빛이 도는 갈색이며, 꼬투리가 벌어져 작은 완두콩 같은 씨앗이 나온다.

* 유시종 _ 갯활량나물

전체 모습
꽃

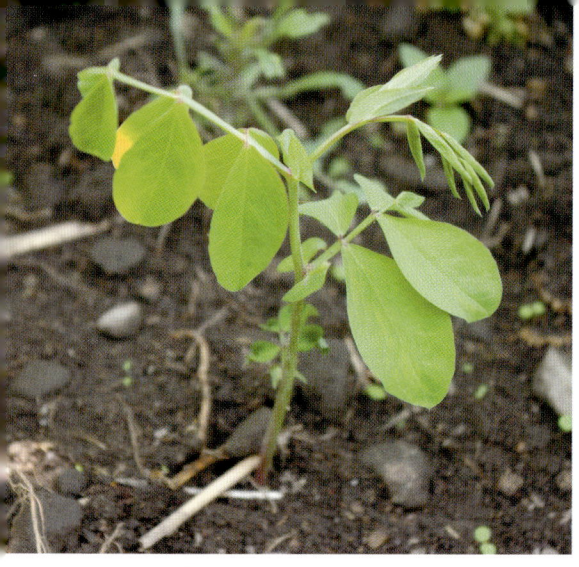
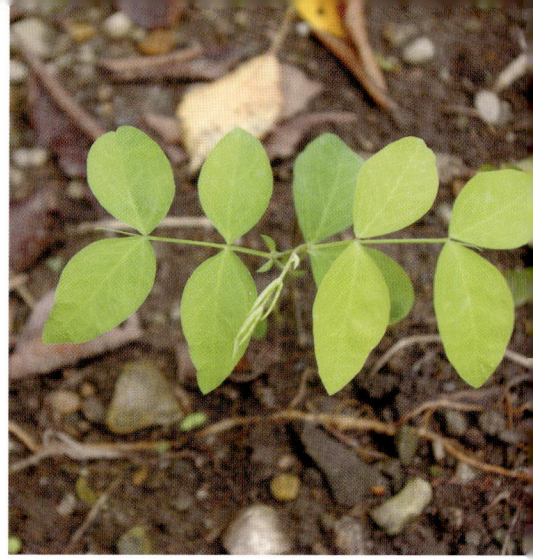

새순

잎 앞뒤

열매 | 채취한 열매

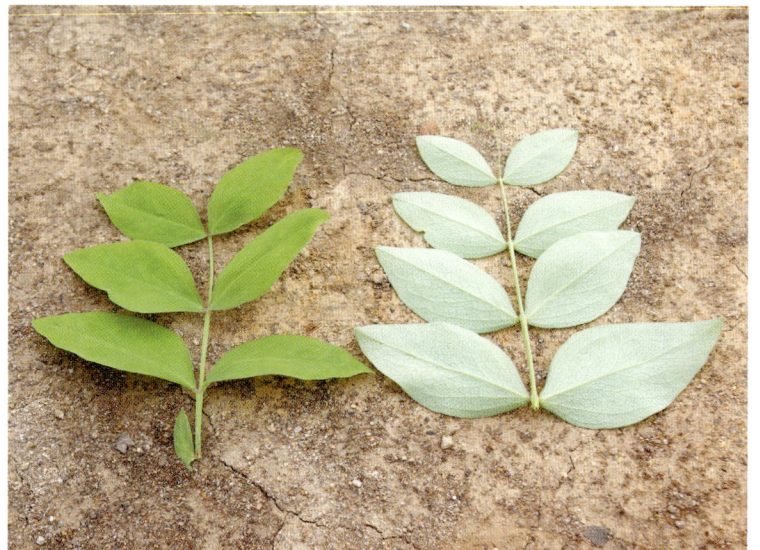
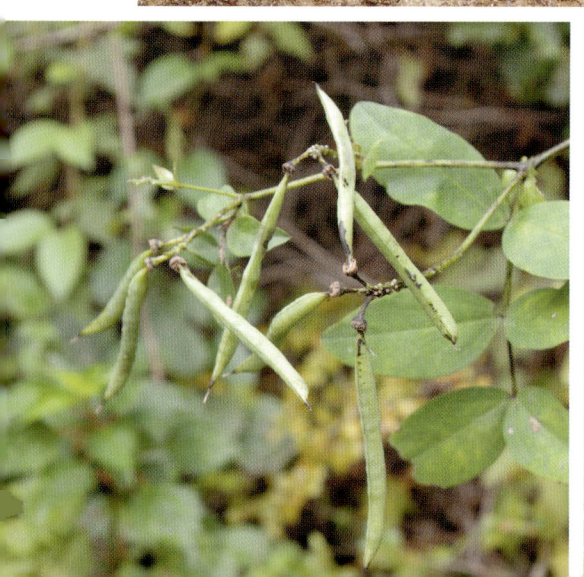
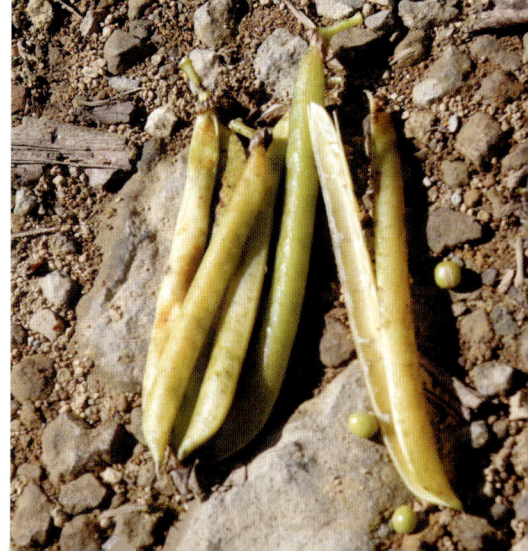

약용 한방에서 씨앗을 대산여두(大山藘豆)라 한다. 피를 멎게 하고, 피를 잘 돌게 하며, 어혈을 풀어주고, 통증을 가라앉히며, 소변이 잘 나오게 하는 효능이 있다.

 심한 생리통, 자궁내막증, 생리불순, 소변을 보기 힘들 때 약으로 처방한다. 씨앗은 햇빛에 말려 사용한다.

민간요법 심한 생리통, 자궁내막증, 생리불순, 소변을 볼 때 통증, 강장제 ▶ 씨앗 15g에 물 700㎖를 붓고 달여 마신다.

식용 비타민, 무기질을 함유한다.
봄에 어린 순을 데쳐서 나물로 먹는다. 담백한 맛이다.

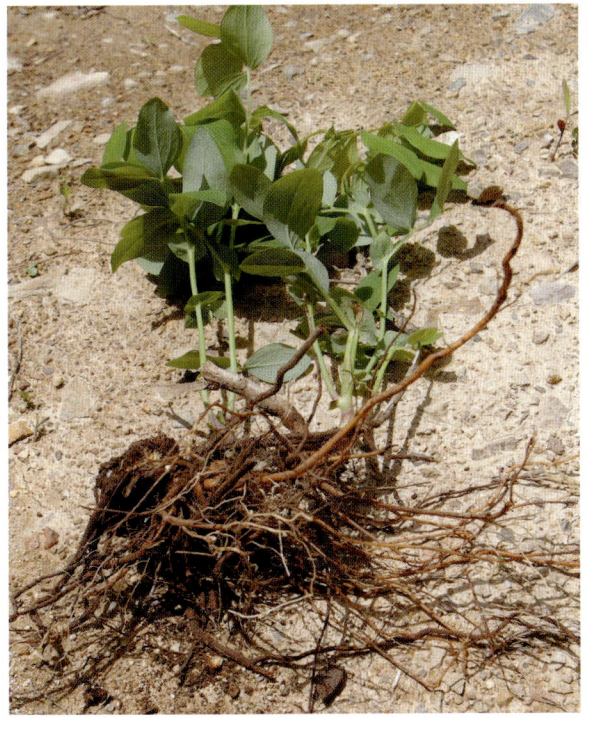

뿌리

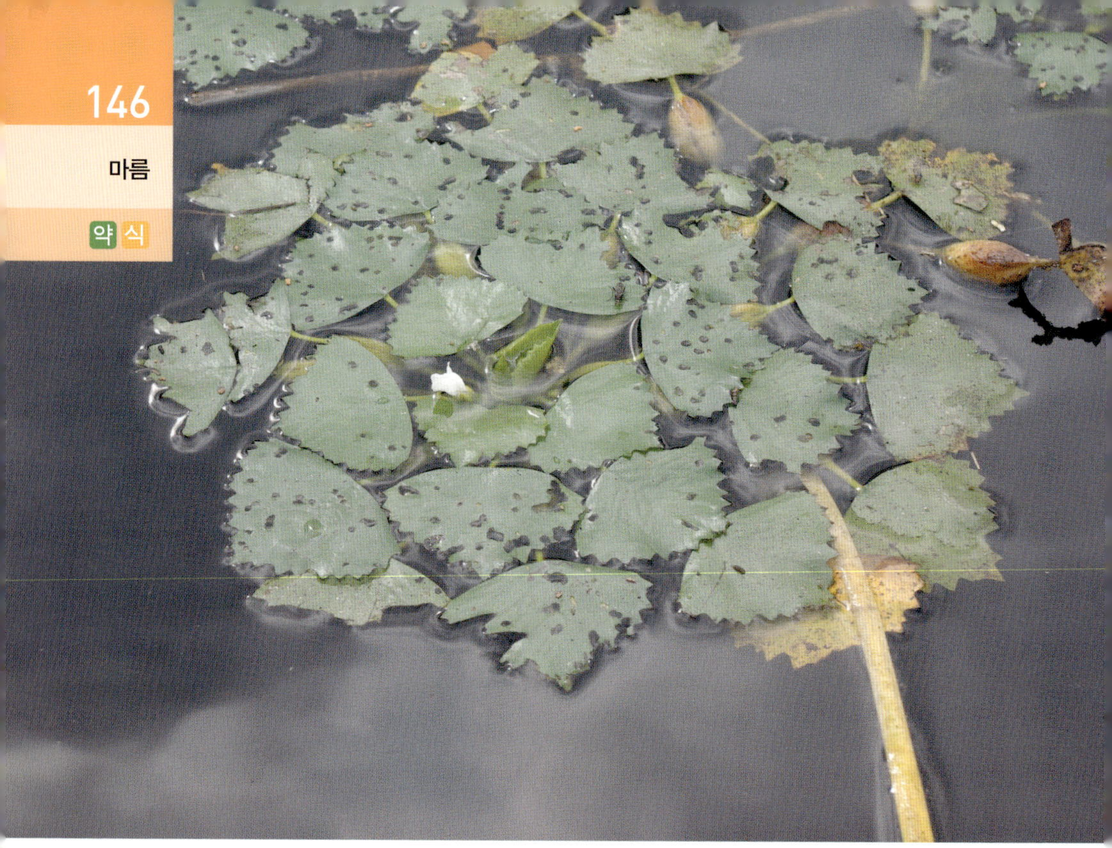

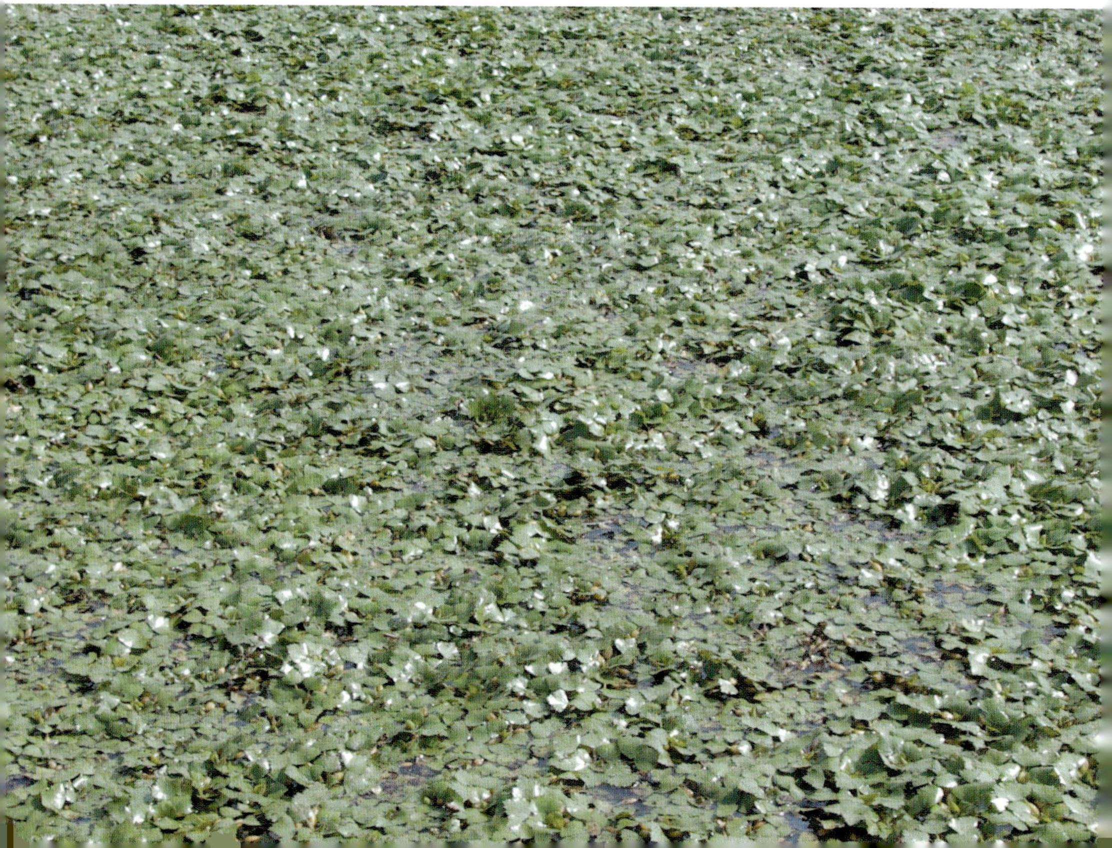

146

마름

약 식

146 마름

마름 *Trapa japonica* Ferov
약 식

- 마름과 한해살이풀
- 분포지 : 연못, 작은 늪지
- 개화기 : 7~8월
- 결실기 : 9월
- 채취기 : 가을(열매)

- **별   명** : 마름풀, 말음풀, 물밤, 말밤, 말율(末栗), 수율(水栗), 능인(菱仁), 능초(菱草), 능실(菱實), 지실(芝實), 사각(沙角), 지(芝), 골뱅이
- **생약명** : 능(菱), 능각(菱殼)
- **유   래** : 연못에서 밑면이 둥근 삼각형 잎이 물 위를 가득 덮고 있는 풀을 볼 수 있는데 마름이다. 물에 살고 열매가 밤 같은 맛이 난다 하여 물밤이라 하였으며, 세월이 흐르면서 말밤, 말왐이라 하다가 마름이 되었다.

생태

높이 1~3m. 뿌리가 가늘고 길게 깃털처럼 나오며, 뿌리껍질이 어두운 녹색이다. 줄기는 가늘고 길며, 줄기껍질은 회색이 도는 어두운 갈색이다. 줄기에 마디가 있는데, 마디마다 푸른 깃털 같은 새 뿌리가 나와 바닥에 닿으면 새순이 나온다. 잎은 밑면이 둥근 삼각형이고, 잎자루에 타원형 공기주머니가 있어 물에 뜬다. 잎 밑면의 가장자리는 밋밋하고, 위쪽의 두 면에는 불규칙한 톱니가 있다. 잎은 가을이면 모두 말라버린다. 꽃은 7~8월에 하얗게 피는데, 잎이 난 자리에 작은 꽃이 달린다. 꽃잎은 4장으로 타원형이다. 열매는 밑면에 뿔이 3개씩 달린 역삼각형으로 여무는데, 껍질이 매우 단단하다. 열매가 다 익으면 검은 회색이다.

*유사종 _ 매화마름

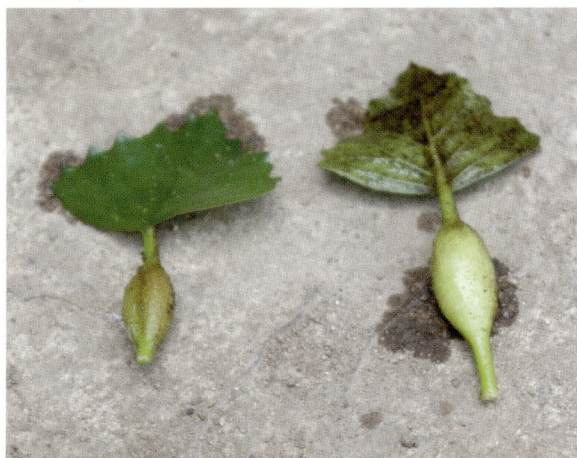

전체 모습
군락
잎 앞뒤

약용 한방에서 열매 속살을 능(菱), 열매껍질을 능각(菱殼)이라 한다. 열을 내리고, 갈증을 풀어주며, 속을 편안하게 하는 효능이 있다.

허리 아플 때, 근육통, 열꽃, 술독, 설사, 치질, 항문이 빠졌을 때, 더위를 먹었을 때 약으로 처방한다. 열매 속살과 껍질은 햇빛에 말려 사용한다.

민간요법	
허리 아플 때, 근육통, 자궁암이나 위암, 술독, 더위를 먹었을 때, 중풍으로 인한 팔다리 마비, 복수가 찼을 때, 눈이 침침할 때	열매 속살 20g에 물 700㎖를 붓고 달여 마신다.
설사, 치질, 항문이 빠졌을 때	열매껍질 10g에 물 700㎖를 붓고 달여 마신다.
위궤양	줄기 10g에 물 700㎖를 붓고 달여 마신다.
아이 머리가 헐었을 때, 땀띠	잎을 달인 물로 씻어낸다.

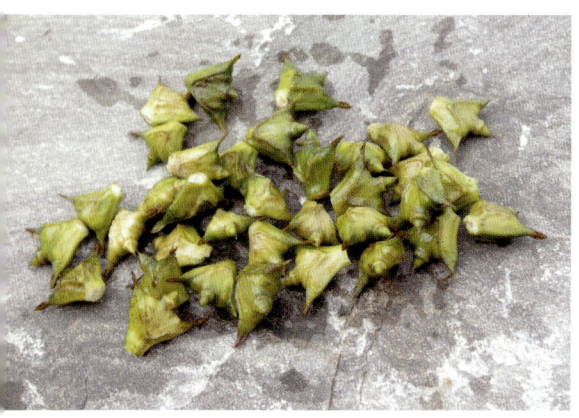
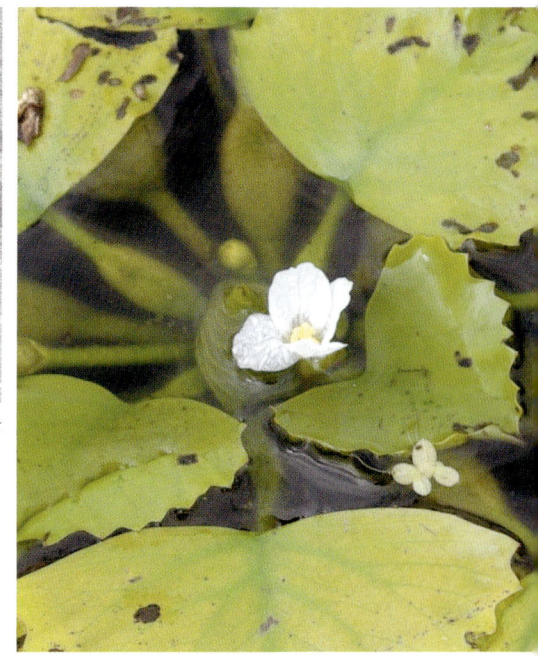

채취한 풋열매 | 꽃

식용 비타민 B·C, 전분, 포도당, 단백질을 함유한다.
가을에 열매를 삶아 먹거나 갈아서 죽을 쑤어 먹는다. 밤과 비슷한 맛이며 살강살강 씹는 맛이 있다.

주의사항
- 물에서 나는 열매 중 가장 차가운 성질을 가진 약재로 많이 먹으면 비장과 장이 상하므로 조금만 먹는다. 많이 먹어서 배에 가스가 찼을 때는 술에 생강즙을 타서 마시면 해독이 된다.

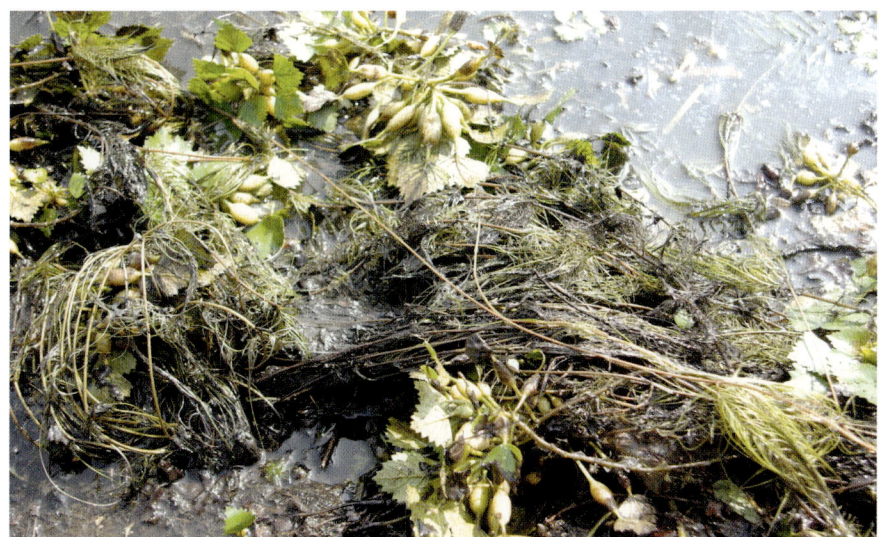

뿌리

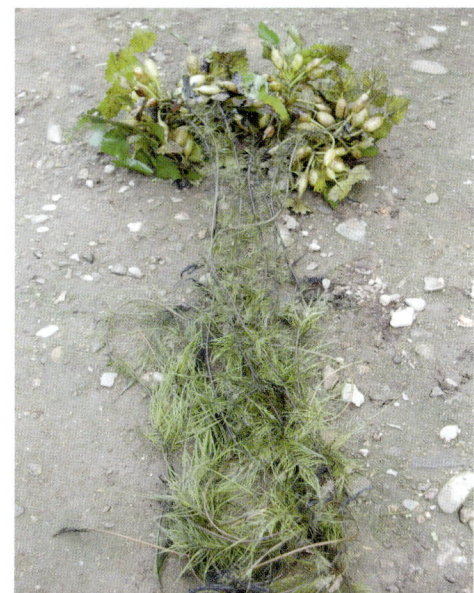

꽃다지 *Draba nemorosa* var. *hebecarpa*

약 식

- 십자화과 두해살이풀
- 분포지 : 들판 양지바른 빈터, 밭둑
- 개화기 : 4~6월
- 결실기 : 7~8월
- 채취기 : 여름(씨앗)

- **별 명** : 꽃따지, 꽃다대, 코딱지나물, 모과정력(木瓜葶藶), 정력(葶藶), 대실(大室), 대적(大適), 단호(單蒿)
- **생약명** : 정력자(葶藶子)
- **유 래** : 들에서 꽃이 다닥다닥 피는 풀을 볼 수 있는데 꽃다지이다. 꽃이 지고 나서 노란 부스럼 딱지(다대) 같은 열매를 맺는다 하여 꽃다대라 하다가 꽃다지가 되었다. 익은 열매가 코딱지처럼 생겼다 하여 코딱지나물이라고도 한다.

생태 높이 20㎝. 뿌리가 매우 길고 가늘게 뒤엉켜 나오며, 뿌리껍질이 매우 밝은 회갈색이다. 줄기는 굵고 곧게 올라오는데, 밑동이 어두운 자줏빛이고, 전체에 하얀 잔털이 있다. 가지는 밑동에서 갈라져 나온다. 잎은 길쭉한 타원형으로 조금 두껍고 잔털이 있다. 뿌리에서 나는 잎은 사방으로 퍼져 나오고, 줄기에서 나는 잎은 어긋난다. 잎 가장자리에는 드물게 톱니가 있다. 꽃은 4~6월에 노랗게 피는데, 줄기 위쪽에 가늘고 긴 꽃대가 사방으로 뻗어 나와 아주 작은 꽃들이 모여 달린다. 열매는 7~8월에 납작하고 긴 타원형으로 여물며, 잔털이 있다. 열매가 다 익으면 노란빛이 도는 갈색이다.

＊유사종 _ 민꽃다지

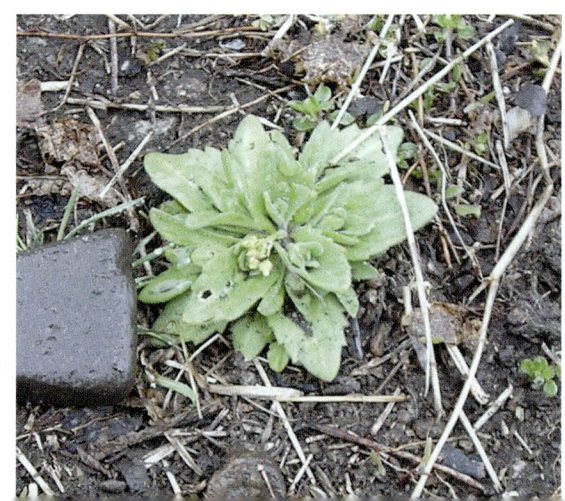

새순

약용 한방에서 씨앗을 정력자(葶藶子)라 한다. 폐에 뭉친 기운을 내려주고, 습한 기운을 몰아내며, 기침과 가래를 멎게 하는 효능이 있다.

천식, 폐결핵, 가래가 끓어 가슴이 답답하고 숨이 찰 때, 몸이 부었을 때, 얼굴이 부었을 때, 심장이 약할 때, 소변을 보기 힘들 때 약으로 처방한다. 씨앗은 햇빛에 말려 사용한다.

민간요법	
천식, 폐결핵, 가래가 끓어 가슴이 답답하고 숨이 찰 때, 생리불순	씨앗 3g에 물 200㎖를 붓고 달여서 마신다.
심장이 약하여 숨이 가쁠 때, 몸이나 얼굴이 부었을 때, 소변을 보기 힘들 때, 당뇨, 비만	씨앗 3g을 가루를 내어 먹는다.

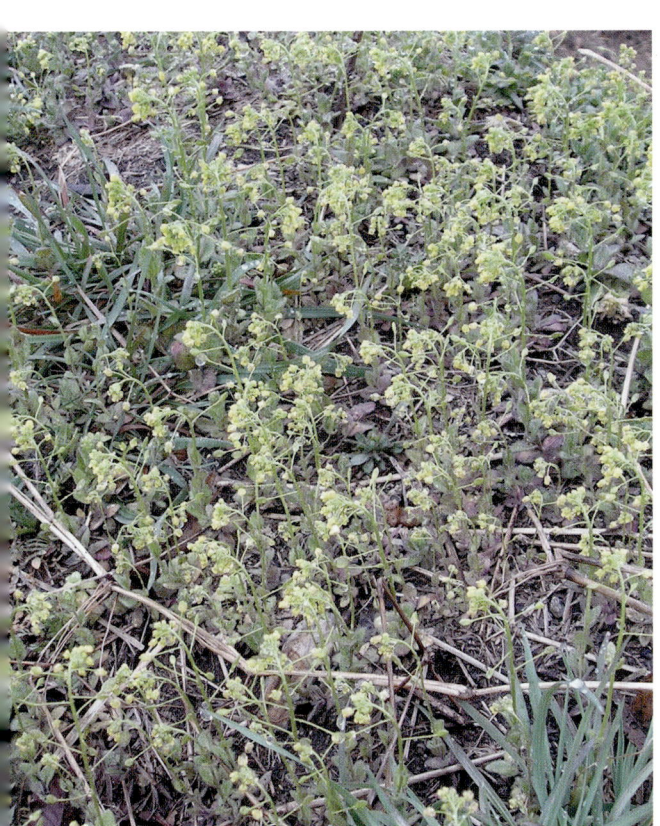

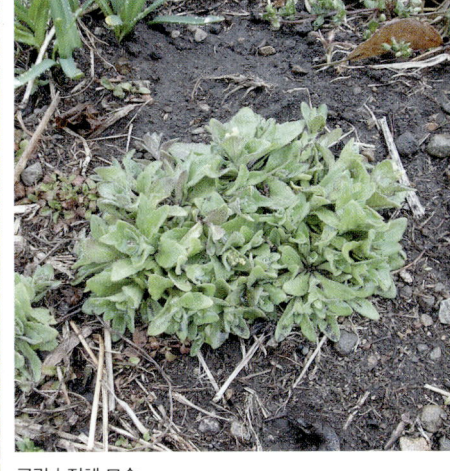

군락 | 전체 모습

비타민 A, 단백질, 칼슘, 철을 함유한다. 봄에 어린 순을 데쳐서 나물로 먹거나 된장국을 끓여 먹는다. 향긋하다.

- 십자화과의 다닥냉이나 재쑥을 대신 사용하기도 한다.
- 기운을 내리는 약재이므로 찬바람을 쐬어 기침하는 사람, 음기가 부족하여 몸이 부은 사람은 먹지 않는다.

열매

뿌리 | 꽃

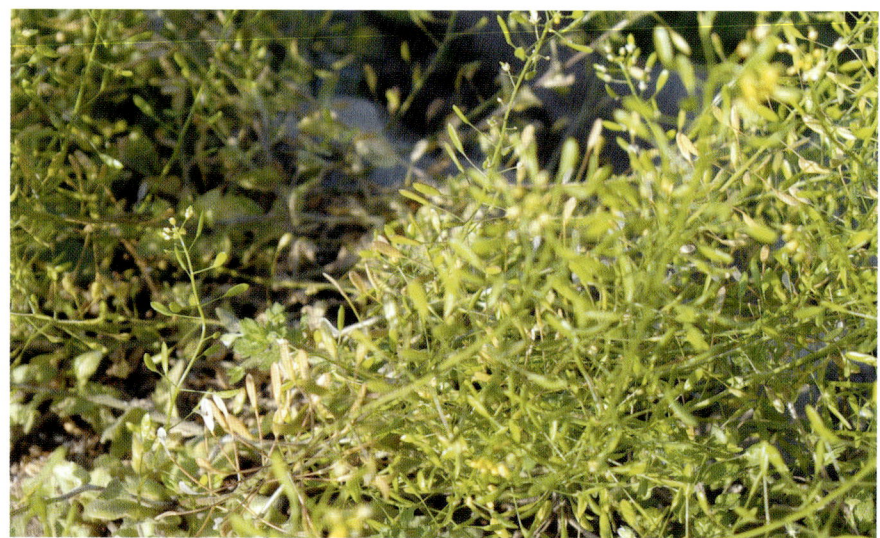

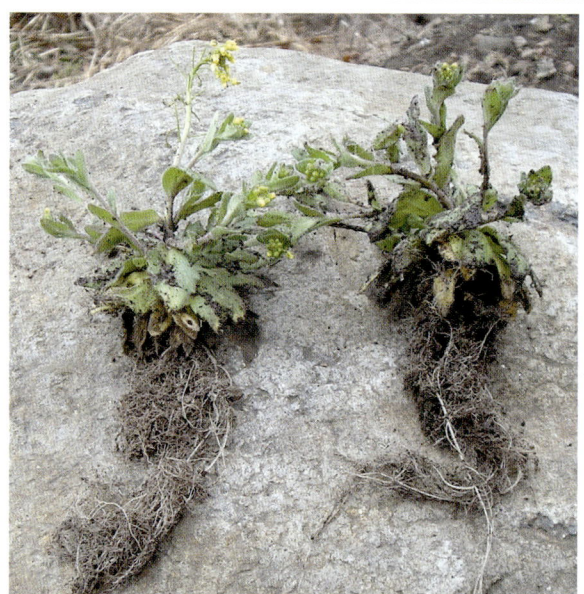

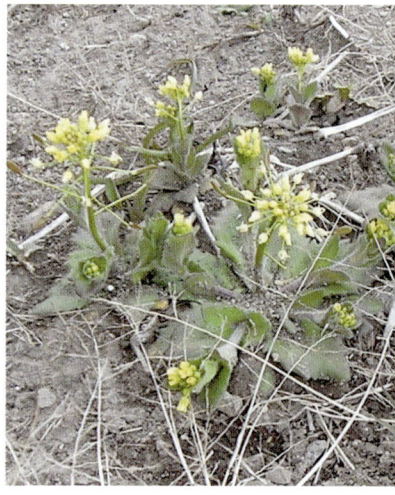

회향
Foeniculum vulgare Gaertner
약 식

- 미나리과 여러해살이풀
- 분포지 : 밭
- 개화기 : 7~8월
- 결실기 : 8~9월
- 채취기 : 여름(잎), 가을(씨앗)

- 별 명 : 회향(懷香), 회향풀, 향자(香子), 소향(小香), 토회향(土茴香), 각회향, 시라(蒔蘿)
- 생약명 : 회향(茴香), 회향경엽(茴香莖葉)
- 유 래 : 밭에서 잎이 실처럼 가늘고 톡 쏘는 향이 있는 큰 풀이 자라는 것을 볼 수 있는데 회향이다. 향(香)이 나는 풀(茴)이라 하여 회향이라 부른다.

생태

높이 1.5~2m. 뿌리가 퉁퉁하고 길며, 뿌리껍질이 매우 밝은 갈색이다. 줄기는 굵고 길며, 분을 바른 듯 희고 속이 비었다. 가지는 층층이 나오는데, 가지가 나온 자리마다 마디가 있다. 잎은 매우 가는 가지모양이며, 잎자루가 길다. 꽃은 7~8월에 노랗게 피는데, 줄기나 가지 끝에 꽃대가 길게 사방으로 퍼져 나오고, 끝이 다시 사방으로 짧게 가지를 친 끝에 아주 작은 꽃들이 모여 달린다. 꽃잎은 5장이고 짧으며, 꽃술이 길게 꽃잎 바깥으로 나온다. 열매는 8~9월에 날개 달린 타원형으로 여무는데, 다 익으면 갈색이 되고 향이 짙다.

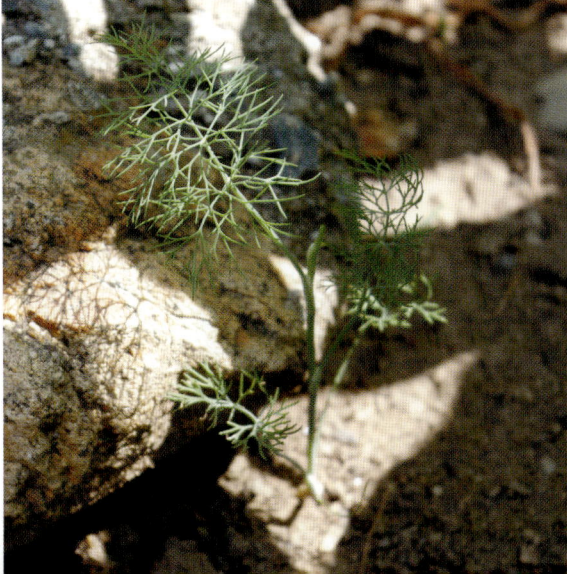

새순

전체 모습
줄기

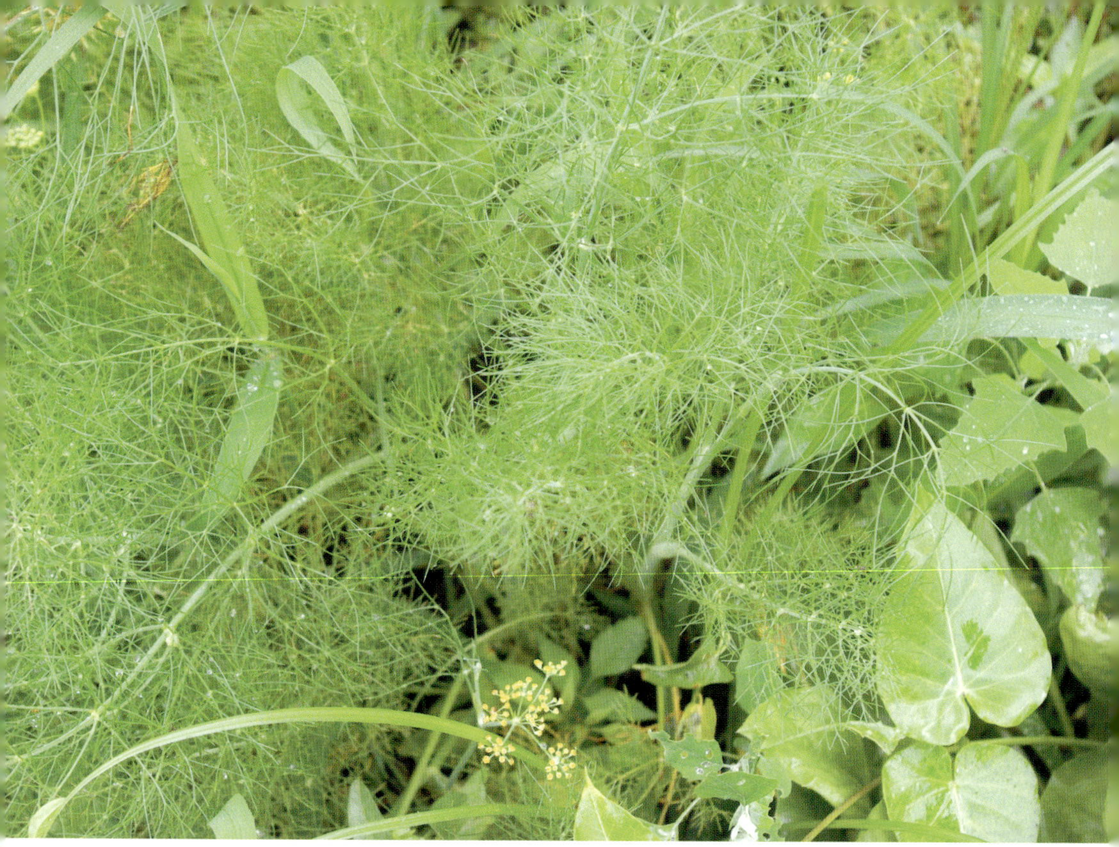

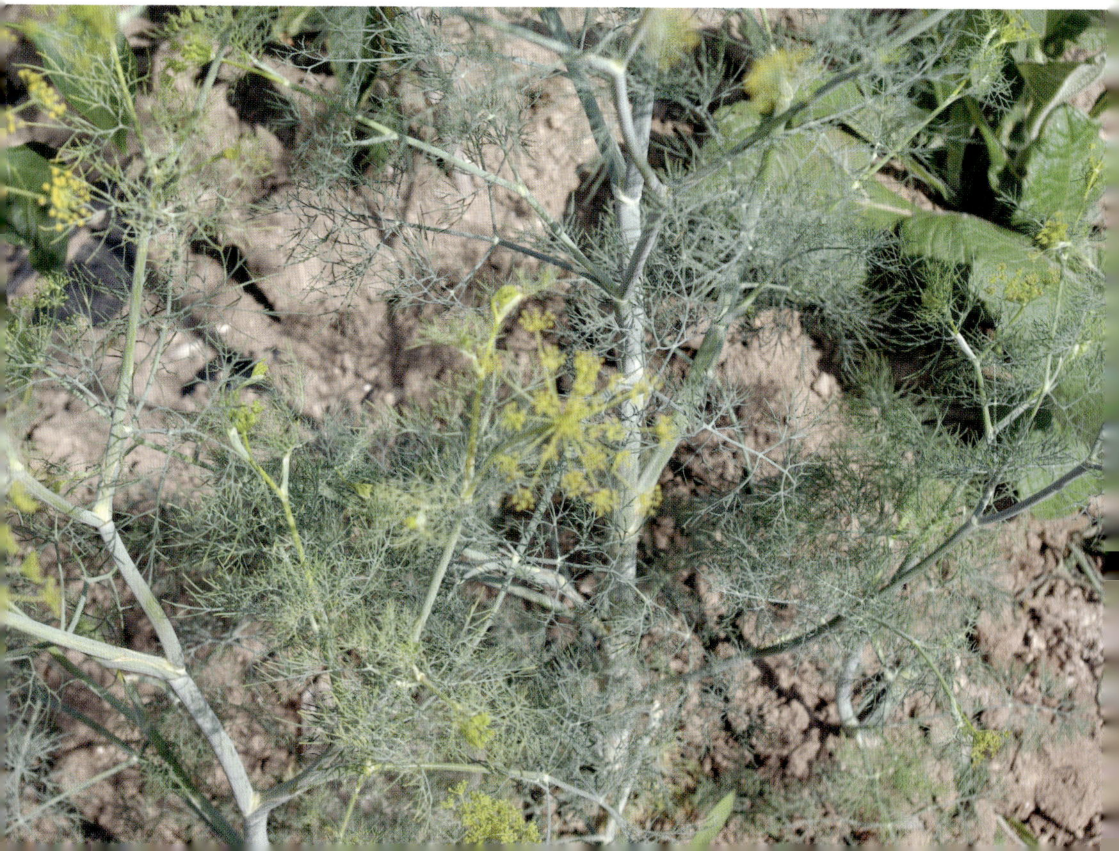

약용

한방에서 씨앗을 회향(茴香), 잎을 회향경엽(茴香莖葉)이라 한다. 풍을 몰아내고, 한기를 흩어주며, 기운을 보하고, 콩팥이 따듯해지며, 위가 편안해지고, 통증을 가라앉히며, 소변이 잘 나오게 하는 효능이 있다.

아랫배가 차고 아플 때, 위염, 배가 아프고 토할 때, 수술 후 배에 가스가 찼을 때, 신장염이나 신부전증, 요실금, 고환이 부었을 때 약으로 처방한다. 씨앗과 잎은 햇빛에 말려 사용한다.

민간요법

증상	처방
아랫배가 차고 아플 때, 배가 아프고 토할 때, 입맛이 없고 소화가 안 될 때, 신부전증, 요실금, 갱년기 장애, 산모의 젖이 줄어들 때, 불면증, 비만	씨앗 10g에 물 700㎖를 붓고 달여 마신다.
관절통	뿌리 10g에 물 700㎖를 붓고 달여 마신다.
허리가 아플 때, 가슴앓이, 기침	씨앗 200g에 소주 1.8ℓ를 붓고 2개월간 숙성시켜 마신다.
고환이 부었을 때, 종기	잎을 달인 물로 씻어낸다.

꽃 | 열매

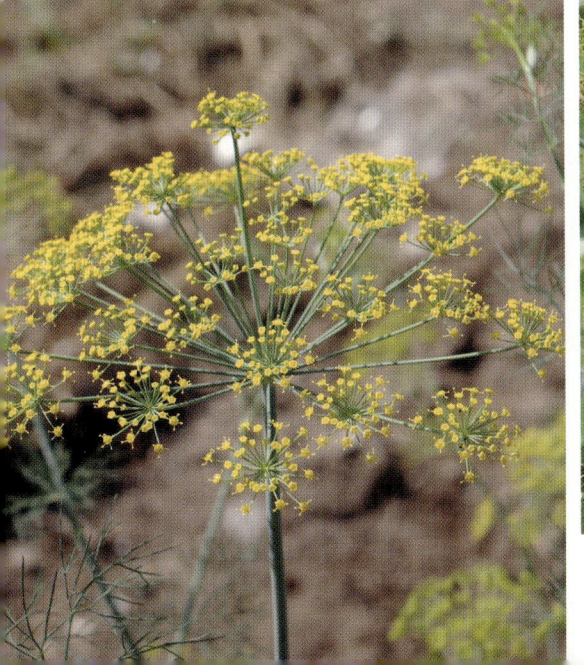
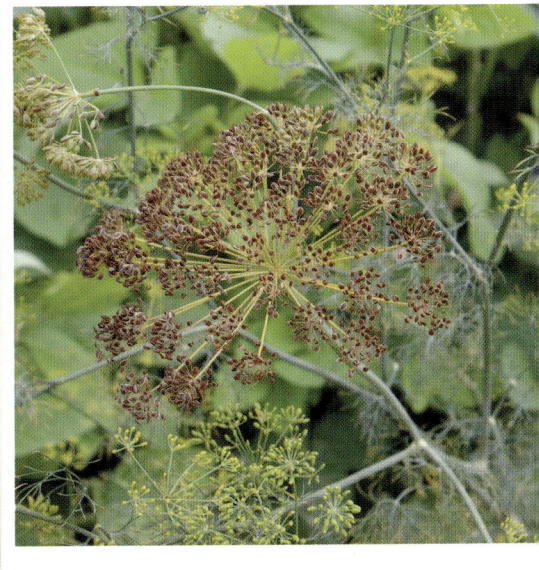

식용 비타민 A·B·C, 단백질, 아네톨, 아비톨, 팔미트산, 올레산, 리놀레산, 신남산, 벤조산, 바닐산, 카페산, 시트르산, 정유를 함유한다. 잎과 열매를 각종 요리에 향신료로 넣는다. 톡 쏘는 강한 맛이다.

주의사항
- 한기를 흩어주는 약재이므로 열병을 앓는 사람, 음기가 허하여 열이 나는 사람은 먹지 않는다.
- 국산은 작고 둥근 타원형인데, 중국산은 길쭉하고 크며 허옇다.

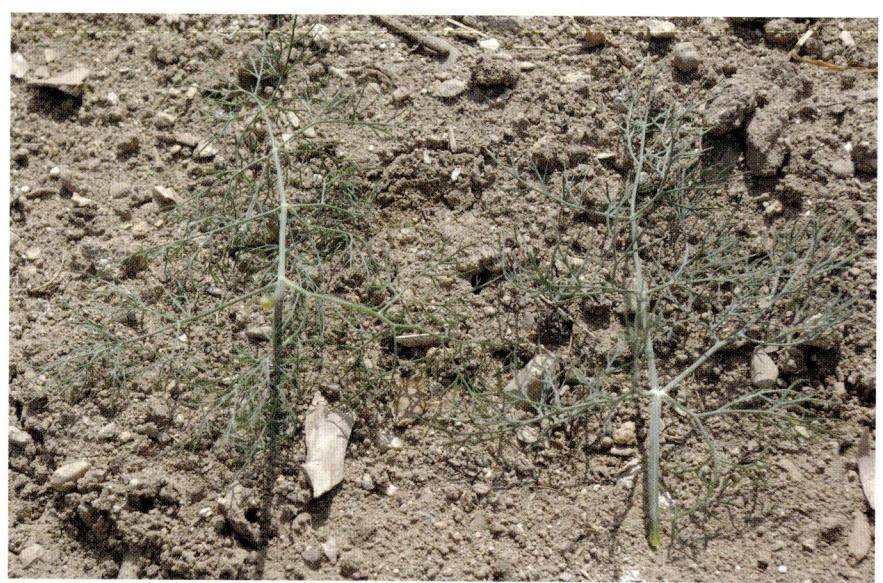

잎 앞뒤

뿌리

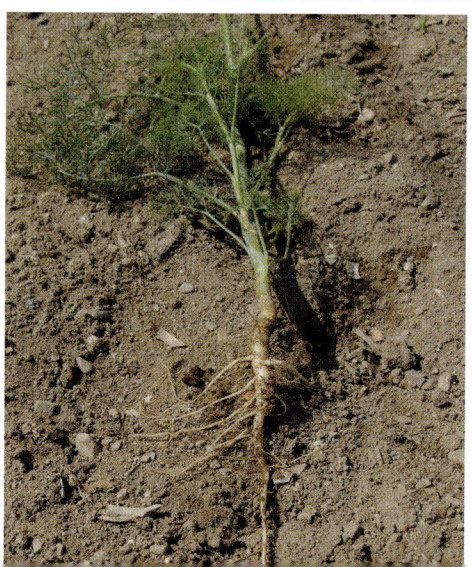

index

〈솔뫼 선생과 함께 시리즈〉 1~4권 통합 색인

동그라미 번호 ❶ ~ ❹는 책이름
❶ 산 속에서 만나는 몸에 좋은 식물 148
❷ 산 속에서 배우는 몸에 좋은 식물 150
❸ 모양으로 바로 아는 몸에 좋은 식물 148
❹ 알면 약이 되는 몸에 좋은 식물 150

가는잎쐐기풀	❸ 305	고삼	❸ 30	까치박달	❹ 171
가는잎음나무	❹ 61	고수	❷ 81	까치버섯	❶ 422
가는참나물	❸ 94	고욤나무	❷ 284	까치수염	❷ 398
가락지나물	❶ 64	고추	❹ 309	깨풀	❹ 363
가래	❸ 182	고추나물	❸ 376	깽깽이풀	❷ 426
가막살나무	❹ 159	골담초	❷ 244	껄껄이그물버섯	❹ 539
가시오갈피	❶ 151	골풀	❹ 315	꼭두서니	❷ 229
가죽나무	❸ 329	곰딸기	❷ 131	꽃개회나무	❹ 113
가지	❹ 305	곰보버섯	❹ 529	꽃다지	❸ 472
각시붓꽃	❸ 229	곰솔	❹ 145	꽃마리	❹ 505
갈퀴나물	❸ 387	곰취	❶ 284	꽃무릇	❷ 413
갈퀴덩굴	❹ 347	관중	❸ 101	꽃사과	❹ 237
감나무	❶ 218	광나무	❹ 107	꽃송이버섯	❷ 471
감태나무	❷ 342	광대수염	❷ 184	꽃향유	❸ 193
갓	❹ 445	광대싸리	❹ 53	꽃흰목이	❶ 404
갓버섯	❶ 424	괭이밥	❸ 429	꽈리	❷ 69
개나리	❷ 291	구기자나무	❷ 62	꾸지뽕나무	❶ 94
개다래	❸ 452	구름버섯	❶ 396	꿀풀	❷ 170
개두릅나무	❶ 112	구릿대	❷ 75	꿩고비	❶ 357
개머루	❶ 142	구슬붕이	❹ 475	꿩의다리아재비	❸ 98
개별꽃	❸ 104	구절초	❶ 31	꿩의바람꽃	❸ 129
개비자나무	❸ 448	국화마	❶ 348	꿩의비름	❸ 421
개산초	❹ 153	굴피나무	❷ 281	끈끈이주걱	❷ 226
개쑥부쟁이	❸ 271	궁궁이	❹ 315	나비나물	❸ 204
개암나무	❶ 226	귀룽나무	❸ 347	남산제비꽃	❷ 461
개오동나무	❶ 155	귀신그물버섯	❹ 537	남천	❹ 83
개옻나무	❶ 173	그늘쑥	❸ 414	냉이	❶ 51
개진달래	❶ 245	금낭화	❷ 369	냉초	❷ 54
거제수나무	❶ 193	금란초	❸ 198	노각나무	❷ 271
거지덩굴	❸ 163	금목서	❹ 109	노간주나무	❷ 295
겨우살이	❶ 97	금불초	❸ 273	노란장대	❸ 301
결명차	❸ 460	금식나무	❹ 275	노랑꽃창포	❹ 415
겹황매화	❹ 179	금창초	❷ 176	노랑제비꽃	❷ 459
계요등	❷ 231		❸ 198	노루궁뎅이	❶ 418
고광나무	❹ 133	기름나물	❸ 88	노루귀	❹ 389
고깔제비꽃	❹ 487	기린초	❶ 68	노루발	❸ 418
고들빼기	❸ 280	긴강남차	❸ 460	노루삼	❷ 88
고려엉겅퀴	❸ 276	긴산꼬리풀	❸ 379	노루오줌	❸ 242
고로쇠나무	❶ 188	까마귀머루	❷ 138	노박덩굴	❶ 104
고본	❸ 85	까마귀밥여름나무	❹ 137	누리장나무	❸ 235
고비	❶ 354	까마중	❷ 67	누린내풀	❸ 232
고사리	❶ 350	까실쑥부쟁이	❸ 269	눈꽃동충하초	❶ 400
고사리삼	❸ 224	까치고들빼기	❸ 283	느릅나무	❶ 165

479

느타리	❶ 429	떡쑥	❷ 167	미역줄나무	❹ 27
느티나무	❷ 299	뚝갈	❸ 239	미역취	❶ 126
능소화	❷ 309	뚱딴지	❸ 38	민들레	❷ 157
능이	❶ 411	띠	❹ 409	밀나물	❸ 67
다람쥐꼬리	❷ 437	마	❶ 345	바디나물	❶ 312
다래나무	❶ 100	마가목	❶ 162	바위떡풀	❸ 424
다릅나무	❸ 213	마늘	❹ 395	바위솔	❷ 18
다색벚꽃버섯	❹ 547	마디풀	❸ 402	바위취	❶ 44
닥나무	❷ 313	마른진흙버섯	❶ 388	박	❷ 195
닥풀	❹ 461	마름	❸ 468	박주가리	❶ 370
단풍나무	❶ 191	마삭줄	❸ 354	박쥐나무	❶ 117
단풍제비꽃	❹ 495	마타리	❷ 380	박태기나무	❷ 248
단풍취	❶ 136	만삼	❹ 509	박하	❸ 361
달래	❶ 274	말굽버섯	❶ 390	밤나무	❶ 210
달맞이꽃	❷ 361	말냉이	❸ 303	방가지똥	❸ 408
닭의장풀	❹ 357		❹ 453	방아풀	❸ 367
담쟁이덩굴	❹ 289	말똥비름	❹ 369	방풍	❷ 72
당매자나무	❹ 85	말징버섯	❹ 542	배나무	❹ 211
대구멍버섯	❶ 398	말채나무	❷ 319	배암차즈기	❸ 201
대나무	❶ 182	맑은대쑥	❹ 327	배초향	❶ 56
대나물	❸ 107	망태버섯	❶ 420	백당나무	❹ 163
대청	❹ 449	매실나무	❷ 113	백목련	❹ 89
대추나무	❷ 147	맥문동	❷ 39	백선	❸ 143
댑싸리	❹ 379	머위	❶ 24	백작약	❶ 321
댕댕이덩굴	❷ 264	먹물버섯	❹ 544	뱀딸기	❶ 62
더덕	❶ 330	멀꿀	❶ 234	뱀무	❸ 157
도깨비바늘	❹ 319	멍석딸기	❸ 154	버들분취	❸ 295
도꼬마리	❹ 323	메꽃	❷ 237	벋은씀바귀	❸ 287
도둑놈의갈고리	❸ 210	며느리밑씻개	❹ 373	벌개미취	❶ 294
도라지	❶ 337	며느리밥풀	❷ 57	벌깨덩굴	❷ 191
독활	❶ 114	며느리배꼽	❹ 375	벌나무	❶ 153
돈나무	❹ 57	멸가치	❸ 34	벌노랑이	❸ 207
돌나물	❶ 66	명아주	❷ 455	별동충하초	❷ 484
돌미나리	❶ 129	명자나무	❷ 126	범꼬리	❸ 45
돌배나무	❷ 120	모감주나무	❹ 99	범부채	❸ 115
동백나무	❷ 273	모과나무	❷ 117	벼룩나물	❹ 427
동의나물	❶ 286	모란	❸ 137	벽오동	❹ 139
동자꽃	❷ 408	모시대	❷ 390	별꽃	❹ 431
두메담배풀	❸ 261	모시풀	❷ 394	병조희풀	❷ 94
두메부추	❸ 64	목이	❶ 402	병풍취	❶ 138
둥나무	❷ 32	목화	❹ 465	보리수나무	❷ 327
둥굴레	❶ 256	무궁화	❹ 149	복령	❹ 531
둥근털제비꽃	❹ 489	무릇	❹ 399	복분자딸기	❷ 128
들깨	❷ 181	무화과	❷ 316	복사나무	❹ 195
들깨풀	❹ 351	무환자나무	❹ 103	복수초	❷ 96
들메나무	❹ 117	물갬나무	❹ 175	복숭아나무	❹ 195
등골나물	❷ 154	물레나물	❸ 373	봄맞이	❸ 216
등칡	❶ 375	물매화	❸ 393	봉의꼬리	❸ 396
떡지꽃	❷ 134	물봉선	❷ 419	부처꽃	❸ 432
떡총나무	❷ 107	물질경이	❹ 480	부처손	❷ 21
땅비싸리	❷ 258	물푸레나무	❷ 287	부추	❷ 42
때죽나무	❹ 71	미나리	❶ 131	분취	❸ 293
떡갈나무	❹ 257	미나리냉이	❷ 432	불두화	❷ 110

불로초	❶ 382	석이	❶ 408	앵초	❶ 359
붉은더덕	❶ 334	석잠풀	❸ 185	귀비	❷ 373
붉은싸리버섯	❷ 481	석창포	❷ 215	양다래	❹ 45
비름	❷ 451	선밀나물	❸ 70	양벚나무	❹ 187
비목나무	❹ 41	선인장	❹ 433	양지꽃	❹ 483
비비추	❶ 271	섬쑥부쟁이	❹ 335	양하	❸ 140
비수리	❷ 246	섬오갈피나무	❹ 65	어성초	❷ 28
비자나무	❹ 253	세잎돌쩌귀	❸ 131	어수리	❶ 318
비파나무	❷ 123	소경불알	❶ 335	어저귀	❹ 469
뿌리뱅이	❶ 54	소나무	❶ 78	얼레지	❸ 79
뽕나무	❶ 90	소리쟁이	❸ 49	엄나무	❶ 158
뽕나무버섯부치	❷ 468	소태나무	❸ 325	엉겅퀴	❶ 299
사과나무	❹ 241	속새	❸ 399	여뀌	❷ 402
사람주나무	❶ 236	솔나리	❶ 254	여로	❷ 45
사마귀풀	❹ 361	솔나물	❸ 358	여우콩	❹ 513
사상자	❹ 385	솜나물	❹ 337	여우팥	❹ 515
사위질빵	❷ 92	솜방망이	❸ 264	여주	❸ 169
사철나무	❹ 33	솜아마존	❸ 96	연기색만가닥버섯	❶ 416
사철쑥	❹ 331	송이	❷ 465	염아자	❸ 112
산골무꽃	❸ 188	송이풀	❸ 314	영아자	❸ 112
산괭이눈	❸ 427	송장풀	❸ 370	영지	❶ 378
산괴불주머니	❷ 367	쇠뜨기	❷ 422	예덕나무	❸ 332
산국	❸ 440	쇠비름	❷ 447	오갈피나무	❶ 148
산딸기나무	❶ 196	쇠서나물	❸ 290	오미자	❶ 223
산딸나무	❷ 324	수련	❹ 437	오배자나무	❶ 176
산마늘	❸ 61	수리취	❶ 291	오이	❷ 204
산박하	❸ 364	수세미오이	❷ 200	오이풀	❶ 58
산벚나무	❹ 183	수양버들	❷ 339	옥수수깜부기병균	❹ 540
산비장이	❶ 304	수염가래꽃	❸ 180	올괴불나무	❹ 167
산삼	❶ 327	수영	❷ 404	와송	❷ 18
산수국	❷ 429	수정난풀	❹ 353	왕고들빼기	❶ 38
산수유나무	❷ 321	순채	❹ 441	왕머루	❶ 140
산앵두나무	❶ 200	숫잔대	❸ 177	왕벚나무	❹ 191
산오이풀	❶ 60	쉬나무	❸ 444	왜개연꽃	❷ 261
산자고	❸ 76	승마	❸ 122	왜당귀	❶ 310
산초나무	❶ 208	시호	❸ 82	왜우산풀	❸ 384
산해박	❷ 208	신나무	❹ 49	왜제비꽃	❹ 493
살구나무	❹ 201	싸리냉이	❹ 455	용담	❶ 364
삼	❹ 421	싸리버섯	❶ 426	우산나물	❶ 277
삼나무	❹ 23	쑥	❶ 120	우엉	❷ 161
삼백초	❷ 25	쑥부쟁이	❸ 266	원추리	❶ 268
삼지구엽초	❶ 46	씀바귀	❶ 34	윤판나물	❶ 265
삼지닥나무	❹ 285	아그배나무	❹ 233	으름덩굴	❶ 230
삽주	❶ 296	아욱	❸ 255	은방울꽃	❸ 174
삿갓나물	❶ 282	알로에 베라	❹ 403	은행나무	❷ 141
상수리나무	❶ 214	알로에 사포나리아	❶ 406	이고들빼기	❸ 285
상황버섯	❶ 384	애기나리	❶ 260	이삭여뀌	❸ 226
새모래덩굴	❸ 166	애기땅빈대	❹ 367	이질풀	❸ 435
새박	❸ 147	애기똥풀	❷ 375	익모초	❷ 173
새삼	❷ 240	애기메꽃	❸ 220	인동	❷ 103
생강나무	❷ 345	애기부들	❹ 412	인삼	❸ 150
서향나무	❹ 287	애기석위	❹ 313	인진쑥	❶ 124
석류풀	❹ 425	앵두나무	❶ 203	일본목련	❹ 93

481

일엽초	❷ 99	차나무	❷ 267	톱풀	❶ 42
잇꽃	❷ 152	차즈기	❷ 178	투구꽃	❹ 391
자귀나무	❷ 255	차풀	❹ 517	파드득나물	❸ 317
자두나무	❹ 207	찰진흙버섯	❷ 487	팔손이나무	❹ 69
자란	❷ 416	참개암나무	❶ 228	팥배나무	❹ 219
자란초	❸ 195	참꽃나무	❶ 242	패랭이꽃	❷ 410
자작나무	❸ 344	참꽃마리	❷ 356	팽나무	❷ 301
자주광대나물	❷ 187	참나리	❶ 248	포도나무	❹ 293
자주국수버섯	❹ 535	참나물	❶ 134	표고	❶ 413
자주꽃방망이	❸ 110	참당귀	❶ 307	풀솜대	❶ 262
자주평의다리	❶ 48	참두릅나무	❶ 108	풍선덩굴	❸ 172
작살나무	❹ 79	참반디	❸ 381	피나무	❷ 353
작약	❶ 324	참빗살나무	❹ 37	피나물	❷ 377
잔나비걸상	❶ 392	참오동나무	❹ 299	피마자	❷ 222
잔대	❶ 340	참옻나무	❶ 170	하눌타리	❷ 197
잔털제비꽃	❸ 308	참죽나무	❷ 305	하늘말나리	❶ 280
잣나무	❶ 84	참취	❶ 288	하늘매발톱	❷ 90
장구채	❸ 245	천궁	❷ 79	하수오	❶ 367
장뇌삼	❷ 15	천남성	❸ 119	한련초	❹ 341
장대나물	❸ 298	천마	❶ 343	할미꽃	❸ 126
장수버섯	❶ 394	천문동	❷ 36	할미밀망	❸ 252
재쑥	❹ 459	철쭉	❶ 246	함박꽃나무	❸ 336
점나도나물	❸ 249	청가시덩굴	❹ 125	해당화	❹ 249
접시꽃	❷ 440	청미래덩굴	❷ 47	해바라기	❹ 343
제비꽃	❶ 74	청실배나무	❹ 215	해송	❹ 145
제비쑥	❸ 411	초록구멍장이버섯	❷ 475	향나무	❹ 271
조릿대	❷ 211	초롱꽃	❷ 388	향유	❸ 190
조뱅이	❸ 258	초피나무	❶ 205	헛개나무	❶ 144
조팝나무	❹ 223	측백나무	❹ 267	현호색	❸ 365
족도리풀	❷ 384	층꽃나무	❷ 349	호두나무	❷ 277
졸방제비꽃	❸ 311	층층나무	❹ 277	호랑버들	❹ 129
졸참나무	❹ 261	층층둥굴레	❸ 58	호박	❶ 238
좀가지풀	❸ 218	층층이꽃	❷ 189	호장근	❸ 41
좀깨잎나무	❸ 322	치자나무	❷ 233	혹느릅나무	❶ 168
좀명아주	❹ 383	칡	❶ 372	홀아비꽃대	❶ 70
좀우단버섯	❹ 549	컴프리	❷ 358	홍화	❷ 152
좁쌀풀	❹ 471	콩제비꽃	❹ 497	화살나무	❶ 179
주목	❸ 350	큰개불알풀	❷ 59	활나물	❸ 390
주엽나무	❹ 281	큰개현삼	❸ 51	활량나물	❸ 464
줄딸기	❹ 245	큰고랭이	❹ 418	황기	❸ 26
중국패모	❸ 73	큰구슬붕이	❹ 477	황벽나무	❷ 331
중나리	❶ 252	큰꽃으아리	❷ 85	황새냉이	❷ 434
쥐꼬리망초	❹ 503	큰앵초	❶ 362	회양목	❸ 340
쥐똥나무	❹ 121	큰참나물	❸ 91	회향	❹ 475
쥐방울덩굴	❸ 456	타래난초	❸ 320	회화나무	❷ 251
쥐오줌풀	❶ 72	태산목	❹ 97	흑삼릉	❹ 523
지느러미엉겅퀴	❶ 302	택사	❹ 520	흑자색그물버섯	❷ 478
지치	❷ 55	탱자나무	❷ 334	희초미	❸ 101
지칭개	❷ 165	터리풀	❸ 160	흰제비꽃	❹ 500
지황	❷ 51	털머위	❶ 28	흰진범	❸ 134
질경이	❷ 443	털목이	❶ 406	흰털제비꽃	❹ 491
쪽동백	❹ 75	털진득찰	❸ 405		
찔레꽃	❹ 227	토란	❷ 219		

모양으로 바로 아는
몸에 좋은 식물 148

글쓴이	솔 뫼	기 획	이화진	디자인	김수아
펴낸이	유재영	편 집	김기숙	사 진	솔 뫼
펴낸곳	그린홈

1판 1쇄 | 2008년 3월 17일
2판 3쇄 | 2016년 5월 31일
출판등록 | 1987년 11월 27일 제10-149

주소 | 04083 서울 마포구 토정로53 (합정동)
전화 | 324-6130, 324-6131 · 팩스 | 324-6135
E-메일 | dhsbook@hanmail.net
홈페이지 | www.donghaksa.co.kr
　　　　　www.green-home.co.kr

ⓒ 솔뫼, 2008

ISBN 978-89-7190-314-8 03480

* 잘못된 책은 바꾸어 드립니다.
* 저자와의 협의에 의해 인지를 생략합니다.
* 이 책은 저작권법에 따라 보호를 받는 저작물이므로 무단전재나 복제, 광전자 매체 수록 등을 금합니다.
* 이 책의 내용과 사진의 저작권 문의는 동학사(그린홈)으로 해주십시오.